En ~~~~~~~ a
de ~~~~~~~

Manual de competencias y procedimientos

....

2.ª edición

Pamela Lynn, MSN, RN

Instructora
Frances M. Maguire School of Nursing
  and Health Professions
Gwynedd Mercy University
Gwynedd Valley, Pennsylvania

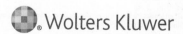 **Wolters Kluwer**

Philadelphia • Baltimore • New York • London
Buenos Aires • Hong Kong • Sydney • Tokyo

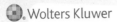

Av. Carrilet, 3, 9.ª planta, Edificio D - Ciutat de la Justícia
08902 L'Hospitalet de Llobregat
Barcelona (España)
Tel.: 93 344 47 18 Fax: 93 344 47 16
e-mail: lwwespanol@wolterskluwer.com

Revisión científica
Milton Carlos Guevara Valtier
Enfermero Doctor en Educación
Maestría en Ciencias de Enfermería
Profesor Titular, Facultad de Enfermería, Universidad Autónoma de Nuevo León, México

Traducción
Félix García Roig. Médico Ginecoobstetra por la Universidad Nacional Autónoma de México, México
Luz María Méndez Á. Químico Farmacéutico Biólogo y Psicólogo por la Universidad Autónoma
Metropolitana, México
Armando A. Robles Hmilowicz. Magíster en Análisis del Discurso por la Universidad de Buenos
Aires, Argentina
Pedro Sánchez Rojas. Médico Cirujano por la Universidad Nacional Autónoma de México, México
Dinorah Soberanes R. Traductora por el Instituto Superior de Intérpretes y Traductores, México
Roxana I. Vergara Reyes. Traductora inglés-español por la Universidad de Atacama, Chile

Dirección editorial: Carlos Mendoza
Editoras de desarrollo: Cristina Segura y Karen Estrada
Gerente de mercadotecnia: Juan Carlos García
Cuidado de la edición: Doctores de Palabras
Diseño de portada: By Color Soluciones Gráficas
Crédito de la imagen: iStock.com/KatarzynaBialasiewicz
Impresión: C&C Offset-China/Printed in China

Con amor para John, Jenn y Anna,
quienes llenan todos mis días con alegría

Colaboradores y revisores

COLABORADORES DE LA EDICIÓN ANTERIOR

Lynn Burbank, RN, CPNP, MSN
Learning Resource Coordinator
Dixon School of Nursing
Abington Memorial Hospital
Abington, Pennsylvania
Medications

REVISORES

Kamomilani Anduha Wong, MSN, FNP-BC, APRN
Assistant Professor
College of Nursing and Health Sciences
Hawaii Pacific University
Kaneohe, Hawaii

Jennifer Douglas Pearce, MSN, RN, CNE
Professor
University of Cincinnati Blue Ash College
Blue Ash, Ohio

David Dunham, DHEd, MS, CRNI, RN
Associate Professor
Director, Clinical Laboratories
College of Nursing and Health Sciences
Hawaii Pacific University
Kaneohe, Hawaii

Kimbra Gabhart, MSN-BC
ADN Nursing Faculty
Elizabethtown Community and Technical College
Elizabethtown, Kentucky

Freda Lynn McAllister, RN, BSN, MSN
Nursing Program Head
Dabney S. Lancaster Community College
Clifton Forge, Virginia

Diane McPhillips, RN, MSN, CNE, CNS
Associate Professor
University of Cincinnati Blue Ash College
Cincinnati, Ohio

Delia G. Meyer, MSN, RN, CE
Instructor
Ila Faye Miller School of Nursing
University of the Incarnate Word
San Antonio, Texas

Michelle Natrop, MSN
Normandale Community College
Bloomington, Minnesota

Linda Lee Phelps, MSN, RN
Assistant Professor—Adjunct Faculty
Ivy Tech Community College
Indianapolis, Indiana

Milena P. Staykova, EdD, FNP-BC
Assistant Professor
Jefferson College of Health Sciences
Roanoke, Virginia

Amber Young-Brice, MSN, RN
Clinical Instructor
Marquette University
Milwaukee, Wisconsin

Prefacio

Enfermería clínica de Taylor. Manual de competencias y procedimientos constituye una guía rápida de competencias básicas y avanzadas de enfermería. Presenta instrucciones paso a paso y refuerza el conocimiento cognitivo y técnico necesario para llevar a cabo los procedimientos de manera segura y eficaz. Su práctico formato de manual permite al estudiante evaluar el entorno clínico o de laboratorio y sirve como referencia para la práctica del profesional de enfermería.

EXPERIENCIA DE APRENDIZAJE

Este texto y la Suite de Taylor completa fueron elaborados teniendo en cuenta la experiencia del estudiante. Se ha procurado cubrir todos los estilos de aprendizaje. El estilo de escritura amigable con el estudiante garantiza la comprensión y retención de la información presentada. El arte facilita el entendimiento de los procedimientos complejos. Además, cada elemento de la Suite de Taylor, descrita más adelante en este Prefacio, coordina la información para ofrecer una experiencia de aprendizaje homogénea y coherente.

ORGANIZACIÓN

En general, los contenidos de esta obra ofrecen competencias sistematizadas que coinciden con las que se presentan en la 4.ª edición de *Enfermería clínica de Taylor*. Las competencias se organizan alfabéticamente, con base en las palabras principales de cada competencia, lo cual permite al usuario acceder rápidamente a la información sobre la competencia deseada de manera fácil y veloz.

CARACTERÍSTICAS

- **Competencias paso a paso.** Cada procedimiento se presenta en un formato conciso y simplificado a dos columnas para facilitar la ejecución adecuada de las competencias de enfermería.
- Se propone como marco el **proceso de enfermería**, a fin de integrar las distintas responsabilidades vinculadas del personal de enfermería durante cada uno de los cinco pasos.[*]
- Cada procedimiento viene acompañado de **justificaciones científicas** para promover una comprensión más profunda de los principios básicos que sustentan la atención de enfermería.
- **Guías de registro** que orientan a los estudiantes y profesionales de enfermería sobre la forma de documentar de manera precisa cada competencia y sus hallazgos.
- **Consideraciones al delegar**, que ayudan a los estudiantes y profesionales de enfermería a desarrollar las competencias sobre toma de decisiones necesarias para delegar la responsabilidad de una tarea a otro individuo y garantizar la eficacia y seguridad de la atención de enfermería. Con cada competencia se ofrece información sobre la delegación de decisiones, según las guías basadas en los principios y recomendaciones para delegar de la American Nurses Association (ANA) y el National Council of State Boards of Nursing (NCSBN) (Apéndice A).
- **Fotografías.** Se aclaran y refuerzan los pasos más importantes con el uso de fotografías.
- **Consideraciones generales** que explican las distintas necesidades de los pacientes a lo largo de su vida en diversos entornos. Disponibles en the**Point**.

RECURSOS DE LA SUITE DE TAYLOR

Desde los textos tradicionales hasta los recursos audiovisuales y otros productos interactivos, la Suite de competencias fundamentales de Taylor ha sido diseñada para cubrir cada uno de los estilos de aprendizaje. Esta suite integrada le ofrece al estudiante una experiencia holística de aprendizaje que no encontrará en ningún otro lugar. La siguiente lista enumera los productos que acompañan a *Enfermería clínica de Taylor. Manual de competencias y procedimientos*:

- *Enfermería clínica de Taylor,* **4.ª edición**, de Pamela Lynn, disponible en español a partir de enero de 2017, cubre todas las competencias y guías de la atención en enfermetía identificadas en *Fundamentals of Nursing*, 8.ª edición, además de recursos adicionales de nivel básico, intermedio y avanzado, siguiendo la secuencia del proceso de enfermería. Entre sus recursos se incluyen las variantes en la técnica, que son formas alternativas de realizar un método particular; guías y ejemplos de registro; situaciones inesperadas e intervenciones asociadas; consideraciones al delegar, y consideraciones especiales.
- *Fundamentals of Nursing: The Art and Science of Person-Centered Nursing Care*, **8.ª edición**, de Carol Taylor, Carol Lillis y Pamela Lynn, disponible únicamente en inglés. Este texto clásico de fundamentos concibe a la enfermería como un arte y una ciencia en continua evolución dirigida a la salud y el bienestar del ser humano. Plantea a los estudiantes centrarse en cuatro categorías fusionadas de la atención en enfermería, preparándolos para combinar el máximo nivel de conocimiento científico y capacidad técnica con una práctica humana y responsable. El texto incluye diversos recursos para promover la comprensión y el pensamiento crítico.
- *Taylor's Video Guide to Clinical Nursing Skills*. Al contar con más de 12 horas de material audiovisual, esta serie actualizada disponible únicamente en inglés da seguimiento a un grupo de estudiantes de enfermería y sus profesores mientras realizan diversos procedimientos esenciales. Los centros de enseñanza pueden adquirir estos materiales en DVD o consultarlos en línea.

Para más información, contacte a su representante de ventas o visite LWW.com.

Guía de la iconografía utilizada en la obra

IDENTIFICAR AL PACIENTE

 Identificar al paciente garantiza que cada individuo recibe el tratamiento o intervención correctos y ayuda a prevenir errores. Siempre que se vayan a administrar medicamentos o hemoderivados, tomar muestras de sangre y otros especímenes para realizar pruebas, u ofrecer cualquier otro tratamiento o procedimiento, el paciente debe ser identificado mediante al menos dos métodos distintos (TJC, 2013); por ejemplo:

- Revisar el nombre y número de identificación del paciente, así como la fecha de nacimiento o el número de seguridad social que aparezca en su pulsera. Se trata del método más confiable.
- Solicitar al paciente que indique su nombre. Dado que este método exige una respuesta por parte del paciente, es necesario tener en cuenta que la enfermedad y el entorno ajeno a menudo pueden causar confusión en el paciente.

NO UTILIZAR el nombre que aparece en la puerta o sobre la cama (pueden ser incorrectos) ni el número de habitación del paciente.**

REALIZAR HIGIENE DE MANOS

La higiene de manos es la forma más eficaz para prevenir la propagación de microorganismos. El término *higiene de manos* incluye tanto el uso de productos antisépticos (entre ellos los basados en el alcohol) como el lavado de manos con agua y jabón, o la asepsia quirúrgica de las manos. Los Centers for Disease Control and Prevention (CDC) de Estados Unidos, la agencia gubernamental encargada de investigar, prevenir y controlar las enfermedades, emitió un conjunto de guías para la higiene de las manos en los centros de salud.

Si las manos del profesional de salud no se encuentran sucias de manera visible, se recomienda el uso de productos basados en alcohol (geles) porque ahorran tiempo y son más accesibles y fáciles de usar, además de reducir el recuento de bacterias de las manos. A continuación, se presentan algunas situaciones clínicas en las que se pueden usar los productos a base de alcohol para descontaminar las manos:

- Antes de entrar en contacto directo con los pacientes.
- Después de tener contacto directo con la piel del paciente.
- Tras el contacto con líquidos corporales, membranas mucosas, piel no intacta y vendajes, en caso de que las manos no se encuentren sucias de manera visible.
- Después de retirarse los guantes.
- Antes de introducir sondas urinarias, catéteres vasculares periféricos o dispositivos invasivos que no requieren colocación quirúrgica.
- Antes de ponerse guantes estériles previo a un procedimiento invasivo (p. ej., inserción de un catéter intravascular central).

- Si se va a emprender alguna acción en un sitio limpio del cuerpo después de haber trabajado en un lugar contaminado durante la atención del paciente.
- Después de tener contacto con objetos (incluyendo equipos) ubicados en el entorno del paciente.

Lavarse las manos, ya sea con jabón antimicrobiano o no antimicrobiano y agua, será necesario si las manos del profesional de la salud están visiblemente sucias o contaminadas por sangre u otros líquidos corporales. También será indispensable antes de comer y después de ir al baño. Además, será obligado en caso de exposición o sospecha de exposición a ciertos microorganismos, como *Clostridium difficile.****

Pamela Lynn, MSN, RN

*Los contenidos relacionados con el diagnóstico de enfermería vienen de *Nursing Diagnoses—Definitions and Classification 2012-2014*. Copyright © 2014, 2009, 2007, 2005, 2003, 2001, 1998, 1996, 1994 por NANDA International. Utilizado de común acuerdo con Wiley-Blackwell Publishing, una compañía de John Wiley & Sons Inc. A fin de realizar juicios eficaces y seguros con el documento de diagnóstico de enfermería NANDA-I, resulta fundamental que el personal de enfermería consulte las definiciones y características distintivas de los diagnósticos presentados en esta obra.

**Fuente de las guías de identificación del paciente: The Joint Commission (TJC). (2013). *National patient safety goals.* Disponible en: http://www.jointcommission.org/standards_information/npsgs.aspx.

***Fuentes de las guías de higiene de manos: Joint Commission. [2013]. *National patient safety goals*. Disponible en: http://www.jointcommission.org/standards_information/ npsgs.aspx; Centers for Disease Control and Prevention (CDC). (2002). Guideline for hand hygiene in health-care settings. *Morbidity and Mortality Weekly Report 2002, 51*(RR16), 1–45; Centers for Disease Control and Prevention. [2013]. *Hand hygiene in healthcare settings*. Disponible en: http://www.cdc.gov/handhygiene/; y Institute for Healthcare Improvement (IHI). (2011). *How-to guide: Improving hand hygiene.* Disponible en: http://www.IHI.org.

Agradecimientos

Esta edición es resultado del trabajo de muchas personas talentosas. Me gustaría reconocer la ardua labor de todos aquellos que contribuyeron a la realización de la obra. Gracias a Carol Taylor y a Carol Lillis por su amable apoyo y aliento. Han sido grandes mentoras.

El trabajo de esta obra fue hábilmente coordinado por mi dedicada editora de desarrollo, Christine Abshire, de la división de Nursing Education de Wolters Kluwer. Gracias por tu paciencia, apoyo, aliento y compromiso total. Agradezco también a Sherry Dickinson, editora ejecutiva, por todo su trabajo y orientación durante el proyecto. Gracias a los miembros del departamento de producción, quienes de manera paciente conjuntaron los distintos elementos que conforman el libro: Cindy Rudy, administradora de proyectos; Holly Reid McLaughlin, coordinadora de diseño; y Jennifer Clements, coordinadora de ilustración.

Un especial agradecimiento para mis colegas en la Gwynedd Mercy University, por su interminable apoyo y orientación profesional.

Por último, quisiera reconocer y agradecer a mi familia, por su amor, comprensión y aliento. Su apoyo fue fundamental durante las largas horas de investigación y redacción.

Pamela Lynn, MSN, RN

Contenido

A

1	Acceso venoso central, dispositivo (DAVC): acceso de puerto implantado	1
2	Acceso venoso central, dispositivo (DAVC): cambio de apósitos y lavado	7
3	Acceso venoso central, dispositivo (DAVC): retiro de puerto implantado	13
4	Acceso venoso central, dispositivo (DAVC): retiro de catéter central de introducción periférica (CCIP)	16
5	Acceso venoso periférico, dispositivo: iniciación para infusión i.v.	19
6	Acceso venoso periférico, dispositivo: oclusión para uso intermitente y lavado	29
7	Aerosol nasal, administración	34
8	Afeitado, asistencia al paciente	40
9	Alimentación, asistencia al paciente	43
10	Alimentación por sonda gástrica, administración	47
11	Analgesia controlada por el paciente, cuidados del sujeto	57
12	Analgesia epidural, cuidados del paciente	63
13	Aspiración de vías aéreas nasofaríngeas y bucofaríngeas	68

B

14	Baño: de asiento, asistencia	77
15	Baño: ducha o tina, asistencia	81
16	Baño: en cama, realización	86
17	Báscula de cama, uso	97
18	Boca: cuidados, asistencia al paciente	101
19	Boca: cuidados, realización en el paciente dependiente	105

C

20	Cabestrillo, colocación	109
21	Caídas, prevención	112
22	Calentamiento: almohadilla térmica externa, aplicación	117
23	Calentamiento: por aire forzado, dispositivos, colocación	121
24	Campo estéril: agregar elementos estériles	124
25	Campo estéril: preparación mediante equipos comerciales	128
26	Campo estéril: preparación mediante paños empaquetados	133
27	Catéter arterial periférico, retiro	135
28	Catéter intracraneal de fibra óptica, cuidados del paciente	140
29	Champú, aplicación de, en el cabello del paciente	143
30	Collarín cervical: colocación de collarín de dos piezas	148
31	Colostomía, lavado	152
32	Cómodo/cuña, asistencia con el uso	156
33	Cómodo/bacinilla con asiento, a pie de cama: asistencia	164
34	Compresas calientes, aplicación	168
35	Compresión neumática, dispositivos de, aplicación	172

36 Comodidad, promoción en el paciente........................176
37 Convulsiones, precauciones y manejo.......................184
38 Crioterapia, aplicación...................................190
39 Cuidados postoperatorios del paciente 194

D

40 Deambulación: asistencia al paciente......................202
41 Deambulación: con andadera, asistencia al paciente 206
42 Deambulación: con bastón, asistencia al paciente..............211
43 Deambulación: con muletas, asistencia al paciente..............215
44 Dentaduras, cuidados....................................220
45 Desfibrilación externa automática (urgencia), realización.........223
46 Desfibrilación externa manual (urgencia, asíncrona), realización....229
47 Diálisis peritoneal, catéter para: cuidados 235
48 Dolor, tratamiento del, perfusión continua de anestésico local 240
49 Drenaje: Hemovac, cuidados..............................245
50 Drenaje: Jackson-Pratt, cuidados..........................250
51 Drenaje: Penrose, cuidados 255
52 Drenaje: sonda en "T" o tubo de Kehr, cuidados...............261
53 Drenaje torácico, sistema de, cuidados 267

E

54 Ejercicios de respiración profunda, tos y apoyo abdominal 274
55 Electrocardiograma, obtención 278
56 Enema: de limpieza de alto volumen, administración 285
57 Enema: de limpieza de bajo volumen, administración............291
58 Enema: de retención, administración........................296
59 Escayola/yeso: aplicación, asistencia.......................301
60 Escayola/yeso: cuidados.................................306
61 Espalda, masaje de, realización 310
62 Espirómetro de incentivo, capacitación del paciente............313
63 Esputo, muestra para cultivo, obtención 317
64 Estoma, equipo de, vaciado y recambio, en conducto ileal 323
65 Exudado/frotis nasal, obtención...........................330
66 Exudado/frotis nasofaríngeo, obtención.....................335

F

67 Fijación externa, dispositivo de, cuidados del paciente...........339

G

68 Gastrostomía, sonda para, cuidados........................344
69 Glucemia, prueba de, obtención de muestra capilar 348
70 Grapas quirúrgicas, extracción............................353
71 Guantes: colocación de estériles y retiro de contaminados 357

H

72 Heces: extracción manual 361
73 Heces: muestra para cultivo, obtención......................366

74   Heces: prueba de sangre oculta 369
75   Hemodiálisis, acceso (fístula arteriovenosa o injerto), cuidados 375
76   Herida: cultivo de, obtención de muestra. .378
77   Herida: irrigación, realización 383
78   Hipotermia, cobertor para, uso. 388

I

79   Incontinencia fecal, bolsa, aplicación 393
80   Infusión i.v.: cambio de contenedor de solución i.v. y equipo de
         administración 397
81   Infusión i.v.: monitorización del sitio y de la infusión i.v. 403
82   Inhalador: dosis medida, administración de medicamentos. 407
83   Inhalador: polvo seco, administración de medicamentos. 414
84   Inmovilización: alternativas al uso de, implementación 420
85   Inmovilización: aplicación de inmovilizador de cintura 424
86   Inmovilización: aplicación de inmovilizador de codo 429
87   Inmovilización: aplicación de inmovilizador de extremidades 433
88   Inmovilización: aplicación de sábana inmovilizadora (tipo momia) . .438
89   Insulina, bomba de, infusión subcutánea continua. 442
90   Inyección: intradérmica, administración 449
91   Inyección: intramuscular, administración 456
92   Inyección: subcutánea, administración 464

L

93   Lentes de contacto, retiro 472

M

94   Manos, higiene de: con agua y jabón (lavado de manos). 476
95   Manos, higiene de: con productos basados en alcohol 479
96   Marcapasos externo: aplicación y monitorización (transcutánea) 481
97   Medias de compresión graduada, colocación y retiro 488
98   Medicamentos: administración oral 492
99   Medicamentos: administración vía nebulizador de bajo volumen 498
100 Medicamentos: administración vía sonda gástrica. 504
101 Medicamentos: extracción desde ampolleta. .512
102 Medicamentos: extracción desde frasco (vial) 516
103 Medicamentos: infusión i.v., administración de medicamentos
         mediante bolo vía infusión i.v. 523
104 Medicamentos: infusión i.v., administración de medicamentos
         mediante infusión i.v. intermitente en "Y". .529
105 Medicamentos: infusión i.v., administración de medicamentos
         mediante infusión i.v. intermitente vía equipo con control de volumen 536
106 Medicamentos: infusión i.v., administración de medicamentos
         mediante infusión i.v. intermitente vía minibomba de infusión. 544
107 Medicamentos: mezcla de medicamentos de dos frascos (viales)
         en una sola jeringa 550
108 Medicamentos: parche transdérmico, aplicación 556
109 Monitorización cardíaca, aplicación 562
110 Montgomery, faja de, aplicación 568
111 Movilización del paciente a la cabecera de la cama con apoyo 573

112 Movilización del paciente con grúa de cuerpo entero 577
113 Movilización en bloque o rotación (*logrolling*) del paciente 582
114 Movimiento pasivo continuo, dispositivo de, aplicación 587

O

115 Oídos: aplicación de gotas 590
116 Oídos: lavado de, realización 596
117 Ojos: aplicación de gotas 601
118 Ojos: lavado de, realización 608
119 Orina, muestra de: obtención mediante sonda urinaria a permanencia . . 611
120 Orina, muestra de: obtención (toma limpia, de chorro medio) para
    análisis y cultivo. 616
121 Orinal, asistencia con el uso 623
122 Ostomía, bolsa para, recambio y vaciado. 627
123 Oxígeno: administración con cámara cefálica 635
124 Oxígeno: administración con cánula nasal. 639
125 Oxígeno: administración con máscara 642
126 Oxígeno: tienda de, uso 645
127 Oximetría de pulso, uso 648

P

128 Piernas, ejercicios, capacitación 652
129 Presión arterial: medición por auscultación de arteria humeral 656
130 Presión arterial: medición por ecografía Doppler 662
131 Presión arterial: medición por monitor electrónico automatizado. 667
132 Protección personal, equipo de, uso. 671
133 Pulso apical: valoración mediante auscultación. 675
134 Pulso periférico: valoración mediante ecógrafo Doppler portátil 679
135 Pulso periférico: valoración mediante palpación 683

R

136 Rango o amplitud de movimiento, ejercicios, realización 686
137 Reanimación cardiopulmonar, realización. 691
138 Reanimación manual: uso de bolsa y máscara. 696
139 Respiración, valoración 700

S

140 Sangre, muestra de: hemocultivo y antibiograma 702
141 Sangre, muestra de: obtención mediante catéter arterial 710
142 Sangre, muestra de: obtención mediante venopunción para prueba
    de rutina 717
143 Sangre, muestra de: obtención para gasometría arterial. 725
144 Sangre, transfusión de: administración 732
145 Sonda/catéter condón, colocación 739
146 Sonda nasogástrica: inserción 744
147 Sonda nasogástrica: lavado 751
148 Sonda nasogástrica: retiro 756
149 Sonda urinaria: sondaje de la vejiga urinaria femenina 759

150 Sonda urinaria: sondaje de la vejiga urinaria masculina 769
151 Sonda urinaria: sonda a permanencia, retiro 778
152 Sonda urinaria: suprapúbica, cuidados. 782
153 Sonda vesical: lavado, intermitente con sistema cerrado 786
154 Supositorio rectal, administración 790
155 Sutura, retiro. 796

T

156 Temperatura corporal, valoración 800
157 Temperatura, regulación, con calentador radiante 807
158 Tendido de cama desocupada. 810
159 Tendido de cama ocupada 817
160 TENS, unidad: aplicación y cuidados del paciente 822
161 Terapia de presión negativa, aplicación 826
162 Tracción: cutánea, aplicación y cuidados del paciente 833
163 Tracción: esquelética, cuidados del paciente 838
164 Tracción: halo, cuidados del paciente 843
165 Traqueostomía: cuidados 848
166 Traqueostomía: sistema abierto, aspiración 860
167 Traslado del paciente de la cama a la camilla 867
168 Traslado del paciente de la cama a la silla 872
169 Tubo endotraqueal: aspiración con sistema abierto 879
170 Tubo endotraqueal: aspiración con sistema cerrado. 886
171 Tubo endotraqueal: fijación 892
172 Tubo torácico, asistencia con el retiro 899

U

173 Uñas, cuidados 902

V

174 Vaginal, crema, administración 906
175 Vejiga, lavado de: lavado vesical cerrado continuo, administración . . 914
176 Vejiga, volumen de: evaluación con ecografía vesical. 918
177 Vendaje en ocho, aplicación 922
178 Vendajes y curaciones: acceso venoso periférico, cambio de 926
179 Vendajes y curaciones: hidrocoloides, aplicación 931
180 Vendajes y curaciones: humedecidos con solución salina, aplicación. . 936
181 Vendajes y curaciones: limpieza de heridas y aplicación de apósito
seco y estéril. 942
182 Ventriculostomía externa (sistema cerrado lleno de líquido),
cuidados del paciente 947
183 Vía aérea/cánula bucofaríngea, inserción 952
184 Vía aérea/cánula nasofaríngea, inserción 956
185 Voltear o girar al paciente en la cama, asistencia. 959

Apéndice A 965
Bibliografía 968

Un *puerto implantado* consiste en un puerto de inyección subcutánea unido a un catéter. El extremo distal del catéter se aloja en el tercio inferior de la vena cava superior hasta la unión de la vena cava superior y la aurícula derecha; y el extremo proximal, o puerto, por lo general se implanta en un saco subcutáneo de la pared torácica superior. Los puertos implantados en el área antecubital del brazo se conocen como *puertos del sistema de acceso periférico*. Cuando no está en uso, las partes externas del sistema no son accesibles. Si se desea crear un acceso venoso, la ubicación del puerto de inyección debe ser palpada. Una aguja especial angular de seguridad (de tipo Gripper® o Huber) se introduce a través de la piel y el tabique en el reservorio del puerto para acceder al sistema. Una vez dentro, la permeabilidad se mantiene mediante lavado periódico. La longitud y el calibre de la aguja utilizada para acceder al puerto deben seleccionarse con base en la anatomía del paciente, la cantidad de tejido subcutáneo en el sitio y los requisitos previstos de la infusión. Con frecuencia se utiliza una aguja de calibre 20 de 0.75 pulg. Si el paciente tiene una cantidad significativa de tejido subcutáneo, puede seleccionarse una longitud más larga (1 o 1.5 pulg.). Los apósitos del sitio se mantienen y cambian como se indica en la Competencia 2.

CONSIDERACIONES AL DELEGAR

El acceso de puerto implantado no se delega al personal de apoyo de enfermería (PAE), al personal de apoyo sin licencia (PASL) ni al personal de enfermería práctico/vocacional con licencia (PEPL/PEVL).

EQUIPO

- Cinta estéril o Steri-Strips®
- Apósito transparente semipermeable estéril
- Varias gasas de 5 × 5 cm
- Toalla o paño estéril
- Hisopos de limpieza (preparación de clorhexidina > 0.5 % con alcohol)
- Frasco de solución salina normal (SSN) y jeringa de 10 mL o jeringas de 10 mL precargadas con SSN
- Heparina 100 U/mL en jeringa de 10 mL
- Aguja especial de seguridad (Huber) de longitud y calibre adecuados

- Mascarillas/cubrebocas (2), según la política institucional
- Guantes limpios
- Guantes estériles
- Equipo de protección personal (EPP) adicional, según indicación
- Protector cutáneo (p. ej., SkinPrep®)
- Toallitas con alcohol u otro desinfectante
- Tapón de presión positiva
- Dispositivo de fijación/estabilización i.v., según corresponda
- Manta de baño

VALORACIÓN INICIAL

- Inspeccionar la piel sobre el puerto, buscando si hay signos de hinchazón, eritema, drenaje y dolor o sensibilidad.
- Revisar el expediente del paciente para conocer el tiempo que el puerto ha estado en el lugar. Si el puerto fue colocado recientemente, valorar la incisión

quirúrgica. Observar la presencia de Steri-Strips, aproximación, equimosis, eritema, edema o drenaje.

DIAGNÓSTICO DE ENFERMERÍA

- Riesgo de infección
- Conocimiento deficiente
- Riesgo de deterioro de integridad cutánea

IDENTIFICACIÓN Y PLANIFICACIÓN DE RESULTADOS

- Se accede al puerto con mínimas molestias al paciente.
- El paciente no experimenta traumatismos ni infección en el sitio.
- El paciente refiere comprender la atención asociada con el puerto.

IMPLEMENTACIÓN

ACCIÓN	JUSTIFICACIÓN
1. Verificar la orden médica y las políticas y procedimientos institucionales. Con frecuencia, el procedimiento de acceso de puerto implantado y los cambios de apósito serán un protocolo permanente. Reunir el equipo necesario.	La verificación de la orden médica y de la política institucional asegura que se inicie el procedimiento adecuado. La preparación promueve el manejo eficaz y un abordaje organizado para realizar la tarea.
2. Realizar higiene de manos y ponerse el EPP, según indicación.	La higiene de manos y el uso de EPP previenen la propagación de microorganismos. Las manos sucias y una técnica inadecuada son fuentes potenciales de infección en un DAVC. El EPP será necesario según las precauciones epidemiológicas.
3. Identificar al paciente.	La identificación del paciente asegura que el paciente correcto reciba la intervención correcta y ayuda a evitar errores.
4. Cerrar las cortinas alrededor de la cama y la puerta de la habitación, de ser posible. Explicar el procedimiento y su justificación. Preguntar al paciente sobre alergias a adhesivos o antisépticos cutáneos.	Esto asegura la privacidad del paciente. La explicación reduce la ansiedad y facilita la cooperación. Podría haber alergias relacionadas con el adhesivo de la cinta o los antisépticos.
5. Colocar un recipiente o una bolsa para residuos en un lugar práctico a fin de usarlo durante el procedimiento.	Tener al alcance un recipiente para residuos facilita la disposición de los apósitos contaminados, sin propagación de microorganismos.

ACCIÓN	JUSTIFICACIÓN
6. Ajustar la cama a una altura de trabajo cómoda, por lo general a la altura del codo del profesional de la salud (VISN 8 Patient Safety Center, 2009).	Tener la cama a la altura adecuada previene la fatiga dorsal y muscular.
7. Ayudar al paciente a colocarse en una posición cómoda que facilite el acceso al sitio del puerto. Usar la manta de baño para cubrir cualquier área expuesta que no sea el sitio.	La posición y el uso de la manta de baño proporcionan al paciente comodidad y abrigo.
8. Colocarse una mascarilla, según la política institucional. Solicitar al paciente que gire su cabeza lejos del sitio de acceso. Otra posibilidad es hacer que el paciente se coloque la mascarilla, según la política del centro de trabajo. Mover la mesa puente a una ubicación práctica a poca distancia. Crear un campo estéril sobre la mesa. Abrir los paquetes de los apósitos y agregar al campo estéril. Si la solución i.v. es infundida vía DAVC, interrumpir y suspender durante el cambio de apósito. Aplicar una pinza deslizante en cada lumen del DAVC.	Las mascarillas se recomiendan para ayudar a frenar la proliferación de microorganismos (INS, 2011, p. S64). El paciente debe usar mascarilla si no puede girar la cabeza del sitio o si es la política del centro. Muchas instituciones tienen todos los apósitos estériles juntos en un solo paquete. Detener la infusión y pinzar cada lumen evita que el aire entre al DAVC.
9. Ponerse guantes limpios. Palpar la ubicación del puerto. Evaluar el sitio. Tener en cuenta el estado de las incisiones quirúrgicas que pueda haber. Retirarse los guantes y desecharlos.	El conocer la ubicación y los límites del puerto es necesario para acceder al sitio con seguridad.
10. Ponerse los guantes estériles. Conectar el tapón al tubo de extensión en la aguja no perfilada (*non-coring*). Limpiar el tapón con algodón empapado en alcohol. Introducir la jeringa con SSN en el tapón. Llenar el tubo de extensión con SSN y aplicar la pinza. Colocar en el campo estéril.	La preparación del tubo de extensión extrae el aire y evita la administración de éste cuando está conectado al puerto.

ACCIÓN	JUSTIFICACIÓN
11. Limpiar el sitio del puerto con la torunda con clorhexidina. Presionar el aplicador contra la piel. **Aplicar clorhexidina con un suave movimiento de vaivén.** Moviéndose en dirección centrífuga desde el sitio, tallar con movimientos circulares para seguir con la limpieza, cubriendo al menos un área de 5-7.5 cm. **No limpiar o secar. Dejar que seque completamente.**	El cuidado del sitio y el cambio de apósito se realizan con técnica estéril. Los microorganismos presentes en la piel se pueden introducir en los tejidos o la sangre con la aguja. La clorhexidina es el antiséptico recomendado, pero entre las alternativas que se pueden considerar en los pacientes alérgicos están el yodo, la yodopovidona y el alcohol al 70 % (INS, 2011). El movimiento de limpieza crea fricción y permite que la solución penetre de manera más eficaz en las capas dérmicas (Hadaway, 2006).
12. Localizar el puerto con la mano no dominante. Mantener el puerto estable, estirando la piel.	Los bordes del puerto deben palparse para que la aguja se pueda introducir en el centro del puerto. El puerto se sostiene con la mano no dominante para que la aguja se inserte en el puerto usando la mano dominante.
13. Visualizar el centro del puerto. Levantar la aguja. Enrollar el tubo de extensión en la palma de su mano. Manteniendo la aguja en un ángulo de 90° respecto de la piel, **insertar a través de la piel en el tabique del puerto hasta que la aguja llegue a la parte posterior del puerto.**	Para que funcione correctamente, la aguja debe situarse en el centro del puerto y ser introducida hacia su parte posterior.
14. Limpiar el tapón en el tubo de extensión con una torunda con antimicrobiano e introducir la jeringa con SSN. **Abrir la pinza en el tubo de extensión y lavar con 3-5 mL de solución salina, mientras se observa el sitio en busca de infiltración o fuga del líquido. Debe fluir fácilmente, sin resistencia.**	Si la aguja no está correctamente insertada, el líquido se derramará en el tejido, haciendo que éste se hinche y se produzcan signos de infiltración. El lavado sin resistencia es también un signo de que la aguja está insertada correctamente.

ACCIÓN	JUSTIFICACIÓN

15. Retraer el émbolo de la jeringa para aspirar en busca de retorno de sangre. No permitir que la sangre entre en la jeringa. En caso de aparecer sangre, infundir la solución durante 1 min o lavar la vía de acuerdo con la política institucional. Retirar la jeringa. Insertar la jeringa de heparina e infundir la solución durante 1 min o de acuerdo con la política del centro. Retirar la jeringa y sujetar el tubo de extensión. De lo contrario, si se va a iniciar la administración de solución i.v., no lavar con heparina.

El retorno de sangre indica que el puerto mantiene su permeabilidad; asimismo, confirma la permeabilidad antes de la administración de medicamentos y soluciones (INS, 2011, p. S60). No permitir que la sangre entre en la jeringa, garantiza que la aguja será lavada con solución salina pura. El lavado mantiene la permeabilidad de la vía intravenosa. **La cantidad y el número de lavados con solución salina y heparina varían según el DAVC en particular y de la política institucional.** La acción del tapón de presión positiva se mantiene con el retiro de la jeringa antes de accionar la pinza. El cierre de la vía impide que el aire entre al DAVC. Los dispositivos deben ser "sellados" con una solución de heparina (10 U/mL) después de cada uso intermitente para evitar la coagulación.

16. Si se utiliza una aguja "Gripper", retirar la porción del asa de la aguja uniendo los costados con presión y levantando la aguja, mientras ésta se sujeta firmemente al puerto con la otra mano.

El asa facilita la inserción de la aguja y debe ser retirada antes de la aplicación del apósito.

17. Aplicar el protector cutáneo en el sitio, evitando hacerlo directamente en donde se inserta la aguja. Dejar que seque.

El protector cutáneo mejora la adhesión del apósito y protege la piel frente a daños e irritación cuando se quita el apósito.

18. Aplicar cinta o Steri-Strips en un patrón de estrella sobre la aguja para fijarla.

Se fija la aguja para evitar que se salga accidentalmente.

19. Aplicar el apósito transparente o un dispositivo de fijación/estabilización, centrado sobre el sitio de inserción.

El apósito evita la contaminación del catéter i.v. y protege el sitio de inserción. Los dispositivos de fijación y estabilización mantienen la integridad del dispositivo de acceso, minimizan el movimiento del catéter en el centro y evitan el desprendimiento del catéter y la pérdida del acceso (INS, 2011, p. S46).

ACCIÓN	JUSTIFICACIÓN
20. Etiquetar el apósito con la fecha, la hora de cambio y las iniciales. Si se ordena la administración de solución i.v., adjuntar el equipo de administración al tubo de extensión y comenzar el procedimiento. Véase la Competencia 5.	Los otros miembros del personal que trabajen con la infusión sabrán qué tipo de dispositivo se está utilizando, el sitio, y cuándo fue insertado. Reemplazar los apósitos de membrana en los DAVC cada 5-7 días y cada 2 días para los sitios DAVC con apósitos de gasa (INS, 2011; O'Grady *et al.*, 2011).
21. Aplicar un dispositivo i.v. de fijación/estabilización si no estuviera ya en el lugar como parte del proceso, como se indicó antes, según las políticas institucionales. Explicar al paciente el objetivo del dispositivo y la importancia de salvaguardar el sitio cuando se utiliza la extremidad.	Estos sistemas son recomendados para su uso en todos los sitios de acceso venoso, particularmente en los centrales, para preservar la integridad del dispositivo de acceso, minimizar el movimiento del catéter en el centro y evitar el desprendimiento del catéter y la pérdida del acceso (INS, 2011, p. S46). Algunos dispositivos también actúan como apósitos para el sitio y pueden ya haberse aplicado.
22. Retirar el equipo. Asegurar la comodidad del paciente. Bajar la cama si no está en la posición más baja.	Promueve la seguridad y comodidad del paciente.
23. Retirar el EPP adicional, si se utilizó. Realizar higiene de manos.	El retiro adecuado del EPP disminuye el riesgo de transmisión de infecciones y de contaminación de otros artículos. La higiene de las manos evita la propagación de microorganismos.

EVALUACIÓN

- Se accede al puerto sin dificultad ni dolor.
- El paciente permanece libre de signos y síntomas de infección o traumatismo.
- El paciente refiere comprender la atención relacionada con el puerto.

REGISTRO

- Documentar la ubicación del puerto y el tamaño de la aguja utilizada para acceder a él. Consignar si hubo retorno de sangre y la facilidad para limpiar el puerto. Registrar la reacción del paciente al procedimiento y si ha experimentado dolor o molestias relacionadas con el puerto. Consignar la evaluación del sitio. Registrar cualquier instrucción apropiada proporcionada al paciente.

COMPETENCIA 2

DISPOSITIVO DE ACCESO VENOSO CENTRAL (DAVC): CAMBIO DE APÓSITOS Y LAVADO

Los *dispositivos de acceso venoso central* (DAVC) son aparatos en los que la punta del catéter termina en la circulación venosa central, por lo general en la vena cava superior, cerca de su unión con la aurícula derecha (INS, 2011). Los tipos de DAVC incluyen catéteres centrales de introducción periférica (CCIP), catéteres venosos centrales percutáneos no tunelizados, catéteres venosos centrales percutáneos tunelizados y puertos implantados. Facilitan el acceso a una gama de soluciones intravenosas, medicamentos, productos sanguíneos y soluciones para la alimentación parenteral total, y proporcionan un medio para la monitorización hemodinámica y la toma de muestras de sangre. El diagnóstico del paciente, el tipo de atención que se requiere y otros factores (p. ej., acceso venoso limitado, medicamentos irritantes, solicitud del paciente o necesidad de infusiones intermitentes a largo plazo) determinan el tipo de DAVC utilizado.

Los apósitos o curaciones se colocan en el sitio de inserción para ocluirlo y evitar la introducción de microorganismos en el torrente sanguíneo. Se requiere un exhaustivo cuidado del sitio para el control de la contaminación. La política institucional por lo general determina el tipo de apósito utilizado y los intervalos para cambiarlo. Los apósitos de membrana (p. ej., Tegaderm® u OpSite IV®) permiten la fácil inspección del sitio i.v. y la evaporación de la humedad que se acumula debajo del apósito. La gasa estéril también puede usarse para cubrir el catéter. El apósito de gasa se recomienda si el paciente está diaforético o si el sitio presenta sangrado o supuración, pero debe ser reemplazado por un apósito de membrana una vez resuelta la complicación (O'Grady *et al.*, 2011). El cuidado del sitio y el reemplazo de apósitos de membrana al usar el DAVC se realizan cada 5-7 días, y para los sitios DAVC con apósitos de gasa cada 2 días (INS, 2011; O'Grady *et al.*, 2011). Se debe cambiar inmediatamente cualquier apósito húmedo, suelto o contaminado. Cuando esto ocurra, es importante aplicar una técnica aséptica meticulosa para minimizar la posibilidad de contaminación.

CONSIDERACIONES AL DELEGAR

El cambio de un apósito para DAVC no se delega al personal de apoyo de enfermería (PAE) o al personal de apoyo sin licencia (PASL). Dependiendo de la ley estatal de práctica de enfermería y de las políticas y procedimientos institucionales, el cambio de un apósito para DAVC puede delegarse al personal de enfermería práctico/vocacional con licencia (PEPL/PEVL). La decisión de delegar debe basarse en el análisis minucioso de las necesidades y circunstancias del paciente, así como las calificaciones de la persona a quien se delega la tarea. Véanse las *Pautas de delegación* en el Apéndice A.

EQUIPO

- Cinta estéril o Steri-Strips®
- Apósito transparente semipermeable estéril
- Varias gasas de 5 × 5 cm
- Torundas para limpiar (preparación de clorhexidina > 0.5 % con alcohol)
- Toalla o paño estéril
- Frasco de solución salina normal (SSN) y jeringa de 10 mL o jeringas de 10 mL precargadas con SSN; una para cada lumen del DAVC
- Manta de baño

- Heparina 10 U/mL en jeringa de 10 mL; una para cada lumen del DAVC
- Mascarillas/cubrebocas (2), según la política institucional
- Guantes limpios
- Guantes estériles
- Equipo de protección personal (EPP) adicional, según indicación

- Protector cutáneo (p. ej., SkinPrep®)
- Toallitas con alcohol u otro desinfectante
- Tapones de presión positiva; uno para cada lumen del DAVC
- Dispositivo de fijación/estabilización i.v., según corresponda
- Cinta métrica

VALORACIÓN INICIAL

- Observar el sitio i.v. El apósito debe estar intacto, adherido a la piel en todos los bordes. Revisar si hay filtraciones o líquido debajo o alrededor del apósito, u otras indicaciones de que el vendaje deba cambiarse. Inspeccionar el tejido alrededor del sitio de entrada i.v. para detectar si hay edema, hipotermia o palidez. Se trata de signos de infiltración de líquido en el tejido alrededor del catéter i.v. También observar si hay eritema, hinchazón y calor. Estos síntomas podrían indicar el desarrollo de flebitis o una inflamación de los vasos sanguíneos en el sitio.
- Preguntar al paciente si experimenta dolor o molestias relacionadas con el dispositivo de acceso venoso. El dolor o malestar puede ser un signo de infiltración, extravasación, flebitis, tromboflebitis y de infecciones relacionadas con el tratamiento intravenoso.
- Considerar las fechas de inserción y del último cambio de apósito.
- Evaluar el estado del catéter.

DIAGNÓSTICO DE ENFERMERÍA

- Riesgo de infección
- Conocimiento deficiente
- Riesgo de deterioro de la integridad cutánea

IDENTIFICACIÓN Y PLANIFICACIÓN DE RESULTADOS

- El paciente se mantiene libre de signos y síntomas de infección.
- El sitio se encuentra limpio y seco, con un apósito intacto y sin signos ni síntomas de complicaciones i.v., como eritema, drenaje, hinchazón o dolor.
- El DAVC mantiene su permeabilidad.

IMPLEMENTACIÓN

ACCIÓN

JUSTIFICACIÓN

1. Verificar la orden médica y las políticas y procedimientos institucionales. Determinar la necesidad de cambiar el apósito. Con frecuencia, el procedimiento de lavado del DAVC y los cambios de apósito serán un protocolo permanente. Reunir el equipo necesario.

Se asegura la intervención correcta para el paciente correcto. La preparación promueve el manejo eficaz y un abordaje organizado para realizar la tarea.

2. Realizar higiene de manos y colocarse el EPP, según indicación.

La higiene de manos y el uso del EPP evitan la propagación de microorganismos. Las manos contaminadas y una técnica inadecuada son fuentes potenciales para infectar un DAVC. El EPP será necesario según las precauciones epidemiológicas.

3. Identificar al paciente.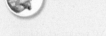

La identificación del paciente asegura que el paciente correcto reciba la intervención correcta, y ayuda a evitar errores.

4. Cerrar las cortinas alrededor de la cama y la puerta de la habitación, de ser posible. Explicar el procedimiento y su justificación. Cuestionar al paciente sobre alergias al adhesivo de la cinta y a antisépticos.

Esto garantiza la privacidad del paciente. La explicación reduce la ansiedad y facilita la cooperación. Podría haber alergias relacionadas con el adhesivo de la cinta o los antisépticos.

5. Colocar un recipiente o bolsa para residuos en un lugar práctico para su uso durante el procedimiento.

Tener a la mano un recipiente para residuos permite descartar apósitos sucios fácilmente, sin la propagación de microorganismos.

6. Ajustar la cama a una altura de trabajo cómoda, por lo general la altura del codo del profesional de la salud (VISN 8 Patient Safety Center, 2009).

Tener la cama a la altura adecuada previene la fatiga dorsal y muscular.

7. Ayudar al paciente a colocarse en posición cómoda que proporcione fácil acceso al sitio de inserción del DAVC y al apósito. Si el paciente tiene un CCIP, colocarlo con el brazo extendido por debajo del nivel del corazón. Usar la manta de baño para cubrir cualquier área expuesta que no sea el sitio.

La posición y el uso de una manta de baño proporcionan comodidad y abrigo al paciente. Esta posición se recomienda para reducir el riesgo de embolia gaseosa.

8. Usar mascarilla, según la política institucional. Pedir al paciente que gire su cabeza lejos del sitio de acceso. Otra posibilidad es que el paciente se coloque la mascarilla, según la política del centro. Mover la mesa puente a una ubicación práctica a poca distancia. Crear un campo estéril sobre la mesa. Abrir los paquetes de apósitos y agregar al campo estéril.

Las mascarillas se recomiendan para ayudar a frenar la proliferación de microorganismos (INS, 2011, p. S64). El paciente debe usar mascarilla si no pueda girar la cabeza del sitio o por política institucional. Muchos centros tienen todos los apósitos estériles en un solo paquete. Detener la infusión y sujetar cada lumen impide la entrada de aire al DAVC.

ACCIÓN	JUSTIFICACIÓN

Si se administra la solución i.v. vía el DAVC, interrumpir y sostener durante el cambio de apósito. Aplicar una pinza deslizante en cada lumen del DAVC.

9. Ponerse guantes limpios. Evaluar el sitio de inserción del DAVC a través del apósito viejo (véase la sección de "Valoración inicial" anterior). Observar el estado de toda sutura que pueda haber presente. Palpar el sitio en busca de dolor, sensibilidad o molestias. Retirar el apósito viejo levantándolo de distal a proximal, asegurándose de que se estabilice el catéter. Desechar el apósito en el recipiente para residuos. Retirarse los guantes y desecharlos.

Algunos DAVC pueden ser suturados en su sitio. Observar cómo se fija el DAVC. Debe tenerse cuidado para evitar su desplazamiento con el cambio del apósito. El dolor, la sensibilidad o las molestias a la palpación pueden ser signos de infección. El retiro adecuado de los apósitos previene la transmisión de microorganismos. Quitarse los guantes correctamente reduce el riesgo de transmisión de infecciones y de contaminación de otros elementos.

10. Ponerse los guantes estériles. Comenzando en el sitio de inserción con movimientos circulares, limpiar cualquier sangre o exudado viejos con una toalla estéril antimicrobiana. Limpiar el sitio con la torunda con clorhexidina, directamente sobre el sitio de inserción, presionando el aplicador contra la piel. **Aplicar clorhexidina con un suave movimiento de vaivén.** En dirección centrífuga, continuar con el tallado, cubriendo al menos un área de 5-7.5 cm. **No limpiar o secar. Dejar que seque completamente.** Aplicar el protector cutáneo a la misma área, evitando la aplicación directa en el sitio de inserción y dejar que seque.

El cuidado del sitio y el cambio de apósito se realizan utilizando técnica estéril. La limpieza es necesaria porque los microorganismos en la piel pueden introducirse en los tejidos o la sangre con un acceso venoso. La clorhexidina se recomienda para el cuidado del sitio del DAVC. La clorhexidina es el antiséptico recomendado, pero en los pacientes alérgicos se consideran alternativas aceptables como el yodo, la yodopovidona y el alcohol al 70% (INS, 2011). El tallado permite que la solución penetre de manera más eficaz en las capas dérmicas (Hadaway, 2006). El protector cutáneo mejora la adherencia del apósito y protege la piel contra daños e irritación cuando se retira el vendaje.

11. Estabilizar el catéter sujetándolo con la mano no dominante. Utilizar un paño con alcohol para limpiar cada lumen del catéter,

La limpieza es necesaria porque los microorganismos en la piel pueden introducirse en los tejidos o en la sangre con el dispositivo.

comenzando en el sitio de inserción y moviéndose hacia afuera.

12. Aplicar el apósito transparente o el dispositivo de fijación/estabilización, centrado sobre el sitio de inserción. Medir la longitud del catéter que se extiende desde el sitio de inserción.

Los apósitos evitan la contaminación del catéter i.v. y protegen el sitio de inserción. Los dispositivos de fijación/estabilización preservan la integridad del dispositivo de acceso, reducen el movimiento del catéter en el centro y evitan el desprendimiento del catéter y la pérdida del acceso (INS, 2011, p. S46). La medición del catéter extensible puede compararse con la longitud documentada en el momento de la inserción para determinar si el catéter ha migrado hacia el interior o se movió hacia fuera.

13. Trabajando con un lumen a la vez, quitar la tapa del extremo. Limpiar el extremo del lumen con una torunda con alcohol y aplicar la nueva tapa. Repetir para cada lumen. Fijar los lúmenes del catéter y del tubo de extensión por fuera del vendaje con cinta adhesiva.

Se deben limpiar los extremos del catéter y cambiar los casquillos de inyección para prevenir infecciones. El peso o movimiento de las vías i.v. podría causar la desconexión del catéter.

14. Si es necesario, irrigar cada lumen del DAVC. La cantidad de lavados con solución salina y heparina varía en función del DAVC específico y de las políticas institucionales.

El lavado del lumen mantiene la permeabilidad.

15. Limpiar el tapón con desinfectantes antimicrobianos. Insertar la jeringa de lavado con solución salina en el tapón del tubo de extensión. Retraer la jeringa para aspirar el catéter en busca de retorno de sangre. De ser el caso, infundir la solución durante 1 min o lavar la línea de acuerdo con la política institucional. Retirar la jeringa. Introducir la jeringa de heparina e infundir el volumen de solución señalado por la política institucional durante 1 min o lo que indiquen las políticas.

Limpiar la tapa reduce el riesgo de contaminación. El retorno positivo de sangre confirma la permeabilidad antes de la administración de medicamentos y soluciones (INS, 2011, p. S60). El lavado mantiene la permeabilidad de la vía i.v. La presión positiva del tapón se mantiene con el retiro de la jeringa antes de colocar la pinza. El cierre de la pinza impide que ingrese aire a la vía. Los DAVC deben ser "sellados" con una solución de heparina (10 U/mL) después de cada uso para prevenir la coagulación (INS, 2011).

ACCIÓN	JUSTIFICACIÓN
Retirar la jeringa y volver a sujetar el lumen. Quitarse los guantes.	Quitarse los guantes de la manera correcta reduce el riesgo de transmisión de infecciones y de contaminación de otros objetos.
16. Etiquetar el apósito con la fecha, la hora de cambio y las iniciales. Reanudar la infusión de soluciones, según indicación. Comprobar que el flujo i.v. es correcto y que el sistema mantiene la permeabilidad (véase la Competencia 5).	Los otros miembros del personal que trabajen con la infusión sabrán qué tipo de dispositivo se está utilizando, el sitio y cuándo fue insertado. Reemplazar los apósitos de membrana en el DAVC cada 5-7 días y para los sitios de DAVC con apósitos de gasa cada 2 días (INS, 2011; O'Grady *et al.*, 2011).
17. Aplicar un dispositivo i.v. de fijación/estabilización si no hay uno ya en el lugar como parte del apósito, según indicación, con base en las políticas institucionales. Explicar al paciente el propósito del dispositivo y la importancia de salvaguardar el sitio cuando utilice la extremidad.	Estos sistemas son recomendados para uso en todos los sitios de acceso venoso, y particularmente en los centrales, para preservar la integridad del dispositivo de acceso, minimizar el movimiento del catéter en el centro y evitar su desprendimiento y la pérdida del acceso (INS, 2011, p. S46). Algunos dispositivos también actúan como apósito en el sitio y pueden ya haberse aplicado.
18. Retirar el equipo. Asegurar la comodidad del paciente. Bajar la cama si no está ya en la posición más baja.	Promueve la seguridad y comodidad del paciente.
19. Retirarse el EPP adicional, si se ha utilizado. Realizar higiene de manos.	El retiro adecuado del EPP reduce el riesgo de transmisión de infecciones y de contaminación de otros objetos. La higiene de manos previene la propagación de microorganismos.

EVALUACIÓN

- El apósito se cambia sin complicaciones y sin desprendimiento del DAVC.
- El paciente presenta un sitio de inserción que está limpio y seco, sin eritema ni hinchazón.
- El apósito del sitio está limpio, seco e intacto.
- El DAVC mantiene su permeabilidad.

REGISTRO

- Documentar la ubicación, la apariencia y el estado del sitio del DAVC. Incluir la presencia o ausencia de signos de eritema, hinchazón o drenaje. Registrar si el paciente experimenta cualquier dolor o malestar relacionado con el DAVC. Mencionar los criterios clínicos de complicaciones del sitio. Consignar las observaciones subjetivas del paciente con respecto a la ausencia o presencia de dolor en el sitio. Registrar la reacción del paciente ante el procedimiento y las instrucciones pertinentes, como alertar al personal de enfermería si experimenta cualquier dolor o nota alguna hinchazón en el sitio. Los lúmenes del DAVC deben lavarse sin dificultad. Informar al médico de atención primaria de cualquier resultado inesperado, por ejemplo desprendimiento del DAVC, inserción anómala o incapacidad para lavar el dispositivo.

COMPETENCIA 3 — DISPOSITIVO DE ACCESO VENOSO CENTRAL (DAVC): RETIRO DE PUERTO IMPLANTADO

Cuando un puerto implantado ya no se utilizará durante cierto tiempo, por ejemplo, cuando el paciente se da de alta, el puerto es retirado. El retiro de un puerto implica lavarlo y retirarle la aguja.

CONSIDERACIONES AL DELEGAR

El retiro de un puerto implantado no se delega al personal de apoyo de enfermería (PAE), el personal de apoyo sin licencia (PASL) ni al personal de enfermería práctico/vocacional con licencia (PEPL/PEVL).

EQUIPO

- Guantes limpios
- Equipo de protección personal (EPP) adicional, según indicación
- Jeringa de 10 mL llena con solución salina
- Toallitas con alcohol u otro desinfectante
- Jeringa de 5 mL llena con heparina (100 U/mL o recomendaciones institucionales)
- Esponja de gasa estéril
- Bandas adhesivas

VALORACIÓN INICIAL

- Inspeccionar el sitio de inserción, buscando cualquier signo o síntoma de hinchazón, eritema, exudado y dolor o sensibilidad.
- Revisar el expediente del paciente para determinar el tiempo en que el puerto y la aguja han estado en su lugar.

DIAGNÓSTICO DE ENFERMERÍA

- Riesgo de infección
- Conocimiento deficiente
- Riesgo de lesión

IDENTIFICACIÓN Y PLANIFICACIÓN DE RESULTADOS

- Se retira la aguja de acceso con molestias mínimas para el paciente.
- El paciente no experimenta ningún traumatismo ni infección.
- El paciente refiere comprender los motivos del cuidado del puerto.

IMPLEMENTACIÓN

ACCIÓN	JUSTIFICACIÓN
1. Verificar la orden médica y las políticas y procedimientos institucionales. Con frecuencia, el procedimiento para el retiro de un puerto implantado será un protocolo permanente. Reunir el equipo necesario.	La verificación de la orden o de las políticas asegura que se inicie el procedimiento adecuado. La preparación promueve el manejo eficaz y un abordaje organizado de la tarea.
2. Realizar higiene de manos y ponerse el EPP, según indicación. 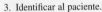	La higiene de manos y el uso del EPP evitan la propagación de microorganismos. Las manos sucias y una técnica inadecuada son fuentes potenciales para infectar un DAVC. El EPP será necesario según las precauciones epidemiológicas.
3. Identificar al paciente.	La identificación del paciente asegura que el paciente correcto reciba la intervención correcta y ayuda a evitar errores.
4. Cerrar las cortinas alrededor de la cama y cerrar la puerta de la habitación, de ser posible. Explicar el procedimiento y su justificación.	Esto garantiza la privacidad del paciente. La explicación reduce la ansiedad y facilita la cooperación.
5. Ajustar la cama a una altura de trabajo cómoda, por lo general a la altura del codo del profesional de la salud (VISN 8 Patient Safety Center, 2009).	Tener la cama a la altura adecuada previene la fatiga dorsal y muscular.
6. Ayudar al paciente a colocarse en una posición cómoda que facilite el acceso al sitio del puerto. Usar la manta de baño para cubrir cualquier área expuesta que no sea el sitio.	La posición adecuada y el uso de una manta de baño proporcionan comodidad y abrigo al paciente.
7. Ponerse los guantes. Estabilizar la aguja del puerto con la mano no dominante. Retirar cualquier dispositivo de fijación/estabilización i.v. que pueda estar en su lugar. Tirar suavemente del apósito transparente, comenzando por los bordes y continuando alrededor del apósito. Con cuidado, retirar la cinta que fija la aguja en su lugar.	Los guantes evitan el contacto con sangre y líquidos corporales. El retiro del dispositivo de estabilización y el apósito es necesario para quitar la aguja de acceso. El tirar suavemente de los bordes del apósito es menos traumático para el paciente.

ACCIÓN	JUSTIFICACIÓN

8. Limpiar el tapón en el tubo de extensión e insertar la jeringa cargada con solución salina. Despinzar el tubo de extensión y lavar con un mínimo de 10 mL de solución salina normal.

Es importante purgar todas las sustancias fuera del reservorio, porque puede permanecer inactivo por un tiempo prolongado. **La cantidad y número de lavados de solución salina y heparina varían según el DAVC específico y la política institucional.**

9. Retirar la jeringa e insertar la jeringa cargada con heparina, lavando con 5 mL de heparina (100 U/mL o según las políticas institucionales). Quitar la jeringa y pinzar el tubo de extensión.

La cantidad de lavados de solución salina y heparina varía según el DAVC específico y la política institucional. La acción del tapón del extremo de presión positiva se mantiene con el retiro de la jeringa antes de colocar la pinza. El pinzado impide que el aire ingrese al DAVC. Los puertos implantados deben ser "preparados" con una solución de heparina (100 U/mL) antes del retiro de una aguja de acceso o acceso periódico y la purga para evitar la coagulación (INS, 2011, p. S61).

10. Fijar el puerto en ambos lados con los dedos de la mano no dominante. Sujetar la aguja/alas con los dedos de la mano dominante. Firme y suavemente, tirar de la aguja hacia arriba en un ángulo de 90° respecto de la piel para retirarla del tabique del orificio. Colocar el protector de la aguja, si no ocurre de forma automática durante el retiro.

El puerto se mantiene en su lugar mientras se retira la aguja.

11. Aplicar una ligera presión con la gasa en el sitio de inserción. Colocar una venda adhesiva sobre el puerto si se produce algún sangrado. De lo contrario, no es necesario. Retirarse los guantes.

Se puede acumular una pequeña cantidad de sangre por la punción. La piel intacta ofrece una barrera ante la infección.

12. Garantizar la comodidad del paciente. Bajar la cama si no está ya en la posición más baja. Colocarse un guante para manipular la aguja. Desechar la aguja con el tubo de extensión en el contenedor.

Promueve la seguridad y comodidad del paciente. El retiro adecuado de la aguja evita lesiones accidentales.

ACCIÓN	JUSTIFICACIÓN
13. Retirar los guantes y el EPP adicional, si se utilizó. Realizar higiene de manos.	El retiro adecuado del EPP reduce el riesgo de transmisión de infecciones y de contaminación de otros objetos. Realizar la higiene de manos evita la transmisión de microorganismos.

EVALUACIÓN

- El puerto fluye fácilmente.
- La aguja de acceso se retira sin dificultad.
- El sitio está limpio y seco, sin evidencia de eritema, irritación o calor.
- El paciente refiere comprender los motivos del cuidado del puerto.

REGISTRO

- Documentar la ubicación del puerto y la facilidad o dificultad de su limpieza. Registrar la preparación del puerto con heparina (100 U/mL). Esto se puede hacer en el registro electrónico de administración de medicamentos/registro de administración de medicamentos (REAM/RAM). Documentar el retiro de la aguja del acceso. Consignar la apariencia del sitio, incluyendo si hay algún drenaje, hinchazón o eritema. Registrar todas las orientaciones pertinentes al paciente.

COMPETENCIA 4

DISPOSITIVO DE ACCESO VENOSO CENTRAL (DAVC): RETIRO DE CATÉTER CENTRAL DE INTRODUCCIÓN PERIFÉRICA (CCIP)

Cuando el CCIP ya no es necesario o cuando el paciente desarrolla complicaciones, debe ser retirado. El personal de enfermería general o el equipo especializado en procedimientos intravenosos puede ser responsable del retiro de una línea de CCIP. Deben seguirse protocolos específicos para evitar la rotura o fractura del catéter.

CONSIDERACIONES AL DELEGAR

El retiro del CCIP no se delega al personal de apoyo de enfermería (PAE), el personal de apoyo sin licencia (PASL) ni al personal de enfermería práctico/vocacional con licencia (PEPL/PEVL).

EQUIPO

- Guantes limpios
- Equipo de protección personal (EPP) adicional, según indicación
- Gasa estéril
- Cinta
- Cinta métrica desechable

VALORACIÓN INICIAL

- Revisar el sitio de inserción, observando si hay hinchazón, eritema o exudado.
- Verificar los valores de laboratorio pertinentes, especialmente los tiempos de coagulación y el recuento plaquetario. Los pacientes con alteraciones en la coagulación requieren la aplicación de presión durante un tiempo mayor después de retirar el catéter.
- Medir la longitud del CCIP después del retiro.

DIAGNÓSTICO DE ENFERMERÍA

- Riesgo de infección
- Riesgo de lesiones
- Conocimiento deficiente

IDENTIFICACIÓN Y PLANIFICACIÓN DE RESULTADOS

- El CCIP se retira con mínima o ninguna molestia para el paciente.
- El paciente no experimenta ningún traumatismo ni infección.

IMPLEMENTACIÓN

ACCIÓN	JUSTIFICACIÓN
1. Verificar la orden médica para el retiro del CCIP y las políticas y procedimientos institucionales. Reunir el equipo y los suministros necesarios.	Verificar la orden o la política asegura que sea el procedimiento adecuado. La preparación promueve el manejo eficiente y un abordaje organizado de la tarea.
2. Realizar higiene de manos y ponerse el EPP, según indicación.	La higiene de manos y ponerse el EPP evitan la propagación de microorganismos. Las manos sucias y una técnica inadecuada son fuentes potenciales para infectar un DAVC. El uso de EPP será necesario según las precauciones epidemiológicas.
3. Identificar al paciente.	La identificación del paciente asegura que la persona correcta reciba la intervención correcta y ayuda a evitar errores.
4. Cerrar las cortinas alrededor de la cama y la puerta de la habitación, de ser posible. Explicar al paciente el procedimiento y su justificación.	Esto garantiza la privacidad del paciente. La explicación reduce la ansiedad y facilita la cooperación.
5. Ajustar la cama a una altura cómoda de trabajo, por lo general a la altura del codo del profesional de la salud (VISN 8 Patient Safety, Center, 2009).	Tener la cama a la altura adecuada evita la fatiga dorsal y muscular.

ACCIÓN	JUSTIFICACIÓN
6. Ayudar al paciente a ponerse en posición supina con el brazo recto y el sitio de inserción del catéter a nivel del corazón o por debajo de éste. Usar la manta de baño para cubrir cualquier área expuesta que no sea el sitio.	Esta posición se recomienda para reducir el riesgo de embolia gaseosa. El uso de una manta de baño proporciona comodidad y abrigo.
7. Ponerse guantes. Estabilizar el eje del catéter con la mano no dominante. Tirar suavemente el vendaje transparente, empezando por los bordes y procediendo alrededor de éstos. Con cuidado, retirar la cinta usada para fijar el catéter en su lugar.	El uso de guantes evita el contacto con sangre y líquidos corporales. Tirar suavemente de los bordes del vendaje es menos traumático para el paciente.
8. Indicar al paciente que retenga la respiración y que realice una maniobra de Valsalva mientras se retira la última porción del catéter; si no es posible, se hace durante la espiración del paciente.	El uso de la maniobra de Valsalva o el retiro durante la espiración reducen el riesgo de embolia gaseosa (Feil, 2012).
9. Con la mano dominante, retirar lentamente el catéter. Fijar cerca del sitio de inserción y tirar con cuidado hacia fuera, paralelo a la piel. Quitar poco a poco, con una maniobra suave y constante.	La presión leve reduce el riesgo de rotura. El catéter debe salir fácilmente.
10. Después del retiro, aplicar presión al sitio con una gasa estéril hasta alcanzar la hemostasia (por lo menos 1 min). Luego aplicar ungüento basado en petróleo y un apósito estéril en el sitio de acceso.	La presión adecuada evita la formación de hematomas. El uso de un ungüento de petróleo y un apósito estéril en el sitio de acceso sella la zona de la piel de la vena y disminuye el riesgo de embolia gaseosa (INS, 2011).
11. Medir el catéter y comparar con la longitud registrada en el momento de su inserción. Inspeccionar la permeabilidad del catéter. Seguir las políticas de disposición de desechos del establecimiento para el CCIP.	La medición y la inspección aseguran que el catéter entero se haya retirado. La correcta eliminación reduce la transmisión de microorganismos y evita el contacto con sangre y líquidos corporales.
12. Retirarse los guantes. Asegurar la comodidad del paciente. Bajar la cama si no se encuentra ya en su posición más baja.	Promueve la seguridad y comodidad del paciente.

ACCIÓN	JUSTIFICACIÓN

13. Retirar el EPP adicional, si se utilizó. Realizar higiene de manos.

La eliminación del EPP de la forma correcta reduce el riesgo de transmisión de infecciones y de contaminación de otros objetos. La higiene de manos evita la transmisión de microorganismos.

EVALUACIÓN

- El CCIP se retira con mínima o ninguna molestia para el paciente.
- El paciente no experimenta traumatismo ni infección.

REGISTRO

- Documentar la localización del CCIP y su retiro. Registrar la longitud y permeabilidad del catéter. Consignar la apariencia del sitio, incluyendo si hay signos de exudado, hinchazón o eritema. Registrar toda instrucción pertinente para el paciente.

COMPETENCIA 5

DISPOSITIVO DE ACCESO VENOSO PERIFÉRICO: INICIACIÓN PARA INFUSIÓN I.V.

La administración y supervisión de soluciones por vía intravenosa (i.v.) es una parte esencial de la atención de rutina al paciente. El médico familiar con frecuencia ordena tratamiento i.v. para prevenir o corregir problemas en el equilibrio hidroelectrolítico. Para la administración de líquidos i.v. y otros tratamientos, es necesario realizar un acceso intravenoso.

El personal de enfermería también debe validar la cantidad y tipo de solución que se va a infundir, así como la velocidad de infusión prescrita. Asimismo, es responsable de evaluar de forma crítica todas las órdenes de los pacientes antes de realizar el tratamiento. Es necesario comunicar y aclarar cualquier inquietud con respecto al tipo o cantidad del tratamiento prescrito con el médico tratante. El personal de enfermería debe entender las necesidades del paciente con relación al tratamiento i.v., el tipo de solución utilizada, el efecto deseado y las reacciones adversas y efectos potenciales. Se deben seguir las políticas institucionales y las pautas para determinar si la infusión debe administrarse por medio de un dispositivo electrónico de infusión o por gravedad.

CONSIDERACIONES AL DELEGAR

La iniciación de un acceso venoso periférico para administración i.v. no se delega al personal de apoyo de enfermería (PAE) o al personal de apoyo sin licencia (PASL). Dependiendo de la ley estatal de práctica de enfermería y las políticas y procedimientos institucionales, esta tarea puede delegarse al personal de enfermería práctico/vocacional con licencia (PEPL/PEVL). La decisión de delegar debe tomarse con base en un análisis minucioso de las necesidades y circunstancias del paciente, así como en las calificaciones de la persona a quien se delega la tarea. Véanse las *Pautas de delegación* en el Apéndice A.

EQUIPO

- Solución i.v., según prescripción
- Registro electrónico de administración de medicamentos (REAM) o registro de administración de medicamentos (RAM)
- Toalla o protector desechable
- Cinta hipoalergénica
- Equipo de administración i.v.
- Etiqueta para el equipo de infusión (para la siguiente fecha de cambio o reemplazo)
- Apósito transparente para el sitio
- Dispositivo electrónico de infusión (según necesidad)
- Torniquete
- Cinta adhesiva o etiquetas
- Torundas antimicrobianas (se prefiere clorhexidina; alcohol al 70%; el yodo o yodopovidona también son aceptables)
- Dispositivo de protección/estabilización i.v., según necesidad
- Guantes limpios
- Equipo de protección personal (EPP) adicional, según necesidad
- Portasueros
- Anestésico local (si se incluye en la prescripción)
- Catéter i.v.
- Tubo de extensión corto
- Tapón terminal para tubo de extensión
- Toallitas con alcohol u otro desinfectante
- Toallitas protectoras para la piel (p. ej., SkinPrep®)
- Jeringa de 2 mL precargada con solución salina normal estéril para inyección

VALORACIÓN INICIAL

- Revisar el expediente médico del paciente en busca de los valores de referencia, como constantes vitales, equilibrio de ingresos y egresos, y valores de laboratorio pertinentes, como electrólitos séricos.
- Valorar la idoneidad de la solución para el paciente.
- Revisar los datos de la valoración inicial y de laboratorio que pueden influir en la administración de la solución.
- Explorar brazos y manos en busca de posibles sitios para iniciar la administración i.v. Tener presente las siguientes pautas relacionadas con los catéteres venosos periféricos y los sitios de acceso:
  - Determinar cuál es la vena de acceso más conveniente. Las superficies dorsales y ventrales de los miembros superiores son sitios apropiados para realizar infusiones (INS, 211). En algunas personas también pueden utilizarse de forma exitosa las venas superficiales en el aspecto dorsal de la mano, pero puede ser más doloroso (I.V. Rounds, 2008). Evitar la superficie central de la muñeca y su aspecto lateral a un radio de 10-13 cm aproximadamente, debido al riesgo potencial de una lesión en los nervios. Iniciar el acceso venoso en las áreas distales de los miembros superiores, lo cual permite contar con futuros sitios proximales al sitio de inserción previo (INS, 2011).
  - Por lo general, se puede usar cualquiera de los brazos para el tratamiento i.v. Suele seleccionarse el brazo no dominante por comodidad del paciente y para limitar el movimiento en la extremidad tratada. Por ejemplo, si el

paciente es diestro, el acceso se coloca preferiblemente en la extremidad izquierda para mejorar la capacidad del paciente de llevar a cabo sus actividades cotidianas. Esto es de particular importancia si se espera que la duración de la infusión sea prolongada.

- Determinar la accesibilidad con base en el estado del paciente. El uso de una extremidad para el tratamiento i.v. puede estar contraindicado en algunas circunstancias, por ejemplo: en las pacientes con antecedentes de cáncer de mama en el mismo lado donde se realizó la cirugía para extirpar el nódulo linfático axilar; los individuos con quemaduras, infecciones o lesiones traumáticas en la extremidad; y los pacientes con fístulas arteriovenosas del miembro superior o catéteres para tratamiento de diálisis, en quienes no es posible colocar el catéter i.v. en la extremidad tratada.
- Evitar utilizar venas antecubitales si existe alguna otra vena disponible. No resultan una buena elección para infundir, ya que la flexión del brazo del paciente con el tiempo puede desplazar el catéter i.v. Para evitar el uso de las venas antecubitales para catéteres, puede colocarse un catéter central introducido periféricamente (CCIP) más adelante, según necesidad.
- Evitar el uso de venas en las piernas de personas adultas, a menos que los demás sitios sean inaccesibles, debido al peligro de estancamiento de la circulación periférica y de posibles complicaciones graves. La canalización de los miembros inferiores está asociada con el riesgo de daño tisular, tromboflebitis y ulceración (INS, 2011). Algunos centros hospitalarios requieren una orden médica para introducir un catéter i.v. en el miembro inferior de un paciente adulto.

DIAGNÓSTICO DE ENFERMERÍA

- Déficit de volumen de líquidos
- Riesgo de *shock*
- Riesgo de déficit de volumen de líquidos

IDENTIFICACIÓN Y PLANIFICACIÓN DE RESULTADOS

- El aparato de acceso se introduce con técnica estéril en el primer intento.
- El paciente experimenta traumatismo mínimo y la solución i.v. se infunde sin dificultad.

IMPLEMENTACIÓN

ACCIÓN

1. Comparar la orden de la solución i.v. entre los registros electrónicos (REAM/RAM) y la orden médica. Considerar si es adecuado el tratamiento en relación con el estado del paciente. Aclarar cualquier incongruencia. Revisar el expediente médico del paciente en busca de alergias. Observar color, filtraciones y fecha de caducidad

JUSTIFICACIÓN

Esto garantiza que se administre la solución, la velocidad de infusión o medicamento correctos. El personal de enfermería es responsable de evaluar críticamente todas las órdenes para el paciente antes de su administración. Cualquier inquietud con respecto al tratamiento debe comunicarse de inmediato y con claridad al médico tratante. Este conocimiento

ACCIÓN	JUSTIFICACIÓN

de la solución. Conocer las técnicas para inserción i.v., las precauciones, el propósito de la administración i.v. y los medicamentos, si los ordena el médico. Reunir el material necesario.

y competencia son esenciales para la administración segura y precisa del medicamento y la infusión. La preparación fomenta un tiempo de manejo eficiente y permite realizar la tarea de manera ordenada.

2. Realizar higiene de manos. Colocarse el EPP, según indicación.

La higiene de manos y el EPP previenen la diseminación de microorganismos. El EPP será necesario según las precauciones epidemiológicas.

3. Identificar al paciente.

La identificación del paciente garantiza que se atienda al individuo correcto con el procedimiento correcto y ayuda a evitar errores.

4. Cerrar las cortinas alrededor de la cama y la puerta de la habitación, de ser posible. Explicar al paciente el procedimiento y su justificación. Solicitarle al paciente que informe sobre cualquier alergia a cintas y antisépticos cutáneos, según corresponda. Si se considera usar algún anestésico local, pedirle que informe también sobre cualquier alergia a estas sustancias.

Esto garantiza la privacidad del paciente. La explicación ayuda a reducir la ansiedad y facilita la cooperación. Pueden existir posibles alergias relacionadas con medicamentos, cintas o anestésicos locales, los cuales pueden dar como resultado reacciones alérgicas y daños en el tejido.

5. Si se utiliza un anestésico local, explicar el motivo y el procedimiento al paciente. Aplicar el anestésico en algunos posibles sitios de inserción.

Las explicaciones ofrecen seguridad y facilitan la cooperación del paciente. Estas sustancias disminuyen el nivel de dolor en el sitio de inserción. Algunos de los anestésicos tardan hasta 1 h para hacer efecto.

Preparación de la solución i.v. y el equipo de administración

6. Comparar la etiqueta del contenedor i.v. con los registros médicos REAM/RAM. Retirar la bolsa i.v. de la envoltura externa, según indicación. Verificar las fechas de caducidad. De ser necesario, pasar por el lector el código de barras en el contenedor. Comparar la pulsera del paciente con los REAM/RAM. Como alternativa, colocar una etiqueta en el contenedor

Validar la etiqueta con los REAM/RAM garantiza que se administre la solución i.v. correcta. La identificación del paciente garantiza que se atienda al individuo correcto con el procedimiento correcto y ayuda a evitar errores. La etiqueta que indica la hora ofrece una referencia visual rápida por parte del personal de enfermería para supervisar la precisión de la infusión.

ACCIÓN	JUSTIFICACIÓN

con la solución con nombre del paciente, tipo de solución, aditivos, fecha y hora. Llenar una etiqueta con la hora de aplicación de la infusión y colocar en el contenedor i.v.

7. Mantener una técnica aséptica al abrir los empaques estériles y la solución i.v. Retirar el equipo de administración del empaque. Aplicar una etiqueta en las vías que indique el día/fecha para el siguiente cambio de equipo, según las pautas institucionales.

La asepsia es esencial para prevenir la diseminación de microorganismos. Etiquetar las vías garantiza el cumplimiento de las políticas institucionales con respecto a los cambios del equipo de administración y reduce el riesgo de diseminación de microorganismos.

8. Cerrar la pinza rodante o deslizarla sobre el equipo de suministro i.v. Invertir el contenedor de la solución i.v. y retirar el tapón en el sitio de entrada, teniendo cuidado de no tocar la parte expuesta de éste. Quitar el tapón de la punta en el equipo de administración. Con un movimiento de giro y presión, introducir la punta en el sitio de entrada del contenedor i.v. De lo contrario, seguir las instrucciones del fabricante para la inserción.

Colocar las pinzas en este punto del procedimiento evita que entren líquidos y aire en las vías i.v., e invertir el contenedor permite un acceso fácil al sitio de entrada. El tocar el sitio de entrada abierto en el contenedor i.v. o la punta en el equipo de suministro contamina el contenedor/equipo de administración, en cuyo caso tendrían que desecharse. La introducción de la punta perfora el sello en el contenedor i.v. y permite el acceso al contenido.

9. Colgar el contenedor i.v. sobre el portasueros. Presionar la cámara de goteo y llenarla al menos hasta la mitad.

La aspiración hace que el líquido se mueva hacia la cámara de goteo. El líquido evita que el aire pase por las vías.

10. Abrir la pinza de la vía i.v. y permitir que el líquido fluya a través de ésta. Seguir cualquier instrucción adicional del fabricante para bombas de infusión electrónicas, según indicación. **Dejar que el líquido fluya hasta que todas las burbujas de aire hayan desaparecido y se haya cebado (llenado) toda la vía con la solución i.v.** Cerrar la pinza. Por otra parte, algunas marcas de vías requieren retirar el tapón que se encuentra en el extremo de la vía con el propósito de permitir

Esta técnica permite preparar la administración de la solución i.v. y eliminar el aire de la vía. En caso contrario, el aire en grandes cantidades podría funcionar a manera de émbolo. El tocar el extremo abierto de la vía produce su contaminación, en cuyo caso tendría que desecharse el equipo de administración.

ACCIÓN	JUSTIFICACIÓN
que el líquido fluya. Mantener su esterilidad. Después de que el líquido haya llenado la vía, colocar nuevamente el tapón en su extremo.	
11. Si se va a usar un dispositivo electrónico, seguir las instrucciones del fabricante para la introducción de la vía en el dispositivo.	Esto garantiza el uso apropiado del equipo.

Comienzo del acceso venoso periférico

ACCIÓN	JUSTIFICACIÓN
12. Colocar al paciente en la cama en posición baja de Fowler. Poner una toalla o protector bajo el brazo del paciente.	La posición supina permite usar cualquiera de los brazos y facilita una buena alineación corporal. La toalla evita que la superficie que se encuentra debajo se contamine con sangre.
13. Proporcionar apoyo emocional, según necesidad.	El paciente puede experimentar ansiedad, por miedo a las agujas o a la administración i.v.
14. Abrir el empaque del tubo de extensión corto. Conectar el tapón terminal, si aún no está colocado. Limpiar el tapón usando una toallita con alcohol. Introducir la jeringa con solución salina normal en el tubo de extensión. Llenar el tubo con salina normal y cerrar la pinza rodante. Retirar la jeringa y colocar el tubo de extensión y la jeringa nuevamente en el empaque y dejarla al alcance de la mano.	El cebado del tubo de extensión elimina el aire de éste y evita la entrada de aire cuando está conectado al acceso venoso. Contar con el tubo a la mano facilita la realización del proceso.
15. Seleccionar y palpar una vena apropiada. Consultar las pautas en la sección previa ("Valoración inicial"). Si el sitio de inserción previsto está visiblemente sucio, limpiar el área con agua y jabón.	El uso de una vena adecuada reduce la incomodidad del paciente y disminuye el riesgo de dañar los tejidos corporales.
16. Si el sitio presenta vello y las políticas institucionales lo permiten, recortar un área de 5 cm alrededor del sitio de entrada previsto.	El vello puede albergar microorganismo e inhibir la adhesión del apósito en el sitio. Afeitar ocasiona microabrasiones y aumenta el riesgo de infecciones (INS, 2011, p.S44).
17. Colocarse los guantes.	Los guantes previenen el contacto con sangre y líquidos corporales.

ACCIÓN	JUSTIFICACIÓN
18. Aplicar un torniquete de 7.5-10 cm arriba del sitio de venoclisis para obstruir el flujo sanguíneo venoso y dilatar la vena. Desviar los extremos del torniquete lejos del sitio de entrada. Verificar que el pulso radial continúe presente.	Interrumpir el flujo sanguíneo hacia el corazón causa que la vena se dilate. Las venas dilatadas son fáciles de ver, palpar y perforar. El extremo del torniquete puede contaminar el área de inyección si se dirige hacia el sitio de entrada.
	El torniquete puede aplicarse demasiado ajustado, por lo que la valoración del pulso radial es importante.
	El verificar el pulso radial garantiza que la perfusión arterial no se ponga en peligro.
19. Indicar al paciente que mantenga el brazo por debajo del nivel del corazón.	La colocación del brazo por debajo del nivel del corazón ayuda a dilatar las venas, llenándolas de sangre.
20. Solicitar al paciente que abra y cierre el puño. Observar y palpar en busca de una vena adecuada. Tratar de cumplir las siguientes pautas si no se puede sentir la vena:	La contracción de los músculos del antebrazo fuerza la sangre hacia las venas, con lo cual se distienden todavía más.
a. Dar golpes suaves sobre la vena de forma descendente.	Masajear y dar golpes suaves sobre las venas ayuda a dilatarlas, llenándolas de sangre.
b. Retirar el torniquete y colocar compresas tibias y secas sobre la vena elegida durante 10-15 min.	Las compresas tibias ayudan a dilatar las venas. Usar calor seco aumenta la posibilidad de una inserción exitosa del catéter periférico (INS, 2011).
21. **Limpiar el sitio con una solución antiséptica como clorhexidina o según las políticas institucionales. Presionar el aplicador contra la piel y poner clorhexidina usando un movimiento suave de vaivén. No limpiar o secar. Dejar secar completamente.**	La limpieza es necesaria porque los microorganismos sobre la piel pueden introducirse en los tejidos o el torrente sanguíneo con la aguja. La clorhexidina es la solución antiséptica preferida, pero el yodo y la yodopovidona, así como el alcohol al 70% se consideran alternativas aceptables (INS, 2011). El movimiento que se realiza al frotar genera fricción y permite que la solución penetre de forma más eficaz las capas de la epidermis (Hadaway, 2006).
22. Como alternativa, los pacientes con piel frágil pueden presentar contusiones o una hemorragia,	La limpieza es necesaria porque los microorganismos sobre la piel pueden introducirse en los tejidos o el torrente

ACCIÓN	JUSTIFICACIÓN
por lo que **se puede aplicar la clorhexidina sin frotar durante al menos 30 seg. Permitir que se seque completamente. Evitar limpiar o secar.**	sanguíneo con la aguja. Al evitar frotar, se disminuye el riesgo de lesiones. Un mínimo de 30 seg es el período necesario para que la clorhexidina resulte eficaz (Hadaway, 2006).
23. Utilizar la mano no dominante colocada alrededor de 2.5-5 cm debajo del sitio de entrada, y mantener la piel tensa contra la vena. **Se evita tocar el sitio preparado.** Solicitar al paciente que permanezca quieto mientras se lleva a cabo la venoclisis.	La presión sobre la vena y los tejidos que la rodean ayuda a evitar el movimiento de la vena mientras se introduce la aguja o el catéter. El sitio de inserción i.v. planeado no se palpa después de limpiar la piel, a menos que se utilicen guantes estériles, para prevenir la contaminación (INS, 2011). El movimiento del paciente puede evitar que se realice la inserción de forma adecuada.
24. Entrar en la piel suavemente, sosteniendo el catéter por el cono conector con la mano dominante, con el bisel hacia arriba, en un ángulo de 10-15°. Introducir el catéter directamente sobre la vena o desde un costado de ésta. Mientras se sigue el curso de la vena, avanzar la aguja o catéter dentro del vaso. Se puede tener una sensación de que la vena "cede" al entrar en ella.	Esto permite que la aguja o catéter entre en la vena con un traumatismo mínimo e impida el paso a través de la vena.
25. Cuando la sangre regresa al lumen de la aguja o a la cámara de retorno del catéter, avanzar cualquiera de los dispositivos dentro de la vena hasta que el cono del conector esté en el sitio de venoclisis. La técnica exacta depende del tipo de dispositivo utilizado.	El torniquete causa un aumento en la presión venosa que da como resultado un flujo de retorno automático. La colocación correcta del dispositivo de acceso en la vena ayuda a evitar su desplazamiento.
26. Retirar el torniquete. Eliminar rápidamente el tapón protector del tubo de extensión y conectarlo al catéter o la aguja. El catéter o la aguja se estabilizan con la mano no dominante.	El sangrado se minimiza y se mantiene la permeabilidad de la vena si la conexión se realiza suavemente entre el catéter y el tubo.

ACCIÓN	JUSTIFICACIÓN

27. Continuar la estabilización del catéter o aguja y lavar suavemente con salina, observando el sitio en busca de infiltraciones y fugas.

Las infiltraciones o fugas y el dolor o incomodidad del paciente indican que la inserción en la vena no se realizó con éxito, y debe interrumpirse.

28. Abrir la toallita protectora para la piel. Colocarla en el sitio, verificando que se aplique, como mínimo, en el área que va a cubrir el apósito. Se pone un apósito transparente estéril o dispositivo de protección/estabilización del catéter sobre el sitio de la venoclisis. Enrollar la vía cerca del sitio de entrada, y fijarla con cinta (hipoalergénica) cerca de la zona.

Los protectores para la piel se adhieren al apósito y disminuyen el riesgo de traumatismos en la piel al desprender el apósito. Los apósitos transparentes permiten una rápida visualización y protegen el sitio. Los dispositivos de protección/estabilización conservan la integridad del dispositivo de acceso, minimizan el movimiento en el cono del conector y evitan que el catéter se desplace y se pierda el acceso (INS, 2011, p.S246).

Algunos dispositivos de estabilización actúan también como apósito. El peso de la vía es suficiente para sacarla de la vena si no está bien anclada. Es menos factible que la cinta hipoalergénica rasgue la piel frágil.

29. Etiquetar el apósito i.v. con fecha, hora, sitio, tipo y tamaño del catéter o aguja usado para la infusión.

El resto del personal que trabaja con la infusión sabrá el sitio, qué tipo de dispositivo se está usando y cuándo se introdujo. Los sitios de inserción i.v. del catéter venoso periférico se cambian cada 72-96 h en los adultos (O'Grady et al., 2011).

30. Con la torunda antimicrobiana, limpiar el tapón de acceso en el tubo de extensión. Retirar el tapón terminal del equipo de suministro. El extremo del equipo se introduce en el tapón terminal. Enrollar el tubo del equipo de administración cerca del sitio de entrada y fijar con cinta (hipoalergénica) cerca de la zona. Retirarse los guantes.

La inserción del equipo de administración permite iniciar la infusión de la solución. El peso de la vía es suficiente para sacarla de la vena si no está bien anclada. Es menos factible que la cinta hipoalergénica rasgue la piel frágil. Retirar los guantes de forma adecuada reduce el riesgo de transmisión de infecciones y contaminación de otros objetos.

ACCIÓN	JUSTIFICACIÓN
31. Abrir la pinza en el equipo de administración. Establecer la velocidad de flujo y comenzar la infusión de la solución. Al mismo tiempo, iniciar el flujo de la solución liberando la pinza sobre la vía y contar las gotas. Ajustar hasta lograr la velocidad de goteo correcta. Verificar el flujo de la solución y el funcionamiento del dispositivo de infusión. Revisar el sitio de inserción en busca de signos de infiltración.	Verificar los ajustes de velocidad y del dispositivo garantiza que al paciente se le administre el volumen de solución correcto. Si el catéter se desliza fuera de la vena, la solución se acumulará (infiltración) en el tejido circundante.
32. Poner un dispositivo de protección/estabilización si aún no está aplicado como parte del apósito, según las indicaciones, con base en las políticas institucionales. Explicar al paciente el propósito del dispositivo y la importancia de proteger el sitio al utilizar la extremidad.	Se recomienda utilizar estos sistemas en todos los sitios de acceso venoso (particularmente en los centrales) con el propósito de conservar la integridad del dispositivo de acceso, reducir el movimiento del cono del catéter y evitar que éste se desplace y se pierda la vía de acceso (INS, 2011, p.246). Algunos dispositivos actúan como apósito del sitio y posiblemente también se hayan aplicado.
33. Retirar el equipo y regresar al paciente a una posición cómoda. Bajar la cama si aún no se encuentra en la posición más baja.	Fomenta la comodidad y seguridad del paciente.
34. Retirar el EPP adicional, si se utilizó. Realizar higiene de manos.	Retirar el EPP de forma adecuada disminuye el riesgo de transmisión de infecciones y de contaminación de otros objetos. La higiene de manos previene la transmisión de microorganismos.
35. Regresar posteriormente para revisar la velocidad del flujo y observar el acceso i.v. en busca de infiltraciones u otras complicaciones 30 min después de haber comenzado la infusión y al menos cada hora a partir de ese momento. Solicitar al paciente que informe si experimenta dolor o incomodidad relacionada con la administración i.v.	La supervisión continua es importante para mantener la velocidad del flujo. Detectar problemas tempranamente asegura una intervención oportuna.

EVALUACIÓN

- El acceso i.v. se inicia al primer intento.
- El líquido fluye en la vena sin signo alguno de infiltración.
- El paciente expresa incomodidad mínima relacionada con la inserción y demuestra comprender las razones de la administración i.v.

REGISTRO

- Documentar la ubicación donde se colocó el acceso i.v., así como el tamaño del catéter o la aguja, el tipo de solución, la velocidad de infusión y el uso de un dispositivo de protección o estabilización. Además, consignar las condiciones del sitio. Registrar cualquier reacción del paciente al procedimiento y cualquier capacitación realizada, como avisar al personal de enfermería si experimenta algún dolor causado por la administración i.v. o si observa cualquier tumefacción en el sitio. Consignar la solución i.v. en el registro de ingresos y egresos.

COMPETENCIA 6 — DISPOSITIVO DE ACCESO VENOSO PERIFÉRICO: OCLUSIÓN PARA USO INTERMITENTE Y LAVADO

Cuando ya no es necesaria la administración intravenosa (i.v.) continua, puede colocarse un tapón para ocluir la vía i.v. principal (catéter venoso periférico corto, o CVAD) y convertirse en un dispositivo de infusión intermitente. Una *vía ocluida* o *cubierta* consta de un catéter i.v. conectado a un tubo de extensión corto sellado con un tapón. Generalmente, se hace referencia a la cobertura de un catéter venoso periférico corto como un conector salino o para medicamentos. La oclusión con un tapón del dispositivo de acceso vascular ofrece un acceso venoso para realizar infusiones intermitentes o medicamentos; lo que puede lograrse de diferentes formas. Deben consultarse las políticas institucionales en busca del procedimiento para convertir un acceso para uso intermitente. El dispositivo de acceso vascular usado para infusiones intermitentes debe lavarse o irrigarse con solución salina normal antes de cada infusión como parte de la valoración del catéter. El lavado del dispositivo también es necesario después de cada infusión para eliminar el medicamento infundido u otra solución proveniente del lumen del catéter. Los dispositivos de acceso vascular deben "cerrarse" después de completar la solución de lavado en cada uso para disminuir el riesgo de oclusión. De acuerdo con las directrices INS (2011), los CVAD con solución salina normal se sellan después de cada uso intermitente. Si el dispositivo no se utiliza, es necesaria la irrigación periódica de acuerdo con la política del centro hospitalario para mantener el catéter permeable. Véanse las políticas institucionales con respecto a las guías específicas.

La siguiente competencia describe la conversión de una vía primaria mientras está presente el tubo de extensión; la variante que acompaña a la técnica detalla la conversión de una vía primaria cuando el equipo de administración está conectado directamente al cono del conector del catéter i.v. sin el tubo de extensión.

CONSIDERACIONES AL DELEGAR

La colocación de un tapón y el lavado o irrigación de un dispositivo de acceso venoso periférico no se delega al personal de apoyo de enfermería (PAE) o al personal de apoyo sin licencia (PASL). Dependiendo de la ley estatal de práctica de enfermería y las políticas y procedimientos institucionales, estos procedimientos pueden delegarse al personal de enfermería práctico/vocacional con licencia (PEPL/PEVL). La decisión de delegar debe tomarse con base en un análisis minucioso de las necesidades y circunstancias del paciente, así como en las calificaciones de la persona a quien se le delega la tarea. Véanse las *Pautas de delegación* en el Apéndice A.

EQUIPO

- Dispositivo de tapón terminal
- Guantes limpios
- Equipo de protección personal (EPP) adicional, según la necesidad
- Gasa de 10 × 10 cm
- Cinta

- Lavado de solución salina normal preparado en un jeringa (1-3 mL) de acuerdo con las políticas institucionales
- Toallitas con alcohol u otro desinfectante

VALORACIÓN INICIAL

- Valorar el sitio de acceso en busca de signos de alguna complicación.
- Revisar la orden médica para interrumpir la infusión de líquidos por vía i.v.

DIAGNÓSTICO DE ENFERMERÍA

- Riesgo de infección
- Riesgo de lesión

IDENTIFICACIÓN Y PLANIFICACIÓN DE RESULTADOS

- El paciente está libre de lesiones y de cualquier signo o síntoma de complicaciones por la administración i.v.
- El dispositivo de acceso venoso sellado con tapón debe permanecer permeable.

IMPLEMENTACIÓN

ACCIÓN	JUSTIFICACIÓN
1. Determinar la necesidad de convertir el acceso en uno intermitente. Verificar la orden médica. Revisar la política institucional. Reunir el equipo.	Validar el procedimiento correcto para el paciente. La preparación fomenta un uso eficiente del tiempo y permite hacer la tarea de manera ordenada.
2. Realizar higiene de manos. Colocar el EPP, según indicación.	La higiene de manos y el EPP previenen la diseminación de microorganismos. El EPP será necesario según las precauciones epidemiológicas.

ACCIÓN	JUSTIFICACIÓN

3. Identificar al paciente.

La identificación del paciente valida que se atienda al individuo correcto con el procedimiento correcto y ayuda a evitar errores.

4. Cerrar las cortinas alrededor de la cama y la puerta de la habitación, de ser posible. Explicar al paciente el procedimiento y su justificación. Solicitarle al paciente que informe sobre cualquier alergia a cintas y antisépticos cutáneos.

Esto garantiza la privacidad del paciente. La explicación ayuda a disminuir la ansiedad y facilita la cooperación. Pueden existir posibles alergias relacionadas con la cinta o los antisépticos.

5. Valorar el acceso i.v. Véase la Competencia 81.

Las complicaciones como infiltración, flebitis o infección requieren interrumpir la administración i.v. en ese sitio.

6. Si se utiliza un dispositivo electrónico de infusión, hay que apagarlo. Cerrar la pinza de rueda sobre el equipo de suministro. Si se utiliza infusión por gravedad, se cierra la pinza de rueda sobre el equipo de administración.

La acción del dispositivo de infusión necesita interrumpirse y las pinzas deben cerrarse para evitar cualquier fuga o filtración de líquido al desconectar el tubo.

7. Colocarse los guantes. Cerrar la pinza sobre el tubo de extensión corto conectado al catéter i.v. en el brazo del paciente.

El colocar la pinza en el tubo sobre el equipo de extensión evita que se introduzca aire en el tubo de extensión.

8. Retirar el tubo del equipo de administración del set de extensión. Limpiar el tapón terminal con torundas antimicrobianas.

Al retirar el tubo de infusión, ésta se interrumpe. Limpiar el tapón reduce el riesgo de contaminación.

9. Insertar la jeringa de solución salina para lavado en el tapón sobre el tubo de extensión. Tirar del émbolo de la jeringa para aspirar el catéter a fin de garantizar el retorno positivo de sangre. Si es positivo, infundir la solución durante 1 min o irrigar la vía según la política institucional. Retirar la jeringa y colocar nuevamente la pinza del tubo de extensión.

El retorno positivo de sangre confirma la permeabilidad antes de la administración de medicamentos y soluciones (INS, 2011 p S60). El lavado mantiene la permeabilidad de la vía. La acción del tapón terminal de presión positiva se mantiene al retirar la jeringa antes de colocar la pinza. Su colocación evita que el aire entre en el equipo de administración.

ACCIÓN	JUSTIFICACIÓN
10. Según necesidad, enrollar el tubo de extensión cerca del sitio de entrada y fijar concinta (hipoalergénica).	El peso del tubo es suficiente para sacarlo de la vena si no está bien fijado. La cinta hipoalergénica tiene menores probabilidades de rasgar la piel frágil.
11. Retirar el equipo. Verificar que el paciente esté cómodo. Retirar los guantes. Colocar la cama en la posición más baja si no está ya en esta posición.	Fomentar la comodidad y seguridad del paciente. Retirar los guantes de la manera adecuada reduce el riesgo de transmitir infecciones y contaminación de otros objetos.
12. Retirar el EPP adicional, si se utilizó. Realizar higiene de manos.	Retirar el EPP de forma adecuada reduce el riesgo de transmisión de infecciones y contaminación de otros objetos. La higiene de manos previene la transmisión de microorganismos.

EVALUACIÓN

- El dispositivo de acceso venoso periférico se lava o irriga sin que haya resistencia.
- El paciente presenta un sitio de acceso intacto y libre de signos y síntomas de infección, flebitis o infiltración.
- El apósito del sitio está limpio, seco e intacto.

REGISTRO

- Documentar la interrupción de la administración de líquidos i.v. Consignar las condiciones del sitio de acceso venoso. Registrar la irrigación del dispositivo de acceso venoso. Esto se realiza con frecuencia en los programas REAM/RAM. Registrar cualquier reacción del paciente al procedimiento y cualquier enseñanza impartida al paciente.

VARIANTE EN LA TÉCNICA	Colocación de tapones en una vía primaria cuando no hay tubo de extensión en su lugar
Se recomienda agregar un tubo de extensión corto para disminuir el riesgo de contacto con sangre y con fines de control de infecciones si no se colocó un tubo al iniciar el acceso venoso periférico. Después	de revisar la orden médica para convertir el acceso venoso, el personal de enfermería trae un tapón terminal y el tubo de extensión a la cabecera de la cama, así como cualquier otro equipo necesario.

Colocación de tapones en una vía primaria cuando no hay tubo de extensión en su lugar *continuación*

1. Reunir el equipo y verificar la orden médica.
2. Realizar higiene de manos.

3. Colocar EPP, según indicación.
4. Identificar al paciente.

5. Explicar el procedimiento al paciente.
6. Llenar el tapón y el tubo de expansión con solución salina normal.
7. Evaluar el acceso i.v.
8. Colocarse guantes.
9. Eliminar los apósitos del sitio como se indica en la Competencia 181.
10. Colocar guantes estériles. Colocar una gasa de 10 × 10 cm debajo del conector i.v., entre el catéter i.v. y el tubo.
11. **Estabilizar el conector del catéter i.v. con la mano no dominante. Girar rápidamente y desconectar el tubo i.v. del catéter con la mano dominante. Desecharlo. Conectar el tubo de extensión original al conector del catéter i.v. usando una técnica aséptica.**
12. Limpiar el tapón con una solución antimicrobiana.
13. Introducir la jeringa en el tapón e irrigar suavemente con solución salina, según las políticas institucionales. Colocar la pinza lateral en el tubo de extensión.
14. Colocar nuevamente los apósitos en el sitio como se indica en la competencia 181.
15. Retirarse los guantes.
16. Enrollar el tubo de extensión cerca del sitio de entrada y fijar con cinta (hipoalergénica) cerca del sitio.
17. Aplicar un dispositivo de protección/estabilización i.v. si aún no se ha colocado como parte del apósito, según indicación, con base en la política institucional. Explicar al paciente el fin del dispositivo y la importancia de proteger el sitio al usar la extremidad.
18. Garantizar que el paciente esté cómodo. Realizar higiene de manos.
19. Documentar la administración i.v. en los registros médicos, RAM o REAM, según la política institucional.

COMPETENCIA 7 — ADMINISTRACIÓN DE AEROSOL NASAL

Las infusiones nasales se usan para tratar alergias, infecciones de los senos y congestión nasal. Algunos medicamentos con efecto sistémico, como la vasopresina, también pueden prepararse como infusión nasal. La nariz no suele ser una cavidad estéril, pero a causa de su conexión con los senos, es importante observar minuciosamente la asepsia médica al utilizar infusiones nasales.

CONSIDERACIONES AL DELEGAR

La administración de medicamentos mediante un aerosol nasal no debe delegarse al personal de apoyo de enfermería (PAE) o al personal de apoyo sin licencia (PASL). Dependiendo de la ley estatal de práctica de enfermería y las políticas y procedimientos institucionales, el procedimiento puede ser delegado al personal de enfermería práctico/vocacional con licencia (PEPL/PEVL). La decisión de delegar debe basarse en un análisis minucioso de las necesidades y circunstancias del paciente, así como las calificaciones de la persona a quien se delega la tarea. Véanse las *Pautas de delegación* en el Apéndice A.

EQUIPO

- Medicamento en botella de aerosol nasal
- Guantes
- Equipo de protección personal (EPP) adicional, según indicación
- Pañuelo
- Registro electrónico de administración de medicamentos (REAM) o registro de administración de medicamentos (RAM)

VALORACIÓN INICIAL

- Explorar las fosas nasales en busca de eritema, edema, secreción o sensibilidad.
- Indagar con el paciente la presencia de alergias. Verificar nombre del paciente, dosis, vía y hora de administración.
- Evaluar el conocimiento del paciente acerca del procedimiento y el medicamento que se va a utilizar. Si tiene un conocimiento deficiente sobre el medicamento, puede ser un momento adecuado para empezar la capacitación sobre el procedimiento.
- Valorar la capacidad del paciente para cooperar con el procedimiento.

DIAGNÓSTICO DE ENFERMERÍA

- Conocimiento deficiente
- Riesgo de respuesta alérgica

IDENTIFICACIÓN Y PLANIFICACIÓN DE RESULTADOS

- El medicamento es administrado con éxito en la nariz.
- El paciente entiende la razón de ser del aerosol nasal.
- El individuo no presenta respuesta alérgica.
- La piel del paciente se mantiene intacta.
- La persona experimenta molestias mínimas.

IMPLEMENTACIÓN

ACCIÓN	JUSTIFICACIÓN
1. Reunir el equipo. Comparar la indicación del fármaco con la indicación original en el expediente médico, según las políticas institucionales. Aclarar incongruencias. Revisar la ficha del paciente en busca de alergias.	Esta comparación ayuda a identificar los errores que pueden haber ocurrido cuando se transcribieron las indicaciones. La prescripción del médico es el registro legal de las indicaciones de medicamentos en cada institución.
2. Conocer las acciones, consideraciones especiales de enfermería, rangos seguros de dosis, propósito de la administración y efectos adversos del medicamento que se va a administrar. Considerar la idoneidad del medicamento para este paciente.	Este conocimiento ayuda al personal de enfermería en la evaluación del efecto terapéutico del medicamento en relación con el trastorno del paciente y también puede utilizarse para capacitarlo sobre el medicamento.
3. Realizar higiene de manos.	La higiene de manos previene la diseminación de microorganismos.
4. Mover el carrito de medicamentos al exterior de la habitación del paciente o preparar la administración en el área de medicamentos.	La organización facilita la administración de medicamentos libre de errores y ahorra tiempo.
5. Abrir el carrito o cajón de medicamentos. Ingresar el código de acceso y pasar su identificación de empleado por el lector, de ser requerido.	Cerrar con llave el carrito o cajón de medicamentos resguarda el suministro de cada paciente. Las organizaciones que acreditan a los hospitales requieren que los carritos de medicamentos estén cerrados con llave cuando no estén en uso. Ingresar el código de acceso y pasar su identificación por el lector permite que sólo los usuarios autorizados entren en el sistema y los identifica para su documentación digital.
6. **Preparar los medicamentos de un paciente a la vez.**	Esto previene errores en la administración de medicamentos.
7. Leer el REAM/RAM y seleccionar el medicamento adecuado del cajón de medicamentos o unidad de almacenamiento del paciente.	Este es el *primer* punto de verificación de la etiqueta.

ACCIÓN	JUSTIFICACIÓN
8. Comparar la etiqueta con el REAM/RAM. Revisar las fechas de caducidad y realizar los cálculos, según necesidad. Pasar por el lector el código de barras en el empaque, de ser requerido.	Este es el *segundo* punto de verificación de la etiqueta. Corroborar los cálculos con otro miembro del personal de enfermería para garantizar la seguridad, de ser requerido.
9. **Dependiendo de las políticas institucionales, el tercer punto de verificación de la etiqueta puede producirse en este momento. De ser así, cuando se hayan preparado todos los medicamentos de un paciente, volver a comparar las etiquetas contra el REAM/RAM antes de llevar los medicamentos al paciente.**	Este *tercer* punto de verificación garantiza la precisión y ayuda a prevenir errores. *Nota*: muchas instituciones requieren que la *tercera* verificación se realice junto al paciente, después de identificarlo y antes de la administración del medicamento.
10. Cerrar con llave el carrito de medicamentos antes de dejarlo.	El cerrar con llave el carrito o cajón de medicamentos protege el suministro del paciente. Las organizaciones que acreditan a los hospitales requieren que los carritos de medicamentos estén cerrados con llave cuando no estén en uso.
11. Llevar con cuidado los medicamentos junto al paciente y mantenerlos a la vista en todo momento.	El manejo cuidadoso y la observación estrecha previenen el desacomodo accidental o deliberado de los medicamentos.
12. **Verificar que el paciente recibe el medicamento en el momento correcto.**	Revisar las políticas institucionales, las cuales pueden permitir la administración en un período de 30 min antes o después de la hora designada.
13. Realizar higiene de manos y ponerse el EPP, según indicación.	La higiene de manos y el EPP previenen la propagación de microorganismos. El EPP será necesario con base en las precauciones epidemiológicas.
14. **Identificar al paciente. Comparar la información presentada con el REAM/RAM. El paciente debe ser identificado utilizando al menos dos métodos distintos** (The Joint Commission, 2013):	La identificación del paciente asegura que el individuo correcto recibe los medicamentos correctos y ayuda a prevenir errores. El número de habitación o la ubicación física no deben usarse como método de identificación (The Joint Commission, 2013). Volver a colocar la pulsera de identificación si falta o presenta alguna imprecisión.

ACCIÓN	JUSTIFICACIÓN
a. Verificar el nombre del paciente en la pulsera de identificación.	
b. Verificar el número de identidad en la pulsera de identificación.	
c. Verificar la fecha de nacimiento del paciente en la pulsera de identificación.	
d. Pedir al paciente que indique su fecha de nacimiento y nombre, con base en las políticas institucionales.	Esto requiere una respuesta por parte del paciente, pero la enfermedad y el hecho de encontrarse en un entorno extraño con frecuencia hacen que se encuentre confundido.
15. **Completar las evaluaciones necesarias antes de administrar el medicamento. Revisar la pulsera para aviso de alergias del paciente o interrogarlo acerca de éstas. Explicarle el propósito y la acción de cada medicamento.**	La evaluación es un requisito previo a la administración de medicamentos.
16. Pasar por el lector el código de barras en la pulsera de identificación del paciente, de ser requerido.	Proporciona una verificación adicional para asegurar que el medicamento se administra al paciente correcto.
17. **Con base en las políticas institucionales, el tercer punto de verificación de la etiqueta puede producirse en este momento. De ser así, volver a comparar las etiquetas con el REAM/RAM antes de la administración de los medicamentos al paciente.**	Muchas instituciones requieren que la *tercera* verificación se realice junto al paciente, después de identificarlo y antes de la administración del medicamento. Si las políticas institucionales indican la *tercera* verificación en este momento, ésta garantiza la precisión y ayuda a prevenir errores.
18. Colocarse los guantes.	Los guantes protegen al personal de enfermería del contacto con los contaminantes y los líquidos corporales.
19. Dar al paciente pañuelos de papel y pedirle que limpie su nariz.	Sonarse la nariz limpia la mucosa nasal antes de la administración del medicamento.
20. Hacer que el paciente se siente con la cabeza inclinada hacia atrás. **La inclinación de la cabeza debe evitarse si el paciente tiene una lesión en la columna cervical.**	Permite que el aerosol fluya dentro de las fosas nasales. La inclinación de la cabeza está contraindicada en caso de lesión de la columna cervical.

ACCIÓN	JUSTIFICACIÓN
21. Indicar al paciente que inhale suavemente a través de la nariz a medida que se administra el aerosol o, en caso contrario, que no lo haga. La instrucción al paciente dependerá del medicamento que se administre. Consultar las instrucciones del fabricante para cada medicamento.	La inhalación ayuda a distribuir el aerosol en las fosas nasales. La inhalación durante la administración no está recomendada para algunos medicamentos.
22. Agitar la botella con cuidado, si se requiere para medicamentos específicos. Introducir la punta de la boquilla de la botella en una fosa nasal. Cerrar la fosa opuesta con un dedo. Indicar al paciente que respire suavemente a través de la fosa nasal, según necesidad. Comprimir o activar la botella para liberar el aerosol al mismo tiempo que el paciente respira.	Mezcla el medicamento en su totalidad para asegurar una dosis constante de medicamento.
23. Mantener el envase del medicamento comprimido y sacarlo de la fosa nasal. Liberar la compresión del envase. No permitir que el envase regrese a su posición original hasta retirarlo de la nariz del paciente.	Previene la contaminación del contenido del envase.
24. Pedirle al paciente que sostenga la respiración por unos segundos y luego que exhale lentamente por la boca. Repetir en el otro orificio nasal, según prescripción o indicación.	Permite que el medicamento permanezca en contacto con las membranas mucosas de la nariz.
25. Limpiar el exterior de la pieza de la nariz de la botella con un pañuelo seco o un paño limpio y volver a colocar la tapa. Indicar al paciente que evite sonar su nariz durante 5-10 min, dependiendo del medicamento.	Conserva limpio el extremo de la botella. Mantiene el medicamento en contacto con las membranas mucosas de la nariz.
26. Quitarse los guantes. Ayudar al paciente a ponerse en una posición cómoda.	Esto asegura la comodidad del paciente.

ACCIÓN	JUSTIFICACIÓN
27. Retirarse el EPP adicional, si se utilizó. Realizar higiene de manos.	El retiro adecuado del EPP disminuye el riesgo de transmisión de infecciones y la contaminación de otros objetos. La higiene de manos previene la propagación de microorganismos.
28. Documentar la administración del medicamento inmediatamente después de realizarla. Véase la sección "Registro".	El registro oportuno ayuda a garantizar la seguridad del paciente.
29. Evaluar la respuesta del paciente al procedimiento y el medicamento dentro de un período adecuado.	El paciente debe ser evaluado en busca de efectos terapéuticos y adversos del medicamento.

EVALUACIÓN

- El paciente recibe el aerosol nasal correctamente.
- El individuo entiende la razón de ser del aerosol nasal.
- El paciente no presenta respuesta alérgica.
- La piel del paciente se mantiene intacta.
- La persona experimenta molestias mínimas.

REGISTRO

- Documentar la administración del medicamento, incluyendo fecha, hora, dosis, vía de administración y sitio de administración, específicamente la fosa nasal derecha, izquierda o ambas, en el REAM/RAM o en el registro utilizando el formato requerido. En caso de emplearse un sistema de código de barras, la administración de medicamentos se registra automáticamente cuando el código se pasa por el lector. Los medicamentos por razón necesaria (PRN) requieren documentar la razón de su administración. El registro oportuno evita la posibilidad de repetir accidentalmente la administración del fármaco. Consignar las exploraciones antes y después de la administración, las características de toda secreción y la respuesta del paciente al tratamiento, en su caso. Si el medicamento fue rechazado u omitido, registrarlo en el área correspondiente en el registro de medicamentos y notificar al médico. Esto constata la razón por la cual el medicamento fue omitido y asegura que el médico tenga conocimiento del estado del paciente.

Para muchos pacientes, afeitarse representa un ritual de higiene diaria. Pueden sentirse desaliñados y sucios si no se rasuran. Algunos individuos pueden necesitar ayuda para afeitarse al utilizar una navaja convencional o requerir que el personal de enfermería realice por completo el procedimiento en lugar de hacerlo ellos mismos. Los pacientes con barba o bigote pueden necesitar la ayuda del personal de enfermería para mantener la barba y el bigote limpios. Sin embargo, jamás se debe recortar o afeitar la barba o el bigote de un paciente sin su consentimiento. Las pacientes pueden necesitar ayuda para afeitarse la axila y el vello de la pierna, en función de sus preferencias y habilidades personales. Si está disponible y se encuentra permitido por las políticas institucionales, por lo general se recomiendan las rasuradoras eléctricas cuando el paciente está recibiendo tratamiento con anticoagulantes o tiene un trastorno de la coagulación. Las rasuradoras eléctricas resultan prácticas para los pacientes enfermos y postrados en cama.

CONSIDERACIONES AL DELEGAR

Afeitar el vello del paciente puede delegarse al personal de apoyo de enfermería (PAE) o al personal de apoyo sin licencia (PASL) después de la evaluación del personal de enfermería titulado (PDET), así como al personal de enfermería práctico/vocacional con licencia (PEPL/PEVL). La decisión de delegar debe tomarse con base en un análisis minucioso de las necesidades y circunstancias del paciente, así como en las calificaciones de la persona a quien se le delega la tarea. Véanse las *Pautas de delegación* en el Apéndice A.

EQUIPO

- Crema para afeitar
- Navaja para afeitar segura
- Manta de baño
- Toalla de manos
- Palangana
- Guantes desechables
- Equipo de protección personal (EPP) adicional, según indicaciones
- Protector impermeable
- Loción para después de afeitarse o colonia (opcional)

VALORACIÓN INICIAL

- Evaluar las preferencias de afeitado del paciente: frecuencia, hora del día y tipos de productos para afeitar.
- Buscar cualquier limitación en las actividades físicas.
- Evaluar al paciente en busca de problemas de sangrado. Si está bajo tratamiento con algún anticoagulante como heparina o warfarina (cumadina), ha recibido un antitrombólico o tiene un bajo recuento plaquetario, considerar el uso de una rasuradora eléctrica.
- Revisar la zona que se va a afeitar en busca de lesiones o áreas supurantes.
- Valorar la capacidad del paciente para afeitarse solo o si necesita ayuda.

DIAGNÓSTICO DE ENFERMERÍA

- Riesgo de lesión
- Déficit de autocuidado: baño
- Deterioro de la movilidad física

IDENTIFICACIÓN Y PLANIFICACIÓN DE RESULTADOS

- El paciente está limpio, sin evidencia de crecimiento de vello o traumatismo en la piel.
- El individuo tolera afeitarse sin dificultades o éstas son mínimas.
- El sujeto expresa sentimientos de autoestima mejorada.

IMPLEMENTACIÓN

ACCIÓN	JUSTIFICACIÓN
1. Revisar el expediente médico en busca de cualquier limitación en la actividad física o contraindicaciones para el procedimiento. Confirmar la presencia de la orden médica para afeitar, de ser necesario según la política institucional.	Identificar las limitaciones previene molestias y lesiones del paciente. En algunos entornos, se requiere una orden médica afeitar a los pacientes con ciertos trastornos o que tomen medicamentos que alteran la coagulación.
2. Realizar higiene de manos. Colocar el EPP, según indicación. 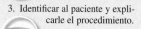	La higiene de manos y el EPP previenen la propagación de microorganismos. El EPP será necesario según las precauciones epidemiológicas.
3. Identificar al paciente y explicarle el procedimiento.	La identificación del paciente asegura que el individuo correcto reciba la intervención correcta y ayuda a evitar errores. La explicación reduce la ansiedad y facilita la cooperación.
4. Reunir el equipo sobre la mesa puente.	La organización facilita la realización de la tarea.
5. Cerrar las cortinas alrededor de la cama y la puerta de la habitación, de ser posible.	Esto asegura la privacidad del paciente.
6. Elevar la cama hasta una posición de trabajo cómoda, generalmente a la altura del codo del profesional de la salud (VISN 8 Patient Safety Center 2009). Bajar el barandal. Cubrir el tórax del paciente con una toalla o protector impermeable. Llenar la palangana con agua a una temperatura agradable (37-52 °C). Colocarse guantes. Presionar con una toalla facial sobre el área que se va a afeitar.	La altura correcta de la cama ayuda a reducir lesiones en la espalda mientras se realiza el procedimiento. Ajustar la temperatura del agua a 38-52 °C disminuye el riesgo de quemaduras y resequedad de la piel. Se recomienda la temperatura más baja para los niños y adultos mayores de 65 años de edad (Burn Foundation, 2012). El agua caliente es agradable y relajante para el paciente, además de humectar la piel y suavizar el cabello. Los guantes previenen la diseminación de microorganismos. El agua caliente suaviza el vello, facilitando el proceso.

7. Poner crema para afeitar en la palma de la mano. Aplicar crema en el área que se va a afeitar, con una capa de 1 cm de espesor.

El uso de crema para afeitar ayuda a prevenir la irritación de la piel y evita jalar el vello.

8. Con una mano, tensar la piel en el área que se va a afeitar. Con movimientos suaves, comenzar a afeitar. *Si se va a afeitar el rostro*, realizarlo en dirección al crecimiento del vello con movimientos cortos (fig. 1). *En el caso de las piernas*, hacerlo contra el crecimiento del vello con movimientos cortos hacia arriba. *Si se va a afeitar la axila*, tensar la piel y usar movimientos cortos hacia arriba.

La piel del rostro es más sensible y necesita afeitarse en dirección al crecimiento de vello para prevenir molestias.

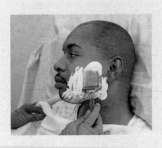

FIGURA 1 Afeitado del rostro

9. Eliminar la crema de afeitar excedente con una toalla para manos caliente.

La crema de afeitar puede causar irritación si se deja sobre la piel.

10. Si el paciente lo solicita, aplicar loción para después de afeitar o colonia en el área rasurada.

La loción para después de afeitar puede reducir la irritación de la piel.

11. Retirar el equipo y regresar al paciente a una posición cómoda. Quitarse los guantes. Elevar el barandal lateral y bajar la cama.

Fomenta la comodidad y seguridad del paciente. El retiro adecuado de los guantes reduce el riesgo de transmisión de infecciones y contaminación de otros objetos.

12. Retirar el EPP adicional, si se utilizó. Realizar higiene de manos.

El retiro adecuado del EPP reduce el riesgo de transmisión de infecciones y contaminación de otros objetos. La higiene de manos previene la propagación de microorganismos.

EVALUACIÓN

- El paciente está afeitado sin evidencia de traumatismo, irritación o eritema.
- El individuo expresa sentirse renovado y muestra mayor autoestima.

REGISTRO

- Generalmente afeitar a un paciente no requiere documentarse. Sin embargo, si la valoración de la piel revela algún hallazgo, se registra la valoración y el procedimiento. Si el paciente o el personal de enfermería lastima la piel durante el afeitado, se consigna la incidencia y la valoración del paciente.

COMPETENCIA 9 | ASISTENCIA AL PACIENTE CON LA ALIMENTACIÓN

El médico de atención primaria puede prescribir una dieta al paciente con base en su estado de salud. Muchos pacientes pueden satisfacer sus necesidades de nutrición alimentándose de manera independiente. Otros, especialmente los más pequeños y algunos adultos mayores, como las personas con artritis en las manos, pueden tener alguna dificultad para abrir envases de bebidas y en situaciones similares. Los pacientes con parálisis de las manos o demencia avanzada pueden ser incapaces de alimentarse por sí mismos. Para ellos, el personal de enfermería debe prestar asistencia según la necesidad. Esta competencia con frecuencia se delega a los asistentes de enfermería. Sin embargo, el personal de enfermería es responsable de la evaluación inicial y continua del paciente para posibles complicaciones relacionadas con la alimentación. Antes de que esta competencia pueda ser delegada, es de suma importancia que el personal de enfermería se asegure de que el auxiliar de enfermería ha sido capacitado para observar cualquier dificultad del paciente al deglutir y que tenga conocimiento de las precauciones frente a la aspiración.

CONSIDERACIONES AL DELEGAR

Ayudar a los pacientes a alimentarse puede delegarse al personal de apoyo de enfermería (PAE) o al personal de apoyo sin licencia (PASL), así como al personal de enfermería práctico/vocacional con licencia (PEPL/PEVL). Véase el comentario anterior. La decisión de delegar debe basarse en el análisis minucioso de las necesidades y circunstancias del paciente, así como en las calificaciones de la persona a quien se delega la tarea. Véanse las *Pautas de delegación* en el Apéndice A.

EQUIPO

- Bandeja de alimentos, con base en la dieta prescrita
- Toallitas húmedas para manos
- Materiales de cuidado bucal
- Dentadura, anteojos, auxiliar auditivo del paciente, según necesidad
- Utensilios especiales de adaptación, según necesidad
- Servilletas, cubierta protectora o una toalla de manos
- Equipo de protección personal (EPP), según indicación

VALORACIÓN INICIAL

- Confirmar el tipo de dieta que ha sido prescrita para el paciente.
- Indagar alergias alimentarias y preferencias religiosas o culturales según el caso.
- Verificar que el paciente no tenga análisis o estudios de diagnóstico programados que puedan verse afectados por la alimentación.
- Valorar si hay dificultades para deglutir.
- Explorar el abdomen del paciente.

DIAGNÓSTICO DE ENFERMERÍA

- Déficit de autocuidado: alimentación
- Riesgo de aspiración
- Deterioro de la deglución

IDENTIFICACIÓN Y PLANIFICACIÓN DE RESULTADOS

- El paciente consume el 50-60 % del contenido de la bandeja de comida.
- El sujeto no presenta aspiración durante o después de la comida.
- El individuo expresa satisfacción relacionada con comer, según el caso.

IMPLEMENTACIÓN

ACCIÓN	JUSTIFICACIÓN
1. Verificar la orden médica para conocer el tipo de dieta prescrita para el paciente.	Revisar la orden valida que se trata del procedimiento y el paciente correctos.
2. Realizar higiene de manos y ponerse el EPP, según indicación. 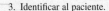	La higiene de manos y el EPP evitan la propagación de microorganismos. El EPP será necesario según las precauciones epidemiológicas.
3. Identificar al paciente.	La identificación del paciente asegura que la persona correcta reciba la intervención correcta y ayuda a evitar errores.
4. Explicar el procedimiento al paciente.	Las explicaciones proporcionan seguridad y facilitan la cooperación del paciente.
5. **Valorar el grado de consciencia, si hay alguna limitación física o disminución de la audición o agudeza visual. Si el paciente utiliza un auxiliar auditivo, gafas o prótesis**	El estado de vigilia es necesario para que el paciente pueda deglutir y consumir alimentos. El uso de auxiliares auditivos, gafas y prótesis dentales para la masticación facilita la ingestión de alimentos. Las preferencias

ACCIÓN	JUSTIFICACIÓN
dentales, se le proporcionan según necesidad. Preguntar si el paciente·tiene cualquier preferencia cultural o religiosa y qué alimentos le gustan y disgustan, de ser posible.	del paciente se deben considerar en la selección de alimentos tanto como sea posible para aumentar la ingestión y maximizar los beneficios de la comida.
6. Cerrar la cortina alrededor de la cama. Explorar el abdomen. Preguntar al paciente si tiene náuseas o alguna dificultad para deglutir. Evaluar si siente náuseas o dolor y administrar un antiemético o analgésico, según necesidad.	Proporciona privacidad. El funcionamiento adecuado del tubo gastrointestinal resulta esencial para la digestión. La presencia de dolor o náuseas disminuirá el apetito. Si el paciente es medicado, esperar el momento adecuado para la absorción del fármaco antes de comenzar la alimentación.
7. Ofrecer al paciente ayuda ante cualquier necesidad de eliminación.	Favorece la comodidad y puede evitar interrupciones para ir al baño durante las comidas.
8. Aplicar higiene de manos y cuidados bucales, según necesidad.	Puede mejorar el apetito y promover la comodidad.
9. Retirar cualquier bandeja, equipo o fuente de olor indeseable, de ser posible, en las cercanías donde ingerirá la comida. Realizar higiene de manos.	Ciertos utensilios y malos olores pueden disminuir el apetito del paciente. La higiene de manos evita la propagación de microorganismos.
10. Abrir la cortina de la cama del paciente. Asistir o indicar al paciente para asumir una posición alta de Fowler o sentarse en la cama o silla. Colocar la cama en la posición baja si el paciente permanece en ésta.	La colocación apropiada mejora la capacidad de deglución y reduce el riesgo de aspiración.
11. Colocar la cubierta protectora o una toalla sobre el paciente si lo desea.	Evita que se ensucie la ropa del paciente.
12. Revisar la bandeja para verificar que es la correcta antes de servir. Colocar la bandeja sobre la mesa puente para que el paciente pueda ver los alimentos. Asegurarse de que éstos estén a la temperatura correspondiente: calientes o fríos. Tener cuidado	Corrobora que la bandeja correcta sea dada al paciente indicado. El fomentar la elección favorece el respeto y la dignidad del paciente. Es necesaria la vigilancia para evaluar signos de aspiración o dificultad con la comida.

ACCIÓN	JUSTIFICACIÓN

con las bebidas calientes; permitir que se enfríen el tiempo suficiente, según necesidad. Preguntar al paciente sus preferencias relacionadas con qué alimentos desea primero. Cortar los alimentos en trozos pequeños, según necesidad. Observar la capacidad de deglución a lo largo de la comida.

13. De ser posible, sentarse frente al paciente durante la alimentación. Si el paciente es capaz, alentarlo a sostener los alimentos y alimentarse por sí mismo tanto como sea posible. Conversar con el paciente durante la comida, según el caso. Sin embargo, si el paciente presenta disfagia, limitar las preguntas o conversaciones que requieran respuestas del paciente al comer. Reproducir música de relajación si el paciente lo desea.

En general, una sesión de alimentación óptima implica conversación e interacción social. Hablar al comer está contraindicado en los pacientes con disfagia, debido a que hay un mayor riesgo de broncoaspiración.

14. Permitir el tiempo suficiente para la masticación y deglución adecuada de los alimentos. El paciente puede necesitar descansar por períodos cortos al comer.

Comer requiere energía y muchos estados de salud pueden debilitar a las personas. El descanso puede restaurar la energía para comer.

15. Cuando se termine la comida o el paciente sea incapaz de comer más, retirar la bandeja de la habitación. **Registrar la cantidad y tipos de alimentos ingeridos. Considerar el volumen de líquido consumido.**

La nutrición desempeña un papel importante en la curación y en la salud general. Si el paciente no está comiendo lo suficiente para satisfacer los requerimientos de nutrición, necesitarán considerarse métodos alternativos.

16. Colocar nuevamente la mesa puente, retirar la cubierta protectora, realizar higiene de manos, según necesidad, y ofrecer el cómodo o cuña. Ayudar al paciente a adoptar una postura de comodidad y relajación.

Favorece la comodidad del paciente, satisface posibles necesidades de eliminación y facilita la digestión.

ACCIÓN	JUSTIFICACIÓN
17. Retirarse el EPP, si se ha utilizado. Realizar higiene de manos.	El retiro del EPP de la manera correcta reduce el riesgo de transmisión de infecciones y de contaminación de otros objetos. La higiene de manos evita la propagación de microorganismos.

EVALUACIÓN

- El paciente consume una cantidad adecuada de nutrimentos.
- El individuo manifiesta apetito por la comida, gustos y disgustos.
- El sujeto no experimenta náuseas, vómitos ni episodios de broncoaspiración.

REGISTRO

- Documentar el estado del abdomen. Registrar la elevación de la cabecera de la cama por lo menos 30-45°. Considerar las dificultades para la deglución y la respuesta del paciente a la comida. Consignar el porcentaje de ingestión de la comida. Si el paciente tuvo una ingestión pobre, documentar la necesidad de realizar nuevas consultas con el médico de atención primaria y dietista. Registrar cualquier capacitación pertinente que se haya llevado a cabo, así como los líquidos ingeridos y los egresos, según corresponda.

COMPETENCIA 10   ADMINISTRACIÓN DE ALIMENTACIÓN POR SONDA GÁSTRICA

Dependiendo de la condición física y psicosocial del paciente, y de sus requerimientos de nutrición, puede indicarse la alimentación a través de una sonda nasogástrica (NG) u otra sonda gastrointestinal (GI). Los pasos para la administración de la alimentación son similares sin importar la sonda utilizada. La alimentación puede ser proporcionada de manera continua o intermitente. Esta última es entregada a intervalos regulares, usando la gravedad para infundir o una bomba de alimentación para administrar la fórmula durante un período establecido; también puede administrarse en bolo, usando una jeringa para infundir la fórmula rápidamente en una gran cantidad. La alimentación intermitente es el método preferido, introduciendo la fórmula durante un período establecido a través de la gravedad o una bomba. Si la indicación es de alimentación continua, se necesita una bomba de alimentación externa para regular el flujo de la fórmula. La alimentación continua permite la introducción gradual de la fórmula en el tubo digestivo, promoviendo la absorción máxima. Sin embargo, existe el riesgo de reflujo y broncoaspiración con el uso de este método. Es menos probable que ocurra intolerancia a la alimentación con volúmenes más pequeños. Colgar cantidades menores de alimentos también reduce el riesgo de crecimiento y contaminación bacteriana de la alimentación a temperatura ambiente (cuando se usan sistemas abiertos).

El siguiente procedimiento describe el uso de sistemas abiertos y una bomba de alimentación; la "Variante en la técnica" al final de la competencia describe el uso de un sistema cerrado.

CONSIDERACIONES AL DELEGAR

La administración de alimentación por sonda no suele delegarse al personal de apoyo de enfermería (PAE) o al personal de apoyo sin licencia (PASL) en el contexto del cuidado agudo. La administración de una sonda de alimentación en algunos contextos puede ser delegada al PAE o PASL que ha recibido la capacitación correspondiente, después de la evaluación de la colocación y permeabilidad de la sonda por el personal de enfermería titulado (PDET). Dependiendo de la ley estatal de práctica de enfermería y de las políticas y procedimientos institucionales, la administración de alimentación por sonda puede ser delegada al personal de enfermería práctico/vocacional con licencia (PEPL/PEVL). La decisión de delegar debe basarse en el análisis minucioso de las necesidades y circunstancias del paciente, así como en las calificaciones de la persona a quien se delega la tarea. Véanse las *Pautas de delegación* en el Apéndice A.

EQUIPO

- Fórmula para alimentación por sonda prescrita a temperatura ambiente
- Bolsa o equipo de alimentación con sonda precargada
- Estetoscopio
- Guantes no estériles
- Equipo de protección personal (EPP) adicional, según indicación
- Torundas con alcohol
- Protector o toalla desechable
- Jeringa Asepto® o Toomey®
- Bomba de alimentación enteral (según indicación)
- Banda elástica
- Pinza (Hoffman o mariposa)
- Portasueros
- Agua para irrigación e hidratación, según necesidad
- Papel pH
- Cinta métrica u otro dispositivo de medición

VALORACIÓN INICIAL

- Explorar el abdomen en busca de distensión, auscultar los ruidos intestinales, y palpar el abdomen para detectar rigidez o sensibilidad. Si el abdomen está distendido, se considera medir la circunferencia abdominal a nivel del ombligo.
- Si el paciente informa sensibilidad o náuseas, muestra rigidez o dureza en el abdomen, y si los ruidos intestinales están ausentes, confirmar con el médico antes de administrar la alimentación por sonda. Evaluar la comprensión del paciente o su familia, si corresponde, de la justificación de la alimentación por sonda y responder cualquier pregunta o duda expresada por el paciente y los miembros de su familia. Consultar al médico, en caso necesario, para explicaciones adicionales.

DIAGNÓSTICO DE ENFERMERÍA

- Riesgo de aspiración
- Conocimiento deficiente
- Desequilibrio nutricio: ingestión inferior a las necesidades

IDENTIFICACIÓN Y PLANIFICACIÓN DE RESULTADOS

- El paciente recibe la alimentación por sonda sin síntomas como náuseas, episodios de vómito, distensión gástrica o diarrea.
- El individuo muestra aumento de peso.
- El sujeto no presenta signos o síntomas de aspiración.
- El paciente muestra conocimiento acerca de la sonda de alimentación.

IMPLEMENTACIÓN

ACCIÓN	JUSTIFICACIÓN
1. Reunir el equipo. Revisar la cantidad, concentración, tipo y frecuencia de la alimentación por sonda en el registro médico del paciente. Verificar la fecha de caducidad de la fórmula.	Esto permite realizar la tarea de manera ordenada. La revisión asegura que se administrará la alimentación correcta. Las fórmulas caducas pueden estar contaminadas.
2. Realizar higiene de manos y colocarse el EPP, según indicación.	La higiene de manos y el EPP previenen la propagación de microorganismos. El EPP será necesario según las precauciones epidemiológicas.
3. Identificar al paciente.	La identificación del paciente asegura que el paciente correcto reciba la intervención correcta y ayuda a evitar errores.
4. Explicar el procedimiento y su justificación. Responder cualquier pregunta según sea necesario.	La explicación reduce la ansiedad y facilita la cooperación.
5. Reunir el equipo en la mesa puente dentro de su alcance.	La organización facilita la realización de la tarea.
6. Cerrar las cortinas alrededor de la cama o la puerta de la habitación. Elevar la cama a una altura de trabajo cómoda, habitualmente la altura del codo del profesional de la salud (VISN 8 Patient Safety Center, 2009). Realizar las evaluaciones abdominales clave según se describe arriba.	Cerrar las cortinas o la puerta asegura la privacidad del paciente. Subir la cama a la altura adecuada ayuda a prevenir la fatiga dorsal y muscular. Debido a los cambios en el estado del paciente, es vital realizar la exploración antes de iniciar la intervención.
7. **Colocar al paciente con la cabecera elevada al menos 30-45° o casi la posición normal para comer, de ser posible.**	Esta posición minimiza la posibilidad de aspiración hacia la tráquea. Los pacientes que se consideran de alto riesgo de aspiración deben ser asistidos hasta alcanzar al menos una posición de 45°.

ACCIÓN	JUSTIFICACIÓN
8. Ponerse guantes. Desprender la sonda de la bata del paciente. Verificar la posición de la marca en la sonda sobre la narina. Medir la longitud de la sonda expuesta y compararla con la longitud documentada.	Los guantes previenen el contacto con sangre y líquidos corporales. La sonda se debe rotular con un marcador indeleble en la narina. Esta marca debe ser evaluada cada vez que la sonda es usada para asegurarse que no se ha desplazado. La longitud de la sonda debe ser revisada y comparada con esta medición inicial, junto con la medición del pH y la evaluación visual del material aspirado. Un aumento en la longitud de la sonda expuesta puede indicar que hay desprendimiento (AACN, 2010b; Bourgault *et al.*, 2007; Hinkle & Cheever, 2014).
9. Conectar una jeringa al extremo de la sonda y aspirar una pequeña cantidad de contenido gástrico, según se describe en la Competencia 146.	La sonda está en el estómago si se aspira su contenido: el pH del material aspirado puede ser probado para determinar la colocación en el estómago. En caso de no tener una muestra, cambiar de posición al paciente y pasar por la sonda 30 mL de aire. Esta acción puede ser necesaria varias veces. La literatura médica actual recomienda que el personal de enfermería se asegure de la colocación adecuada de la sonda NG basándose en varios métodos y no solamente en uno.
10. Revisar el pH según se describe en la Competencia 146.	La investigación actual muestra que el uso del pH es predictivo de la colocación correcta. El pH del contenido gástrico es ácido (menor de 5.5). Si el paciente está tomando un antiácido, el rango puede ser de 4.0-6.0. El pH del líquido intestinal es de 7.0 o mayor. El pH del líquido respiratorio es de 6.0 o mayor. Este método no diferenciará eficazmente entre el líquido intestinal y el pleural.
	Las pruebas de pH deben realizarse antes de la siguiente alimentación, en el caso de la alimentación intermitente, debido a que el estómago se vacía de la fórmula de alimentación. Sin embargo, si el paciente está recibiendo alimentación continua, la medición del pH

ACCIÓN	JUSTIFICACIÓN
	no es útil, debido a que la fórmula eleva el pH.
11. Inspeccionar el contenido aspirado, revisando su color y consistencia.	El líquido gástrico puede ser verde, con partículas, blanco, o marrón si hay sangrado no reciente. El aspirado intestinal tiende a verse más claro, o de color pajizo a amarillo dorado intenso. Además, el aspirado intestinal puede ser verdoso-marrón si está teñido con bilis. El líquido respiratorio o traqueobronquial suele ser blanco pálido a marrón claro y puede estar teñido con moco. Es posible observar una pequeña cantidad de líquido teñido con sangre inmediatamente después de la inserción de la sonda NG.
12. Si no es posible aspirar el contenido, las evaluaciones para revisar la colocación no son concluyentes, la longitud de la sonda expuesta ha cambiado o hay otras indicaciones de que la sonda no está bien colocada, se debe revisar la colocación con radiografías.	Las radiografías se consideran el método más confiable para identificar la posición de la sonda NG.
13. Después de realizar varios pasos para asegurar que la sonda de alimentación está colocada en el estómago o en el intestino delgado, **aspirar todo el contenido gástrico con la jeringa y medir para revisar en busca de residuos gástricos (la cantidad de alimentación restante en el estómago).** Regresar el residuo según la política institucional. Proceder con la alimentación si la cantidad de residuo no excede la política institucional sobre el límite indicado en el registro médico.	La búsqueda de residuos antes de cada alimentación o cada 4-6 h durante la alimentación continua, de acuerdo con la política institucional, es útil para identificar un vaciamiento gástrico retardado. Los volúmenes altos de residuo gástrico (200-250 mL o mayor) pueden estar asociados con un alto riesgo de broncoaspiración y neumonía relacionada con aspiración (Bourgault *et al.*, 2007; Metheny, 2008). Algunos expertos recomiendan en la actualidad que el patrón del residuo del paciente debe ser más importante que su cantidad (ASPEN, 2011; Bourgault *et al.*; Metheny). La alimentación debe ser suspendida si el volumen de residuo excede 200 mL en dos evaluaciones consecutivas (ASPEN).

ACCIÓN	JUSTIFICACIÓN
	Los hallazgos de las investigaciones no son concluyentes sobre el beneficio de regresar el volumen gástrico al estómago o el intestino para evitar desequilibrios hidroelectrolíticos, lo cual se ha convertido en una práctica aceptada. Consultar la política institucional sobre esta práctica.
14. Lavar la sonda con 30 mL de agua para irrigación. Desconectar la jeringa de la vía y tapar el extremo de ésta mientras se prepara el equipo para formular la alimentación. Retirarse los guantes.	Lavar la sonda previene la oclusión (ASPEN, 2011; Bourgault *et al.*, 2007; Metheny, 2008). Tapar la sonda impide la entrada de microorganismos y previene las filtraciones hacia la ropa de cama.
15. Ponerse guantes antes de preparar, ensamblar y manipular cualquier parte del sistema de alimentación.	Los guantes previenen el contacto con la sangre y los líquidos corporales e impiden la transmisión de contaminantes al equipo o la fórmula de alimentación.
16. Administrar la alimentación.	

Al usar una bolsa de alimentación (sistema abierto):

ACCIÓN	JUSTIFICACIÓN
a. Etiquetar la bolsa o las vías con la fecha y hora. Colgar la bolsa en el portasueros y colocarla alrededor de 30 cm por arriba del estómago. Pinzar las vías.	Etiquetar la fecha y hora del primer uso permite el desecho dentro de 24 h para prevenir el desarrollo de microorganismos. La altura adecuada de la bolsa de alimentación reduce el riesgo de que la fórmula sea introducida demasiado rápido.
b. Revisar la fecha de caducidad de la fórmula. Limpiar la parte superior del envase de la fórmula de alimentación con un desinfectante antes de abrirlo. Verter la fórmula en la bolsa de alimentación y permitir que la solución fluya hacia las vías. Cerrar la pinza.	Limpiar la parte superior del envase con alcohol minimiza el riesgo de entrada de contaminantes a la bolsa de alimentación. La fórmula desplaza el aire en las vías.
c. Conectar el equipo de alimentación a la sonda de alimentación, abrir la pinza y regular el goteo de acuerdo con la indicación médica, o permitir que la alimentación pase en 30 min.	Introducir la fórmula a una velocidad lenta y constante permite que el estómago acomode la alimentación y disminuye la tensión gastrointestinal.

ACCIÓN	JUSTIFICACIÓN
d. **Añadir 30-60 mL (1-2 oz) de agua para irrigación a la bolsa de alimentación cuando la alimentación esté casi completa y permitir que pasen a través de las vías.**	El agua enjuaga la alimentación de las vías y ayuda a mantenerlas permeables.
e. Pinzar las tuberías inmediatamente después de que el agua ha sido infundida. Desconectar el equipo de alimentación de la sonda correspondiente. Pinzar la sonda y cubrir su punta con la tapa.	El pinzar la sonda previene la entrada de aire al estómago. Tapar la sonda impide la entrada de microorganismos y cubrir el final de la sonda protege al paciente y la ropa de cama de filtraciones de líquido de la sonda.

Al usar una jeringa grande (sistema abierto):

ACCIÓN	JUSTIFICACIÓN
a. Retirar el émbolo de la jeringa de 30 o 60 mL.	Introducir la fórmula a una velocidad lenta y constante permite que el estómago acomode la alimentación y disminuye la tensión GI. A medida que se sostiene la jeringa a mayor altura, la fórmula fluye más rápido.
b. Conectar la jeringa a una sonda de alimentación, verter una cantidad solicitada previamente de fórmula en la jeringa, abrir la pinza y permitir que el alimento entre a la sonda. Regular la velocidad por medio de la altura de la jeringa. **No presionar la fórmula con el émbolo de la jeringa.**	El agua enjuaga la alimentación de las vías y ayuda a mantenerlas permeables.
c. **Añadir 30-60 mL de agua para irrigación a la jeringa cuando la alimentación esté casi completa, y permitir que fluyan a través de la vía.**	
d. Cuando la jeringa esté vacía, es necesario mantenerla elevada y desconectarla de la sonda. Pinzar la sonda y cubrir su extremo con la tapa.	Al mantener la jeringa elevada, la fórmula no regresará desde la sonda hacia el paciente. Pinzar la vía previene la entrada de aire al estómago. Tapar el extremo de la sonda evita la entrada de microorganismos. Cubrir la punta protege al paciente y la ropa de cama de la filtración de líquido desde la sonda.

ACCIÓN	JUSTIFICACIÓN

Al usar una bomba de alimentación enteral:

a. Cerrar la pinza de regulación de flujo en la vía y llenar la bolsa de alimentación con la fórmula prescrita. La cantidad usada depende de la política institucional. Poner una etiqueta en el envase con el nombre del paciente, la fecha y la hora en que se colgó la bolsa de alimentación.

Cerrar la pinza previene que la fórmula se mueva hacia las vías hasta que el personal de enfermería esté listo. Etiquetar la fecha y hora del primer uso permite el desecho dentro de 24 h, para prevenir el desarrollo de microorganismos.

b. Colgar el envase de la alimentación en el portasueros. Permitir que la solución fluya hacia las vías.

Esto previene la entrada forzada de aire al estómago o el intestino.

c. Conectar a la bomba de alimentación siguiendo las instrucciones del fabricante. Ajustar la velocidad. Mantener al paciente en posición erguida durante la alimentación. Si el paciente necesita recostarse temporalmente, se pausa la alimentación, y se reinicia después de cambiar de nuevo la posición del paciente cuando menos a 30-45°.

Las bombas de alimentación varían. Algunas de las más nuevas tienen mecanismos de seguridad integrados que protegen al paciente de complicaciones. Las características de seguridad incluyen casetes que previenen el libre flujo de la fórmula, enjuagado automático de las vías, puntas de seguridad que evitan la conexión accidental a un equipo i.v. y varias alarmas audiovisuales. Las alimentaciones son iniciadas a su plena concentración en lugar de diluidas, lo cual fue recomendado anteriormente. El uso de un volumen más pequeño (10-40 mL) de alimentación infundido por hora se aumenta gradualmente ha mostrado ser tolerado más fácilmente por los pacientes.

d. **Revisar la colocación de la sonda y el residuo gástrico cada 4-6 h.**

Revisar la colocación (pasos 9-12) permite verificar que la sonda no se ha salido del estómago. La evaluación del residuo gástrico (paso 13) permite vigilar la absorción de la alimentación y previene la distensión, que puede llevar a broncoaspiración.

17. Observar la respuesta del paciente durante y después de la alimentación por la sonda y evaluar el abdomen al menos una vez durante el turno.

El dolor o las náuseas pueden indicar distensión gástrica, la cual puede llevar al vómito. Algunos signos físicos, como distensión abdominal y dureza o reflujo en la sonda de alimentación, pueden indicar intolerancia.

ACCIÓN	JUSTIFICACIÓN
18. **Hacer que el paciente se mantenga en posición erguida por lo menos 1 h después de la alimentación.**	Esta posición minimiza el riesgo de reflujo y reduce la probabilidad de broncoaspiración en caso de reflujo o vómito.
19. Retirarse el equipo y regresar al paciente a una posición cómoda. Retirarse los guantes. Subir el barandal lateral y bajar la cama.	Promueve la comodidad y seguridad del paciente. Retirarse los guantes adecuadamente reduce el riesgo de transmisión de infecciones y la contaminación de otros objetos.
20. Ponerse guantes. Lavar y limpiar el equipo o reemplazarlo de acuerdo con la política institucional. Quitarse los guantes.	Esto previene la contaminación y detiene la diseminación de microorganismos. Los sistemas reutilizables son limpiados con agua y jabón con cada uso y reemplazados cada 24 h. Consultar las políticas institucionales e instrucciones del fabricante para conocer las especificaciones de cuidado del equipo.
21. 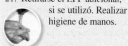 Retirarse el EPP adicional, si se utilizó. Realizar higiene de manos.	Retirarse el EPP adecuadamente reduce el riesgo de transmisión de infecciones y la contaminación de otros objetos. La higiene de manos previene la propagación de microorganismos.

EVALUACIÓN

- El paciente recibe la alimentación por sonda indicada sin quejarse de náuseas, episodios de vómito, distensión gástrica o diarrea.
- El individuo muestra aumento de peso.
- El sujeto se mantiene libre de cualquier signo o síntoma de aspiración.
- El paciente muestra tener conocimiento relacionado con la alimentación por sonda.

REGISTRO

- Documentar el tipo de sonda NG o sonda de gastrostomía/yeyunostomía presente. Registrar los criterios que fueron usados para confirmar la colocación adecuada antes de iniciar la alimentación, como la longitud de la sonda en pulgadas o centímetros en comparación con la longitud de la inserción inicial. Consignar la aspiración y el pH del contenido gástrico cuando se use alimentación intermitente. Anotar los componentes de la exploración abdominal, como la observación del abdomen, la presencia de distensión o rigidez, y la auscultación de los ruidos intestinales. Incluir datos subjetivos, como cualquier informe del paciente de dolor abdominal o náuseas, o cualquier otra respuesta. Registrar la cantidad de volumen de residuo gástrico que fue obtenido. Documentar la posición del paciente, el tipo de alimentación y el método y la cantidad de alimentación. Incluir cualquier instrucción relevante brindada al paciente.

VARIANTE EN LA TÉCNICA

Uso de equipo: sonda de alimentación precargado (sistema cerrado)

Los equipos de alimentación por sonda precargados, considerados sistemas cerrados, se utilizan con frecuencia para permitir la nutrición al paciente. Los sistemas cerrados contienen soluciones de alimentación estériles en envases listos para usarse. Este método reduce la oportunidad de contaminación bacteriana de la fórmula de alimentación. En general, estas fórmulas precargadas se administran a través de una bomba enteral.

1. Verificar cantidad, concentración, tipo y frecuencia de la alimentación por sonda en el registro médico del paciente.

2. Reunir todo el equipo, revisar que la solución de alimentación y el envase sean correctos y la fecha de caducidad. Etiquetar con el nombre del paciente, el tipo de solución y la velocidad prescrita.

3. Realizar higiene de manos. Colocarse el EPP, según indicación.

4. Identificar al paciente. Explicar el procedimiento y su justificación.

5. Ponerse guantes.

6. Verificar la colocación correcta de la sonda de alimentación revisando la marca que está sobre la sonda en la nariz (si se trata de una sonda NG), la longitud expuesta de la sonda, la aspiración del contenido gástrico y el pH gástrico o intestinal.

7. Revisar la cantidad de alimentación residual en el estómago y regresar el residuo, según indicación.

8. Lavar la sonda con 30 mL de agua.

9. Ponerse guantes no estériles: retirar la rosca en la tapa y conectar al equipo de administración con cámara de goteo y vías.

10. Colgar el envase de la alimentación en el portasueros y conectarlo a la bomba de alimentación; permitir que la solución fluya a través de las vías, siguiendo las instrucciones del fabricante.

11. Conectar el equipo de alimentación a la vía de alimentación del paciente.

12. Abrir la pinza de la sonda de alimentación del paciente.

13. Encender la bomba.

14. Ajustar la bomba a la velocidad de flujo prescrita y quitarse los guantes no estériles.

15. Observar la respuesta del paciente durante la alimentación por sonda.

16. Continuar evaluando al paciente en busca de signos y síntomas de dificultades digestivas, como náuseas, distensión abdominal o ausencia de ruidos intestinales.

17. Hacer que el paciente se mantenga en posición erguida durante la alimentación y por lo menos 1 h después de ésta. Si se necesita cambiar la posición del paciente a supina o decúbito lateral, detener la bomba de alimentación durante este lapso.

18. Después de administrar la cantidad prescrita de alimentación o según la política institucional, apagar la bomba, ponerse guantes no estériles, pinzar

Sonda de alimentación precargado (sistema cerrado)   *continuación*

la sonda de alimentación, y desconectarla del equipo de alimentación, tapando la punta del equipo de alimentación.

19. Pasar 30-60 mL de agua con una jeringa.

20. Conectar la jeringa a la sonda de alimentación; abrir la pinza de la sonda de alimentación e infundir los 30-60 mL de agua.

21. Pinzar la sonda de alimentación.

22. Retirar el equipo de acuerdo con la política institucional.

23. Satisfacer cualquier necesidad del paciente.

24. Retirarse los guantes y el EPP adicional, si se utilizó. Realizar higiene de manos.

COMPETENCIA 11

CUIDADOS DEL SUJETO QUE RECIBE ANALGESIA CONTROLADA POR EL PACIENTE

La analgesia controlada por el paciente (ACP) permite que éste controle la administración de su propio medicamento dentro de límites de seguridad predeterminados. Este método puede usarse con analgésicos orales y con infusiones de analgésicos opiáceos por las vías intravenosa, subcutánea, epidural y perineural (Hinkle y Cheever, 2014; Cranwell-Bruce, 2009; D'Arcy, 2008a; Hicks *et al.*, 2012). La ACP permite una analgesia personalizada eficaz y brinda comodidad. Este sistema de administración puede utilizarse para controlar el dolor agudo y crónico en un centro de salud o en el hogar.

La bomba de ACP permite que el paciente se administre el medicamento (dosis en bolo) ante episodios de mayor dolor o al sentirlo al hacer actividades. Un temporizador electrónico controla la bomba de ACP. El sistema de ACP consta de una bomba de infusión portátil que contiene un depósito o cámara para una jeringa u otro depósito que está precargado con el medicamento recetado, normalmente un opiáceo, o soluciones anestésicas diluidas en caso de administración epidural (Hinkle y Cheever, 2014; Cranwell- Bruce, 2009; D'Arcy, 2008a; Hicks *et al.*, 2012). Cuando el paciente siente dolor, presiona un botón que activa el dispositivo de ACP para administrar una dosis en bolo pequeña y predeterminada del analgésico. Un intervalo de cierre programado en la unidad de ACP evita la reactivación de la bomba y la administración de otra dosis durante ese período. El mecanismo de la bomba también puede programarse para administrar sólo una cantidad especificada de analgésico en un intervalo determinado (tasa basal; con más frecuencia cada hora o, en algunas ocasiones, cada 4 h). Estos resguardos limitan el riesgo de exceso de medicamento y permiten que el paciente evalúe el efecto de la dosis anterior. Las bombas de ACP también tienen un sistema de seguridad por bloqueo que evita la alteración del dispositivo.

Las responsabilidades del personal de enfermería con los sujetos que reciben medicamentos mediante una bomba de ACP incluyen capacitar al paciente y su familia, configurar al inicio el dispositivo, vigilar el dispositivo para garantizar el funcionamiento adecuado y explorar con frecuencia la respuesta del paciente, que incluye el control del dolor y las molestias, así como la presencia de efectos adversos. La información adicional relacionada con las infusiones epidurales se analiza en la Competencia 12.

CONSIDERACIONES AL DELEGAR

Los cuidados relacionados con la ACP no se delegan al personal de apoyo de enfermería (PAE) o al personal de apoyo sin licencia (PASL). En función de la ley de práctica de enfermería y las políticas y procedimientos institucionales, los aspectos específicos de los cuidados relacionados con la ACP, como control de la infusión y evaluación de la respuesta del paciente, pueden delegarse al personal de enfermería práctico/vocacional con licencia (PEPL/PEVL). La decisión de delegar debe basarse en un análisis minucioso de las necesidades y circunstancias del paciente, así como de las calificaciones de la persona a la cual se delega la tarea. Véanse las *Pautas de delegación* en el Apéndice A.

EQUIPO

- Sistema de ACP
- Jeringa (o depósito adecuado para el dispositivo) cargada con el medicamento
- Tubo para el sistema de ACP
- Torundas antimicrobianas
- Etiqueta adecuada para la jeringa y el tubo, según la política y procedimientos institucionales
- Otro miembro del personal de enfermería para verificar el medicamento y la información de la bomba programada, si es necesario según la política institucional
- Herramienta de valoración del dolor y escala de dolor
- Registro electrónico de administración de medicamentos (REAM) o registro de administración de medicamentos (RAM)
- Guantes
- Equipo de protección personal (EPP) adicional según indicación

VALORACIÓN INICIAL

- Revisar el expediente médico del paciente y el plan de atención para ver las instrucciones específicas relacionadas con el tratamiento de ACP, que incluye la indicación del médico de atención primaria y las enfermedades que señalan la necesidad de tratamiento.
- Verificar en la indicación médica del fármaco recetado, la dosis de carga inicial, la dosis para la autoadministración y el intervalo de cierre.
- Corroborar el funcionamiento adecuado de la unidad.
- Determinar el grado de consciencia del paciente y si comprende el tratamiento de ACP y su justificación.
- Revisar en el expediente médico del paciente las enfermedades que pueden contrariar el tratamiento, como limitaciones respiratorias y antecedentes de drogadicción o trastornos mentales.
- Evaluar el expediente médico del paciente y determinar los factores que contribuyen a un mayor riesgo de depresión respiratoria, como el uso de una infusión basal, su edad y si tiene obesidad, se sometió a una cirugía en la parte superior del abdomen o de tórax, padece apnea del sueño, tiene antecedentes de tabaquismo, ha consumido depresores simultáneos del SNC y

presenta disfunción en órganos importantes (The Joint Commission, 2012; Jarzyna *et al.*, 2011).

- Determinar la vía prescrita de administración.
- Explorar la zona donde se aplicará la infusión en busca de signos de infiltración o infecciones. Si la vía será una infusión i.v., cerciorarse de que la línea sea permeable y que la solución actual sea compatible con el medicamento indicado.
- Determinar el dolor y nivel de malestar del paciente con una herramienta adecuada de valoración y escala de dolor. Evaluar las características de cualquier signo de dolor, así como de otros síntomas que se presentan a menudo con el dolor, como cefalea o agitación. Preguntar al paciente si las intervenciones a las que se ha sometido han servido o no para su bienestar y aliviar el dolor.
- Valorar las constantes vitales del paciente. Determinar el estado respiratorio, como frecuencia, profundidad y ritmo, el nivel de saturación de oxígeno con oximetría de pulso y de concentración de dióxido de carbono con capnografía. Determinar el nivel de sedación del paciente.
- Observar la respuesta del paciente a la intervención para evaluar su eficacia y la presencia de efectos adversos.

DIAGNÓSTICO DE ENFERMERÍA

- Dolor agudo
- Dolor crónico
- Conocimiento deficiente

IDENTIFICACIÓN Y PLANIFICACIÓN DE RESULTADOS

- El paciente manifiesta mayor comodidad o menos dolor sin efectos adversos, sedación excesiva ni depresión respiratoria.
- El paciente presenta menos ansiedad y mejores habilidades para enfrentar su problema y comprende el tratamiento, así como su justificación.

IMPLEMENTACIÓN

ACCIÓN	JUSTIFICACIÓN
1. Reunir el equipo. Comparar la indicación médica con la indicación original del expediente médico, según la política institucional. Aclarar las incongruencias. Revisar en el expediente médico del paciente si tiene alergias.	Esta comparación ayuda a identificar errores que pudieron ocurrir al transcribir las indicaciones. La indicación del médico es el registro oficial de prescripción de medicamentos de cada institución.
2. Conocer las acciones, consideraciones especiales de enfermería, intervalos seguros de dosis, objetivo de la administración y efectos adversos de los medicamentos que serán administrados. Considerar la idoneidad del medicamento para este paciente.	Este conocimiento ayuda al personal de enfermería a evaluar el efecto terapéutico del medicamento en relación con el trastorno del paciente y también puede utilizarse para capacitarlo sobre el medicamento.

ACCIÓN	JUSTIFICACIÓN
3. Preparar la jeringa con el medicamento u otro recipiente para su administración, según la política institucional.	La preparación promueve el manejo eficaz y un abordaje organizado para realizar la tarea.
4. Realizar higiene de manos y ponerse el EPP, según indicación.	La higiene de manos y el EPP evitan la propagación de microorganismos. El EPP será necesario según las precauciones epidemiológicas.
5. Identificar al paciente.	La identificación del paciente asegura que el paciente correcto reciba la intervención correcta y ayuda a evitar errores.
6. Mostrar el dispositivo al paciente y explicarle su función y por qué se utiliza. Explicar el objetivo y la acción del medicamento al paciente.	La explicación reduce la ansiedad y facilita la cooperación.
7. Conectar el dispositivo de ACP a la toma de corriente si es necesario. Verificar el estado de la batería si corresponde.	El dispositivo de ACP necesita una fuente de energía (electricidad o batería) para funcionar. La mayoría de las unidades tienen un sistema de alarma para reconocer la batería baja.
8. Cerrar la puerta de la habitación o las cortinas cerca de la cama.	Esto asegura la privacidad del paciente.
9. Realizar las exploraciones necesarias antes de administrar el medicamento. Revisar la pulsera de aviso de alergias o preguntar al paciente si las tiene. Determinar el dolor del paciente con una herramienta adecuada de valoración y escala de medición.	La exploración es un requisito previo para administrar el medicamento. Es necesaria una exploración precisa para guiar el tratamiento y las intervenciones de alivio, así como evaluar la eficacia de las medidas de control del dolor.
10. **Comparar la etiqueta de la jeringa precargada o depósito con el expediente médico y la identificación del paciente.** Hacer que alguien más del personal de enfermería verifique la información, según la política institucional.	Esta medida garantiza que se administre el medicamento y la dosis adecuados en el paciente correcto. La confirmación de datos de otro miembro del personal de enfermería evita errores (D'Arcy, 2008a).
11. Escanear el código de barras del paciente en la pulsera de identificación si es necesario.	Esto permite otra verificación para garantizar que se administre el medicamento al paciente correcto.

ACCIÓN	JUSTIFICACIÓN
12. Conectar el tubo a la jeringa precargada y colocarla en el dispositivo de ACP. **Cebar el tubo.**	De este modo, se prepara el dispositivo para administrar el medicamento. Cebar el tubo depura el aire y disminuye el riesgo de embolia gaseosa.
13. Configurar el dispositivo de ACP para administrar la dosis de carga, si se indica, y programarlo de acuerdo con la indicación médica según posología, intervalo de la dosis e intervalo de cierre. Hacer que otro miembro del personal de enfermería verifique la información, según la política institucional.	Estas medidas garantizan que se administre la dosis adecuada. La confirmación de los datos por parte de otro miembro del personal de enfermería evita errores.
14. Ponerse los guantes. Con una torunda antimicrobiana, limpiar el puerto de conexión en la línea de infusión i.v. u otro acceso a la zona, según la vía de administración. Conectar el tubo de ACP a la línea de infusión i.v. del paciente o zona de acceso adecuado, según la región específica de aplicación. Asegurar la zona, según las políticas y procedimientos institucionales. Quitarse los guantes. Iniciar el tratamiento activando el botón correspondiente en la bomba. Bloquear el dispositivo de ACP, según la política institucional.	Los guantes evitan el contacto con sangre y líquidos corporales. Limpiar el puerto de conexión reduce el riesgo de infección. La conexión e inicio son necesarios para permitir la administración del medicamento al paciente. Bloquear el dispositivo evita que se altere con los ajustes.
15. Recordar al paciente que presione el botón cada vez que necesite aliviar su dolor.	Las instrucciones permiten el uso correcto del dispositivo.
16. Evaluar el dolor del paciente al menos cada 4 h o con mayor frecuencia, según la necesidad, con base en los factores de riesgo individuales. Controlar las constantes vitales, especialmente el estado respiratorio (como la saturación de oxígeno) al menos cada 4 h o con mayor frecuencia, d ser necesario, de acuerdo con los factores de riesgo individuales.	Una evaluación continua en intervalos frecuentes ayuda a evaluar la eficacia del medicamento y reduce el riesgo de complicaciones (Jarzyna *et al.*, 2011; D'Arcy, 2008a; D'Arcy, 2007b).

ACCIÓN	JUSTIFICACIÓN
17. Determinar el nivel de sedación del paciente, así como de dióxido de carbono (capnografía) al final de la espiración al menos cada 4 h o con mayor frecuencia, según necesidad, con base en los factores de riesgo individuales.	La sedación ocurre antes de la depresión respiratoria clínicamente significativa (D'Arcy, 2008). La depresión respiratoria puede ocurrir con el uso de analgésicos opiáceos. La capnografía es un indicador más confiable de depresión respiratoria (*Capnography*, 2012; *Hicks et al.*, 2012; *Jarzyna et al.*, 2011; *Johnson et al.*, 2011).
18. Explorar la zona de la infusión con frecuencia, de acuerdo con la política institucional y el criterio del personal de enfermería. Determinar el uso que hace el paciente del medicamento, observando las veces que intenta tomarlo y la cantidad de dosis administradas. Cambiar la jeringa del medicamento cuando esté vacía.	Es necesaria una evaluación continua de la zona de infusión para la detección temprana de problemas, así como del uso que hace el paciente del medicamento y su efecto para garantizar un control adecuado del dolor sin efectos adversos. Cambiar la jeringa permite la administración continua del medicamento.
19. Cerciorarse de que el control del paciente (botón de dosis) esté al alcance de la mano.	Un fácil acceso al control es fundamental para que el paciente use el dispositivo.
20. Quitarse los guantes y el EPP adicional si se utilizó. Realizar higiene de manos.	El retiro adecuado del EPP disminuye el riesgo de transmisión de infecciones, así como la contaminación de otros objetos. La higiene de manos previene la propagación de microorganismos.

EVALUACIÓN

- El paciente manifiesta mayor comodidad o menos dolor sin efectos adversos, sedación excesiva ni depresión respiratoria.
- El individuo presenta menos ansiedad y más habilidades para afrontar su problema.
- El sujeto expresa verbalmente que comprende el tratamiento y su justificación.

REGISTRO

- Documentar la fecha y la hora en la que se inició el tratamiento de ACP, la exploración inicial del dolor, el medicamento y la dosis de carga administrados, si corresponde, así como la posología individual y el intervalo.
- Registrar el dolor continuo, el nivel de sedación, las constantes vitales y las exploraciones, así como la respuesta del paciente al tratamiento.

COMPETENCIA 12

La analgesia epidural se usa con mayor frecuencia para proporcionar alivio del dolor durante la fase postoperatoria inmediata (particularmente después de cirugía torácica, abdominal, ortopédica o vascular), dolor por procedimientos, dolor por traumatismos y para situaciones de dolor crónico (Sawhney, 2012). El tratamiento epidural del dolor también se usa en lactantes y niños (Kyle & Carman, 2013). Por lo general, el anestesiólogo o radiólogo introducen el catéter en la región lumbar media hacia el espacio epidural que existe entre las paredes del canal medular y la duramadre o membrana de tejido conectivo más externa que rodea la médula espinal. Para la terapia transitoria, el catéter sale directamente sobre la columna, y la vía es posicionada sobre el hombro del paciente con el extremo del catéter fijado con cinta al tórax. Para la terapia de largo plazo, el catéter suele ser colocado con un túnel subcutáneo y sale a un costado del cuerpo o en el abdomen.

La analgesia epidural puede ser administrada como una dosis en bolo (ya sea una vez o de manera intermitente), a través de una bomba de infusión continua o por una bomba de analgesia epidural controlada por el paciente (AECP) (Taylor *et al.*, 2015). Se aborda información adicional sobre la administración de analgesia controlada por el paciente en la Competencia 11. Los catéteres epidurales usados para el manejo del dolor agudo suelen retirarse 36-72 h después de la cirugía, cuando se puede emplear medicamento oral para alivio del dolor.

CONSIDERACIONES AL DELEGAR

Los cuidados relacionados con la analgesia epidural no deben ser delegados al personal de apoyo de enfermería (PAE) o al personal de apoyo de enfermería sin licencia (PASL). Dependiendo de la ley estatal de práctica de enfermería y de las políticas y procedimientos institucionales, ciertos aspectos específicos de los cuidados relacionados con la analgesia epidural, como la monitorización de la infusión y la exploración de la respuesta del paciente, pueden ser delegados al personal de enfermería práctico/vocacional con licencia (PEPL/PEVL). La decisión de delegar debe basarse en el análisis minucioso de las necesidades y circunstancias del paciente, así como en las calificaciones de la persona a quien se está delegando la tarea. Véanse las *Pautas de delegación* en el Apéndice A.

EQUIPO

- Dispositivo de infusión de volumen
- Vías para infusión epidural
- Soluciones analgésicas epidurales prescritas
- Registro electrónico de administración de medicamentos (REAM) o registro de administración de medicamentos (RAM)
- Instrumento de evaluación o escala de medición del dolor
- Apósito o gasas transparentes
- Etiquetas para la vía de infusión epidural
- Cinta
- Fármacos y equipo de emergencia, como naloxona, oxígeno, equipo de intubación endotraqueal, bolsa de reanimación manual, según la política institucional
- Guantes
- Equipo de protección personal (EPP) adicional, según indicación

VALORACIÓN INICIAL

- Revisar el expediente médico del paciente y el plan de atención en busca de las instrucciones específicas relacionadas con la terapia de analgesia epidural, incluyendo las indicaciones médicas para el fármaco y las alteraciones que indican la necesidad de la terapia.
- Consultar la historia clínica del paciente en busca de alteraciones que pudieran contraindicar la terapia, como infecciones locales o sistémicas, aumento de la presión intracraneal, enfermedad neurológica, coagulopatías o uso de terapia anticoagulante, artritis o deformidad vertebral, hipotensión, hipertensión marcada, alergia al medicamento prescrito o trastornos psiquiátricos.
- Corroborar el funcionamiento adecuado de la unidad.
- Explorar el nivel de consciencia y comprensión del paciente de la terapia con analgesia epidural y la justificación de su uso.
- Evaluar el nivel de malestar y dolor del paciente con un instrumento de evaluación adecuado. Valorar las características de toda forma de dolor. Explorar cualquier otro síntoma que suela ocurrir junto con el dolor, como cefalea o inquietud. Preguntar al paciente qué intervenciones ha tenido en el pasado que no hayan sido exitosas para promover su comodidad y alivio del dolor.
- Vigilar las constantes vitales y el estado respiratorio del paciente, incluyendo frecuencia, profundidad y ritmo, nivel de saturación de oxígeno con oximetría de pulso, así como el de dióxido de carbono con capnografía.
- Valorar la escala de sedación del paciente.
- Evaluar la respuesta del paciente a la intervención para medir la eficacia y la presencia de efectos adversos.

DIAGNÓSTICO DE ENFERMERÍA

- Dolor agudo
- Dolor crónico
- Riesgo de infección
- Conocimiento deficiente

IDENTIFICACIÓN Y PLANIFICACIÓN DE RESULTADOS

- El paciente refiere mayor comodidad o disminución del dolor, sin efectos adversos, sedación excesiva o depresión respiratoria.
- El individuo muestra disminución de la ansiedad.
- El sujeto presenta mejor capacidad de adaptación.
- El paciente se mantiene libre de infecciones.
- El individuo refiere entender la terapia y la razón de su uso.

IMPLEMENTACIÓN

ACCIÓN

1. Reunir el equipo. Revisar la indicación del medicamento contra la indicación original en el expediente médico, de acuerdo

JUSTIFICACIÓN

Esta comparación ayuda a identificar errores que pueden haberse producido cuando se transcribieron las indicaciones. La indicación médica es el

ACCIÓN	JUSTIFICACIÓN

con la política institucional. Aclarar cualquier incongruencia. Revisar el expediente médico del paciente en busca de alergias.

registro legal de la prescripción del medicamento en cada institución.

2. Conocer las acciones, consideraciones especiales de enfermería, rangos seguros de dosis, propósito de la administración y efectos adversos de los medicamentos que se van a administrar. Considerar la idoneidad del medicamento para este paciente.

Este conocimiento ayuda al personal de enfermería a evaluar el efecto terapéutico del medicamento en relación con el trastorno del paciente y también puede usarse para capacitarlo acerca del medicamento.

3. Preparar la jeringa con el medicamento u otro envase para su administración, según la política institucional.

La preparación promueve el manejo eficaz y un abordaje organizado para realizar la tarea.

4. Realizar higiene de manos y colocarse el EPP, según indicación.

La higiene de manos y el EPP previenen la propagación de microorganismos. El EPP será necesario según las precauciones epidemiológicas.

5. Identificar al paciente.

La identificación del paciente asegura que el individuo correcto reciba la intervención correcta y ayuda a prevenir errores.

6. Mostrar el dispositivo al paciente, y explicarle su funcionamiento y la razón de su uso. Explicarle el propósito y la acción del medicamento.

La explicación motiva la comprensión y cooperación del paciente y reduce la ansiedad.

7. Cerrar la puerta de la habitación o correr la cortina junto a la cama.

Cerrar la puerta o cortina proporciona privacidad al paciente.

8. Completar las evaluaciones necesarias antes de administrar el medicamento. Revisar la pulsera de alergias o interrogar al paciente acerca de éstas. Valorar el dolor del paciente usando un instrumento de evaluación y una escala de medición adecuados. Ponerse los guantes.

La exploración es un requisito previo para la administración de medicamentos. La medición exacta es necesaria para guiar el tratamiento y las intervenciones de alivio del dolor y para evaluar la eficacia de los recursos de control del dolor. Los guantes están indicados por el posible contacto con sangre o líquidos corporales.

9. **Tener una ampolleta de 0.4 mg de naloxona y una jeringa en la mesa junto a la cama.**

La naloxona revierte el efecto de depresión respiratoria producido por los opiáceos.

10. Después de que se introdujo el catéter y que la infusión ha sido iniciada por el anestesiólogo o radiólogo, **comparar la etiqueta en el envase del medicamento y la velocidad de infusión con el registro de medicamentos y la identificación del paciente.** Verificar la información con otro miembro del personal de enfermería, según la política institucional. Si se usa un sistema de administración con código de barras, pasar el que aparece en la etiqueta del medicamento por el lector, si es requerido.

Esta acción verifica que el fármaco y la dosis correctos serán administrados al paciente correcto. La confirmación de la información con otro miembro del personal de enfermería ayuda a prevenir errores. Pasar el código de barras por el lector proporciona una verificación adicional para asegurar que el medicamento se está administrando al paciente correcto.

11. Fijar con cinta todos los sitios de conexión. Etiquetar la bolsa, las vías y la bomba con la leyenda "Sólo para Infusión Epidural". **No administrar ningún otro opiáceo o fármaco adyuvante sin la aprobación del clínico responsable de la inyección epidural.**

La fijación con cinta previene la desconexión accidental. El etiquetado evita la administración accidental de otros medicamentos i.v. a través de esta configuración. Otros fármacos pueden potenciar la acción del opiáceo, incrementando el riesgo de depresión respiratoria.

12. Evaluar el sitio de salida del catéter y aplicar un apósito transparente sobre el sitio de inserción del catéter, si aún no está aplicado. Retirarse los guantes y el EPP adicional, si se utilizó. Realizar higiene de manos.

El apósito transparente protege el sitio permitiendo al mismo tiempo la evaluación. El retiro adecuado del EPP reduce el riesgo de transmisión de infecciones y de contaminación de otros objetos. La higiene de manos reduce la transmisión de microorganismos.

13. Vigilar la velocidad de infusión de acuerdo con la política institucional. Evaluar y registrar el nivel de sedación y el estado respiratorio, incluyendo la saturación de oxígeno del paciente, continuamente durante los primeros 20 min después de su inicio, posteriormente, por lo menos cada hora las primeras 12 h, cada 2 h hasta 24 h, luego en intervalos de 4 h (o según la política institucional) (Sawhney, 2012).

Vigilar la velocidad de infusión previene la administración incorrecta del medicamento. Los opiáceos pueden deprimir el centro respiratorio en la médula. Un cambio en el nivel de consciencia suele ser el primer signo de una función respiratoria alterada.

ACCIÓN	JUSTIFICACIÓN
Notificar al médico si la calificación de sedación es de 3 o 4, la profundidad de la respiración disminuye, o la frecuencia respiratoria cae por debajo de 10 respiraciones/min. También monitorizar el nivel de dióxido de carbono de volumen final (capnografía) para pacientes en alto riesgo de depresión respiratoria (Sawhney, 2012).	
14. Mantener la cabecera de la cama elevada 30° a menos de que esté contraindicado.	Elevar la cabeza del paciente minimiza la migración en dirección cefálica del opiáceo en la médula espinal, disminuyendo por lo tanto el riesgo de depresión respiratoria.
15. Evaluar el nivel de dolor del paciente y el grado de eficacia del alivio del dolor.	Esta información ayuda a determinar la necesidad de analgésicos adicionales por dolor agudo.
16. Controlar la presión arterial y el pulso del paciente.	Puede producirse hipotensión por el uso de analgesia epidural.
17. Vigilar el gasto urinario y explorar en busca de distensión vesical.	Los opiáceos pueden causar retención urinaria.
18. Explorar la fuerza muscular y la sensibilidad cada 4 h.	El catéter puede migrar hacia el espacio intratecal y permitir que los opiáceos bloqueen la transmisión de los impulsos nerviosos completamente desde la médula espinal hacia el cerebro.
19. Monitorizar en busca de efectos adversos (prurito, náuseas y vómitos).	Los opiáceos pueden diseminarse hacia el nervio trigémino, causando prurito, o producir náuseas y vómitos debido a que hacen más lenta la función gastrointestinal o estimulan la zona quimiorreceptora activadora en el cerebro. Existen medicamentos para tratar estos efectos adversos.
20. Explorar en busca de signos de infección en el sitio de inserción.	Puede haber inflamación o infección local en el sitio de inserción.
21. Evaluar el apósito en el sitio del catéter en busca de drenaje, según la política institucional. Notificar inmediatamente cualquier anomalía al anestesiólogo o médico responsable del manejo del dolor. Cambiar el apósito	Resulta indispensable mantener el apósito en el sitio del catéter limpio, seco e intacto. Las alteraciones en el apósito pueden indicar filtración de líquido cefalorraquídeo o desprendimiento del catéter. El cambio regular del apósito y las vías usando

ACCIÓN	JUSTIFICACIÓN
sobre el sitio de salida del catéter de acuerdo con la política institucional usando técnica aséptica. Cambiar las vías de infusión cada 48 h o según la política institucional.	técnica aséptica reduce el riesgo de infección.

EVALUACIÓN

• El paciente refiere alivio del dolor.
• El individuo muestra un apósito seco e intacto, y el sitio de salida del catéter está libre de signos y síntomas de complicaciones, lesiones o infección.
• El sujeto informa disminución de la ansiedad y aumento de su capacidad de adaptarse al dolor.
• El paciente expresa verbalmente información relacionada con el funcionamiento del catéter epidural y las razones de su uso.

REGISTRO

• Registrar la permeabilidad del catéter; el estado del sitio de inserción y el apósito; la puntuación de sedación, la saturación de oxígeno, las constantes vitales y la información de la exploración; cualquier cambio en la velocidad de infusión, la solución o las vías; analgésicos administrados, así como la respuesta del paciente.

COMPETENCIA 13   ASPIRACIÓN DE VÍAS AÉREAS NASOFARÍNGEAS Y BUCOFARÍNGEAS

La aspiración de la faringe está indicada para mantener una vía aérea permeable y retirar saliva, secreciones pulmonares, sangre, vómito o material extraño; este procedimiento ayuda a los pacientes que no pueden limpiar exitosamente sus vías aéreas mediante la tos o expectoración (Sole, *et al.*, 2011). Al realizar la aspiración, es necesario ubicarse en el lado apropiado del paciente. Si se es diestro, hay que pararse a su derecha; si se es zurdo, a su izquierda. Ello permite manipular cómodamente la sonda de aspiración con la mano dominante. La siguiente competencia se refiere a la aspiración de la vía aérea bucofaríngea. Véase la "Variante en la técnica" para una descripción de la aspiración de la vía aérea nasofaríngea.

CONSIDERACIONES AL DELEGAR

La aspiración de la vía aérea bucofaríngea puede delegarse al personal de apoyo de enfermería (PAE), o al personal de apoyo sin licencia (PASL) que ha recibido capacitación apropiada. Dependiendo de la ley estatal de práctica de enfermería y las políticas y procedimientos institucionales, la aspiración de las vías bucofaríngeas y nasofaríngeas puede delegarse al personal de enfermería práctico/

vocacional con licencia (PEPL/PEVL). La decisión de delegar funciones debe basarse en el análisis meticuloso de las necesidades y circunstancias del paciente, así como en las calificaciones de la persona a quien se está asignando la tarea. Véanse las *Pautas de delegación* en el apéndice A.

EQUIPO

- Unidad de aspiración portátil o de pared con sus tubos
- Equipo de aspiración comercial preparado con una sonda de tamaño apropiado o una de aspiración estéril con puerto "Y" de tamaño apropiado (adulto: 10-16F)
- Recipiente estéril desechable

- Guantes estériles
- Agua o solución salina estéril
- Toalla o cojinete hermético
- Gafas y mascarilla o escudo facial
- Guantes limpios desechables
- Lubricante hidrosoluble
- Equipo de protección personal (EPP) adicional, según indicación

VALORACIÓN INICIAL

- Evaluar los ruidos pulmonares. Los pacientes que requieren aspiración pueden presentar sibilancias, estertores o gorgoteo.
- Valorar el grado de saturación de oxígeno. La saturación de oxígeno suele disminuir cuando un paciente necesita aspiración.
- Vigilar el estado respiratorio, incluyendo frecuencia, ritmo y profundidad de la respiración. Los pacientes pueden presentar taquipnea cuando necesitan aspiración. Valorar al paciente en cuanto a signos de insuficiencia respiratoria, como aleteo nasal, retracciones costales o gorgoteo.
- Evaluar la eficacia de la tos y la expectoración. Puede requerirse aspiración de las vías aéreas en pacientes con tos ineficaz que no pueden expectorar las secreciones.
- Valorar los antecedentes de tabique nasal desviado, pólipos, obstrucción, lesiones, epistaxis (hemorragia nasal) o edema.
- Buscar antecedentes de dolor.
- Evaluar las características y la cantidad de las secreciones mientras se lleva a cabo la aspiración.

DIAGNÓSTICO DE ENFERMERÍA

- Limpieza ineficaz de las vías aéreas
- Deterioro del intercambio de gases
- Patrón respiratorio ineficaz
- Riesgo de aspiración

IDENTIFICACIÓN Y PLANIFICACIÓN DE RESULTADOS

- El paciente mostrará mejores ruidos respiratorios y una vía aérea permeable y limpia.
- El individuo presentará un grado de saturación de oxígeno dentro de parámetros aceptables.
- El sujeto mostrará una frecuencia y profundidad respiratorias dentro del rango aceptable para su edad.
- El paciente se mantendrá sin signo alguno de insuficiencia respiratoria, incluyendo retracciones costales, aleteo nasal o gorgoteo.

IMPLEMENTACIÓN

ACCIÓN	JUSTIFICACIÓN
1. Reunir el equipo necesario en la mesa puente o junto a la cama.	Reunir el equipo necesario ahorra tiempo y energía. Contar con los artículos al alcance de la mano resulta práctico, ahorra tiempo y evita estiramientos innecesarios y torsiones musculares del personal de enfermería.
2. Realizar higiene de manos y ponerse el EPP, si está indicado.	La higiene de manos y el EPP evitan la propagación de microorganismos. El EPP será necesario según las precauciones epidemiológicas.
3. Identificar al paciente.	La identificación del paciente asegura que el individuo correcto reciba la intervención correcta y ayuda a evitar errores.
4. Cerrar las cortinas alrededor de la cama y la puerta de la habitación, de ser posible.	Esto asegura la privacidad del paciente.
5. Determinar la necesidad de aspiración. Verificar la orden de aspiración en el registro médico del paciente. **Si es necesario, se valora la presencia de dolor o la posibilidad de causarlo. Administrar analgésicos según prescripción, antes de aspirar.**	Para disminuir al mínimo el traumatismo de la mucosa de las vías aéreas, la aspiración deberá hacerse sólo cuando se han acumulado secreciones o haya ruidos respiratorios accesorios audibles. En algunas instituciones se requiere una orden para la aspiración nasofaríngea y bucofaríngea. La aspiración estimula la tos, que es dolorosa para los pacientes con incisiones quirúrgicas y otras circunstancias.
6. Explicar el procedimiento y la justificación de la aspiración al paciente, incluso si no parece alerta. Añadir que se interrumpirá el procedimiento si presenta dificultad respiratoria.	La explicación reduce temores. Incluso si el paciente parece inconsciente, hay que explicarle lo que está sucediendo. Cualquier procedimiento que comprometa la respiración es atemorizante para el paciente.
7. Ajustar la cama a una altura de trabajo confortable, por lo general la altura del codo del profesional de la salud (VISN 8 Patient Safety Center, 2009). Bajar el barandal lateral más cercano. **Si el paciente está consciente,**	Colocar la cama a la altura apropiada previene la fatiga dorsal y muscular. Una posición centrada ayuda al paciente a toser y facilita la respiración. La gravedad también contribuye a la inserción de la sonda; el decúbito lateral evita que la vía

ACCIÓN	JUSTIFICACIÓN
colocarlo en posición de semi-Fowler; de lo contrario, en decúbito lateral, de frente. Mover la mesa puente cerca del área de trabajo y elevarla hasta la altura de la cintura.	aérea se obstruya y promueve el drenaje de las secreciones. La mesa puente provee una superficie de trabajo y ayuda a mantener la esterilidad de los objetos sobre la superficie.
8. Colocar una toalla o protector impermeable sobre el tórax del paciente.	Esto protege la ropa de cama.
9. **Ajustar la aspiración a una presión adecuada.**	Las presiones mayores pueden causar traumatismo excesivo, hipoxemia y atelectasia.
Para una unidad de pared en adultos: 100-150 mm Hg; neonatos: 60-80 mm Hg; lactantes: 80-125 mm Hg; niños: 80-125 mm Hg; adolescentes: 80-150 mm Hg (Hess *et al.*, 2012).	
Para una unidad portátil en adultos: 10-15 cm Hg; neonatos: 6-8 cm Hg; lactantes: 8-10 cm Hg; niños: 8-10 cm Hg; adolescentes: 8-15 cm Hg.	
Ponerse un guante desechable limpio y ocluir el extremo del tubo conector para verificar la presión de aspiración. Conviene colocar el tubo conector en un sitio que resulte práctico.	
10. Abrir el equipo de aspiración estéril con uso de técnica aséptica. La envoltura o el recipiente abierto se convierte en un campo estéril para colocar otros suministros. Retirar cuidadosamente el recipiente estéril tocando sólo su superficie externa. Se pone en la superficie de trabajo y se vierte solución salina a su interior.	Se usa solución salina normal o agua estériles para lubricar el exterior de la sonda, lo que disminuye al mínimo la irritación de la mucosa durante su introducción. También se utiliza para limpiar la sonda entre intentos de aspiración.
11. Colocar una pequeña cantidad de solución hidrosoluble sobre un campo estéril, con cuidado de no tocarlo con el envase de lubricante.	El lubricante facilita el paso de la sonda y disminuye el traumatismo de las membranas mucosas.

ACCIÓN	JUSTIFICACIÓN
12. Aumentar la concentración de oxígeno complementario del paciente o aplicarlo como complemento, según la política institucional o la orden del médico de atención primaria.	La aspiración retira aire de las vías aéreas del paciente y puede causar hipoxemia. La hiperoxigenación puede ayudar a prevenir la hipoxemia inducida por la aspiración.
13. Ponerse un escudo facial o gafas y mascarilla. Colocarse guantes estériles. **La mano dominante manipulará la sonda y debe permanecer estéril. La mano no dominante se considera limpia, aunque no estéril, y controlará la válvula de aspiración (puerto "Y") en la sonda.** En el contexto domiciliario y otros basados en la comunidad, no es necesario mantener la esterilidad.	Los guantes y otros EPP protegen al personal de enfermería de los microorganismos. El manejo de la sonda estéril usando guante estéril ayuda a prevenir la introducción de microorganismos al aparato respiratorio. En el contexto domiciliario y otros basados en la comunidad, se usa la técnica limpia (en lugar de estéril) debido a que el paciente no está expuesto a los microorganismos patógenos que pueden encontrarse en los contextos de atención sanitaria, como los hospitales.
14. Con la mano dominante enguantada, tomar la sonda estéril. Sujetar el tubo conector con la mano no dominante y conectarlo a la sonda de aspiración.	Se mantiene la esterilidad de la sonda de aspiración.
15. Humedecer la sonda sumergiéndola en el recipiente con solución salina estéril. Ocluir el tubo en "Y" para verificar la aspiración.	La lubricación del interior de la sonda con solución salina ayuda a retirar las secreciones. La verificación de la aspiración asegura que el equipo funcione apropiadamente.
16. Pedir al paciente que realice varias respiraciones profundas.	La hiperventilación puede ayudar a prevenir la hipoxemia inducida por la aspiración.
17. Aplicar lubricante a los primeros 5-7 cm de la sonda utilizando el que se colocó sobre el campo estéril.	El lubricante facilita el paso de la sonda y disminuye el traumatismo de las membranas mucosas.
18. Retirar el dispositivo de aporte de oxígeno si es apropiado. No aplicar aspiración mientras se inserta la sonda. Sostener la sonda entre el pulgar y el índice.	La aspiración elimina aire de las vías aéreas del paciente y puede causar hipoxemia. El aspirar mientras se inserta la sonda puede causar traumatismo en la mucosa y retirar oxígeno de manera excesiva de las vías respiratorias.

ACCIÓN	JUSTIFICACIÓN

19. Introducir la sonda:
 	
   a. **Para la aspiración nasofaríngea**, insertar suavemente la sonda por la narina sobre su pared posterior, en dirección a la tráquea. Girar el catéter entre los dedos para ayudar al avance. Se introduce 12.5-15 cm para alcanzar la faringe.
 	
   b. **Para la aspiración bucofaríngea**, insertar la sonda a través de la boca por un lado, en dirección a la tráquea. Se avanza la sonda 7.5-10 cm para alcanzar la faringe (para la aspiración nasotraqueal, véase la imagen de "Variante en la técnica") acompañante.
	La distancia correcta de inserción asegura la colocación apropiada de la sonda. La guía general para determinar la distancia de inserción de la aspiración nasofaríngea de un paciente individual es mediante el cálculo de la distancia entre el lóbulo de la oreja y la nariz. El lubricante facilita el paso de la sonda y disminuye el traumatismo de las membranas mucosas.

20. **Aplicar aspiración por oclusión intermitente del puerto "Y" de la sonda con el pulgar de la mano no dominante, y girarla conforme se retira. No aspirar durante más de 10-15 seg a la vez.**	El hacer girar la sonda conforme se retira, disminuye al mínimo el traumatismo de la mucosa. La aspiración durante más de 10-15 seg extrae oxígeno de las vías respiratorias, lo que puede causar hipoxemia. Una aspiración demasiado rápida puede ser ineficaz para eliminar todas las secreciones.
21. Sustituir el dispositivo de aporte de oxígeno usando la mano no dominante si es adecuado, y pedir al paciente que realice varias respiraciones profundas.	La aspiración extrae aire de las vías aéreas del paciente y puede causar hipoxemia. La hiperventilación puede ayudar a prevenir la hipoxemia inducida por la aspiración.
22. Irrigar la sonda con solución salina. Valorar la eficacia de la aspiración y repetir, según necesidad, de acuerdo con la tolerancia del paciente. Entre los intentos, sujetar la sonda de aspiración enrollada sobre su mano dominante.	La irrigación limpia la sonda y la lubrica para la siguiente inserción. Por revaloración se determina la necesidad de aspiración adicional. El enrollado evita la contaminación inadvertida de la sonda.
23. **Dejar pasar al menos 30 seg a 1 min si se requiere aspiración adicional. No deberán realizarse más de tres procedimientos de aspiración por episodio.**	El intervalo permite la reventilación y reoxigenación de las vías aéreas. Los intentos excesivos de aspiración contribuyen a las complicaciones. El intervalo permite la reventilación

ACCIÓN	JUSTIFICACIÓN

Alternar las narinas, a menos de que esté contraindicado, si se requiere repetir la aspiración. No forzar la sonda a través de las narinas. Pedir al paciente toser y respirar profundamente entre las aspiraciones. **Se debe aspirar la bucofaringe después de hacer lo propio con la nasofaringe.**

y reoxigenación de las vías aéreas. Los intentos excesivos de aspiración contribuyen a las complicaciones. Alternar las narinas disminuye el traumatismo. La aspiración de la bucofaringe después de la nasofaringe elimina las secreciones de la boca. Suele haber más microorganismos en la boca, por lo que se aspira al final para prevenir la transmisión de contaminantes.

24. Al concluir la aspiración, retirarse los guantes, el de la mano dominante con la sonda enrollada mediante tracción de adentro hacia afuera. Retirar el de la mano no dominante y desechar ambos junto con la sonda y el recipiente con solución en el lugar apropiado. Ayudar al paciente a adoptar una posición confortable. Elevar el barandal de la cama y colocarla en la posición más baja.

Esta técnica disminuye la transmisión de microorganismos. La apropiada posición de la cama con los barandales laterales elevados y una altura adecuada provee al paciente confort y seguridad.

25. Apagar la aspiración. Retirar el oxígeno complementario conectado para la aspiración si es apropiado. Quitar el escudo facial o las gafas y la mascarilla. Realizar higiene de manos.

El retiro adecuado del EPP y la higiene de manos previenen la propagación de microorganismos.

26. Ofrecer hacer la higiene bucal después de aspirar.

Las secreciones respiratorias que se dejan acumular en la boca son irritantes para las membranas mucosas y desagradables para el paciente.

27. Revalorar el estado respiratorio del paciente, incluyendo la frecuencia, el esfuerzo, la saturación de oxígeno y los ruidos pulmonares respiratorios.

Así se revalora la eficacia de la aspiración y la presencia de complicaciones.

28. Retirar el EPP adicional si se utilizó. Realizar higiene de manos.

El retiro adecuado del EPP disminuye el riesgo de trasmisión de infecciones y la contaminación de otros objetos. La higiene de manos evita la propagación de microorganismos.

EVALUACIÓN

- El paciente muestra mejoría de los ruidos respiratorios y vías aéreas permeables y limpias.
- El grado de saturación de oxígeno se encuentra dentro de los parámetros aceptables.
- El paciente no muestra signos o síntomas de insuficiencia respiratoria o complicaciones.

REGISTRO

- Anotar la hora de la aspiración, sus valoraciones antes y después de la intervención, el motivo de la aspiración, la vía utilizada, así como las características y cantidad de las secreciones.

VARIANTE EN LA TÉCNICA	Aspiración nasotraqueal

La aspiración nasotraqueal está indicada para mantener las vías aéreas permeables y retirar saliva, secreciones pulmonares, sangre, vómito o material extraño de la tráquea. La aspiración traqueal puede llevar a hipoxemia, disritmias cardíacas, traumatismos, atelectasia, infecciones, hemorragia y dolor. Es imperativo ser diligente en el mantenimiento de la técnica aséptica y seguir las guías de la institución y los procedimientos para prevenir riesgos potenciales. En el contexto domiciliario y otros basados en la comunidad, se usa una técnica limpia porque el paciente no está expuesto a los microorganismos patógenos que pudiesen encontrarse en contextos de atención sanitaria, como los hospitales. Al realizar la aspiración, es necesario ubicarse en el lado apropiado del paciente. Si se es diestro, pararse en el lado derecho; si se es zurdo, a la izquierda del paciente. Lo anterior permite el uso cómodo de la mano dominante para manipular la sonda de aspiración. Para hacer la aspiración nasotraqueal:

1. Realizar higiene de manos. Ponerse el EPP, según indicación.

2. Identificar al paciente.

3. Determinar si es necesaria la aspiración. **Valorar en cuanto a dolor o el potencial de causarlo. Administrar analgésicos según prescripción, antes de la aspiración.**
4. Explicar al paciente el procedimiento y su justificación, incluso si no parece estar alerta.
5. Ajustar la cama a una posición de trabajo cómoda. Bajar el barandal lateral más cercano. **Si el paciente está consciente, colocarlo en posición de semi-Fowler; de lo contrario, en decúbito lateral de frente.** Mover la mesa puente cerca del área de trabajo y elevarla hasta la altura de la cintura.

Continúa en la p. 76

6. Colocar una manta de baño o un protector impermeable sobre el tórax del paciente.

7. **Activar la aspiración a la presión apropiada. Ponerse un guante desechable limpio y ocluir el extremo del tubo conector para verificar la presión de aspiración.**

   Conviene acoplar los tubos conectores en una posición que resulte práctica.

8. Abrir el paquete para aspiración estéril con técnica aséptica. La envoltura abierta se convierte en campo estéril para colocar otros suministros. Retirar cuidadosamente el recipiente estéril tocando sólo la superficie externa. Colocarlo en el área de trabajo y verter solución salina.

9. Poner una pequeña cantidad de lubricante hidrosoluble sobre el campo estéril, sin tocarlo con el envase del lubricante.

10. Aumentar la concentración de oxígeno complementario o aplicarlo según la política institucional o la orden médica.

11. Ponerse el escudo facial o las gafas y mascarilla, así como guantes estériles. **La mano dominante manipulará la sonda y debe mantenerse estéril.** La mano no dominante se considera limpia, aunque no estéril, y controlará la válvula de aspiración.

12. Con la mano dominante enguantada, tomar la sonda estéril y con la no dominante el tubo conector, y acoplarlos.

13. Humedecer la sonda sumergiéndola en el recipiente con solución salina estéril. Ocluir el tubo en "Y" para verificar la aspiración.

14. Pedir al paciente hacer varias inspiraciones profundas.

15. Aplicar el lubricante a los primeros 5-7.5 cm de la sonda utilizando el que se colocó sobre el campo estéril.

16. Retirar el dispositivo de aporte de oxígeno, si es apropiado. No aplicar aspiración hasta que se inserte la sonda. Sostener la sonda con su pulgar e índice. Insertarla suavemente a través de la narina sobre su pared posterior en dirección a la tráquea. Hacer girar la sonda entre sus dedos para ayudar a que avance. Impulsarla por aproximadamente 20-22.5 cm hasta alcanzar la tráquea. No deberá encontrarse resistencia. En caso contrario, se golpeó la carina o la mucosa de la tráquea. Retirar la sonda al menos 30 cm antes de aplicar la aspiración.

17. Aplicar aspiración mediante oclusión intermitente del puerto "Y" de la sonda con el pulgar de su mano no dominante, rotándola suavemente al retirarla. **No aspirar durante más de 10-15 seg por ocasión.**

18. Sustituir el dispositivo de aporte de oxígeno utilizando la mano no dominante y hacer que el paciente respire profundamente varias veces.

19. Irrigar la sonda con solución salina. Valorar la eficacia de la aspiración y repetir, según necesidad y de acuerdo con la tolerancia del paciente. Se enrolla la sonda de aspiración alrededor de la mano dominante entre los intentos.

20. **Dejar trascurrir por lo menos de 30 seg a 1 min si se necesita aspiración adicional.**

No deberán hacerse más de tres procedimientos de aspiración por ocasión. Alternar las narinas, a menos que esté contraindicado, si se requiere repetir la aspiración. No forzar la sonda a través de las narinas. Se solicita al paciente que tosa y respire profundamente entre las aspiraciones. Aspirar la bucofaringe después de hacer lo propio con la tráquea.

21. Al concluir la aspiración, se retira el guante de la mano dominante con la sonda enrollada bajo tracción de adentro hacia afuera. Quitar el de la mano no dominante y desecharlos junto con la sonda y el recipiente con solución en un depósito apropiado. Retirar el escudo facial o las gafas y mascarilla. Realizar higiene de manos.

22. Apagar la aspiración. Retirar el oxígeno complementario utilizado para la aspiración, si es apropiado. Ayudar al paciente a adoptar una posición cómoda.

23. Proponer hacer higiene bucal después de la aspiración.

24. Revalorar el estado respiratorio del paciente, incluyendo frecuencia, esfuerzo, saturación de oxígeno y ruidos pulmonares respiratorios.

25. Retirar el EPP adicional, si se utilizó. Realizar higiene de manos.

26. Documentar el tiempo de aspiración, las valoraciones antes y después de la intervención, el motivo de la aspiración, la vía utilizada, así como las características y el volumen de las secreciones.

COMPETENCIA 14   ASISTENCIA CON EL BAÑO DE ASIENTO

Los baños de asiento son un método para aplicar agua tibia a las regiones perineal y rectal, al sentarse sobre una tina o recipiente lleno de agua. Estos baños ayudan a aliviar el dolor y las molestias de la región perineal, como los causados tras el parto o la cirugía, y pueden aumentar la circulación a los tejidos, promoviendo su cicatrización.

CONSIDERACIONES AL DELEGAR

Los baños de asiento pueden delegarse al personal de apoyo de enfermería (PAE) o al personal de apoyo sin licencia (PASL), así como al personal de apoyo de enfermería práctico/vocacional con licencia (PEPL/PEVL). La decisión de delegar debe tomarse con base en un análisis minucioso de las necesidades y circunstancias del paciente, así como en las calificaciones de la persona a quien se le delega la tarea. Véanse las *Pautas de delegación* del Apéndice A.

EQUIPO

- Guantes limpios
- Equipo de protección personal (EPP) adicional, según indicación
- Manta de baño
- Portasueros ajustable
- Tina o recipiente desechable para baños de asiento con bolsa de agua

VALORACIÓN INICIAL

- Revisar las indicaciones respecto de los baños de asiento.
- Determinar la capacidad del paciente para caminar al baño y mantener una posición sentada durante 15-20 min.
- Antes del baño de asiento, revisar las regiones perineal y rectal en busca de hinchazón, exudados, eritema, calor o hipersensibilidad. Valorar la plenitud vesical y alentar al paciente a orinar antes del baño de asiento.

DIAGNÓSTICO DE ENFERMERÍA

- Dolor agudo
- Riesgo de infección
- Deterioro de la integridad tisular

IDENTIFICACIÓN Y PLANIFICACIÓN DE RESULTADOS

- El paciente indica que siente mayor comodidad.
- El individuo muestra un menor tiempo de cicatrización.
- El sujeto mantiene una temperatura corporal normal y está libre de signos y síntomas de infección.
- El paciente presenta signos y síntomas de cicatrización.

IMPLEMENTACIÓN

ACCIÓN	JUSTIFICACIÓN
1. Revisar la indicación médica sobre la realización del baño de asiento, incluyendo su frecuencia y duración. Reunir los suministros necesarios.	La evaluación de la indicación médica y el plan de atención valida que se atienda al paciente correcto con el procedimiento correcto. La preparación promueve el manejo eficaz y un abordaje organizado para realizar la tarea.
2. Realizar higiene de manos y 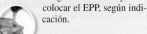 colocar el EPP, según indicación.	La higiene de manos y el EPP previenen la propagación de microorganismos. El EPP será necesario según las precauciones epidemiológicas.
3. Identificar al paciente.	Identificar al paciente garantiza que el individuo correcto reciba la intervención correcta y ayuda a prevenir errores.

ACCIÓN	JUSTIFICACIÓN

4. Cerrar las cortinas alrededor de la cama, así como la puerta de la habitación, de ser posible.

Esto asegura la privacidad del paciente.

5. Colocarse los guantes. Reunir el equipo ya sea junto a la cama (si se va a utilizar una bacinilla a pie de cama) o en el sanitario.

Los guantes previenen el contacto con la sangre y los líquidos corporales. La organización facilita la realización de las tareas.

6. Levantar la tapa del inodoro o de la bacinilla a pie de cama. Colocar la tina para el baño de asiento sobre el inodoro, con el puerto de drenaje en la parte posterior y el puerto de entrada en la parte anterior. Llenarla hasta la mitad con agua a una temperatura de 37-46 °C.

La tina para baño de asiento no se vaciará de manera adecuada si se instala al revés sobre el inodoro. El agua tibia promueve la relajación y ayuda al edema; también, puede ayudar a la circulación.

7. Cerrar las válvulas de la bolsa de agua. Llenar la bolsa de agua a la temperatura mencionada. Colgar la bolsa a la altura de los hombros del paciente en el portasueros.

Si la bolsa se cuelga más abajo, la velocidad de flujo será insuficiente y el agua se puede enfriar rápidamente.

8. Ayudar al paciente a sentarse en el inodoro o la bacinilla. El paciente deberá ser capaz de sentarse sobre la tina con los pies en el piso sin ejercer presión sobre el sacro o los muslos. Se cubren los hombros con un cobertor y se ofrece algo más para taparse, según necesidad. Introducir la manguera al puerto de entrada del baño de asiento. Abrir lentamente la válvula para que se llene el baño de asiento.

Una presión excesiva sobre el sacro o los muslos puede causar daño tisular. Los cobertores protegen contra los escalofríos y la exposición. Si se instalan las mangueras del baño de asiento antes de que el paciente se siente en el inodoro, existe la posibilidad de que se tropiece. El llenado del baño de asiento garantiza que el tejido esté sumergido bajo el agua.

9. Cerrar la válvula si el baño de asiento se llena. Indicar al paciente que abra la válvula cuando se enfríe el agua de la tina. **Verificar que el timbre esté al alcance del paciente. Indicarle que debe llamar si se siente mareado o tiene algún**

El agua fría puede producir hipotermia. El paciente puede marearse por la vasodilatación, por lo que deberá tener el timbre a la mano.

ACCIÓN	JUSTIFICACIÓN
problema. Advertirleque no debe intentar ponerse de pie sin ayuda.	
10. Retirarse los guantes y realizar higiene de manos.	La higiene de manos hace posible prevenir la transmisión de microorganismos.
11. Cuando el paciente haya terminado (en 15-20 min, o el tiempo prescrito), ponerse guantes limpios. Ayudar al paciente a pararse y secar suavemente la región perineal. Quitarse los guantes. Ayudar al paciente a regresar a la cama o la silla. Verificar que el timbre esté al alcance del paciente.	Los guantes previenen el contacto con la sangre y los líquidos corporales. El paciente puede marearse por la vasodilatación. El paciente no deberá ponerse de pie solo, y agacharse para secarse puede llevarlo a caer.
12. Colocarse los guantes. Es necesario vaciar y desinfectar el baño de asiento según la política institucional.	La limpieza adecuada del equipo previene la propagación de microorganismos.
13. Quitarse los guantes y otros EPP, si fueron utilizados. Realizar higiene de manos	El retiro adecuado del EPP disminuye el riesgo de infección, así como la contaminación de otros objetos. La higiene de manos previene la propagación de microorganismos.

EVALUACIÓN

- El paciente tolera el baño de asiento sin complicaciones.
- El individuo refiere sentir menos dolor o molestias.
- El sujeto no presenta signos ni síntomas de infección.
- El paciente muestra signos de cicatrización.

REGISTRO

- Documentar la administración del baño de asiento, incluyendo la temperatura del agua y su duración. Registrar la respuesta del paciente y la valoración del perineo antes y después de la administración.

COMPETENCIA 15

La ducha puede ser el método preferido para bañar a los pacientes ambulatorios capaces de tolerar la actividad. Los baños de tina también representan una alternativa, sobre todo en la atención de largo plazo u otros contextos de cuidados comunitarios, según la política institucional. Se deben realizar los ajustes necesarios para cada paciente. Por ejemplo, si se encuentra en estado de confusión y se vuelve agitado por sobreestimulación durante el baño, limitar los estímulos. Se puede reducir la iluminación y poner música ligera o calentar la habitación antes de llevar al paciente (Johnson, 2011). Llevar a cabo el baño de manera natural y digna; de seguirse este abordaje, generalmente los pacientes no sienten que los cuidados por parte de personas del sexo opuesto resulten ofensivos o motivo de vergüenza.

CONSIDERACIONES AL DELEGAR

Los baños en ducha o tina pueden delegarse al personal de apoyo de enfermería (PAE) o al personal de apoyo sin licencia (PASL), así como al personal de enfermería práctico/vocacional con licencia (PEPL/PEVL). La decisión de delegar debe tomarse con base en un análisis minucioso de las necesidades y circunstancias del paciente, así como en las calificaciones de la persona a quien se le delega la tarea. Véanse las *Pautas de delegación del Apéndice A*.

EQUIPO

- Artículos de limpieza personal (desodorante, loción, etc.)
- Productos de limpieza para la piel
- Emolientes y protectores cutáneos, según indicación
- Manta de baño y toallitas de lavado
- Bata de baño y pantuflas o calcetas antideslizantes
- Bata o ropa
- Bolsa de lavandería
- Silla para ducha o baño de tina, según necesidad
- Guantes no estériles, según indicación
- Equipo de protección personal (EPP) adicional, según indicación

VALORACIÓN INICIAL

- Evaluar los conocimientos del paciente sobre prácticas de higiene y preferencias de baño: frecuencia, hora del día y tipos de productos de limpieza.
- Valorar cualquier limitación a la actividad física.
- Evaluar la capacidad del paciente para bañarse.
- Valorar la piel del paciente para identificar resequedad, eritema o áreas de pérdida de integridad, y reunir todo el material que pueda ser necesario de acuerdo con los resultados de la valoración.

DIAGNÓSTICO DE ENFERMERÍA

- Déficit de autocuidado: baño
- Riesgo de infección
- Riesgo de deterioro de la integridad cutánea
- Conocimientos deficientes

IDENTIFICACIÓN Y PLANIFICACIÓN DE RESULTADOS

- El paciente se encuentra limpio y fresco, sin lesiones.
- El individuo recupera el sentimiento de estar en control al ayudar con el baño.
- El sujeto refiere una imagen corporal positiva.
- El paciente muestra comprender la necesidad de estar limpio.

IMPLEMENTACIÓN

ACCIÓN	JUSTIFICACIÓN
1. Revisar los antecedentes médicos del paciente para saber si hay limitaciones a la actividad física. Confirmar que la orden médica autorice la ducha del paciente, si así lo indica la política institucional.	Identificar las limitaciones previene molestias y lesiones. En algunos centros se requiere una indicación médica para autorizar la ducha.
2. Revisar que el sanitario esté disponible, limpio y seguro. Verificar que las duchas y tinas cuenten con tapetes o tiras antideslizantes para prevenir las caídas. Colocar el tapete o una toalla en el suelo frente a la ducha o tina. Instalar la silla para ducha o baño de tina, según necesidad. Poner un letrero de "Ocupado" en la puerta de la habitación.	La limpieza de los sanitarios previene la propagación de microorganismos. Los tapetes y las tiras antideslizantes previenen que los pacientes resbalen y caigan. Contar con un lugar para que los pacientes débiles o con discapacidades físicas puedan sentarse durante el baño previene las caídas; el agua caliente puede producir vasodilatación y congestión de sangre en las extremidades inferiores, causando posibles mareos. El uso del letrero le permite a los demás conocer la situación en la habitación y garantiza la privacidad del paciente.
3. Reunir los artículos de baño y aseo necesarios; ponerlos cerca de la ducha o tina.	Llevar todo lo necesario al sanitario ahorra tiempo y energía. Ordenar los artículos requeridos resulta más práctico, ahorra tiempo y evita estiramientos innecesarios y posibles caídas.
4. Realizar higiene de manos.	La higiene de manos previene la propagación de microorganismos.
5. Identificar al paciente. Comentar el procedimiento con el paciente y valorar su capacidad para ayudar con el baño, así como sus preferencias en cuanto a higiene personal.	Identificar al paciente garantiza que el individuo correcto recibe la intervención correcta y ayuda a prevenir errores. La explicación reduce la ansiedad y facilita la cooperación, y permite brindar una atención de enfermería personalizada.

ACCIÓN	JUSTIFICACIÓN
6. Ayudar al paciente a orinar o defecar en el sanitario, según necesidad.	Orinar o defecar antes de bañarse reduce las probabilidades de interrumpir el baño, porque el agua tibia del baño puede estimular estas necesidades fisiológicas.
7. Ayudar al paciente a ponerse su bata y pantuflas o calcetas antideslizantes. Cubrir los sitios de acceso i.v. según la política institucional.	Esto garantiza la privacidad del paciente, previene los escalofríos y reduce el riesgo de resbalar y caer. Cubrir los accesos i.v. previene la caída de los apósitos y su exposición a la humedad, y mantiene la integridad del acceso.
8. Ayudar al paciente a entrar a la ducha o la tina.	Esto previene las caídas accidentales.
9. Cerrar las cortinas de la ducha o tina, según corresponda, y cerrar la puerta del sanitario. Ajustar la temperatura de la habitación, según necesidad. Ducha: abrir la llave de la ducha. Revisar que la temperatura del agua sea segura y agradable. Tina: llenar la mitad de la tina con agua. Revisar que la temperatura del agua sea segura y agradable. **La temperatura del agua deberá estar a 38 °C o menos de 50 °C.**	Ello garantiza la privacidad del paciente y reduce el riesgo de perder calor durante el baño. Ajustar el agua a 38 °C o menos de 50 °C reduce el riesgo de quemaduras y resequedad de la piel. Se recomienda la temperatura menor para niños y adultos mayores de 65 años (Burn Foundation, 2012). El agua caliente resulta relajante, estimula la circulación y permite un lavado más eficaz.
10. Explicar el uso del dispositivo de llamado y garantizar que esté a la mano en la ducha o tina.	El uso del dispositivo de llamado le permite al paciente pedir ayuda en caso necesario.
11. Colocarse los guantes, según indicación. Ayudar al paciente a entrar y salir de la ducha o tina, según corresponda. Usar los barandales. En la tina: solicitarle al paciente que tome los barandales a orillas de la tina, o poner una silla en el costado de ésta. El paciente se sienta en la silla y alcanza la orilla de la tina. Después de poner ambos pies dentro de la tina, se le pide al paciente que alcance la orilla contraria	Se requieren guantes si se espera entrar en contacto con sangre o líquidos corporales. Los guantes previenen la propagación de microorganismos. Esto previene resbalones y caídas.

ACCIÓN	JUSTIFICACIÓN

y se siente con lentitud. Posiblemente deba hincarse primero y luego sentarse.

12. De ser necesario, usar una grúa hidráulica si está disponible, con el fin de bajar a los pacientes que no sean capaces moverse de manera segura o no puedan soportar su propio peso. Algunos centros comunitarios tienen tinas a las que se puede entrar caminando.

Previene resbalones y caídas, así como la fatiga y las lesiones tanto en pacientes como en el personal de enfermería.

13. Ajustar la temperatura del agua según las preferencias del paciente. No cerrar con llave la habitación. Permanecer con el paciente para ayudarlo, de ser pertinente. Si requiere ayuda durante el baño, ponerse los guantes; de lo contrario, vigilar cada 5 min. **Nunca dejar solos en el baño a los niños menores o a los pacientes en estado de confusión.**

Estas medidas promueven la seguridad. Los profesionales de la salud deben poder entrar fácilmente si el paciente necesita ayuda. Se requieren guantes si se espera entrar en contacto con sangre o líquidos corporales. Los guantes previenen la transmisión de microorganismos.

14. Ayudar al paciente a salir de la ducha o tina cuando termine. Solicitar la ayuda de otros miembros del personal, según necesidad. Usar los barandales. En caso de que se haya usado la tina, vaciar el agua y pedirle al paciente que tome los barandales de las orillas. Se le ayuda a alcanzar la orilla y se le solicita que se siente en la silla colocada a un lado de la tina, para luego sacar los pies. Posiblemente deba hincarse primero y luego alcanzar la orilla de la tina.

Ello previene resbalones y caídas. El apoyo del personal adicional previene la fatiga y las lesiones tanto en pacientes como en el personal de enfermería.

15. De ser necesario, usar una grúa hidráulica si está disponible, con el fin de levantar a los pacientes que no puedan moverse de manera segura o que no sean capaces de soportar su propio peso.

Previene resbalones y caídas, así como la fatiga y las lesiones tanto en pacientes como en el personal de enfermería.

ACCIÓN	JUSTIFICACIÓN
16. Colocarse los guantes, según indicación. Ayudar al paciente a secarse, aplicarse emolientes y vestirse, según necesidad. Retirar la cubierta del sitio de acceso i.v.	Se requieren guantes si se espera entrar en contacto con sangre o líquidos corporales. Los guantes previenen la propagación de microorganismos.
	Esto previene los escalofríos y mantiene la comodidad del paciente. Se recomienda el uso de emolientes para restaurar y mantener la integridad de la piel (Voegeli, 2010).
17. Quitarse los guantes, si fueron utilizados. Ayudar al paciente a trasladarse a la habitación y a asumir una posición confortable.	El retiro adecuado de los guantes reduce el riesgo de infección y contaminación de otros objetos. Esto promueve la comodidad y seguridad del paciente.
18. Limpiar la ducha o la tina según la política institucional. Se debe desechar la ropa de cama sucia de acuerdo con la política institucional. Quitar el letrero de "Ocupado" de la puerta de la habitación.	Ello reduce el riesgo de infección y contaminación de otros objetos, y le permite a otros usar la habitación.
19. Realizar higiene de manos.	La higiene de manos previene la transmisión de microorganismos.

EVALUACIÓN

Los resultados esperados se alcanzan cuando el paciente está limpio; muestra cierta sensación de control sobre sus propios cuidados; refiere una mejoría en su imagen corporal, y expresa la importancia de la limpieza.

REGISTRO

- Registrar toda observación o comunicación importante. Documentar el estado de la piel del paciente. Consignar el procedimiento, la cantidad de apoyo necesario y la participación del paciente. Anotar la aplicación de productos para el cuidado de la piel, por ejemplo, emolientes.

COMPETENCIA 16

Algunos pacientes deben permanecer en cama como parte de su régimen terapéutico, pero ello no implica que no puedan bañarse. Otros no requieren reposo en cama, pero necesitan apoyo total o parcial para bañarse en la cama por alguna limitación física, como la fatiga o un rango limitado de movimientos. El baño en cama puede considerarse una tarea parcial si el paciente se siente suficientemente bien como para realizar la mayor parte del baño; en ese caso, el personal de enfermería deberá ayudar a lavar las áreas que el paciente no alcance con facilidad. El baño parcial también puede incluir lavar sólo las partes que lo requieran, como la región perineal y las partes del cuerpo con suciedad o manchas. El baño se debe realizar de manera natural y digna; de seguirse este abordaje, generalmente los pacientes no sienten que los cuidados por parte de personas del sexo opuesto resulten ofensivos o motivo de vergüenza. Además, se deben llevar a cabo los ajustes necesarios para cada paciente en particular. Por ejemplo, si el paciente se encuentra en estado de confusión y se vuelve agitado por sobreestimulación durante el baño, se limitan los estímulos. También se puede bajar la iluminación y poner música ligera o calentar la habitación antes de bañar al paciente (Johnson, 2011). Esta competencia trata sobre la realización del baño en cama con agua y algún producto de limpieza. Véase la sección "Variante en la técnica" si se requiere orientación sobre el uso de sistemas desechables de baño.

CONSIDERACIONES AL DELEGAR

Los baños en cama pueden delegarse al personal de apoyo de enfermería (PAE) o al personal de apoyo sin licencia (PASL), así como al personal de enfermería práctico/vocacional con licencia (PEPL/PEVL). La decisión de delegar debe tomarse con base en un análisis minucioso de las necesidades y circunstancias del paciente, así como de las calificaciones de la persona a quien se le delega la tarea. Véanse las *Pautas de delegación* del Apéndice A.

EQUIPO

- Tina portátil o palangana y agua tibia o sistema desechable de baño
- Artículos de limpieza personal (desodorante, loción, etc.)
- Producto de limpieza de la piel
- Emolientes y protectores cutáneos, según indicación
- Mantas de baño (2)
- Toallitas de lavado (2)
- Manta de baño
- Bata
- Cómodo u orinal
- Bolsa de lavandería
- Guantes no estériles y otros equipos de protección personal (EPP), según indicación

VALORACIÓN INICIAL

- Evaluar los conocimientos del paciente sobre prácticas de higiene y preferencias a la hora del baño: frecuencia, hora del día y tipos de productos de limpieza.
- Valorar cualquier limitación a la actividad física.
- Medir la capacidad del paciente para bañarse.
- Explorar la piel del paciente para identificar resequedad, eritema o áreas de pérdida de integridad.

DIAGNÓSTICO DE ENFERMERÍA

- Déficit de autocuidado: baño
- Deterioro de la integridad cutánea
- Riesgo de infección
- Riesgo de deterioro de la integridad cutánea

IDENTIFICACIÓN Y PLANIFICACIÓN DE RESULTADOS

- El paciente se encuentra limpio y fresco.
- El sujeto recupera el sentimiento de estar en control al ayudar con el baño.
- El individuo refiere una imagen corporal positiva.
- El paciente muestra comprender la necesidad de estar limpio.

IMPLEMENTACIÓN

ACCIÓN	JUSTIFICACIÓN
1. Revisar los antecedentes médicos del paciente para saber si hay limitaciones a la actividad física.	Identificar las limitaciones a la actividad física del paciente evita que se lesione o se sienta incómodo.
2. Realizar higiene de manos y ponerse guantes y otros EPP, según indicación.	La higiene de manos y el EPP previenen la diseminación de microorganismos. El EPP será necesario según las precauciones epidemiológicas.
3. Identificar al paciente. Comentar el procedimiento con el individuo y valorar su capacidad para ayudar con el proceso de baño, así como sus preferencias en cuanto a higiene personal.	Identificar al paciente garantiza que el individuo correcto recibe la intervención correcta y ayuda a prevenir errores. Al comentar el procedimiento se promueve la confianza y aumentan los conocimientos. El diálogo anima al paciente a participar y permite brindar una atención de enfermería personalizada.
4. Reunir el equipo y los suministros al alcance de la mano, en una mesa puente.	La organización facilita el desempeño de la tarea.
5. Cerrar las cortinas alrededor de la cama y la puerta de la habitación, de ser posible. Ajustar la temperatura de la habitación, según la necesidad.	Esto asegura la privacidad del paciente y reduce el riesgo de perder calor durante el baño.
6. Modificar la altura de la cama para trabajar en una postura más cómoda, generalmente a la altura del codo del profesional de la salud (VISN 8 Patient Safety Center, 2009), y bajar el barandal.	Tener la cama a la altura adecuada previene la fatiga dorsal y muscular.

ACCIÓN	JUSTIFICACIÓN
7. Retirar los dispositivos de compresión seriada y las medias antiembólicas de los miembros inferiores, según las políticas institucionales.	La mayoría de los fabricantes y las agencias recomiendan retirar estos dispositivos antes del baño para poder realizar una valoración.
8. Colocarse los guantes. Ofrecer el cómodo u orinal al paciente.	Los guantes son necesarios por el riesgo de entrar en contacto con sangre o líquidos corporales. Orinar o defecar antes de bañarse reduce las probabilidades de interrumpir el baño, porque el agua tibia puede estimular estas necesidades fisiológicas.
9. Retirarse los guantes y realizar higiene de manos.	La higiene de manos previene la transmisión de microorganismos.
10. Ponerse un par de guantes limpio. Bajar el barandal lateral más cercano y ayudar al paciente a ponerse en el costado de la cama donde vayan a trabajar. Solicitarle que se acueste boca arriba.	Los guantes previenen la propagación de microorganismos. Tener al paciente cerca del profesional de salud y bajar los barandales previenen estiramientos innecesarios y la torsión de músculos del personal de enfermería.
11. Quitar los cobertores, excepto por la sábana. Ponerle la manta de baño al paciente y retirar la sábana mientras el sujeto sostiene la manta. Si la ropa de cama se va a volver a usar, doblarla y ponerla sobre la silla. Poner la ropa sucia en la bolsa de lavandería. Impedir que la ropa de cama entre en contacto con el uniforme.	El paciente no se expone de manera innecesaria y se mantiene la calidez. Si no se dispone de una manta de baño, se puede usar la sábana.
12. Retirar la bata del paciente y mantener la manta de baño en su lugar. Si el paciente tiene venoclisis y no porta una bata con mangas desabrochables, se retira la bata empezando por el brazo contrario. Bajar la bolsa con la solución i.v. y pasar la bata por arriba de las líneas y la bolsa. **Volver a colgar la bolsa y revisar la velocidad de flujo.**	Esto permite tener libre acceso durante el baño y mantiene la temperatura del paciente. Las soluciones i.v. se mantienen a la velocidad prescrita.

ACCIÓN	JUSTIFICACIÓN

13. **Subir el barandal.** Llenar la tina o palangana con una cantidad suficiente de agua tibia (38-50 °C). Añadir el producto de limpieza para la piel, de ser pertinente, según las instrucciones del fabricante. Cambiar según la necesidad durante el baño. Bajar el barandal más cercano al regresar a la cama para comenzar el baño.

Los barandales mantienen la seguridad del paciente. Ajustar el agua a 38 °C o menos de 50 °C reduce el riesgo de quemaduras y resequedad de la piel. Se recomienda la temperatura menor para los niños y adultos mayores de 65 años (Burn Foundation, 2012). El agua tibia es agradable y relaja al paciente; también estimula la circulación y permite realizar un lavado más eficaz.

14. Colocarse los guantes, según la necesidad. Si se desea, se puede doblar la toallita de lavado a manera de guante, de forma que no queden bordes sueltos.

Los guantes serán necesarios ante el riesgo de entrar en contacto con sangre o líquidos corporales. Los bordes sueltos pueden producir molestias en el paciente si tocan la piel, pues se enfrían rápidamente y pueden producirle frío.

15. Poner una toalla sobre el pecho del paciente y sobre la manta de baño.

Esto previene los escalofríos y mantiene seca la manta de baño.

16. **Procurando que no haya jabón en la toallita, limpiar la zona de los ojos cerca de la nariz, de dentro hacia fuera. Se enjuaga o voltea la toallita antes de limpiar el otro ojo.**

El jabón irrita los ojos. Moverse de la parte interna a la externa del ojo previene el transporte de detritos al conducto nasolagrimal. Enjuagar o voltear la toallita previene el traslado de microorganismos de un ojo al otro.

17. Limpiar cara, cuello y oídos del paciente. Aplicar el emoliente adecuado.

Se recomienda el uso de emolientes para restaurar y mantener la integridad de la piel (Voegeli, 2010).

18. Estirar el antebrazo del paciente y poner una toalla por debajo, a lo largo. Con movimientos firmes, lavar manos, brazos y axilas, alzando el brazo para alcanzar la región axilar. Enjuagar de ser necesario y secar. Aplicar el emoliente adecuado.

La toalla ayuda a mantener seca la cama. El empezar lavando el extremo más lejano impide contaminar una zona limpia una vez que se ha lavado. Un tallado suave estimula la circulación y los músculos y elimina tierra, aceites y microorganismos. Los movimientos largos y firmes son relajantes y más placenteros que los movimientos cortos e irregulares. El enjuague es necesario con el uso de productos de limpieza. Se recomienda utilizar emolientes para restaurar y mantener la integridad de la piel (Voegeli, 2010).

ACCIÓN	JUSTIFICACIÓN

19. Colocar una toalla doblada sobre la cama cerca de la mano del paciente y poner encima la tina. Sumergir las manos del paciente en la tina. Lavar, enjuagar según necesidad y secar las manos. Aplicar el emoliente adecuado.

Colocar la mano en la tina representa una medida adicional de confort para el paciente. Facilita el lavado de las manos e interdigital, y ayuda a eliminar la suciedad debajo de las uñas. Se recomienda el uso de emolientes para restaurar y mantener la integridad de la piel (Voegeli, 2010).

20. Repetir las acciones 18 y 19 en el brazo más cercano. Otra alternativa para el personal de enfermería corto de estatura o con problemas de espalda puede ser primero bañar un lado del paciente y luego el otro.

21. Extender la toalla sobre el pecho del paciente. Bajar la manta de baño al área umbilical del sujeto. Enjuagar de ser necesario y secar el pecho. Mantener el pecho cubierto con la toalla entre el lavado y el secado. Prestar atención a los pliegues cutáneos bajo las mamas. Aplicar el emoliente adecuado.

Exponer, lavar, enjuagar y secar cada parte por separado evita la exposición y enfriamiento innecesarios del paciente. Los pliegues cutáneos pueden ser fuente de olor y pérdida de integridad de la piel si no se limpian y secan de manera adecuada. Se recomienda el uso de emolientes para restaurar y mantener la integridad de la piel (Voegeli, 2010).

22. Bajar la manta de baño a la región perineal. Colocar la toalla sobre el pecho del paciente.

Tener la manta de baño y las toallas a la mano evita la exposición y el enfriamiento del paciente.

23. Lavar, enjuagar de ser necesario y secar el abdomen. Inspeccionar con cuidado y limpiar la región umbilical y todos los pliegues abdominales. Aplicar el emoliente adecuado.

Los pliegues cutáneos pueden ser fuente de olor y pérdida de integridad de la piel si no se limpian y secan de manera adecuada. Se recomienda el uso de emolientes para restaurar y mantener la integridad de la piel (Voegeli, 2010).

24. Regresar la manta de baño a su posición original y exponer la parte distal de la pierna. Poner la toalla bajo la parte distal de la pierna. Con movimientos firmes, lavar, enjuagar (según necesidad) y secar la pierna desde el tobillo hasta la rodilla y luego hasta la ingle. Aplicar el emoliente adecuado.

La toalla protege la ropa de cama y previene que el paciente se sienta incómodo por tener una cama húmeda o mojada. El lavado de los tobillos hasta las ingles con movimientos firmes promueve el retorno venoso. Se recomienda el uso de emolientes para restaurar y mantener la integridad de la piel (Voegeli, 2010).

| ACCIÓN | JUSTIFICACIÓN |

25. Lavar, enjuagar de ser necesario y secar el pie. Prestar particular atención a las áreas entre los dedos. Aplicar el emoliente adecuado.

Secar los pies es importante para prevenir la irritación, posibles pérdidas de integridad cutánea e infecciones (National Institute on Aging, 2012). Se recomienda el uso de emolientes para restaurar y mantener la integridad de la piel (Voegeli, 2010).

26. Repetir las acciones 24 y 25 para la otra pierna y el otro pie.

27. Verificar que el paciente esté tapado con la manta de baño. Cambiar el agua y la toallita en este momento o antes, según necesidad.

La manta de baño conserva la temperatura y la privacidad. El agua tibia y limpia previene los escalofríos y mantiene la comodidad del paciente.

28. Ayudar al paciente a ponerse en decúbito prono o lateral. Colocarse los guantes, si aún no estaban puestos. Poner la manta de baño y la toalla de forma tal que sólo queden expuestos la espalda y los glúteos.

Colocar la toalla y la manta de baño protege la privacidad del paciente y mantiene la temperatura. Los guantes previenen el contacto con los líquidos corporales.

29. Lavar, enjuagar segun necesidad y secar la espalda y los glúteos. **Prestar atención al lavado de los pliegues interglúteos, y buscar eritema o pérdidas de integridad cutánea en la región sacra.**

La materia fecal cercana al ano puede ser fuente de microorganismos. La presión prolongada sobre la región sacra u otras prominencias óseas puede comprometer la circulación y llevar a la formación de úlceras por decúbito.

30. De no estar contraindicado, dar masajes de espalda como se describe en la Competencia 61. También se puede realizar después del cuidado de la región perineal. Aplicar el emoliente o protector cutáneo adecuado.

Los masajes de espalda mejoran la circulación hacia los tejidos y ayudan a la relajación. Pueden estar contraindicados en pacientes con enfermedad cardiovascular o lesiones musculoesqueléticas. Se recomienda el uso de emolientes para restaurar y mantener la integridad de la piel (Voegeli, 2010). Los protectores cutáneos cuidan la piel contra los daños causados por una exposición prolongada al agua y a irritantes, como orina y materia fecal.

31. Subir el barandal. Volver a llenar la tina con agua limpia. Tirar las toallas para cuerpo y las toallitas de lavado. Quitarse los guantes y ponerse otro par limpio.

Las toallas de cuerpo y de lavado y el agua se contaminan después de limpiar la región glútea del paciente. El uso de artículos limpios reduce la diseminación de microorganismos desde la región anal hacia los genitales.

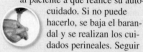

ACCIÓN	JUSTIFICACIÓN
32. Lavar la región perineal o ayudar al paciente a que realice su autocuidado. Si no puede hacerlo, se baja el barandal y se realizan los cuidados perineales. Seguir las pautas de la sección "Variante en la técnica". Aplicar protectores cutáneos, según indicación. Subir el barandal, retirarse los guantes y llevar a cabo la higiene de manos.	La realización del autocuidado de la región perineal puede reducir la sensación de vergüenza del paciente. La ejecución eficaz de los cuidados perineales reduce olores y el riesgo de infecciones por contaminación. Los protectores cutáneos cuidan la piel contra los daños causados por una exposición prolongada al agua y a irritantes, como orina y materia fecal.
33. Ayudar al paciente a ponerse una bata limpia y a usar otros artículos de limpieza, como desodorantes o cosméticos.	Esto aumenta la temperatura y la comodidad del paciente.
34. Cubrir la almohada con una toalla y cepillar el cabello del paciente.	
35. **Al terminar, se verifica la comodidad del paciente, subiendo los barandales y poniendo la cama en la posición más baja.**	La posición adecuada de los barandales y de la cama promueve la comodidad y seguridad del paciente.
36. Cambiar la ropa de cama como se indica en las Competencias 158 y 159. Desechar la ropa de cama sucia según la política institucional. Limpiar la tina con base en la política institucional antes de ponerla en su lugar. Retirar los guantes y otros EPP, si fueron utilizados. Realizar higiene de manos.	El desecho adecuado de la ropa de cama y la limpieza de la tina reducen el riesgo de transmisión de microorganismos. El retiro adecuado del EPP reduce el riesgo de infección y contaminación de otros objetos. La higiene de manos previene la transmisión de microorganismos.

EVALUACIÓN

- El paciente está limpio.
- El sujeto muestra cierta sensación de control sobre sus propios cuidados.
- El individuo refiere una imagen corporal positiva.
- El paciente comunica la importancia de estar limpio.

REGISTRO

- Registrar toda observación o comunicación importante. Documentar el estado de la piel del paciente. Registrar el procedimiento, la cantidad de apoyo necesario y la participación del paciente. Describir la aplicación de productos para el cuidado de la piel, como protectores cutáneos.

VARIANTE EN LA TÉCNICA — Lavado de la región perineal

Los cuidados de la región perineal pueden realizarse con el paciente en la cama. Se deben hacer de manera natural y digna. De seguirse este abordaje, generalmente los pacientes no sienten que los cuidados por parte de personas del sexo opuesto resulten ofensivos o motivo de vergüenza. Al realizar los cuidados de la región perineal, se tienen en consideración las siguientes guías:

1. Realizar higiene de manos y colocar EPP, según indicación.

2. Identificar al paciente.

3. Explicar las acciones que se van a realizar y su justificación.
4. Reunir el equipo necesario junto a la cama o sobre la mesa puente.
5. Cerrar las cortinas alrededor de la cama, y a puerta de la habitación, de ser posible.
6. Colocarse los guantes. Cubrir al paciente con la manta de baño y retirar la ropa de modo que sólo quede expuesta la región perineal. Lavar y enjuagar las ingles (tanto en los pacientes masculinos como en los femeninos):

   • *Para el paciente de sexo femenino*, extender los labios y mover la toallita desde la región púbica hacia la región anal para evitar el transporte de microorganismos de la región anal a la genital (fig. A). Siempre se debe proceder de la región menos contaminada a la más contaminada. Usar una porción limpia de la toallita en cada maniobra de limpieza. Enjuagar las partes usadas con agua sola.

   • *Si se trata de un paciente de sexo masculino*, empezar por limpiar la punta del pene, moviendo la toallita de manera circular desde el meato hacia fuera. Lavar el pene con maniobras que van de la punta a la región púbica (fig. B). Siempre se debe proceder de la región menos contaminada a la más contaminada. Enjuagar las partes sucias únicamente con agua. En los varones sin circuncisión (adolescentes o mayores), retraer el prepucio mientras se lava el pene. **No se recomienda retraer el prepucio para la limpieza del pene durante la lactancia y la niñez, por el riesgo de lesión y formación de cicatrices (MedlinePlus, 2012).**

   • Llevar el prepucio del paciente masculino sin circuncisión de vuelta a su lugar sobre el glande para prevenir la constricción del pene, que puede llevar a edema y lesión tisular. Lavar y enjuagar el escroto del paciente masculino. Manejar el escroto (saco que contiene los testículos) con cuidado porque es un área sensible.

7. Secar las áreas limpias y aplicar emoliente, según indicación. Poner un protector cutáneo en el área, según prescripción. Evitar el uso de talco, pues puede convertirse

Continúa en la p. 94

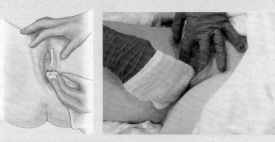

FIGURA A Cuidados perineales de la mujer

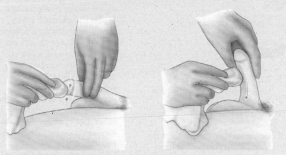

FIGURA B Cuidados perineales del varón

en un medio para el crecimiento bacteriano.

8. Poner al paciente sobre su
costado y continuar el lavado
de la región anal. Lavar desde
la región menos contaminada
hacia la más contaminada. En
la mujer, lavar la región genital con dirección al ano. Tanto
en los pacientes femeninos
como en los masculinos, cambiar la posición de la toallita
con cada maniobra hasta limpiar toda la región. Enjuagar
y secar el área. Aplicar un
protector cutáneo en el área,
según indicación.

9. Quitarse los guantes y
realizar higiene de manos.
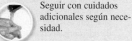 Seguir con cuidados
adicionales según nece-
sidad.

Baño con un sistema de baño desechable

Se prepara el sistema de baño desechable cargando ocho a diez toallitas desechables prehumedecidas. Si se tienen más de ocho toallitas en el paquete, usar una sólo para manos y pies. Al realizar el baño con un sistema desechable, se deben tener en cuenta las pautas siguientes :

1. Calentar el paquete sin abrir en un horno de microondas, según las instrucciones del fabricante, o retirar el empaque del calentador.

2. Realizar higiene de manos y colocar el EPP, según indicación.

3. Identificar al paciente.

4. Explicar el procedimiento y su justificación.

5. Reunir el equipo necesario sobre la mesa puente.

6. Cerrar las cortinas alrededor de la cama, así como la puerta de la habitación, de ser posible.

7. Colocarse los guantes. Cubrir al paciente con la manta de baño y retirar la ropa de cama. Retirar la bata del paciente y mantener la manta de baño en su lugar.

8. Retirar la primera toallita del empaque. Limpiar la zona de los ojos cerca de la nariz, de adentro hacia afuera. Usar una parte distinta de la toallita para limpiar el otro ojo.

9. Limpiar cara, cuello y oídos. Permitir que la piel se seque al aire alrededor de 30 seg, según las instrucciones del fabricante. El secado al aire permite que el emoliente del producto de limpieza permanezca sobre la piel. De forma alterna, limpiar la piel con una toalla, según el producto utilizado. Aplicar el emoliente adecuado. Desechar la toallita en su lugar correspondiente.

10. Exponer el brazo del paciente. Sacar otra toallita. Con movimientos firmes, lavar manos, brazos y axilas. Permitir que la piel se seque al aire 30 seg, según las instrucciones del fabricante. El secado al aire permite al emoliente del producto de limpieza permanecer sobre la piel. Otra alternativa es secar la piel con una toalla, según el producto utilizado. Aplicar el emoliente adecuado. Desechar la toallita en un recipiente. Cubrir el brazo con una manta de baño.

11. Repetir la acción para el otro brazo con una toallita nueva. Cubrir el brazo con una manta de baño.

12. Exponer el pecho del paciente. Retirar la toallita nueva y limpiar el pecho. Permitir que la piel se seque al aire alrededor de 30 seg, según las instrucciones del fabricante. Cubrir el pecho con una manta de baño. Exponer el abdomen del paciente. Limpiar el abdomen. Permitir que la

Continúa en la p. 96

Baño con un sistema de baño desechable *continuación*

piel se seque al aire durante alrededor de 30 seg, según las instrucciones del fabricante. El secado al aire permite al emoliente del producto de limpieza permanecer sobre la piel. Otra alternativa es secar la piel con una toalla, según el producto utilizado. Aplicar el emoliente adecuado.Desechar la toallita en un lugar adecuado. Cubrir el cuerpo del paciente con una manta de baño.

13. Exponer la pierna que se encuentra más alejada de usted. Sacar una toallita nueva y limpiar la pierna y el pie. Permitir que la piel se seque al aire alrededor de 30 seg, según las instrucciones del fabricante. El secado al aire permite al emoliente del producto de limpieza permanecer sobre la piel. Otra alternativa es secar la piel con una toalla, según el producto utilizado. Aplicar el emoliente adecuado. Desechar la toallita en un lugar apropiado. Cubrir la pierna del paciente con una manta de baño.

14. Repetir la acción para la pierna más cercana con una toallita nueva. Cubrir la pierna con una manta de baño.

15. Ayudar al paciente a ponerse en decúbito prono o lateral. Colocarse los guantes si todavía no estaban puestos. Poner la manta de baño de forma que queden expuestos espalda y glúteos. Sacar una toallita nueva y limpiar espalda y

glúteos. Permitir que la piel se seque al aire alrededor de 30 seg, según las instrucciones del fabricante. El secado al aire permite que el emoliente del producto de limpieza permanezca sobre la piel. Otra alternativa es secar la piel con una toalla, según el producto utilizado. Aplicar el emoliente adecuado. Desechar la toallita en un recipiente. De no estar contraindicado, dar al paciente un masaje de espalda. Aplicar un protector cutáneo, según indicación. Cubrir al paciente con una manta de baño.

16. Quitarse los guantes y ponerse otro par limpio. Sacar la última toallita nueva y limpiar la región perineal. Consultar las pautas de la sección "Variante en la técnica" anterior. Desechar la toallita en un recipiente. Aplicar el protector cutáneo, según indicación.

17. Quitarse los guantes. Ayudar al paciente a ponerse una bata limpia. Realizar higiene de manos. Ayudar con el uso de otros artículos de limpieza.

18. Cambiar la ropa de cama como se describe en las Competencias 158 y 159. Desechar la ropa de cama sucia según la política institucional.

19. Quitarse los guantes y otros EPP, si fueron utilizados. Realizar higiene de manos.

Medir el peso del paciente es parte importante de toda exploración física. Además de ofrecer información de referencia sobre el estado general del paciente, el peso representa un valioso indicador del estado de nutrición y del equilibrio hídrico. Los cambios ponderales ofrecen pistas sobre problemas subyacentes como deficiencias nutrimentales, excesos o deficiencias de líquidos, o indican el desarrollo de nuevos problemas, como la sobrecarga de líquidos. El peso también es útil para evaluar la respuesta del paciente al tratamiento. Por ejemplo, si el paciente recibe suplementos nutricios, la medición del peso diario o dos veces por semana permite determinar si se alcanzaron los resultados esperados (aumento de peso).

Habitualmente, el personal de enfermería (PE) mide el peso solicitando al paciente que se pare sobre una báscula o balanza de pedestal. Sin embargo, ello implica que el paciente debe ser capaz de moverse y de mantener el equilibrio. Existen básculas de silla para los pacientes que no se pueden poner de pie. Para los individuos postrados, con movilidad limitada o que no pueden mantener el equilibrio en posición vertical durante mucho tiempo, se puede usar una báscula de cama. En las básculas de cama, el PE coloca al paciente en un cabestrillo que lo eleva sobre la cama con una grúa. Para garantizar la seguridad, un segundo miembro del PE deberá estar disponible para pesar al paciente. Muchas instituciones ofrecen camas con básculas integradas. El siguiente procedimiento explica cómo pesar al paciente con una báscula de cama portátil.

CONSIDERACIONES AL DELEGAR

La medición del peso puede delegarse al personal de apoyo de enfermería (PAE) o al personal de apoyo sin licencia (PASL), así como al personal de enfermería práctico/vocacional con licencia (PEPL/PEVL). La decisión de delegar debe tomarse con base en un análisis minucioso de las necesidades y circunstancias del paciente, así como de las calificaciones de la persona a quien se delega la tarea. Véanse las *Pautas de delegación* del Apéndice A.

EQUIPO

- Báscula o balanza de cama con cabestrillo
- Cobertor para el cabestrillo
- Manta de baño
- Equipo de protección personal (EPP), según indicación

VALORACIÓN INICIAL

- Evaluar la capacidad del paciente para ponerse de pie a fin de tomar su peso. Si el paciente no puede pararse, evaluar su capacidad para sentarse o quedarse recostado para tomar su peso.
- Valorar la presencia de dolor en el paciente. Según la necesidad, administrar analgésicos o sedantes antes de colocar al individuo en la báscula de cama.
- Identificar la presencia de materiales como tubos, drenajes o vías i.v., que pudieran enredarse con la báscula o jalarse durante el pesaje.

DIAGNÓSTICO DE ENFERMERÍA

- Riesgo de lesión
- Deterioro de la movilidad física
- Desequilibrio nutricional: ingesta inferior a las necesidades
- Desequilibrio nutricional: ingesta superior a las necesidades

---

IDENTIFICACIÓN Y PLANIFICACIÓN DE RESULTADOS

- El peso del paciente se mide con precisión y sin lesiones.
- El paciente experimenta mínimas molestias.

IMPLEMENTACIÓN

ACCIÓN	JUSTIFICACIÓN
1. Revisar la indicación médica o el plan de atención de enfermería para saber la frecuencia con la que se debe medir el peso. Podrá ser pertinente una medición más frecuente según el juicio del PE. Obtener ayuda de otro miembro del PE, según la movilidad y capacidad de cooperar del paciente.	Favorece la seguridad del paciente y permite brindar la atención adecuada.
2. Realizar higiene de manos y colocar el EPP, según indicación.	La higiene de manos y el EPP previenen la diseminación de microorganismos. El EPP será necesario según las precauciones epidemiológicas.
3. Identificar al paciente.	Identificar al paciente garantiza que el individuo correcto recibe la intervención correcta y ayuda a prevenir errores.
4. Cerrar las cortinas alrededor de la cama, así como la puerta de la habitación, de ser posible. Comentar el procedimiento con el paciente y valorar su capacidad para ayudar con el proceso.	Garantiza la privacidad del paciente. Las explicaciones reducen la ansiedad y facilitan la cooperación.
5. Colocar un cobertor sobre el cabestrillo de la báscula de cama.	El uso del cobertor previene la transmisión de microorganismos.
6. Unir el cabestrillo a la báscula. Poner la manta de baño dentro del cabestrillo. Encender la báscula. **Regular la báscula hasta que el lector indique un peso de 0.**	La báscula añadirá el peso del cabestrillo al del paciente a menos que se ajuste considerando la presencia del cabestrillo y los cobertores.

ACCIÓN	JUSTIFICACIÓN
7. Modificar la altura de la cama para trabajar de manera cómoda, generalmente a la altura del codo del profesional de la salud (VISN 8, 2009). Deberá haber un miembro del PE de cada lado de la cama, si hay dos disponibles. Subir los barandales del lado contrario de la cama de donde se encuentra la báscula, de no estar en su sitio. Cubrir al paciente con la manta de baño. Retirar los otros cobertores y todas las almohadas.	Tener la cama a la altura adecuada previene la fatiga muscular y dorsal. Contar con un cuidador de cada lado favorece la seguridad del paciente y facilita brindar una atención adecuada. El barandal le ayuda al paciente a realizar sus movimientos. El cobertor mantiene la dignidad del paciente y le ofrece abrigo.
8. Rodar al paciente hacia su costado en dirección al barandal, cubriendo su cuerpo con una sábana o cobertor. Quitar el cabestrillo de la báscula. Poner el cobertor en el cabestrillo. Enrollar el cobertor y el cabestrillo a lo largo. Colocar el cabestrillo enrollado debajo del paciente, verificando que éste se encuentre centrado respecto de aquél.	Rodar al paciente hacia su costado facilita su colocación sobre el cabestrillo. El cobertor mantiene la dignidad del paciente y le ofrece abrigo.
9. Volver a rodar al paciente sobre el cabestrillo pero en dirección contraria. Tirar del cabestrillo, como si se estuviera poniendo una sábana debajo del paciente, y luego desenrollar el cabestrillo una vez que se jaló del otro lado del paciente.	Esta acción facilita su colocación sobre el cabestrillo.
10. Llevar la báscula a pie de cama para que sus brazos queden directamente sobre el paciente. **Extender la base de la báscula.** Bajar los brazos de la báscula e introducir los ganchos de los brazos en los agujeros del cabestrillo.	Al extender la base, se amplía el soporte de la báscula, evitando que se voltee junto con el paciente. Enganchar el cabestrillo permite anclarlo de manera segura a la báscula y previene lesiones.
11. Una vez que los brazos están enganchados, elevar gradualmente el cabestrillo hasta levantar al paciente de la cama (fig. 1).	El paciente y el cabestrillo deben colgar libremente para obtener el peso correcto. Todo tubo o vía que cuelgue de la báscula le añadirá peso al paciente.

ACCIÓN	JUSTIFICACIÓN

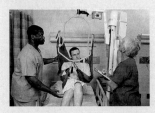

FIGURA 1   Uso de la báscula de cama

Revisar todas las líneas y drenajes, corroborando que no se aplique presión sobre ellos al levantar al paciente. Una vez que el cabestrillo pierda el contacto con la cama, verificar que no haya nada más colgando de aquél (p. ej., ventilador, vías i.v.). En caso de haber alguna vía conectada al paciente, levantarla para que no le añada peso.

12. Registrar el peso del lector de la báscula. De manera lenta y suave, descender al paciente de vuelta a la cama. Retirar el cabestrillo de los brazos de la báscula. Cerrar la base de la báscula y retirarla de la cama.

Descender al paciente lentamente evita que sienta ansiedad. Cerrar la base de la báscula facilita su traslado.

13. Subir el barandal de la cama. Rodar al paciente hacia el costado de la cama. Enrollar el cabestrillo hacia la espalda del paciente.

Subir el barandal representa una medida de seguridad.

14. Subir el otro barandal de la cama. Rodar al paciente sobre el cabestrillo hacia el otro barandal. Retirar el cabestrillo de la cama. Quitarse los guantes, si fueron utilizados. Subir el otro barandal de la cama.

El paciente deberá ser retirado del cabestrillo antes de que pueda ser levantado de la cama.

15. Tapar al paciente y ayudarle a retomar una posición confortable. Colocar la cama en la posición más baja posible.

Ello promueve la comodidad y seguridad del paciente.

ACCIÓN	JUSTIFICACIÓN
16. Retirar el cobertor desechable del cabestrillo y tirarlo en un recipiente adecuado.	El uso del cobertor previene la transmisión de microorganismos.
17. Retirar el EPP adicional, si fue utilizado. Limpiar el equipo según las políticas institucionales. Realizar higiene de manos.	El retiro adecuado del EPP reduce el riesgo de infección y contaminación de otros objetos. Limpiar el equipo evita la transmisión de microorganismos. La higiene de manos previene la diseminación de microorganismos.
18. Llevar la balanza y el cabestrillo a su lugar. Conectar la balanza a la toma de corriente.	La balanza deberá estar disponible en su lugar habitual en todo momento.

EVALUACIÓN

- El paciente es pesado con precisión sin causarle lesiones por el uso de la báscula.

REGISTRO

- Documentar el peso, la unidad de medida y la báscula utilizada.

COMPETENCIA 18 ASISTENCIA AL PACIENTE EN CUIDADOS DE LA BOCA

Es imprescindible una higiene bucal adecuada para fomentar el sentido de bienestar del paciente y evitar el deterioro de la cavidad bucal. Una mala higiene bucal produce la colonización de secreciones bucofaríngeas a través de patógenos en las vías respiratorias. Un cuidado minucioso de la higiene bucal puede mejorar la salud bucal y limitar el crecimiento de patógenos en las secreciones bucofaríngeas, lo cual disminuye la incidencia de neumonía por aspiración, neumonía extrahospitalaria, neumonía asociada con ventilación mecánica y otras enfermedades sistémicas, como diabetes, cardiopatía e ictus (Tada y Miura, 2012; CDC, 2011; Durgunde y Cocks, 2011; AACN, 2010). Si el paciente puede ayudar en los cuidados bucales, se le entregan los materiales necesarios. Los dientes deben cepillarse y limpiarse con hilo dental dos veces al día; la boca debe enjuagarse después de cada comida. Si el paciente es incapaz de realizar la higiene bucal, es necesario cerciorarse de que reciba los cuidados en la boca tan a menudo como se requiera para mantenerla limpia y húmeda cada 1 o 2 h, según la necesidad. Esto es especialmente importante para los pacientes que no pueden beber o que no tienen permitido ingerir líquidos por vía oral.

CONSIDERACIONES AL DELEGAR

La implementación de los cuidados bucales puede delegarse al personal de apoyo de enfermería (PAE) o al personal de apoyo sin licencia (PASL), así como al personal de enfermería práctico/vocacional con licencia (PEPL/PEVL). La decisión de delegar debe basarse en un análisis minucioso de las necesidades y circunstancias del paciente, así como de las calificaciones de la persona a la cual se delega la tarea. Véanse las *Pautas de delegación* en el Apéndice A.

EQUIPO

- Cepillo de dientes
- Pasta de dientes
- Riñonera
- Vaso con agua fría
- Guantes desechables
- Equipo de protección personal (EPP) adicional, según indicación
- Toalla
- Enjuague bucal (opcional)
- Paño o toalla de papel
- Lubricante labial (opcional)
- Hilo dental

VALORACIÓN INICIAL

- Explorar las preferencias de higiene bucal del paciente: frecuencia, hora del día y tipo de productos de higiene.
- Determinar si existen limitaciones en alguna actividad física.
- Explorar la cavidad bucal y la dentadura. Buscar signos de inflamación, sangrado de encías, úlceras, lesiones y manchas amarillas o blancas.
- Indagar sobre signos de deshidratación (mucosa seca) y caries, y signos de sequedad o grietas en los labios. Preguntar al paciente si tiene dolor, sequedad, inflamación o problemas para masticar o deglutir.
- Evaluar la capacidad del paciente para autocuidarse.

DIAGNÓSTICO DE ENFERMERÍA

- Riesgo de aspiración
- Deterioro de la mucosa bucal
- Conocimiento deficiente

IDENTIFICACIÓN Y PLANIFICACIÓN DE RESULTADOS

- La boca y los dientes del paciente se encuentran limpios.
- El paciente indica o demuestra una mejor imagen corporal.
- El paciente expresa verbalmente la importancia de los cuidados bucales.

IMPLEMENTACIÓN

ACCIÓN	JUSTIFICACIÓN
1. Realizar higiene de manos y ponerse los guantes si se asiste en los cuidados bucales, así como EPP adicional, según indicación.	La higiene de manos y el EPP evitan la diseminación de microorganismos. El EPP será necesario según las precauciones epidemiológicas.

ACCIÓN	JUSTIFICACIÓN

2. Identificar al paciente y explicarle el procedimiento.

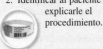

La identificación del paciente correcto garantiza que reciba la intervención correcta y ayuda a evitar errores. Las explicaciones facilitan la cooperación del paciente.

3. Montar el equipo en la mesa puente al alcance del paciente.

La organización facilita la tarea.

4. Cerrar la puerta o las cortinas de la habitación. Ajustar la cama a una posición de trabajo adecuada y cómoda, por lo general a la altura del codo del profesional de la salud (VISN 8 Patient Safety Center, 2009).

Cerrar las cortinas o la puerta permite que el paciente tenga privacidad. Una cama a la altura adecuada disminuye la fatiga muscular al realizar el procedimiento.

5. Bajar el barandal y ayudar al paciente a sentarse, si se permite, o colocarlo de lado. Poner una toalla en el pecho del paciente.

Estar sentado o acostado de lado evita la aspiración de líquido hacia los pulmones. La toalla protege al paciente de la humedad.

6. Alentar al paciente a cepillarse los dientes de acuerdo con las siguientes pautas. Se apoya según la necesidad.

   a. Mojar el cepillo y aplicar la pasta de dientes.

El agua ablanda las cerdas.

   b. Colocar el cepillo en un ángulo de 45° en la línea de las encías y cepillar desde dicha línea hasta la corona de los dientes (fig. 1). Cepillar las superficies externas e internas. Cepillar de arriba hacia abajo en la superficie de mordida de todos los dientes.

Facilita la eliminación de placa bacteriana y sarro. El ángulo de 45° del cepillado permite limpiar todas las áreas dentales de la superficie.

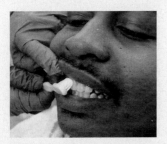

FIGURA 1 Cepillado desde la línea de la encía hasta la corona de los dientes

ACCIÓN	JUSTIFICACIÓN
c. Cepillar la lengua suavemente.	Elimina la placa de la lengua. Un movimiento suave no estimula el reflejo nauseoso.
d. Pedir al paciente que se enjuague enérgicamente con agua y escupa en una riñonera. Repetir hasta que el agua salga transparente. La aspiración puede ser una alternativa para extraer líquido y secreciones de la boca.	El movimiento enérgico de agitación ayuda a eliminar residuos. La aspiración es pertinente si el paciente es incapaz de expectorar de manera eficaz.
7. Ayudar al paciente a limpiarse con hilo dental, si corresponde:	La limpieza con hilo dental ayuda a eliminar la placa dentobacteriana y favorece una encía con tejido sano.
a. Sacar aproximadamente 15 cm de hilo dental del recipiente o usar un portahilo de plástico. Envolver el hilo alrededor de los dedos índice, dejando casi 2-4.5 cm de hilo tenso entre los dedos.	El hilo debe mantenerse tenso para que se introduzca entre los dientes.
b. Introducir suavemente el hilo entre los dientes, moviéndolo de arriba hacia abajo por las encías.	Puede haber un traumatismo en las encías si el hilo se fuerza entre los dientes.
c. Mover el hilo de arriba hacia abajo, primero en un lado de los dientes y luego en el otro, hasta que las superficies estén limpias. Repetir en los espacios interdentales.	Esto garantiza que estén limpios ambos lados de los dientes.
d. Pedir al paciente que se enjuague bien la boca con agua después de limpiarse con el hilo.	Un enjuague enérgico ayuda a eliminar partículas de alimento y la placa dentobacteriana que se haya soltado con la limpieza.
8. Ofrecer al paciente enjuague bucal si lo prefiere.	El enjuague bucal deja un sabor agradable en la boca.
9. Ofrecer bálsamo labial o vaselina.	El bálsamo labial lubrica los labios y evita que se sequen.
10. Sacar el equipo. Retirarse los guantes y desecharlos. Levantar el barandal y bajar la cama. Ayudar al paciente a llegar a una posición cómoda.	Retirarse los guantes debidamente reduce el riesgo de transmisión de infecciones y la contaminación de otros objetos. Estas acciones permiten que el paciente esté más cómodo y seguro.

ACCIÓN	JUSTIFICACIÓN
11. Retirar el EPP adicional, si se utilizó. Realizar higiene de manos.	El retiro adecuado del EPP reduce el riesgo de transmisión de infecciones y la contaminación de otros objetos. La higiene de manos evita la diseminación de microorganismos.

EVALUACIÓN

- El paciente recibe cuidados bucales y siente pocas molestias o ninguna.
- El individuo indica que siente la boca refrescada.
- El paciente demuestra entender por qué debe tener cuidados bucales apropiados.

REGISTRO

- Registrar la exploración bucal y las observaciones significativas y hallazgos inusuales, como sangrado o inflamación. Consignar todas las instrucciones proporcionadas. Documentar el procedimiento y la respuesta del paciente.

COMPETENCIA 19

REALIZACIÓN DE CUIDADOS DE LA BOCA EN EL PACIENTE DEPENDIENTE

Las limitaciones físicas, como las relacionadas con el envejecimiento, a menudo se traducen en una higiene bucal deficiente. La destreza necesaria para un cepillado y limpieza correctos puede disminuir con la edad o por enfermedades. Los pacientes con deficiencias cognitivas, como demencia, también están en riesgo de una higiene bucal inadecuada (Jablonski *et al.*, 2011). Los dientes deben cepillarse y limpiarse con hilo dental dos veces al día, y la boca debe enjuagarse después de cada comida. Si el paciente es incapaz de realizar la higiene bucal, se debe verificar que reciba los cuidados en la boca tan a menudo como sea necesario para mantenerla limpia y húmeda cada 1 o 2 h, según la necesidad. Si se permite, se humedece la boca con agua y se lubrican los labios con suficiente frecuencia para mantener las membranas bien hidratadas.

CONSIDERACIONES AL DELEGAR

La implementación de los cuidados bucales en el paciente dependiente puede delegarse al personal de apoyo de enfermería (PAE) o al personal de apoyo sin licencia (PASL), después de un análisis por parte del personal de enfermería certificado, así como al personal de enfermería práctico/vocacional con licencia (PEPL/PEVL). La decisión de delegar debe basarse en un análisis minucioso de las necesidades y circunstancias del paciente, así como de las calificaciones de la persona a la cual se delega la tarea. Véanse las *Pautas de delegación* en el Apéndice A.

EQUIPO

- Cepillo de dientes
- Pasta de dientes
- Riñonera
- Vaso con agua fría
- Guantes desechables
- Equipo de protección personal (EPP) adicional, según indicación
- Toalla
- Enjuague bucal (opcional)
- Hilo dental (opcional)
- Gasa de 10 × 10 cm
- Equipo de limpieza para dentadura postiza (si es necesario)
- Recipiente para dentadura postiza
- Limpiador de dentadura postiza
- Paño o toalla de papel
- Lubricante labial (opcional)
- Cepillo con esponja
- Jeringa de lavado con punta de goma (opcional)
- Catéter y equipo de aspiración (opcional)

VALORACIÓN INICIAL

- Explorar las preferencias de higiene bucal del paciente: frecuencia, hora del día y tipo de productos de higiene.
- Evaluar si existen limitaciones en alguna actividad física.
- Valorar el nivel de consciencia del paciente y su capacidad general para ayudar con el cuidado bucal y responder a instrucciones.
- Medir el riesgo del paciente a problemas de higiene bucal.
- Valorar el reflujo nauseoso del paciente.
- Explorar la cavidad bucal y la dentadura. Buscar signos de inflamación, sangrado en encías, úlceras, lesiones y manchas amarillas o blancas.
- Indagar sobre signos de deshidratación (mucosa seca) y caries. Buscar signos de sequedad o grietas en los labios. Si el paciente está consciente y tiene la capacidad cognitiva de responder, se le pregunta si tiene dolor, sequedad, inflamación o problemas para masticar o deglutir.

DIAGNÓSTICO DE ENFERMERÍA

- Deterioro de la mucosa bucal
- Conocimiento deficiente
- Riesgo de aspiración

IDENTIFICACIÓN Y PLANIFICACIÓN DE RESULTADOS

- La boca y los dientes del paciente se encuentran limpios.
- El paciente no presenta defectos en la membrana mucosa de la boca.
- El individuo indica o demuestra una mejor imagen corporal.
- Si es capaz, el paciente expresa verbalmente que comprende la importancia de los cuidados bucales.

IMPLEMENTACIÓN

ACCIÓN	JUSTIFICACIÓN
1. Realizar higiene de manos y ponerse el EPP, según indicación.	La higiene de manos y el EPP evitan la diseminación de microorganismos. El EPP será necesario según las precauciones epidemiológicas.

ACCIÓN	**JUSTIFICACIÓN**

2. Identificar al paciente y explicarle el procedimiento.

Identificar al paciente correcto garantiza que reciba la intervención correcta y ayuda a evitar errores. Las explicaciones facilitan la cooperación del paciente.

3. Reunir el equipo en la mesa puente al alcance de la mano.

La organización facilita la tarea.

4. Cerrar la puerta o las cortinas de la habitación. Colocar la cama en una posición de trabajo adecuada y cómoda, por lo general a la altura del codo del profesional de la salud (VISN 8 Patient Safety Center, 2009). Bajar el barandal y colocar al paciente de lado, con la cabeza inclinada hacia adelante. Poner la toalla en el pecho del paciente y la riñonera debajo del mentón. Ponerse guantes.

Limpiar la boca de otra persona es invasivo y puede ser vergonzoso (Holman *et al.*, 2005). Cerrar las cortinas o la puerta permite que el paciente tenga privacidad. Una cama a la altura adecuada disminuye la tensión lumbar al realizar el procedimiento. Estar de lado con la cabeza hacia adelante evita la aspiración de líquido hacia los pulmones. La toalla y riñonera protegen al paciente de la humedad. Los guantes evitan la diseminación de microorganismos.

5. Abrir suavemente la boca del paciente ejerciendo presión en la mandíbula inferior en la parte delantera de la boca. Sacar la dentadura postiza si tiene (véase Competencia 44). Cepillar cuidadosamente con pasta los dientes y encías (fig. 1), así como la lengua.

El cepillo de dientes permite la fricción necesaria para limpiar zonas donde se acumulan placa dentobacteriana y sarro.

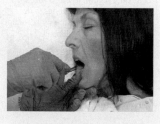

FIGURA 1 Cepillado cuidadoso de los dientes de la paciente

6. Usar el cepillo con esponja sumergido en agua para enjuagar la cavidad bucal. Si así se desea, introducir la punta de goma de la jeringa de lavado en la boca del

El enjuague ayuda a limpiar los residuos de la boca. El lavado enérgico puede causar aspiración.

ACCIÓN	JUSTIFICACIÓN

paciente y lavar suavemente con poca agua (fig. 2). **Acomodar la cabeza del paciente para permitir el regreso de agua o usar un equipo de aspiración para extraer el agua de la cavidad bucal** (fig. 3).

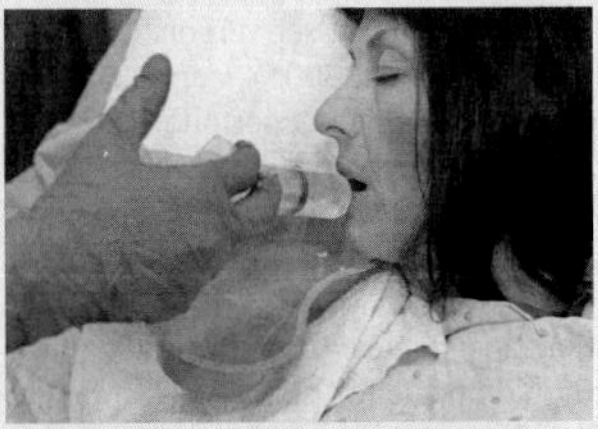

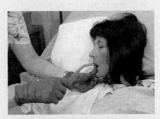

FIGURA 2 Jeringa de lavado y poca agua para enjuagar la boca

FIGURA 3 Aspiración para extraer el exceso de líquido

7. Limpiar la dentadura postiza antes de cambiarla (véase Competencia 44).

La limpieza mantiene la dentadura postiza y la higiene bucal. Puede acumularse placa dentobacteriana en la dentadura postiza y producir la colonización bucofaríngea con patógenos.

8. Aplicar lubricante en los labios del paciente.

Esto evita que se sequen y agrieten.

9. Retirar el equipo y colocar al paciente en una posición cómoda. Quitarse los guantes. Levantar el barandal y bajar la cama.

Permite que el paciente esté más cómodo y seguro. El retiro adecuado de los guantes reduce el riesgo de transmisión de infecciones y la contaminación de otros objetos.

10. Retirar el EPP adicional, si se utilizó. Realizar higiene de manos.

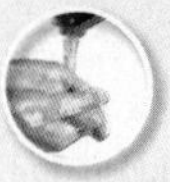

El retiro adecuado de los guantes disminuye el riesgo de transmisión de infecciones y la contaminación de otros objetos. La higiene de manos evita la diseminación de microorganismos.

EVALUACIÓN

- La cavidad bucal del paciente está limpia y sin complicaciones.
- El paciente indica o demuestra una mejor imagen corporal.
- Si el paciente es capaz, expresa verbalmente que entiende la necesidad de los cuidados bucales.

REGISTRO

- Registrar la exploración bucal y las observaciones significativas y hallazgos inusuales, como sangrado o inflamación. Consignar todas las instrucciones proporcionadas. Documentar el procedimiento y la respuesta del paciente.

COMPETENCIA 20   COLOCACIÓN DE CABESTRILLO

Un *cabestrillo* es una venda o tela ancha que puede brindar soporte o inmovilizar un brazo, muñeca o mano lesionados. Se puede usar para restringir el movimiento de una fractura o luxación y para sostener un desgarre muscular. También puede usarse para soportar una férula o fijar un apósito. Las instituciones de salud por lo general utilizan cabestrillos comerciales. El cabestrillo debe distribuir el peso soportado sobre un área grande, no la parte posterior del cuello, para evitar presionar los nervios raquídeos cervicales.

CONSIDERACIONES AL DELEGAR

La aplicación de un cabestrillo no puede delegarse al personal de apoyo de enfermería (PAE) o al personal de apoyo sin licencia (PASL), pero puede delegarse al personal de enfermería práctico/vocacional con licencia (PEPL/PEVL). La decisión de delegar debe tomarse con base en un análisis minucioso de las necesidades y circunstancias del paciente, así como de las calificaciones de la persona a quien se delega la tarea. Véanse las *Pautas de delegación* en el Apéndice A.

EQUIPO

- Cabestrillo comercial para brazo
- Gasa abdominal
- Guantes no estériles

- Otro equipo de protección personal (EPP), según indicación

VALORACIÓN INICIAL

- Evaluar la situación para determinar la necesidad de un cabestrillo.
- Valorar el miembro afectado en busca de dolor y edema.
- Realizar una valoración neurovascular de la extremidad afectada.
- Explorar las partes del cuerpo distales al sitio afectado en busca de cianosis, palidez, frialdad, entumecimiento, hormigueo, tumefacción y pulso disminuido o ausente.

DIAGNÓSTICO DE ENFERMERÍA

- Deterioro de la movilidad física
- Riesgo de deterioro de la integridad cutánea
- Riesgo de perfusión tisular periférica ineficaz

IDENTIFICACIÓN Y PLANIFICACIÓN DE RESULTADOS

- El brazo está inmovilizado y el paciente mantiene la fuerza muscular y la amplitud de movimiento de la articulación.

- El paciente no muestra evidencia de contracturas, estasis venosa, formación de trombos o erosión cutánea.

IMPLEMENTACIÓN

ACCIÓN	JUSTIFICACIÓN
1. Revisar el expediente médico y el plan de atención de enfermería para determinar la necesidad de un cabestrillo.	La revisión del registro médico y el plan de atención valida al paciente y el procedimiento correctos y previene lesiones.
2. Realizar higiene de manos. Colocar el EPP, según indicación. 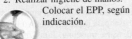	La higiene de manos y el EPP previenen la diseminación de microorganismos. El EPP será necesario según las precauciones epidemiológicas.
3. Identificar al paciente y explicarle el procedimiento.	La identificación del paciente valida que se atienda al individuo correcto con el procedimiento correcto y ayuda a evitar errores. Explicar el procedimiento ayuda a reducir la ansiedad y a preparar al paciente para lo que puede esperar.
4. Cerrar las cortinas alrededor de la cama y la puerta de la habitación, de ser posible. Colocar la cama a una altura de trabajo cómoda, por lo general a la altura del codo del profesional de la salud (VISN 8 Patient Safety Center, 2009).	Cerrar la puerta o cortina ofrece privacidad al paciente. La altura apropiada de la cama ayuda a reducir la fatiga dorsal y muscular.
5. Ayudar al paciente a sentarse. Colocar el antebrazo del paciente a través del tórax con el codo flexionado y la palma contra el pecho. Medir la longitud de la manga, según indicación.	El posicionamiento correcto facilita la aplicación del cabestrillo. La medición garantiza el tamaño apropiado del cabestrillo y la colocación adecuada del brazo.
6. Colocar el brazo en el cabestrillo, garantizando que el codo se acomode dentro de la esquina de la tela. Correr el tirante hacia arriba de la espalda y cruzado sobre el hombro contralateral a la lesión, y después hacia abajo sobre el pecho hacia el sujetador sobre el extremo del cabestrillo.	Esta posición garantiza el soporte adecuado y mantiene el brazo lejos de una posición dependiente, lo que previene el edema.
7. Colocar la protector abdominal bajo el tirante entre éste y el cuello del paciente.	El acojinamiento previene la irritación de la piel y reduce la presión sobre el cuello.

ACCIÓN	JUSTIFICACIÓN

Garantizar que el cabestrillo y el antebrazo se encuentren ligeramente elevados en ángulo recto respecto del cuerpo (fig. 1).

El posicionamiento correcto garantiza la alineación, ofrece soporte y previene el edema.

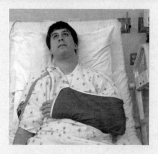

FIGURA 1 Paciente con un cabestrillo aplicado

8. Colocar la cama en la posición más baja, con los barandales laterales elevados. Verificar que el timbre y otros objetos esenciales estén al alcance.

Colocar la cama a la altura correcta y dejar el timbre y otros objetos al alcance del paciente garantizan su seguridad.

9. Retirar el EPP adicional, si se utilizó. Realizar higiene de manos.

El retiro adecuado del EPP reduce el riesgo de transmisión de infecciones y contaminación de otros objetos. La higiene de manos previene la transmisión de microorganismos.

10. Revisar el nivel de comodidad del paciente, la posición del brazo y el estado neurovascular del miembro afectado cada 4 h o de acuerdo con la política institucional. Valorar la piel axilar y cervical frecuentemente en busca de irritación o excoriaciones.

La valoración frecuente garantiza la seguridad del paciente y permite realizar una intervención temprana de la piel irritada y otras complicaciones.

EVALUACIÓN

- La extremidad del paciente presenta la alineación correcta, así como fuerza muscular y amplitud de movimiento articular adecuados.
- El paciente demuestra el uso apropiado del cabestrillo y se encuentra libre de complicaciones, incluyendo contracturas, estasis venosa, formación de trombos y excoriaciones de la piel.

- Documentar la hora y la fecha a la que se colocó el cabestrillo. Registrar la respuesta del paciente al cabestrillo y el estado neurovascular de la extremidad.

COMPETENCIA 21 PREVENCIÓN DE CAÍDAS

Las caídas se asocian con traumas físicos y psicológicos, especialmente en adultos mayores. Las lesiones relacionadas con caídas con frecuencia son graves y pueden ser mortales. Las caídas son causadas y están relacionadas con múltiples factores.

Las principales causas de caídas incluyen:
- Cambio en el equilibrio o alteración de la marcha
- Debilidad muscular
- Mareo, síncope y vértigo
- Cambios cardiovasculares, como hipotensión postural
- Cambios en la vista o déficit visual
- Ambiente físico/riesgos ambientales
- Enfermedad aguda, como demencia o depresión
- Trastornos del lenguaje que afectan la comunicación
- Polifarmacia

Muchas de estas causas están dentro del ámbito de las responsabilidades del personal de enfermería. Identificar a los pacientes en riesgo resulta crucial para planificar las intervenciones apropiadas a fin de prevenir una caída. La combinación de un instrumento de evaluación con un plan de atención/intervención sienta las bases de la mejor práctica (AGS, 2012b; AGS & BGS, 2010; Gray-Micelli, 2012; y Hendrich, 2007). La evaluación precisa y el uso de intervenciones multifactoriales llevan a la máxima prevención (Degelau *et al.*, 2012). La evaluación del riesgo de caídas se discute en la siguiente sección de "Valoración inicial". Capacitar al paciente y brindarle un ambiente seguro puede reducir la incidencia y gravedad de las caídas. El objetivo final es reducir el trauma físico y psicológico experimentado por los pacientes y sus familiares.

CONSIDERACIONES AL DELEGAR

Después de la evaluación del riesgo de caídas por el personal de enfermería titulado (PET), las actividades relacionadas con la prevención de caídas pueden ser delegadas al personal de apoyo de enfermería (PAE) o personal de apoyo sin licencia (PASL), así como al personal de enfermería práctico/vocacional con licencia (PEPL/PEVL). La decisión de delegar debe basarse en el análisis minucioso de las necesidades y circunstancias del paciente, así en como las calificaciones de la persona a quien se delega la tarea. Véanse las *Pautas de delegación* en el Apéndice A.

EQUIPO

- Instrumento de evaluación de riesgo de caídas, si está disponible
- Equipo de protección personal (EPP), según indicación
- Instrumento de intervención adicional, según corresponda (véase la muestra de equipo de intervención en esta competencia)

VALORACIÓN INICIAL

- Como mínimo, la evaluación del riesgo de caídas debe hacerse en la admisión a la institución, después de un cambio en el estado del paciente, tras una caída, y cuando el paciente es transferido. Si se determina que el paciente está en riesgo de caer, la evaluación sistemática debe continuar.
- Valorar el expediente médico del paciente en busca de factores que puedan aumentar el riesgo de caídas. El uso de una evaluación de caídas objetiva y sistemática se facilita por el uso de un instrumento de evaluación de caídas.
- Evaluar los antecedentes de caídas. Si el paciente ha experimentado una caída previa, evaluar las circunstancias alrededor de ésta y de cualquier síntoma asociado.
- Revisar los antecedentes farmacológicos del paciente y el registro de medicamentos en busca de aquellos que puedan aumentar el riesgo de caídas. Explorar los siguientes factores de riesgo de caídas adicionales (AGS & BGS, 2010; Gray-Micelli, 2012; Hendrich, 2007; Titler, *et al.*, 2011):
  - Debilidad muscular en las extremidades inferiores
  - Alteraciones en la marcha o el equilibrio
  - Uso de inmovilizadores
  - Uso de un dispositivo auxiliar
  - Tratamiento intravenoso
  - Deterioro de las actividades de la vida diaria
  - Edad mayor de 75 años
  - Incontinencia
  - Antecedente de caídas
  - Administración de medicamentos de alto riesgo, por ejemplo, analgésicos opiáceos, antiepilépticos, benzodiazepinas y fármacos con efectos anticolinérgicos
  - Uso de cuatro o más medicamentos
  - Depresión
  - Déficit visual
  - Artritis
  - Antecedente de ictus
  - Deterioro cognitivo
  - Diagnóstico secundario/enfermedad crónica

DIAGNÓSTICO DE ENFERMERÍA

- Riesgo de caídas
- Riesgo de lesión
- Deterioro de la movilidad

IDENTIFICACIÓN Y PLANIFICACIÓN DE RESULTADOS

- El paciente no experimenta caídas y se mantiene libre de lesiones.
- El entorno del paciente está libre de riesgos.
- El paciente o cuidador demuestran comprensión de las intervenciones apropiadas para prevenir caídas.
- El paciente usa un dispositivo de asistencia correctamente.
- El individuo realiza procedimientos seguros de traslado.
- Se implementan las precauciones correspondientes en relación con el uso de medicamentos que aumentan el riesgo de caídas.

IMPLEMENTACIÓN

ACCIÓN	JUSTIFICACIÓN
1. Realizar higiene de manos y colocarse el EPP, según indicación. 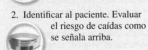	La higiene de manos y el EPP previenen la diseminación de microorganismos. El EPP será necesario con base en las precauciones epidemiológicas.
2. Identificar al paciente. Evaluar el riesgo de caídas como se señala arriba.	La identificación del paciente asegura que el individuo correcto recibe la intervención correcta y ayuda a prevenir errores. La evaluación del riesgo de caídas ayuda a proporcionar intervenciones de prevención adecuadas para el paciente como individuo.
3. Explicar la justificación de las intervenciones de prevención de caídas al paciente y su familia o personas importantes.	La explicación ayuda a reducir la ansiedad y promueve el cumplimiento y entendimiento.
4. Incluir a la familia del paciente u otras personas importantes para él en el plan de atención.	Esto promueve la continuidad de la atención y la cooperación.
5. Proporcionar iluminación adecuada. Usar una luz nocturna durante las horas de sueño.	La buena iluminación reduce los tropiezos accidentales y los producidos por objetos que pueden no ser vistos. La luz nocturna proporciona iluminación en un ambiente no familiar.
6. Retirar el exceso de equipo, suministros, muebles y otros objetos de habitaciones y pasillos. Prestar atención particular a las áreas transitadas y el camino hacia el baño.	Todos son riesgos posibles.
7. Orientar al paciente y personas importantes para él sobre el nuevo entorno, incluyendo el uso del teléfono, el timbre de llamado, la cama del paciente y la iluminación de la habitación. Indicar la localización del baño del paciente.	El conocimiento del uso adecuado del equipo reduce la ansiedad y promueve el cumplimiento.
8. Proporcionar una cama baja en sustitución de una cama hospitalaria regular.	Para ser considerada una cama de hospital baja, la base debe estar de manera tal que la cubierta del colchón esté separada del suelo 16.5-26.5 cm. Esta altura, según lo determinado por la U.S. Food and Drug Administration (FDA), reduce el riesgo de lesiones relacionadas con caídas de la cama.

ACCIÓN	JUSTIFICACIÓN
9. Usar tapetes si el paciente está en riesgo de lesión grave.	Los tapetes amortiguan la caída y pueden prevenir lesiones serias en los pacientes en riesgo, como los que presentan osteoporosis (Gray-Micelli, 2012).
10. Proporcionar calzado antideslizante o calzado para caminar.	El calzado antideslizante previene los resbalones y el calzado para caminar mejora el equilibrio durante la deambulación o los traslados.
11. Instituir un régimen para el uso del sanitario o un programa de contingencia, si corresponde.	Usar el sanitario en un horario regular disminuye el riesgo de caídas.
12. Proporcionar un cómodo o un orinal, si corresponde. Verificar que siempre esté cerca de la cama.	Esto previene las caídas relacionadas con la incontinencia o por tratar de llegar al baño.
13. Asegurar que el timbre de llamado, la mesa puente, el teléfono y otros objetos personales estén dentro del alcance del paciente en todo momento.	Esto previene que el paciente tenga que estirarse para alcanzar dispositivos u objetos, o posiblemente intentar la deambulación o traslado sin asistencia.
14. Consultar con el médico los ejercicios y la fisioterapia adecuados.	Los programas de ejercicio, como el fortalecimiento muscular, el entrenamiento de equilibrio y la reeducación de la marcha, disminuyen las caídas y lesiones relacionadas con éstas (AGS & BGS, 2010).
15. Consultar con el médico sobre los auxiliares de movilidad apropiados, como un bastón o andadera.	Los auxiliares de la movilidad pueden ayudar a mejorar el equilibrio y estabilizar la marcha del paciente.
16. Consultar con el médico sobre el uso de medicamentos para fortalecer los huesos, como calcio, vitamina D y fármacos para prevenir/tratar la osteoporosis.	Se ha sugerido que el fortalecimiento óseo reduce la tasa de fracturas por caídas (AGS & BGS, 2010).
17. Motivar al paciente a levantarse o cambiar de posición lentamente y sentarse por varios minutos antes de ponerse de pie.	Los cambios de posición graduales reducen el riesgo de caídas relacionadas con hipotensión ortostática.
18. Evaluar la idoneidad del uso de medias elásticas para las extremidades inferiores.	Las medias elásticas minimizan la acumulación de sangre en las venas y favorecen el retorno venoso.
19. Revisar los medicamentos en busca de posibles riesgos.	Ciertos medicamentos y combinaciones de éstos han sido asociados con un aumento del riesgo de caídas.

ACCIÓN	JUSTIFICACIÓN
20. Mantener la cama en la posición más baja. Si está elevada para brindar atención (para reducir la tensión en el cuidador), asegurarse de bajarla al terminar la atención.	Mantener la cama en la posición más baja reduce el riesgo de lesiones relacionadas con caídas.
21. Verificar siempre que los frenos de la cama o la silla de ruedas estén activados.	Activar los frenos previene que la cama y la silla de ruedas se muevan por debajo del paciente.
22. Usar los barandales de acuerdo con las políticas institucionales, según corresponda.	El uso inadecuado de los barandales se ha asociado con lesiones del paciente y un aumento del riesgo de caídas. Los barandales pueden ser considerados una restricción cuando se usan para prevenir que un paciente ambulante salga de la cama.
23. Anticipar las necesidades del paciente y proporcionarle asistencia para sus actividades en vez de esperar a que la pida.	Los pacientes cuyas necesidades son satisfechas tienen menos caídas.
24. Considerar el uso de una alarma electrónica personal o alarma de sensor de presión para la cama o la silla.	La alarma ayuda a alertar al personal de cambios de posición no asistidos realizados por el paciente.
25. Comentar la posibilidad de que los miembros de la familia apropiados se queden con el paciente.	La presencia de miembros de la familia proporciona familiaridad y compañía.
26. Considerar el apoyo de un asistente o cuidador del paciente.	Un asistente o cuidador puede proporcionar compañía y supervisión.
27. Aumentar la frecuencia de observación y vigilancia del paciente. Utilizar rondas de enfermería de 1 o 2 h, incluyendo evaluación del dolor, asistencia para usar el sanitario, comodidad del paciente, colocar los objetos personales al alcance, y satisfacer las necesidades del paciente.	Las rondas de atención/enfermería pueden reducir las caídas de los pacientes (Kessler *et al.*, 2012; Olrich *et al.*, 2012; Meade *et al.*, 2006; Weisgram & Raymond, 2008).
28. Retirar el EPP, si se utilizó. Realizar higiene de manos.	Retirar el EPP adecuadamente reduce el riesgo de transmisión de infecciones y la contaminación de otros objetos. La higiene de manos previene la transmisión de microorganismos.

EVALUACIÓN

- El paciente se mantiene libre de caídas y lesiones.
- Se implementan las intervenciones para minimizar los factores de riesgo que podrían precipitar una caída.
- El entorno del paciente está libre de riesgos.
- El paciente o su cuidador demuestran comprender las intervenciones apropiadas para prevenir caídas.
- El paciente utiliza un dispositivo de asistencia correctamente.
- El individuo usa procedimientos seguros de traslado.
- Las precauciones adecuadas son implementadas en relación con el uso de medicamentos que aumentan el riesgo de caídas.

REGISTRO

- Documentar la evaluación del riesgo de caídas del paciente. Incluir las intervenciones apropiadas para reducir el riesgo de caídas en el plan de atención de enfermería. Registrar la capacitación del paciente y su familia en relación con la reducción del riesgo de caídas.
- Consignar las intervenciones incluidas en la atención.

COMPETENCIA 22   CALENTAMIENTO: APLICACIÓN DE ALMOHADILLA TÉRMICA EXTERNA

La aplicación de calor acelera la respuesta inflamatoria, promoviendo la curación. El calor también es utilizado para reducir la tensión muscular y para aliviar el espasmo muscular y la rigidez articular. Asimismo, ayuda a aliviar el dolor y es utilizado para tratar infecciones, heridas quirúrgicas, inflamación, artritis y dolor articular, muscular y crónico.

El calor es aplicado por métodos secos y húmedos. La indicación médica debe incluir el tipo de aplicación, el área del cuerpo que será tratada y la frecuencia y duración de las aplicaciones. El agua usada para las aplicaciones de calor necesita estar a la temperatura adecuada para evitar lesionar la piel: 46-52 °C para los niños más grandes y adultos, y 40-43 °C para los lactantes, niños pequeños, adultos mayores y pacientes con diabetes o que están inconscientes.

Los tipos más frecuentes de dispositivos de calor externo incluyen las almohadillas Aquathermia® y las almohadillas calientes deformables para microondas. Las almohadillas Aquathermia se usan en instituciones de atención a la salud y son más seguras que las almohadillas calientes. El ajuste de la temperatura de una almohadilla Aquathermia no debe exceder 40-43 °C, dependiendo de las políticas de la institución. Las almohadillas para microondas son más prácticas y menos costosas, pero tienen muchas desventajas. Pueden tener filtraciones y ser un riesgo de quemaduras relacionadas con su uso inadecuado. Son utilizadas con más frecuencia en el contexto de la atención domiciliaria.

CONSIDERACIONES AL DELEGAR

La aplicación de una almohadilla caliente externa puede ser delegada al personal de apoyo de enfermería (PAE) o al personal de apoyo sin licencia (PASL), así como al personal de enfermería práctico/vocacional con licencia (PEPL/PEVL). La decisión de delegar debe basarse en el análisis minucioso de las necesidades y circunstancias del paciente, así como de las calificaciones de la persona a quien se delega la tarea. Véanse las *Pautas de delegación* en el Apéndice A.

EQUIPO

- Almohadilla Aquathermia (u otra marca) con una unidad electrónica
- Agua destilada
- Cubierta para la almohadilla, si no es parte de esta última
- Vendaje de gasa o cinta para fijar la almohadilla
- Manta de baño
- Equipo de protección personal (EPP), según indicación

VALORACIÓN INICIAL

- Explorar la situación para determinar la idoneidad de la aplicación de calor.
- Valorar el estado físico y mental del paciente y el estado del área corporal a ser tratada con el calor.
- Confirmar las indicaciones médicas de la terapia con calor, incluyendo la frecuencia, el tipo de terapia, el área corporal que será tratada y la duración de la aplicación.
- Revisar el equipo que se va a utilizar, incluyendo el estado de cables, contactos y elementos de calor. Buscar filtraciones de agua. Una vez que el equipo esté encendido, asegurarse de que hay una distribución uniforme del calor y que la temperatura está dentro de límites seguros.

DIAGNÓSTICO DE ENFERMERÍA

- Dolor crónico
- Dolor agudo
- Riesgo de deterioro de la integridad cutánea

IDENTIFICACIÓN Y PLANIFICACIÓN DE RESULTADOS

- El paciente se siente más cómodo.
- El sujeto experimenta disminución de los espasmos musculares.
- El individuo muestra mejoría de la curación de heridas.
- El paciente presenta una reducción de la inflamación.
- El sujeto se mantiene libre de lesiones.

IMPLEMENTACIÓN

ACCIÓN	JUSTIFICACIÓN
1. Revisar las indicaciones médicas para la aplicación de terapia con calor, incluyendo frecuencia, tipo de terapia, área corporal que será tratada y duración de la aplicación. Reunir los suministros necesarios.	El revisar la indicación y el plan de atención valida que el paciente correcto recibe el procedimiento correcto. La preparación promueve la administración eficiente del tiempo y un abordaje organizado de la tarea.

ACCIÓN	JUSTIFICACIÓN
2. Realizar la higiene de manos y colocarse el EPP, según indicación.	La higiene de manos y el EPP previenen la diseminación de microorganismos. El EPP será necesario con base en las precauciones epidemiológicas.
3. Identificar al paciente.	La identificación del paciente asegura que el individuo correcto recibe la intervención correcta y ayuda a prevenir errores.
4. Reunir el equipo en una mesa puente dentro de su alcance.	La organización facilita la realización de la tarea.
5. Cerrar las cortinas alrededor de la cama y la puerta de la habitación, de ser posible. Explicar al paciente el procedimiento y su justificación.	Esto asegura la privacidad del paciente. La explicación reduce la ansiedad y facilita la cooperación.
6. Ajustar la cama a una altura de trabajo cómoda, por lo general a la altura del codo del profesional de la salud (VISN 8, 2009).	Colocar la cama a la altura adecuada previene la fatiga dorsal y muscular.
7. Ayudar al paciente a colocarse en una posición cómoda que proporcione fácil acceso al área donde se aplicará el calor; usar un manta de baño para cubrir cualquier otra área expuesta.	La correcta posición del paciente y el uso de una manta de baño proporcionan comodidad y abrigo.
8. Evaluar el estado de la piel donde se va a colocar el calor.	La evaluación proporciona información del estado inicial para la comparación posterior al tratamiento e identifica alteraciones que pueden contraindicar la aplicación.
9. Revisar que el agua en la unidad electrónica está en el nivel adecuado. Llenar la unidad hasta dos terceras partes o hasta la marca de llenado con agua destilada, en caso necesario. Revisar el selector de temperatura en la unidad para verificar que está dentro del rango seguro.	El agua suficiente en la unidad es necesaria para su funcionamiento adecuado. El agua del grifo deja depósitos minerales en la unidad. Revisar el control de temperatura ayuda a prevenir lesiones en la piel o los tejidos.
10. Unir las mangueras de la almohadilla a las tuberías de la unidad electrónica.	Permitir el flujo del agua tibia hacia la almohadilla caliente.

ACCIÓN	JUSTIFICACIÓN
11. Conectar a la corriente la unidad y entibiar la almohadilla antes de su uso. Aplicar la almohadilla al área prescrita. Asegurar con un vendaje de gasa o cinta.	Conectar la almohadilla a la corriente la activa para su uso. El calor viaja por conducción de un objeto a otro. El vendaje de gasa o cinta mantiene la almohadilla en su posición; **no utilizar alfileres, ya que pueden pinchar y dañar la almohadilla.**
12. **Evaluar el estado de la piel y la respuesta del paciente al calor en intervalos frecuentes, de acuerdo con las políticas institucionales. No exceder la duración prescrita para la aplicación de calor.**	La vasodilatación máxima y el efecto terapéutico de la aplicación de calor se producen dentro de 20-30 min. Usar calor por más de 45 min produce congestión y vasoconstricción tisular, conocidas como *fenómeno de rebote*. Asimismo, la aplicación prolongada de calor puede dar como resultado un aumento del riesgo de quemaduras.
13. Retirarse los guantes y desecharlos. Quitarse todo el equipo restante; colocar al paciente en una posición cómoda, con los barandales arriba y la cama en la posición más baja.	El retiro adecuado de los guantes previene la diseminación de microorganismos. La colocación correcta del paciente y de la cama promueve la seguridad y la comodidad.
14. Retirar el EPP adicional, si se utilizó. Realizar higiene de manos.	Retirar el EPP adecuadamente reduce el riesgo de transmisión de infecciones y contaminación de otros objetos. La higiene de manos previene la diseminación de microorganismos.
15. **Vigilar el tiempo que esté colocada la almohadilla para prevenir quemaduras y lesiones de piel/tejidos. Evaluar el estado de la piel del paciente y su respuesta a intervalos frecuentes.**	El uso prolongado de calor da como resultado un aumento del riesgo de quemaduras por calor. Los problemas circulatorios pueden afectar la sensibilidad del paciente al calor.
16. Retirar la almohadilla después de la cantidad de tiempo prescrita (hasta 30 min). Explorar de nuevo al paciente y el área de aplicación, anotando el efecto y la presencia de efectos adversos.	El retiro reduce el riesgo de lesión debido a la aplicación prolongada de calor. Las aplicaciones de calor se utilizan para promover la curación; reducir la tensión muscular; aliviar el espasmo muscular, la rigidez articular y el dolor; y tratar infecciones, heridas quirúrgicas, inflamación, artritis, dolor articular, dolor muscular y dolor crónico. La valoración inicial proporciona información acerca de la eficacia del tratamiento.

EVALUACIÓN

- El paciente refiere mayor comodidad, disminución del espasmo muscular, reducción del dolor, mejoría de la curación de heridas y disminución de la inflamación.
- El paciente se mantiene libre de lesiones.

REGISTRO

- Documentar la justificación de la aplicación de la terapia con calor. Si el paciente está recibiendo terapia con calor por dolor, se registra la evaluación del dolor antes y después de la intervención. Especificar el tipo de terapia con calor y la localización donde es aplicada, así como la duración de la aplicación. Consignar el estado de la piel, anotando cualquier aparición de eritema o irritación antes y después de la aplicación. Incluir la reacción del paciente a la terapia con calor. Registrar toda acción de instrucción del paciente y de su familia.

COMPETENCIA 23

COLOCACIÓN DE DISPOSITIVOS DE CALENTAMIENTO POR AIRE FORZADO

Los pacientes que regresan del quirófano a menudo presentan hipotermia. La aplicación de un dispositivo de aire caliente forzado es la forma más eficaz de recalentarlo, en comparación con el uso de frazadas calientes. Este dispositivo hace circular aire caliente alrededor del paciente.

CONSIDERACIONES AL DELEGAR

La aplicación de un dispositivo de aire caliente forzado no se delega al personal de apoyo de enfermería (PAE) o al personal de apoyo sin licencia (PASL), pero sí se puede delegar al personal de enfermería práctico/vocacional con licencia (PEPL/PEVL). La decisión de delegar debe basarse en el análisis minucioso de las necesidades y circunstancias del paciente, así como en las calificaciones del personal a quien se delega la tarea. Véanse las *Pautas de delegación* en el Apéndice A.

EQUIPO

- Dispositivo de aire caliente forzado
- Frazada de aire forzado
- Termómetro electrónico

- Equipo de protección personal (EPP), según indicación

VALORACIÓN INICIAL

- Determinar la temperatura, el color de la piel y la perfusión del paciente. Los individuos con hipotermia, en general, se observan pálidos a oscuros y fríos al tacto con una perfusión periférica disminuida.

- Revisar el lecho ungueal y las membranas mucosas de los pacientes con tonos de piel más oscuros en cuanto a signos de disminución de la perfusión.

DIAGNÓSTICO DE ENFERMERÍA

- Riesgo de desequilibrio de la temperatura corporal
- Hipotermia

IDENTIFICACIÓN Y PLANIFICACIÓN DE RESULTADOS

- El paciente retorna y mantiene una temperatura de 36.5-37.5°C.
- La piel del paciente se torna tibia, el llenado capilar es menor de 2-3 seg y no experimenta escalofríos.

IMPLEMENTACIÓN

ACCIÓN	JUSTIFICACIÓN
1. Revisar el expediente médico del paciente en cuanto a la orden de usar un dispositivo de aire caliente forzado. Buscar los recursos necesarios.	La revisión de la orden valida que el procedimiento correcto se aplique al individuo correcto. La organización facilita la realización de la tarea. La preparación promueve una administración eficaz del tiempo y un abordaje organizado de la tarea.
2. Realizar higiene de manos y usar el EPP, según indicación.	La higiene de manos y el EPP previenen la diseminación de microorganismos. El EPP será necesario con base en las precauciones epidemiológicas.
3. Identificar al paciente.	La identificación del paciente asegura que el individuo correcto reciba la intervención correcta y ayuda a prevenir errores.
4. Cerrar las cortinas alrededor de la cama y la puerta de la habitación, de ser posible. Explicar el procedimiento y su justificación al paciente o a un familiar. Colocar los recursos necesarios en el estante al lado de la cama o en la mesa puente, a la mano.	Esto asegura la privacidad del paciente. La explicación reduce la ansiedad y facilita la cooperación. Llevar todo al lado de la cama ahorra tiempo y energía. Tener los artículos a la mano resulta práctico, ahorra tiempo y evita la distensión y las torceduras innecesarias de los músculos del personal de enfermería.
5. **Determinar la temperatura del paciente.**	La temperatura inicial valida la necesidad de usar el dispositivo, y provee información para comparación futura.

6. Conectar el dispositivo de aire caliente forzado a la toma eléctrica. Colocar la frazada de aire forzado sobre el paciente con el plástico hacia arriba (fig. 1). Conservar la entrada de la manguera de aire en la piecera de la cama.

La frazada deberá usarse siempre con el dispositivo. Para evitar causar quemaduras, *no* se debe colocar la manguera de aire bajo mantas de algodón con la frazada de flujo de aire.

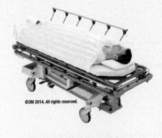

FIGURA 1 Frazada de aire forzado colocada sobre el paciente, con el lado de plástico hacia arriba y la entrada de la manguera de aire en la piecera de la cama (Fotografía reproducida con autorización. © 3M 2014. Derechos reservados)

7. Introducir con seguridad la manguera de aire a su entrada. Colocar una frazada de tela ligera sobre la de aire forzado, según las instrucciones del fabricante. Activar el aparato y ajustar la temperatura del aire para lograr el efecto deseado.

La manguera de aire debe ajustarse apropiadamente para asegurar que no se caiga. La frazada ayudará a mantener el aire caliente cerca del paciente. Ajustar la temperatura del aire dependiendo de la que se desee en el paciente. Si se está usando la frazada para mantener una temperatura ya estable, puede disminuirse respecto de lo que se necesitaría para aumentar la temperatura del paciente.

8. Retirar el EPP, si se utilizó. Realizar higiene de manos.

El retiro adecuado del EPP disminuye el riesgo de transmisión de infecciones y la contaminación de otros objetos. La higiene de manos previene la propagación de microorganismos.

9. **Determinar la temperatura del paciente al menos cada 30 min mientras se usa el dispositivo de aire forzado. Si se está recalentando a un paciente con hipotermia, no elevar la temperatura más de 1 °C/h para prevenir un efecto de vasodilatación rápida.**

La vigilancia de la temperatura del paciente asegura que no experimente un aumento muy rápido de temperatura corporal, con la vasodilatación resultante.

ACCIÓN	JUSTIFICACIÓN
10. Discontinuar el uso del dispositivo de aire forzado una vez que la temperatura del paciente es la adecuada y la puede mantener sin ayuda.	No se necesita el dispositivo de aire forzado una vez que el paciente está caliente y suficientemente estable para mantener su temperatura.
11. Retirar el dispositivo y limpiarlo, de acuerdo con la política de la institución y las instrucciones del fabricante.	El cuidado apropiado del equipo ayuda a mantener su funcionamiento.

EVALUACIÓN

- La temperatura del paciente retorna a su rango normal de 36.5-37.5°C y puede mantenerla.
- La piel del paciente se encuentra tibia.
- El paciente no presenta escalofríos.

REGISTRO

- Registrar la temperatura del paciente y la vía usada para su determinación. Anotar que se aplicó el dispositivo de calentamiento de aire forzado al paciente. Documentar el aspecto de la piel y que el paciente no experimentó ningún efecto adverso del dispositivo de calentamiento. Consignar que la temperatura del paciente se vigiló cada 30 min, así como la temperatura real después de 30 min.

COMPETENCIA 24 · AGREGAR ELEMENTOS ESTÉRILES A UN CAMPO ESTÉRIL

Los campos estériles se crean para proporcionar un espacio quirúrgico aséptico. Se deben considerar como un área restringida. Después de establecer el campo estéril, se pueden añadir otros elementos estériles, incluyendo soluciones, según la necesidad. Los elementos se pueden envolver y esterilizar dentro de la institución o prepararse comercialmente. Es necesario garantizar que nada que no haya sido esterilizado toque el campo o los demás elementos en el campo, incluyendo las manos o la ropa.

CONSIDERACIONES AL DELEGAR

Los procedimientos que requieren el uso de un campo y otros elementos estériles no se delegan al personal de apoyo de enfermería (PAE) o al personal de apoyo sin licencia (PASL). Dependiendo de la leyes estatales de práctica de enfermería y las políticas y procedimientos institucionales, estos procedimientos pueden delegarse al personal de enfermería práctico/vocacional con licencia (PEPL/PEVL). La decisión de delegar debe tomarse con base en un análisis minucioso de las necesidades y circunstancias del paciente, así como de las calificaciones de la persona a quien se delega la tarea. Véanse las *Pautas de delegación* en el Apéndice A.

EQUIPO

- Campo estéril
- Gasa, fórceps, apósitos, contenedores, soluciones u otros suministros estériles, según la necesidad
- Equipo de protección personal (EPP), según indicación

VALORACIÓN INICIAL

- Valorar la situación para determinar la necesidad de crear un campo estéril.
- Evaluar el área en la cual se va a preparar el campo estéril. Sacar cualquier equipo innecesario del área más cercana.
- Identificar suministros adicionales necesarios para el procedimiento.

DIAGNÓSTICO DE ENFERMERÍA

- Riesgo de infección
- Protección ineficaz

IDENTIFICACIÓN Y PLANIFICACIÓN DE RESULTADOS

- El campo estéril se crea sin contaminación y los suministros estériles no están contaminados.
- El paciente permanece libre de exposición a microorganismos que causan posibles infecciones.

IMPLEMENTACIÓN

ACCIÓN	JUSTIFICACIÓN
1. Realizar higiene de manos. Colocar el EPP, según indicación.	La higiene de manos y el EPP previenen la diseminación de microorganismos. El EPP será necesario según las precauciones epidemiológicas.
2. Identificar al paciente y explicarle el procedimiento.	Identificar al paciente valida que se atienda al individuo correcto con el procedimiento correcto y ayuda a evitar errores. Comentar y explicar alivia la ansiedad y prepara al paciente para lo que puede esperar.
3. Verificar que el campo estéril empacado y los suministros estén secos y no se hayan abierto. Revisar también la fecha de caducidad, y confirmar que aún esté vigente.	La humedad contamina los empaques estériles. La fecha de caducidad indica el período en el que el paquete permanece estéril.

ACCIÓN	JUSTIFICACIÓN
4. Seleccionar un área de trabajo que esté al nivel de la cintura o más arriba.	El área de trabajo está a la vista. Las bacterias tienden a asentarse, por lo que existe menor contaminación en la zona arriba de la cintura.
5. Preparar el campo estéril según la descripción de la Competencia 25 o la Competencia 26.	La técnica apropiada mantiene la esterilidad.
6. Incorporación de un elemento estéril:	

Para agregar un elemento empacado y esterilizado por la institución

ACCIÓN	JUSTIFICACIÓN
a. Sostener en la mano dominante el elemento empacado y esterilizado en la institución con la abertura de la tapa superior alejada del cuerpo. Con la otra mano, alcanzar el empaque y desdoblar la tapa superior y ambos costados.	Solamente la superficie y el elemento estériles están expuestos antes de colocarlos en el campo estéril.
b. Sostener firmemente el elemento a través del empaque con la mano dominante. Tomar la otra tapa del empaque más cercana al cuerpo, teniendo cuidado de no tocar la superficie interna del empaque o del elemento. Jalar la tapa hacia la muñeca, para que el empaque cubra la mano y la muñeca.	Solamente la superficie estéril y el elemento están expuestos antes de colocarlos en el campo estéril.
c. Tomar todas las esquinas del empaque juntas con la mano no dominante y jalar hacia la muñeca cubriendo la mano y la muñeca. Mantener en su lugar.	Sólo la superficie y el elemento estériles están expuestos antes de colocarlos en el campo estéril.
d. Mantener el elemento 15 cm arriba de la superficie del campo estéril y colocarlo sobre el campo. Tener cuidado, evitar que toque la superficie u otros elementos o tirar cualquier elemento a 2.5 cm del borde externo.	Esto previene la contaminación del campo y la caída inadvertida del elemento demasiado cerca del borde o fuera del campo. Todo elemento que quede a 2.5 cm del borde externo se considera contaminado.

ACCIÓN	JUSTIFICACIÓN

Para agregar un elemento empacado y esterilizado comercialmente

a. Sostener el empaque en una mano. Jalar la cubierta superior con la otra mano. Como alternativa, desprender con cuidado los bordes usando ambas manos.

El contenido permanece sin que las manos lo contaminen.

b. Después de que la cubierta superior o los bordes estén parcialmente separados, mantener el elemento 15 cm arriba de la superficie del campo estéril. Continuar abriendo el paquete y colocar el elemento sobre el campo. **Tener cuidado de no tocar la superficie u otros elementos o tirar cualquier elemento a 2.5 cm del borde externo.**

Esto previene la contaminación del campo y la caída inadvertida del elemento demasiado cerca del borde o fuera del campo. Todo elemento que quede a 2.5 cm del borde externo se considera contaminado.

c. Desechar el empaque.

Un área de trabajo limpia fomenta la técnica apropiada y evita la contaminación involuntaria del campo.

Para agregar una solución estéril

a. Obtener la solución apropiada y revisar la fecha de caducidad.

Una vez abierto, etiquetar todo recipiente o botella con la fecha y hora. La solución permanece estéril durante 24 h una vez abierta.

b. Abrir el contenedor de la solución de acuerdo con las instrucciones y **colocar la tapa en la mesa lejos del campo con los bordes hacia arriba.**

Se mantiene la esterilidad del interior de la tapa.

c. Mantener el recipiente fuera del borde del campo estéril con la etiqueta hacia fuera frente a la palma de la mano y prepararse para vaciarla desde una altura de 10-15 cm. **La punta del recipiente nunca debe tocar el contenedor o campo estériles.**

La etiqueta permanece seca y la solución puede vaciarse sin cruzar el campo estéril. Las salpicaduras son mínimas desde esa altura. El contacto accidental entre la punta del recipiente y el contenedor o apósito produce la contaminación de ambos.

ACCIÓN	JUSTIFICACIÓN
d. Vaciar la cantidad requerida de solución de manera continua en el contenedor estéril que se agregó previamente al campo estéril y se colocó a un lado o sobre los apósitos. **Evitar salpicar el líquido.**	Un chorro constante minimiza el riesgo de salpicaduras; la humedad contamina el campo estéril.
e. Tocar solamente el exterior de la tapa cuando ésta se coloque nuevamente. Etiquetar la solución con la fecha y hora en la que se abrió.	La solución permanece sin ser contaminada y disponible para uso futuro.
7. Continuar con el proceso como se indica.	
8. Cuando se concluye el procedimiento, retirar el EPP, si se utilizó. Realizar higiene de manos.	El retiro adecuado del EPP reduce el riesgo de transmisión de infecciones y contaminación de otros objetos. La higiene de manos previene la propagación de microorganismos.

EVALUACIÓN

- El campo estéril se crea sin contaminación.
- Los suministros estériles no están contaminados.
- El paciente permanece libre de exposición a microorganismos que causan posibles infecciones.

REGISTRO

- Generalmente no es necesario documentar la adición de elementos estériles a un campo estéril. Sin embargo, se debe registrar el uso de la técnica estéril para cualquier procedimiento.

COMPETENCIA 25

PRERAPACIÓN DE CAMPO ESTÉRIL MEDIANTE EL USO DE EQUIPOS O BANDEJAS ESTÉRILES COMERCIALES

Los campos estériles se crean para proporcionar un espacio quirúrgico aséptico. Se deben considerar como un área restringida. Los equipos y bandejas estériles se colocan en un empaque estéril que, una vez abierto, se convierte en el campo estéril. Los artículos y guantes estériles son los únicos objetos permitidos en el campo estéril. Si se rompe la zona, todo el campo estéril se considera contaminado.

CONSIDERACIONES AL DELEGAR

Los procedimientos que requieren el uso de un campo y otros elementos estériles no se delegan al personal de apoyo de enfermería (PAE) o al personal de apoyo sin licencia (PASL). Dependiendo de las leyes estatales de práctica de la enfermería y las políticas y procedimientos institucionales, estos procedimientos pueden delegarse al personal de enfermería práctico/vocacional con licencia (PEPL/PEVL). La decisión de delegar debe tomarse con base en un análisis minucioso de las necesidades y circunstancias del paciente, así como de las calificaciones de la persona a quien se delega la tarea. Véanse las *Pautas de delegación* en el Apéndice A.

EQUIPO

- Empaque estéril preparado comercialmente
- Suministros estériles adicionales, como apósitos, contenedores o soluciones, según necesidad
- Equipo de protección personal (EPP), según indicación

VALORACIÓN INICIAL

- Valorar la situación para determinar la necesidad de crear un campo estéril.
- Evaluar el área en la cual se va a preparar el campo estéril. Sacar cualquier equipo innecesario del área más cercana.

DIAGNÓSTICO DE ENFERMERÍA

- Riesgo de infección
- Protección ineficaz

IDENTIFICACIÓN Y PLANIFICACIÓN DE RESULTADOS

- El campo estéril se crea sin contaminación y el contenido del paquete permanece estéril.
- El paciente permanece libre de exposición a microorganismos que causan posibles infecciones.

IMPLEMENTACIÓN

ACCIÓN	JUSTIFICACIÓN
1. Realizar higiene de manos. Colocar el EPP, según indicación. 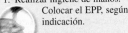	La higiene de manos y el EPP previenen la diseminación de microorganismos. El EPP será necesario según las precauciones epidemiológicas.
2. Identificar al paciente y explicarle el procedimiento.	La identificación del paciente valida que se atienda al individuo correcto con el procedimiento correcto y ayuda a evitar errores. Comentar y explicar reducen la ansiedad y preparan al paciente para lo que puede esperar.

ACCIÓN	JUSTIFICACIÓN
3. Verificar que el equipo estéril empacado o la bandeja estén secos y no se hayan abierto. Observar también la fecha de caducidad, y garantizar que aún esté vigente.	La humedad contamina el empaque estéril. La fecha de caducidad indica el período en el que el empaque permanece estéril.
4. Seleccionar un área de trabajo que esté al nivel de la cintura o más arriba.	El área de trabajo está a la vista. Las bacterias tienden a asentarse, por lo que existe menor contaminación arriba de la cintura.
5. Abrir la cubierta externa del paquete y retirar el equipo o la bandeja. Colocarlo en el centro de la superficie de trabajo, con la tapa superior posicionada sobre el costado más lejano al paquete. Desechar la cubierta externa.	Esto deja espacio suficiente para el campo estéril.
6. Alcanzar el paquete y tomar la superficie externa del extremo de la tapa superior, sosteniendo a no más de 2.5 cm del borde de la tapa. Jalar para abrir lejos del cuerpo, manteniendo el brazo extendido y lejos del interior del empaque (fig. 1). Permitir que el empaque permanezca plano sobre la superficie de trabajo.	Esto mantiene la esterilidad dentro del empaque, el cual se convertirá en el campo estéril. La superficie externa del empaque se considera no estéril. El borde externo de 2.5 cm se considera contaminado.

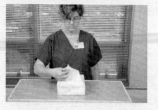

FIGURA 1 Abrir la tapa superior, lejos del cuerpo

7. Alcanzar el paquete y tomar la superficie externa del extremo de la primera tapa lateral, sosteniendo a no más de 2.5 cm del borde de la tapa. Jalar para abrir hacia el costado del empaque, manteniendo el brazo extendido y lejos del interior del empaque (fig. 2).	Esto mantiene la esterilidad dentro del empaque, el cual se convertirá en el campo estéril. La superficie externa del empaque se considera no estéril. El borde externo de 2.5 cm se considera contaminado.

ACCIÓN   **JUSTIFICACIÓN**

Permitir que este último permanezca
plano sobre la superficie de trabajo.

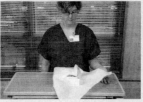

FIGURA 2 Abrir la primera tapa lateral

8. Alcanzar el paquete y tomar la
   superficie externa del extremo de
   la primera tapa lateral restante,
   sosteniendo no más de 2.5 cm del
   borde de la tapa. Jalar para abrir
   hacia el costado del empaque,
   manteniendo el brazo extendido
   y lejos del interior del empaque
   (fig. 3). Permitir que este último
   permanezca plano sobre la superficie de trabajo.

Esto mantiene la esterilidad dentro del
empaque, el cual se convertirá en el
campo estéril. La superficie externa
del empaque se considera no estéril. El
borde externo de 2.5 cm se considera
contaminado.

9. Pararse lejos del empaque y de
   la superficie de trabajo. Tomar la
   superficie externa de la otra tapa,
   la más cercana al cuerpo, y sostener a no más de 2.5 cm del borde
   de la tapa. Jalar la tapa hacia el
   cuerpo, y mantener el brazo
   extendido lejos del interior del
   empaque (fig. 4). Mantener esta
   mano en dicha posición. Usar la
   otra mano para tomar el empaque
   por debajo (el lado que está hacia
   abajo en la superficie de trabajo).
   Colocar el empaque para que,
   cuando esté plano, los bordes se
   encuentren sobre la superficie de
   trabajo. Permitir que el empaque
   permanezca plano sobre la superficie de trabajo.

Esto mantiene la esterilidad dentro
del empaque, el cual se convertirá en
el campo estéril. La superficie externa
del empaque se considera no estéril.
El borde externo de 2.5 cm se considera contaminado.

ACCIÓN	JUSTIFICACIÓN

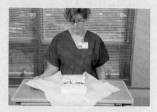

FIGURA 3 Jalar para abrir la otra tapa lateral

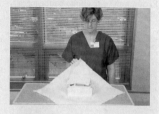

FIGURA 4 Jalar para abrir la tapa más cercana al cuerpo

10. El empaque externo se ha convertido en el campo estéril con los elementos empacados en el centro. Evitar tocar o acercarse al campo estéril. Colocar elementos estériles en el campo, según necesidad. Véase la Competencia 24. Continuar con el procedimiento como se indica.	Se mantiene la esterilidad del campo y el contenido.
11. Cuando el procedimiento se concluye, retirar el EPP, si se utilizó. Realizar higiene de manos.	El retiro adecuado del EPP disminuye el riesgo de transmisión de infecciones, así como la contaminación de otros objetos. La higiene de manos previene la propagación de microorganismos.

EVALUACIÓN

- El campo estéril se prepara sin contaminación.
- El contenido estéril del paquete permanece estéril.
- El paciente permanece libre de exposición a microorganismos que causan posibles infecciones.

REGISTRO

- Generalmente no es necesario documentar la preparación de un campo estéril. Sin embargo, se debe registrar el uso de la técnica estéril para cualquier procedimiento.

PREPARACIÓN DE CAMPO ESTÉRIL MEDIANTE EL USO DE PAÑOS ESTÉRILES EMPAQUETADOS

Los campos estériles se crean para proporcionar un espacio quirúrgico aséptico. Se deben considerar como un área restringida. Se puede utilizar un paño estéril para establecer un campo estéril o para ampliar el área de trabajo estéril. Un lado del paño estéril debe ser impermeable, el cual se coloca sobre la superficie de trabajo. Después de establecer el campo estéril, añadir otros elementos estériles, según necesidad, incluyendo soluciones. Los elementos estériles y las manos enguantadas de manera estéril son los únicos objetos permitidos en el campo estéril.

CONSIDERACIONES AL DELEGAR

Los procedimientos que requieren el uso de un campo y otros elementos estériles no se delegan al personal de apoyo de enfermería (PAE) o al personal de apoyo sin licencia (PASL). Dependiendo de las leyes estatales de práctica de la enfermería y las políticas y procedimientos institucionales, estos procedimientos pueden delegarse al personal de enfermería práctico/vocacional con licencia (PEPL/PEVL). La decisión de delegar debe tomarse con base en un análisis minucioso de las necesidades y circunstancias del paciente, así como de las calificaciones de la persona a quien se delega la tarea. Véanse las *Pautas de delegación* en el Apéndice A.

EQUIPO

- Paños estériles empaquetados
- Suministros estériles adicionales, como apósitos, contenedores o soluciones, según necesidad
- Equipo de protección personal (EPP), según indicación

VALORACIÓN INICIAL

- Evaluar la situación para determinar la necesidad de crear un campo estéril.
- Valorar el área en la cual se va a preparar el campo estéril. Sacar cualquier equipo innecesario del área más cercana.

DIAGNÓSTICO DE ENFERMERÍA

- Riesgo de infección
- Protección ineficaz

IDENTIFICACIÓN Y PLANIFICACIÓN DE RESULTADOS

- El campo estéril se crea sin contaminación.
- El paciente permanece libre de exposición a microorganismos que causan posibles infecciones.

IMPLEMENTACIÓN

ACCIÓN	JUSTIFICACIÓN
1. Realizar higiene de manos. Colocar el EPP, según indicación.	La higiene de manos y el EPP previenen la diseminación de microorganismos. El EPP será necesario según las precauciones epidemiológicas.
2. Identificar al paciente y explicarle el procedimiento.	La identificación del paciente valida que se atienda al individuo correcto con el procedimiento correcto y ayuda a evitar errores. Comentar y explicar reducen la ansiedad y preparan al paciente para lo que puede esperar.
3. Verificar que el paño empacado estéril esté seco y no se haya abierto. Revisar también la fecha de caducidad y confirmar que aún esté vigente.	La humedad contamina el empaque estéril. La fecha de caducidad indica el período en el que el empaque permanece estéril.
4. Seleccionar un área de trabajo que esté al nivel de la cintura o más arriba.	El área de trabajo está a la vista. Las bacterias tienden a asentarse, por lo que existe menor contaminación arriba de la cintura.
5. Abrir la cubierta externa del paño. Retirar el paño estéril, levantándolo cuidadosamente por las esquinas. Sostener lejos del cuerpo y arriba de la cintura y la superficie de trabajo.	El borde de 2.5 cm fuera del paño se considera contaminado. Cualquier elemento que toque esta área también se considera contaminado.
6. Continuar sosteniendo el paño solamente por las esquinas. Permitir que el paño se desdoble, lejos de su cuerpo y de cualquier otra superficie.	Tocar el lado externo del empaque mantiene el campo estéril. El contacto con cualquiera de las superficies puede contaminar el campo.
7. Colocar el paño sobre la superficie de trabajo con el lado impermeable hacia abajo. Evitar tocar cualquier otra superficie u objeto con el paño. Si cualquiera de las partes del paño cuelga fuera de la superficie de trabajo, esa parte se considera contaminada.	El lado impermeable previene la contaminación del campo si se humedece. La humedad penetra en la tela o papel estéril y transporta microorganismos por medio de la acción capilar para contaminar el campo. Un campo húmedo se considera contaminado si la superficie que se encuentra inmediatamente abajo de él no es estéril.
8. Colocar los elementos estériles sobre el campo según la necesidad. Véase la Competencia 24. Continuar con el procedimiento como se indica.	Se mantiene la esterilidad del campo.

ACCIÓN	JUSTIFICACIÓN

9. Cuando el procedimiento concluye, retirar el EPP, si se utilizó. Realizar higiene de manos.

El retiro adecuado del EPP disminuye el riesgo de transmisión de infecciones, así como la contaminación de otros objetos. La higiene de manos previene la propagación de microorganismos.

EVALUACIÓN

• El campo estéril se prepara sin contaminación.
• El paciente permanece libre de exposición a microorganismos que causan posibles infecciones.

REGISTRO

• Generalmente no es necesario documentar la preparación de un campo estéril. Sin embargo, se debe registrar el uso de la técnica estéril para cualquier procedimiento.

COMPETENCIA 27 | RETIRO DE CATÉTER ARTERIAL PERIFÉRICO

Los catéteres arteriales, utilizados para la monitorización cardíaca intensiva y continua y para los accesos intraarteriales, idealmente se colocan vía radial, braquial o en el dorso del pie de los adultos para reducir el riesgo de infección (O'Grady *et al.*, 2011), aunque también puede ser por vía femoral. Tan pronto como deje de ser necesario o pierda su eficacia, el catéter arterial deberá ser retirado (O'Grady *et al.*). Consultar las políticas institucionales para determinar si el personal de enfermería está autorizado para realizar este procedimiento. Dos miembros del personal de enfermería deberán estar a pie de cama hasta que se controle la hemorragia, y deberán estar preparados para administrar medicamentos de emergencia, según necesidad. El paciente deberá evitar ingestiones por vía oral hasta que se retire el catéter en caso de náuseas por el reflejo vasovagal.

CONSIDERACIONES AL DELEGAR

El retiro del catéter no puede delegarse al personal de apoyo de enfermería (PAE), el personal de apoyo sin licencia (PASL) ni al personal de enfermería práctico/vocacional con licencia (PEPL/PEVL).

EQUIPO

- Guantes estériles
- Guantes limpios
- Gafas o máscara protectoras
- Gasas estériles
- Protector impermeable
- Equipo estéril para retiro de suturas
- Apósitos transparentes
- Cinta hipoalergénica
- Marcador endeleble

- Para catéter femoral: bolsa de arena pequeña (2.5-5 kg), envuelta en una toalla o funda para almohada, según las políticas institucionales
- Medicamentos de emergencia (p. ej., atropina, en caso de reflejo vasovagal al retirar el catéter femoral) para responder a casos de emergencia, según las políticas y guías institucionales

VALORACIÓN INICIAL

- Revisar los antecedentes médicos y el plan de atención del paciente en busca de información sobre el retiro de catéteres arteriales.
- Valorar el estado de coagulación del sujeto, incluyendo estudios de laboratorio, para reducir el riesgo de complicaciones secundarias a problemas coagulatorios.
- Evaluar el grado de comprensión del procedimiento por parte del paciente. Inspeccionar el sitio de acceso en busca de filtraciones, sangrados o hematomas.
- Valorar la coloración y temperatura de la piel, así como los pulsos distales (fuerza y calidad). Marcar los pulsos distales con una "X" para identificarlos fácilmente después del procedimiento.
- Medir la presión arterial del paciente; la presión arterial sistólica debe ser menor de 180 mm Hg antes del retiro del catéter.

DIAGNÓSTICO DE ENFERMERÍA

- Riesgo de lesión
- Deterioro de la integridad cutánea
- Riesgo de infección
- Ansiedad

IDENTIFICACIÓN Y PLANIFICACIÓN DE RESULTADOS

- El catéter se retira intacto y sin lastimar al paciente.
- El sitio de acceso se mantiene limpio y seco, sin evidencia de infección, sangrado o hematoma.

IMPLEMENTACIÓN

ACCIÓN	JUSTIFICACIÓN
1. Confirmar la orden de retiro del catéter arterial en la historia clínica del paciente.	De esta forma se garantiza que la intervención correcta se realice en el paciente correcto.
2. Reunir todo el equipo necesario.	Ello permite dar orden a la tarea.
3. Realizar higiene de manos y colocar el EPP, según indicación.	La higiene de manos y el EPP previenen la diseminación de microorganismos. El EPP será necesario según las precauciones epidemiológicas.

ACCIÓN	JUSTIFICACIÓN

4. Identificar al paciente.

Identificar al paciente garantiza que el individuo correcto recibe la intervención correcta y ayuda a prevenir errores.

5. Cerrar las cortinas alrededor de la cama, así como la puerta de la habitación, de ser posible. Explicar el procedimiento al paciente.

Esto garantiza la privacidad del paciente. Las explicaciones reducen la ansiedad y facilitan la cooperación.

6. Mantener una solución salina i.v. normal en otro acceso venoso durante el procedimiento, según la indicación médica o las políticas institucionales.

El acceso i.v. puede ser necesario en caso de hipotensión o bradicardia.

7. Si la cama es ajustable, elevarla para facilitar la labor, por lo general, a la altura del codo del profesional de la salud (VISN 8 Patient Safety Center, 2009).

Tener la cama a la altura adecuada previene la fatiga dorsal y muscular.

8. Ponerse guantes limpios, gafas protectoras y bata.

Previenen el contacto con la sangre y los líquidos corporales.

9. Si el catéter que se va a retirar está en el acceso femoral, utilizar una ecografía Doppler para localizar la arteria femoral 2.5-5 cm arriba del sitio de entrada del catéter femoral. Marcarlo con una "X" usando marcador indeleble.

Ello garantiza la localización precisa de la arteria femoral.

10. Apagar las alarmas del monitor y luego cerrar la pinza que permite el flujo de la solución de lavado. Quitar los apósitos ubicados sobre el sitio de inserción con cuidado. Retirar las suturas con el equipo de retiro de suturas; verificar que todas sean extraídas.

Estas medidas ayudan a preparar el retiro del catéter.

11. **Retirar el catéter con un movimiento suave y constante. Mantener el catéter paralelo al vaso sanguíneo durante la extracción. Vigilar la formación de hematomas durante el retiro del catéter mediante la palpación de los tejidos circundantes. Si comienza a formarse un hematoma, reposicionar las manos**

Esta acción reduce el riesgo de lesiones traumáticas.

ACCIÓN	JUSTIFICACIÓN

hasta obtener una presión óptima para prevenir una mayor salida de sangre.

12. **Inmediatamente después de retirar el catéter, aplicar presión con una gasa de 10 × 10 cm, 2.5-5 cm arriba del acceso en el lugar previamente marcado. Mantener la presión durante al menos 10 min, o según las políticas institucionales (más tiempo si persiste el sangrado).** Aplicar presión adicional si es un acceso femoral o si el paciente tiene anomalías en la coagulación o recibe anticoagulantes (INS, 2011).

Si no se aplica suficiente presión, puede formarse un hematoma grande y doloroso.

13. **Medir el pulso distal cada 3-5 min mientras se aplica presión.** *Nota*: los pulsos del dorso del pie y tibial posterior deberán ser marcadamente menores de los valores iniciales si se aplica la presión suficiente a la arteria femoral.

La medición de los pulsos distales permite determinar el flujo sanguíneo hacia la extremidad. Los pulsos deben regresar a sus valores iniciales tras retirar la presión.

14. Cubrir el sitio con los apósitos adecuados y mantenerlos en su sitio con cinta. Si así lo indican las políticas institucionales, aplicar un apósito de compresión en caso de acceso femoral doblando una gasa de 10 × 10 cm a la mitad, y después colocando el vendaje.

Se requiere de suficiente presión para prevenir mayores sangrados y la formación de hematomas.

15. Cubrir los apósitos con cinta adhesiva ceñida, según la política institucional. Retirarse gafas y guantes. Si el catéter está en un acceso femoral, realizar las siguientes acciones: cubrir el apósito con un saco de arena según la política del centro. Mantener al paciente en reposo con la cabeza elevada menos de 30° durante 6 h con el saco de arena en el sitio. Pedir al paciente que no levante la cabeza mientras

Se requiere de suficiente presión para prevenir mayores sangrados y la formación de hematomas.

El retiro adecuado del EPP reduce el riesgo de infección y contaminación de otros objetos.

Elevar la cabecera aumenta la presión intraabdominal, lo que puede producir hemorragias locales.

| ACCIÓN | JUSTIFICACIÓN |

se encuentra en reposo. También se puede rodar al paciente (movilización en bloque) para ayudarle con el cómodo, según la necesidad.

16. Bajar la altura de la cama. Retirar el EPP adicional. Realizar higiene de manos. Enviar las muestras al laboratorio de manera inmediata.

Bajar la cama promueve la seguridad del paciente. El retiro adecuado del EPP reduce el riesgo de infección y contaminación de otros objetos. La higiene de manos previene la transmisión de microorganismos. Las muestras deben procesarse de manera oportuna con el fin de garantizar su confiabilidad.

17. Buscar sangrados locales. Valorar la circulación en la extremidad distal al sitio de punción mediante la evaluación del color, los pulsos y la sensibilidad. Repetir la valoración cada 15 min durante la primera hora, luego cada 30 min durante las siguientes 2 h, cada hora durante las 2 h posteriores, y por último cada 4 h, o según las políticas institucionales.

La valoración continua permite la detección temprana y la intervención oportuna en caso de complicaciones.

EVALUACIÓN

- El paciente muestra un sitio de acceso limpio y seco, sin evidencia de lesión, infección, sangrado o hematoma.
- El paciente presenta una circulación periférica intacta y refiere reducción de la ansiedad.

REGISTRO

- Consignar la hora a la que fue retirado el catéter y durante cuánto tiempo se aplicó presión. Documentar las valoraciones del sitio cada 5 min mientras se aplica presión (puede hacerlo el segundo miembro del personal de enfermería). Registrar la evaluación de la circulación periférica, la apariencia del sitio, el tipo de apósito aplicado, las valoraciones regulares, la respuesta del paciente y los medicamentos administrados.

La *presión intracraneal* (PIC), o presión dentro del cráneo, es resultado de la sangre, el tejido y el líquido cefalorraquídeo (LCR) que circula en los ventrículos y el espacio subaracnoideo (Moreda *et al.*, 2009). La monitorización de la PIC se usa para evaluar la perfusión cerebral. Cuando la PIC aumenta como resultado de alteraciones como una masa (p. ej., tumor), sangrado cerebral o líquido alrededor del cerebro, o inflamación de la masa encefálica misma, las consecuencia neurológicas pueden variar de leves a graves, incluyendo la muerte (Hill *et al.*, 2012). La PIC normal es menor de 15 mm Hg. La PIC elevada, o *hipertensión intracraneal*, es una presión continua de 20 mm Hg o más (Schimpf, 2012; Barker, 2008).

Los catéteres de fibra óptica son una herramienta que permite monitorizar la PIC. Lo hacen directamente mediante un transductor intracraneal localizado en la punta del catéter. El transductor miniatura en la punta del catéter está conectado a través de un cable largo y continuo de fibra óptica a un módulo electrónico externo. Este dispositivo puede ser introducido en el ventrículo lateral, el espacio subaracnoideo, el espacio subdural, el parénquima cerebral o bajo una prominencia ósea. La duramadre es perforada y la zona del transductor se dirige hacia el tejido cerebral hasta la profundidad deseada y se fija en su posición (Hickey, 2009). Estos dispositivos no son sistemas que se llenen con líquido, eliminando los problemas asociados con un transductor externo y la presión de las vías, como una ventriculostomía externa (Competencia 182). El monitor proporciona información continua (Cecil *et al.*, 2011). Los catéteres de fibra óptica pueden ser usados para monitorizar la PIC y la presión de perfusión cerebral (PPC). Algunas versiones de los catéteres también pueden usarse para drenar el LCR. Estos dispositivos son calibrados por el fabricante y ajustados en cero sólo en el momento de su inserción.

Las mediciones de PIC y presión arterial son usadas para calcular la PPC, la presión necesaria para la perfusión de la sangre hacia el cerebro contra la gravedad (Barker, 2008). La monitorización de la PIC también proporciona información sobre la capacidad adaptativa intracraneal, la capacidad del cerebro de tolerar la estimulación o el aumento del volumen intracraneal sin un incremento en la presión a través de la evaluación de la forma de onda (AANN, 2011; Barker, 2008; Hinkle & Cheever, 2014). La PPC se calcula encontrando la diferencia entre la presión arterial media (PAM) y la PIC.

CONSIDERACIONES AL DELEGAR

El cuidado de un paciente con catéter intracraneal de fibra óptica no debe ser delegado al personal de apoyo de enfermería (PAE) o al personal de apoyo sin licencia (PASL). Dependiendo de la ley estatal de práctica de enfermería y las políticas y procedimientos institucionales, el cuidado de estos pacientes puede ser delegado al personal de enfermería práctico/vocacional con licencia (PEPL/PEVL). La decisión de delegar debe basarse en el análisis minucioso de las necesidades y circunstancias del paciente, así como en las calificaciones de la persona a quien se delega la tarea. Véanse las *Pautas de delegación* en el Apéndice A.

EQUIPO

- Equipo de protección personal (EPP), según indicación

VALORACIÓN INICIAL

- Realizar una valoración neurológica. Explorar el nivel de consciencia del paciente. Si está alerta, evaluar la orientación en tiempo, lugar y persona. Si el nivel de consciencia del paciente está disminuido, anotar su capacidad de responder y ser despertado. Inspeccionar el tamaño de las pupilas y la respuesta a la luz. Las pupilas deben ser iguales y redondas y deben reaccionar a la luz bilateralmente. Cualquier cambio en el nivel de consciencia o la respuesta pupilar puede sugerir un problema neurológico. Por otro lado, un cambio en la fuerza o una diferencia en la fuerza entre un lado y otro también pueden indicar un problema neurológico.
- Evaluar las constantes vitales, debido a que los cambios pueden reflejar un problema neurológico.
- Valorar el nivel de dolor del paciente, quien puede estar experimentándolo en el sitio de inserción del catéter de fibra óptica.

DIAGNÓSTICO DE ENFERMERÍA

- Riesgo de infección
- Riesgos de perfusión tisular cerebral ineficaz
- Riesgo de lesión
- Dolor

IDENTIFICACIÓN Y PLANIFICACIÓN DE RESULTADOS

- El paciente mantiene la PIC en menos de 15 mm Hg y la PPC en 60-90 mm Hg (Hickey, 2014).
- El paciente está libre de infecciones.
- El sujeto se encuentra libre de dolor.
- El individuo o las personas importantes para él entienden la necesidad de la ventriculostomía.

IMPLEMENTACIÓN

ACCIÓN	JUSTIFICACIÓN
1. Revisar las indicaciones médicas en busca de información específica acerca de los parámetros de monitorización.	El personal de enfermería necesita saber la indicación más reciente para valores aceptables de PIC y PPC.
2. Realizar higiene de manos y colocarse el EPP, según indicación.	La higiene de manos y el EPP previenen la diseminación de microorganismos. El EPP será necesario con base en las precauciones epidemiológicas.

ACCIÓN	JUSTIFICACIÓN
3. Identificar al paciente.	La identificación del paciente asegura que el individuo correcto recibe la intervención correcta y ayuda a prevenir errores.
4. Cerrar las cortinas alrededor de la cama y la puerta de la habitación, de ser posible. Explicar al paciente el procedimiento y su justificación.	Esto asegura la privacidad del paciente. La explicación reduce la ansiedad y facilita la cooperación.
5. Evaluar al paciente en busca de cambios en el estado neurológico.	Los pacientes con ventriculostomía están en riesgo de problemas en el sistema neurológico.
6. Evaluar la PIC, PAM y PPC al menos cada hora. Anotar el valor de la PIC y las formas de onda como se muestran en el monitor. Si hay un aumento en la PIC, el valor debe ser obtenido con mayor frecuencia, hasta cada 15 min (AANN, 2011). Anotar la cantidad de secreción, color y claridad, según corresponda.	La evaluación frecuente proporciona indicadores valiosos para identificar tendencias sutiles que pueden sugerir problemas en curso. Algunas versiones de los catéteres también pueden usarse para drenar el LCR.
7. Cuidar el sitio de inserción de acuerdo con las políticas institucionales. Mantener el sistema usando técnica estéril estricta. Evaluar el sitio en busca de cualquier signo de infección, como secreción, eritema o aumento de la temperatura. Asegurar que el catéter está fijado en el sitio de acuerdo con las políticas institucionales.	Los cuidados del sitio varían, yendo posiblemente desde dejar el sitio expuesto al aire hasta la aplicación de ungüento antibiótico y gasa. El cuidado del sitio ayuda a reducir el riesgo de infecciones (Barker, 2008). Fijar los catéteres después de su inserción previene que se desprendan y la rotura del dispositivo.
8. Calcular la PPC, según necesidad, así como la diferencia entre la PAM sistémica y la PIC.	La PPC es un estimado de la idoneidad de la irrigación sanguínea al cerebro.
9. Retirarse del EPP, si se utilizó. Realizar higiene de manos.	Retirarse del EPP adecuadamente reduce el riesgo de transmisión de infecciones y la contaminación de otros objetos. La higiene de manos previene la diseminación de microorganismos.

EVALUACIÓN

- El paciente muestra una PPC y una PIC dentro de parámetros identificados.
- El individuo se mantiene libre de infecciones.
- El sujeto entiende la necesidad del catéter y de la monitorización.
- El paciente no refiere dolor.

REGISTRO

- Documentar la siguiente información: valoración neurológica, PIC y PPC, constantes vitales, dolor y apariencia del sitio de inserción.

COMPETENCIA 29 | APLICACIÓN DE CHAMPÚ EN EL CABELLO DEL PACIENTE

La forma más fácil de lavar el cabello del paciente es ayudarlo en la ducha, pero no todos pueden bañarse de esta forma. Si el cabello del paciente necesita lavarse, pero no puede o no se le permite salir de la cama, el lavado se puede llevar a cabo en la cama. Existen gorros con champú que se usan cada vez con mayor frecuencia. Estos gorros comerciales desechables contienen un champú que no tiene que enjuagarse. Véase la "Variante en la técnica" anexa.

CONSIDERACIONES AL DELEGAR

La aplicación de champú en el cabello del paciente puede delegarse al personal de apoyo de enfermería (PAE) o al personal de apoyo sin licencia (PASL), así como al personal de enfermería práctico/vocacional con licencia (PEPL/PEVL). La decisión de delegar debe tomarse con base en un análisis minucioso de las necesidades y circunstancias del paciente, así como de las calificaciones de la persona a quien se delega la tarea. Véanse las *Pautas de delegación* en el Apéndice A.

EQUIPO

- Jarra de agua
- Agua tibia
- Champú
- Acondicionador (opcional)
- Guantes desechables
- Equipo de protección personal (EPP) adicional, según indicación
- Protector para ropa de cama
- Soporte para lavar el cabello
- Cubeta
- Toallas
- Bata
- Peine o cepillo
- Secadora de cabello (opcional)

VALORACIÓN INICIAL

- Indagar las preferencias de higiene del paciente: frecuencia, hora del día y tipos de productos para higiene.
- Valorar en busca de cualquier limitación en la actividad física.
- Evaluar la capacidad del paciente para levantarse de la cama para lavarse el cabello. Si la orden médica lo permite y el paciente cuenta con la capacidad física para lavarse el cabello en la ducha, es posible que el paciente prefiera hacerlo así. Si no puede estar fuera de la cama o si no se le permite hacerlo, aplicar el champú en la cama.

- Buscar cualquier limitación postural o en la actividad física.
- Revisar el cuero cabelludo del paciente en busca de cortes, lesiones o protuberancias. Evaluar cualquier descamación, resequedad o exceso de grasa o evidencia de problemas, como pediculosis.

DIAGNÓSTICO DE ENFERMERÍA

- Déficit de autocuidado: baño
- Deterioro de la movilidad física
- Deterioro de la habilidad para la traslación

IDENTIFICACIÓN Y PLANIFICACIÓN DE RESULTADOS

- El cabello del paciente queda limpio.
- El paciente tolera el champú con poca o ninguna dificultad.
- El individuo muestra una imagen corporal mejorada.
- El paciente expresa un aumento en su comodidad.

IMPLEMENTACIÓN

ACCIÓN	JUSTIFICACIÓN
1. Revisar el expediente médico en busca de cualquier limitación en la actividad física o contraindicaciones para el procedimiento. Confirmar la presencia de la orden médica para lavar el cabello del paciente, de ser necesario según las políticas institucionales.	La identificación de las limitaciones previene la incomodidad del paciente y las lesiones. En algunos contextos, se requiere una orden médica para lavar el cabello del paciente.
2. Realizar higiene de manos.  Colocar el EPP, según indicación.	La higiene de manos y el EPP previenen la diseminación de microorganismos. El EPP será necesario según las precauciones epidemiológicas.
3. Identificar al paciente y explicarle el procedimiento. 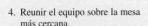	La identificación del paciente valida que se atienda al individuo correcto con el procedimiento correcto y ayuda a evitar errores. Comentar y explicar ayudan a calmar la ansiedad y a preparar al paciente sobre lo que debe esperar.
4. Reunir el equipo sobre la mesa más cercana.	La organización facilita la realización de la tarea.
5. Cerrar las cortinas alrededor de la cama y la puerta de la habitación, de ser posible.	Esto garantiza la privacidad del paciente.

ACCIÓN	JUSTIFICACIÓN
6. Bajar la cabecera de la cama. Elevar la cama hasta una posición de trabajo cómoda, generalmente a la altura del codo del profesional de la salud (VISN 8 Patient Safety Center 2009). Bajar el barandal lateral. Retirar la almohada y colocar un protector bajo la cabeza y los hombros del paciente.	La altura correcta de la cama ayuda a reducir lesiones en la espalda mientras se realiza el procedimiento. Una almohada protectora evita que se mojen las sábanas.
7. **Llenar la jarra con agua caliente, agradable para el paciente (de 38 °C a menos de 49-52 °C).** Posicionar al paciente en la parte superior de la cama en posición supina. Solicitarle que levante la cabeza y colocar el soporte para lavar el cabello debajo de la cabeza del paciente. De ser necesario, cubrir el borde del soporte con una toalla pequeña.	El agua caliente es agradable y relajante para el paciente. También estimula la circulación y permite una limpieza más eficaz. Ajustar la temperatura del agua de 38 °C a menos de 49-52 °C disminuye el riesgo de quemaduras y resequedad de la piel. Se recomienda la temperatura más baja para los niños y adultos mayores de 65 años de edad (Burn Foundation, 2012). Acojinar el borde del soporte puede aumentar la comodidad del paciente.
8. Colocar un recipiente para drenaje debajo del soporte para lavar el cabello.	El recipiente recibirá el agua que escurre, evitando que se moje el suelo.
9. Colocarse los guantes. Si el paciente está en posibilidades de hacerlo, solicitarle que sostenga una toalla doblada en la frente. Vaciar la jarra de agua caliente lentamente sobre la cabeza del individuo, verificando que todo el cabello esté mojado. Rellenar la jarra de ser necesario.	Los guantes evitan la diseminación de microorganismos. La toalla evita que el agua escurra por los ojos del paciente. Al vaciar la jarra lentamente, se mojará más cabello y será más relajante para el paciente.
10. Aplicar una pequeña cantidad de champú en el cabello del paciente. Hacer espuma. Masajear profundamente el cuero cabelludo, evitando cualquier corte, lesión o área de dolor.	El champú ayudará a eliminar suciedad o grasa.
11. Enjuagar con agua a una temperatura agradable hasta que todo el champú se haya eliminado del cabello. De ser necesario, repetir la aplicación.	Si el champú se queda en el cabello, puede provocar prurito. Si el cabello continúa sucio, puede ser necesario otro lavado con champú.

ACCIÓN	JUSTIFICACIÓN
12. Si el paciente tiene cabello grueso o lo solicita, aplicar una pequeña cantidad de acondicionador en el cabello y masajearlo. Debe evitarse cualquier corte, lesión o área de dolor.	El acondicionador deshace nudos e hidrata el cabello y el cuero cabelludo.
13. Si el recipiente que recibe el enjuague es pequeño, vaciarlo antes de enjuagar el cabello. Enjuagar con agua a temperatura agradable hasta que haya desaparecido todo el acondicionador.	El recipiente puede derramarse si no se vacía. Si se deja acondicionador en el cabello, puede provocar prurito.
14. Retirar el soporte para lavar el cabello. Colocar una toalla alrededor del cabello del paciente.	Esto evita que el paciente se enfríe.
15. Secar el cabello suavemente, evitando cualquier corte, lesión o área de dolor. Retirar el acojinamiento de soporte pero mantener un protector seco bajo el cabello del paciente.	El secado suave del cabello elimina el exceso de agua sin dañar el cabello o el cuero cabelludo.
16. Cepillar suavemente el cabello, eliminando los nudos, de ser necesario.	Eliminar los nudos ayuda al cabello a secar más rápido. Cepillar el cabello mejora la autoimagen del paciente.
17. Secar el cabello con una secadora de cabello con aire frío, si está permitido y si el paciente lo desea. Si no, se puede considerar cubrir la cabeza del paciente con una toalla seca hasta que el cabello se encuentre seco.	Utilizar la secadora ayuda a secar el cabello más rápido y evita que el paciente se enfríe. Mantener la cabeza cubierta evita el enfriamiento mientras se seca el cabello.
18. Cambiar la bata del paciente y quitar el protector o acojinamiento protector. Reemplazar la almohada.	Si la bata del paciente está mojada, éste se enfriará. El protector ya no se necesita una vez que el cabello se encuentra seco.
19. Retirar el equipo y regresar al paciente a una posición cómoda. Quitarse los guantes. Levantar el barandal lateral y bajar la cama.	Fomentar la comodidad y seguridad del paciente. Eliminar los guantes de forma adecuada reduce el riesgo de transmisión de infecciones y contaminación de otros objetos.
20. Retirar el EPP adicional, si se utilizó. Realizar higiene de manos.	El retiro adecuado del EPP reduce el riesgo de transmisión de infecciones y contaminación de otros objetos. La higiene de manos previene la propagación de microorganismos.

EVALUACIÓN

- El cabello del paciente está limpio.
- El paciente expresa tener una imagen corporal positiva.
- El individuo refiere un aumento en el nivel de comodidad.

REGISTRO

- Registrar la valoración inicial, las observaciones importantes y los hallazgos poco frecuentes, como sangrado o inflamación, y documentar cualquier enseñanza impartida. Documentar el procedimiento y la respuesta del paciente.

VARIANTE EN LA TÉCNICA	Aplicación de champú en el cabello del paciente con un gorro
Existen gorros con champú que se usan cada vez con mayor frecuencia. Estos gorros desechables, preparados comercialmente, contienen un producto que no se enjuaga. El gorro se calienta en el microondas o se almacena en un calentador hasta que se usa. Después de aplicar el champú durante el tiempo sugerido por el fabricante, el gorro se retira y se desecha.	5. Explicar al paciente el procedimiento y su justificación.

1. Revisar el expediente médico en busca de cualquier limitante en la actividad física o contraindicaciones para realizar el procedimiento. Confirmar la presencia de una orden médica para lavar el cabello del paciente si así lo requiere la política institucional.
2. Calentar el gorro en el microondas, de acuerdo con las instrucciones del fabricante, o retirarlo del calentador donde fue almacenado.
3. Realizar higiene de manos. Colocar el EPP, según indicación.

4. Identificar al paciente.

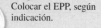

5. Explicar al paciente el procedimiento y su justificación.
6. Reunir el equipo necesario en el mueble de la cabecera o sobre la mesa puente.
7. Cerrar las cortinas alrededor de la cama y la puerta de la habitación, de ser posible.
8. Colocarse los guantes. Elevar la cama en una posición cómoda de trabajo, por lo general a la altura del codo del profesional de la salud (VISN 8 Patient Safety Center, 2009). Colocar una toalla sobre el tórax del paciente. Poner el gorro con champú en la cabeza del paciente.
9. Masajear el cuero cabelludo y el cabello a través del gorro para hacer espuma. Continuar con el masaje de acuerdo con el tiempo especificado en las instrucciones del fabricante.
10. Retirar y desechar el gorro con champú.
11. Secar el cabello del paciente con una toalla.
12. Retirar la toalla del tórax del paciente.
13. Peinar y dar estilo al cabello.
14. Retirar los guantes. Bajar la cama. Ayudar al paciente para colocarse en una posición cómoda.

Continúa en la p. 148

Aplicación de champú en el cabello del paciente con un gorro	*continuación*

15. Retirar el EPP adicional, si se utilizó. Realizar higiene de manos.

COMPETENCIA 30 COLOCACIÓN DE COLLARÍN CERVICAL DE DOS PIEZAS

Los pacientes con sospecha de lesión en la región cervical deben ser inmovilizados con un collarín o collar para estabilizar el cuello y evitar más daños a la médula espinal. El collarín cervical mantiene el cuello recto, con el mentón ligeramente elevado y metido hacia adentro. Al aplicar el collarín, debe tenerse cuidado de no hiperflexionar o hiperextender el cuello del paciente.

CONSIDERACIONES AL DELEGAR

La aplicación de un collarín cervical no se delega al personal de apoyo de enfermería (PAE) o al personal de apoyo sin licencia (PASL). De acuerdo con la ley estatal de práctica de enfermería y las políticas y procedimientos institucionales, la aplicación del collarín cervical puede delegarse al personal de enfermería práctico/vocacional con licencia (PEPL/PEVL). La decisión de delegar debe basarse en el análisis minucioso de las necesidades y circunstancias del paciente, así como en las calificaciones de la persona a quien se delega la tarea. Véanse las *Pautas de delegación* incluidas en el Apéndice A.

EQUIPO

- Guantes no estériles
- Equipo de protección personal (EPP) adicional, según indicación
- Cinta métrica
- Collarín cervical de tamaño adecuado
- Paño
- Agua y limpiador cutáneo
- Toalla

VALORACIÓN INICIAL

- Evaluar la permeabilidad de las vías respiratorias. Si hay oclusión, reposicionar al paciente mediante la triple maniobra modificada de levantar la mandíbula o el mentón del paciente para abrir las vías respiratorias sin necesidad de mover el cuello.
- Inspeccionar y palpar el área cervical de la columna para valorar si hay sensibilidad, hinchazón, deformidades o crepitación. No se pide al paciente que mueva el cuello si hay sospecha de una lesión en el área cervical de la médula.
- Realizar una valoración neurológica.

- Valorar el nivel de consciencia del paciente y su capacidad para seguir instrucciones a fin de determinar si hay disfunción neurológica. Si el paciente es capaz de seguir instrucciones, se le indica que no mueva la cabeza o el cuello.
- Pedir a otra persona que estabilice la columna cervical sujetando firmemente la cabeza del paciente a ambos lados, directamente encima de las orejas.

DIAGNÓSTICO DE ENFERMERÍA

- Riesgo de lesiones
- Dolor agudo

IDENTIFICACIÓN Y PLANIFICACIÓN DE RESULTADOS

- Se inmoviliza la columna cervical del paciente, evitando mayores lesiones a la médula espinal.
- El paciente mantiene la cabeza y el cuello inmovilizados.
- El individuo experimenta dolor mínimo o nulo.
- El paciente muestra comprender de la necesidad de la inmovilización.

IMPLEMENTACIÓN

ACCIÓN	JUSTIFICACIÓN
1. Revisar el expediente médico y el plan de cuidados de enfermería para determinar la necesidad de colocar el collarín cervical. Identificar las limitaciones de movimiento. Reunir los suministros necesarios.	Revisar el expediente y el plan de enfermería valida que se trata del procedimiento y del paciente correctos. La identificación de limitaciones evita lesiones. Reunir el equipo y los suministros permite realizar la tarea de manera ordenada.
2. Realizar higiene de manos y ponerse el EPP, si está indicado.	La higiene de manos y ponerse el EPP evitan la propagación de microorganismos. El uso del EPP será necesario con base en las precauciones epidemiológicas.
3. Identificar al paciente.	La identificación del paciente garantiza que la persona correcta recibe la intervención correcta y ayuda a evitar errores.
4. Cerrar las cortinas alrededor de la cama y la puerta de la habitación, de ser posible. Explicar al paciente el procedimiento y su justificación.	Esto garantiza la privacidad del paciente. La explicación reduce la ansiedad y facilita la cooperación.
5. Poner el equipo y los suministros al alcance de la mano, sobre la mesa puente.	Poner los artículos al alcance resulta práctico, ahorra tiempo, y evita torsiones musculares y estiramientos innecesarios del personal de enfermería.

ACCIÓN	JUSTIFICACIÓN
6. Valorar los cambios en el estado neurológico del paciente.	Los pacientes con lesiones de columna cervical están en riesgo de sufrir problemas neurológicos.
7. Ajustar la cama a una altura cómoda de trabajo, por lo general a la altura del codo del profesional de la salud (VISN 8 Patient Safety, Center, 2009). Bajar los barandales laterales, según necesidad.	Tener la cama a la altura adecuada y bajar los barandales previene la fatiga dorsal y muscular.
8. Limpiar suavemente la cara y el cuello del paciente con agua y un limpiador cutáneo. Si el paciente ha sufrido un traumatismo, inspeccionar el área en busca de vidrios rotos o de otros materiales que podrían lastimarlo a él o a quien le atiende. Pasar la palma de la mano por el área seca.	Puede haber sangre u objetos, como vidrio, hojas y ramitas, presentes en el cuello del paciente. El área debe estar limpia antes de colocar el collarín cervical para evitar lesiones cutáneas.
9. Hacer que otro miembro del personal de enfermería sujete firmemente la cabeza del paciente a ambos lados por encima de las orejas. Medir desde la parte inferior del mentón hasta la parte superior del esternón, y alrededor del cuello. Buscar estas medidas de altura y circunferencia en la tabla del fabricante para elegir el tamaño del collarín.	Esta acción estabiliza la columna cervical sujetando firmemente la cabeza a ambos lados por encima de las orejas. Para inmovilizar la columna cervical y evitar lesiones cutáneas bajo el collarín, éste debe ser del tamaño correcto (Apold & Rydrych, 2012).
10. Deslizar la parte posterior aplanada del collarín debajo de la cabeza del paciente. **El centro del collarín debe alinearse con el centro del cuello del paciente. No permitir que la cabeza del paciente se mueva al pasar el collarín debajo de ella.**	La estabilización de la columna cervical es crucial para evitar el movimiento de la cabeza, que podría provocar más daños a la columna cervical. Al colocar el collarín en el centro, se asegura que el cuello está alineado correctamente.
11. Poner la parte delantera del collarín centrada sobre el mentón, mientras se confirma que el área del mentón se ajusta perfectamente al hueco. Asegurarse de que la mitad delantera del collarín se superpone con la parte posterior media.	El collarín debe encajar perfectamente para evitar que el paciente mueva el cuello y se causen más daños a la columna cervical. El velcro ayudará a mantener el collarín firmemente en su lugar. El collarín no debe quedar demasiado apretado de manera que cause malestar.

ACCIÓN	JUSTIFICACIÓN
Asegurar las correas de velcro en ambos lados. Verificar que se pueda introducir por lo menos un dedo entre el collarín y el cuello del paciente.	
12. Levantar los barandales laterales. Colocar la cama en la posición más baja. Verificar que el timbre esté al alcance.	La cama en la posición más baja y el acceso al timbre contribuyen a la seguridad del paciente.
13. Volver a valorar el estado neurológico y la comodidad del paciente.	La nueva valoración ayuda a determinar los efectos del movimiento en el paciente.
14. Retirar el EPP, si se utilizó. Realizar higiene de manos.	Desechar el EPP de la forma adecuada reduce el riesgo de transmisión de infecciones y de contaminación de otros objetos. La higiene de manos evita la propagación de microorganismos.
15. **Valorar la piel bajo el collarín cervical por lo menos cada 4 h para detectar cualquier signo de lesión cutánea. Retirar el collarín cada 8-12 h e inspeccionar y limpiar la piel subyacente. Cuando se retire el collarín, una segunda persona inmoviliza la columna cervical.**	Puede haber lesiones cutáneas debajo del collarín cervical si no se inspecciona y limpia la piel (Apold & Rydrych, 2012).

EVALUACIÓN

- El collarín cervical se coloca sin efectos adversos.
- La columna cervical del paciente es inmovilizada sin causar mayores lesiones.
- El paciente informa dolor mínimo o nulo.
- El individuo muestra comprender las razones de la inmovilización de su columna cervical.

REGISTRO

- Documentar la aplicación del collarín, incluyendo el tamaño y cualquier cuidado cutáneo antes de la aplicación, el estado de la piel bajo el collarín cervical y el nivel de dolor que informa el paciente, y registrar los resultados neurológicos y cualquier otro de la valoración.

El lavado o irrigación de la colostomía es una manera de lograr continencia y control fecal (Perston, 2010). Los lavados se utilizan para promover la evacuación regular de algunas colostomías. Este procedimiento puede indicarse en pacientes que tienen una colostomía sigmoidea, que se encuentran conscientes con una capacidad visual adecuada y la suficiente destreza manual necesaria para realizar el procedimiento. Las contraindicaciones del lavado de la colostomía son síndrome de intestino irritable, hernia periestomal, daños después de la radiación en el intestino, diverticulitis y enfermedad de Crohn (Carlsson, *et al.*, 2010). Las ileostomías no se lavan porque el contenido fecal del íleon es líquido y no se puede controlar.

Una vez que el paciente ha establecido una rutina y se ha logrado la continencia intestinal, se puede utilizar un pequeño dispositivo sobre el estoma. Estos "tapones para estoma" son dispositivos de poca capacidad con un protector para absorber las secreciones y un filtro para flatos (Perston, 2010). Si se va a implementar el lavado de la colostomía, el personal de enfermería debe consultar las políticas institucionales en relación con el procedimiento aceptado, y lo ideal es consultar con un especialista de enfermería en heridas, ostomía y continencia para la capacitación y apoyo del paciente.

CONSIDERACIONES AL DELEGAR

El lavado de la colostomía no se delega al personal de apoyo de enfermería (PAE) o al personal de apoyo sin licencia (PASL). De acuerdo con la ley estatal de práctica de enfermería y las políticas y procedimientos institucionales, la administración de un enema de limpieza de pequeño volumen puede delegarse al personal de enfermería práctico/vocacional con licencia (PEPL/PEVL). La decisión de delegar debe basarse en el análisis minucioso de las necesidades y circunstancias del paciente, así como en las calificaciones de la persona a quien se delega la tarea. Véanse las *Pautas de delegación* en el Apéndice A.

EQUIPO

- Sistema de lavado desechable y manga de irrigación
- Protector impermeable
- Bacinilla/cómodo o inodoro
- Lubricante soluble en agua
- Portasueros
- Guantes desechables
- Equipo de protección personal (EPP) adicional, según indicación

- Solución a una temperatura de 37 °C (normalmente agua)
- Paño, limpiador cutáneo y toallas
- Toalla de papel
- Nuevo dispositivo de ostomía, según necesidad, o cubierta para estoma

VALORACIÓN INICIAL

- Preguntar al paciente si ha experimentado alguna molestia abdominal.
- Consultar al individuo sobre la fecha del último lavado y si ha habido cambios en el patrón o consistencia de las heces. Si el paciente realiza el lavado de su colostomía en su domicilio, se le pregunta si tiene alguna rutina especial durante el lavado, como leer el periódico o escuchar música. Determinar cuánta solución utiliza el paciente típicamente para el lavado. La cantidad normal de líquido

de lavado varía, pero suele ser alrededor de 500-1000 mL para un adulto. Si se trata del primer lavado, el volumen normal es alrededor de 500 mL.

- Evaluar la ostomía, asegurándose de que se trata de una colostomía. Observar la colocación de la colostomía en el abdomen, color y tamaño de la ostomía, color y estado del estoma, y cantidad y consistencia de las heces.

DIAGNÓSTICO DE ENFERMERÍA

- Conocimiento deficiente
- Ansiedad
- Trastorno de la imagen corporal

IDENTIFICACIÓN Y PLANIFICACIÓN DE RESULTADOS

- El resultado esperado del lavado de una colostomía es que el paciente expulse heces suaves y consistentes.
- El paciente permanece libre de cualquier evidencia de traumatismo del estoma y la mucosa intestinal.
- El paciente demuestra su capacidad de participar en el procedimiento.
- El individuo expresa mayor confianza en el cuidado de la ostomía.
- El paciente muestra mecanismos de afrontamiento positivos.

IMPLEMENTACIÓN

ACCIÓN	JUSTIFICACIÓN
1. Verificar la orden para el lavado o irrigación. Reunir el equipo y los suministros necesarios.	Verificar la orden médica resulta crucial para garantizar que se administre el tratamiento correcto al paciente correcto. Reunir el equipo y los suministros permite realizar la tarea de manera ordenada.
2. Realizar higiene de manos y ponerse el EPP, según indicación.	La higiene de manos y ponerse el EPP evitan la propagación de microorganismos. El uso del EPP será necesario con base en las precauciones epidemiológicas.
3. Identificar al paciente.	Identificar al paciente garantiza que la persona correcta recibe la intervención correcta y ayuda a evitar errores.
4. Cerrar las cortinas alrededor de la cama y la puerta de la habitación, de ser posible. Explicar al paciente el procedimiento y su justificación. Planear el lugar en donde el paciente recibirá el lavado. Ayudarle con un cómodo junto a la cama o cerca del cuarto de baño.	Esto garantiza la privacidad del paciente. La explicación reduce la ansiedad y facilita la cooperación. El paciente no debe sostener la solución de lavado. Por lo general, se presenta un retorno inmediato considerable de la solución de lavado y de las heces.

ACCIÓN	JUSTIFICACIÓN
5. Reunir el equipo y los suministros al alcance de la mano, en una mesa puente.	Disponer los artículos al alcance de la mano resulta práctico, ahorra tiempo y evita estiramientos innecesarios y torsiones musculares del personal de enfermería.
6. Calentar la solución a la temperatura prescrita y comprobarlo con un termómetro de baño, si está disponible. Si no hay termómetro de baño, calentar a temperatura ambiente o un poco más y probar en la cara interior de la muñeca. Si se utiliza agua de la llave, ajustar la temperatura.	Si la solución está demasiado fría, el paciente puede experimentar calambres o náuseas; si está demasiado caliente, puede causar irritación y traumatismo a la mucosa intestinal.
7. Agregar la solución al recipiente. Soltar la pinza y dejar que el líquido avance a través de la sonda antes de volver a colocar la pinza.	Esto permite extraer todo el aire de la sonda. Aunque no es perjudicial que entre en el intestino, puede dilatarlo todavía más.
8. Colgar el contenedor en el portasueros de forma que la parte inferior de la bolsa quede a nivel del hombro del paciente cuando está sentado.	La fuerza de gravedad hace que la solución entre en el intestino. La cantidad de presión determina la velocidad de flujo y la presión ejercida sobre la pared intestinal.
9. Ponerse guantes.	Los guantes evitan el contacto con sangre, líquidos corporales y microorganismos.
10. Retirar el dispositivo o cubierta de la ostomía y colocar la manga de lavado. Poner el extremo de drenaje en la taza del retrete o inodoro.	La manga de lavado dirige todos los líquidos de lavado y las heces al inodoro o al cómodo para facilitar su eliminación.
11. Lubricar el extremo del cono con lubricante hidrosoluble.	Esto facilita el paso del cono en la abertura del estoma.
12. Insertar el cono por la parte superior de la manga de lavado y en el estoma (fig. 1-A). Introducir la solución lentamente durante un período de 5-10 min. Mantener el cono y la sonda (si el paciente puede hacerlo, permitir que los sostenga) mientras la solución es infundida (fig. 1-B). Controlar la velocidad de flujo cerrando o abriendo la pinza.	Si la solución se administra demasiado rápido, el paciente puede experimentar náuseas y calambres debido a la rápida distensión y el aumento de la presión en el intestino.

ACCIÓN

JUSTIFICACIÓN

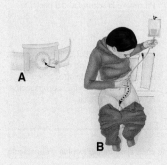

FIGURA 1 Lavado de la colostomía. (**A**) Inserción del cono de lavado. (**B**) Infusión de la solución de lavado con la manga en su lugar

13. Mantener el cono en su lugar durante 10 seg más después de que el líquido haya sido infundido.

Esto permitirá un menor tiempo de permanencia de la solución de lavado.

14. Retirar el cono. El paciente debe permanecer sentado en el inodoro o cómodo junto a la cama.

Por lo general se producirá un retorno inmediato de la solución y de las heces, seguido por un retorno a borbotones por hasta 45 min adicionales.

15. Después de que ha vuelto la mayor parte de la solución, se permite que el paciente oprima (cierre) la parte inferior de la manga de irrigación y continúe con las actividades diarias.

Por lo general se producirá un retorno inmediato de la solución y de las heces, seguido por un retorno a borbotones por hasta 45 min adicionales. Dejar la manga en su lugar le permite al paciente continuar con sus actividades diarias hasta que haya terminado el retorno de la solución.

16. Después de que la solución ha dejado de fluir del estoma, ponerse guantes limpios. Retirar la manga de irrigación y limpiar la piel alrededor del estoma con agua y limpiador cutáneo. Secar con suavidad la piel periestomal.

El uso de guantes evita el contacto con sangre y líquidos corporales. La piel periestomal debe estar limpia y libre de cualquier líquido o heces antes de la aplicación de una nueva cubierta.

17. Fijar un nuevo dispositivo o cubierta del estoma (véase Competencia 124), según necesidad.

Algunos pacientes no requieren un dispositivo, pero pueden usar la cubierta del estoma para protegerlo.

18. Retirarse los guantes. Regresar al paciente a una posición cómoda. Asegurarse de que la ropa de cama esté seca, cuando sea el caso. Verificar que el paciente esté cubierto.

Retirarse los guantes contaminados evita la diseminación de microorganismos. Promueve la comodidad del paciente.

ACCIÓN	JUSTIFICACIÓN
19. Levantar el barandal lateral. Bajar la altura de la cama y ajustar la cabecera en una posición cómoda, según necesidad.	Promueve la seguridad del paciente.
20. Retirarse los guantes y el EPP adicional, si se ha utilizado. Realizar higiene de manos.	El retiro correcto del EPP reduce el riesgo de transmisión de infecciones y de contaminación de otros objetos. La higiene de manos evita la propagación de microorganismos.

EVALUACIÓN

- La solución de lavado fluye fácilmente en la apertura del estoma y el paciente expulsa heces suaves y consistentes.
- El paciente permanece libre de cualquier evidencia de traumatismo del estoma y la mucosa intestinal.
- El individuo participa en el lavado con mayor confianza.
- El sujeto muestra mecanismos de afrontamiento positivo.

REGISTRO

- Documentar el procedimiento, incluyendo la cantidad de solución de lavado utilizada; color, cantidad y consistencia de las heces; estado del estoma; grado de participación y reacción del paciente al lavado.

COMPETENCIA 32 ASISTENCIA CON EL USO DEL CÓMODO/CUÑA

Los pacientes postrados por alguna limitación física o indicación médica deberán usar un cómodo/cuña o un orinal para orinar. Los varones confinados a la cama suelen preferir el orinal para orinar (véase Competencia 121) y el cómodo para defecar; las mujeres prefieren el cómodo para desempeñar ambas funciones. Muchos pacientes tienen dificultades y les produce vergüenza el uso del cómodo. Siempre que una persona utilice estos equipos, se debe promover la comodidad y un sentido de naturalidad, y se debe respetar su privacidad en la medida de lo posible. Resulta necesario mantener una actitud profesional en todo momento. Además, se deben ofrecer cuidados de la piel e higiene perineal y de manos después de su uso.

Los cómodos convencionales tienen un extremo superior redondeado y liso y un extremo inferior más estrecho y abierto. El extremo superior cabe debajo de los glúteos del paciente en dirección al sacro, y el extremo abierto queda en dirección a la piecera de la cama. Un tipo especial de cómodo denominado *cómodo para fractura* se utiliza a menudo en los pacientes con fractura de fémur o columna baja. Al ser más pequeña y plana que los cómodos convencionales, este tipo es útil para los pacientes que no pueden alzarse con facilidad. El cómodo para fractura tiene un extremo superior estrecho y somero con un borde ancho y plano, y un extremo inferior más profundo y abierto. El extremo superior cabe debajo de los glúteos del paciente en dirección al sacro, y el extremo más profundo y abierto queda en dirección a la piecera de la cama.

CONSIDERACIONES AL DELEGAR

El apoyo al paciente con el uso del cómodo puede delegarse al personal de apoyo de enfermería (PAE) o al personal de apoyo sin licencia (PASL), así como al personal de enfermería práctico/vocacional con licencia (PEPL/PEVL). La decisión de delegar debe tomarse con base en un análisis minucioso de las necesidades y circunstancias del paciente, así como de las calificaciones de la persona a quien se delega la tarea. Véanse las *Pautas de delegación* del Apéndice A.

EQUIPO

- Cómodo/cuña u orinal (convencional o para fractura)
- Papel sanitario
- Guantes desechables limpios
- Cubierta para cómodo u orinal (protector o cubierta desechable impermeable)

- Equipo de protección personal (EPP) adicional, según indicación
- Toallitas desechables y limpiadores de piel
- Toallitas húmedas, limpiadores de piel y agua, o desinfectantes para manos

VALORACIÓN INICIAL

- Evaluar los hábitos normales de micción y defecación del paciente.
- Determinar el motivo por el cual el paciente requiere del cómodo (p. ej., indicaciones médicas de reposo en cama o inmovilización estrictas).
- Evaluar el grado de limitación del paciente y su capacidad para ayudar con la actividad. Valorar la presencia de limitaciones a la actividad, como cirugía de cadera o lesiones de columna vertebral, que podrían contraindicar ciertas acciones por parte del paciente.
- Verificar la presencia de drenajes, apósitos, sitios o equipos de infusión de soluciones i.v., tracciones, u otros equipos que puedan interferir con la capacidad del paciente para ayudar al personal con el procedimiento o que se puedan desconectar.
- Evaluar las características de la orina y de la piel del paciente.

DIAGNÓSTICO DE ENFERMERÍA

- Deterioro de la movilidad física
- Deterioro de la eliminación urinaria
- Déficit de autocuidado: uso del inodoro

IDENTIFICACIÓN Y PLANIFICACIÓN DE RESULTADOS

- El paciente puede orinar con ayuda.
- Los pacientes mantienen la continencia.
- El individuo muestra cómo hacer uso del cómodo con apoyo.
- El paciente mantiene la integridad de la piel.

IMPLEMENTACIÓN

ACCIÓN	JUSTIFICACIÓN
1. Revisar los antecedentes médicos del paciente para saber si hay limitaciones a la actividad física (véase "Variante en la técnica: Apoyo con el uso del cómodo en el paciente con movilidad limitada"). Reunir el equipo.	Las limitaciones a la actividad podrían contraindicar ciertas acciones por parte del paciente. Reunir el equipo con anticipación facilita la realización de la tarea.
2. Realizar higiene de manos y colocar el EPP, según indicación.	La higiene de manos y el EPP previenen la diseminación de microorganismos. El EPP será necesario según las precauciones epidemiológicas.
3. Identificar al paciente.	Identificar al paciente garantiza que el individuo correcto recibe la intervención correcta y ayuda a prevenir errores.
4. Reunir el equipo sobre la silla junto a la cama para que esté al alcance de la mano.	Ordenar los artículos necesarios resulta más práctico, ahorra tiempo y evita estiramientos y torsiones musculares innecesarios por parte del personal de enfermería.
5. Cerrar las cortinas alrededor de la cama, así como la puerta de la habitación, de ser posible. Comentar el procedimiento con el paciente y valorar su capacidad para ayudar con el proceso, y sus preferencias de higiene personal.	Ello garantiza la privacidad del paciente. Comentar el procedimiento promueve la confianza y aumenta los conocimientos. El diálogo motiva al paciente a participar y permite brindar una atención de enfermería personalizada.
6. A menos de que esté contraindicado, aplicar talco en el borde del cómodo. Colocar el cómodo y la cubierta sobre la silla junto a la cama. Colocarse los guantes.	El talco evita que la piel del paciente se pegue al cómodo y facilita su retiro. No se aplica talco si el paciente presenta problemas respiratorios, es alérgico o si se requiere una muestra de orina (puede contaminar la muestra). Colocar el cómodo sobre la silla permite alcanzarla con facilidad. Los guantes previenen el contacto con la sangre y los líquidos corporales.
7. Modificar la altura de la cama para trabajar con comodidad, por lo general a la altura del codo del profesional de la salud (VISN 8 Patient Safety Center, 2009).	Tener la cama a la altura adecuada previene la fatiga dorsal y muscular. La posición supina es necesaria para la correcta colocación del paciente sobre el cómodo.

ACCIÓN	JUSTIFICACIÓN

Poner al paciente en posición supina, con la cabecera de la cama elevada alrededor de 30°, a menos de que se encuentre contraindicado.

8. Doblar los cobertores superiores de forma que permita la colocación del cómodo. Si el tiempo lo permite, considerar la colocación de un protector impermeable bajo los glúteos del paciente antes de poner el cómodo.

   Doblar la ropa de cama de esta forma reduce al mínimo cualquier exposición innecesaria, al tiempo que permite al personal de enfermería colocar el cómodo. El protector impermeable cubre la cama en caso de algún derrame.

9. Solicitar al paciente que flexione las rodillas y que levante las caderas. Según la necesidad, se ayuda ofreciéndole la mano con la palma hacia arriba, colocada en la espalda baja, como apoyo para levantarlo. Deslizar el cómodo a su lugar con la otra mano.

   El personal de enfermería requiere invertir menos energía cuando el paciente puede ayudarle a apoyar parte de su peso sobre los talones.

10. **Verificar que el cómodo se encuentre en la posición adecuada y que los glúteos del paciente reposen sobre la parte redonda del cómodo convencional o el borde somero del cómodo para fracturas.**

    Tener el cómodo en la posición correcta previene los derrames sobre la cama, garantiza la comodidad del paciente y previene daños a la piel producidos por estar fuera de su lugar.

11. Elevar la cabecera de la cama lo más próximo a estar sentado como se pueda tolerar, a menos de que esté contraindicado. Cubrir al paciente con la ropa de cama.

    Esta posición facilita la micción o defecación, reduce la fatiga dorsal del paciente y permite que la gravedad ayude con la evacuación. Esta acción ofrece abrigo y privacidad.

12. **Poner el timbre y el papel sanitario al alcance de la mano. Colocar la cama en la posición más baja posible.** Dejar solo al paciente si resulta seguro. Usar los barandales de la cama de manera adecuada.

    Se pueden prevenir caídas si el paciente no requiere estirarse para alcanzar algo que necesita. Colocar la cama en la posición más baja posible promueve la seguridad del paciente. Dejar al paciente solo, de ser posible, favorece el autoestima y muestra respeto por su privacidad. Los barandales le ayudan al paciente a reposicionarse.

ACCIÓN	JUSTIFICACIÓN
13. Quitarse los guantes y otros EPP, si fueron utilizados. Realizar higiene de manos.	El retiro adecuado de los guantes previene la transmisión de microorganismos. La higiene de manos evita la diseminación de microorganismos.

Retiro del cómodo

ACCIÓN	JUSTIFICACIÓN
14. Realizar higiene de manos y ponerse los guantes y otros EPP, según indicación. Modificar la altura de la cama para trabajar con comodidad, por lo general a la altura del codo del profesional de la salud (VISN 8 Patient Safety Center, 2009). Tener a la mano un recipiente, como una bolsa de plástico, para tirar el papel.	La higiene de manos previene la diseminación de microorganismos. Los guantes evitan el contacto con la sangre y los líquidos corporales. Tener la cama a la altura adecuada previene la fatiga dorsal y muscular. La eliminación adecuada del papel contaminado impide la transmisión de microorganismos.
15. De ser necesario, bajar la cabecera de la cama alrededor de 30°. Retirar el cómodo del mismo modo en el que se colocó, sosteniéndolo firmemente. Solicitar al paciente que flexione las rodillas y separe los glúteos del cómodo. Según la necesidad, se ayuda ofreciéndole la mano con la palma hacia arriba, colocada en la espalda baja, como apoyo para levantarlo. Poner el cómodo en la silla y taparlo.	Tomar el cómodo con firmeza previene los derrames. El personal de enfermería requiere invertir menos energía cuando el paciente puede ayudarle a apoyar parte de su peso sobre los talones. Cubrir el cómodo previene la transmisión de microorganismos.
16. Si el paciente requiere de ayuda para limpiarse, envolverse la mano dando varias vueltas con el papel sanitario y limpiarlo con una maniobra empezando desde la región púbica en dirección a la región anal. Tirar el papel. Usar una toallita húmeda desechable y un producto de limpieza para piel para limpiar la región perineal. Colocar al paciente en decúbito lateral y separar los glúteos para limpiar la región anal.	Limpiar la región perineal del frente hacia atrás minimiza la contaminación fecal de la vagina y el meato urinario. Limpiar al paciente tras el uso del cómodo previene el contacto con olores desagradables y la irritación cutánea.
17. No poner el papel sucio en el cómodo si se requiere una mues	La mezcla del papel con la muestra puede dificultar la realización de las

ACCIÓN	JUSTIFICACIÓN
tra o si se está registrando el gastourinario. Poner el papel sanitario en un recipiente adecuado.	pruebas de laboratorio e interfiere en la medición correcta del gasto urinario.
18. Ayudar al paciente a asumir una posición cómoda. Verificar que la ropa de cama debajo del paciente se encuentre seca. Reemplazar o retirar el protector debajo del paciente, según necesidad. Quitarse los guantes y verificar que el paciente esté arropado.	El reacomodo del paciente ayuda a promover su comodidad. Quitarse los guantes sucios previene la transmisión de microorganismos.
19. Subir el barandal. Bajar la cama y ajustar la cabecera hasta una posición cómoda. Volver a conectar el timbre.	Estas medidas promueven la seguridad del paciente.
20. Ofrecer al paciente productos para lavar y secar sus manos, ayudando según la necesidad.	La higiene de manos tras usar el orinal previene la transmisión de microorganismos.
21. Ponerse guantes limpios. Vaciar y lavar el cómodo, midiendo la orina en un recipiente graduado, según necesidad. Desechar el recipiente con el papel sanitario usado, según las políticas institucionales.	Los guantes previenen el contacto con la sangre y los líquidos corporales. La limpieza del equipo reutilizable previene la transmisión de microorganismos.
22. Retirar el EPP adicional, si fue utilizado. Realizar higiene de manos.	El retiro adecuado del EPP reduce el riesgo de infección y contaminación de otros objetos. La higiene de manos previene la transmisión de microorganismos.

EVALUACIÓN

- El paciente orina en el cómodo.
- El individuo no experimenta episodios de incontinencia.
- El sujeto apoya con el uso del cómodo.
- El paciente no muestra deterioro de la integridad cutánea.

REGISTRO

- Documentar la tolerancia del paciente a la actividad. Registrar la cantidad de orina excretada en el registro de ingresos y egresos, según corresponda. Incluir otras observaciones, como características anómalas de la orina o alteraciones cutáneas.

VARIANTE EN LA TÉCNICA

Asistencia con el uso del cómodo en el paciente de movilidad limitada

Los pacientes que no pueden levantarse por cuenta propia para usar el cómodo o que presentan limitaciones a la actividad que no permiten realizar las acciones necesarias, pueden recibir apoyo con el uso del cómodo mediante las siguientes acciones:

1. Revisar la historia clínica del paciente para saber si hay limitaciones a la actividad física. Reunir el equipo que se va a utilizar.

2. Colocar el EPP, según indicación, y realizar higiene de manos. Revisar la pulsera de identificación del paciente.

3. Colocar el cómodo y la cubierta sobre la silla junto a la cama. Cerrar las cortinas alrededor de la cama, así como la puerta de la habitación, de ser posible.

4. Comentar el procedimiento con el paciente y valorar su capacidad para ayudar con el proceso, así como sus preferencias relativas a la higiene personal.

5. A menos de que esté contraindicado, aplicar talco al borde del cómodo.

6. Modificar la altura de la cama para trabajar con comodidad, generalmente a la altura del codo del profesional de la salud (VISN 8 Patient Safety Center, 2009). Poner al paciente en posición supina con la cabecera de la cama elevada alrededor de 30°, a menos de que esté contraindicado. Ponerse los guantes desechables.

7. Doblar los cobertores superiores de manera tal que permitan voltear al paciente, al tiempo que se disminuye su exposición. Si el tiempo lo permite, considerar la colocación de un protector impermeable bajo los glúteos del paciente antes de poner el cómodo.

8. Ayudar al paciente a rodar al lado contrario o voltearlo para que quede en decúbito lateral.

9. Tomar el cómodo con firmeza y sostenerlo contra los glúteos del paciente, con el extremo superior debajo de los glúteos en dirección al sacro, y presionándolo contra el colchón.

10. Mantener una mano contra el cómodo. Presionar levemente para garantizar que el cómodo permanece en su lugar mientras se ayuda al paciente a rodar sobre él.

11. Asegurarse de que el cómodo se encuentre en la posición adecuada y que los glúteos del paciente reposen sobre la parte redonda del cómodo convencional o el borde somero del cómodo para fracturas.

12. Elevar la cabecera de la cama lo más próximo a estar sentado como se pueda tolerar, a menos de que esté contraindicado. Cubrir al paciente con la ropa de cama.

Asistencia con el uso del cómodo en el paciente de movilidad limitada *continuación*

13. Poner el timbre y el papel sanitario al alcance de la mano. Colocar la cama en la posición más baja posible. Dejar solo al paciente si resulta seguro. Usar los barandales de la cama de manera adecuada.

14. Quitarse los guantes y otros EPP, si fueron utilizados. Realizar higiene de manos.

15. Para retirar el cómodo, realizar higiene de manos y ponerse los guantes desechables y otros EPP, según indicación. Modificar la altura de la cama a un nivel confortable. Tener a la mano un recipiente para tirar el papel.

16. Bajar la cabecera de la cama. Tomar el lado más cercano al cómodo. Presionar levemente para que el cómodo quede plano y estable. Ayudar al paciente a rodar al lado contrario o voltearlo para que quede en decúbito lateral, con ayuda de un segundo miembro del personal de enfermería. Retirar el cómodo y ponerlo sobre la silla. Cubrir el cómodo.

17. Si el paciente requiere de ayuda para limpiarse, envolverse la mano dando varias vueltas con el papel sanitario y limpiarlo con una maniobra que empiece desde la región púbica en dirección a la región anal. Tirar el papel. Usar una toallita húmeda desechable y limpiador de piel para limpiar la región perineal. Colocar al paciente en decúbito lateral y separar los glúteos para limpiar la región anal.

18. Ayudar al paciente a asumir una posición cómoda. Verificar que la ropa de cama debajo del paciente se encuentre seca y que el paciente esté cubierto.

19. Quitarse los guantes. Ofrecer al paciente productos para lavar y secar sus manos, apoyando según la necesidad.

20. Subir el barandal. Bajar la cama y ajustar la cabecera hasta una posición cómoda. Volver a conectar el timbre.

21. Ponerse guantes limpios. Vaciar y lavar el cómodo, midiendo la orina en un recipiente graduado, según necesidad. Quitarse los guantes y otros EPP, si fueron utilizados. Realizar higiene de manos.

ASISTENCIA CON EL USO
DE CÓMODO/BACINILLA
CON ASIENTO A PIE DE CAMA

Los pacientes que experimentan dificultades para llegar al cuarto de baño pueden beneficiarse de la utilización de un cómodo o bacinilla con asiento a pie de cama. Estos accesorios son sustitutos portátiles de un inodoro que pueden ser utilizados para la micción y la defecación. Se pueden colocar cerca de la cama para facilitar su uso. Muchos son silletas con brazos y patas que pueden dificultar su traslado. Las patas suelen tener algún tipo de bloqueo en la parte inferior para reducir el movimiento, pero debe tenerse cuidado para evitar que se muevan durante el traslado, lo que podría producir lesiones o caídas al paciente.

CONSIDERACIONES AL DELEGAR

Ayudar a un paciente con el uso de una silla con cómodo/bacinilla puede delegarse al personal de apoyo de enfermería (PAE) o al personal de apoyo sin licencia (PASL), así como al personal de enfermería práctico/vocacional con licencia (PEPL/PEVL). La decisión de delegar debe basarse en el análisis minucioso de las necesidades y circunstancias del paciente, así como en las calificaciones de la persona a quien se delega la tarea. Véanse las *Pautas de delegación* en el Apéndice A.

EQUIPO

- Cómodo o bacinilla con tapa (por lo general ya viene instalada)
- Papel de baño
- Guantes no estériles
- Equipo de protección personal (EPP) adicional, según indicación

- Toallitas desechables y limpiador cutáneo
- Toallitas húmedas, agua y limpiador cutáneo o desinfectante de manos

VALORACIÓN INICIAL

- Evaluar los hábitos normales de evacuación del paciente.
- Determinar la razón por la cual el paciente debe utilizar una silla con cómodo/bacinilla, como debilidad o marcha inestable. Evaluar el grado de limitación del paciente y su capacidad para ayudar a la actividad.
- Vigilar la presencia de drenajes, vendajes, sitios y equipos de infusión de soluciones i.v. u otros dispositivos que podrían interferir con la capacidad del paciente para ayudar con el procedimiento o que puedan desconectarse.
- Evaluar las características de la orina y la piel del paciente.

DIAGNÓSTICO DE ENFERMERÍA

- Riesgo de caídas
- Deterioro de la micción
- Déficit de autocuidado: uso del inodoro

IDENTIFICACIÓN Y PLANIFICACIÓN DE RESULTADOS

- El paciente es capaz de evacuar con asistencia.
- El paciente mantiene la continencia.

- El paciente muestra cómo utilizar el cómodo/bacinilla con asiento.
- El individuo mantiene la integridad de la piel.
- El paciente se mantiene libre de lesiones.

IMPLEMENTACIÓN

ACCIÓN	JUSTIFICACIÓN
1. Revisar el expediente médico del paciente para conocer sus limitaciones en la actividad física. Reunir el equipo y los suministros necesarios.	Las limitaciones físicas pueden requerir adaptaciones en la ejecución del procedimiento. Reunir el equipo y los suministros ofrece un abordaje organizado de la tarea.
2. Obtener ayuda para la transferencia del paciente por parte de otro miembro del equipo de enfermería, según necesidad.	La ayuda de otra persona puede ser necesaria para realizar la transferencia segura del paciente al cómodo.
3. Realizar higiene de manos y ponerse el EPP, según indicación.	La higiene de manos y el EPP evitan la propagación de microorganismos. El EPP es necesario con base en las precauciones epidemiológicas.
4. Identificar al paciente.	La identificación del paciente asegura que la persona correcta reciba la intervención correcta y ayuda a evitar errores.
5. Cerrar las cortinas alrededor de la cama y la puerta de la habitación, de ser posible. Discutir el procedimiento con el paciente y evaluar su capacidad para ayudar en el procedimiento, así como sus preferencias de higiene personal.	Esto garantiza la privacidad del paciente. La discusión promueve la seguridad y proporciona conocimiento acerca del procedimiento. El diálogo fomenta la participación del paciente y permite individualizar los cuidados de enfermería.
6. Colocar el cómodo cerca y en paralelo respecto de la cama. Levantar o quitar la funda del asiento.	Facilita el acceso.
7. Ayudar al paciente a pararse y luego a girar hacia el cómodo. **Sujetando la pata de la silla del cómodo con el pie, pedir al paciente que coloque sus manos una a la vez en los brazos de la silla. Ayudar al paciente a bajar poco a poco hasta el asiento del cómodo.**	Pararse y luego girar garantiza el traslado seguro del paciente. Sujetar la pata de la silla del cómodo con un pie impide que ésta se mueva mientras el paciente está sentado.

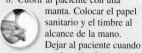

ACCIÓN	JUSTIFICACIÓN

8. Cubrir al paciente con una manta. Colocar el papel sanitario y el timbre al alcance de la mano. Dejar al paciente cuando sea seguro hacerlo. Retirarse el EPP, si se utiliza, y realizar higiene de manos.

Cubrir al paciente ofrece abrigo. Colocar al alcance del paciente los artículos necesarios evita que sufra caídas. El dejarlo solo, cuando sea posible, promueve la autoestima y muestra respeto por su privacidad. El retiro del EPP de la forma correcta reduce el riesgo de transmisión de infecciones y de contaminación de otros objetos. La higiene de manos evita la propagación de microorganismos.

Asistencia al paciente para levantarse del cómodo

9. Realizar higiene de manos. Ponerse guantes y EPP adicional, según indicación.

La higiene de manos impide la propagación de microorganismos. Los guantes evitan la exposición a sangre y líquidos corporales.

10. Ayudar al paciente a ponerse de pie. Si necesita ayuda con la higiene, envolver papel higiénico alrededor de la mano varias veces y limpiar al paciente, utilizando un movimiento desde el pubis hacia la región anal. Desechar el papel en un recipiente adecuado, según las políticas institucionales y continuar la limpieza con papel adicional hasta que el paciente esté seco. Colocar el papel en el recipiente. Utilizar una toallita desechable húmeda y tibia y limpiador cutáneo para la región perineal y limpiar si es necesario y según la solicitud del paciente.

La limpieza del área de adelante hacia atrás reduce al mínimo la contaminación fecal de la vagina y del meato urinario. La limpieza del paciente después de que ha utilizado el cómodo evita olores desagradables y la irritación de la piel.

11. No colocar papel higiénico en el cómodo si se requiere una muestra o cuando se indica registrar la cantidad evacuada. Sustituir o bajar la funda del asiento.

Mezclar el papel higiénico con las heces dificulta el examen de laboratorio e interfiere con la medición exacta de la evacuación. Cubrir el cómodo ayuda a evitar la propagación de microorganismos.

12. Retirarse los guantes. Regresar al paciente a la cama o silla.

El retiro adecuado de los guantes contaminados evita la diseminación

Si el paciente vuelve a la cama, levantar los barandales laterales, según sea el caso. Verificar que el paciente esté cubierto y que el timbre se encuentre a su alcance.

de microorganismos. Regresar al paciente a la cama o silla promueve su comodidad. Los barandales laterales ayudarán al paciente a moverse en la cama. Tener el timbre al alcance de la mano promueve la seguridad del paciente.

13. Ofrecer al paciente los suministros necesarios para lavar y secar sus manos, ayudándole en lo que requiera.

Realizar la higiene de manos después de usar el cómodo ayuda a evitar la diseminación de microorganismos.

14. Ponerse guantes limpios. Vaciar y limpiar el cómodo, y realizar la medición de la orina en un recipiente graduado, según necesidad.

Los guantes evitan la exposición a sangre y líquidos corporales. La medición precisa de la orina es necesaria para llevar un registro preciso de ingresos y egresos.

15. Retirarse los guantes y el EPP adicional, si se ha utilizado. Realizar higiene de manos.

Retirar el EPP de forma correcta reduce el riesgo de transmisión de infecciones y de contaminación de otros objetos. La higiene de manos evita la propagación de microorganismos.

EVALUACIÓN

- El paciente utiliza con éxito el cómodo/bacinilla con asiento.
- El individuo permanece seco, además de que no experimenta episodios de incontinencia.
- El paciente muestra cooperación para la utilización del cómodo/bacinilla con asiento.
- El sujeto no experimenta lesiones cutáneas ni caídas.

REGISTRO

Documentar la tolerancia del paciente a la actividad, incluyendo su capacidad para utilizar el cómodo/bacinilla con asiento. Registrar la cantidad de orina o de heces de la evacuación en el registro de ingresos y egresos, cuando sea el caso. Se deben incluir otras valoraciones pertinentes, por ejemplo, las características inusuales de la orina o las heces, así como cualquier alteración en la piel del paciente.

Se utilizan compresas calientes y húmedas para ayudar a favorecer la circulación, estimular la curación, disminuir el edema, promover la consolidación de los exudados, y reducir el dolor y el malestar. El calor húmedo ablanda las costras y reseca menos la piel; también penetra en los tejidos más profundamente que el calor seco. El calor de una compresa se disipa rápidamente, por lo que deben cambiarse con frecuencia. Si se requiere una temperatura cálida constante, se aplica un dispositivo de calefacción como una almohadilla Aquathermia® u otro dispositivo de calentamiento externo (véase la Competencia 22) sobre la compresa. Sin embargo, **como la humedad conduce el calor, es necesario un ajuste a la baja de la temperatura en el dispositivo de calentamiento.** Muchas instituciones tienen calentadores para mantener los paquetes de apósitos a una temperatura apropiada para la compresa. Estos dispositivos ayudan a reducir el riesgo de quemaduras o lesiones en la piel.

CONSIDERACIONES AL DELEGAR

La aplicación de una compresa caliente puede delegarse al personal de apoyo sin licencia (PASL) o al personal de apoyo de enfermería (PAE), así como al personal de enfermería práctico/vocacional con licencia (PEPL/PEVL). La decisión de delegar debe basarse en el análisis minucioso de las necesidades y circunstancias del paciente, así como en las calificaciones de la persona a quien se delega la tarea. Véanse las *Pautas de delegación* en el Apéndice A.

EQUIPO

- Solución prescrita para humedecer el material de la compresa, calentada a 40-43 °C
- Contenedor de solución
- Apósitos de gasa o compresas
- Como alternativa, obtener el número apropiado de apósitos precalentados disponibles comercialmente en el dispositivo de calentamiento
- Guantes limpios y desechables

- Equipo de protección personal (EPP) adicional, según indicación
- Protector impermeable y manta de baño
- Toalla de baño seca
- Cinta o lazos
- Almohadillas Aquathermia u otro dispositivo de calentamiento externo, según prescripción o necesidad para mantener la temperatura de la compresa

VALORACIÓN INICIAL

- Valorar el compromiso circulatorio en el área donde se aplicará la compresa, incluyendo color de la piel, pulsos distales al sitio, evidencia de edema y sensibilidad.
- Evaluar la situación para determinar la pertinencia de la aplicación del calor.
- Confirmar la orden médica para las compresas, así como la solución que se va a utilizar, frecuencia, área del cuerpo que se va a tratar y tiempo de aplicación.
- Probar el equipo que se va a utilizar, según necesidad, incluyendo el estado de cables, conexiones y elementos de calefacción. Buscar filtraciones de líquidos. Una vez que el equipo se ha encendido, verificar que haya una distribución uniforme del calor y la temperatura dentro de límites seguros.

• Explorar el sitio de aplicación con frecuencia durante el tratamiento, para prevenir daños al tejido.

DIAGNÓSTICO DE ENFERMERÍA

• Deterioro de la integridad tisular
• Dolor crónico
• Riesgo de deterioro de la integridad cutánea

IDENTIFICACIÓN Y PLANIFICACIÓN DE RESULTADOS

• El paciente muestra signos de alivio: disminución de la inflamación, espasmos musculares o dolor.
• El paciente experimenta mejoría y no sufre lesiones cutáneas debidas al procedimiento.

IMPLEMENTACIÓN

ACCIÓN	JUSTIFICACIÓN
1. Revisar la orden médica para la aplicación de una compresa caliente húmeda, incluyendo frecuencia y duración de la aplicación. Reunir los suministros necesarios.	Revisar la orden y el plan de atención valida que se trata del procedimiento y el paciente correctos. La preparación promueve el manejo eficiente y un abordaje organizado de la tarea.
2. Realizar higiene de manos y ponerse el EPP, según indicación.	La higiene de manos y ponerse el EPP evitan la propagación de microorganismos. El uso de EPP será necesario con base en precauciones epidemiológicas.
3. Identificar al paciente.	La identificación del paciente garantiza que el paciente correcto reciba la intervención correcta y ayuda a evitar errores.
4. Reunir el equipo y los suministros al alcance de la mano, en una mesa puente.	La organización facilita la realización de la tarea.
5. Valorar la posible necesidad de intervenciones no farmacológicas para disminuir el dolor o de medicamentos analgésicos antes de comenzar el procedimiento. Administrar el analgésico apropiado, según prescripción, y	El dolor es una experiencia subjetiva influenciada por experiencias pasadas. Dependiendo del sitio de aplicación, la manipulación del área puede causar dolor en algunos pacientes.

ACCIÓN	JUSTIFICACIÓN
permitir suficiente tiempo para que el analgésico haga su efecto antes de iniciar el procedimiento.	
6. Cerrar las cortinas alrededor de la cama y la puerta de la habitación, de ser posible. Explicar al paciente el procedimiento y su justificación.	Esto garantiza la privacidad del paciente. La explicación reduce la ansiedad y facilita la cooperación.
7. Si se utiliza un dispositivo electrónico de calefacción, se comprueba que el agua en la unidad está al nivel adecuado. Llenar la unidad a dos tercios de su capacidad con agua destilada, o hasta la marca de llenado, según necesidad. Revisar la configuración de temperatura de la unidad para confirmar que está dentro del rango seguro (véase la Competencia 22).	La cantidad de agua debe ser suficiente para garantizar el funcionamiento correcto de la unidad. El agua de la llave deja depósitos minerales en la unidad. La verificación de la temperatura ayuda a evitar el daño a la piel o al tejido.
8. Ayudar al paciente a colocarse en una posición cómoda que proporcione un acceso fácil al área de intervención. Usar una manta de baño para cubrir cualquier área expuesta que no sea el sitio previsto. Colocar un protector impermeable bajo el área de intervención.	El posicionamiento del paciente y el uso de una manta de baño le proporcionan comodidad y abrigo. El protector impermeable protege las superficies subyacentes.
9. Colocar un recipiente para residuos en un lugar que resulte práctico para su uso durante el procedimiento.	Tener un recipiente para residuos permite desechar fácilmente los materiales usados sin peligro de propagación de microorganismos.
10. Verter la solución caliente en el recipiente y dejar caer la gasa de la compresa en la solución. Como alternativa, abrir los paquetes si se utiliza gasa precalentada comercial.	Preparar la compresa para su aplicación.
11. Ponerse guantes limpios. Evaluar si hay inflamación, el color de la piel y la presencia de equimosis en el sitio de aplicación.	Los guantes protegen al personal de enfermería del posible contacto con microorganismos. La evaluación ofrece información sobre el área, el proceso de cicatrización y la presencia de infección, y permite la documentación

ACCIÓN	JUSTIFICACIÓN
	del estado del área antes de aplicar la compresa.
12. Recuperar la compresa de la solución caliente, exprimiendo cualquier exceso de agua. Como alternativa, retirar la gasa del paquete abierto. **Aplicar la compresa moldeándola suavemente y con cuidado sobre el área. Preguntar al paciente si la aplicación se siente demasiado caliente.**	El exceso de humedad puede contaminar el área circundante y es incómodo para el paciente. El moldeado de la compresa sobre la piel promueve la retención de calor alrededor del sitio.
13. Cubrir el sitio con una sola capa de gasa y con una toalla limpia y seca. Fijar con cinta o rollo de gasa, según necesidad.	La toalla proporciona un aislamiento adicional.
14. Colocar la almohadilla Aquathermia o el calentador, si es utilizado, sobre la toalla.	El uso del calentador mantiene la temperatura de la compresa y extiende el efecto terapéutico.
15. Retirarse los guantes y desecharlos adecuadamente. Realizar higiene de manos y retirarse el EPP adicional, si se ha utilizado.	La higiene de manos evita la propagación de microorganismos. El retiro adecuado del EPP reduce el riesgo de transmisión de infecciones y de contaminación de otros objetos.
16. **Vigilar el tiempo de aplicación de la compresa para evitar quemaduras y daño del tejido cutáneo. Monitorizar a intervalos frecuentes el estado de la piel del paciente y su respuesta.**	El uso prolongado de calor da lugar a un mayor riesgo de quemaduras. La insuficiencia circulatoria puede afectar la sensibilidad del paciente al calor.
17. Después del tiempo prescrito para el tratamiento (hasta 30 min), retirar el dispositivo de calentamiento externo (si es utilizado). Ponerse guantes.	Los guantes protegen al personal de enfermería del posible contacto con microorganismos.
18. Retirar cuidadosamente la compresa mientras se evalúa el estado de la piel alrededor del sitio y observar la respuesta del paciente a la aplicación de calor. Debe considerarse cualquier cambio en el área de aplicación.	La evaluación proporciona información sobre el proceso de curación; se debe documentar la presencia de irritación o infección.

ACCIÓN	JUSTIFICACIÓN
19. Retirarse los guantes. Colocar al paciente en una posición cómoda. Bajar la cama. Disponer apropiadamente de otros suministros.	El reposicionamiento promueve la seguridad y comodidad del paciente.
20. Retirarse el EPP adicional, si se utilizó. Realizar higiene de manos.	Retirar el EPP de la manera correcta reduce el riesgo de transmisión de infecciones y de contaminación de otros elementos. La higiene de manos evita la propagación de microorganismos.

EVALUACIÓN

- El paciente informa alivio de los síntomas, como disminución de la inflamación, el dolor o los espasmos musculares.
- El paciente permanece libre de signos y síntomas de lesión.

REGISTRO

- Documentar el procedimiento y la cantidad de tiempo que se aplicó la compresa, incluyendo el uso de la almohadilla Aquathermia. Registrar la temperatura de esta última y el tiempo de aplicación. Incluir una descripción del área de aplicación, observando cualquier equimosis, edema y eritema. Consignar la reacción del paciente al procedimiento, incluyendo la evaluación del dolor. Registrar cualquier instrucción ofrecida al paciente y a sus familiares.

COMPETENCIA 35   APLICACIÓN DE DISPOSITIVOS DE COMPRESIÓN NEUMÁTICA

Los *dispositivos de compresión neumática* (DCN) consisten en mangas de tela que contienen cámaras de aire que aplican presión momentánea a las piernas. La compresión intermitente empuja la sangre de los vasos sanguíneos pequeños dentro de los vasos profundos y las venas femorales. Esta acción aumenta el flujo sanguíneo y el retorno venoso y favorece la fibrinólisis, frenando la trombosis venosa. Las mangas están unidas por una manguera a una bomba de aire. La manga puede cubrir toda la pierna o extenderse desde el pie hasta la rodilla.

Los DCN se pueden usar en combinación con las medias de compresión graduada (medias antiembólicas) y la terapia anticoagulante para prevenir la aparición de trombosis. Pueden utilizarse antes y después de una cirugía con los pacientes en riesgo de formación de coágulos. También se prescriben para pacientes con otros factores de riesgo para la formación de trombos, incluyendo la inactividad o inmovilización, la enfermedad venosa crónica y las neoplasias.

CONSIDERACIONES AL DELEGAR

La aplicación y retiro de los DCN se puede delegar al personal de apoyo de enfermería (PAE) o al personal de apoyo sin licencia (PASL), así como al personal de enfermería práctico/vocacional con licencia (PEPL/PEVL). La decisión de delegar debe tomarse con base en un análisis minucioso de las necesidades y circunstancias del paciente, así como en las calificaciones de la persona a quien se delega la tarea. Véanse las *Pautas de delegación* en el Apéndice A.

EQUIPO

- Mangas de compresión del tamaño apropiado con base en las pautas del fabricante
- Bomba con manguera de conexión
- Equipo de protección personal (EPP), según indicación

VALORACIÓN INICIAL

- Valorar los antecedentes del paciente, su expediente médico y estado actual para identificar el riesgo de desarrollar trombosis venosa profunda (TVP).
- Evaluar la integridad de la piel de los miembros inferiores.
- Indagar sobre cualquier enfermedad de las piernas que pueda exacerbarse por el uso del dispositivo de compresión o que contraindique su uso.

DIAGNÓSTICO DE ENFERMERÍA

- Deterioro de la movilidad física
- Riesgo de perfusión tisular periférica ineficaz
- Retraso en la recuperación quirúrgica

IDENTIFICACIÓN Y PLANIFICACIÓN DE RESULTADOS

- El paciente mantiene una circulación adecuada en las extremidades.
- El paciente está libre de síntomas de riesgo neurovascular.

IMPLEMENTACIÓN

ACCIÓN	JUSTIFICACIÓN
1. Revisar el expediente médico y el plan de atención de enfermería para determinar la necesidad de un DCN y en busca de las alteraciones que puedan contraindicar su uso.	Revisar el expediente médico y el plan de atención valida que el procedimiento y el paciente son los correctos y minimiza el riesgo de lesión.
2. Realizar higiene de manos. Colocar el EPP, según indicación.	La higiene de manos y el EPP previenen la diseminación de microorganismos. El EPP será necesario según las precauciones epidemiológicas.

ACCIÓN	JUSTIFICACIÓN
3. Identificar al paciente y explicarle el procedimiento.	La identificación del paciente asegura que el paciente correcto reciba la intervención correcta y ayuda a evitar errores. Comentar y explicar ayudan a reducir la ansiedad y a preparar al paciente con respecto a lo que puede esperar.
4. Cerrar las cortinas alrededor de la cama y la puerta de la habitación, de ser posible. Colocar la cama en una posición de trabajo cómoda, generalmente a la altura del codo del profesional de la salud (VISN 8 Patient Safety Center 2009).	Esto garantiza la privacidad del paciente. La altura correcta de la cama ayuda a reducir la fatiga dorsal y muscular.
5. Colgar la bomba de compresión al pie de la cama y conectarla en una toma de corriente eléctrica. Unir la manguera de conexión a la bomba.	La preparación del equipo fomenta la administración eficiente del tiempo y permite realizar la tarea de manera ordenada.
6. Retirar las mangas de compresión del paquete y desdoblarlas. Colocarlas sobre la cama con el revestimiento de algodón hacia arriba. **Observar las marcas que indican la colocación correcta para el tobillo y la región poplítea.**	La colocación correcta de las mangas previene lesiones.
7. Colocar las medias de compresión graduada, según prescripción. Poner una manga bajo la pierna del paciente con la manguera hacia el talón. Cada una se ajusta a la pierna correspondiente. **Para las mangas que abarcan toda la pierna, colocar la abertura detrás de la rodilla en el espacio poplíteo para evitar la presión. Para las mangas que van hasta la rodilla, verificar que la parte posterior del tobillo quede sobre la marca.**	La colocación correcta previene lesiones.
8. Envolver la manga firmemente alrededor de la pierna del paciente de tal modo que dos dedos puedan introducirse entre la pierna y la manga. Asegurar	La colocación correcta garantiza la compresión apropiada pero no excesiva de la extremidad.

ACCIÓN	JUSTIFICACIÓN

la manga con los sujetadores. Repetir para la segunda pierna, si se prescribe tratamiento bilateral. Conectar cada manga a la manguera siguiendo las recomendaciones del fabricante.

9. Ajustar la bomba a la máxima presión prescrita (generalmente 35-55 mm Hg). Asegurar que el tubo no tenga dobleces. Revisar que el paciente pueda moverse sin interrumpir el flujo de aire. Encender la bomba. Iniciar el ciclo de enfriamiento, si está disponible.

La configuración apropiada garantiza la seguridad del paciente y previene lesiones. Algunos dispositivos cuentan con un ciclo de enfriamiento para incrementar la comodidad del paciente.

10. **Observar al paciente y al dispositivo durante el primer procedimiento. Revisar las alarmas auditivas. Inspeccionar las mangas y la bomba al menos una vez por turno o según la política institucional.**

La observación y revisión frecuente garantiza la configuración correcta y el proceso de inflado reduce el riesgo de lesiones causadas por el dispositivo.

11. Colocar la cama en la posición más baja. Garantizar que el timbre y otros elementos esenciales estén al alcance de la mano.

Regresar la cama a la posición más baja y tener el timbre y otros elementos esenciales a la mano fomentan la seguridad del paciente.

12. Retirar el EPP adicional, si se utilizó. Realizar higiene de manos.

Retirar el EPP de forma adecuada reduce el riesgo de transmisión de infecciones y de contaminación de otros objetos. La higiene de manos previene la transmisión de microorganismos.

13. Valorar las extremidades en busca de pulsos periféricos, edema y cambios en la sensación y el movimiento. Retirar las mangas y valorar y documentar la integridad de la piel cada 8 h.

La valoración fomenta la detección temprana y permite que la intervención sea oportuna ante posibles complicaciones, incluyendo la irritación de la piel.

EVALUACIÓN

• El paciente muestra una circulación adecuada en los miembros inferiores, sin síntomas de riesgo neurovascular.

REGISTRO

- Registrar la hora y la fecha de aplicación del DCN, la respuesta del paciente a la terapia y su nivel de comprensión. Documentar el estado de las alarmas y la configuración de la presión. Observar el uso del sistema de enfriamiento, si corresponde.

COMPETENCIA 36

PROMOCIÓN DE LA COMODIDAD DEL PACIENTE

El personal de enfermería puede promover mayor comodidad y aliviar el dolor a través de diversas terapias. Las intervenciones pueden incluir la administración de analgésicos, apoyo emocional, medidas de confort e intervenciones no farmacológicas. Los métodos no farmacológicos de analgesia pueden disminuir los componentes emocionales del dolor, fortalecer habilidades de afrontamiento, dar a los pacientes un sentido de control, contribuir al alivio del dolor, disminuir la fatiga y promover el sueño. La siguiente competencia identifica posibles intervenciones relacionadas con el malestar y el dolor. Las intervenciones se enumeran de forma secuencial por motivos didácticos, pero el orden real no es secuencial y se debe ajustar con base en la valoración del paciente y el criterio de enfermería. No toda intervención aquí tratada es apropiada para cada paciente. Se abordan intervenciones adicionales para enfrentar el malestar y el dolor en otras competencias, tales como la aplicación de la terapia de frío o de calor (Competencias 38 y 22) y la administración de medicamentos para aliviar el dolor (Competencias 11, 48, 98, 105 y 108).

CONSIDERACIONES AL DELEGAR

La evaluación del dolor del paciente no se delega al personal de apoyo de enfermería (PAE) o al personal de apoyo sin licencia (PASL), pero puede delegarse al personal de enfermería práctico/vocacional con licencia (PEPL/PEVL). El uso de intervenciones no farmacológicas relacionadas con la comodidad del paciente puede delegarse al personal de apoyo de enfermería (PAE) o al personal de apoyo sin licencia (PASL), así como al personal de enfermería práctico/vocacional con licencia (PEPL/PEVL). La decisión de delegar debe basarse en el análisis minucioso de las necesidades y circunstancias del paciente, así como en las calificaciones de la persona a quien se delega la tarea. Véanse las *Pautas de delegación* en el Apéndice A.

EQUIPO

- Instrumentos de evaluación del dolor y escala del dolor
- Suministros para la higiene bucal
- Guantes no estériles
- Equipo de protección personal (EPP) adicional, según indicación

VALORACIÓN INICIAL

- Revisar el expediente médico del paciente y el plan de atención para obtener información sobre su situación y las contraindicaciones a cualquiera de las posibles intervenciones.
- Preguntar acerca de alergias.

* Determinar el nivel de malestar del paciente. Valorar el dolor utilizando una escala y un instrumento de evaluación apropiado. Evaluar las características de todo dolor y otros síntomas que a menudo se presentan de forma concomitante, como cefalea o agitación. Preguntar al paciente qué intervenciones le han funcionado antes y cuáles no, para promover la comodidad y aliviar el dolor.
* Obtener las constantes vitales del paciente.
* Revisar el registro de administración de medicamentos del paciente para determinar cuándo fue la última vez que le fue administrado un analgésico.
* Evaluar creencias culturales relacionadas con el dolor.
* Valorar la respuesta del paciente a una intervención particular para evaluar la eficacia y la presencia de efectos adversos.

DIAGNÓSTICO DE ENFERMERÍA

* Dolor agudo
* Dolor crónico
* Perturbación del patrón de sueño

IDENTIFICACIÓN Y PLANIFICACIÓN DE RESULTADOS

* El paciente experimenta alivio del malestar o dolor sin efectos adversos.
* El individuo muestra menor ansiedad y mejoría en la relajación.
* El paciente es capaz de participar en las actividades de la vida diaria.
* El sujeto manifiesta comprensión y satisfacción con el plan de manejo del dolor.

IMPLEMENTACIÓN

ACCIÓN	JUSTIFICACIÓN
1. Realizar higiene de manos y ponerse el EPP, según indicación.	La higiene de manos y el EPP evitan la propagación de microorganismos. El EPP será necesario con base en las precauciones epidemiológicas.
2. Identificar al paciente. 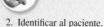	La identificación del paciente garantiza que la persona correcta recibe la intervención correcta y ayuda a evitar errores.
3. Hablar del dolor con el paciente, reconociendo que existe. Explicar cómo trabajan de forma conjunta los medicamentos y otras terapias de manejo del dolor. Permitir que el paciente ayude a elegir las intervenciones para aliviar el dolor.	Hablar del dolor y hacer participar al paciente fortalecen la relación entre éste y el personal de enfermería y promueven el alivio del dolor (Taylor *et al.*, 2015). La explicación fomenta la cooperación y el entendimiento del paciente y reduce la aprehensión.
4. Evaluar el dolor del paciente, utilizando instrumentos de evaluación y escalas de medición apropiados.	La evaluación es necesaria para orientar las intervenciones de tratamiento, dar alivio y determinar la eficacia de las medidas de control del dolor.

ACCIÓN	JUSTIFICACIÓN
5. Proporcionar intervenciones farmacológicas cuando hayan sido prescritas e indicadas.	Los analgésicos y fármacos adyuvantes reducen la percepción del dolor y modifican las respuestas al malestar.
6. Ajustar el entorno del paciente para promover la comodidad.	El medio ambiente puede mejorar o empeorar el bienestar/malestar del paciente y ser una fuente de estimulación que agrava el dolor y reduce la comodidad.
a. Ajustar y mantener la temperatura de acuerdo con las preferencias del paciente.	Un ambiente demasiado caliente o frío puede ser una fuente de estimulación que agrava el dolor y reduce la comodidad.
b. Reducir la iluminación intensa, pero proporcionar luz suficiente de acuerdo con las preferencias del paciente.	La iluminación intensa puede ser una fuente de estimulación que agrava el dolor y reduce la comodidad.
c. Reducir el ruido molesto e innecesario. Evitar tener conversaciones cerca de la habitación del paciente.	El ruido, como el producido al hablar, puede ser una fuente de estímulos que agravan el dolor y reducen la comodidad.
d. Cerrar la puerta o cortina siempre que sea posible.	Cerrar la puerta o cortina proporciona privacidad y reduce el ruido y otros estímulos extraños que pueden agravar el dolor y reducir la comodidad.
e. Proporcionar buena ventilación en la habitación del paciente. Reducir los malos olores vaciando rápidamente cómodos, orinales y riñoneras después de su uso. Retirar la basura y el servicio de lavandería con prontitud.	Los olores pueden ser una fuente de estímulos que agravan el dolor y reducen la comodidad.
7. Evitar interrupciones innecesarias y coordinar las actividades del paciente con las grupales. Permitir y planificar períodos de descanso sin alteraciones.	Las interrupciones y molestias frecuentes durante la exploración o el tratamiento pueden ser una fuente de estímulos que agravan el dolor y reducen la comodidad. La fatiga reduce la tolerancia y puede aumentar la experiencia de dolor.
8. Ayudar al paciente a cambiar de posición con frecuencia. Asistirlo para que se coloque en una posición cómoda, manteniendo buena alineación y apoyando las extremidades de ser necesario. Elevar	La alineación correcta con soporte asegura que el paciente sea capaz de mantener la posición deseada y reduce la presión.

ACCIÓN	JUSTIFICACIÓN
la cabecera de la cama según corresponda.	
9. Proporcionar higiene bucal con la frecuencia necesaria (p. ej., cada 1-2 h) para mantener la boca y las mucosas limpias y húmedas. Esto es especialmente importante para los pacientes que no pueden beber o no tienen permitido ingerir líquidos por vía oral.	La humedad ayuda a mantener la integridad de las membranas mucosas. Las membranas mucosas secas pueden ser una fuente de estímulos que agravan el dolor y reducen la comodidad.
10. Asegurar la disponibilidad de líquidos apropiados para beber, a menos de que esté contraindicado. Verificar que la jarra de agua esté llena y al alcance del paciente. Tener otros líquidos de la preferencia del paciente disponibles.	La sed y las membranas mucosas secas pueden ser fuente de estímulos que reducen la comodidad y agravan el dolor.
11. Evitar situaciones físicas que puedan causar malestar.	
a. Cambiar apósitos y ropa de cama sucios o mojados.	La humedad puede causar molestias e irritación de la piel.
b. Alisar las arrugas en la ropa de cama.	La ropa de cama arrugada puede aplicar presión a la piel y causar molestias e irritación.
c. Verificar que el paciente no esté sentado o recostado encima de sondas, tubos, cables u otros equipos.	Las sondas, tubos y otros materiales aplican presión a la piel y pueden causar molestia e irritación.
12. Ayudar al paciente, según la necesidad, con la deambulación y los ejercicios activos o pasivos de amplitud de movimiento, según corresponda.	La actividad previene la rigidez y la pérdida de la movilidad, que pueden reducir la comodidad y agravar el dolor.
13. Indagar las necesidades espirituales del paciente relacionadas con la experiencia del dolor. Preguntarle si desea la visita de un consejero espiritual.	Las creencias espirituales de las personas facilitan el afrontamiento positivo de los efectos de la enfermedad, incluyendo el dolor.
14. Considerar el uso de distracciones. Las distracciones hacen que el paciente se centre en algo que no sea el dolor.	La experiencia del dolor a menudo requiere la atención consciente de la persona. La ocupación en otras cosas ha demostrado que logra distraer al paciente del dolor.

La distracción tiene como propósito elevar el umbral del dolor y aumentar la tolerancia a éste (Taylor *et al.*, 2015).

a. Hacer que el paciente remeore o centre su atención en una experiencia agradable.

b. Ofrecer, de acuerdo con la edad del paciente, juegos, juguetes, libros, audiolibros, acceso a televisión, películas u otros elementos que le sean de interés.

c. Alentar al paciente a sostener o abrazar a una persona amada, mascota o juguete.

d. Ofrecer acceso a la música que prefiera el paciente. Activar la música cuando empieza el dolor, o antes de la aparición de estímulos dolorosos esperados. El paciente puede cerrar los ojos y concentrarse en escuchar. Puede ser útil subir o bajar el volumen dependiendo del aumento o disminución del dolor.

15. Considerar el uso de la visualización guiada de imágenes.

La visualización guiada de imágenes ayuda al paciente a disminuir gradualmente la percepción del malestar o dolor. Las emociones positivas evocadas por la visualización ayudan a reducir la experiencia de dolor.

a. Ayudar al paciente a identificar una escena o experiencia que describa como feliz, agradable y pacífica.

b. Alentar al paciente a comenzar con varios minutos de concentración en su respiración, relajación o meditación (consultar la información específica en los pasos 16 y 17).

c. Ayudar al paciente a concentrarse en imágenes pacíficas y agradables.

ACCIÓN	JUSTIFICACIÓN

d. Si está indicado, leer una descripción de la escena o experiencia identificada, usando una voz suave y reconfortante.

e. Alentar al paciente a concentrarse en los detalles de la visualización: imágenes, sonidos, olores, sabores y tacto.

16. Considerar el uso de actividades de relajación, como la respiración profunda.

Las técnicas de relajación reducen la tensión del músculo esquelético y disminuyen la ansiedad, las cuales pueden aminorar la comodidad y agravar el dolor. La relajación también puede ser una distracción, y ayuda en la reducción de la experiencia de dolor (Kwekkeboom *et al*., 2008; Taylor *et al*., 2015).

a. Hacer que el paciente se siente o descanse cómodamente y coloque las manos sobre el estómago. Pedirle que cierre los ojos.

b. Solicitarle al paciente que cuente mentalmente para mantener una velocidad y un ritmo cómodos. Hacer que el paciente inhale lenta y profundamente dejando que el abdomen se infle tanto como sea posible. Hacer que mantenga su respiración durante unos segundos.

c. Decir al paciente que exhale lentamente por la boca, soplando con los labios arrugados o fruncidos. Solicitar al paciente que continúe contando para mantener la velocidad y el ritmo cómodos, concentrándose en el ascenso y descenso del abdomen.

d. Cuando el abdomen del paciente se sienta vacío, hacer que comience de nuevo con una inhalación profunda.

ACCIÓN	JUSTIFICACIÓN

e. Fomentar que el paciente practique lo anterior por lo menos dos veces al día, durante 10 min, y luego utilizar la técnica según la necesidad para ayudarle en el tratamiento del dolor.

17. Considerar el uso de actividades de relajación, como la relajación muscular progresiva.

Las técnicas de relajación reducen la tensión del músculo esquelético y disminuyen la ansiedad, las cuales pueden afectar el confort y agravar el dolor. La relajación también puede ser una distracción, y ayuda en la reducción de la experiencia de dolor (Kwekkeboom *et al.*, 2008; Taylor *et al.*, 2015).

a. Ayudar al paciente a colocarse en una posición cómoda.

b. Dirigir al paciente para centrarse en un grupo muscular determinado. Empezar con los músculos de la mandíbula, luego repetir con los músculos de cuello, hombros, brazos y antebrazos, manos, abdomen, glúteos, muslos, piernas y pies.

c. Pedirle al paciente que apriete el grupo muscular y note la sensación que producen los músculos apretados. Después de 5-7 seg, se le solicita que relaje los músculos a la vez y que se concentre en la sensación de relajación, observando la diferencia en la sensación en los músculos cuando son contraídos y relajados.

d. Hacer que el paciente continúe apretando, sosteniendo y relajando cada grupo muscular hasta haber pasado por todo el cuerpo.

e. Alentar al paciente a practicar al menos dos veces al día, durante 10 min, y luego utilizar la técnica, según la necesidad, para ayudar en el tratamiento del dolor.

ACCIÓN	JUSTIFICACIÓN

ACCIÓN

18. Considerar el uso de la estimulación cutánea, como la aplicación intermitente de calor, frío o ambos.

JUSTIFICACIÓN

El calor ayuda a aliviar el dolor al estimular las fibras nerviosas específicas, cerrando la puerta que permite la transmisión de los estímulos del dolor a los centros en el cerebro. El calor acelera la respuesta inflamatoria para promover la curación, disminuye la tensión muscular para facilitar la relajación y ayuda a aliviar espasmos musculares y rigidez articular. El frío reduce el flujo de sangre a los tejidos y disminuye la liberación local de sustancias que producen dolor, como histamina, serotonina y bradicinina, y limita la formación de edema y la inflamación.

El frío reduce los espasmos musculares, altera la sensibilidad del tejido (produciendo adormecimiento) y promueve la comodidad, retrasando la transmisión de los estímulos de dolor (Taylor *et al.*, 2015).

19. Considerar el uso de la estimulación cutánea, como el masaje (véase Competencia 61).

Las técnicas de estimulación cutánea actúan sobre la superficie de la piel y cierran el mecanismo de bloqueo en la médula, disminuyendo el número de impulsos de dolor que llegan al cerebro para la percepción.

20. Discutir la posibilidad de utilizar métodos de estimulación cutánea, como TENS, con el médico de atención primaria y con el paciente (véase Competencia 160).

Las técnicas de estimulación cutánea actúan sobre la superficie de la piel y cierran el mecanismo de bloqueo en la médula, disminuyendo el número de impulsos de dolor que llegan al cerebro para la percepción.

21. Retirar el equipo y regresar al paciente a una posición de comodidad. Quitarse los guantes, si se han utilizado. Levantar el barandal lateral y bajar la cama.

El retiro del equipo y el reposicionamiento promueven la comodidad del paciente. Retirarse los guantes correctamente reduce el riesgo de transmisión de infecciones y de contaminación de otros objetos. Bajar la cama promueve la seguridad del paciente.

22. Retirarse el EPP adicional, si se ha utilizado. Realizar higiene de manos.

La eliminación del EPP de la forma correcta reduce el riesgo de transmisión de infecciones y de contaminación de otros objetos. La higiene de manos evita la transmisión de microorganismos.

ACCIÓN	JUSTIFICACIÓN
23. Evaluar la respuesta del paciente a las intervenciones. Valorar el nivel de molestia o dolor mediante los instrumentos de evaluación iniciales. Reevaluar y modificar el plan de atención según corresponda.	La evaluación permite la individualización del plan de atención y promueve el bienestar del paciente.

EVALUACIÓN

- El paciente experimenta alivio del malestar o dolor sin efectos adversos.
- El individuo muestra menor ansiedad y mayor relajación.
- El sujeto es capaz de participar en las actividades de la vida diaria.
- El paciente manifiesta comprensión y satisfacción con el plan de tratamiento del dolor.

REGISTRO

- Documentar la evaluación del dolor y otras valoraciones significativas. Documentar las terapias de alivio del dolor utilizadas y las respuestas del paciente. Registrar los tratamientos alternativos que de pueden considerar, cuando sea el caso. Incluir la reevaluación del dolor y la comodidad después de las intervenciones, en un intervalo apropiado, con base en intervenciones específicas.

COMPETENCIA 37 | PRECAUCIONES Y MANEJO DE CONVULSIONES

Las convulsiones ocurren cuando el sistema eléctrico del cerebro no funciona de manera adecuada. La súbita descarga anómala y excesiva de las neuronas del cerebro da como resultado episodios de actividades motoras, sensoriales, autonómicas o físicas anormales, o una combinación de éstas (Hickey, 2014; Hinkle & Cheever, 2014). Las convulsiones se manifiestan como una alteración en las sensaciones, los comportamientos, los movimientos, las percepciones o la consciencia (Barker, 2008). Durante una convulsión, los pacientes están en riesgo de hipoxia, vómitos o aspiración pulmonar. Para los pacientes que están en riesgo de sufrir convulsiones y los que han tenido una crisis convulsiva, con frecuencia se toman las precauciones necesarias a fin de minimizar el riesgo de una lesión física. Las causas de las convulsiones incluyen enfermedad cerebrovascular, hipoxemia, traumatismos craneoencefálicos, hipertensión, infecciones del sistema nervioso central, enfermedades metabólicas y tóxicas, tumor cerebral, síndrome de abstinencia de drogas o alcohol, alergias y antecedentes de epilepsia (convulsiones) (Hinkle& Cheever, 2014). El manejo de las convulsiones incluye intervenciones por parte del personal de enfermería para prevenir la aspiración, proteger al paciente de lesiones, proporcionar atención después de la crisis, y observar y documentar los detalles del evento (Hinkle & Cheever, 2014; Hickey).

CONSIDERACIONES AL DELEGAR

La implementación de precauciones en el caso de las convulsiones se puede delegar al personal de apoyo de enfermería (PAE) o al personal de apoyo sin licencia (PASL). El manejo de las convulsiones no se puede delegar al PAE o al PASL. Tanto las precauciones como el manejo de convulsiones se pueden delegar al personal de enfermería práctico/vocacional con licencia (PEPL/PEVL). La decisión de delegar debe tomarse con base en un análisis minucioso de las necesidades y circunstancias del paciente, así como en las calificaciones de la persona a quien se delega la tarea. Véanse las *Pautas de delegación* en el Apéndice A.

EQUIPO

- Equipo de protección personal (EPP), según indicación
- Unidad de aspiración por tubo, portátil o de pared
- Un equipo de aspiración comercial con sonda del tamaño adecuado o:
  - Sonda de aspiración estéril con puerto en "Y" del tamaño apropiado (adulto 10-16F)
  - Contenedor desechable estéril

- Guantes estériles
- Vía aérea o cánula bucofaríngea
- Protectores para el barandal de la cama
- Aparato de oxígeno
- Cánula nasal o máscara para suministrar oxígeno
- Bolsa de reanimación/máscara con bolsa manual

VALORACIÓN INICIAL

- Valorar al paciente en busca de enfermedades preexistentes que incrementen el riesgo de sufrir actividad convulsiva. Por ejemplo, evaluar los antecedentes de convulsiones o epilepsia, enfermedad cerebrovascular, hipoxemia, traumatismos craneoencefálicos, hipertensión, infecciones del sistema nervioso central, enfermedades metabólicas (p. ej., insuficiencia renal, hipocalcemia, hipoglucemia), tumor cerebral, síndrome de abstinencia de alcohol o drogas, o alergias).
- Evaluar las circunstancias antes de la crisis convulsiva, como estímulos visuales, auditivos, olfativos o táctiles, trastornos emocionales, psicológicos o del sueño o hiperventilación. Indagar la aparición de un aura.
- Observar dónde comienzan los movimientos o la rigidez y la posición de la mirada y la cabeza cuando comienza la convulsión. Explorar la(s) parte(s) del cuerpo y el tipo de movimiento que participan en la convulsión.
- Revisar el tamaño de las pupilas, si los ojos permanecieron abiertos durante la crisis, y si los ojos y la cabeza giraron hacia un lado.
- Valorar la presencia o ausencia de actividad motora involuntaria reiterativa (p. ej., deglución reiterativa); incontinencia urinaria o fecal; duración de la convulsión; estado de inconsciencia y su duración; parálisis evidente o debilidad de brazos y piernas después de la convulsión; incapacidad para hablar; movimientos, sueño o estado de confusión después de la crisis convulsiva.
- Evaluar el estado neurológico del paciente y las lesiones después de que concluye la convulsión.

DIAGNÓSTICO DE ENFERMERÍA

- Riesgo de lesión
- Riesgo de aspiración
- Conocimientos deficientes

IDENTIFICACIÓN Y PLANIFICACIÓN DE RESULTADOS

* El paciente permanece libre de lesiones.
* Se formulan otros resultados esperados específicos dependiendo del diagnóstico de enfermería identificado.

IMPLEMENTACIÓN

ACCIÓN	JUSTIFICACIÓN
1. Revisar el expediente médico y el plan de atención de enfermería con respecto a las enfermedades que podrían poner al paciente en riesgo de sufrir una crisis convulsiva, y buscar la orden para tomar las precauciones frente a una crisis convulsiva.	Revisar la orden y el plan de atención valida el procedimiento y el paciente correctos.

Precauciones en caso de convulsiones

ACCIÓN	JUSTIFICACIÓN
2. Reunir los suministros necesarios.	La preparación fomenta la administración eficiente del tiempo y permite realizar la tarea de manera ordenada.
3. Realizar higiene de manos. Colocar el EPP, según indicación.	La higiene de manos y el EPP previenen la diseminación de microorganismos. El EPP será necesario según las precauciones epidemiológicas.
4. Identificar al paciente.	La identificación del paciente valida que se atienda al individuo correcto con el procedimiento correcto y ayuda a evitar errores.
5. Cerrar las cortinas alrededor de la cama y la puerta de la habitación, de ser posible. Explicar al paciente el procedimiento y su justificación.	Esto garantiza la privacidad del paciente. Las explicaciones alivian la ansiedad y facilitan la cooperación.
6. Reunir el equipo sobre la mesa más cercana.	Colocar los objetos cerca resulta práctico, ahorra tiempo y evita que el personal de enfermería realice estiramientos y giros musculares innecesarios.
7. Colocar la cama en la posición más baja con dos barandales elevados. Poner protectores en los barandales laterales.	La cama en la posición más baja fomenta la seguridad y disminuye el riesgo de lesión. Acojinar los barandales disminuye el riesgo de lesión.

ACCIÓN	JUSTIFICACIÓN
8. Conectar el aparato de oxígeno con el acceso en la pared, en la cabecera de la cama. Colocar la cánula nasal o el equipo de la máscara en un lugar de fácil acceso, según necesidad.	Durante una crisis convulsiva, los pacientes están en riesgo de hipoxia, vómitos y aspiración pulmonar. El acceso fácil garantiza la disponibilidad del oxígeno en el caso de una convulsión.
9. Conectar el aparato de aspiración al acceso de vacío en la pared, en la cabecera de la cama. Colocar la sonda de aspiración, la cánula bucofaríngea y la bolsa de reanimación en un lugar de fácil acceso, según necesidad.	Durante una crisis convulsiva, los pacientes están en riesgo de sufrir hipoxia, vómitos y aspiración pulmonar. El acceso fácil garantiza la disponibilidad de la aspiración en el caso de una crisis. Las cánulas bucofaríngeas y la bolsa de reanimación garantizan la disponibilidad de la ventilación de emergencia en caso de un paro respiratorio.
10. Retirar el EPP adicional, si se utilizó. Realizar higiene de manos.	El retiro adecuado del EPP reduce el riesgo de transmisión de infecciones y de contaminación de otros objetos. La higiene de manos previene la transmisión de microorganismos.

Manejo de convulsiones

11. Para los pacientes con convulsiones conocidas, permanecer alerta con respecto a la aparición de un aura, si se conoce. Si el paciente refiere que está experimentando un aura, se le solicita que se acueste.	Algunos pacientes informan una advertencia o premonición antes de que ocurran las convulsiones; un aura puede ser una sensación visual, auditiva u olfativa que indica que va a ocurrir una convulsión. Acostarse previene lesiones que pudieran ocurrir si el paciente cae al piso.
12. Una vez que comienza la crisis convulsiva, cerrar las cortinas alrededor de la cama y la puerta de la habitación, de ser posible.	Cerrar la puerta o la cortina proporciona privacidad al paciente.
13. Si el paciente está sentado, colocarlo en el suelo.	Colocar al paciente en el suelo previene lesiones que pudieran ocurrir si cae al piso.
14. Retirar los anteojos del paciente. Aflojar cualquier ropa ajustada. Colocar algo plano y suave, como una manta doblada, bajo la cabeza. Hacer a un lado los muebles o cualquier otro objeto en el área.	Retirar los objetos y aflojar la ropa previene una posible lesión. Las mantas previenen lesiones como golpear una superficie dura (piso).

ACCIÓN	JUSTIFICACIÓN
15. Si el paciente está en la cama, retirar la almohada, colocar la cama en la posición más baja y levantar los barandales laterales.	Previene lesiones.
16. No inmovilizar al paciente. Si es necesario, guiar sus movimientos. Evitar introducir cualquier objeto en la boca del paciente o abrir la mandíbula.	Guiar los movimientos previene lesiones. La inmovilización puede lesionar al paciente. Intentar abrir la boca o insertar cualquier objeto en la boca puede provocar la rotura de dientes y lesiones en boca, labios o lengua.
17. De ser posible, colocar al paciente sobre un costado con la cabeza flexionada hacia adelante y la cabecera de la cama elevada 30°. Comenzar la administración de oxígeno, con base en las políticas institucionales. Aspirar las vías respiratorias, según corresponda (véase la Competencia 13).	Durante una crisis convulsiva, los pacientes están en riesgo de sufrir hipoxia, vómitos y aspiración pulmonar. Esta posición permite que la lengua caiga hacia adelante y facilita el drenaje de saliva y moco, minimizando el riesgo de aspiración. El oxígeno soporta el metabolismo aumentado asociado con la hiperactividad neurológica y muscular. Para soportar la ventilación, es necesaria la permeabilidad de las vías aéreas.
18. Supervisar al paciente durante la convulsión y medir su duración.	La supervisión del paciente garantiza su seguridad. Medir la duración del evento contribuye a tener una información y documentación precisa.
19. Establecer/mantener el acceso intravenoso, según necesidad. Administrar medicamentos, según corresponda, con base en la orden médica y la política institucional.	El tratamiento farmacológico puede ser apropiado, con base en los antecedentes del paciente y el diagnóstico médico. El acceso intravenoso es necesario para administrar medicamentos de emergencia.
20. Después de la crisis convulsiva, colocar al paciente acostado en posición lateral. Aspirar las vías aéreas, según necesidad.	El decúbito lateral facilita el drenaje de secreciones. Es necesario que las vías aéreas sean permeables para soportar la ventilación.
21. Supervisar constantes vitales, saturación de oxígeno, respuesta a los medicamentos administrados y glucosa capilar, según necesidad.	La supervisión de los distintos parámetros proporciona información para una valoración precisa del estado del paciente.
22. Colocar la cama en la posición más baja. Garantizar que el timbre esté al alcance de la mano.	La colocación de la cama en la posición más baja y el acceso al timbre contribuyen a la seguridad del paciente.

ACCIÓN	JUSTIFICACIÓN
23. Revalorar el estado neurológico y el nivel de comodidad del paciente.	La revaloración ayuda a medir los efectos del evento en el paciente.
24. Permitir que el paciente duerma después de la crisis convulsiva. Cuando despierte, orientarlo y tranquilizarlo. Revalorar según la indicación.	El paciente probablemente tenga dificultades para recordar la crisis convulsiva; los pacientes también pueden experimentar confusión, ansiedad, vergüenza o fatiga después de la crisis. La revaloración ayuda a medir los efectos del evento en el paciente.
25. Retirar el EPP adicional, si se utilizó. Realizar higiene de manos.	El retiro adecuado del EPP disminuye el riesgo de transmisión de infecciones, así como la contaminación de otros objetos. La higiene de manos previene la transmisión de microorganismos.

EVALUACIÓN

- El paciente permanece libre de lesiones.

REGISTRO

- Documentar la activación de las precauciones en caso de crisis convulsiva, incluyendo las intervenciones específicas implementadas. Registrar si hubo testigos al iniciar la crisis y, en caso afirmativo, incluir las circunstancias observadas antes de las convulsiones, como estímulos visuales, auditivos, olfativos o táctiles, trastornos emocionales o psicológicos, sueño o hiperventilación. Asimismo, registrar la aparición de un aura, dónde comenzaron los movimientos y la rigidez, y la posición de la mirada y la cabeza cuando comenzó la crisis convulsiva. Consignar la(s) parte(s) del cuerpo y el tipo de movimiento involucrados durante la crisis; si los ojos o la cabeza giraron hacia un lado; la presencia o ausencia de actividad motora involuntaria reiterativa (p. ej., deglución reiterativa); incontinencia urinaria o fecal; duración de las crisis convulsivas; estado de inconsciencia y duración; parálisis evidente o debilidad de los brazos y las piernas después de que la convulsión ocurrió e incapacidad para hablar, movimientos, sueño o confusión después del evento. Documentar la administración de oxígeno, aspiración de vías aéreas, medidas de seguridad y administración de medicamentos, si usa alguno. Si el paciente se lesionó durante la crisis, documentar la evaluación de la lesión.

El frío constriñe los vasos sanguíneos periféricos, reduciendo el flujo de sangre a los tejidos y disminuyendo la liberación local de sustancias que producen dolor. El frío reduce la formación de edema, la inflamación y los espasmos musculares, y promueve la comodidad, retrasando la transmisión de estímulos del dolor. El uso de crioterapia disminuye la formación de hematomas y el sangrado. La aplicación de frío mediante el uso de hielo es apropiada después de un traumatismo directo, dolor dental, espasmos musculares, esguinces musculares y para el tratamiento del dolor crónico. Para aplicar crioterapia se emplea hielo, por lo general mediante una bolsa, collar o guante de hielo. También hay compresas frías comerciales. Para los dispositivos electrónicos de enfriamiento, consultar la sección de "Variante en la técnica".

CONSIDERACIONES AL DELEGAR

La aplicación de la crioterapia puede delegarse al personal de apoyo de enfermería (PAE) o al personal de apoyo sin licencia (PASL), así como al personal de enfermería práctico/vocacional con licencia (PEPL/PEVL). La decisión de delegar debe basarse en el análisis minucioso de las necesidades y circunstancias del paciente, así como en las calificaciones de la persona a quien se delega la tarea. Véanse las *Pautas de delegación* en el Apéndice A.

EQUIPO

- Hielo
- Bolsa, collar o guante de hielo
- Compresas frías preparadas comercialmente
- Toalla pequeña o trapo

- Equipo de protección personal (EPP), según indicación
- Protector impermeable desechable
- Envoltura de gasa o cinta
- Manta de baño

VALORACIÓN INICIAL

- Valorar la situación para determinar si conviene aplicar crioterapia.
- Evaluar el estado físico y mental del paciente y el estado del área corporal a tratar con la crioterapia.
- Confirmar la orden médica, incluyendo frecuencia, tipo de terapia, área corporal que se va a tratar y duración de la aplicación.
- Determinar el equipo que se va a utilizar para corroborar que funcione correctamente.

DIAGNÓSTICO DE ENFERMERÍA

- Dolor agudo
- Retraso en la recuperación quirúrgica
- Dolor crónico

IDENTIFICACIÓN Y PLANIFICACIÓN DE RESULTADOS

- El paciente experimenta mayor comodidad.
- El paciente muestra disminución de espasmos musculares.

- El paciente presenta menor inflamación.
- El paciente no muestra signos de sangrado o de hematoma en el sitio de tratamiento.

IMPLEMENTACIÓN

ACCIÓN	JUSTIFICACIÓN
1. Revisar la orden médica o el plan de atención de enfermería para la aplicación de crioterapia, incluyendo frecuencia, tipo de terapia, área del cuerpo a tratar y tiempo de aplicación. Reunir los suministros necesarios.	Revisar la orden valida que se trata del procedimiento y el paciente correctos. La preparación promueve el manejo eficiente y un abordaje organizado de la tarea.
2. Realizar higiene de manos y ponerse el EPP, según indicación.	La higiene de manos y el EPP evitan la propagación de microorganismos. El EPP será necesario con base en las precauciones epidemiológicas.
3. Identificar al paciente. Determinar si ha tenido alguna reacción adversa a la crioterapia en el pasado.	Identificar al paciente garantiza que la persona correcta recibe la intervención correcta y ayuda a evitar errores. Existen diferencias individuales para tolerar terapias específicas.
4. Reunir el equipo y los suministros al alcance, en una mesa puente.	El orden facilita la realización de la tarea.
5. Cerrar las cortinas alrededor de la cama y la puerta de la habitación, de ser posible. Explicar al paciente el procedimiento y su justificación.	Esto garantiza la privacidad del paciente. La explicación reduce la ansiedad y facilita la cooperación.
6. Evaluar el estado de la piel donde debe ser aplicado el frío.	La evaluación proporciona datos de referencia para la comparación postratamiento e identifica las situaciones que pueden contraindicar la aplicación.
7. Ayudar al paciente a colocarse en una posición cómoda que facilite el acceso al área que se va a tratar. Exponer el área y cubrir al paciente con una manta de baño si es necesario. Colocar el protector impermeable bajo el área de la herida, según necesidad.	La correcta posición del paciente y el uso de una manta de baño le proporcionan comodidad y abrigo. El protector impermeable protege la ropa de cama y del paciente.

ACCIÓN	JUSTIFICACIÓN
8. Preparación del dispositivo:	
Llenar con hielo tres cuartas partes de la bolsa, collar o guante. **Retirar cualquier exceso de aire del dispositivo.** Sujetar con firmeza el extremo de la bolsa o collar; atar el guante cerrado, verificando que no haya agujeros ni filtraciones de agua. Preparar la compresa fría comercial, de acuerdo con las indicaciones del fabricante, según necesidad.	El hielo ofrece una superficie fría. El exceso de aire interfiere con la conducción del frío. El cierre de los extremos evita filtraciones.
9. **Cubrir el dispositivo con una toalla o un paño; las compresas frías comerciales pueden venir con una cubierta.** Si el dispositivo tiene un exterior de tela, esto no es necesario.	La cubierta protege la piel y absorbe la condensación.
10. Colocar el dispositivo de enfriamiento sobre el área designada y fijarla con cuidado en su lugar, según la necesidad.	La posición correcta asegura que la crioterapia se aplique al área corporal especificada.
11. **Retirar el hielo y valorar el enrojecimiento del sitio después de 30 seg. Preguntar al paciente si siente ardor.**	Estas acciones evitan las lesiones tisulares.
12. Colocar nuevamente el dispositivo en el sitio si no hay problemas evidentes. Fijarlo con envoltura de gasa, cuerdas o cintas.	El uso de envolturas o cinta adhesiva estabiliza el dispositivo en el lugar correcto.
13. Evaluar el área de tratamiento cada 5 min o según las políticas institucionales.	La evaluación de la piel del paciente es necesaria para la detección temprana de efectos adversos, lo que permite la pronta intervención para evitar complicaciones.
14. **Después de 20 min o la cantidad de tiempo prescrita, retirar el hielo y secar la piel.**	Limitar el tiempo de aplicación evita lesiones por exposición excesiva al frío. La aplicación prolongada del frío puede causar disminución del flujo sanguíneo con la consiguiente isquemia del tejido. Puede haber una vasodilatación compensatoria o fenómeno de rebote como mecanismo para recuperar el calor del área.

ACCIÓN	JUSTIFICACIÓN

15. Retirar el EPP, si se utilizó. Realizar higiene de manos.

El retiro del EPP de la forma correcta reduce el riesgo de transmisión de infecciones y de contaminación de otros objetos. La higiene de manos evita la propagación de microorganismos.

EVALUACIÓN

- El paciente refiere alivio del dolor y mayor comodidad.
- El individuo manifiesta una disminución de los espasmos musculares.
- El sujeto muestra una reducción en la inflamación.
- El paciente permanece libre de cualquier daño, incluyendo signos de sangrado o hematomas en el sitio de tratamiento.

REGISTRO

- Documentar la ubicación de la aplicación, el tiempo de colocación y el de retiro. Registrar la valoración del área donde se aplicó la crioterapia, incluyendo movilidad del paciente, sensibilidad, color, temperatura y presencia de entumecimiento, hormigueo o dolor. Describir la respuesta del paciente, como disminución del dolor o cambios en la sensibilidad. Incluir datos pertinentes sobre el nivel educativo y cultural del paciente.

VARIANTE EN LA TÉCNICA	Aplicación de un dispositivo electrónico de crioterapia

Los dispositivos electrónicos de crioterapia se utilizan en aquellos casos en los que es necesario mantener un efecto constante. Los pacientes sometidos a una cirugía ortopédica o con lesiones musculoesqueléticas agudas pueden beneficiarse de esta terapia. Para la utilización de este dispositivo se requiere una orden médica. Implica una evaluación inicial y continua de la extremidad, durante todo el tiempo de uso. Tal y como ocurre con cualquier dispositivo electrónico, es necesaria la vigilancia constante para la adecuada regulación del funcionamiento y la temperatura.

1. Reunir el equipo y verificar la orden médica.

2. Realizar higiene de manos. Ponerse el EPP, según indicación.

3. Identificar al paciente y explicar el procedimiento.

4. Evaluar la extremidad o parte del cuerpo involucrada.
5. Ajustar la temperatura correcta en el dispositivo.
6. Envolver el cojín de enfriamiento del flujo de agua alrededor de la parte del cuerpo afectada.

Continúa en la p. 194

Aplicación de un dispositivo electrónico de crioterapia *continuación*

7. Envolver con un vendaje Ace® o almohadillas de gasa la almohadilla de flujo de agua.
8. Evaluar para asegurar que los paneles de enfriamiento funcionen correctamente.
9. Retirar el EPP, si se utilizó. Realizar higiene de manos.

10. Comprobar con frecuencia el correcto funcionamiento del equipo.
11. Desenrollar el equipo a intervalos regulares para evaluar la integridad de la parte del cuerpo implicada.

COMPETENCIA 39 CUIDADOS POSTOPERATORIOS DEL PACIENTE

Los cuidados postoperatorios facilitan la recuperación de la cirugía y apoyan al paciente para hacer frente a cambios físicos o alteraciones. Las intervenciones de enfermería fomentan la salud física y psicológica, la prevención de complicaciones y la capacitación en habilidades de autocuidado para que el paciente pueda utilizarlas después de la estancia en el hospital. Después de la cirugía, los pacientes pasan tiempo en la unidad de recuperación postanestésica (URPA). Desde la URPA, se transfieren a sus habitaciones. En este momento, la atención de enfermería se centra en evaluaciones precisas e intervenciones asociadas. Las evaluaciones constantes resultan cruciales para la identificación temprana de las complicaciones postoperatorias.

CONSIDERACIONES AL DELEGAR

Las mediciones postoperatorias de las constantes vitales se pueden delegar al personal de apoyo de enfermería (PAE) o al personal de apoyo sin licencia (PASL), así como al personal de enfermería práctico/vocacional con licencia (PEPL/PEVL). La valoración postoperatoria y la capacitación no pueden delegarse al PAE o al PASL. Dependiendo de la ley estatal de práctica de enfermería y las políticas y procedimientos institucionales, la decisión de delegar debe tomarse con base en un análisis minucioso de las necesidades y circunstancias del paciente, así como en las calificaciones de la persona a quien se delega la tarea. Véanse las *Pautas de delegación* en el Apéndice A.

EQUIPO (VARÍA SEGÚN LA CIRUGÍA)
- Monitor electrónico de presión arterial
- Esfigmomanómetro
- Termómetro electrónico

- Oxímetro de pulso
- Estetoscopio
- Bomba i.v., soluciones i.v.
- Medias de compresión graduada
- Dispositivos de compresión neumática

- Tubos, drenajes, tubo de acceso vascular
- Espirómetro de incentivo
- Equipo de protección personal (EPP), según indicación
- Mantas, según necesidad

VALORACIÓN INICIAL

- Valorar estado mental, posicionamiento y constantes vitales del paciente.
- Evaluar nivel de saturación de oxígeno, color de piel, estado respiratorio y estado cardiovascular.
- Revisar el estado neurovascular del paciente, dependiendo del tipo de cirugía.
- Inspeccionar sitios, drenajes/tubos y accesos intravenosos.
- Realizar una evaluación del dolor.
- Existen varios factores que aumentan el riesgo de complicaciones postoperatorias. Se recurre a las evaluaciones e intervenciones posquirúrgicas continuas para disminuir el riesgo de dichas complicaciones.
- Evaluar las necesidades de aprendizaje del paciente y su familia.

DIAGNÓSTICO DE ENFERMERÍA

- Dolor agudo
- Riesgo de déficit de volumen de líquidos
- Deterioro del intercambio de gases
- Hipotermia
- Deterioro de la integridad cutánea
- Riesgo de aspiración

IDENTIFICACIÓN Y PLANIFICACIÓN DE RESULTADOS

- El paciente se recuperará de la cirugía.
- El individuo está libre de ansiedad.
- La temperatura del paciente se mantiene entre 36.5 y 37.5 °C.
- Las constantes vitales del paciente permanecen estables.
- El paciente se mantiene libre de infección.
- El sujeto no experimenta excoriaciones en la piel.
- El paciente recupera la movilidad.
- El individuo maneja su dolor de manera adecuada.
- El paciente se siente cómodo con la imagen corporal.
- Los resultados específicos esperados son individualizados en función de los factores de riesgo, el procedimiento quirúrgico y las necesidades únicas del paciente.

IMPLEMENTACIÓN

ACCIÓN	JUSTIFICACIÓN
Cuidados inmediatos	
1. Cuando el paciente regresa de la URPA, participar en el informe	Obtener un informe de transferencia garantiza la comunicación precisa

de transferencia del personal de enfermería de la URPA y revisar los datos del quirófano y de la URPA. Reunir los suministros necesarios.	y fomenta la continuidad de los cuidados. La preparación fomenta la administración eficiente del tiempo y permite realizar la tarea de manera ordenada.

2. Realizar higiene de manos. Colocar el EPP, según indicación.

La higiene de manos y el EPP evitan la propagación de microorganismos. El EPP será necesario según las precauciones epidemiológicas.

3. Identificar al paciente.

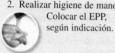

La identificación del paciente valida que se atienda al individuo correcto con el procedimiento correcto y ayuda a evitar errores.

4. Cerrar las cortinas alrededor de la cama y la puerta de la habitación, de ser posible. Explicar al paciente o a sus seres queridos el procedimiento y su justificación. Colocar al alcance los suministros necesarios en la mesa junto a la cabecera o en la mesa puente.

Esto garantiza la privacidad del paciente. Las explicaciones reducen la ansiedad y facilitan la cooperación. Tener los suministros a la mano resulta práctico, ahorra tiempo y evita estiramientos y torsiones musculares innecesarios del personal de enfermería.

5. **Colocar al paciente en una posición segura (posición semi-Fowler o Fowler alta, o decúbito lateral). Observar el nivel de consciencia.**

La posición sedente (cabecera de la cama elevada) facilita la respiración profunda; el decúbito lateral con el cuello ligeramente extendido previene la aspiración y obstrucción de las vías aéreas. Alternar posiciones puede resultar apropiado con base en el tipo de cirugía.

6. **Obtener las constantes vitales; supervisarlas y registrarlas con frecuencia.** La indicación puede variar, pero la frecuencia habitual incluye la medición de constantes vitales cada 15 min la primera hora, cada 30 min las siguientes 2 h, cada hora durante 4 h y finalmente cada 4 h.

La comparación con los valores preoperatorios iniciales de las constantes vitales puede indicar *shock* o hemorragia inminentes. Algunas instituciones utilizan un registro en papel o electrónico para documentar los datos postoperatorios iniciales.

7. Valorar el estado respiratorio del paciente y medir su nivel de saturación de oxígeno.

La comparación con la valoración respiratoria preoperatoria puede señalar complicaciones respiratorias inminentes.

ACCIÓN	JUSTIFICACIÓN
8. Valorar el estado cardiovascular del paciente.	La comparación con la valoración cardíaca preoperatoria puede indicar complicaciones cardiovasculares inminentes.
9. Valorar el estado neurológico del paciente, con base en el tipo de cirugía realizado.	La comparación con la valoración neurovascular preoperatoria puede indicar complicaciones neurovasculares inminentes.
10. Dar abrigo con el uso de sábanas calientes o adicionales, según necesidad. Consultar la Competencia 23. Valorar el color y el estado de la piel.	El quirófano es un lugar frío. La hipotermia es incómoda y puede conducir a arritmias cardíacas y al deterioro de la cicatrización de heridas.
11. Revisar los apósitos observando color, olor y presencia y cantidad de exudado. Anotar los rasgos del material de drenaje sobre el apósito circulando la cantidad e incluir la hora. Voltear al paciente para valorar visualmente cualquier hemorragia proveniente del sitio quirúrgico.	La hemorragia y el *shock* son complicaciones quirúrgicas que ponen en riesgo la vida, por lo que el reconocimiento temprano resulta esencial.
12. Verificar que todos los tubos y drenajes sean permeables y que el equipo se encuentre funcionando; observar la cantidad de drenaje en el dispositivo de recolección. De haber una sonda urinaria (Foley), observar el gasto urinario.	Esto garantiza el funcionamiento de los dispositivos de drenaje.
13. Verificar y mantener la infusión a la velocidad prescrita.	Con ello se reemplaza la pérdida de líquidos y se evita la deshidratación y el desequilibrio electrolítico.
14. Valorar en busca de dolor y aliviarlo administrando medicamentos prescritos por el médico tratante. Si el paciente recibió instrucción sobre el uso de analgesia controlada por el paciente, revisar su uso. Verificar el registro para comprobar si se administró algún analgésico en la URPA.	Usar la escala de dolor aprobada por la institución. Ver el comportamiento no verbal, que puede indicar distonía, llanto e inquietud. Se utilizan analgésicos y otras estrategias no farmacológicas para aliviar el dolor postoperatorio.

ACCIÓN	JUSTIFICACIÓN
15. Proporcionar un ambiente seguro. Mantener la cama en posición baja con los barandales arriba, con base en las políticas institucionales. Dejar el timbre al alcance del paciente.	Esto previene lesiones accidentales. Tener el timbre al alcance de la mano permite al paciente llamar al personal de enfermería cuando sea necesario.
16. Retirar el EPP adicional si se, utilizó. Realizar higiene de manos.	Retirar el EPP de forma adecuada reduce el riesgo de transmisión de infecciones y de contaminación de otros objetos. La higiene de manos previene la propagación de microorganismos.

Cuidados continuos

17. Fomentar un funcionamiento respiratorio óptimo.	Los anestésicos pueden deprimir la función respiratoria. Los pacientes que padecen enfermedades respiratorias o cardiovasculares preexistentes, que tienen incisiones abdominales o torácicas, que son obesos o ancianos (Shippee-Rice *et al.*, 2012) o presentan un deficiente estado de nutrición, tienen un mayor riesgo de complicaciones respiratorias.
a. Evaluar la frecuencia, profundidad y calidad de la respiración, así como color y llenado capilar. Preguntar si el paciente experimenta alguna dificultad para respirar.	Los analgésicos postoperatorios pueden reducir la velocidad y la calidad del esfuerzo respiratorio.
b. Ayudar con la tos y con los ejercicios de respiración profunda (véase Competencia 54).	
c. Ayudar con la espirometría de incentivo (véase Competencia 62).	
d. Ayudar con la deambulación temprana.	
e. Fomentar cambios frecuentes de posición.	
f. Administrar oxígeno según prescripción.	
g. Supervisar la oximetría de pulso (véase Competencia 127).	

ACCIÓN	JUSTIFICACIÓN

18. Fomentar la función cardiovascular óptima.

Las medidas preventivas pueden mejorar el retorno venoso y el estado circulatorio.

   a. Evaluar el pulso apical y la frecuencia y calidad del corazón y comparar con los pulsos periféricos, el color y la presión arterial. Preguntar si el paciente tiene algún dolor en el pecho o dificultad para respirar.

   b. Fomentar los cambios frecuentes de posición.

   c. Ayudar con la deambulación temprana.

   d. Aplicar medias de compresión graduada o dispositivos de compresión neumática, si se prescribieron y no se han colocado. Si ya se aplicaron, evaluar la integridad.

   e. Realizar ejercicios de amplitud de movimiento de las piernas si no está contraindicado (véase Competencia 128).

19. Fomentar una función neurológica óptima:

   a. Evaluar el nivel de consciencia, movimiento y sensibilidad.

Los anestésicos y los analgésicos pueden alterar la función neurológica.

   b. Determinar el nivel de orientación en persona, lugar y tiempo.

Los pacientes ancianos pueden necesitar más tiempo para volver a su nivel de orientación antes de la cirugía. Los fármacos y anestésicos retrasan este retorno (Shippee-Rice et al., 2012).

   c. Evaluar la capacidad motora solicitando al paciente que mueva cada una de las extremidades.

La anestesia altera la función motora y sensitiva.

   d. Evaluar la sensibilidad pidiendo al paciente que indique si siente el contacto entre la mano del cuidador y su extremidad.

ACCIÓN	JUSTIFICACIÓN
20. Fomentar una función renal y urinaria óptima y el equilibrio hidroelectrolítico. Evaluar ingresos y egresos, valorar en busca de retención urinaria y monitorizar los electrólitos séricos.	Los anestésicos y la manipulación quirúrgica en la zona pueden disminuir temporalmente el tono de la vejiga y su respuesta, causando retención urinaria.
a. Fomentar una función renal y urinaria óptima y el equilibrio hidroelectrolítico. Evaluar ingresos y egresos, valorar en busca de retención urinaria y monitorizar los electrólitos séricos.	La polaquiuria, el ardor o la urgencia urinaria pueden indicar una posible alteración de las vías urinarias.
b. Monitorizar el drenaje de la sonda urinaria, en caso de estar presente.	El personal de enfermería o de salud en general debe ser notificado si la diuresis es inferior a 30 mL/h o a 240 mL por turno de 8 h.
c. Medir los ingresos y egresos de líquidos.	Los ingresos y egresos de líquidos son buenos indicadores del equilibrio hídrico.
21. Fomentar una función gastrointestinal óptima y satisfacer las necesidades de nutrición:	Los anestésicos y opiáceos afectan el peristaltismo y la función normal del tubo gastrointestinal. Las flatulencias indican el retorno del peristaltismo.
a. Explorar el abdomen en busca de distensión y rigidez. Preguntar al paciente si se siente mareado o si ha tenido vómitos o flatulencias.	
b. Explorar en busca de ruidos intestinales.	La presencia de ruidos intestinales indica el retorno del peristaltismo.
c. Ayudar con la progresión de la dieta; fomentar la ingestión de líquidos; monitorizar la ingestión.	Los pacientes pueden experimentar náuseas después de la cirugía y se les anima a reanudar la dieta poco a poco, comenzando con líquidos claros y avanzando según la tolerancia.
d. Administrar antieméticos, según la prescripción.	Los antieméticos se prescriben con frecuencia para aliviar las náuseas postoperatorias.
22. Fomentar la cicatrización óptima de la herida.	Las alteraciones en el estado de nutrición, circulatorio y metabólico pueden predisponer al paciente a las infecciones y al retraso en la cicatrización.
a. Valorar el estado de la herida en busca de exudado.	

ACCIÓN	JUSTIFICACIÓN
b. Aplicar asepsia quirúrgica en el cambio de apósitos y los cuidados del drenaje. Véanse las Competencias 50-52 y 179-180.	La asepsia quirúrgica reduce el riesgo de infección.
c. Revisar todas las superficies cutáneas en busca de signos iniciales del desarrollo de úlceras por presión y el uso de soportes para aliviar la presión a fin de minimizar las posibles excoriaciones cutáneas.	Estar acostado sobre la mesa de operaciones en la misma posición puede predisponer a algunos pacientes a la formación de úlceras por presión, especialmente en caso de procedimientos largos.
23. Fomentar la comodidad y el alivio óptimo del dolor.	Esto hace más corto el período de recuperación y facilita el regreso a las funciones normales.
a. Evaluar en busca de dolor (localización e intensidad con el uso de una escala de dolor).	El control del dolor postoperatorio fomenta la comodidad y recuperación del paciente.
b. Proveer descanso y comodidad; proporcionar mantas adicionales, según necesidad, para garantizar una sensación de abrigo.	Los pacientes pueden experimentar escalofríos en el período postoperatorio.
c. Administrar analgésicos, según necesidad, o iniciar métodos no farmacológicos, si corresponde.	
24. Fomentar la satisfacción óptima de las necesidades fisiológicas:	Esto facilita la atención individualizada, reduce la ansiedad y permite el regreso del paciente a la normalidad.
a. Proporcionar apoyo emocional a los pacientes y familiares, según necesidad.	
b. Explicar los procedimientos y el proceso de recuperación postoperatoria, según necesidad, tanto al paciente como a sus familiares.	

EVALUACIÓN

- El paciente se recupera de la cirugía.
- El paciente está libre de ansiedad.
- La temperatura del paciente se mantiene entre 36.5 y 37.5 °C.

- Las constantes vitales del paciente permanecen estables.
- El paciente se mantiene libre de infección.
- El individuo no experimenta excoriaciones cutáneas.
- El paciente recupera la movilidad.
- El sujeto experimenta el control adecuado del dolor.
- El paciente se siente cómodo con su imagen corporal.
- Los resultados específicos esperados son individualizados en función de los factores de riesgo, el procedimiento quirúrgico y las necesidades únicas del paciente.

REGISTRO

- Documentar el tiempo que tarda el paciente en regresar de la URPA a la unidad quirúrgica. Registrar el nivel de consciencia del paciente, sus constantes vitales, todas las evaluaciones y el estado de los apósitos. Si el paciente está conectado a oxígeno, un acceso i.v. o cualquier otro equipo, consignar esta información. Incluir la evaluación del dolor, las intervenciones que fueron realizadas para aliviarlo y la respuesta del paciente a las intervenciones. Se registra cualquier capacitación impartida al paciente, como el uso del espirómetro de incentivo.

COMPETENCIA 40 | ASISTENCIA AL PACIENTE CON LA DEAMBULACIÓN

El acto de caminar ejercita la mayor parte de los músculos del cuerpo y aumenta la flexibilidad de las articulaciones; asimismo, mejora la función respiratoria y gastrointestinal. Deambular también reduce el riesgo de presentar complicaciones por inmovilidad. Sin embargo, incluso los períodos breves de inmovilidad pueden disminuir la tolerancia del individuo a la deambulación. De ser necesario, se deben utilizar equipos y mecanismos de apoyo adecuados para ayudar al paciente con sus movimientos.

CONSIDERACIONES AL DELEGAR

Esta actividad se puede delegar al personal de apoyo de enfermería (PAE) o al personal de apoyo sin licencia (PASL), así como al personal de enfermería práctico/vocacional con licencia (PEPL/PEVL). La decisión de delegar debe tomarse con base en un análisis minucioso de las necesidades y circunstancias del paciente, así como de las calificaciones de la persona a quien se delega la tarea. Véanse las *Pautas de delegación* del Apéndice A.

EQUIPO

- Cinturón para caminar, según la necesidad
- Zapatos o pantuflas antideslizantes
- Guantes no estériles y otro equipo de protección personal (EPP)
- Apoyos para mantenerse de pie, según la necesidad
- Personal de apoyo, según la necesidad

VALORACIÓN INICIAL

- Evaluar la capacidad del paciente para caminar y la necesidad de contar con apoyo. Valorar los antecedentes del paciente en busca de alteraciones que puedan afectar la marcha.
- Realizar una evaluación del dolor antes de iniciar la actividad. Si el paciente informa dolor, se administran los medicamentos prescritos con anticipación suficiente para que puedan alcanzar su máximo efecto analgésico.
- Tomar las constantes vitales y evaluar al paciente en busca de mareos ante los cambios de posición.

DIAGNÓSTICO DE ENFERMERÍA

- Deterioro de la movilidad física
- Intolerancia a la actividad
- Riesgo de caídas
- Deterioro de la ambulación

IDENTIFICACIÓN Y PLANIFICACIÓN DE RESULTADOS

- El paciente camina de forma segura, sin caídas ni lesiones.
- El individuo muestra mayor fuerza muscular y movilidad articular.
- El nivel de independencia del paciente mejora.
- El paciente está libre de complicaciones por la inmovilidad.

IMPLEMENTACIÓN

ACCIÓN	JUSTIFICACIÓN
1. Evaluar los antecedentes médicos y el plan de atención de enfermería en busca de alteraciones que puedan influir en la capacidad del paciente para moverse y caminar. Revisar los tubos, vías i.v., incisiones o equipos que puedan alterar la deambulación. Identificar limitaciones del movimiento.	La evaluación de los antecedentes médicos y el plan de atención valida que se atienda al paciente correcto con el procedimiento correcto. La revisión del equipo y las limitaciones reduce el riesgo de lesión del paciente.
2. Realizar higiene de manos. Colocar el EPP, según esté indicado.	La higiene de manos y el EPP previenen la diseminación de microorganismos. El EPP será necesario según las precauciones epidemiológicas.
3. Identificar al paciente. Explicarle 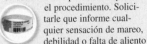 el procedimiento. Solicitarle que informe cualquier sensación de mareo, debilidad o falta de aliento al caminar. Decidir la rutina de caminata.	La identificación del paciente valida que se atienda al individuo correcto con el procedimiento correcto. La discusión y explicación ayudan a reducir la ansiedad y señalan al paciente lo que puede esperar.

ACCIÓN	JUSTIFICACIÓN
4. Colocar la cama en la posición más baja posible.	Una altura adecuada garantiza su seguridad al bajar de la cama.
5. Alentar al paciente a usar aparatos de apoyo (de estar disponibles) para permanecer de pie, ya sea solo o apoyado contra la cama. De ser necesario, ayudarle a desplazarse al lado de la cama.	El uso de aparatos de apoyo fomenta la independencia, reduce el desgaste del personal y disminuye el riesgo de lesión del paciente.
6. Hacer que el paciente se siente en el costado de la cama durante varios minutos y evaluar la aparición de mareos. Pedirle que permanezca sentado hasta que se sienta seguro.	Hacer que el paciente se siente en el costado de la cama minimiza el riesgo de alteraciones en la presión arterial (hipotensión ortostática) que se presentan con los cambios de posición. Permitirle estar en posición sedente hasta que se sienta seguro reduce la ansiedad y previene lesiones.
7. Ayudar al paciente a ponerse su calzado y su bata, si así lo desea.	Ello garantiza la seguridad del paciente y que mantenga una temperatura adecuada.
8. Colocar el cinturón para caminar alrededor del paciente, con base en la necesidad percibida y las políticas institucionales.	Los cinturones para caminar facilitan el agarre del cuidador, reduciendo el riesgo de lesiones musculoesqueléticas del personal y el paciente. Además, le facilita al personal sujetar al paciente en caso de que pierda el equilibrio.
9. Alentar al paciente a usar aparatos de apoyo para ponerse de pie. Ayudarlo a pararse con el cinturón para caminar, de ser necesario. Evaluar su equilibrio y fuerza en las piernas. Si el paciente está débil o inestable, regresarlo a su cama o ayudarlo a sentarse.	El uso del cinturón para caminar previene lesiones tanto del personal como del paciente. La evaluación del equilibrio y la fuerza ayudan a identificar la necesidad de mayores apoyos para prevenir las caídas.
10. De ser la única persona que va a ayudar al paciente, colocarse en el costado y ligeramente atrás del paciente. Tomar al paciente por la cintura o por el cinturón para caminar (fig. 1).	Colocarse en el costado y ligeramente atrás del paciente lo motiva a ponerse de pie y a caminar en postura erecta. También da mayor seguridad al personal de enfermería si el paciente pierde el equilibrio o se cae.

ACCIÓN	JUSTIFICACIÓN

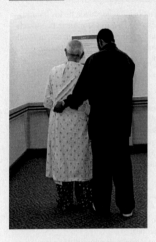

FIGURA 1 Enfermero colocado en el costado y ligeramente detrás del paciente durante la marcha, tomándolo por el cinturón para caminar o la cintura

- Cuando haya dos cuidadores, uno se coloca en el costado y ligeramente atrás del paciente, tomándolo por la cintura o el cinturón para caminar. El otro deberá cargar o manipular el equipo o dar apoyo adicional en el otro costado.

Los cinturones para caminar facilitan el agarre del cuidador, reduciendo el riesgo de lesiones musculoesqueléticas del personal y el paciente. Además, le facilita al personal sujetar al paciente en caso de que pierda el equilibrio.

- Otra alternativa cuando hay dos cuidadores es colocarse a los costados del paciente (uno de cada lado), con la mano cercana tomando el cinturón y la mano alejada sujetando el antebrazo o la mano del paciente.

11. Dar varios pasos al frente con el paciente. Seguir evaluando su fuerza y equilibrio. Recordarle pararse derecho.

El dar varios pasos con el paciente y pararse derecho promueve el equilibrio y la estabilidad. Continuar la evaluación contribuye a la seguridad del paciente.

12. Continuar la deambulación según el tiempo y la distancia planeados. Regresar al paciente a la cama o la silla según su tolerancia y condición. Retirar el cinturón para caminar.

La deambulación prescrita promueve la actividad y previene la fatiga.

ACCIÓN	JUSTIFICACIÓN
13. Garantizar la comodidad del paciente, subiendo los barandales y poniendo la cama en la posición más baja, según la necesidad. Poner el timbre y otros objetos importantes al alcance del paciente.	La posición adecuada de los barandales y de la cama promueve la comodidad y seguridad del paciente, al igual que tener a su alcance el timbre y otros objetos importantes.
14. Limpiar los apoyos para el traslado según las políticas institucionales, de no estar indicados para uso de un solo paciente. Retirar los guantes y otros EPP. Realizar higiene de manos.	La limpieza correcta del equipo entre usos previene la diseminación de microorganismos. El retiro adecuado del EPP reduce el riesgo de infección y contaminación de otros objetos. La higiene de manos previene la transmisión de microorganismos.

EVALUACIÓN

- El paciente camina de manera segura a lo largo de la distancia y el tiempo prescritos, y no experimenta caídas ni lesiones.
- El individuo muestra que tiene mayor fuerza muscular, movilidad articular e independencia.
- El paciente no presenta signos ni síntomas debidos a la inmovilidad.

REGISTRO

- Documentar la actividad, cualquier otra observación pertinente, la tolerancia del paciente al procedimiento y la distancia caminada. Registrar el uso de aparatos de apoyo y la cantidad de personal necesaria para realizar el traslado.

COMPETENCIA 41 — ASISTENCIA AL PACIENTE CON LA DEAMBULACIÓN CON ANDADERA

La *andadera* o *andador* es una estructura metálica ligera con cuatro patas que le ofrece estabilidad y seguridad al paciente que carece de la fuerza y el equilibrio suficientes como para usar otros apoyos a la marcha. Existen diversos tipos de andaderas; la decisión sobre cuál deberá utilizarse depende de la fuerza de los brazos y el equilibrio del paciente. Sin importar el tipo de andadera que se emplee, el paciente deberá pararse detrás de las patas posteriores con los brazos relajados de ambos lados; la parte superior de la andadera se alinea con el pliegue de la cara interna de las muñecas del paciente. Al colocar las manos sobre las empuñaduras, los codos deben estar flexionados alrededor de 30° (Mayo Clinic, 2011). Generalmente, las patas de la andadera son ajustables para obtener la altura adecuada.

CONSIDERACIONES AL DELEGAR

La capacitación del paciente sobre el uso la andadera no se puede delegar al personal de apoyo de enfermería (PAE) ni al personal de apoyo sin licencia (PASL). En cambio, sí se les puede delegar el reforzamiento o la implementación del uso de la andadera. Por otra parte, la ayuda al paciente que camina con andadera puede delegarse al personal de enfermería práctico/vocacional con licencia (PEPL/PEVL). La decisión de delegar debe tomarse con base en un análisis minucioso de las necesidades y circunstancias del paciente, así como de las calificaciones de la persona a quien se delega la tarea. Véanse las *Pautas de delegación* del Apéndice A.

EQUIPO

- Andadera, ajustada a la altura adecuada
- Zapatos o pantuflas antideslizantes
- Guantes no estériles y otros equipos de protección personal (EPP), según indicación
- Personal de asistencia
- Aparatos de apoyo para estar de pie, según necesidad, de estar disponibles
- Cinturón para caminar, según la valoración

VALORACIÓN INICIAL

- Evaluar la capacidad del paciente para caminar y la necesidad de apoyo.
- Valorar los antecedentes del paciente en busca de alteraciones que puedan afectar la marcha.
- Realizar una valoración del dolor antes de iniciar la actividad. Si el paciente informa que siente dolor, se deben administrar los medicamentos prescritos con la anticipación suficiente para que puedan alcanzar su máximo efecto analgésico.
- Tomar las constantes vitales y evaluar al paciente en busca de mareos ante los cambios de posición.
- Valorar el conocimiento del paciente sobre el uso de la andadera.
- Garantizar que la andadera se encuentre a la altura adecuada para el uso del paciente.

DIAGNÓSTICO DE ENFERMERÍA

- Riesgo de caídas
- Deterioro de la ambulación
- Conocimientos deficientes
- Intolerancia a la actividad

IDENTIFICACIÓN Y PLANIFICACIÓN DE RESULTADOS

- El paciente camina de manera segura con la andadera y no experimenta caídas ni lesiones.
- El paciente muestra un uso adecuado de la andadera e indica que ya no la necesita para caminar.
- El paciente muestra mayor fuerza muscular, movilidad articular e independencia.
- El paciente está libre de complicaciones por la inmovilidad.

IMPLEMENTACIÓN

ACCIÓN	JUSTIFICACIÓN

1. Evaluar los antecedentes médicos y el plan de atención de enfermería en busca de alteraciones que puedan influir en la capacidad del paciente para moverse y caminar, así como instrucciones específicas para la deambulación, como la distancia. Revisar los tubos, las vías i.v., las incisiones o los equipos que puedan alterar la deambulación. Valorar el conocimiento y experiencia previos del paciente sobre el uso de la andadera. Identificar limitaciones del movimiento.

La evaluación de los antecedentes médicos y el plan de atención valida que se atienda al paciente correcto con el procedimiento correcto. La revisión del equipo y las limitaciones reduce el riesgo de lesión al mínimo.

2. Realizar higiene de manos. 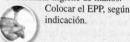 Colocar el EPP, según indicación.

La higiene de manos y el EPP previenen la diseminación de microorganismos. El EPP será necesario según las precauciones epidemiológicas.

3. Identificar al paciente. Explicar el procedimiento. Solicitarle que informe cualquier sensación de mareo, debilidad o falta de aliento al caminar. Decidir qué tanto va a caminar.

La identificación del paciente valida que se atienda al individuo correcto con el procedimiento correcto. La discusión y explicación ayudan a reducir la ansiedad y orientan al paciente sobre lo que puede esperar.

4. Colocar la cama en la posición más baja posible, si el paciente está recostado.

Una altura adecuada garantiza su seguridad al bajar de la cama.

5. Cuando vaya a colocarse al costado de la cama, alentar al paciente a usar aparatos de apoyo al ponerse de pie (de estar disponibles), ya sea solo o apoyado contra la cama.

El uso de aparatos de apoyo fomenta la independencia, reduce la fatiga del personal y disminuye el riesgo de lesión del paciente.

6. De ser necesario, ayudarle a desplazarse al costado de la cama. Hacer que el paciente se siente en el costado de la cama. Valorar si hay mareos. Pedirle que permanezca sentado hasta que se sienta seguro.

Hacer que el paciente se siente en el costado de la cama minimiza el riesgo de alteraciones en la presión arterial (hipotensión ortostática) que se presentan con los cambios de posición. Valorar las quejas del paciente ayuda a prevenir las lesiones.

ACCIÓN	JUSTIFICACIÓN

7. Ayudar al paciente a ponerse su calzado y su bata, si así lo desea.

Ello garantiza la seguridad del paciente y que mantenga una temperatura adecuada.

8. Colocar el cinturón para caminar alrededor del paciente, con base en la necesidad percibida y las políticas institucionales.

Los cinturones para caminar posibilitan el agarre del cuidador, reduciendo el riesgo de experimentar lesiones musculoesqueléticas del personal y el paciente, y ofreciendo mayor apoyo en caso de que este último pierda el equilibrio.

9. Colocar la andadera directamente frente al paciente. Solicitarle que se impulse desde la cama o la silla; pedirle que use un apoyo para ponerse de pie, o ayudarle a levantarse. Una vez que el paciente se encuentre de pie, pedirle que tome las empuñaduras de la andadera con firmeza y fuerza uniforme. Pararse ligeramente detrás del paciente, y al costado.

El posicionamiento adecuado de la andadera asegura el equilibrio del paciente. Pararse con la andadera y tomar las empuñaduras con firmeza ofrece estabilidad durante el traslado y ayuda a garantizar la seguridad. Colocarse en el costado y ligeramente detrás del paciente lo motiva a ponerse de pie y a caminar con una postura erecta. También da mayor seguridad al personal de enfermería si el paciente pierde el equilibrio o se cae.

10. Solicitarle al paciente que avance la andadera unos 15-20 cm para luego bajarla, asegurándose de que las cuatro patas estén apoyadas sobre el suelo. Luego, pedirle que mueva hacia el frente cualquiera de sus pies en dirección a la andadera, apoyándose con sus brazos. Repetir lo mismo con la otra pierna.

El tener las cuatro patas de la andadera sobre el suelo provee una base amplia de apoyo. Mover la andadera y avanzar hacia adelante desplaza el centro de gravedad hacia la andadera, garantizando el equilibrio y previniendo que se caiga el aparato.

11. Volver a avanzar la andadera y seguir el mismo patrón. Continuar la deambulación según el tiempo y la distancia planificados (fig. 1). Regresar al paciente a la cama o la silla según su tolerancia y condición, garantizando su comodidad. Retirar el cinturón para caminar.

Mover la andadera promueve la actividad. Cumplir con el tiempo y la distancia planificados previene la fatiga del paciente.

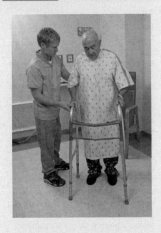

FIGURA 1 Apoyo al paciente para caminar con andadera

12. Garantizar la comodidad del paciente, subiendo los barandales y poniendo la cama en la posición más baja, según necesidad. Poner el timbre y otros objetos importantes al alcance del paciente.

La posición adecuada de los barandales y de la cama promueve la comodidad y seguridad del paciente, al igual que tener a su alcance el timbre y otros objetos importantes.

13. Limpiar los apoyos para el traslado según las políticas institucionales, de no estar indicados para uso de un solo paciente. Retirar los guantes y otros EPP, si fueron utilizados. Realizar higiene de manos.

La limpieza correcta del equipo entre usos previene la diseminación de microorganismos. El retiro adecuado del EPP reduce el riesgo de infección y contaminación de otros objetos. La higiene de manos previene la transmisión de microorganismos.

EVALUACIÓN

- El paciente utiliza la andadera para caminar de manera segura y se mantiene libre de lesiones.
- El sujeto muestra mayor fuerza muscular, movilidad articular e independencia.
- El individuo usa la andadera con independencia.
- El paciente no muestra evidencia de complicaciones por la inmovilidad.

REGISTRO

- Documentar la actividad, cualquier otra observación pertinente, la habilidad del paciente con la andadera, su tolerancia al procedimiento y la distancia caminada. Registrar el uso de aparatos de apoyo y la cantidad de personal necesaria para realizar el traslado.

Los bastones son útiles para los pacientes que pueden cargar peso pero que necesitan apoyo para mantener el equilibrio. También son útiles para los individuos con menor fuerza en una de sus piernas. Los bastones ofrecen un punto de apoyo adicional durante la deambulación; están fabricados con madera o metal y a menudo tienen un capuchón de goma en la base para prevenir las caídas. Los bastones están disponibles en tres versiones: con un solo pie de apoyo con empuñadura semicircular (recomendables para los pacientes que requieren mínimo apoyo o aquéllos que utilicen escaleras con frecuencia), con un solo pie de apoyo con empuñaduras rectas (recomendables para los pacientes con debilidad en la mano porque son más fáciles de tomar, pero no para aquéllos con problemas de equilibrio), y con tres o cuatro pies de apoyo con una base ancha (recomendables para los pacientes con problemas de equilibrio). El bastón debe subir hasta la altura de la cintura, y el codo debe estar flexionado a un ángulo de 30° al sujetarlo. El paciente debe tomar el bastón con la mano del lado opuesto a la pierna débil o lesionada.

CONSIDERACIONES AL DELEGAR

La capacitación del paciente sobre el uso del bastón no se puede delegar al personal de apoyo de enfermería (PAE) ni al personal de apoyo sin licencia (PASL). Sí se les puede delegar el reforzamiento o la implementación del uso del bastón. La ayuda al paciente que camina con bastón puede delegarse al personal de enfermería práctico/vocacional con licencia (PEPL/PEVL). La decisión sobre delegar debe tomarse con base en un análisis minucioso de las necesidades y circunstancias del paciente, así como de las calificaciones de la persona a quien se delega la tarea. Véanse las *Pautas de delegación* del Apéndice A.

EQUIPO

- Bastón de tamaño adecuado con capuchón de goma
- Zapatos o pantuflas antideslizantes
- Guantes no estériles u otros EPP, según la indicación
- Apoyo para mantenerse de pie, de ser necesario y estar disponible
- Cinturón para caminar, según la evaluación

VALORACIÓN INICIAL

- Evaluar la fuerza del tronco del paciente, su capacidad para cargar peso y caminar, así como la necesidad de contar con apoyo.
- Revisar los antecedentes del paciente en busca de alteraciones que afecten la marcha.
- Evaluar el dolor antes de comenzar la actividad. Si el paciente informa dolor, administrar los medicamentos prescritos con anticipación suficiente para que puedan alcanzar su máximo efecto analgésico.
- Tomar las constantes vitales y evaluar al paciente en busca de mareos con los cambios de posición.
- Valorar el conocimiento del paciente sobre el uso del bastón.

DIAGNÓSTICO DE ENFERMERÍA

* Riesgo de caídas
* Deterioro de la ambulación
* Conocimientos deficientes
* Intolerancia a la actividad

IDENTIFICACIÓN Y PLANIFICACIÓN DE RESULTADOS

* El paciente camina con seguridad, sin caerse ni lastimarse.
* El individuo muestra un uso adecuado del bastón.
* El sujeto presenta mayor fuerza muscular, movilidad articular e independencia.
* El paciente no exhibe evidencia de lesión por el uso del bastón.

IMPLEMENTACIÓN

ACCIÓN	JUSTIFICACIÓN
1. Evaluar los antecedentes médicos y el plan de atención de enfermería en busca de alteraciones que puedan influir en la capacidad del paciente para moverse y caminar. Revisar los tubos, las vías i.v., las incisiones o los equipos que puedan alterar la deambulación.	La evaluación de los antecedentes médicos y el plan de atención valida que se atienda al paciente correcto con el procedimiento correcto. La revisión del equipo y las limitaciones reduce el riesgo de lesión del paciente.
2. Realizar higiene de manos. Colocar el EPP, según indicación. 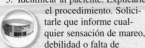	La higiene de manos y el EPP previenen la diseminación de microorganismos. El EPP será necesario según las precauciones epidemiológicas.
3. Identificar al paciente. Explicarle el procedimiento. Solicitarle que informe cualquier sensación de mareo, debilidad o falta de aliento al caminar. Decidir cuánto va a caminar.	La identificación del paciente valida que se atienda al individuo correcto con el procedimiento correcto. La discusión y explicación ayudan a reducir la ansiedad y señalan al paciente lo que puede esperar.
4. Colocar la cama en la posición más baja posible.	Una altura adecuada garantiza la seguridad del paciente al bajar de la cama.
5. Alentar al paciente a usar aparatos de apoyo (de estar disponibles) para permanecer de pie, ya sea solo o apoyado contra la cama. De ser necesario, ayudarle a desplazarse al lado de la cama.	El uso de aparatos de apoyo fomenta la independencia, reduce el desgaste del personal y disminuye el riesgo de lesión del paciente.

ACCIÓN	JUSTIFICACIÓN
6. Ayudarle al paciente a desplazarse al lado de la cama, de ser necesario. Hacer que se siente en el costado de la cama durante varios minutos y evaluar la aparición de mareos. Pedirle que permanezca sentado hasta que se sienta seguro.	Hacer que el paciente se siente en el costado de la cama minimiza el riesgo de alteraciones en la presión arterial (hipotensión ortostática) que se presentan con los cambios de posición. Permitirle estar en posición sedente hasta que se sienta seguro reduce la ansiedad y previene lesiones.
7. Ayudar al paciente a ponerse su calzado y su bata, si así lo desea.	Ello garantiza la seguridad del paciente y que mantenga una temperatura adecuada.
8. Colocar el cinturón para caminar alrededor del paciente, con base en la necesidad percibida y las políticas institucionales.	Los cinturones para caminar mejoran el agarre del cuidador, reduciendo el riesgo de lesiones musculoesqueléticas del personal y el paciente. Además, le facilita al personal sujetar al paciente en caso de que pierda el equilibrio.
9. Alentar al paciente a usar aparatos de apoyo al ponerse de pie, distribuyendo el peso de manera uniforme entre el pie y el bastón.	El uso de los aparatos de apoyo reduce el desgaste del cuidador y el riesgo de lesión del paciente. La distribución uniforme del peso ofrece una base amplia para el sostén y equilibrio del paciente.
10. Hacer que el paciente sostenga el bastón con su lado más fuerte, cerca del cuerpo, mientras el personal de enfermería se para al costado y ligeramente por detrás (fig. 1).	Sostener el bastón del lado más fuerte ayuda a distribuir el peso lejos del lado comprometido y previene que el paciente se encorve. Colocarse al lado y ligeramente detrás del paciente lo alienta a pararse y caminar derecho. También pone al cuidador en una posición segura en caso de que el paciente pierda el equilibrio o comience a caer.

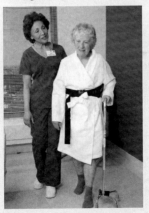

FIGURA 1 La enfermera se para ligeramente detrás de la paciente, quien toma el bastón con su lado más fuerte, cerca de su cuerpo

ACCIÓN	JUSTIFICACIÓN
11. Indicarle al paciente que haga avanzar su bastón 10-30 cm y luego, mientras sostiene su peso con el lado más fuerte y el bastón, avance el pie más débil, de forma paralela al bastón.	Esta forma de moverse ofrece sostén y equilibrio.
12. Al sostener el peso con la pierna más débil y el bastón, indicarle al paciente que haga avanzar la pierna más fuerte por delante del bastón (el talón debe estar ligeramente por delante de la punta del bastón).	Esta forma de moverse ofrece sostén y equilibrio.
13. Indicar al paciente que mueva la pierna más débil hacia adelante hasta que alcance a la pierna fuerte, y que luego vuelva a hacer avanzar el bastón.	Este movimiento ofrece sostén y equilibrio.
14. Continuar la deambulación según el tiempo y la distancia planeados. Regresar al paciente a la cama o la silla según su tolerancia y condición. Retirar el cinturón para caminar.	La deambulación continua fomenta la actividad. Cumplir con la distancia y el tiempo planeados previene la fatiga del paciente.
15. Garantizar la comodidad del paciente, subiendo los barandales y poniendo la cama en la posición más baja, según la necesidad. Poner el timbre y otros objetos importantes al alcance del paciente.	La posición adecuada de los barandales y de la cama promueve la comodidad y seguridad del paciente, al igual que tener a su alcance el timbre y otros objetos importantes.
16. Limpiar los apoyos para el traslado según las políticas institucionales, de no estar indicados para uso de un solo paciente. Retirar los guantes y otros EPP. Realizar higiene de manos.	La limpieza correcta del equipo entre usos previene la diseminación de microorganismos. El retiro adecuado del EPP reduce el riesgo de infección y contaminación de otros objetos. La higiene de manos previene la transmisión de microorganismos.

EVALUACIÓN

- El paciente utiliza el bastón para caminar con seguridad, sin sufrir caídas ni lesiones.
- El individuo muestra un uso adecuado del bastón.
- El sujeto presenta mayor fuerza muscular, movilidad articular e independencia.
- El paciente no tiene lesiones relacionadas con el uso del bastón.

REGISTRO

- Documentar la actividad, cualquier otra observación pertinente, la habilidad del paciente con el uso del bastón, su tolerancia al procedimiento y la distancia caminada. También se registra el uso de aparatos de apoyo y la cantidad de personal necesaria para realizar el traslado.

COMPETENCIA 43 — ASISTENCIA AL PACIENTE CON LA DEAMBULACIÓN CON MULETAS

Las muletas permiten al paciente caminar y quitar el peso de una o ambas piernas, al utilizar los brazos para soportar el peso corporal. El empleo de muletas puede ser de corto o de largo plazo. En esta sección se comenta el uso de corto plazo. El tamaño de las muletas debe ajustarse a las dimensiones de cada individuo. Se solicita al paciente que se ponga de pie y que coloque la palma de la mano sobre su cuerpo, debajo del brazo. La mano debe caber entre la parte superior de las muletas y la axila. Al usar las muletas, el codo debe estar ligeramente flexionado en un ángulo de aproximadamente 30°, y el peso del paciente debe ser sostenido por las manos, no las axilas. Apoyar el peso sobre las axilas puede dañar los nervios. Si el individuo necesita cargar algo, la mejor opción es utilizar una mochila (University of Iowa Hospitals and Clinics, 2008). Por lo general, el fisioterapeuta capacita al paciente sobre el uso de las muletas, pero es importante que el personal de enfermería sepa del avance del paciente y la forma de instruirlo para la marcha. Se debe estar preparado para orientar al paciente ya sea en su domicilio o el hospital una vez terminada la capacitación. Recordarle que el peso corporal debe recaer principalmente sobre las manos y brazos mientras use las muletas. Existen diferentes maneras de caminar con muletas, según la cantidad de peso que el paciente pueda apoyar en una o ambas extremidades inferiores.

CONSIDERACIONES AL DELEGAR

La capacitación del paciente sobre la utilización de muletas no se puede delegar al personal de apoyo de enfermería (PAE) ni al personal de apoyo sin licencia (PASL). En cambio, sí se les puede delegar el reforzamiento o la implementación del uso de estos dispositivos. La ayuda al paciente que camina con muletas puede delegarse al personal de enfermería práctico/vocacional con licencia (PEPL/PEVL). La decisión de delegar debe tomarse con base en un análisis minucioso de las necesidades y circunstancias del paciente, así como de las calificaciones de la persona a quien se delega la tarea. Véanse las *Pautas de delegación* del Apéndice A.

EQUIPO

- Muletas con almohadillas axilares, empuñaduras y ventosas de goma en la base
- Equipo de protección personal (EPP), según indicación
- Zapatos o pantuflas antideslizantes
- Apoyos para mantenerse de pie, de estar disponibles
- Cinturón para caminar, según la valoración

VALORACIÓN INICIAL

- Revisar los antecedentes del paciente y el plan de atención de enfermería para determinar la razón por la que usa las muletas y las instrucciones sobre apoyo del peso. Buscar si hay instrucciones específicas por parte del fisioterapeuta.
- Realizar una valoración del dolor antes de iniciar la actividad. Si el paciente informa dolor, administrar los medicamentos prescritos con anticipación suficiente para que puedan alcanzar su máximo efecto analgésico.
- Valorar el conocimiento del paciente sobre el uso de las muletas, así como su capacidad para mantener el equilibrio al caminar con ellas.
- Medir la fuerza muscular de piernas y brazos.
- Valorar la técnica de deambulación del paciente.

DIAGNÓSTICO DE ENFERMERÍA

- Deterioro de la ambulación
- Conocimientos deficientes
- Riesgo de caídas

IDENTIFICACIÓN Y PLANIFICACIÓN DE RESULTADOS

- El paciente camina de forma segura, sin caídas ni lesiones.
- El individuo muestra dominar la técnica correcta de deambulación con muletas.
- El sujeto muestra mayor fuerza muscular y movilidad articular.
- El paciente no exhibe evidencia de lesión por el uso de muletas.

IMPLEMENTACIÓN

ACCIÓN	JUSTIFICACIÓN
1. Evaluar los antecedentes médicos y el plan de atención de enfermería en busca de alteraciones que puedan influir en la capacidad del paciente para moverse y caminar. Revisar los tubos, las vías i.v., las incisiones o los equipos que puedan alterar la deambulación. Valorar el conocimiento y experiencia previos del paciente sobre el uso de muletas. Determinar si las muletas son de las dimensiones adecuadas.	La evaluación de los antecedentes médicos y el plan de atención valida que se atienda al paciente correcto con el procedimiento correcto. La valoración ayuda a determinar la existencia de problemas a fin de reducir al mínimo los riesgos de lesión.
2. Realizar higiene de manos. Colocar el EPP, según indicación.	La higiene de manos y el EPP previenen la diseminación de microorganismos. El EPP será necesario según las precauciones epidemiológicas.

ACCIÓN	JUSTIFICACIÓN

3. Identificar al paciente. Explicar el procedimiento. Solicitarle que informe cualquier sensación de mareo, debilidad o falta de aliento al caminar. Decidir cuánto va a caminar.

La identificación del paciente valida que se atienda al individuo correcto con el procedimiento correcto. La discusión y explicación ayudan a reducir la ansiedad y orientan al paciente sobre lo que puede esperar.

4. Colocar la cama en la posición más baja posible si el paciente está recostado.

La altura adecuada garantiza su seguridad al bajar de la cama.

5. Alentar al paciente a usar aparatos de apoyo (de estar disponibles) para permanecer de pie, ya sea solo o apoyado contra la cama. De ser necesario, ayudarle a desplazarse al costado de la cama.

El uso de apoyos fomenta la independencia, reduce la fatiga del personal y disminuye el riesgo de lesión del paciente.

6. De ser necesario, ayudarle a desplazarse al costado de la cama. Hacer que el paciente se siente en el costado de la cama. Valorar si hay mareos. Pedirle que permanezca sentado hasta que se sienta seguro.

El hacer que el paciente se siente en el costado de la cama minimiza el riesgo de alteraciones en la presión arterial (hipotensión ortostática) que se presentan con los cambios de posición. Escuchar las quejas del paciente ayuda a prevenir las lesiones.

7. Ayudar al paciente a ponerse su calzado y su bata, si así lo desea.

Ello garantiza la seguridad del paciente y la conservación de una temperatura adecuada.

8. Colocar el cinturón para caminar alrededor del paciente, con base en la necesidad percibida y las políticas institucionales.

Los cinturones para caminar facilitan el agarre del cuidador, reduciendo el riesgo de lesiones musculoesqueléticas del personal y el paciente y ofreciendo un mejor punto de apoyo en caso de que el paciente pierda el equilibrio.

9. Ayudarle al paciente a pararse derecho y mirar hacia el frente en la posición del tripié (fig. 1). Esto significa que el paciente sostiene las muletas 30 cm al frente y 30 cm al costado de cada pie.

Colocar las muletas de esta forma ofrece un mayor punto de apoyo, con lo cual aumentan la estabilidad y el equilibrio.

ACCIÓN	JUSTIFICACIÓN

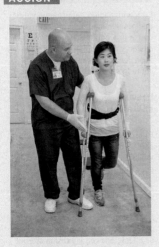

FIGURA 1 Ayuda a la paciente a pararse derecha y mirar hacia el frente en la posición del tripié

10. Para la marcha de cuatro puntos de apoyo:

    a. Solicitarle al paciente que avance la muleta derecha 30 cm hacia el frente y que mueva el pie izquierdo a nivel de la muleta derecha.

    b. Luego pedirle que avance la muleta izquierda 30 cm hacia el frente y que mueva el pie derecho a nivel de la muleta izquierda.

Este movimiento garantiza una mayor estabilidad y seguridad.

11. Para la marcha de tres puntos de apoyo:

    a. Solicitarle al paciente que avance la pierna afectada y ambas muletas hacia el frente alrededor de 30 cm.

    b. Pedirle al paciente que avance la pierna más fuerte a nivel de las muletas.

Los pacientes apoyan el peso sobre la pierna más fuerte.

12. Para la marcha de dos puntos de apoyo:

Los pacientes apoyan el peso de manera parcial sobre ambos pies.

ACCIÓN	JUSTIFICACIÓN

a. Solicitarle al paciente que avance la muleta izquierda y la pierna derecha hacia el frente alrededor de 30 cm al mismo tiempo.

b. Pedirle al paciente que mueva al mismo tiempo la muleta derecha y la pierna izquierda hacia el frente a nivel de la muleta izquierda.

13. Para la marcha pendular:

a. Solicitarle al paciente que avance ambas muletas hacia el frente aldrededor de 30 cm.

b. Pedirle al paciente que alce las piernas y las balancee hacia las muletas, sosteniendo su peso corporal sobre estas últimas.

La marcha pendular le ofrece movilidad a los pacientes con debilidad o parálisis de caderas o piernas.

14. Continuar la deambulación según el tiempo y la distancia planificados. Regresar al paciente a la cama o la silla según su tolerancia y condición. Retirar el cinturón para caminar.

La deambulación continua fomenta la actividad. Cumplir con la distancia y el tiempo planificados previene la fatiga del paciente.

15. Garantizar la comodidad del sujeto, subiendo los barandales y poniendo la cama en la posición más baja, según la necesidad. Poner el timbre y otros objetos importantes a su alcance.

La posición adecuada de los barandales y de la cama promueve la comodidad y seguridad del paciente, al igual que tener a su alcance el timbre y otros objetos importantes.

16. 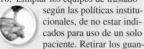 Limpiar los equipos de traslado según las políticas institucionales, de no estar indicados para uso de un solo paciente. Retirar los guantes y otros EPP, si fueron utilizados. Realizar higiene de manos.

La limpieza correcta del equipo entre usos previene la diseminación de microorganismos. El retiro adecuado del EPP reduce el riesgo de infección y contaminación de otros objetos. La higiene de manos previene la transmisión de microorganismos.

EVALUACIÓN

- El paciente muestra conocer la forma correcta de usar las muletas para caminar de manera segura y libre de lesiones.
- El individuo muestra mayor fuerza muscular y movilidad articular.
- El paciente no presenta evidencia de lesión por el uso de las muletas.

REGISTRO

- Documentar la actividad, cualquier otra observación pertinente, la habilidad del paciente con las muletas, su tolerancia al procedimiento y la distancia caminada. También se registra el uso de aparatos de apoyo y la cantidad de personal necesaria para realizar el traslado.

COMPETENCIA 44 CUIDADOS DE LAS DENTADURAS

La placa que se acumula en las dentaduras puede promover la colonización bucofaríngea de microorganismos patógenos. El cuidado minucioso de la higiene dental puede mejorar la salud bucal y disminuir la incidencia de neumonía por aspiración, adquirida en la comunidad y asociada con ventilador, así como otras enfermedades sistémicas. Es importante cepillar las prótesis dentales dos veces al día y retirar y enjuagar tanto las dentaduras como la boca después de las comidas. Las dentaduras pueden limpiarse con mayor frecuencia, según las necesidades y preferencias personales del paciente; suelen retirarse por la noche. Las prótesis dentales deben manejarse con cuidado para evitar que se rompan.

CONSIDERACIONES AL DELEGAR

El cuidado de las dentaduras puede delegarse al personal de apoyo de enfermería (PAE) o al personal de apoyo sin licencia (PASL), así como al personal de enfermería práctico/vocacional con licencia (PEPL/PEVL). La decisión de delegar debe basarse en el análisis minucioso de las necesidades y circunstancias del paciente, así como en las calificaciones de la persona a quien se delega la tarea. Véanse las *Pautas de delegación* en el Apéndice A.

EQUIPO

- Cepillo suave de dientes o de prótesis
- Pasta de dientes
- Limpiador y adhesivo para prótesis dental (opcional)
- Vaso de agua fresca
- Riñonera
- Recipiente de la prótesis dental (opcional)

- Guantes no estériles
- Equipo de protección personal (EPP) adicional, según indicación
- Toalla
- Enjuague bucal (opcional)
- Paño o toalla de papel
- Lubricante para labios (opcional)
- Gasa

VALORACIÓN INICIAL

- Determinar las preferencias de higiene bucal del paciente: frecuencia, hora del día y tipo de productos de higiene.
- Valorar las limitaciones de movimiento, dificultad para masticar, dolor, sensibilidad y malestar.
- Explorar la cavidad bucal del paciente.
- Valorar la capacidad del paciente para realizar el autocuidado.

DIAGNÓSTICO DE ENFERMERÍA

- Gestión ineficaz de la propia salud
- Deterioro de la mucosa oral
- Trastorno de la imagen corporal

IDENTIFICACIÓN Y PLANIFICACIÓN DE RESULTADOS

- La boca y la dentadura del paciente se encuentran limpias.
- El paciente presenta una imagen corporal positiva.
- El paciente manifiesta la importancia del cuidado bucal.

IMPLEMENTACIÓN

ACCIÓN	JUSTIFICACIÓN
1. Realizar higiene de manos y ponerse el EPP, según indicación.	La higiene de manos y el EPP evitan la propagación de microorganismos. El EPP será necesario con base en las precauciones epidemiológicas.
2. Identificar al paciente y explicarle el procedimiento. 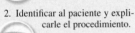	La identificación del paciente asegura que la persona correcta recibe la intervención correcta y ayuda a evitar errores. La explicación facilita la cooperación.
3. Reunir el equipo y los suministros al alcance de la mano, en una mesa puente.	La organización facilita la realización de la tarea.
4. Dar privacidad al paciente.	La limpieza de la boca de otra persona es invasiva y puede ser un tanto vergonzoso. El paciente puede sentirse apenado por el retiro de sus prótesis dentales.
5. Bajar el barandal lateral y ayudar al paciente a sentarse, si es posible, o a colocarse de lado. Poner la toalla sobre el tórax del paciente. Elevar la cama a una posición de trabajo cómoda, por lo general a la altura del codo del profesional de la salud (VISN 8 Patient Safety Center, 2009). Ponerse guantes.	Estar sentado o acostado de lado previene la aspiración de líquidos en los pulmones. La toalla protege al paciente de mojarse. Ajustar la altura de la cama ayuda a reducir la fatiga dorsal mientras se realiza el procedimiento. Los guantes evitan la propagación de microorganismos.
6. Aplicar presión suave con gasa de 10 × 10 cm. Sujetar la placa de la dentadura superior y retirarla (fig. 1).	El movimiento oscilante rompe la succión entre prótesis y encías. La gasa de 10 × 10 cm evita el deslizamiento e impide la diseminación de microorganismos.

ACCIÓN	JUSTIFICACIÓN

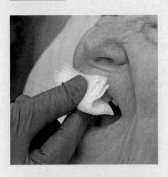

FIGURA 1 Retiro de dentadura con una gasa

Se coloca inmediatamente en el recipiente de la dentadura. Levantar la prótesis inferior con una gasa, con ligero movimiento oscilante. Retirar y colocar en el recipiente de la dentadura.	
7. Colocar toallas de papel o tela en la bandeja mientras cepilla. Con el cepillo de dientes y la pasta, cepillar todas las superficies de la prótesis dental suave pero completamente. Si el paciente lo prefiere, se añade limpiador de dentadura a la taza con agua y se siguen las instrucciones de preparación.	Poner toallas de papel o tela en la bandeja protege la dentadura de las fracturas. Las prótesis dentales acumulan alimentos y microorganismos y requieren limpieza diaria.
8. Enjuagar con agua. Aplicar el adhesivo de la dentadura, si procede.	El agua ayuda a retirar los residuos y actúa como un agente de limpieza.
9. Usar un cepillo de dientes y pasta para limpiar con suavidad las encías, membranas mucosas y lengua. Ofrecer agua o enjuague bucal para que el paciente pueda enjuagarse la boca antes de recolocar las prótesis.	La limpieza elimina partículas de comida y placa, permitiendo un ajuste adecuado y previniendo la infección. El enjuague bucal deja un sabor agradable en la boca.
10. Introducir la dentadura superior en la boca y presionar firmemente. Insertar la dentadura inferior. Comprobar que las dentaduras se encuentran firmes y cómodas en su lugar.	Esto asegura la comodidad del paciente.

11. Si el paciente lo desea, las dentaduras pueden almacenarse en su recipiente en agua fría, en vez de regresar a la boca. Etiquetar el recipiente y colocarlo en la mesita de noche del paciente.

El almacenamiento en agua evita la deformación de las prótesis. El almacenamiento adecuado previene pérdidas o daños.

12. Retirar el equipo y regresar al paciente a una posición cómoda. Retirarse los guantes. Levantar el barandal lateral y bajar la cama.

Favorece la seguridad y comodidad del paciente. Retirarse los guantes correctamente reduce el riesgo de transmisión de infecciones y contaminación de otros objetos.

13. Retirarse el EPP adicional, si se utilizó. Realizar higiene de manos.

La eliminación del EPP de la forma correcta reduce el riesgo de transmisión de infecciones y de contaminación de otros objetos. La higiene de manos evita la transmisión de microorganismos.

EVALUACIÓN

- La cavidad bucal y las prótesis del paciente están limpias y libres de complicaciones.
- El paciente manifiesta o demuestra mejoría en su imagen corporal.
- El sujeto muestra una comprensión básica de las necesidades del cuidado bucal.

REGISTRO

- Registrar la exploración bucal, observaciones importantes y resultados inusuales, como hemorragia o inflamación. Consigar toda instrucción proporcionada. Documentar el procedimiento y la respuesta del paciente.

COMPETENCIA 45

REALIZACIÓN DE DESFIBRILACIÓN EXTERNA AUTOMÁTICA (URGENCIA)

La desfibrilación temprana, como parte de la reanimación cardiopulmonar (RCP), es fundamental para la supervivencia de una víctima de paro cardíaco súbito (Link *et al.*, 2010). El intervalo del colapso a la desfibrilación es uno de los más importantes determinantes de la supervivencia del paro cardíaco súbito con fibrilación ventricular o taquicardia ventricular sin pulso (AHA, 2011). La frecuencia cardíaca inicial más observada en el paro cardíaco súbito producido en situaciones extrahospitalarias es la fibrilación ventricular (Link *et al.*, 2010). Puede administrarse terapia eléctrica de desfibrilación, cardioversión y marcapasos. La desfibrilación temprana es crítica para aumentar la supervivencia de los pacientes (AHA, 2011; Link *et al.*, 2010).

La desfibrilación descarga grandes cantidades de corriente eléctrica durante períodos breves. Es el tratamiento estándar para la fibrilación ventricular y también se usa para tratar la taquicardia ventricular sin pulso. El objetivo es despolarizar el latido cardíaco irregular de forma temporal y permitir una mayor actividad contráctil coordinada para reanudarlo. Esto se logra mediante la despolarización completa del miocardio, produciendo una asistolia momentánea, lo cual ofrece una oportunidad para que el nodo sinusal del corazón reanude la actividad normal.

El desfibrilador externo automatizado (DEA) es un dispositivo portátil que detecta automáticamente e interpreta el ritmo cardíaco e informa al operador si está indicado un choque eléctrico. El uso de los DEA es pertinente en situaciones donde el paciente no responde, no respira y no tiene pulso (AHA, 2011). El desfibrilador reacciona a la información del paciente indicando "descarga" o "sin descarga". Los modelos totalmente automáticos realizan el análisis del ritmo y de si procede la descarga; por lo general se encuentran en el ámbito extrahospitalario. Los modelos semiautomáticos requieren que el operador oprima el botón ANALYZE [Analizar] para iniciar el análisis del ritmo y que luego presione un botón de SHOCK [Descarga] para descargar la electricidad, según indicación. Los modelos semiautomáticos suelen encontrarse en el ámbito hospitalario. Los DEA no realizan la descarga a menos de que los electrodos estén conectados correctamente y de que se detecte un ritmo desfibrilable. Algunos tienen dispositivos de detección que aseguran que el desfibrilador no produzca la descarga si hay movimiento, por ejemplo, el movimiento del personal en contacto con el paciente. La fuerza de la carga está preestablecida. Una vez que las almohadillas están en su lugar y el dispositivo está encendido, se deben seguir las instrucciones del aparato. Las siguientes directrices se basan en documentos de la American Heart Association (AHA, 2011). Las pautas de la AHA establecen que estas recomendaciones pueden modificarse para el ámbito intrahospitalario, donde existe una vigilancia electrocardiográfica o hemodinámica continua. La RCP se debe iniciar inmediatamente y el DEA/desfibrilador debe usarse en cuanto esté disponible (Link *et al.*, 2010).

Las recomendaciones actuales incluyen emplear el DEA en cuanto esté disponible, permitiendo el análisis del estado cardíaco, así como una descarga eléctrica inicial, según indicación, para adultos y niños. Después de una descarga inicial, se realizan cinco ciclos de compresiones/ventilaciones de tórax (30/2) y luego se analiza la frecuencia cardíaca. Se proporcionan series de una descarga alternando con 2 min de RCP hasta que el DEA indique un mensaje de "no choque" o hasta que esté disponible un soporte vital cardiológico avanzado (SVCA) (AHA, 2011).

En el ámbito hospitalario, es imprescindible que el personal tenga conocimiento de las instrucciones indicadas por el paciente con respecto a su deseo de ser o no reanimado. Esto debe ser claramente expresado y estar documentado en el expediente médico.

CONSIDERACIONES AL DELEGAR

La iniciación y ejecución de la reanimación cardiopulmonar, incluyendo el uso de un desfibrilador, resulta adecuado para todos los proveedores de atención médica.

EQUIPO

- Desfibrilador externo automatizado (DEA) (algunos modelos tienen conectados previamente almohadillas, cables y DEA)
- Cables para conectar las almohadillas y el DEA

- Almohadillas autoadhesivas, preparadas con gel conductor del monitor/desfibrilador (6)
- Máquina de afeitar
- Toalla

VALORACIÓN INICIAL

- Valorar el nivel de consciencia, la eficiencia respiratoria y los signos circulatorios del paciente.
- Evaluar los parámetros vitales y determinar el nivel de consciencia.
- Verificar si hay obstrucción parcial o completa de vías respiratorias.
- Valorar si hay ausencia o insuficiencia respiratoria.
- Corroborar si hay ausencia de signos circulatorios y pulsos.
- El DEA debe utilizarse sólo cuando un paciente no responde, no respira o no lo hace con normalidad y carece de signos circulatorios (sin pulso, insuficiencia respiratoria, tos, movimiento).
- Determinar la edad del paciente; algunos sistemas de DEA están diseñados para ofrecer dosis de descargas de adulto y de niño. Es necesario elegir la almohadilla del electrodo correcto para la estatura/edad del paciente. Según la disponibilidad, se usan almohadillas o un sistema para niños cuando sean menores de 8 años de edad.
- Establecer si existen situaciones especiales que requieran acciones adicionales antes de usar el DEA o que contraindiquen su uso.

DIAGNÓSTICO DE ENFERMERÍA

- Disminución del gasto cardíaco
- Deterioro de la ventilación espontánea
- Riesgo de perfusión tisular inefectiva: cerebral

IDENTIFICACIÓN Y PLANIFICACIÓN DE RESULTADOS

- La desfibrilación externa automática se realiza correctamente sin efectos adversos para el paciente.
- El paciente recupera signos circulatorios, con pulso y ritmo eléctrico organizado.
- El individuo recupera la respiración.
- El corazón y los pulmones del paciente mantienen la función adecuada para sostener la vida.
- El paciente no experimenta daños.
- Se inicia el soporte vital cardiológico avanzado.

IMPLEMENTACIÓN

ACCIÓN	JUSTIFICACIÓN
1. Evaluar el nivel de consciencia. Buscar respiración. Si el paciente no responde y no respira, o no lo hace con normalidad, pedir ayuda	Evaluar la capacidad de respuesta evita iniciar la RCP en un paciente consciente. Activar el sistema de emergencia inicia una respuesta rápida.

ACCIÓN	JUSTIFICACIÓN
y oprimir el botón de llamada al número de emergencia del establecimiento. Solicitar el DEA. Ponerse guantes, si están disponibles. Comenzar la reanimación cardiopulmonar (RCP) (véase Competencia 137).	El uso de guantes evita el contacto con sangre y líquidos corporales. Iniciar la RCP conserva la función del corazón y el cerebro mientras se espera la desfibrilación.
2. **Proporcionar desfibrilación lo antes posible, tan pronto como se disponga del DEA.**	El intervalo desde el colapso hasta la desfibrilación es uno de los factores más importantes de la supervivencia del paro cardíaco súbito (AHA, 2011).
3. Preparar y encender el DEA. Presionar el botón de encendido. Algunos dispositivos se encenderán automáticamente cuando se abre la tapa o caja.	La configuración adecuada asegura el funcionamiento correcto.
4. Conectar los cables del DEA a las almohadillas adhesivas del electrodo (pueden estar conectadas previamente).	La configuración adecuada asegura el funcionamiento correcto.
5. Parar las compresiones del tórax. Retirar la cubierta de las almohadillas del electrodo para exponer la superficie adhesiva. Colocar los electrodos en el tórax del paciente. Poner una almohadilla en el borde esternal superior derecho, directamente debajo de la clavícula. Colocar la segunda almohadilla lateral al pezón izquierdo, con el margen superior de la almohadilla a unos centímetros por debajo de la axila (posicionamiento anterolateral) (fig. 1). Como alternativa, si hay dos o más rescatistas, uno debe continuar las compresiones mientras el otro conecta los electrodos del DEA. Colocar el DEA y conectar los cables a la caja si aún no están conectados.	La configuración adecuada asegura el funcionamiento correcto. La AHA (2011) especifica la colocación anterolateral. Véase la nota en "Consideraciones especiales" para la colocación alternativa del electrodo. La aplicación por parte de un segundo rescatista minimiza la interrupción de las compresiones.

ACCIÓN   **JUSTIFICACIÓN**

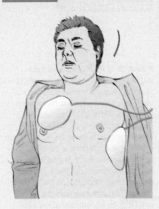

FIGURA 1 Colocación de la almohadilla del electrodo del DEA

6. Una vez que las almohadillas están en su lugar y el dispositivo está activado, seguir las instrucciones del dispositivo. Despejar al paciente y analizar el ritmo. Verificar que nadie esté en contacto con el paciente. En voz alta se emite el mensaje "Despejar al paciente". Luego se pulsa el botón "Analizar" para iniciar el análisis, según necesidad. Algunos dispositivos iniciarán automáticamente el análisis cuando se unen las almohadillas. Evitar todos los movimientos que afecten al paciente durante el análisis.

El movimiento y los impulsos eléctricos producen artefactos durante el análisis. Evitar artefactos asegura el análisis preciso del ritmo. Impedir el contacto con el paciente previene las descargas accidentales al personal.

7. Si hay un ritmo desfibrilable, el dispositivo dará a conocer que la descarga eléctrica es lo indicado y comenzará la carga. Una vez que se carga el DEA, aparece el mensaje para hacer la descarga al paciente.

El mensaje de descarga aparece de forma escrita o visual en la pantalla del DEA, una alarma auditiva o una declaración de voz sintetizada.

8. **Antes de presionar el botón de "Descarga", decir en voz alta el mensaje "Despejar al paciente". Verificar visualmente que nadie esté en contacto con la víctima.** Oprimir el botón "Descarga".

Asegurar que el paciente está despejado evita un choque eléctrico accidental al personal.

ACCIÓN	JUSTIFICACIÓN
Si el DEA es totalmente automático, se aplicará una descarga automáticamente.	
9. Reanudar inmediatamente la RCP, comenzando con compresiones del tórax. Después de cinco ciclos (2 min), permitir que el DEA analice la frecuencia cardíaca. Si no se recomienda la descarga, reanudar la RCP, comenzando con compresiones del tórax. No comprobar otra vez si hay pulso. Seguir las instrucciones de voz del DEA.	Reanudar la RCP ofrece un tratamiento óptimo. La RCP conserva la función cardíaca y neurológica (con base en los lineamientos recomendados por la AHA 2011). Incluso si la descarga elimina la arritmia, puede tomar varios minutos para que el ritmo cardíaco se reestablezca e incluso más tiempo para alcanzar la perfusión. Las compresiones del tórax pueden proporcionar la perfusión coronaria y cerebral durante este período. Algunos DEA en la comunidad para el uso de personal no profesional están programados automáticamente para tres ciclos de análisis y choque en una serie. Esto requiere apagar el DEA tras el primer choque y encenderlo nuevamente para análisis y desfibrilación futuros. Conviene estar familiarizado con el tipo de DEA disponible.
10. La RCP se continúa hasta que profesionales de la salud asuman el control, el paciente comience a moverse, la persona que está realizando la actividad esté demasiado agotada para continuar, o un médico suspenda la RCP.	Una vez iniciada, la RCP debe continuar hasta que se cumpla una de estas condiciones. En un entorno hospitalario, la ayuda debe llegar en pocos minutos.
11. Retirarse los guantes, si se han utilizado. Realizar higiene de manos.	La eliminación del EPP de la forma correcta disminuye el riesgo de transmisión de infecciones y de contaminación de otros objetos. La higiene de manos evita la transmisión de microorganismos.

EVALUACIÓN

• La desfibrilación externa automática es aplicada de manera correcta sin efectos adversos para el paciente.
• El paciente recupera los signos circulatorios.
• El individuo recupera la respiración.

- El corazón y los pulmones del paciente mantienen la función adecuada para sostener la vida.
- El paciente no experimenta daños.
- Se inicia el soporte vital cardiológico avanzado.

REGISTRO

- Documentar la hora en la que se descubrió que el paciente no respondía y se inició la RCP. Registrar la hora de inicio de las descargas del DEA. La intervención continua, como la del equipo de urgencias, suele documentarse en un formato de urgencias, que identifica las acciones y los medicamentos durante el episodio. Incluir un resumen de estos acontecimientos en el expediente médico del paciente.

COMPETENCIA 46 | REALIZACIÓN DE DESFIBRILACIÓN EXTERNA MANUAL (URGENCIA, ASÍNCRONA)

La electroterapia se utiliza para corregir o controlar de forma rápida arritmias potencialmente letales. Puede administrarse por desfibrilación, cardioversión o marcapasos. La desfibrilación temprana es crítica para aumentar la supervivencia de los pacientes (AHA, 2011; Link *et al.*, 2010). La *desfibrilación* consiste en aplicar a un paciente grandes descargas eléctricas durante períodos breves; es el tratamiento estándar para la fibrilación ventricular y también se usa para tratar la taquicardia ventricular, en la que el paciente no tiene pulso. El objetivo es despolarizar el latido cardíaco irregular de forma temporal y permitir una mayor actividad contráctil coordinada para reanudarlo. Esto se logra mediante la despolarización completa del miocardio, produciendo una asistolia momentánea, lo cual ofrece una oportunidad para que el nodo sinusal del corazón reanude la actividad normal. Las paletas de los electrodos que descargan la electricidad se pueden colocar en el tórax del paciente, o directamente sobre el miocardio durante la cirugía cardíaca.

La desfibrilación manual se logra por medio de un desfibrilador externo y depende del operador el análisis de ritmo, la carga, la aplicación correcta de las paletas al tórax del paciente y la descarga del contrachoque. Asimismo, requiere que el usuario tenga aptitudes de reconocimiento inmediato y preciso de la arritmia. Las siguientes directrices se basan en las recomendaciones de la *American Heart Association* 2011.

En el ámbito hospitalario, es imprescindible que el personal tenga conocimiento de las instrucciones del paciente con respecto a su deseo de ser o no reanimado, lo cual debe quedar claramente expresado y documentado en el expediente médico.

CONSIDERACIONES AL DELEGAR

La iniciación y la aplicación de desfibrilación externa manual deben ser llevadas a cabo por médicos certificados en medidas de soporte vital cardiológico avanzado (SVCA).

EQUIPO

- Desfibrilador (monofásico o bifásico)
- Paletas externas (o paletas internas esterilizadas para cirugía cardíaca)
- Almohadillas conductoras del medio
- Equipo de oxigenoterapia
- Bolsa de reanimación manual
- Equipo de vías respiratorias
- Equipo para estimulación de urgencia
- Fármacos cardíacos de urgencia
- Electrocardiógrafo (ECG) con registro (habitualmente parte del desfibrilador)

VALORACIÓN INICIAL

- Valorar el nivel de consciencia, la eficiencia respiratoria y los signos circulatorios del paciente.
- Evaluar las constantes vitales y determinar el nivel de consciencia.
- Verificar si hay obstrucción parcial o completa de vías respiratorias.
- Corroborar si hay ausencia o insuficiencia respiratoria.
- Evaluar si hay ausencia de signos circulatorios y pulsos.
- Pedir ayuda y realizar la reanimación cardiopulmonar (RCP) hasta que lleguen el desfibrilador y otros equipos de emergencia.

DIAGNÓSTICO DE ENFERMERÍA

- Disminución del gasto cardíaco
- Deterioro de la ventilación espontánea
- Riesgo de lesión

IDENTIFICACIÓN Y PLANIFICACIÓN DE RESULTADOS

- La desfibrilación se realiza correctamente sin efectos adversos para el paciente, quien recupera los signos circulatorios.
- El paciente recupera la respiración.
- El corazón y los pulmones del paciente mantienen la función adecuada para sostener la vida.
- El paciente no experimenta lesiones graves.
- Se inicia el soporte vital cardiológico avanzado.

IMPLEMENTACIÓN

ACCIÓN	JUSTIFICACIÓN
1. Evaluar el nivel de consciencia. Si el paciente no responde, pedir ayuda, oprimir el botón de llamada al número de urgencia del establecimiento. Solicitar el DEA. Ponerse guantes, si están disponibles. Comenzar la reanimación cardiopulmonar (RCP).	Evaluar la capacidad de respuesta evita iniciar la RCP en un paciente consciente. Activar el sistema de urgencia inicia una respuesta rápida. El uso de guantes evita el contacto con sangre y líquidos corporales. Iniciar la RCP conserva la función del corazón y el cerebro mientras se espera la desfibrilación.
2. Encender el desfibrilador.	Cargar y colocar son medidas de preparación de la desfibrilación.

ACCIÓN

3. Si el desfibrilador tiene capacidad de "vista rápida", colocar las paletas sobre el tórax del paciente. De lo contrario, conectar las derivaciones de monitorización del desfibrilador al paciente y evaluar la frecuencia cardíaca.

4. Exponer el tórax del paciente y aplicar las almohadillas conductoras en las posiciones de colocación de la paleta. Para la colocación anterolateral, poner una paleta en la parte derecha superior del esternón, justo debajo de la clavícula derecha, y la otra sobre el quinto o sexto espacio intercostal en la línea axilar anterior izquierda (fig. 1). Para la colocación anteroposterior, colocar la almohadilla/paleta anterior directamente sobre el corazón en el precordio, a la izquierda del borde esternal inferior. Colocar la almohadilla/paleta posterior plana bajo el cuerpo del paciente por debajo del corazón e inmediatamente debajo de los omóplatos (pero no en la columna vertebral) (fig. 2). Pueden utilizarse almohadillas de desfibrilador "Manos libres" con las mismas posiciones de colocación, según disponibilidad.

JUSTIFICACIÓN

Conectar las derivaciones de monitorización al paciente permite una vista rápida de la frecuencia cardíaca.

Esta ubicación asegura que el estímulo eléctrico viaje solamente una distancia corta hacia el corazón.

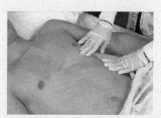

FIGURA 1 Colocación anterolateral de las almohadillas conductoras y las paletas del desfibrilador

ACCIÓN	JUSTIFICACIÓN

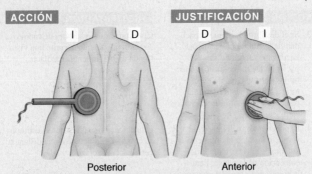

Posterior   Anterior

FIGURA 2 Colocación anteroposterior de las almohadillas conductoras y las paletas del desfibrilador (de Hinkle, J. L. & Cheever, K. H. [2014]. *Brunner and Suddarth's textbook of medical-surgical nursing* [13th ed.]. Philadelphia, PA: Wolters Kluwer Health/Lippincott Williams & Wilkins, con permiso, figura 26-25)

5. Ajustar el nivel de energía de 360 J (joules) para un paciente adulto si se usa un desfibrilador monofásico. Emplear niveles de energía adecuados para desfibriladores bifásicos (120-200 J), dependiendo del dispositivo (Morton & Fontaine, 2013).

La configuración adecuada asegura el funcionamiento correcto.

6. Cargar las paletas pulsando los botones de carga que están en la máquina o en las paletas.

La configuración adecuada asegura el funcionamiento correcto.

7. **Colocar las paletas sobre las almohadillas conductoras y presionar firmemente contra el tórax del paciente, usando 11 kg de presión. Si se utilizan almohadillas "manos libres", no tocar las paletas.**

La configuración adecuada asegura el funcionamiento correcto. Se requiere una adherencia firme para la conducción.

8. Evaluar el ritmo cardíaco.

El ritmo puede haber cambiado durante la preparación.

9. **Si el paciente permanece en fibrilación ventricular o taquicardia ventricular sin pulso, pedir a todo el personal que se aleje del paciente y la cama, incluyendo al operador.**

Alejarse de la cama y del paciente ayuda a evitar descargas eléctricas al personal.

10. Descargar la corriente pulsando simultáneamente ambos botones de carga de la paleta.

Presionar los botones de carga produce la descarga de la corriente de desfibrilación.

ACCIÓN	JUSTIFICACIÓN

Si se utilizan almohadillas de desfibrilador remoto, presionar el botón de descarga en la máquina.

11. Después de la descarga, reanudar inmediatamente la RCP, comenzando con compresiones de tórax. Después de cinco ciclos (2 min), evaluar de nuevo la frecuencia cardíaca. Se continúa hasta que profesionales de la salud asuman el control, el paciente comience a moverse, la persona que está realizando la actividad esté demasiado agotada para continuar, o un médico suspenda la RCP.

Reanudar la RCP ofrece un tratamiento óptimo. La RCP conserva la función cardíaca y neurológica. Incluso si la descarga elimina la arritmia, puede tomar varios minutos para que el ritmo cardíaco se reestablezca e incluso más tiempo para alcanzar la perfusión. Las compresiones del tórax pueden proporcionar la perfusión coronaria y cerebral durante este período (Zed *et al.*, 2008).

12. Según necesidad, prepararse para hacer una segunda desfibrilación.

Puede ser necesaria una descarga adicional para estimular el corazón.

13. Anunciar que se preparan para desfibrilar y seguir el procedimiento descrito anteriormente.

Puede ser necesaria una descarga adicional para estimular el corazón.

14. Si la desfibrilación restablece el ritmo normal:

   a. Verificar signos circulatorios; comprobar los pulsos centrales y periféricos y obtener una lectura de presión arterial, ritmo cardíaco y frecuencia respiratoria.

El paciente necesitará vigilancia continua para evitar más problemas. Esta vigilancia ayuda a la detección temprana y a la pronta intervención si surgieran problemas adicionales.

   b. Si hay signos circulatorios, se controla la respiración. Si la respiración es inadecuada, se ayuda a que se realice. Se inicia respiración de rescate (una respiración cada 5 seg).

   c. Si la respiración es adecuada, se coloca al paciente en posición de recuperación. Seguir la evaluación del paciente.

   d. Evaluar nivel de conciencia, ritmo cardíaco, presión arterial, ruidos respiratorios, color de la piel y temperatura del paciente.

Una nueva valoración determina la necesidad de intervención continua. Ofrece un tratamiento óptimo.

ACCIÓN	JUSTIFICACIÓN
e. Obtener niveles de gasometría arterial iniciales (Competencia 143) y un ECG de 12 derivaciones (Competencia 55), según indicación.	
f. Proporcionar oxígeno suplementario, ventilación y medicamentos, según necesidad.	
g. Anticipar la posible aplicación de hipotermia terapéutica inducida.	El enfriamiento del paciente después de un paro cardíaco protege al cerebro y puede preservar la función neurológica mediante la reducción de la tasa metabólica cerebral de oxígeno (Morton & Fontaine, 2013; Bucher *et al.*, 2012).
15. Revisar el tórax para detectar quemaduras eléctricas y tratarlas, según prescripción, con cremas de corticosteroides o basadas en lanolina. Si se utilizan almohadillas de "manos libres", mantenerlas por si se presenta taquicardia ventricular recurrente o fibrilación ventricular.	La inspección cutánea identifica lesiones. Mantener las almohadillas permite tenerlas listas para su uso futuro.
16. Retirarse los guantes, si se utilizaron. Realizar higiene de manos.	La eliminación del EPP de la forma adecuada minimiza el riesgo de transmisión de infecciones y de contaminación de otros objetos. La higiene de manos evita la propagación de microorganismos.
17. Preparar el desfibrilador para su reutilización inmediata.	Un paciente puede seguir inestable y puede requerir mayor intervención.

EVALUACIÓN

- La desfibrilación se lleva a cabo de manera correcta sin efectos adversos para el paciente, quien recupera los signos circulatorios.
- El paciente recupera la respiración.
- El corazón y los pulmones del paciente mantienen la función adecuada para sostener la vida.
- El paciente no experimenta lesiones graves.
- Se inicia el soporte vital cardiológico avanzado.

REGISTRO

- Documentar la hora en la que se descubrió que el paciente no respondía y se inició la RCP. Registrar el procedimiento, incluyendo los ritmos de ECG del paciente antes y después de la desfibrilación; el número de veces que se realizó la desfibrilación; el voltaje utilizado en cada intento; si retornó el pulso; dosis, vía y tiempo de administración de medicamentos; si se utilizó RCP; cómo se mantuvieron la vías respiratorias y el resultado del paciente. La intervención continua, como la del equipo de urgencia, suele documentarse en un formato de urgencias, que identifica las acciones y los medicamentos durante el episodio. Incluir un resumen de estos acontecimientos en el expediente médico del paciente.

COMPETENCIA 47   CUIDADOS DEL CATÉTER PARA DIÁLISIS PERITONEAL

La *diálisis peritoneal* es un método para eliminar líquidos y desechos del cuerpo de un paciente con insuficiencia renal. Un catéter insertado a través de la pared abdominal en la cavidad peritoneal permite infundir un líquido especial (dializado) y después drenarlo fuera del cuerpo, eliminando productos de desecho y exceso de líquido (fig. 1). El sitio de salida debe protegerse y mantenerse limpio y seco para permitir la cicatrización, la cual tarda aproximadamente 2-3 semanas (Lee & Park, 2012). Los apósitos para el sitio de salida se cambian, inicialmente cada semana, hasta que el sitio cicatriza. No son necesarios los cambios frecuentes de apósito en el período postoperatorio inmediato, a menos de que exista exceso de supuración, hemorragia o signos de infección, para disminuir el riesgo de contaminación y el movimiento innecesario del catéter (Lee & Park, 2012). Una vez que el sitio de salida ha cicatrizado, su cuidado se convierte en parte importante de la atención del paciente. El sitio de inserción es una fuente de posibles infecciones que pueden producir una infección en el túnel del catéter y peritonitis; por lo tanto, es necesario un cuidado meticuloso.

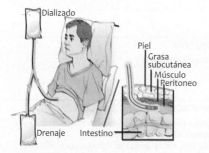

FIGURA 1 Posición del catéter en el espacio peritoneal. El paciente se prepara para la diálisis peritoneal

La incidencia de infecciones en el sitio de salida puede reducirse por medio de un régimen de limpieza por parte del paciente o del cuidador. Los cuidados a largo plazo del sitio de salida se realizan diariamente o cada tercer día (Hain & Chan, 2013). En el período postoperatorio, el cuidado del catéter se lleva a cabo usando una técnica aséptica, para reducir el riesgo de adquirir una infección nosocomial. En casa, puede usarse una técnica limpia por parte del paciente y los cuidadores.

CONSIDERACIONES AL DELEGAR

El cuidado de un catéter para diálisis peritoneal no se delega al personal de apoyo de enfermería (PAE) o al personal de apoyo sin licencia (PASL). Dependiendo de la ley estatal de práctica de enfermería y las políticas y procedimientos institucionales, esta tarea puede delegarse al personal de enfermería práctico/vocacional con licencia (PEPL/PEVL). La decisión de delegar debe tomarse con base en un análisis minucioso de las necesidades y circunstancias del paciente, así como en las calificaciones de la persona a quien se delega la tarea. Véanse las *Pautas de delegación* en el Apéndice A.

EQUIPO

- Mascarillas (2)
- Guantes estériles
- Guantes no estériles
- Equipo de protección personal (EPP) adicional, según necesidad
- Agentes de limpieza antimicrobianos, de acuerdo con la política institucional
- Cuadro de gasa estéril (4)
- Riñonera estéril
- Esponja estéril para drenar
- Apósito para el sitio oclusivo, transparente
- Antibiótico tópico, como mupirocina o gentamicina, según la prescripción y la política institucional
- Aplicador estéril
- Bolsa de plástico para residuos
- Manta de baño

VALORACIÓN INICIAL

- Inspeccionar el sitio de salida del catéter para diálisis peritoneal en busca de eritema, exudado, hemorragia, sensibilidad al tacto, tumefacción, irritación cutánea o dehiscencias o filtraciones. Estos signos pueden indicar que existe una infección en el sitio de salida o en el túnel.
- Explorar el abdomen en busca de sensibilidad al tacto, dolor y postura antálgica.
- Valorar al paciente en busca de náuseas, vómitos y fiebre, que podrían indicar peritonitis.
- Evaluar los conocimientos del paciente acerca de las medidas usadas para el cuidado del sitio de salida.

DIAGNÓSTICO DE ENFERMERÍA

- Riesgo de deterioro de la integridad cutánea
- Conocimiento deficiente
- Riesgo de infección

IDENTIFICACIÓN Y PLANIFICACIÓN DE RESULTADOS

- El cambio de apósito del catéter para diálisis peritoneal se realiza usando una técnica aséptica sin traumatismos en el sitio o el paciente.
- El sitio está limpio, seco e intacto, sin evidencia de inflamación o infección.
- El paciente presenta equilibrio hídrico y participa en el cuidado, según corresponda.
- El paciente expresa su comprensión y participa en el cuidado, según corresponda.

IMPLEMENTACIÓN

ACCIÓN	JUSTIFICACIÓN
1. Revisar los registros médicos del paciente en busca de órdenes relacionadas con los cuidados del sitio del catéter. Reunir el equipo.	Asegura que se realice el procedimiento adecuado para el paciente. Reunir el equipo permite realizar la tarea de manera ordenada.
2. Realizar higiene de manos. Colocar el EPP, según indicación.	La higiene de manos y el EPP previenen la diseminación de microorganismos. El EPP será necesario según las precauciones epidemiológicas.
3. Identificar al paciente. 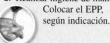	La identificación del paciente valida que se atienda al individuo correcto con el procedimiento correcto y ayuda a evitar errores.
4. Cerrar las cortinas alrededor de la cama y la puerta de la habitación, de ser posible. Explicar al paciente el procedimiento y su justificación. Animar al paciente a observar o participar, de ser posible.	Esto garantiza la privacidad del paciente. Explicar y comentar el procedimiento con el paciente ayuda a reducir la ansiedad y facilita la cooperación. Animar al paciente a observar o ayudar fomenta la autoaceptación.
5. Reunir el equipo sobre una mesa puente al alcance de la mano.	Conviene colocar el equipo cerca, pues resulta práctico, ahorra tiempo y evita estiramientos y torsiones innecesarios de los músculos por parte del personal de enfermería.
6. Ajustar la cama a una altura de trabajo cómoda, por lo general a la altura del codo del profesional de la salud (VISN 8 Patient Safety Center, 2009). Ayudar al paciente a colocarse en posición supina. Exponer el abdomen, envolver el tórax del paciente con la manta de baño, y exhibir solamente el sitio del catéter.	Colocar la cama a la altura adecuada evita la fatiga dorsal y muscular. La posición supina generalmente es la mejor forma de lograr el acceso al catéter para diálisis peritoneal. Utilizar la manta de baño mantiene caliente al paciente y evita la exposición innecesaria.
7. Ponerse los guantes no estériles. Colocarse una de las mascarillas y solicitar al paciente que se coloque la otra.	Los guantes protegen al personal de enfermería del contacto con sangre y líquidos corporales. El uso de mascarillas impide la diseminación de microorganismos.

ACCIÓN	JUSTIFICACIÓN

8. Retirar con cuidado el apósito usado, observando cualquier olor, cantidad y color del exudado, filtraciones o fugas y el estado de la piel alrededor del catéter. Desechar el apósito en el contenedor apropiado.

El exudado, las fugas o filtraciones y el estado de la piel pueden indicar problemas con el catéter, como una infección.

9. Retirarse los guantes y desecharlos. Poner el campo estéril. Abrir los empaques. Con técnica aséptica, colocar dos cuadros de gasa estéril en la riñonera con agente antimicrobiano. Dejar dos cuadros de gasa estéril abiertos sobre el campo estéril. Al mismo tiempo (con base en las políticas institucionales), colocar torundas antimicrobianas estériles sobre el campo estéril. Aplicar una pequeña cantidad de antibiótico tópico en uno de los cuadros de gasa sobre el campo estéril.

Hasta que el sitio del catéter haya cicatrizado, se requerirá una técnica aséptica para su cuidado para prevenir infecciones.

10. Colocarse los guantes estériles. Tomar el catéter para diálisis con la mano no dominante. **Con la gasa/torunda empapada en solución antimicrobiana, limpiar la piel alrededor del sitio de salida usando un movimiento circular, comenzando en el sitio de salida y después avanzando lentamente 7.5-10 cm hacia el exterior. Retirar las costras secas, según necesidad.**

La técnica aséptica es necesaria para prevenir infecciones. Los agentes antimicrobianos limpian la piel y eliminan cualquier exudado o costras de la herida, reduciendo el riesgo de infección.

11. **Continuar sosteniendo el catéter con la mano no dominante. Después de que la piel se ha secado, limpiar el catéter con la gasa empapada en solución antimicrobiana, comenzando en el sitio de salida, alrededor del catéter y, después, moviéndose hacia el extremo de este último. Retirar suavemente las secreciones secas sobre el catéter, según necesidad.**

Los agentes antimicrobianos limpian la piel y eliminan cualquier exudado o costras de la herida, reduciendo el riesgo de infección.

ACCIÓN	JUSTIFICACIÓN
12. Con el aplicador estéril, poner el antibiótico tópico en el sitio de salida, según indicación.	La aplicación de mupirocina o gentamicina en el sitio del catéter evita infecciones en el sitio y peritonitis (Berdardini *et al.*, 2005; The Joanna Briggs Institute, 2004).
13. Colocar la esponja de drenado estéril alrededor del sitio de salida. Después, poner una gasa de 10 × 10 cm sobre el sitio de salida. Cubrir con un apósito oclusivo transparente. Retirar las mascarillas.	La esponja de drenado y la gasa de 10 × 10 cm se usan para absorber cualquier exudado del sitio de salida. La oclusión del sitio con un apósito evita su contaminación. Una vez que el sitio queda cubierto, las mascarillas ya no son necesarias.
14. Etiquetar el apósito con fecha, hora de cambio e iniciales.	El resto del personal que trabaja con el catéter conocerá la información relacionada con sus cuidados.
15. Enrollar la parte expuesta del catéter y fijarla al apósito o al abdomen del paciente con cinta.	Fijar el catéter impide los estirones, evitando la tensión o irritación de la piel o el abdomen.
16. Ayudar al paciente a colocarse en una posición cómoda. Cubrirlo con la ropa de cama. Colocar la cama en la posición más baja.	Posicionar y cubrir al paciente le ofrecen comodidad y abrigo. Una cama en una posición baja fomenta la seguridad del paciente.
17. Colocarse los guantes limpios. Eliminar o descartar el equipo y evaluar la respuesta del paciente al procedimiento.	Estas acciones evitan la diseminación de microorganismos. La respuesta del paciente puede indicar la aceptación del catéter o la necesidad de capacitación sobre la salud.
18. Retirar los guantes y el EPP, si se utilizó. Realizar higiene de manos.	El retiro adecuado del EPP disminuye el riesgo de transmisión de infecciones, así como la contaminación de otros objetos. La higiene de manos previene la diseminación de microorganismos.

EVALUACIÓN

- El cambio de apósito del catéter para diálisis peritoneal se concluye usando una técnica aséptica sin traumatismos en el sitio o al paciente.
- El sitio está limpio, seco e intacto, sin evidencia de eritema, irritación o excoriación.
- Se mantiene el equilibrio hídrico.
- El paciente describe y demuestra conocer las medidas apropiadas para el cuidado del sitio.

REGISTRO

• Documentar el cambio de apósito, incluyendo estado de la piel que rodea el sitio de salida, exudado u olor, así como cualquier reacción del paciente al procedimiento y cualquier capacitación impartida al paciente.

COMPETENCIA 48

TRATAMIENTO DEL DOLOR POR PERFUSIÓN CONTINUA DE ANESTÉSICO LOCAL EN LA HERIDA

Un sistema de tratamiento del dolor por perfusión continua de la herida proporciona una infusión continua de analgesia local a los lechos de heridas quirúrgicas. Estos sistemas se utilizan como terapia auxiliar en el tratamiento de dolor postoperatorio en una amplia gama de procedimientos quirúrgicos, como los cardiotorácicos y ortopédicos. Este sistema consiste en una bomba de tipo balón cargada de anestesia local y un catéter colocado cerca de una incisión, en un nervio cercano a una zona quirúrgica o en un lecho de la herida (fig. 1). El catéter entrega un flujo constante y una distribución uniforme en la zona quirúrgica. El catéter para perfusión continua de la herida disminuye el dolor postoperatorio, así como el uso de opiáceos y sus efectos secundarios, y se ha relacionado con una disminución en las náuseas y vómitos postoperatorios (D'Arcy, 2012; Charous, 2008). El catéter se coloca durante la cirugía y no se sutura en su lugar; el apósito en la zona lo mantiene fijo.

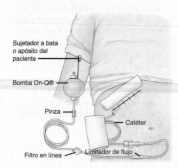

FIGURA 1 El sistema de tratamiento del dolor por perfusión continua de la herida consiste en un sistema de balón (bomba), filtro y catéter, que administra una cantidad específica de anestesia local prescrita con la frecuencia determinada por el médico (rediseñado de I-Flow, LLC, Kimberly-Clark Health Care Company, con autorización)

CONSIDERACIONES AL DELEGAR

Los cuidados relacionados con el sistema de tratamiento del dolor por perfusión continua de la herida no se delegan al personal de apoyo de enfermería (PAE) o al personal de apoyo sin licencia (PASL). En función de la ley de práctica de enfermería y las políticas y procedimientos institucionales, los aspectos específicos de los cuidados relacionados con el sistema de tratamiento del dolor por perfusión continua de la herida, como monitorización de la infusión y exploración de la respuesta del paciente, pueden delegarse al personal de enfermería práctico/vocacional con licencia (PEPL/PEVL). La decisión de delegar debe basarse en un análisis minucioso de las necesidades y circunstancias del paciente, así como de las calificaciones de la persona a quien se delega la tarea. Véanse las *Pautas de delegación* en el Apéndice A.

EQUIPO

- Registro electrónico de administración de medicamentos (REAM) o registro de administración de medicamentos (RAM)
- Herramienta de valoración del dolor y escala de dolor

- Gasa y cinta, u otro tipo de apósito, según la política institucional
- Guantes
- Equipo de protección personal (EPP) adicional, según indicación

VALORACIÓN INICIAL

- Revisar el expediente médico del paciente y el plan de atención para ver las instrucciones específicas relacionadas con el tratamiento del dolor por perfusión continua de la herida, que incluye la indicación médica del fármaco y las alteraciones por las que se requiere el tratamiento.
- Corroborar en el expediente médico del paciente si es alérgico al medicamento recetado.
- Determinar si el paciente comprende el sistema de tratamiento del dolor por perfusión continua de la herida y su justificación.
- Establecer el nivel de molestia y dolor del paciente con una herramienta de valoración adecuada. Valorar las características de cualquier signo de dolor, así como otros síntomas que se presentan a menudo con éste, como cefalea o agitación.
- Evaluar la zona de la cirugía.
- Revisar el apósito en donde se introdujo el catéter.
- Valorar las constantes vitales y el estado respiratorio del paciente, como frecuencia, profundidad y ritmo, así como el nivel de saturación de oxígeno con oximetría de pulso.
- Evaluar la respuesta del paciente a la intervención para valorar su eficacia y la presencia de efectos adversos.

DIAGNÓSTICO DE ENFERMERÍA

- Dolor agudo
- Conocimiento deficiente
- Riesgo de infección

IDENTIFICACIÓN Y PLANIFICACIÓN DE RESULTADOS

- El paciente manifiesta mayor comodidad o menos dolor, sin efectos adversos.
- El individuo muestra menos ansiedad.
- El paciente presenta un apósito seco e intacto con el catéter en su lugar.
- El sujeto se mantiene sin infecciones.
- El paciente expresa verbalmente que comprende el tratamiento y su justificación.

IMPLEMENTACIÓN

ACCIÓN	JUSTIFICACIÓN
1. Comparar la indicación del fármaco con la orden médica original, según la política institucional. Aclarar las incongruencias. Revisar en el expediente médico del paciente si tiene alergias.	Esta comparación ayuda a identificar errores que pudieron ocurrir al transcribir las indicaciones. La orden médica es la indicación oficial de registro de medicamentos de cada institución.
2. Conocer las acciones, consideraciones especiales de enfermería, intervalos seguros de dosis, objetivo de la administración y efectos adversos de los medicamentos que serán administrados. Considerar la idoneidad del medicamento para este paciente.	Este conocimiento ayuda al personal de enfermería a evaluar el efecto terapéutico del medicamento en relación con el trastorno del paciente y también puede utilizarse para capacitar a este último sobre el medicamento.
3. Realizar higiene de manos y ponerse el EPP, según indicación.	La higiene de manos y el EPP evitan la diseminación de microorganismos. El EPP será necesario según las precauciones epidemiológicas.
4. Identificar al paciente.	La identificación del paciente correcto garantiza que éste reciba la intervención correcta y ayuda a evitar errores.
5. Cerrar la puerta de la habitación o las cortinas cerca de la cama.	Cerrar las cortinas o la puerta permite que el paciente tenga privacidad.
6. Determinar el dolor del paciente. Administrar el analgésico postoperatorio, según indicación.	El tratamiento del dolor por perfusión continua de la herida es un auxiliar; es probable que los pacientes requieran cada vez con menor frecuencia del fármaco para el dolor postoperatorio.
7. Revisar la etiqueta del medicamento adherida al balón del sistema de tratamiento del dolor. Compararla con la indicación médica y el RAM, según la política institucional. Evaluar la presencia de insensibilidad o sensación de hormigueo peribucal y en dedos de manos y pies, visión	Comparar la etiqueta del medicamento con la orden y el RAM garantiza que el paciente correcto reciba la intervención correcta y ayuda a evitar errores. Estos síntomas pueden indicar toxicidad a la anestesia local (I-Flow, 2012; D'Arcy, 2007a). Los cambios en las constantes vitales pueden indicar efectos adversos. La arritmia e

ACCIÓN	JUSTIFICACIÓN
borrosa, zumbido en oídos, sabor metálico en la boca, confusión, convulsiones, somnolencia, náuseas o vómitos. Valorar las constantes vitales del paciente.	hipertensión son posibles efectos adversos (Layzell, 2008).
8. Ponerse guantes. Explorar el sistema de perfusión de la herida. Inspeccionar si hay torceduras en el catéter y verificar que las pinzas blancas del catéter estén abiertas. Si el catéter parece doblado, dar masaje en la zona para facilitar el flujo. Revisar el filtro del catéter, que no debe estar restringido ni tener cinta.	Los guantes evitan el contacto con sangre y líquidos corporales. El catéter debe estar sin pinzar y no debe estar ni torcido ni doblado para mantener el flujo constante del analgésico. Si hay cinta sobre el filtro, se interfiere con el funcionamiento adecuado del sistema.
9. Revisar el limitador de flujo para cerciorarse de que esté en contacto con la piel del paciente. Colocar la cinta en su lugar, según la necesidad.	Verificar que el limitador de flujo tenga un contacto adecuado permite que el flujo sea preciso.
10. Revisar el apósito en donde se realizó la inserción. Cerciorarse de que esté intacto. Evaluar las filtraciones y el desplazamiento. Valorar la presencia de eritema, calor, inflamación y dolor en la zona, así como el exudado.	El apósito transparente mantiene al catéter en su lugar, para evitar que se desplace o salga de forma accidental. Estos síntomas pueden indicar una infección.
11. Revisar el dispositivo con el paciente. Repasar su función y por qué se usa. Recalcar el objetivo y acción del medicamento.	Una explicación permite que el paciente entienda la necesidad del tratamiento, coopere y disminuya su aprehensión.

Extracción del catéter

ACCIÓN	JUSTIFICACIÓN
12. Verificar que la infusión esté completa, lo cual ocurre cuando ha pasado el tiempo de administración y el balón ya no está inflado.	Dependiendo del tamaño y volumen del balón, la infusión normalmente dura 2-5 días. El tiempo de la infusión debe registrarse en el informe de la operación o las instrucciones postoperatorias. El balón ya no parecerá lleno, la bolsa exterior estará desinflada y un tubo duro puede sentirse en la parte media del balón (I-Flow, 2010).

ACCIÓN	JUSTIFICACIÓN

13. Realizar higiene de manos. Identificar al paciente. Ponerse guantes. Retirar el apósito en donde se introdujo el catéter. Aflojar las cintas adhesivas de cierre de la piel en la zona donde se introdujo el catéter.

La higiene de manos y el uso de guantes disminuyen el riesgo de transmisión de infecciones. La identificación del paciente correcto garantiza que éste reciba la intervención correcta y ayuda a evitar errores. Aflojar los materiales permite que el catéter no tenga restricciones.

14. Sujetar el catéter cerca de la piel del paciente en la zona de inserción. Tirar suavemente del catéter para sacarlo. Su extracción debe ser sencilla y sin causar dolor. No jalar o tirar bruscamente del catéter durante la extracción. Revisar la marca negra en el extremo distal del catéter.

Una extracción suave evita molestias en el paciente y la rotura accidental del catéter. Revisar la marca negra en el extremo distal garantiza que se sacó todo el catéter.

15. Cubrir la zona de la punción con un apósito seco, según la política institucional.

Cubrir la herida evita que se contamine.

16. Desechar el balón, el tubo y el catéter, según las políticas institucionales.

La eliminación adecuada reduce el riesgo de transmisión de infecciones y la contaminación de otros objetos.

17. Quitarse los guantes y el EPP adicional, si se utilizó. Realizar higiene de manos.

El retiro adecuado del EPP reduce el riesgo de transmisión de infecciones y la contaminación de otros objetos. La higiene de manos previene la propagación de microorganismos.

EVALUACIÓN

- El paciente expresa verbalmente el alivio del dolor.
- El individuo tiene un apósito seco e intacto y la zona de salida del catéter no tiene ni signos ni síntomas de complicaciones, lesiones o infecciones.
- El paciente manifiesta menos ansiedad y una mayor capacidad para enfrentar el dolor.
- La persona expresa verbalmente que comprende la información relacionada con el funcionamiento del sistema y su justificación.

REGISTRO

- Documentar la permeabilidad del sistema, el estado de la zona de inserción y el apósito, las constantes vitales y la información de la exploración, los analgésicos administrados, así como la respuesta del paciente.

COMPETENCIA 49 | CUIDADOS DE DRENAJE HEMOVAC

Se coloca un tubo de drenaje Hemovac® en una cavidad vascular donde se espera que haya drenaje de sangre después de una cirugía, por ejemplo, abdominal u ortopédica. El sistema de drenaje consta de un tubo perforado conectado a un aspirador portátil. La aspiración se mantiene por medio de la compresión de un dispositivo tipo fuelle en la unidad de recolección. Después de un procedimiento quirúrgico, el cirujano coloca un extremo del tubo en o cerca del área que se vaya a drenar. El otro extremo se pasa a través de la piel por medio de una incisión independiente. Estos drenajes, por lo general, se suturan en su lugar. El sitio se puede tratar como una herida quirúrgica adicional, pero a menudo queda expuesto al aire 24 h después de la cirugía. A medida que el material de drenaje se acumula en la unidad de recolección, ésta se expande y se pierde la aspiración, haciendo necesaria la recompresión. Por lo general, el material de drenaje se vacía cada 4 u 8 h y cuando está llena de aire o de exudado a la mitad. Sin embargo, según las indicaciones médicas, la evaluación y los criterios de enfermería, se puede vaciar y recomprimir con mayor frecuencia.

CONSIDERACIONES AL DELEGAR

El cuidado del sitio de inserción de un Hemovac no se delega al personal de apoyo de enfermería (PAE) o al personal de apoyo sin licencia (PASL), aunque dependiendo de las políticas y procedimientos institucionales, pueden vaciar y reemplazar el drenaje. De acuerdo con la ley estatal de práctica de enfermería y las políticas y procedimientos institucionales, esta intervención puede delegarse al personal de enfermería práctico/vocacional con licencia (PEPL/PEVL). La decisión de delegar debe basarse en el análisis minucioso de las necesidades y circunstancias del paciente, así como en las calificaciones de la persona a quien se delega la tarea. Véanse las *Pautas de delegación* en el Apéndice A.

EQUIPO

- Recipiente graduado para medir el material de drenaje
- Guantes limpios y desechables
- Equipo de protección personal (EPP) adicional, según indicación
- Gasas estériles
- Solución de lavado, por lo general solución salina normal estéril
- Toallitas protectoras de la piel
- Materiales de vendaje del sitio, según necesidad

VALORACIÓN INICIAL

- Determinar la necesidad de limpieza de la herida, un cambio de apósito o vaciado de los tubos.
- Evaluar el nivel de comodidad del paciente y la necesidad de analgésicos antes del cuidado de la herida. Indagar si el paciente experimentó algún dolor relacionado con cambios previos de apósitos y la eficacia de las intervenciones para minimizar el dolor.
- Valorar el apósito actual. Determinar si hay presencia de sangrado o exceso de exudado o saturación del apósito.
- Evaluar la permeabilidad de la sonda de drenaje Hemovac y el sitio. Considerar las características del material drenado de la bolsa de recolección.

• Revisar la herida y el tejido circundante. Inspeccionar la apariencia de la incisión observando la aproximación de los bordes y el color de la herida, el área alrededor y los signos de dehiscencia. Considerar la etapa de cicatrización y las características del exudado. También se evalúa color, temperatura, edema, equimosis o maceración de la piel circundante.

DIAGNÓSTICO DE ENFERMERÍA

• Riesgo de infección
• Trastorno de la imagen corporal
• Deterioro de la integridad cutánea
• Conocimiento deficiente

IDENTIFICACIÓN Y PLANIFICACIÓN DE RESULTADOS

• El drenaje es permeable y está intacto.
• El cuidado del drenaje se logra sin contaminar ni lastimar el área de la herida.
• El paciente no experimenta dolor o malestar.
• La herida continúa mostrando signos de progresión de la curación.
• La cantidad de material drenado se mide con exactitud y la frecuencia requerida según las políticas institucionales como parte del registro de ingresos y egresos.
• El paciente muestra comprensión de los cuidados del equipo de drenaje.

IMPLEMENTACIÓN

ACCIÓN	JUSTIFICACIÓN
1. Revisar las indicaciones médicas para el cuidado de la herida o el plan de atención de enfermería en lo que respecta al cuidado de la herida/drenaje. Reunir los suministros necesarios.	Revisar la prescripción y el plan de atención valida que se trata del procedimiento y el paciente correctos. La preparación favorece el manejo eficiente y un abordaje organizado de la tarea.
2. Realizar higiene de manos y ponerse el EPP, según indicación.	La higiene de manos y el EPP evitan la propagación de microorganismos. El EPP será necesario con base en las precauciones epidemiológicas.
3. Identificar al paciente. 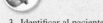	La identificación de paciente asegura que la persona correcta reciba la intervención correcta y ayuda a evitar errores.
4. Reunir el equipo y los suministros al alcance de la mano, en una mesa puente.	La organización facilita el desempeño de la tarea.
5. Cerrar las cortinas alrededor de la cama y la puerta de la habitación, de ser posible. Explicar al paciente el procedimiento y su justificación.	Esto garantiza la privacidad del paciente. La explicación reduce la ansiedad y facilita la cooperación.

ACCIÓN	JUSTIFICACIÓN
6. Valorar al paciente para determinar la posible necesidad de intervenciones no farmacológicas para reducir el dolor o de medicamentos analgésicos antes del cambio de apósito de la herida. Administrar la analgesia apropiada según prescripción. Dejar suficiente tiempo para que el analgésico pueda lograr sus efectos antes de comenzar el procedimiento.	El dolor es una experiencia subjetiva influenciada por vivencias pasadas. El cuidado de las heridas y los cambios de apósito pueden causar dolor en algunos pacientes.
7. Colocar un recipiente para desechos en un lugar que resulte práctico para el uso durante el procedimiento.	Tener al alcance un recipiente para desechos permite descartar con facilidad el apósito sucio, sin la propagación de microorganismos.
8. Ajustar la cama a una altura de trabajo cómoda, por lo general a la altura del codo del profesional de la salud (VISN 8, 2009).	Tener la cama a la altura adecuada evita la fatiga dorsal y muscular.
9. Ayudar al paciente a colocarse en una posición cómoda que proporcione acceso fácil al drenaje o área de la herida. Usar una manta de baño para cubrir cualquier área expuesta que no sea la herida. Colocar un protector impermeable bajo el sitio de la herida.	Posicionar al paciente y usar una manta de baño le proporcionan comodidad y abrigo. El protector impermeable protege las superficies subyacentes.
10. Ponerse guantes limpios; usar mascarilla o cubrebocas, según indicación.	Los guantes evitan la propagación de microorganismos; la mascarilla reduce el riesgo de transmisión si se llegan a producir pequeñas salpicaduras.
11. Colocar el recipiente graduado bajo la salida del drenaje. **Sin contaminar la salida, retirar la tapa.** La cámara se expandirá completamente a medida que ingresa el aire. **Vaciar el contenido de la cámara completamente en el recipiente. Utilizar la gasa para limpiar la salida. Comprimir totalmente la cámara presionando la parte superior e inferior con las manos. Mantener el dispositivo**	Vaciar el material drenado permite una medición precisa. La limpieza de la salida reduce el riesgo de contaminación y ayuda a evitar la diseminación de microorganismos. La cámara de compresión restablece la aspiración.

firmemente comprimido mientras aplica la tapa (fig. 1).

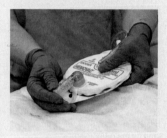

FIGURA 1 Compresión del drenaje Hemovac y sujeción de la tapa

12. Comprobar la permeabilidad del equipo. **Verificar que el tubo esté libre de torceduras y dobleces.**

Las vías permeables, sin torsiones ni dobleces favorecen el drenaje apropiado de la herida.

13. Fijar la sonda de drenaje Hemovac a la ropa del paciente por debajo de la herida con un sujetador, **verificando que no haya tensión en las vías.**

Fijar el drenaje evita lesiones para el paciente y la desconexión accidental del sistema.

14. Medir y registrar características, color y cantidad del exudado. Desechar el material drenado según las políticas institucionales.

La documentación favorece la continuidad de la atención y la comunicación. La eliminación apropiada del material biológico reduce el riesgo de transmisión de microorganismos. Desechar de manera adecuada los guantes impide la transmisión de microorganismos.

15. Ponerse guantes limpios. Si el sitio de drenaje tiene un apósito, volver a colocar uno nuevo en el sitio según las indicaciones de la Competencia 181. Incluir la limpieza de las suturas con la gasa humedecida con solución salina normal. Secar las suturas con una gasa antes de colocar el nuevo apósito.

El apósito protege el sitio. La limpieza y el secado de las suturas evitan el crecimiento de microorganismos.

ACCIÓN	JUSTIFICACIÓN
16. Si el sitio de drenaje está expuesto al aire, observar las suturas que fijan el drenaje a la piel. Buscar signos de tracción, rasgado, inflamación o infección de la piel circundante. Limpiar cuidadosamente las suturas con la gasa humedecida con solución salina normal. Secar con una gasa nueva. Aplicar el protector cutáneo a la piel circundante, según necesidad.	La detección temprana de problemas lleva a la pronta intervención y evita complicaciones. La limpieza suave y el secado previenen el crecimiento de microorganismos. El protector cutáneo evita la irritación y las lesiones de la piel.
17. Retirarse y desechar los guantes. Quitarse todo el equipo restante; colocar al paciente en una posición cómoda, con los barandales laterales arriba y la cama en la posición más baja.	Retirar y eliminar adecuadamente los guantes evita la diseminación de microorganismos. La colocación correcta del paciente y de la cama favorece la seguridad y la comodidad.
18. Retirarse el EPP adicional, si se utilizó. Realizar higiene de manos.	El retiro adecuado del EPP disminuye el riesgo de transmisión de infecciones, así como la contaminación de otros objetos. La higiene de manos evita la propagación de microorganismos.
19. Comprobar el estado del drenaje al menos cada 4 h. Revisar todos los vendajes en cada turno. Se necesitarán controles más frecuentes si la herida es más compleja o los apósitos se saturan rápidamente.	La revisión del drenaje asegura el buen funcionamiento y la detección oportuna de complicaciones. Revisar los apósitos garantiza la evaluación de los cambios en el estado del paciente y la intervención oportuna para evitar complicaciones.

EVALUACIÓN

- El paciente presenta un drenaje Hemovac permeable e intacto con el área de la herida libre de contaminación y lesiones.
- El individuo manifiesta mínimo o ningún dolor o malestar.
- El paciente presenta signos y síntomas de cicatrización progresiva.
- El exudado ha sido medido con exactitud y la frecuencia requerida por las políticas institucionales, y se ha incluido en el registro de ingresos y egresos.
- El paciente refiere comprender la justificación de la técnica para el cuidado del drenaje.

REGISTRO

- Documentar la localización de la herida y el drenaje, la evaluación de la herida y el sitio de drenaje, y la permeabilidad del sistema. Observar si las suturas están intactas. Registrar la presencia y características del exudado en el apósito usado al retirarlo. Incluir el aspecto de la piel circundante. Documentar la limpieza del sitio de drenaje y todos los cuidados hechos a la piel y apósitos aplicados. Consignar que el drenaje fue vaciado y recomprimido. Tomar nota de la capacitación pertinente ofrecida al paciente y a la familia y sus reacciones al procedimiento, incluyendo el grado de dolor y la eficacia de las intervenciones no farmacológicas o analgésicos administrados. Anotar la cantidad y características del material de drenaje obtenido en el registro correspondiente de ingresos y egresos.

COMPETENCIA 50 — CUIDADOS DE DRENAJE JACKSON-PRATT

Un drenaje en forma de granada o Jackson-Pratt recoge el exudado de la herida en un dispositivo de tipo bulbo que está comprimido para crear una aspiración suave. Consiste en un conjunto de tubos perforados conectados a un aspirador portátil. Después de un procedimiento quirúrgico, el cirujano coloca un extremo del tubo en o cerca del área que se va a drenar. El otro extremo se pasa a través de la piel por medio de una incisión independiente. Estos drenajes, por lo general, se suturan en su lugar. El sitio se puede tratar como una herida quirúrgica adicional, pero a menudo queda expuesto al aire 24 h después de la cirugía. Se suelen usar con la cirugía de mama y la abdominal. A medida que el material de drenaje se acumula en el bulbo, éste se expande y se pierde la aspiración, requiriendo recompresión. Por lo general, estos drenajes se vacían cada 4-8 h, y cuando están llenos de aire o de exudado a la mitad. Sin embargo, con base en la evaluación y los criterios de enfermería, el drenaje puede ser vaciado y recomprimido con mayor frecuencia.

CONSIDERACIONES AL DELEGAR

El cuidado de un sitio de inserción de drenaje Jackson-Pratt no se delega al personal de apoyo de enfermería (PAE) o al personal de apoyo sin licencia (PASL), aunque dependiendo de las políticas o procedimientos institucionales, pueden vaciar y reconstituir el drenaje. De acuerdo con la ley estatal de práctica de enfermería y las políticas y procedimientos institucionales, esta intervención puede delegarse al personal de enfermería práctico/vocacional con licencia (PEPL/PEVL). La decisión de delegar debe basarse en el análisis minucioso de las necesidades y circunstancias del paciente, así como en las calificaciones de la persona a quien se delega la tarea. Véanse las *Pautas de delegación* en el Apéndice A.

EQUIPO

- Recipiente graduado para medir el material de drenaje
- Guantes desechables
- Equipo de protección personal (EPP) adicional, según indicación
- Gasas estériles
- Solución de limpieza, por lo general solución salina normal estéril
- Toallitas protectoras de la piel
- Materiales de vendaje del sitio, según necesidad

VALORACIÓN INICIAL

- Valorar la situación para determinar la necesidad de limpieza de la herida, un cambio de apósito o vaciado de los tubos.
- Evaluar el nivel de comodidad del paciente y la necesidad de administrar analgésicos antes del cuidado de la herida. Indagar si el paciente experimentó algún dolor relacionado con cambios previos de apósitos y la eficacia de las intervenciones para minimizar el dolor.
- Valorar el apósito actual. Determinar si hay presencia de sangrado, exceso de exudado o saturación del vendaje.
- Evaluar la permeabilidad del drenaje Jackson-Pratt (o el seleccionado) y el sitio de drenaje. Considerar las características del exudado en la bolsa de recolección.
- Revisar la herida y el tejido circundante. Explorar la apariencia de la incisión para la aproximación de los bordes y el color de la herida, el área circundante y los signos de dehiscencia. Deben tenerse en cuenta la etapa de cicatrización y las características de todo exudado. También se evalúa color, temperatura, edema, equimosis o maceración de la piel circundante.

DIAGNÓSTICO DE ENFERMERÍA

- Riesgo de infección
- Deterioro de la integridad cutánea
- Trastorno de la imagen corporal
- Conocimiento deficiente

IDENTIFICACIÓN Y PLANIFICACIÓN DE RESULTADOS

- El drenaje es permeable y está intacto.
- El cuidado del drenaje se logra sin contaminar ni lastimar el área de la herida.
- El paciente no experimenta dolor o malestar.
- La herida continúa mostrando signos de progresión a la curación.
- La cantidad de material de drenaje se mide con la exactitud y la frecuencia requerida según las políticas institucionales y como parte del registro de ingresos y egresos.
- El paciente demuestra comprensión de los cuidados del drenaje.

IMPLEMENTACIÓN

ACCIÓN	JUSTIFICACIÓN
1. Revisar las indicaciones médicas para el cuidado de la herida o el plan de atención de enfermería en lo que respecta al cuidado de heridas/drenajes. Reunir los suministros necesarios.	Revisar la prescripción y el plan de atención valida que se trata del procedimiento y el paciente correctos. La preparación favorece el manejo eficiente y un abordaje ordenado de la tarea.
2. Realizar higiene de manos y ponerse el EPP, según indicación.	La higiene de manos y el EPP evitan la propagación de microorganismos. El EPP será necesario según las precauciones epidemiológicas.

ACCIÓN	JUSTIFICACIÓN
3. Identificar al paciente. 	La identificación del paciente asegura que la persona correcta reciba la intervención correcta y ayuda a evitar errores.
4. Reunir el equipo y los suministros al alcance de la mano, en una mesa puente.	La preparación promueve el manejo eficaz y un abordaje organizado para realizar la tarea.
5. Cerrar las cortinas alrededor de la cama y la puerta de la habitación, de ser posible. Explicar al paciente el procedimiento y su justificación.	Esto garantiza la privacidad del paciente. La explicación reduce la ansiedad y facilita la cooperación.
6. Evaluar al paciente para determinar la posible necesidad de intervenciones no farmacológicas para reducir el dolor o de medicamentos analgésicos antes del cambio de apósito de la herida. Administrar la analgesia apropiada según la prescripción. Permitir que transcurra tiempo suficiente para que el analgésico logre su efecto antes de comenzar el procedimiento.	El dolor es una experiencia subjetiva influenciada por vivencias pasadas. El cuidado de las heridas y los cambios de apósito pueden causar dolor en algunos pacientes.
7. Colocar un recipiente para desechos en un lugar que resulte práctico para su uso durante el procedimiento.	Tener al alcance un recipiente para desechos permite descartar con facilidad el apósito sucio, sin la propagación de microorganismos.
8. Ajustar la cama a una altura de trabajo cómoda, por lo general a la altura del codo del profesional de la salud (VISN 8, 2009).	Tener la cama a la altura adecuada previene la fatiga dorsal y muscular.
9. Ayudar al paciente a colocarse en una posición cómoda que proporcione un acceso fácil al drenaje o al área de la herida. Usar una manta de baño para cubrir cualquier área expuesta que no sea la herida. Colocar un protector impermeable bajo el sitio de la herida.	La posición correcta del paciente y el uso de una manta de baño le proporcionan comodidad y abrigo. El protector impermeable cubre las superficies subyacentes.
10. Ponerse guantes limpios; usar mascarilla o cubrebocas, según indicación.	Los guantes evitan la propagación de microorganismos; la mascarilla reduce el riesgo de transmisión si se llegan a producir pequeñas salpicaduras.

ACCIÓN	JUSTIFICACIÓN

11. Colocar el recipiente graduado bajo la salida del drenaje. Sin contaminar la válvula de salida, retirar la tapa. La cámara se expandirá completamente a medida que ingresa el aire. **Vaciar completamente el contenido de la cámara en el envase. Usar la gasa para limpiar la salida. Comprimir completamente la cámara presionando la parte superior e inferior con una mano y recolocar la tapa con la otra mano (fig. 1).**

Vaciar el drenaje permite una medición precisa. La limpieza de la salida reduce el riesgo de contaminación y ayuda a evitar la diseminación de microorganismos. La cámara de compresión restablece la aspiración.

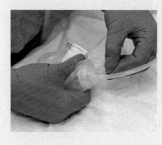

FIGURA 1 Compresión del drenaje Jackson-Pratt y sustitución de la tapa

12. Comprobar la permeabilidad del equipo. **Verificar que las vías estén libres de torceduras y dobleces.**

Las vías permeables, sin torsiones y sin dobleces favorecen el drenaje apropiado de la herida.

13. Fijar el drenaje Jackson-Pratt a las ropas del paciente por debajo de la herida con un sujetador, **verificando que no haya tensión en las vías.**

Fijar el drenaje evita lesiones para el paciente y la desconexión accidental del drenaje.

14. Medir y registrar cualidades, color y cantidad del exudado. Desechar el material drenado según las políticas institucionales. Retirarse los guantes.

La documentación favorece la continuidad de la atención y la comunicación. La eliminación apropiada del material biológico reduce el riesgo de transmisión de microorganismos. El desecho adecuado de los guantes impide la propagación de microorganismos.

ACCIÓN	JUSTIFICACIÓN
15. Ponerse guantes limpios. Si el sitio de drenaje tiene un apósito, volver a colocar uno nuevo en el sitio, según las indicaciones en la Competencia 181. Incluir la limpieza de las suturas con la gasa humedecida con solución salina normal. Secar las suturas con una gasa antes de colocar el nuevo apósito.	El apósito protege el sitio. La limpieza y el secado de suturas evitan el crecimiento de microorganismos.
16. Si el sitio de drenaje está expuesto al aire, observar las suturas que fijan el drenaje a la piel. Buscar signos de tracción, rasgado, inflamación o infección de la piel circundante. Limpiar cuidadosamente las suturas con la gasa humedecida con solución salina normal. Secar con una gasa nueva. Aplicar el protector cutáneo a la piel circundante, según necesidad.	La detección temprana de problemas lleva a la pronta intervención y evita complicaciones. La limpieza suave y el secado previenen el crecimiento de microorganismos. El protector cutáneo evita la irritación y las lesiones de la piel.
17. Retirarse y desechar los guantes. Quitarse todo el equipo restante; colocar al paciente en una posición cómoda, con los barandales laterales arriba y la cama en la posición más baja.	Retirar y desechar de manera adecuada los guantes evita la diseminación de microorganismos. La colocación correcta del paciente y de la cama favorece su seguridad y comodidad.
18. Retirarse el EPP adicional, si se utilizó. Realizar higiene de manos.	El retiro del EPP de la forma correcta reduce el riesgo de transmisión de infecciones y de contaminación de otros objetos. La higiene de manos evita la propagación de microorganismos.
19. Verificar el estado del drenaje al menos cada 4 h. Revisar todos los vendajes en cada turno. Se requerirán controles más frecuentes si la herida es más compleja o los apósitos se saturan rápidamente.	Vigilar el drenaje asegura el buen funcionamiento y la detección oportuna de problemas. Revisar los apósitos permite la evaluación de los cambios en el estado del paciente y la intervención oportuna para evitar complicaciones.

EVALUACIÓN

- El paciente presenta un drenaje Jackson-Pratt permeable e intacto con el área de la herida libre de contaminación y lesiones.
- El individuo manifiesta mínimo o ningún dolor o malestar.
- El paciente presenta signos y síntomas de cicatrización progresiva.

- El exudado ha sido medido con exactitud y la frecuencia requerida por las políticas institucionales, además de que se ha incluido en el registro de ingresos y egresos.
- El paciente refiere comprender la justificación de la técnica para el cuidado del drenaje.

REGISTRO

- Documentar la localización de la herida y el drenaje, la evaluación de la herida y el sitio de drenaje, así como la permeabilidad del sistema. Observar si las suturas están intactas. Registrar la presencia y las características del exudado en el apósito antiguo al retirarlo. Incluir el aspecto de la piel circundante. Consignar la limpieza del sitio de drenaje. Registrar todos los cuidados proporcionados a la piel y los apósitos aplicados, y que el bulbo del drenaje fue vaciado y recomprimido. Tomar nota de la capacitación pertinente ofrecida al paciente y a la familia, y sus reacciones al procedimiento, incluyendo el nivel de dolor y la eficacia de las intervenciones no farmacológicas o los analgésicos administrados. Anotar la cantidad y las características del material drenado en el registro correspondiente de ingresos y egresos.

COMPETENCIA 51 | CUIDADOS DE DRENAJE PENROSE

Los drenajes se introducen en o cerca de una herida cuando se anticipa que la acumulación de líquido en un área cerrada va a retrasar la cicatrización. Un *drenaje Penrose* es un tubo de goma hueco y abierto que permite que el líquido drene por acción capilar en apósitos absorbentes. Los drenajes Penrose se utilizan después de un procedimiento quirúrgico o para drenaje de un absceso. En el postoperatorio, el cirujano coloca un extremo del tubo en o cerca del área que se va a drenar. El otro extremo pasa a través de la piel, directamente por la incisión o por una abertura independiente denominada *herida incisa*. El drenaje Penrose no se sutura. Por lo general, se coloca un pasador de seguridad grande en la parte externa de la herida para evitar que el drenaje caiga nuevamente hacia el área incisa. Este tipo de drenaje puede alargarse o acortarse para drenar diferentes áreas. La permeabilidad y la colocación del drenaje se incluyen en la evaluación de la herida.

CONSIDERACIONES AL DELEGAR

No se deben delegar los cuidados del sitio de inserción del drenaje Penrose y de la herida al personal de apoyo de enfermería (PAE) o al personal de apoyo sin licencia (PASL). Por otra parte, de acuerdo con la ley estatal de práctica de la enfermería y las políticas y procedimientos institucionales, estos procedimientos pueden delegarse al personal de enfermería práctico/vocacional con licencia (PEPL/PEVL). La decisión de delegar debe basarse en un análisis minucioso de las necesidades y circunstancias del paciente, así como en las calificaciones de la persona a quien se delega la tarea. Véanse las *Pautas de delegación* en el Apéndice A.

EQUIPO

- Guantes estériles
- Apósitos de gasa
- Aplicadores con punta de algodón estériles, si procede
- Esponjas de drenaje estéril
- Almohadillas quirúrgicas o abdominales
- Juego de apósitos estériles o equipo de sutura (tijeras y pinzas estériles)
- Cinta o lazos
- Solución estéril (por lo general, solución salina normal al 0.9%)

- Recipiente estéril para solución de limpieza
- Pasador de seguridad limpio
- Guantes limpios y desechables
- Bolsa de plástico u otro recipiente para desechos, adecuado para apósitos sucios
- Protector impermeable y manta de baño
- Toallitas protectoras de la piel
- Apósitos adicionales y suministros requeridos para el cuidado de las heridas

VALORACIÓN INICIAL

- Evaluar la situación para determinar la necesidad de limpieza de la herida y un cambio de apósito.
- Confirmar las órdenes médicas y los cuidados incluidos en el plan de enfermería pertinentes a drenajes.
- Evaluar el nivel de comodidad del paciente y la necesidad de analgésicos antes del cuidado de la herida. Indagar si el paciente experimentó algún dolor relacionado con cambios previos de vendajes y la eficacia de las intervenciones para minimizar el dolor.
- Valorar el vendaje actual. Determinar si hay presencia de sangrado o exceso de exudado o saturación del vendaje.
- Evaluar la permeabilidad del drenaje Penrose.
- Revisar la herida y el tejido circundante. Explorar la apariencia de la incisión mediante la aproximación de los bordes y el color de la herida, el área alrededor y los signos de dehiscencia. Asimismo, considerar la etapa de cicatrización y las características de cualquier forma de exudado. También se evalúa color, temperatura, edema, equimosis o maceración de la piel circundante.

DIAGNÓSTICO DE ENFERMERÍA

- Riesgo de infección
- Trastorno de la imagen corporal
- Conocimiento deficiente

IDENTIFICACIÓN Y PLANIFICACIÓN DE RESULTADOS

- El drenaje es permeable y está intacto.
- El cuidado del drenaje se logra sin contaminar ni lastimar el área de la herida y sin causar dolor o malestar al paciente.
- La herida muestra signos de progresión de la curación sin evidencia de complicaciones.
- El paciente comprende los cuidados del drenaje.

IMPLEMENTACIÓN

ACCIÓN	JUSTIFICACIÓN

1. Revisar las indicaciones médicas para el cuidado de la herida o el plan de atención de enfermería en lo que respecta al cuidado de la herida y el drenaje. Reunir los suministros necesarios.

   Revisar el plan de atención y la orden valida que se trata del procedimiento y el paciente correctos. La preparación favorece el manejo eficiente y un abordaje organizado de la tarea.

2. Realizar higiene de manos y colocarse el equipo de protección personal (EPP), según indicación.

   La higiene de manos y el EPP evitan la propagación de microorganismos. El uso de EPP será necesario con base en las precauciones epidemiológicas.

3. Identificar al paciente.

   La identificación del paciente asegura que la persona correcta reciba la intervención correcta y ayuda a evitar equivocaciones.

4. Reunir el equipo y los suministros al alcance de la mano, en una mesa puente.

   La organización facilita el desempeño de la tarea.

5. Cerrar las cortinas alrededor de la cama y la puerta de la habitación, de ser posible. Explicar al paciente el procedimiento y su justificación.

   Esto garantiza la privacidad del paciente. La explicación reduce la ansiedad y facilita la cooperación.

6. Evaluar al paciente para determinar la posible necesidad de intervenciones no farmacológicas para reducir el dolor o de medicamentos analgésicos antes del cambio de apósito de la herida. Administrar la analgesia apropiada, según prescripción. Permitir que transcurra el tiempo suficiente para que el analgésico logre su efecto antes de comenzar el procedimiento.

   El dolor es una experiencia subjetiva influenciada por vivencias pasadas. El cuidado de las heridas y los cambios de apósito pueden causar dolor en algunos pacientes.

7. Colocar un recipiente para desechos en un lugar que resulte práctico para el uso durante el procedimiento.

   Tener al alcance un recipiente para desechos permite descartar con facilidad el apósito sucio, sin la propagación de microorganismos.

8. Ajustar la cama a una altura de trabajo cómoda, por lo general a la altura del codo del profesional de la salud (VISN 8, 2009).

   Tener la cama a la altura adecuada evita la fatiga dorsal y muscular.

ACCIÓN	JUSTIFICACIÓN
9. Ayudar al paciente a colocarse en una posición cómoda que proporcione acceso fácil al drenaje o al área de la herida. Usar una manta de baño para cubrir cualquier área expuesta que no sea la herida. Colocar un protector impermeable bajo el sitio de la herida.	El posicionamiento del paciente y el uso de una manta de baño le proporcionan comodidad y abrigo. El protector impermeable protege las superficies subyacentes.
10. Ponerse guantes limpios. Verificar la posición del drenaje o los drenajes antes de retirar el apósito. Retirar con cuidado los apósitos sucios. En caso de resistencia, utilizar un eliminador de adhesivo basado en silicona para ayudar a retirar la cinta. Si cualquier parte del vendaje se pega a la piel subyacente, utilizar pequeñas cantidades de solución salina estéril para ayudar a aflojar y eliminar.	Los guantes protegen al personal de enfermería del manejo de apósitos contaminados. Corroborar la posición asegura que no se ha retirado un drenaje accidentalmente si está presente. El retiro cuidadoso del vendaje es más cómodo para el paciente y asegura que no se quite ningún drenaje presente. El eliminador de adhesivo a base de silicona permite el retiro fácil, rápido y sin dolor ni problemas de despellejamiento de la piel (Denyer, 2011; Benbow, 2011). La solución salina estéril humedece la preparación para un retiro fácil y minimiza el daño y el dolor.
11. Después de retirar el apósito, observar la presencia, cantidad, tipo, color y olor del exudado en los apósitos. Colocar los apósitos sucios en el recipiente adecuado.	La presencia de exudado debe ser documentada. Descartar los apósitos adecuadamente evita la propagación de microorganismos.
12. Inspeccionar el aspecto y el exudado en el sitio. Evaluar si hay dolor.	El proceso curativo o la presencia de irritación o infección de la herida deben ser documentados.
13. Con técnica estéril, preparar un área de trabajo estéril y abrir los suministros necesarios.	Los insumos están al alcance de la mano y se mantiene la esterilidad.
14. Abrir la solución estéril. Verter en el recipiente. Añadir las esponjas de gasa.	Se mantiene la esterilidad de la solución y los apósitos.
15. Ponerse guantes estériles.	Los guantes estériles ayudan a mantener la asepsia quirúrgica y la técnica estéril, así como a evitar la propagación de microorganismos.

ACCIÓN	JUSTIFICACIÓN

16. Limpiar el sitio de drenaje con solución de limpieza. Usar las pinzas y aplicadores con punta de algodón o gasa humedecida. **Comenzar en el sitio de inserción del drenaje, con un movimiento circular hacia la periferia. Usar cada aplicador o esponja de gasa una sola vez.** Desechar y usar una gasa nueva si se necesita limpieza adicional.

Usar un movimiento circular asegura que la limpieza se realiza del área menos contaminada a la más contaminada y que un área previamente limpia no se contaminará otra vez.

17. Secar la piel con una gasa nueva de la misma manera. El protector cutáneo se aplica a la piel alrededor del drenaje; extender de forma que se incluya el área cutánea donde se pondrá la cinta adhesiva. Colocar una esponja de drenaje recortada previamente debajo y alrededor del drenaje (fig. 1). Observar de cerca el pasador de seguridad en el drenaje. Si el pasador o el drenaje se incrustan, reemplazar el primero con un pasador estéril nuevo. **Tener cuidado de no desconectar el drenaje.**

El secado evita la irritación de la piel. El protector cutáneo previene la irritación y la lesión de la piel. La gasa absorbe el exudado y evita que se acumule en la piel del paciente.

Los microorganismos crecen más fácilmente en un ambiente contaminado. El pasador de seguridad asegura la fijación apropiada porque el drenaje no está suturado en el lugar.

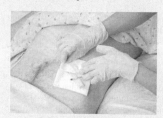

FIGURA 1 Apósito de curación precortado alrededor de drenaje Penrose

18. Aplicar apósitos de gasa sobre el drenaje. Aplicar los protectores abdominales sobre la gasa.

La gasa absorbe el exudado. Los protectores dan absorción adicional para el exceso de material de drenaje y una barrera contra la humedad.

19. Retirarse y desechar los guantes. Aplicar cinta, correas de

Retirar los guantes de la manera adecuada impide la propagación de

ACCIÓN	JUSTIFICACIÓN
Montgomery o rollos de gasa para fijar los apósitos.	microorganismos. La cinta y otros productos de seguridad son más fáciles de poner sin los guantes.
20. Después de fijar el apósito, etiquetarlo con fecha y hora. Retirar todo el equipo restante; colocar al paciente en una posición cómoda, con los barandales laterales arriba y la cama en la posición más baja.	Registrar la hora y la fecha ofrece información y muestra cumplimiento del plan de atención. La colocación correcta del paciente y de la cama favorece la seguridad y la comodidad.
21. Retirarse el EPP adicional, si se ha utilizado. Realizar higiene de manos.	Retirar el EPP de la forma correcta reduce el riesgo de transmisión de infecciones y de contaminación de otros objetos. Realizar la higiene de manos evita la propagación de microorganismos.
22. Revisar todos los vendajes en cada turno. Se necesitarán controles más frecuentes si la herida es más compleja o los apósitos se saturan con rapidez.	Revisar los apósitos garantiza la evaluación de los cambios en el estado del paciente y la intervención oportuna para evitar complicaciones.

EVALUACIÓN

- El paciente presenta una herida limpia, seca e intacta, con un drenaje Penrose permeable e intacto.
- La persona permanece sin contaminación ni lesiones en la herida.
- El individuo manifiesta mínimo o ningún dolor o malestar.
- El sujeto presenta signos y síntomas de cicatrización progresiva.
- El paciente comprende la justificación de la técnica para el cuidado del drenaje.

REGISTRO

- Documentar la localización de la herida y el drenaje, la evaluación de la herida y el drenaje del sitio, y la integridad del drenaje Penrose. Registrar la presencia de exudado y las características del apósito usado al retirarlo; incluir el aspecto de la piel circundante. Documentar la limpieza del sitio de drenaje, así como todos los cuidados hechos a la piel y los apósitos aplicados. Tomar nota de la capacitación pertinente ofrecida al paciente y a su familia, y sus reacciones al procedimiento, incluyendo el nivel de dolor y la eficacia de las intervenciones no farmacológicas o los analgésicos administrados.

COMPETENCIA 52

En ocasiones, se coloca una, sonda en "T", tubo de Kehr o drenaje biliar en el colédoco después de la extirpación de la vesícula biliar (colecistectomía) o de una porción de la vía biliar (coledocostomía). La sonda drena bilis mientras cicatriza el sitio quirúrgico. Parte de la sonda se introduce en el colédoco y la porción restante se ancla a la pared abdominal, pasa a través de la piel y se conecta a un sistema de drenaje cerrado. A menudo se inserta una válvula de tres vías entre la sonda y el sistema de drenaje para permitir la sujeción y el lavado de aquélla, según la necesidad. Se mide la cantidad de drenaje cada turno, se registra y se incluye en los totales de egresos.

CONSIDERACIONES AL DELEGAR

El cuidado del sitio de inserción de la sonda en "T" no se delega al personal de apoyo de enfermería (PAE) o al personal de apoyo sin licencia (PASL), aunque dependiendo de las políticas y procedimientos institucionales, este personal puede vaciar y reconstituir el drenaje. De acuerdo con la ley estatal de práctica de enfermería y las políticas y procedimientos institucionales, estos procedimientos pueden delegarse al personal de enfermería práctico/vocacional con licencia (PEPL/PEVL). La decisión de delegar debe basarse en el análisis minucioso de las necesidades y circunstancias del paciente, así como en las calificaciones de la persona a quien se delega la tarea. Véanse las *Pautas de delegación* en el Apéndice A.

EQUIPO

- Guantes estériles
- Guantes desechables limpios
- Equipo de protección personal (EPP) adicional, según indicación
- Gasas estériles
- Esponjas de drenaje estériles
- Solución de limpieza, por lo general solución salina normal
- Aplicadores con punta de algodón estériles (si procede)
- Apósito transparente

- Recipiente graduado para recolección de muestras
- Recipiente para desechos
- Bandeja estéril
- Pinzas estériles
- Cinta
- Toallitas protectoras de la piel
- Protector impermeable y manta de baño, según necesidad

VALORACIÓN INICIAL

- Determinar la necesidad de limpieza de la herida, un cambio de apósito o el vaciado de la sonda. Confirmar las órdenes médicas y los cuidados incluidos en el plan de enfermería en relación con los drenajes.
- Evaluar el nivel de comodidad del paciente y la necesidad de administrar analgésicos antes del cuidado de la herida. Indagar si el paciente experimentó algún dolor relacionado con los cambios previos de apósitos y la eficacia de las intervenciones para minimizar el dolor.
- Valorar el vendaje actual. Determinar si hay presencia de sangrado o exceso de material de drenaje o saturación del vendaje.
- Evaluar la permeabilidad de la sonda en "T" y el sitio de drenaje. Considerar las características del material de drenaje de la bolsa de recolección.

- Revisar la herida y el tejido circundante. Explorar la apariencia de la incisión mediante la aproximación de los bordes y el color de la herida, el área alrededor y los signos de dehiscencia. Considerar la etapa de cicatrización y las características del exudado. También evaluar color, temperatura, edema, equimosis o maceración de la piel circundante.

DIAGNÓSTICO DE ENFERMERÍA

- Riesgo de infección
- Conocimiento deficiente
- Trastorno de la imagen corporal
- Deterioro de la integridad cutánea

IDENTIFICACIÓN Y PLANIFICACIÓN DE RESULTADOS

- El drenaje sigue siendo permeable y está intacto.
- El cuidado del drenaje se logra sin contaminar ni lastimar el área de la herida.
- El paciente no experimenta dolor o malestar.
- La herida continúa mostrando signos de progresión de la curación.
- Las cantidades de exudado se miden con exactitud y la frecuencia requerida según las políticas institucionales y como parte del registro de ingresos y egresos.
- El paciente muestra comprender el cuidado del drenaje.

IMPLEMENTACIÓN

ACCIÓN	JUSTIFICACIÓN
1. Revisar las indicaciones médicas para el cuidado de la herida o el plan de atención de enfermería respecto del cuidado de la herida y el drenaje.	Revisar el plan de cuidado y la orden valida que se trata del procedimiento y el paciente correctos.
2. Realizar higiene de manos y colocarse el EPP, según indicación. 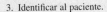	La higiene de manos y el EPP evitan la propagación de microorganismos. El EPP será necesario según las precauciones epidemiológicas.
3. Identificar al paciente.	La identificación del paciente asegura que la persona correcta reciba la intervención correcta y ayuda a evitar errores.
4. Reunir el equipo y los suministros al alcance de la mano, en una mesa puente.	La organización facilita el desempeño de la tarea.

ACCIÓN	JUSTIFICACIÓN
5. Cerrar las cortinas alrededor de la cama y la puerta de la habitación, de ser posible. Explicar al paciente el procedimiento y su justificación.	Esto garantiza la privacidad del paciente. La explicación reduce la ansiedad y facilita la cooperación.
6. Valorar al paciente para determinar la posible necesidad de intervenciones no farmacológicas para reducir el dolor o de medicamentos analgésicos antes del cambio de apósito de la herida. Administrar la analgesia apropiada según prescripción. Permitir que transcurra tiempo suficiente para que el analgésico logre su efecto antes de comenzar el procedimiento.	El dolor es una experiencia subjetiva influenciada por experiencias pasadas. El cuidado de las heridas y los cambios de apósito pueden causar dolor en algunos pacientes.
7. Colocar un recipiente para desechos en un lugar que resulte práctico para su uso durante el procedimiento.	Tener al alcance un recipiente para desechos permite descartar con facilidad el apósito sucio, sin la propagación de microorganismos.
8. Ajustar la cama a una altura de trabajo cómoda, por lo general a la altura del codo del profesional de la salud (VISN 8, 2009).	Tener la cama a la altura adecuada evita la fatiga dorsal y muscular.
9. Ayudar al paciente a colocarse en una posición cómoda que proporcione acceso fácil al drenaje o al área de la herida. Usar una manta de baño para cubrir cualquier área expuesta que no sea la herida. Colocar un protector impermeable bajo el sitio de la herida.	La posición correcta del paciente y el uso de una manta de baño le proporcionan comodidad y abrigo. El protector impermeable protege las superficies subyacentes.

Vaciado del drenaje

ACCIÓN	JUSTIFICACIÓN
10. Ponerse guantes limpios; usar mascarilla o protector facial, según indicación.	Los guantes evitan la propagación de microorganismos; el protector facial reduce el riesgo de transmisión si se llegan a producir pequeñas salpicaduras.
11. Con técnica estéril, abrir una gasa y hacer un campo estéril con la envoltura exterior.	Utilizar una técnica estéril impide la propagación de microorganismos.

|

12. Colocar el recipiente graduado bajo la válvula de salida de la bolsa de drenaje. **Sin tocar la salida, tirar de la tapa y vaciar el contenido de la bolsa completamente en el envase. Usar la gasa para limpiar la salida y reemplazar la tapa.**

El vaciado del contenido en un recipiente permite una medición precisa del material drenado. Tocar la salida con guantes u otra superficie contamina la válvula, y se pueden introducir patógenos. Limpiar la salida con una gasa evita la contaminación de la válvula. Volver a colocar la tapa evita la propagación de microorganismos.

13. Medir cuidadosamente y registrar las características del exudado. Desechar el material de drenaje según las políticas institucionales.

La documentación favorece la continuidad de la atención y la comunicación. La eliminación apropiada del material biológico reduce el riesgo de transmisión de microorganismos.

14. Retirarse los guantes y realizar la higiene de manos.

El retiro adecuado de los guantes y la higiene de manos evitan la diseminación de microorganismos.

Limpieza del sitio de drenaje

15. Ponerse guantes limpios. Verificar la posición del o los drenajes antes de retirar el apósito. Con cuidado, retirar los apósitos sucios. En caso de resistencia, utilizar un eliminador de adhesivo basado en silicona para ayudar a retirar la cinta. Si cualquier parte del apósito se pega a la piel subyacente, utilizar pequeñas cantidades de solución salina estéril para ayudar a aflojar y eliminar. No extenderse más allá del sitio de drenaje.

Los guantes protegen al personal de enfermería del manejo de apósitos contaminados. Corroborar la posición asegura que no se retire accidentalmente un drenaje si está presente. El retiro cuidadoso del apósito es más cómodo para el paciente y asegura que no se quite ningún drenaje presente. El eliminador de adhesivo basado en silicona permite el retiro fácil, rápido y sin dolor ni problemas de despellejamiento de la piel (Denyer, 2011; Benbow, 2011). La solución salina estéril humedece la preparación para el retiro fácil y minimiza el daño y el dolor.

16. Después de retirar el apósito, observar presencia, cantidad, tipo, color y olor de cualquier exudado en los apósitos. Colocar los apósitos sucios en el recipiente para desechos adecuado. Quitarse los guantes y descartarlos en el recipiente adecuado.

La presencia de exudado debe ser documentada. El retiro adecuado de los guantes previene la diseminación de microorganismos.

17. Inspeccionar el aspecto y el drenaje en el sitio. Evaluar si hay dolor.

Debe documentarse el proceso de curación de la herida o la presencia de irritación o infección.

ACCIÓN	JUSTIFICACIÓN
18. Con técnica estéril, preparar un área de trabajo estéril y abrir los suministros necesarios.	Preparar un área de trabajo estéril asegura que los insumos se encuentren disponibles, además de que se mantiene la esterilidad.
19. Abrir la solución estéril y verter esta última en el recipiente. Después se añaden las esponjas de gasa.	Se mantiene la esterilidad de la solución y los apósitos.
20. Ponerse guantes estériles.	Usar guantes estériles mantiene la asepsia quirúrgica y la técnica estéril, y reduce el riesgo de transmisión de microorganismos.
21. Limpiar el sitio de drenaje con la solución de limpieza. Utilizar las pinzas y aplicadores con punta de algodón o gasa humedecida. **Comenzar en el sitio de inserción del drenaje, con un movimiento circular hacia la periferia. Utilizar sólo una vez cada esponja de gasa.** Desechar y utilizar una gasa nueva si se necesita limpieza adicional.	Usar un movimiento circular asegura que la limpieza se realiza del área menos a la más contaminada y que un área previamente limpia no será contaminada otra vez.
22. Secar con gasa estéril otra vez y de la misma manera. El protector cutáneo se aplica a la piel alrededor del drenaje; extender de forma que incluya el área cutánea donde se pondrá la cinta adhesiva.	El secado evita la irritación de la piel. El protector cutáneo previene la irritación y la lesión de la piel.
23. Colocar una esponja de drenaje recortada previamente bajo el drenaje. Aplicar apósitos de gasa sobre el drenaje. Retirarse y descartar los guantes.	La gasa absorbe el exudado y evita que se acumule en la piel del paciente. El retiro adecuado de los guantes previene la diseminación de microorganismos.
24. Sujetar los apósitos con cinta adhesiva, según necesidad. Por otra parte, antes de retirarse los guantes, colocar un apósito transparente sobre el sitio de inserción y la sonda. **Tener cuidado de no doblar la sonda.**	Una sonda doblada puede bloquear el drenaje. El tipo de apósito que se debe utilizar a menudo está determinado por las políticas institucionales.

ACCIÓN	JUSTIFICACIÓN
25. Después de sujetar el vendaje, etiquetar con fecha y hora. Retirar todo el equipo restante; colocar al paciente en una posición cómoda, con los barandales laterales arriba y la cama en la posición más baja.	Registrar la hora y la fecha ofrece información y muestra cumplimiento del plan de atención. La colocación correcta del paciente y de la cama favorecen la seguridad y la comodidad.
26. Retirarse el EPP adicional, si se ha utilizado. Realizar higiene de manos. 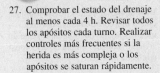	El retiro adecuado del EPP reduce el riesgo de transmisión de infecciones y de contaminación de otros objetos. La higiene de manos evita la propagación de microorganismos.
27. Comprobar el estado del drenaje al menos cada 4 h. Revisar todos los apósitos cada turno. Realizar controles más frecuentes si la herida es más compleja o los apósitos se saturan rápidamente.	El control del drenaje asegura el buen funcionamiento y la detección temprana de problemas. Revisar los apósitos garantiza la evaluación de los cambios en el estado del paciente y la intervención oportuna para evitar complicaciones.

EVALUACIÓN

- El paciente presenta un drenaje de sonda en "T" permeable e intacto con el área de la herida libre de contaminación y lesiones.
- El invidiuo manifiesta mínimo o ningún dolor o malestar.
- El paciente presenta signos y síntomas de cicatrización progresiva.
- Las cantidades de exudado se miden con la exactitud y la frecuencia requeridas según las políticas institucionales y como parte del registro de ingresos y egresos.
- El paciente comprende las razones por las cuales se realiza la técnica para el cuidado del drenaje.

REGISTRO

- Documentar la localización de la herida y el drenaje, la evaluación de la herida y el sitio de drenaje, así como su permeabilidad. Al retirar el apósito, se registra si las suturas están intactas y la presencia y características del exudado contenido en el apósito antiguo; incluir el aspecto de la piel circundante. Consignar la limpieza del sitio de drenaje y todos los cuidados hechos a la piel y los apósitos aplicados. Tomar nota de toda capacitación pertinente proporcionada al paciente y a su familia, así como cualquier reacción del paciente al procedimiento, incluyendo el nivel de dolor y la eficacia de las intervenciones no farmacológicas o los analgésicos, si fueron administrados. Además, se documenta la cantidad de drenaje de bilis obtenida de la bolsa de drenaje en el registro correspondiente de ingresos y egresos.

Se pueden introducir sondas pleurales para drenar líquidos (derrame pleural), sangre (hemotórax) o aire (neumotórax) del espacio pleural. Una *sonda pleural* es un tubo de plástico rígido con orificios de drenaje en el extremo proximal que se inserta en el espacio pleural. Una vez insertada, la sonda es fijada con suturas y cinta adhesiva, se cubre con un apósito hermético y se conecta a un sistema de drenaje con o sin aspiración. Otros posibles componentes del sistema son un dispositivo de drenaje cerrado con sello de agua, que impide que el aire regrese al tórax una vez que ha sido extraído, y una cámara de control que evita el exceso en la presión de aspiración que se aplica a la cavidad pleural. La cámara de aspiración puede estar llena de agua o ser seca. La primera está regulada por la cantidad de agua en la cámara, mientras que la aspiración seca se regula automáticamente por los cambios en la presión pleural del paciente. Muchas instituciones médicas utilizan una unidad desechable para el drenaje torácico, hecha de plástico, que consta de tres compartimentos para el manejo de las sondas torácicas. También hay sistemas de drenaje portátiles que funcionan empleando la fuerza de gravedad. El siguiente procedimiento se basa en el uso de un sistema tradicional de drenaje torácico con sello de agua y tres compartimentos. La "Variante en la técnica" que se incluye después del procedimiento describe la técnica para el cuidado de un sistema de drenaje torácico con sello seco o aspiración.

CONSIDERACIONES AL DELEGAR

El cuidado de una sonda pleural no se delega al personal de apoyo de enfermería (PAE) o al personal de apoyo sin licencia (PASL). De acuerdo con la ley estatal de práctica de enfermería y las políticas y procedimientos institucionales, el procedimiento podrá ser delegado al personal de enfermería práctico/vocacional con licencia (PEPL/PEVL). La decisión de delegar debe basarse en el análisis minucioso de las necesidades y circunstancias del paciente, así como en las calificaciones de la persona a quien se delega la tarea. Véanse las *Pautas de delegación* en el Apéndice A.

EQUIPO

- Solución salina normal estéril o agua
- Dos pares de pinzas Kelly con punta de goma o acolchadas
- Par de tijeras limpias
- Guantes desechables
- Equipo de protección personal (EPP) adicional, según indicación
- Cinta adhesiva de espuma
- Sistema de drenaje prescrito, si se requiere su cambio

VALORACIÓN INICIAL

- Valorar las constantes vitales del paciente. Los cambios significativos en las cifras iniciales pueden indicar complicaciones.
- Determinar si hay agitación o disnea. Evaluar el estado respiratorio del paciente, incluyendo el nivel de saturación de oxígeno. Si la sonda no está funcionando apropiadamente, el paciente puede volverse taquipneico e hipóxico.
- Auscultar los ruidos pulmonares del sujeto. Éstos pueden disminuir en el sitio de la sonda pleural debido a la presencia de líquido, sangre o aire.

- Evaluar la presencia de dolor en el paciente. El aumento repentino en la presión o el dolor indican posibles complicaciones. Además, muchos pacientes refieren dolor en el sitio de inserción de la sonda pleural y piden medicamentos para el dolor.
- Determinar el conocimiento del paciente del procedimiento para asegurarse de que entiende por qué se utiliza la sonda pleural.

DIAGNÓSTICO DE ENFERMERÍA

- Deterioro del intercambio gaseoso
- Conocimiento deficiente
- Dolor agudo

IDENTIFICACIÓN Y PLANIFICACIÓN DE RESULTADOS

- El paciente no experimenta complicaciones relacionadas con el sistema de drenaje torácico o insuficiencia respiratoria.
- El individuo entiende la necesidad de la sonda pleural.
- El paciente muestra control adecuado del dolor en el sitio de inserción de la sonda pleural.
- Los ruidos pulmonares del paciente son claros e iguales bilateralmente.
- El paciente aumenta gradualmente la tolerancia a la actividad.

IMPLEMENTACIÓN

ACCIÓN	JUSTIFICACIÓN
1. Reunir el equipo necesario en la mesa puente o junto a la cama.	Reunir el equipo necesario ahorra tiempo y energía. Contar con los artículos al alcance de la mano resulta práctico, ahorra tiempo y evita estiramientos y torsiones musculares innecesarios del personal de enfermería.
2. Realizar higiene de manos y colocarse el EPP, según indicación.	La higiene de manos y el EPP evitan la propagación de microorganismos. El EPP será necesario con base en las precauciones epidemiológicas.
3. Identificar al paciente.	La identificación del paciente asegura que la persona correcta reciba la intervención correcta y ayuda a evitar errores.
4. Cerrar las cortinas alrededor de la cama y la puerta de la habitación, de ser posible.	Esto garantiza la privacidad del paciente.
5. Explicar al paciente el procedimiento y su justificación.	La explicación alivia la ansiedad y facilita la cooperación.

ACCIÓN	JUSTIFICACIÓN
6. **Valorar el grado de dolor del paciente. Administrar los medicamentos prescritos, según necesidad.**	Es necesario realizar una valoración del dolor de forma sistemática para mantener la analgesia adecuada contra el malestar y el dolor causados por el drenaje torácico (Crawford, 2011; Sullivan, 2008).
7. Ponerse guantes limpios.	Los guantes evitan el contacto con líquidos corporales y contaminantes.

Evaluación del sistema de drenaje

8. Retirar las prendas del paciente para descubrir el sitio de inserción de la sonda pleural. Mantener al paciente cubierto lo más posible, usando una manta de baño si es necesario. Observar el vendaje alrededor del sitio de inserción de la sonda pleural y verificar que esté seco, intacto y con capacidad de oclusión.	Mantener al paciente cubierto preserva su privacidad y limita su exposición innecesaria. Si el vendaje no se muestra intacto y con capacidad de oclusión, el aire puede filtrarse en el espacio, causando el desplazamiento del tejido pulmonar y la posible contaminación del sitio. Algunos pacientes presentan exudado o sangrado significativos en el sitio de inserción. En ese caso, el apósito debe ser reemplazado para mantener la oclusión del sitio.
9. Revisar que todas las conexiones estén bien unidas. Palpar alrededor del sitio de inserción; la sensación de crepitación es resultado del aire o gas presente debajo de la piel (enfisema subcutáneo). Ésta puede sentirse crujiente o esponjosa, como un "tronido" bajo los dedos.	El cuerpo absorbe pequeñas cantidades de enfisema subcutáneo después de retirar la sonda pleural. Si hay cantidades más grandes o crecientes, puede indicar una colocación incorrecta de la sonda o una filtración de aire y puede causar molestias al paciente.
10. Revisar los tubos del drenaje para verificar que no haya dobleces, torceduras u obstrucciones. Colocar el dispositivo de recolección de drenaje debajo de la zona de inserción de la sonda.	Los dobleces, torceduras u obstrucciones en los tubos pueden impedir que la sonda de drenaje funcione adecuadamente (Bauman & Handley, 2011; Sullivan, 2008). El dispositivo de recolección de drenaje debe colocarse por debajo de la zona de inserción de la sonda para que el drenaje pueda salir del tubo hacia éste.
11. Si se indica que la sonda debe conectarse para aspiración, considerar el nivel de líquido en la cámara de aspiración y verificar la cantidad de aspiración prescrita. Buscar un burbujeo en la	Parte del líquido se pierde debido a la evaporación. Si la aspiración se configura demasiado baja, la cantidad debe incrementarse para asegurar que se aplique suficiente presión negativa en el espacio pleural para drenarlo de

ACCIÓN	JUSTIFICACIÓN

cámara de aspiración. Desconectar temporalmente la aspiración para comprobar el nivel de agua en la cámara. Agregar agua estéril o solución salina, según necesidad, para mantener la cantidad correcta de aspiración.

12. Observar la cámara con sello de agua para registrar las fluctuaciones del nivel de agua con la inspiración y espiración (*tidaling*) del paciente. Si se utiliza la aspiración, desconectarla temporalmente para observar la fluctuación. Evaluar la presencia de burbujas en la cámara con sello de agua. Añadir agua, según necesidad, para mantener el nivel en la marca de 2 cm o la marca recomendada por el fabricante.

13. Determinar la cantidad y el tipo de drenaje líquido. Medir la salida de material de drenaje al final de cada turno marcando el nivel en el recipiente o colocando un pequeño trozo de cinta en el nivel de drenaje para indicar fecha y hora. La cantidad debe ser un total por sesión, porque el sistema de drenaje nunca se vacía. Si se llena el sistema de drenaje, hay que retirarlo y reemplazarlo (véanse las pautas a continuación).

14. Retirarse los guantes. Ayudar al paciente a colocarse en una posición cómoda. Levantar el barandal de la cama y colocarla en la posición más baja, según necesidad.

manera adecuada. Si la aspiración es demasiado alta, se debe regular para evitar daños en un tejido pulmonar frágil. Un leve burbujeo en la cámara de aspiración indica que se está aplicando aspiración para facilitar el drenaje.

La fluctuación del nivel de agua en la cámara con sello de agua a la inspiración y espiración es un efecto normal y esperado. Las burbujas en el compartimento con sello de agua después de la inserción inicial de la sonda o al retirar el aire son un resultado normal. La persistencia de las burbujas en la cámara con sello de agua después del período de inserción inicial indica una filtración de aire en el sistema. Las filtraciones pueden tener lugar dentro de la unidad de drenaje o en el sitio de inserción.

Esto permite la medición precisa de los ingresos y egresos, así como evaluar la eficacia de la terapia, y contribuye a la decisión de retirar la sonda. Si se abriera, el sistema de drenaje perdería su presión negativa.

El retiro adecuado del EPP reduce el riesgo de transmisión de infecciones y de contaminación de otros objetos. Colocar al paciente en una posición cómoda asegura su bienestar. La colocación apropiada de los barandales laterales elevados y la altura de la cama proporcionan seguridad y comodidad al paciente.

ACCIÓN	JUSTIFICACIÓN

15. Retirarse el EPP adicional, si se utilizó. Realizar higiene de manos.

El retiro adecuado del EPP reduce el riesgo de transmisión de infecciones y de contaminación de otros objetos. La higiene de manos evita la propagación de microorganismos.

Cambio del sistema de drenaje

16. Obtener dos pinzas Kelly acolchadas, un nuevo sistema de drenaje y un recipiente con agua estéril. Añadir agua a la cámara con sello de agua en el nuevo sistema hasta alcanzar la marca de 2 cm o la marca recomendada por el fabricante. Seguir las instrucciones del fabricante para agregar agua al sistema de aspiración, según prescripción.

Reunir el equipo necesario permite realizar la tarea de manera ordenada. Alcanzar el nivel adecuado de agua en la cámara con sello de agua es necesario para evitar que el aire penetre en el tórax. El nivel adecuado de agua en la cámara de aspiración hace posible la aspiración según la prescripción.

17. Ponerse guantes limpios y EPP adicional, según indicación.

Los guantes evitan el contacto con líquidos corporales y contaminantes.

18. **Aplicar las pinzas Kelly a 3.5-6 cm del sitio de inserción y a 2.5 cm de distancia, en direcciones opuestas (fig. 1).**

Las pinzas proporcionan un sello más hermético y evitan que el aire penetre en el espacio pleural a través de la sonda.

19. Retirar la aspiración desde el sistema actual de drenaje. Desenrollar o usar tijeras para cortar con cuidado la cinta adhesiva de espuma que pudiera haber en la conexión del sistema de drenaje y la sonda pleural. Con un movimiento rápido, retirar el sistema de drenaje. **No tirar de la sonda pleural.**

El retiro de la aspiración permite la aplicación del nuevo sistema. En muchas instituciones se colocan bandas o cintas adhesivas de espuma en el lugar donde la sonda se une al sistema de drenaje para asegurar la conexión. Debido a la presión negativa, puede ser necesario un ligero movimiento de torsión para separar las sondas. La sonda pleural se sutura en su lugar. No se debe tirar de la sonda para no desconectarla.

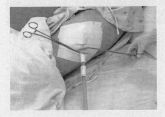

FIGURA 1 Pinzas con acolchado en la sonda pleural

ACCIÓN	JUSTIFICACIÓN
20. Manteniendo el extremo de la sonda pleural estéril, insertar el extremo del nuevo sistema de drenaje en la sonda pleural. **Retirar las pinzas Kelly.** Conectar de nuevo el sistema de aspiración. Aplicar cinta adhesiva de espuma al sitio de conexión de la sonda pleural y el sistema de drenaje.	La sonda pleural es estéril. Se debe reconectar a la aspiración para formar una presión negativa y permitir la reexpansión del pulmón o el drenaje de líquido. El pinzamiento prolongado puede ocasionar un neumotórax. Las bandas o cinta adhesiva de espuma ayudan a evitar la separación de la sonda del sistema de drenaje.
21. Evaluar al paciente y el sistema de drenaje como se describe arriba (pasos 5-15).	Valorar los cambios relacionados con la manipulación del sistema y la colocación del nuevo sistema de drenaje.
22. Retirar el EPP adicional, si se utilizó. Realizar higiene de manos.	El retiro adecuado del EPP reduce el riesgo de transmisión de infecciones y contaminación de otros objetos. La higiene de manos evita la propagación de microorganismos.

EVALUACIÓN

- El sistema de drenaje torácico es permeable y funciona adecuadamente.
- El paciente permanece libre de signos y síntomas de insuficiencia respiratoria y de las complicaciones relacionadas con el sistema de drenaje torácico.
- El paciente refiere un alivio adecuado del dolor.
- El individuo aumenta gradualmente la tolerancia a la actividad.
- El sujeto comprende.la necesidad de la sonda pleural.

REGISTRO

- Documentar el sitio de la sonda pleural, la cantidad y tipo de material drenado, la cantidad de aspiración aplicada y la presencia de cualquier borboteo, cambio en la fluctuación del volumen o enfisema subcutáneo observados. Registrar el tipo de vendaje aplicado y el grado de dolor del paciente, así como las medidas para aliviarlo.

VARIANTE EN LA TÉCNICA	Cuidado de un sistema de drenaje torácico con sello seco o aspiración
1. Reunir el equipo necesario en la mesa puente o junto a la cama. 2. Realizar higiene de manos y ponerse el EPP, según indicación.	3. Identificar al paciente.

Cuidado de un sistema de drenaje torácico con sello seco o aspiración
continuación

4. Cerrar las cortinas alrededor de la cama y la puerta de la habitación, de ser posible.

5. Explicar al paciente el procedimiento y su justificación.

6. **Valorar el grado de dolor del paciente. Administrar los medicamentos prescritos, según necesidad.**

7. Ponerse guantes limpios. Mover la bata del paciente para exponer el sitio de inserción de la sonda pleural. Mantener al paciente cubierto lo más posible, usando una manta de baño si es necesario. Observar el vendaje alrededor del sitio de inserción de la sonda pleural y asegurarse de que esté seco, intacto y con capacidad de oclusión.

8. Comprobar que todas las conexiones están firmemente unidas. Palpar suavemente alrededor del sitio de inserción en busca de la sensación de enfisema subcutáneo, una acumulación de aire o gas bajo la piel. Ésta puede sentirse crujiente, esponjosa o como un "tronido" bajo los dedos.

9. Revisar la sonda de drenaje para verificar que no haya dobleces ni torceduras. El dispositivo de recolección de drenaje debe colocarse por debajo de la zona de inserción de la sonda.

10. Si la sonda se prescribe para aspirado, evaluar la cantidad de aspiración configurada en la sonda pleural contra la cantidad de aspiración ordenada. Evaluar la presencia del indicador de control de aspiración, que es un fuelle o flotador, cuando se ajusta el regulador hasta el nivel deseado de aspiración, según prescripción.

11. Evaluar las fluctuaciones en la inspiración y espiración del paciente con el indicador de diagnóstico.

12. Revisar el indicador de filtraciones de aire en los sistemas de secado con una válvula unidireccional.

13. Evaluar la cantidad y el tipo de drenaje líquido. Medir la salida de exudado al final de cada turno marcando el nivel en el recipiente o colocando un trozo pequeño de cinta en el nivel de drenaje para indicar fecha y hora. La cantidad debe ser el total por sesión, porque el sistema de drenaje nunca se vacía; si se llena, es retirado y reemplazado.

14. Algunos sistemas de drenaje torácico portátiles requieren el vaciado manual de la cámara de recolección. Seguir recomendaciones del fabricante para el tiempo de vaciado. Por lo general, la unidad no se debe llenar por completo porque el material drenado podría derramarse. Usar guantes, limpiar el puerto de la jeringa con un paño con alcohol, utilizar una jeringa Luer-Lock de 60 mL o del tipo seleccionado de acuerdo con las políticas institucionales, enroscar la jeringa en el puerto y aspirar para retirar líquido. Repetir según necesidad y vaciar la cámara. Desechar el líquido según las políticas institucionales.

15. Retirarse los guantes y el EPP adicional, si se ha utilizado. Realizar higiene de manos.

Durante la cirugía, se suprime el reflejo de la tos, el moco se acumula en las vías traqueobronquiales y los pulmones no ventilan en su totalidad. Después de la cirugía, las respiraciones a menudo son menos productivas como resultado de la anestesia, los analgésicos y el dolor de la incisión, particularmente las de tórax y abdomen superior. Los alvéolos no se inflan y pueden colapsar. Junto con las secreciones retenidas, esto aumenta el riesgo de atelectasia e infección respiratoria.

Los ejercicios de respiración profunda hiperventilan los alvéolos y evitan que vuelvan a colapsar, mejoran la expansión y el volumen pulmonar, ayudan a expulsar gases anestésicos y mucosidades y facilitan la oxigenación tisular. La tos, que contribuye a extraer el moco de las vías respiratorias, por lo general se incluye en la capacitación de la respiración profunda. Dado que la tos a menudo es dolorosa para el paciente con una incisión torácica o abdominal, es importante enseñarle a proteger la incisión al toser. Esta técnica proporciona apoyo a la incisión y ayuda a reducir el dolor durante la tos y el movimiento.

CONSIDERACIONES AL DELEGAR

La capacitación y valoración preoperatoria no se delega al personal de apoyo de enfermería (PAE) o al personal de apoyo sin licencia (PASL). De acuerdo con la ley estatal de práctica de enfermería y las políticas y procedimientos institucionales, la capacitación preoperatoria puede delegarse al personal de enfermería práctico/vocacional con licencia (PEPL/PEVL) después de una evaluación de las necesidades de capacitación realizada por el personal de enfermería titulado. La decisión de delegar debe basarse en el análisis minucioso de las necesidades y circunstancias del paciente, así como en las calificaciones de la persona a quien se delega la tarea. Véanse las *Pautas de delegación* en el Apéndice A.

EQUIPO

- Almohada pequeña o manta de baño doblada
- Equipo de protección personal (EPP), según indicación

VALORACIÓN INICIAL

- Identificar a los pacientes que están en mayor riesgo de complicaciones respiratorias después de una cirugía, como los muy jóvenes o muy viejos; pacientes obesos o desnutridos; con desequilibrios hidroelectrolíticos o enfermedad crónica, pulmonar o cardíaca subyacente; personas con deterioro de la movilidad; y quienes están en riesgo de no poder cumplir con las actividades postoperatorias debido, por ejemplo, a alteraciones en la función cognitiva. Las intervenciones y valoraciones dependerán de la situación de riesgo específica.
- Evaluar el grado de conocimiento del paciente con respecto a respiración profunda, tos y protección de incisiones quirúrgicas.

DIAGNÓSTICO DE ENFERMERÍA

- Conocimiento deficiente
- Riesgo de infección
- Deterioro de la movilidad física

IDENTIFICACIÓN Y PLANIFICACIÓN DE RESULTADOS

- El paciente o un familiar manifiesta comprender las instrucciones y es capaz de realizar las actividades.

IMPLEMENTACIÓN

ACCIÓN	JUSTIFICACIÓN
1. Verificar en el expediente médico del paciente el tipo de cirugía y revisar las órdenes médicas. Reunir los suministros necesarios.	La verificación asegura que se brinde la atención adecuada al paciente correcto y que se ofrezca la capacitación necesaria según el tipo de cirugía. La preparación favorece el manejo eficiente y un abordaje organizado de la tarea.
2. Realizar higiene de manos y ponerse el EPP, según indicación.	La higiene de manos y el EPP evitan la propagación de microorganismos. El EPP será necesario con base en las precauciones epidemiológicas.
3. Identificar al paciente.	Identificar al paciente asegura que la persona correcta reciba la intervención correcta y ayuda a evitar errores.
4. Cerrar las cortinas alrededor de la cama y la puerta de la habitación, de ser posible. Explicar al paciente el procedimiento y su justificación. Poner los suministros necesarios al alcance de la mano, en una mesa puente.	Esto garantiza la privacidad del paciente. La explicación reduce la ansiedad y facilita la cooperación. Reunir el equipo necesario ahorra tiempo y energía. Contar con los artículos al alcance de la mano resulta práctico, ahorra tiempo y evita estiramientos innecesarios y torsiones musculares del personal de enfermería.
5. Identificar las necesidades de capacitación del paciente y su conocimiento con respecto a los ejercicios de respiración profunda, tos y protección de la incisión. Si el paciente ha experimentado antes una cirugía, preguntarle sobre su experiencia.	La identificación de los conocimientos iniciales contribuye a que reciba capacitación individualizada. La experiencia quirúrgica previa puede afectar el cuidado preoperatorio y postoperatorio de forma positiva o negativa.

ACCIÓN	JUSTIFICACIÓN
6. Explicar la justificación para realizar los ejercicios de respiración profunda, tos y protección de la incisión.	La explicación facilita la cooperación del paciente. Comprender la justificación puede contribuir a un mejor apego al procedimiento.
7. Capacitar al paciente para que realice los ejercicios de respiración profunda.	Los ejercicios de respiración profunda mejoran el volumen y la expansión del pulmón, ayudan a expulsar los gases anestésicos y el moco de las vías respiratorias y facilitan la oxigenación de los tejidos corporales.
a. Pedirle que se siente (posición de semi-Fowler o alta de Fowler) con el cuello y los hombros apoyados, y que coloque las palmas de ambas manos a lo largo de la parte baja anterior de la caja torácica.	La posición vertical favorece la expansión del tórax y disminuye el esfuerzo de los músculos abdominales. Colocar las manos en la caja torácica permite al paciente sentir el aumento del tórax y la expansión de los pulmones a medida que el diafragma desciende.
b. Pedir al paciente que exhale con suavidad y en su totalidad.	
c. Enseñar al paciente a respirar por la nariz tan profundamente como sea posible y mantener la respiración durante 3-5 seg.	La inhalación profunda favorece la expansión del pulmón.
d. Instruir al paciente que exhale por la boca, frunciendo los labios como al silbar.	
e. Hacer que el paciente practique el ejercicio de respiración tres veces. Indicarle que este ejercicio debe realizarse cada 1-2 h durante las primeras 24 h después de la cirugía y continuar en caso necesario, dependiendo de los factores de riesgo y del estado pulmonar.	La demostración por parte del paciente asegura que es capaz de realizar los ejercicios correctamente. La práctica favorece la eficacia y el cumplimiento del tratamiento.
8. Proporcionar capacitación sobre tos y protección de la incisión.	La tos ayuda a retirar el moco retenido en las vías respiratorias. La protección de la incisión minimiza el dolor al toser o moverse.
a. Pedir al paciente que se siente (posición semi-Fowler) inclinado hacia adelante. Poner una manta de baño doblada o una almohada contra la parte del cuerpo donde esté la incisión (p. ej., el abdomen o el tórax).	Estas intervenciones tienen el propósito de reducir las molestias al toser.

ACCIÓN	JUSTIFICACIÓN
b. Pedir al paciente que inhale y exhale de forma lenta y profunda por la nariz tres veces.	
c. Solicitar al paciente que respire profundo y sostenga la respiración durante 3 seg y que luego tosa lentamente tres veces.	
d. Pedir al paciente que respire rápidamente a través de la boca y que tosa fuerte y profundamente una o dos veces.	
e. Indicar al paciente que tome otra respiración profunda.	
f. Instruir al paciente que realice estas acciones cada 2 h cuando despierte, después de la cirugía.	
9. Validar que el paciente comprenda la información. Pedirle una demostración del procedimiento. Preguntar si tiene alguna duda. Alentarlo a practicar las actividades y a preguntar, según necesidad.	La validación le permite al paciente comprender la información y realizar las actividades.
10. Retirar el EPP, si se utilizó. Realizar higiene de manos.	El retiro adecuado del EPP reduce el riesgo de transmisión de infecciones y de contaminación de otros objetos. Realizar la higiene de manos evita la propagación de microorganismos.

EVALUACIÓN

• El resultado esperado se cumple cuando el paciente o su familiar manifiesta una comprensión clara de las instrucciones relacionadas con los ejercicios de respiración profunda, tos y protección de la incisión, y es capaz de realizar las actividades.

REGISTRO

• Documentar los componentes de capacitación relacionados con los ejercicios de respiración profunda, tos y protección de la incisión ofrecidos al paciente y a su familiar, si está presente. Registrar la habilidad del paciente para realizar los ejercicios de respiración profunda, tos y protección de la incisión y su respuesta a la capacitación. Observar si son necesarias instrucciones adicionales de seguimiento.

La *electrocardiografía* (ECG) es una de las herramientas de diagnóstico más valiosas y utilizadas, puesto que mide la actividad eléctrica del corazón. Los impulsos a través del sistema de conducción del corazón crean corrientes eléctricas que pueden ser monitorizadas en la superficie del cuerpo. Los electrodos conectados a la piel pueden detectar estas corrientes eléctricas y transmitirlas a un instrumento que produce un registro de la actividad cardíaca: el electrocardiógrafo. Los datos se grafican como ondas. La ECG puede ser usada para identificar isquemia miocárdica e infartos, trastornos del ritmo y de la conducción, agrandamiento de las cámaras cardíacas, desequilibrios electrolíticos y toxicidad debida a fármacos.

La ECG de 12 derivaciones estándar usa una serie de electrodos colocados en las extremidades y la pared torácica para evaluar el corazón desde 12 diferentes puntos de vista (derivaciones), colocando diez cables con electrodos para las extremidades y el tórax del paciente: cuatro en las extremidades y seis en el tórax (fig. 1). Cada conductor proporciona una instantánea electrográfica de la actividad electroquímica de la membrana celular del miocardio. El dispositivo de ECG mide y promedia las diferencias entre el potencial eléctrico de los sitios del electrodo para cada conductor y las grafica en el tiempo, creando el complejo ECG estándar, llamado *PQRST*. Estos electrodos ofrecen vistas del corazón en el plano frontal y horizontal. Es esencial que la conexión o la colocación de los electrodos/conductores de ECG sean precisas para evitar un diagnóstico equivocado. El ECG debe ser claro para permitir una interpretación exacta y confiable (Jevon, 2010).

El ECG suele obtenerse usando un método multicanal. Todos los electrodos están conectados a la vez al paciente y a la máquina que imprime una vista simultánea de todos los conductores. Es importante explicar al paciente que los conductores sólo perciben y registran la electricidad pero no la transmiten. El paciente debe ser capaz de mantenerse acostado, quieto y sin hablar para evitar que el movimiento del cuerpo cree artefactos en el ECG. Algunas variantes de la técnica estándar incluyen la ECG haciendo ejercicio (ECG de esfuerzo) y la ECG ambulatoria (prueba Holter).

La interpretación del ECG requiere las siguientes acciones:
- Determinar el ritmo
- Determinar la frecuencia
- Evaluar la onda P
- Determinar la duración del intervalo PR
- Determinar la duración del complejo QRS
- Evaluar las ondas T
- Determinar la duración del intervalo QT
- Evaluar otros componentes

CONSIDERACIONES AL DELEGAR

La obtención de un electrocardiograma no se delega al personal de apoyo de enfermería (PAE) o al personal de apoyo sin licencia (PASL). De acuerdo con la ley estatal de práctica de enfermería y las políticas y procedimientos institucionales, este procedimiento podrá ser delegado al personal de enfermería práctico/vocacional con licencia (PEPL/PEVL). La decisión de delegar debe basarse en el

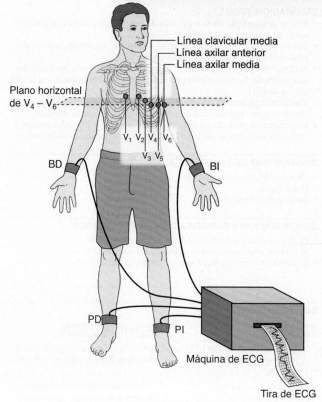

FIGURA 1 Colocación de derivaciones para ECG (tomado de: Morton, P.G., & Fontaine, D.K. (2013). *Essentials of critical care nursing. A holistic approach.* Philadelphia: Wolters Kluwer Health/Lippincott Williams & Wilkins, con permiso)

análisis minucioso de las necesidades y circunstancias del paciente, así como en las calificaciones de la persona a quien se delega la tarea. Véanse las *Pautas de delegación* en el Apéndice A.

EQUIPO

- Electrocardiógrafo
- Papel milimétrico
- Gasas de 10 × 10 cm
- Manta de baño
- Hisopos para quitar el adhesivo

- Equipo de protección personal (EPP) adicional, según indicación
- Electrodos pregelificados
- Limpiador cutáneo y agua, según necesidad

VALORACIÓN INICIAL

- Revisar el expediente médico y el plan de atención para obtener información acerca de la necesidad del paciente de un ECG.
- Evaluar el estado cardíaco del paciente, incluyendo frecuencia cardíaca, presión arterial y auscultación de ruidos cardíacos.
- Si el paciente ya está conectado a un monitor cardíaco, retirar los electrodos para acomodar las derivaciones precordiales y minimizar la interferencia eléctrica en la ECG.
- Mantener al paciente alejado de objetos que puedan causar interferencias eléctricas, como equipos, accesorios y cables de alimentación eléctrica.
- Inspeccionar el tórax del paciente para detectar áreas de irritación, erosión o vellosidad excesiva que pudieran interferir con la colocación del electrodo.

DIAGNÓSTICO DE ENFERMERÍA

- Disminución del gasto cardíaco
- Dolor agudo
- Intolerancia a la actividad

IDENTIFICACIÓN Y PLANIFICACIÓN DE RESULTADOS

- El trazado eléctrico cardíaco se obtiene sin complicaciones.
- El paciente muestra una mayor comprensión sobre la ECG.
- El individuo refiere ansiedad mínima sobre el procedimiento.

IMPLEMENTACIÓN

ACCIÓN	JUSTIFICACIÓN
1. Verificar la orden de un ECG en el expediente médico del paciente.	Revisar la orden valida que se trata del procedimiento y el paciente correctos.
2. Reunir todo el equipo.	La preparación favorece el manejo eficiente y un abordaje organizado de la tarea.
3. Realizar higiene de manos y ponerse el EPP, según indicación.	La higiene de manos y el EPP evitan la propagación de microorganismos. El EPP será necesario con base en las precauciones epidemiológicas.
4. Identificar al paciente.	La identificación del paciente asegura que la persona correcta reciba la intervención correcta y ayuda a evitar errores.
5. Cerrar las cortinas alrededor de la cama y la puerta de la habitación, de ser posible. Al configurar la máquina para registrar	Esto garantiza la privacidad del paciente. La explicación reduce la ansiedad y facilita la cooperación. Puede haber alergias relacionadas con

ACCIÓN	JUSTIFICACIÓN

un ECG de 12 derivaciones, explicar el procedimiento al paciente. Decirle que la prueba registra la actividad eléctrica del corazón, y puede repetirse a intervalos determinados. Hacer hincapié en que la corriente eléctrica no entrará en su cuerpo. Decirle al paciente que la prueba por lo general tarda unos 5 min. Preguntarle sobre alergias al adhesivo, según corresponda.

el adhesivo de los cables del electrocardiógrafo.

6. Colocar el electrocardiógrafo cerca de la cama del paciente y conectar el cable de alimentación en la toma de corriente de la pared.

Tener el equipo al alcance de la mano ahorra tiempo y facilita la realización de la tarea.

7. Si la cama es ajustable, elevarla a una altura de trabajo cómoda, por lo general a la altura del codo del profesional de la salud (VISN 8 Patient Safety Center, 2009).

Tener la cama a la altura adecuada evita la fatiga dorsal y muscular.

8. Colocar al paciente en decúbito supino en el centro de la cama con los brazos a los lados. Elevar la cabecera de la cama, según necesidad, para promover la comodidad. Exponer los brazos y las piernas del paciente y cubrirlos apropiadamente. Alentar al paciente a relajar los brazos y las piernas. Verificar que las muñecas no toquen la cintura y que los pies no toquen la piecera de la cama.

La colocación apropiada ayuda a aumentar la comodidad del paciente y a producir un mejor trazo. La posición adecuada y la relajación de los brazos y las piernas reducen la tensión muscular, la interferencia eléctrica y el temblor.

9. Según necesidad, preparar la piel para la colocación de los electrodos. Si un área presenta vellosidad excesiva, será necesario recortarla, **no afeitarla.** Limpiar el exceso de aceite u otras sustancias de la piel con agua y limpiador cutáneo, y secar completamente. Si se utilizan electrodos de gel húmedo, no se requiere el afeitado y la abrasión de la piel. Si se emplean electrodos de gel sólido, limpiar,

El afeitado provoca microabrasiones en la piel del tórax. El aceite y el exceso de vello interfieren con la función y contacto de los electrodos. No se recomiendan el alcohol, la benzoína y los antitranspirantes para preparar la piel.

| ACCIÓN | JUSTIFICACIÓN |

desengrasar y tallar la piel (frotar suavemente con gasa), y cortar el vello, según se requiera.

10. Aplicar los electrodos a las extremidades; luego conectar los cables de las extremidades a los electrodos. La punta de cada cable está rotulada y codificada por color para su fácil identificación. El cable blanco o BD va en el brazo derecho, justo arriba del hueso de la muñeca; el verde o PD va a la pierna derecha, justo arriba del hueso del tobillo; el rojo o PI va en la pierna izquierda, justo arriba del hueso del tobillo; el negro o BI en el brazo izquierdo, justo arriba del hueso de la muñeca. Retirar el papel contacto del electrodo desechable autoadherible y aplicar directamente en el lugar preparado, según la recomendación del fabricante. Consultar la figura 1 para la colocación de los electrodos.

El uso de sitios estándar recomendados para los electrodos de las extremidades es esencial para obtener un registro preciso (Crawford & Doherty, 2010; CETS, 2010).

11. Exponer el tórax del paciente. Colocar los electrodos del tórax y luego conectar los cables correspondientes a los electrodos. La punta de cada cable está rotulada y codificada por color para su fácil identificación. Los cables de las derivaciones V_1 a V_6 se aplican en el tórax. Retirar el papel contacto del electrodo desechable autoadherible y aplicar directamente en el lugar preparado, según la recomendación del fabricante. Colocar los electrodos del tórax como sigue (véase fig. 1):

La colocación adecuada de las derivaciones es necesaria para obtener resultados precisos (CETS, 2010; Kligfield *et al.*, 2007).

• V_1: (rojo) cuarto espacio intercostal en el borde derecho esternal

ACCIÓN	JUSTIFICACIÓN

- V_2: (amarillo) cuarto espacio intercostal en el borde esternal izquierdo

- V_3: (verde) exactamente a mitad de camino entre V_2 y V_4

- V_4: (azul) quinto espacio intercostal en la línea clavicular media izquierda

- V_5: (naranja) línea axilar anterior izquierda, mismo plano horizontal que V_4 y V_6

- V_6: (púrpura) línea media axilar izquierda, mismo plano horizontal que V_4 y V_5

12. Después de aplicar todos los cables, verificar que no estén tirando de los electrodos o encimados uno sobre otro. Asegurarse de que el selector de velocidad del papel se configure en el estándar de 25 m/seg y que la máquina se encuentre con el voltaje completo.

Minimiza los artefactos eléctricos y mejora la calidad y la exactitud del ECG (Roberts, 2002, en Jevon, 2010). La máquina registrará una marca de estandarización normal: un cuadrado que es la altura de 2 cuadrados grandes o 10 cuadrados pequeños en el papel de registro.

13. Según la necesidad, introducir los datos de identificación correspondientes del paciente en la máquina.

Esto permite la correcta identificación de la tira de ECG.

14. Pedir al paciente que se relaje y respire con normalidad. **Instruirle que se quede recostado y que no hable mientras se registra el ECG.**

Permanecer recostado y sin hablar produce un mejor trazado.

15. Presionar el botón AUTO. Observar la calidad del trazo. La máquina registrará automáticamente las 12 derivaciones, registrando tres consecutivas de forma simultánea. Algunas máquinas tienen una pantalla que permite ver la onda antes de que la registren en el papel. Ajustar la forma de onda, según necesidad. Si cualquier parte de la forma de onda se extiende más allá del papel al registrar el ECG, ajustar la configuración normal a la

Observar la calidad del trazado permite hacer ajustes pertinentes, según la necesidad. El registro de ajustes asegura la interpretación precisa de los resultados.

ACCIÓN	JUSTIFICACIÓN
mitad y repetir. Se debe anotar este ajuste en la tira del ECG, pues tendrá que ser considerado en la interpretación de los resultados.	
16. Cuando la máquina termina de registrar el ECG de 12 derivaciones, retirar los electrodos y limpiar la piel del paciente, según necesidad, con eliminador de adhesivo para retirar los residuos pegajosos.	La eliminación del pegamento y la limpieza favorecen la comodidad del paciente.
17. Después de desconectar los cables de los electrodos, desechar estos últimos. Regresar al paciente a una posición cómoda. Bajar la altura de la cama y ajustar la cabecera a una posición cómoda.	El retiro adecuado evita la propagación de microorganismos. El ajuste de la cabecera favorece la comodidad del paciente. Bajar la altura de la cama contribuye a la seguridad del paciente.
18. Limpiar el electrocardiógrafo según las políticas institucionales. Si no se hace vía electrónica por los datos introducidos en la máquina, etiquetar el ECG con nombre del paciente, fecha de nacimiento, lugar, fecha y hora de registro y otros datos relevantes, tales como síntomas que ocurrieron durante el procedimiento (Jevon, 2010). Documentar toda variación en la forma habitual de registro, como una colocación alternativa de los cables.	La limpieza del equipo entre pacientes disminuye el riesgo de transmisión de microorganismos. El etiquetado correcto garantiza que el ECG pertenece al paciente indicado y una interpretación precisa y confiable.
19. Retirarse el EPP adicional, si se utilizó. Realizar higiene de manos.	El retiro adecuado del EPP reduce el riesgo de transmisión de infecciones y de contaminación de otros objetos. La higiene de manos evita la transmisión de microorganismos.

EVALUACIÓN

• La lectura de la ECG se obtiene sin ansiedad excesiva del paciente ni complicaciones o lesiones.
• El paciente manifiesta comprender la justificación de la ECG.

REGISTRO

- Documentar los resultados importantes de la valoración, la fecha y hora a la que se obtuvo el ECG y la respuesta del paciente al procedimiento. Etiquetar la tira del ECG con el nombre del paciente, el número de habitación y el número de identificación de la institución, si esto no fue realizado por la máquina. También se anotan la fecha y la hora, así como cualquier información clínica pertinente durante el ECG, como la medición de la presión arterial si el paciente experimentó dolor en el tórax. Registrar toda variación al abordaje convencional del procedimiento, como la colocación alternativa de cables.

COMPETENCIA 56 | ADMINISTRACIÓN DE ENEMA DE LIMPIEZA DE ALTO VOLUMEN

Los enemas de lavado se aplican para retirar heces del colon. Algunas de las razones para administrar un enema de lavado incluyen el alivio del estreñimiento o de un bolo fecal, la prevención del escape involuntario de materia fecal durante procedimientos quirúrgicos, facilitar la visualización del tubo gastrointestinal por exploración radiográfica o instrumentada, y ayudar a establecer una función digestiva regular durante un programa de reeducación intestinal. Los enemas de lavado pueden ser de alto o bajo volumen. Esta competencia aborda la administración de un enema de alto volumen (los enemas de bajo volumen son abordados en la Competencia 57), conocidos como *hipotónicos* o *isotónicos*, dependiendo de la solución usada. Los enemas hipotónicos (agua potable) e isotónicos (solución salina normal) son enemas de alto volumen que dan lugar al vaciamiento rápido del colon. Sin embargo, usar grandes volúmenes de solución (adultos: 500-1000 mL; lactantes: 150-250 mL) puede ser peligroso para los pacientes con paredes intestinales debilitadas, como aquellos con inflamación o infección intestinal. Las soluciones de los enemas de alto volumen habitualmente requieren de preparación y equipo especial.

CONSIDERACIONES AL DELEGAR

La administración de algunos tipos de enemas puede ser delegada al personal de apoyo de enfermería (PAE) o al personal de apoyo sin licencia (PASL) que ha recibido la capacitación correspondiente. La administración de un enema de lavado de alto volumen puede ser delegada al personal de enfermería práctico/vocacional con licencia (PEPL/PEVL). La decisión de delegar debe basarse en el análisis minucioso de las necesidades y circunstancias del paciente, así como en las calificaciones de la persona a quien se delega la tarea. Véanse las *Pautas de delegación* en el Apéndice A.

EQUIPO

- Solución para enema según indicación a una temperatura de 40-43 °C para adultos en la cantidad prescrita. (La cantidad variará dependiendo del tipo de solución, la edad del paciente y su capacidad para retener la solución. El enema de limpieza promedio para un adulto varía de 750 a 1000 mL)
- Equipo de enema desechable, que incluye un contenedor de solución y sonda

- Lubricante hidrosoluble
- Portasueros
- Aditivos necesarios, según indicación
- Protector impermeable
- Termómetro de baño (de estar disponible)
- Manta de baño

- Cómodo/cuña y papel sanitario
- Guantes desechables
- Equipo de protección personal (EPP) adicional, según indicación
- Toallas de papel
- Ropa de baño, limpiador de piel y toalla

VALORACIÓN INICIAL

- Preguntar al paciente cuándo defecó por última vez.
- Explorar el abdomen del paciente, incluyendo la auscultación de los ruidos intestinales y la palpación de sensibilidad o rigidez abdominal. Debido a que el objetivo del enema es aumentar el peristaltismo, lo cual debe aumentar los ruidos intestinales, es necesario explorar el abdomen antes y después del enema.
- Evaluar la región rectal en busca de fisuras, hemorroides, úlceras o desgarros rectales. Si alguno de ellos está presente, tener cuidado al introducir el tubo.
- Analizar los resultados de los estudios de laboratorio del paciente, específicamente los recuentos plaquetario y leucocitario, pues si alguno es bajo, el enema estará contraindicado. El enema puede irritar o traumatizar la mucosa gastrointestinal, causando sangrado, perforación intestinal o infección en estos pacientes. Cualquier procedimiento innecesario que podría poner en riesgo a un individuo con recuento plaquetario o leucocitario bajo no debe ser llevado a cabo.
- Valorar en busca de vértigo, mareos, diaforesis y piel fría y húmeda. El enema puede estimular una respuesta vagal, que aumenta la estimulación parasimpática causando una disminución en la frecuencia cardíaca.
- No administrar enemas a sujetos con dolor abdominal intenso, obstrucción, inflamación o infección intestinal, o después de cirugía de recto, próstata o colon.

DIAGNÓSTICO DE ENFERMERÍA

- Dolor agudo
- Estreñimiento
- Riesgo de estreñimiento

IDENTIFICACIÓN Y PLANIFICACIÓN DE RESULTADOS

- El paciente defeca.
- El paciente expresa verbalmente que disminuyó su malestar.
- No hay distensión abdominal.
- El paciente se mantiene libre de cualquier evidencia de traumatismo en la mucosa rectal u otros efectos adversos.

IMPLEMENTACIÓN

ACCIÓN	JUSTIFICACIÓN
1. Verificar la indicación para el enema. Reunir el equipo.	Verificar la indicación médica es crucial para asegurar que el enema adecuado es administrado al paciente

ACCIÓN	JUSTIFICACIÓN
	correcto. Reunir el equipo permite un abordaje organizado de la tarea.
2. Realizar higiene de manos y colocarse el EPP, según indicación. 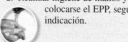	La higiene de manos y el EPP previenen la diseminación de microorganismos. El EPP será necesario con base en las precauciones epidemiológicas.
3. Identificar al paciente.	La identificación del paciente asegura que el individuo correcto recibe la intervención correcta y ayuda a prevenir errores.
4. Explicar el procedimiento al paciente y proporcionarle la justificación de por qué es necesaria la sonda. Comentar las molestias asociadas que pueden ser experimentadas y las posibles intervenciones que pueden aliviar este malestar. Responder cualquier pregunta, en caso necesario.	La explicación facilita la cooperación del paciente y reduce su ansiedad.
5. Reunir el equipo necesario en la mesa puente o junto a la cama.	Reunir el equipo necesario ahorra tiempo y energía. Contar con los artículos al alcance de la mano resulta práctico, ahorra tiempo y evita estiramientos innecesarios y torsiones musculares del personal de enfermería.
6. Cerrar las cortinas alrededor de la cama y la puerta de la habitación, de ser posible. Comentar con el paciente dónde va a defecar. Tener un cómodo o inodoro en la cercanía listo para su uso.	Esto asegura la privacidad del paciente. La explicación alivia la ansiedad y facilita la cooperación. El paciente tiene más capacidad para relajarse y cooperar si está familiarizado con el procedimiento y sabe todo lo que hay que hacer cuando sienta urgencia por defecar. La defecación habitualmente se produce dentro de 5-15 min.
7. Entibiar la solución de enema en la cantidad indicada, y revisar la temperatura con un termómetro de baño, si está disponible. De no ser así, entibiar a temperatura ambiente o ligeramente mayor y probar con la cara interna de la muñeca. Si se usa agua del grifo, ajustar la temperatura a medida que fluye desde éste.	Entibiar la solución previene que el paciente sufra escalofríos, aumentando la incomodidad del procedimiento. Una solución fría puede causar cólicos, y una demasiado caliente puede traumatizar la mucosa intestinal.

ACCIÓN	JUSTIFICACIÓN
8. Añadir la solución de edema al contenedor. Abrir la pinza y permitir que el líquido avance hacia el tubo antes de volver a pinzar.	Esto causa que todo el aire sea expulsado de la sonda. Aunque permitir la entrada de aire al intestino no es riesgoso, puede distenderlo todavía más.
9. Ajustar la cama a una altura de trabajo cómoda, habitualmente la altura del codo del profesional de la salud (VISN 8 Patient Safety Center, 2009). Colocar al paciente sobre su costado izquierdo (posición de Sims), según lo indicado por su comodidad y su estado. Doblar la ropa de cama hacia atrás sólo lo suficiente para permitir el acceso a la región rectal del paciente. Envolver al paciente con la manta de baño, según necesidad, para mantener la privacidad y la temperatura. Colocar un protector para ropa de cama bajo la cadera del paciente.	Colocar la cama a la altura adecuada previene la fatiga dorsal y muscular. La posición de Sims facilita el flujo de la solución por gravedad hacia el recto y el colon, optimizando la retención de la solución. Doblar hacia atrás la ropa de cama de esta manera minimiza la exposición innecesaria y proporciona comodidad y abrigo al paciente. El protector impermeable cubre la ropa de cama.
10. Colocarse guantes.	Los guantes previenen el contacto con contaminantes y líquidos corporales.
11. Elevar la solución de manera que no sobrepase los 45 cm arriba del nivel del ano. Planificar la administración lenta de la solución durante un período de 5-10 min. Colgar el contenedor de un portasueros o sostenerlo a la altura adecuada.	La gravedad fuerza la entrada de la solución al intestino. La cantidad de presión determina la velocidad del flujo y la presión ejercida en la pared intestinal. Pasar la solución demasiado rápido causa distensión y presión rápidas, poca defecación o daño a la membrana mucosa.
12. Lubricar abundantemente el extremo del tubo rectal de 5-7 cm. Los equipos de enema desechables pueden tener un tubo rectal prelubricado.	La lubricación facilita el paso del tubo rectal a través del esfínter anal y previene la lesión de la mucosa.
13. Levantar el glúteo para exponer el ano. Pedir al paciente que haga varias respiraciones profundas. Insertar de forma lenta y con suavidad el tubo de enema 7-10 cm para un adulto,	La visualización del ano ayuda a prevenir lesiones de los tejidos. La respiración profunda ayuda a relajar los esfínteres anales. El conducto anal mide alrededor de 2.5-5 cm de longitud. La inserción de 7-10 cm asegura

ACCIÓN	JUSTIFICACIÓN

en un ángulo que apunte hacia el ombligo, no la vejiga.

que el tubo sea insertado después de los esfínteres anal externo e interno; la inserción más allá de este punto puede dañar la membrana mucosa intestinal. El ángulo sugerido sigue el contorno intestinal normal y, por lo tanto, ayuda a prevenir la perforación del intestino. La inserción lenta del tubo minimiza los espasmos de la pared intestinal y los esfínteres.

14. Si se encuentra resistencia mientras se introduce el tubo, permitir que entre una pequeña cantidad de solución, retirando ligeramente el tubo y luego continuar insertándolo. **No forzar la entrada del tubo.** Pedir al paciente que haga varias respiraciones profundas.

La resistencia puede deberse a espasmos del intestino o falla del esfínter anal interno para abrirse. La solución puede ayudar a reducir los espasmos y relajar el esfínter, haciendo segura la inserción continua del tubo. Forzar el tubo puede lesionar la mucosa de la pared intestinal. Hacer respiraciones profundas ayuda a relajar el esfínter anal.

15. Introducir la solución lentamente por un período de 5-10 min. Sostener la sonda todo el tiempo que la solución esté siendo infundida. Explorar en busca de vértigo, mareos, náuseas, diaforesis y piel fría y húmeda durante la administración. **Si el paciente experimenta cualquiera de estos síntomas, detener el procedimiento inmediatamente, monitorizar la frecuencia cardíaca y la presión arterial del paciente, y notificar al médico.**

La introducción lenta de la solución ayuda a prevenir la distensión rápida del intestino y las ganas de defecar. La valoración permite la detección de la respuesta vagal. El enema puede estimular la respuesta vagal, que aumenta la estimulación parasimpática, causando un descenso de la frecuencia cardíaca.

16. Pinzar la sonda o bajar el contenedor si el paciente siente ganas de defecar o tiene cólicos. Indicar al paciente que haga respiraciones pequeñas y rápidas o jadear.

Estas técnicas ayudan a relajar los músculos y previenen la expulsión prematura de la solución.

17. Después de que la solución ha sido administrada, pinzar la sonda y retirar el tubo. Tener la toalla de papel lista para recibir el tubo a medida que es retirado.

Envolver el tubo en una toalla de papel previene el goteo de la solución.

ACCIÓN	JUSTIFICACIÓN
18. Regresar al paciente a una posición cómoda. Alentarlo a retener la solución hasta que la urgencia por defecar sea intensa, habitualmente en 5-15 min. Asegurarse de que la ropa de cama bajo el paciente esté seca. Retirarse los guantes y verificar que el paciente esté cubierto.	Este lapso suele permitir que las contracciones musculares sean suficientes para producir buenos resultados. Promueve la comodidad del paciente. Retirarse los guantes contaminados previene la diseminación de microorganismos.
19. Levantar los barandales laterales. Bajar la altura de la cama y ajustar la cabecera a una posición cómoda.	Promueve la seguridad del paciente.
20. Retirarse el EPP adicional, si se utilizó. Realizar higiene de manos.	Retirarse el EPP adecuadamente reduce el riesgo de transmisión de infecciones y la contaminación de otros objetos. La higiene de manos previene la diseminación de microorganismos.
21. Cuando el paciente tenga una urgencia intensa por defecar, colocarlo en posición sedente en un cómodo o ayudarlo a ir al inodoro. Ofrecerle papel sanitario, si no está a la mano. Quedarse con el paciente o acercarle el timbre de llamado.	La posición sedente es más natural y facilita la defecación. La prevención de caídas es una prioridad debido a la urgencia de alcanzar el cómodo.
22. Recordar al paciente que no debe tirar en el inodoro el contenido del cómodo antes de que usted inspeccione los resultados del enema.	Es necesario observar y registrar los resultados. Pueden ser necesarios enemas adicionales si el médico indicó "enemas hasta obtener líquido transparente".
23. Colocarse guantes y ayudar al paciente a limpiar la región anal, en caso necesario. Ofrecerle toallas, limpiador de piel y agua para lavarse las manos. Retirarse los guantes.	Limpiar la región anal y la higiene adecuada previenen la diseminación de microorganismos. Los guantes previenen el contacto con contaminantes o líquidos corporales.
24. Dejar al paciente limpio y cómodo. Disponer del equipo adecuadamente.	Las bacterias que crecen en el intestino pueden diseminarse a otras personas si el equipo no es limpiado de manera adecuada.
25. Realizar higiene de manos.	La higiene de manos previene la diseminación de microorganismos.

EVALUACIÓN

- El paciente defeca.
- El paciente expresa verbalmente tener menos malestar.
- No hay distensión abdominal.
- El paciente se mantiene libre de cualquier evidencia de traumatismo de la mucosa rectal u otro efecto adverso.

REGISTRO

- Documentar la cantidad y el tipo de solución de enema utilizada; la cantidad, consistencia y color de las heces; la puntuación de la evaluación de dolor; la exploración de la región perineal en busca de irritación, desgarros o sangrado; y la reacción del paciente al procedimiento.

COMPETENCIA 57 | ADMINISTRACIÓN DE ENEMA DE LIMPIEZA DE BAJO VOLUMEN

Los enemas de lavado se aplican para retirar heces del colon. Algunas de las razones para administrar un enema de lavado incluyen el alivio del estreñimiento o el bolo fecal, prevenir el escape involuntario de materia fecal durante procedimientos quirúrgicos, facilitar la visualización del tubo gastrointestinal por exploración radiográfica o instrumentada, y ayudar a establecer una función digestiva regular durante un programa de reeducación intestinal. Los enemas de lavado pueden ser de alto o bajo volumen. Esta competencia aborda la administración de un enema de bajo volumen (los enemas de alto volumen son abordados en la Competencia 56). Estos enemas de bajo volumen (adulto: 70-130 mL) también se conocen como *enemas hipertónicos*. Las soluciones hipertónicas actúan extrayendo agua del colon, lo cual estimula el reflejo de defecación. Pueden estar contraindicados en pacientes con problemas de retención de sodio, así como en aquéllos con insuficiencia renal o depuración renal reducida, debido a que tienen comprometida la capacidad de excretar adecuadamente el fosfato, con la hiperfosfatemia resultante (Jacobson *et al.*, 2010).

CONSIDERACIONES AL DELEGAR

La administración de algunos tipos de enemas puede ser delegada al personal de apoyo de enfermería (PAE) o al personal de apoyo sin licencia (PASL) que ha recibido la capacitación correspondiente. La administración de un enema de lavado de bajo volumen puede ser delegada al personal de enfermería práctico/vocacional con licencia (PEPL/PEVL). La decisión de delegar debe basarse en el análisis minucioso de las necesidades y circunstancias del paciente, así como en las calificaciones de la persona a quien se delega la tarea. Véanse las *Pautas de delegación* en el Apéndice A.

EQUIPO

- Enema preparado comercialmente con punta rectal
- Lubricante hidrosoluble
- Protector impermeable

- Manta de baño
- Cómodo/cuña y papel sanitario
- Guantes desechables
- Equipo de protección personal (EPP) adicional, según indicación

- Toallas de papel
- Ropa de baño, limpiador de piel y toalla

VALORACIÓN INICIAL

- Explorar el abdomen del paciente, incluyendo la auscultación de los ruidos intestinales y la palpación del abdomen.
- Evaluar el abdomen antes y después del enema. El objetivo del enema es aumentar el peristaltismo, lo cual debe incrementar los ruidos intestinales.
- Inspeccionar la región rectal en busca de fisuras, hemorroides, úlceras o desgarros rectales. Si alguno de ellos está presente, es necesario tener cuidado al administrar el enema.
- Revisar los resultados de los estudios de laboratorio del paciente, específicamente los recuentos plaquetario y leucocitario. Un recuento normal de plaquetas varía de 150 000 a 400 000/mm^3. Un recuento de plaquetas de menos de 20 000 puede comprometer seriamente la capacidad de coagulación del paciente. Por lo tanto, no debe realizarse ningún procedimiento innecesario que pudiera poner al paciente en riesgo de sangrado o infección. Un recuento leucocitario bajo pone al paciente en riesgo de infecciones.
- Explorar en busca de vértigo, mareos, diaforesis y piel fría y húmeda. El enema puede estimular una respuesta vagal, que aumenta la estimulación parasimpática causando una disminución en la frecuencia cardíaca.
- No administrar enemas a pacientes con dolor abdominal intenso, obstrucción, inflamación o infección intestinal, o después de cirugía de recto, próstata o colon.

DIAGNÓSTICO DE ENFERMERÍA

- Dolor agudo
- Estreñimiento
- Riesgo de estreñimiento

IDENTIFICACIÓN Y PLANIFICACIÓN DE RESULTADOS

- El paciente expulsa heces y refiere disminución del dolor y malestar.
- El individuo se mantiene libre de cualquier evidencia de traumatismo en la mucosa rectal.

IMPLEMENTACIÓN

ACCIÓN	JUSTIFICACIÓN
1. Verificar la indicación para el enema. Reunir el equipo.	Verificar la indicación médica resulta crucial para asegurar que el enema que recibe el paciente es el correcto. Reunir el equipo permite un abordaje organizado de la tarea.

ACCIÓN	JUSTIFICACIÓN
2. Realizar higiene de manos y colocarse el EPP, según indicación. 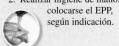	La higiene de manos y el EPP previenen la diseminación de microorganismos. El EPP será necesario con base en las precauciones epidemiológicas.
3. Identificar al paciente.	La identificación del paciente asegura que el individuo correcto recibe la intervención correcta y ayuda a prevenir errores.
4. Explicar el procedimiento al paciente y proporcionarle la justificación de por qué es necesario el tubo. Comentar las molestias asociadas que pueden ser experimentadas y las posibles intervenciones que pueden aliviar este malestar. Responder cualquier pregunta, en caso necesario.	La explicación facilita la cooperación del paciente y reduce la ansiedad.
5. Reunir el equipo y los suministros al alcance de la mano en una mesa puente. Entibiar la solución de enema a la temperatura del cuerpo colocando el envase en un recipiente con agua tibia.	Tener los objetos al alcance de la mano resulta práctico, ahorra tiempo y evita el estiramiento y torsión innecesarios de los músculos por parte del personal de enfermería. Una solución fría puede causar cólicos.
6. Cerrar las cortinas alrededor de la cama y la puerta de la habitación, de ser posible. Comentar con el paciente dónde va a defecar. Tener un cómodo o inodoro en la cercanía listo para su uso.	Esto asegura la privacidad del paciente. La explicación reduce la ansiedad y facilita la cooperación. El paciente tiene más capacidad de relajarse y cooperar si está familiarizado con el procedimiento y sabe todo lo que hay que hacer cuando sienta la urgencia por defecar. La defecación habitualmente se produce dentro de 5-15 min.
7. Ajustar la cama a una altura de trabajo cómoda, por lo general la altura del codo del profesional de la salud (VISN 8 Patient Safety Center, 2009). Posicionar al paciente sobre su costado izquierdo (posición de Sims), según lo indicado por su comodidad y su estado. Doblar la ropa de cama hacia atrás sólo lo suficiente para permitir el acceso a la región rectal del paciente.	Colocar la cama a la altura adecuada previene la fatiga dorsal y muscular. La posición de Sims facilita el flujo de la solución por gravedad hacia el recto y el colon, optimizando la retención de la solución. Doblar hacia atrás la ropa de cama de esta manera minimiza la exposición innecesaria y promueve la comodidad y abrigo del paciente. El protector impermeable cubre la cama.

ACCIÓN	JUSTIFICACIÓN
Envolverlo con la sábana de baño, según necesidad, para mantener la privacidad y la temperatura. Colocar un protector impermeable bajo la cadera del paciente.	
8. Colocarse guantes.	Los guantes previenen el contacto con contaminantes y líquidos corporales.
9. Retirar la tapa y lubricar abundantemente el extremo del tubo rectal (5-7 cm).	La lubricación facilita el paso del tubo rectal a través del esfínter anal y previene la lesión de la mucosa.
10. Levantar el glúteo para exponer el ano. Pedir al paciente que haga varias respiraciones profundas. Insertar lenta y suavemente el tubo de enema 7-10 cm para un adulto, en un ángulo apuntando hacia el ombligo, no la vejiga. **No forzar la entrada del tubo.**	La buena visualización del ano ayuda a prevenir lesiones de los tejidos. La respiración profunda ayuda a relajar los esfínteres anales. El conducto anal mide alrededor de 2.5-5 cm de longitud. La introducción de 7-10 cm asegura que el tubo es insertado después de los esfínteres anales externo e interno; la inserción más allá de este punto puede dañar la membrana mucosa intestinal. El ángulo sugerido sigue el contorno intestinal normal y, por lo tanto, ayuda a prevenir la perforación del intestino. Forzar el tubo puede lesionar la pared de la mucosa intestinal.
11. Comprimir el envase con las manos. Girar el extremo sobre su eje, hacia la punta rectal, y administrar todo el contenido del envase. Explorar en busca de vértigo, mareos, náuseas, diaforesis y piel fría y húmeda durante la administración. **Si el paciente experimenta cualquiera de estos síntomas, detener el procedimiento inmediatamente, monitorizar la frecuencia cardíaca y la presión arterial del paciente y notificar al médico.**	Girar el envase ayuda a administrar todo su contenido. La valoración permite la detección de una respuesta vagal. El enema puede estimular una respuesta vagal, la cual aumenta la estimulación parasimpática, causando una disminución de la frecuencia cardíaca.
12. Después de administrar la solución, retirar el tubo **manteniendo el envase comprimido.** Tener la toalla de papel lista para recibir el tubo a medida que es retirado. Motivar al paciente a retener la	Si se libera el envase, se formará un vacío, permitiendo que parte de la solución de enema regrese a él. Este lapso suele permitir que las contracciones musculares sean suficientes para producir buenos resultados.

ACCIÓN	JUSTIFICACIÓN
solución hasta que la urgencia por defecar sea intensa, habitualmente en 5-15 min.	
13. Retirarse los guantes. Regresar al paciente a una posición cómoda. Asegurarse de que la ropa de cama esté seca y que el paciente se encuentre cubierto.	Promueve la comodidad del paciente. Retirar los guantes contaminados previene la diseminación de microorganismos.
14. Levantar los barandales laterales. Bajar la altura de la cama y ajustar la cabecera a una posición cómoda.	Promueve la seguridad del paciente.
15. Retirarse el EPP adicional, si se utilizó. Realizar higiene de manos.	Retirarse el EPP adecuadamente reduce el riesgo de transmisión de infecciones y la contaminación de otros objetos. La higiene de manos previene la diseminación de microorganismos.
16. Cuando el paciente tiene una urgencia intensa por defecar, colocarlo en posición sedente en un cómodo o ayudarlo a ir al inodoro. Ofrecerle papel sanitario, si no está a su alcance. Es necesario quedarse con el paciente o acercarle el timbre de llamado.	La posición sedente es más natural y facilita la defecación. La prevención de caídas es una prioridad debido a la urgencia de alcanzar el cómodo.
17. Recordar al paciente que no tire en el sanitario el contenido del cómodo antes de inspeccionar los resultados del enema.	Es necesario observar y registrar los resultados. Posiblemente se requieran enemas adicionales si el médico indicó "enemas hasta obtener líquido transparente".
18. Colocarse guantes y ayudar al paciente a limpiar la región anal, en caso necesario. Ofrecerle toallas, limpiador de piel y agua para lavarse las manos. Retirarse los guantes.	Limpiar la región anal y la higiene adecuada previenen la diseminación de microorganismos.
19. Dejar al paciente limpio y cómodo. Desechar el equipo adecuadamente.	Las bacterias que crecen en el intestino pueden diseminarse a otros si el equipo no es limpiado adecuadamente.
20. Realizar higiene de manos.	La higiene de manos previene la diseminación de microorganismos.

EVALUACIÓN

- El paciente defeca.
- El paciente expresa verbalmente tener menos malestar.
- No hay distensión abdominal.
- El paciente se mantiene libre de cualquier evidencia de traumatismo de la mucosa rectal u otro efecto adverso.

REGISTRO

- Documentar la cantidad y el tipo de solución de enema utilizado; la cantidad, consistencia y color de las heces; la puntuación de la evaluación de dolor; la exploración de la región perineal en busca de irritación, desgarros o sangrado; y la reacción del paciente al procedimiento.

COMPETENCIA 58 | ADMINISTRACIÓN DE ENEMA DE RETENCIÓN

Los enemas de retención son indicados por varias razones. Los de *base oleosa* ayudan a lubricar las heces y la mucosa intestinal, haciendo más fácil la defecación. Los enemas *carminativos* ayudan a expulsar flatulencias del recto y aliviar la distensión secundaria a meteorismo. Los enemas *medicados* son usados para administrar un medicamento por vía rectal. Los enemas *antihelmínticos* son administrados para destruir parásitos intestinales.

CONSIDERACIONES AL DELEGAR

La administración de algunos tipos de enemas puede ser delegada al personal de apoyo de enfermería (PAE) o al personal de apoyo sin licencia (PASL) que ha recibido la capacitación correspondiente. La administración de un enema de retención puede ser delegada al personal de enfermería práctico/vocacional con licencia (PEPL/PEVL). La decisión de delegar debe basarse en el análisis minucioso de las necesidades y circunstancias del paciente, así como en las calificaciones de la persona a quien se delega la tarea. Véanse las *Pautas de delegación* en el Apéndice A.

EQUIPO

- Solución para enema (varía dependiendo de la razón del enema), frecuentemente soluciones preenvasadas, preparadas comercialmente
- Guantes no estériles
- Equipo de protección personal (EPP) adicional, según indicación
- Protector impermeable
- Manta de baño
- Ropa de baño, limpiador de piel y toalla
- Cómodo/cuña
- Papel sanitario
- Lubricante hidrosoluble

VALORACIÓN INICIAL

- Preguntar al paciente cuándo defecó por última vez.

- Explorar el abdomen del paciente, incluyendo la auscultación de los ruidos intestinales y la palpación. Como el objetivo del enema es aumentar el peristaltismo, lo cual debe incrementar los ruidos intestinales, es necesario explorar el abdomen antes y después del enema.
- Explorar la región rectal en busca de fisuras, hemorroides, úlceras o desgarros rectales. Si alguno de ellos está presente, es necesario tener cuidado al insertar el tubo.
- Evaluar los resultados de los estudios de laboratorio del paciente, específicamente los recuentos plaquetario y leucocitario, pues si son bajos el enema estará contraindicado. El enema puede irritar o traumatizar la mucosa gastrointestinal, causando sangrado, perforación intestinal o infección en estos pacientes. Cualquier procedimiento innecesario que pudiera poner en riesgo a un paciente con recuento bajo de plaquetas o leucocitos no debe ser realizado.
- Explorar en busca de vértigo, mareos, diaforesis y piel fría y húmeda. El enema puede estimular una respuesta vagal, que aumenta la estimulación parasimpática causando una disminución en la frecuencia cardíaca.
- No administrar enemas a pacientes con dolor abdominal intenso, obstrucción, inflamación o infección intestinal, o después de cirugía de recto, próstata o colon.

DIAGNÓSTICO DE ENFERMERÍA

- Estreñimiento
- Dolor agudo
- Riesgo de lesión

IDENTIFICACIÓN Y PLANIFICACIÓN DE RESULTADOS

- El paciente retiene la solución por la duración de tiempo prescrita y experimenta el efecto terapéutico esperado de la solución.
- El paciente expresa verbalmente que disminuyó su malestar.
- No hay distensión abdominal.
- El sujeto muestra signos y síntomas indicativos de una infección en resolución.
- El paciente se mantiene libre de cualquier evidencia de traumatismo en la mucosa rectal u otros efectos adversos.

IMPLEMENTACIÓN

ACCIÓN	JUSTIFICACIÓN
1. Verificar la indicación para el enema. Reunir el equipo.	Verificar la indicación médica resulta crucial para asegurar que el enema adecuado es administrado al paciente correcto. Reunir el equipo permite un abordaje ordenado de la tarea.
2. Realizar higiene de manos y colocarse el EPP, según indicación.	La higiene de manos y el EPP previenen la diseminación de microorganismos. El EPP será necesario con base en las precauciones epidemiológicas.

ACCIÓN	JUSTIFICACIÓN

3. Identificar al paciente.

La identificación del paciente asegura que el paciente correcto recibe la intervención correcta y ayuda a prevenir errores.

4. Explicar el procedimiento al paciente y proporcionarle la justificación de por qué es necesario el tubo. Comentar las molestias asociadas que pueden ser experimentadas y las posibles intervenciones que pueden aliviar este malestar. Responder cualquier pregunta, en caso necesario.

La explicación facilita la cooperación del paciente y reduce la ansiedad.

5. Reunir el equipo y los suministros al alcance de la mano, en una mesa puente. Entibiar la solución de enema a la temperatura corporal colocando el envase en un recipiente con agua tibia.

Es recomendable tener el equipo a la mano, pues resulta práctico, ahorra tiempo y evita estiramientos y torsiones innecesarios de los músculos por parte del personal de enfermería. Una solución fría puede causar cólicos.

6. Cerrar las cortinas alrededor de la cama y la puerta de la habitación, de ser posible. Comentar con el paciente dónde va a defecar. Tener un cómodo o inodoro listo en la cercanía para su uso.

Esto asegura la privacidad del paciente. La explicación reduce la ansiedad y facilita la cooperación. El paciente tiene más capacidad de relajarse y cooperar si está familiarizado con el procedimiento y sabe todo lo que hay que hacer cuando sienta urgencia por expulsar el enema.

7. Ajustar la cama a una altura de trabajo cómoda, habitualmente la altura del codo del profesional de la salud (VISN 8 Patient Safety Center, 2009). Colocar al paciente sobre su costado izquierdo (posición de Sims), según lo indicado por la comodidad y el estado del paciente. Doblar la ropa de cama hacia atrás lo suficiente para permitir el acceso a la región rectal del paciente. Envolverlo con la manta de baño, según necesidad, para mantener la privacidad y la temperatura. Colocar un protector impermeable bajo su cadera.

Poner la cama a la altura adecuada previene la fatiga dorsal y muscular. La posición de Sims facilita el flujo de la solución por gravedad hacia el recto y el colon, optimizando la retención de la solución. Doblar hacia atrás la ropa de cama de esta manera minimiza la exposición innecesaria y promueve la comodidad y abrigo del paciente. El protector impermeable cubre la cama.

8. Colocarse guantes.

Los guantes previenen el contacto con contaminantes y líquidos corporales.

ACCIÓN	JUSTIFICACIÓN
9. Retirar la tapa de la solución de enema preenvasada. Aplicar una cantidad abundante de lubricante en el tubo.	La lubricación es necesaria para minimizar el traumatismo durante la inserción.
10. Levantar el glúteo para exponer el ano. Pedir al paciente que haga varias respiraciones profundas. Insertar lenta y suavemente el tubo de enema 7-10 cm para un adulto, en un ángulo apuntando hacia el ombligo.	La buena visualización del ano ayuda a prevenir lesiones de los tejidos. La respiración profunda ayuda a relajar los esfínteres anales. El conducto anal mide alrededor de 2.5-5 cm de longitud. La inserción de 7-10 cm asegura que el tubo es introducido después de los esfínteres anales externo e interno; la inserción más allá de este punto puede dañar la membrana mucosa intestinal. El ángulo sugerido sigue el contorno intestinal normal y, por lo tanto, ayudará a prevenir la perforación del intestino. La inserción lenta del tubo minimiza los espasmos de la pared intestinal y los esfínteres.
11. Comprimir el envase con sus manos. Girar el extremo sobre su eje, hacia la punta rectal. Administrar toda la solución contenida en el envase. Explorar en busca de vértigo, mareos, náuseas, diaforesis y piel fría y húmeda durante la administración. **Si el paciente experimenta cualquiera de estos síntomas, detener el procedimiento inmediatamente, monitorizar la frecuencia cardíaca y la presión arterial del paciente, y notificar al médico.**	Dar vuelta al contenedor ayuda a administrar todo su contenido. La exploración permite la detección de una respuesta vagal. El enema puede estimular una respuesta vagal, la cual aumenta la estimulación parasimpática, causando una disminución de la frecuencia cardíaca.
12. **Retirar el envase mientras se mantiene comprimido.** Tener la toalla de papel lista para recibir el tubo a medida que es retirado.	Si se libera el envase, se formará un vacío, permitiendo que parte de la solución de enema regrese a él.
13. **Indicar al paciente que retenga la solución de enema por al menos 30 min o según indicación, de acuerdo con las instrucciones del fabricante.**	Es necesario retener la solución por al menos 30 min, o de acuerdo con las instrucciones del fabricante, para permitir su acción óptima.

ACCIÓN	JUSTIFICACIÓN
14. Retirarse los guantes. Regresar al paciente a una posición cómoda. Asegurarse de que el paciente está seco y cubierto.	Retirar los guantes contaminados previene la diseminación de microorganismos. Fomenta la comodidad del paciente.
15. Levantar los barandales laterales. Bajar la altura de la cama y ajustar la cabecera a una posición cómoda.	Promueve la seguridad del paciente.
16. Retirarse el EPP adicional, si se utilizó. Realizar higiene de manos.	El retiro adecuado del EPP reduce el riesgo de transmisión de infecciones y la contaminación de otros objetos. La higiene de manos previene la diseminación de microorganismos.
17. Cuando el paciente tiene una urgencia intensa por expulsar la solución, colocarlo en posición sedente en un cómodo o ayudarlo a ir al inodoro. Ofrecerle papel sanitario, si no está a su alcance. Quedarse con el paciente o acercarle el timbre de llamado.	La posición sedente es más natural y facilita la defecación. La prevención de caídas es una prioridad debido a la urgencia de alcanzar el cómodo.
18. Recordar al paciente que no tire en el sanitario el contenido del cómodo antes de inspeccionar los resultados del enema, si se usó para la evacuación intestinal. Registrar las características de las heces, según corresponda, y la reacción del paciente al enema.	Es necesario observar y registrar los resultados.
19. Colocarse guantes y ayudar al paciente a limpiar la región anal, en caso necesario. Ofrecerle toallas, limpiador de piel y agua para lavarse las manos. Retirarse los guantes.	Limpiar la región anal y una higiene adecuada previenen la diseminación de microorganismos. El retiro adecuado del EPP reduce el riesgo de transmisión de infecciones y la contaminación de otros objetos.
20. Dejar al paciente limpio y cómodo. Desechar el equipo adecuadamente.	Las bacterias que crecen en el intestino pueden diseminarse a otras personas si el equipo no es limpiado adecuadamente.
21. Realizar higiene de manos.	La higiene de manos previene la diseminación de microorganismos.

EVALUACIÓN

- El paciente expulsa heces sin evidencia de traumatismo de la mucosa rectal.
- Dependiendo de la razón del enema de retención, otros resultados pueden incluir que el paciente exprese con palabras una disminución del dolor después del enema, y que muestre signos y síntomas indicativos de una infección en resolución.

REGISTRO

- Documentar la cantidad y el tipo de solución de enema utilizado; el tiempo que fue retenido por el paciente; la cantidad, consistencia y color de las heces; la puntuación de la evaluación de dolor; la exploración de la región perineal en busca de irritación, desgarros o sangrado; y la reacción del paciente al procedimiento.

COMPETENCIA 59

ASISTENCIA EN LA APLICACIÓN DE ESCAYOLA/YESO

Una *férula* es un dispositivo de inmovilización externo rígido que encierra una parte del cuerpo. Las férulas se usan para inmovilizar una parte del cuerpo en una posición específica y aplicar presión uniforme sobre el tejido blando que encierran. Pueden ser utilizadas para tratar heridas, corregir una deformidad, estabilizar articulaciones debilitadas o promover la curación después de la cirugía. Las férulas generalmente permiten la movilidad de los pacientes y restringen el movimiento de la parte afectada del cuerpo. Pueden hacerse de escayola, yeso o de materiales sintéticos, como la fibra de vidrio. Cada material tiene ventajas y desventajas. Las férulas que no son de yeso se colocan en 15 min y pueden empezar a soportar peso o presión en 15-30 min. Las férulas de yeso pueden tomar 24-72 h para secar, y durante ese período no deben recibir carga ni presión. La seguridad del paciente es de suma importancia durante la aplicación de una férula. Por lo general, un médico u otro profesional especialista es quien la aplica. Entre las responsabilidades del personal de enfermería está la preparación del paciente y del equipo, así como asistir durante la aplicación. El personal de enfermería realiza procedimientos de cuidados cutáneos antes, durante y después de aplicar la férula. En algunos contextos, el personal de enfermería especializado puede aplicar o cambiar las férulas.

CONSIDERACIONES AL DELEGAR

El apoyo en la aplicación de una férula no podrá ser delegado al personal de apoyo de enfermería (PAE) o al personal de apoyo sin licencia (PASL). De acuerdo con la ley estatal de práctica de enfermería y las políticas y procedimientos institucionales, esta labor puede delegarse al personal de enfermería práctico/vocacional con licencia (PEPL/PEVL). La decisión de delegar debe basarse en el análisis minucioso de las necesidades y circunstancias del paciente, así como en las calificaciones del personal a quien se delega la tarea. Véanse las *Pautas de delegación* en el Apéndice A.

EQUIPO

- Materiales moldeables, como rollos de yeso o fibra de vidrio, según el tipo de férula que se vaya a aplicar
- Material de relleno, como venda tubular, venda de algodón o Webril, según el tipo de yeso por aplicar
- Cubeta de plástico o recipiente lleno de agua tibia

- Delantales y guantes desechables no estériles
- Tijeras
- Protectores desechables, impermeables
- Equipo de protección personal (EPP), según indicación

VALORACIÓN INICIAL

- Evaluar el estado de la piel en la zona afectada, en busca de eritema, contusión o heridas abiertas.
- Valorar el estado neurovascular de la extremidad afectada, incluyendo color, temperatura, pulsos distales, presencia de edema, llenado capilar de los dedos, debilidad, sensibilidad y movimiento.
- Realizar una evaluación del dolor. Si el paciente informa dolor, administrar el analgésico prescrito por tiempo suficiente para permitir su pleno efecto. Evaluar si hay espasmos musculares y administrar el relajante muscular prescrito el tiempo suficiente para permitir su pleno efecto.
- Valorar si hay presencia de procesos de enfermedad que puedan contraindicar el uso de una férula o interferir con la cicatrización de heridas, incluyendo enfermedades de la piel, enfermedad vascular periférica, diabetes mellitus y heridas abiertas o supurantes.

DIAGNÓSTICO DE ENFERMERÍA

- Riesgo de deterioro de la integridad cutánea
- Deterioro de la movilidad física
- Riesgo de disfunción neurovascular periférica
- Perfusión tisular periférica ineficaz

IDENTIFICACIÓN Y PLANIFICACIÓN DE RESULTADOS

- La férula se aplica sin interferir con la función neurovascular y se produce la curación.
- El paciente está libre de complicaciones.
- El individuo comprende el régimen de tratamiento.
- El paciente experimenta mayor comodidad.

IMPLEMENTACIÓN

ACCIÓN	JUSTIFICACIÓN
1. Revisar el expediente médico y las indicaciones para determinar la necesidad de la férula.	La revisión del expediente médico y las prescripciones valida que se trata del procedimiento correcto en el paciente correcto.

ACCIÓN	JUSTIFICACIÓN

2. Realizar higiene de manos y colocarse el EPP, según indicación.

La higiene de manos y el EPP evitan la diseminación de microorganismos. El EPP será necesario con base en las precauciones epidemiológicas.

3. Identificar al paciente. Explicarle el procedimiento y verificar la zona de aplicación de la férula.

La identificación del paciente valida que se realiza el procedimiento correcto en el paciente correcto. La explicación ayuda a reducir la ansiedad y a preparar al paciente sobre qué debe esperar.

4. Realizar una evaluación del dolor y del espasmo muscular. Administrar los medicamentos prescritos con la suficiente antelación para permitir el pleno efecto de los analgésicos o relajantes musculares.

La evaluación del dolor y la administración de analgésicos garantizan la comodidad y la cooperación del paciente.

5. Cerrar las cortinas alrededor de la cama y cerrar la puerta de la habitación, de ser posible. Colocar la cama a una altura de trabajo apropiada y cómoda, generalmente a la altura del codo del profesional de la salud (VISN 8 Patient Safety Center, 2009).

Cerrar la puerta o las cortinas proporciona privacidad. Tener la cama a la altura adecuada previene la fatiga dorsal y muscular del personal que realiza el procedimiento.

6. Colocar al paciente, según necesidad, dependiendo del tipo de férula que se vaya a aplicar y la ubicación de la lesión. Apoyar la extremidad o parte del cuerpo que será enyesada.

La colocación apropiada reduce al mínimo el movimiento, mantiene la alineación y aumenta la comodidad del paciente.

7. Cubrir al paciente con protectores impermeables.

Esto proporciona abrigo y privacidad y ayuda a proteger otras partes del cuerpo del contacto con los materiales del enyesado.

8. Limpiar y secar la parte del cuerpo afectada.

Los cuidados de la piel antes de aplicar la férula ayudan a prevenir lesiones cutáneas.

9. Colocar y mantener la parte afectada del cuerpo en la posición indicada por el médico mientras son aplicados la media tubular, la venda de algodón y el relleno (fig. 1). La media tubular debe extenderse más allá de los

La media tubular y otros recursos protegen la piel de los materiales del enyesado y crean un borde liso, acolchado, que protege la piel de la abrasión. El acolchado protege la piel, los tejidos y los nervios de la presión de la férula.

ACCIÓN JUSTIFICACIÓN

extremos de la férula. Al aplicar la venda de algodón, hay que verificar que no haya arrugas.

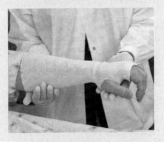

FIGURA 1 Media tubular colocada

10. Mantener la parte del cuerpo afectada en la posición indicada por el médico mientras se aplica el material de enyesado. Ayudar con el acabado doblando la media tubular u otro relleno hacia abajo sobre el borde exterior de la férula.

Los bordes lisos reducen el riesgo de irritación y abrasión de la piel.

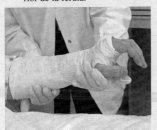

FIGURA 2 Manejo con las palmas de la extremidad enyesada

11. **Apoyar la escayola o yeso mientras fragua.** Manejar las férulas en proceso de fraguado con las palmas de las manos, no con los dedos (fig. 2). Apoyar la férula sobre una superficie dura o con bordes lisos. Evitar ejercer presión sobre la férula.

El manejo adecuado evita abolladuras de la férula y la aparición de áreas de presión.

ACCIÓN	JUSTIFICACIÓN
12. **Elevar el miembro lesionado a nivel del corazón con almohadas o toallas, según indicación, verificando que la presión se distribuya uniformemente debajo de la férula.**	La elevación promueve el retorno venoso. La presión uniformemente distribuida evita la deformación y laceración de la férula, así como la aparición de áreas de presión.
13. Colocar la cama en la posición más baja, con los barandales laterales arriba. Verificar que el botón de alarma y otros artículos esenciales estén a poca distancia.	Tener la cama a la altura correcta y dejar al alcance el botón de alerta y otros elementos garantizan la seguridad del paciente.
14. Retirarse los guantes y el EPP adicional, si se utilizó. Realizar higiene de manos.	El retiro adecuado del EPP reduce el riesgo de transmisión de infecciones y de contaminación de otros objetos. La higiene de manos evita la propagación de microorganismos.
15. Obtener radiografías, según la prescripción.	Los rayos X confirman que el área afectada está en la posición correcta.
16. Pedir al paciente que informe acerca de cualquier dolor, olor, exudado, cambio en la sensibilidad, sensación anómala o imposibilidad de mover los dedos de la extremidad afectada.	La presión dentro de una férula puede aumentar con el edema y producir un síndrome compartimental. Las quejas de los pacientes permiten la detección temprana y la pronta intervención de complicaciones como irritación de la piel o alteración de la perfusión tisular.
17. Dejar la férula descubierta y expuesta al aire. Reposicionar al paciente cada 2 h. Según la política institucional, puede utilizarse un ventilador para secar la férula.	Mantener la férula destapada promueve el fraguado. El reposicionamiento evita el desarrollo de áreas de presión. El uso de un ventilador ayuda a aumentar la circulación del aire y la velocidad de secado.

EVALUACIÓN

- La función neurovascular se mantiene y se produce la curación.
- El paciente está libre de complicaciones.
- El individuo comprende el régimen de tratamiento.
- El paciente experimenta mayor comodidad.

REGISTRO

- Documentar la hora, la fecha y el sitio en que se aplicó la férula. Incluir la valoración de la piel y los cuidados proporcionados antes de la aplicación. Registrar la respuesta del paciente a la férula y el estado neurovascular de la extremidad.

Una *férula* es un dispositivo de inmovilización externo rígido que encierra una parte del cuerpo. Las férulas pueden ser de escayola, yeso o de materiales sintéticos, como la fibra de vidrio, y se utilizan para inmovilizar una parte del cuerpo en una posición específica y aplicar presión uniforme sobre el tejido blando que encierran. Pueden ser usadas para tratar heridas, corregir una deformidad, estabilizar articulaciones debilitadas o promover la curación después de la cirugía. Las férulas generalmente permiten la movilidad de los pacientes y restringen el movimiento de la parte afectada del cuerpo. Entre las responsabilidades del personal de enfermería después de que ha sido colocada la férula, están el darles mantenimiento, prevenir complicaciones y proporcionar enseñanza al paciente en relación con su cuidado.

CONSIDERACIONES AL DELEGAR

El cuidado de una escayola o yeso no podrá ser delegado al personal de apoyo de enfermería (PAE) o al personal de apoyo sin licencia (PASL). De acuerdo con la ley estatal de práctica de enfermería y las políticas y procedimientos institucionales, el cuidado de una férula puede delegarse al personal de enfermería práctico/vocacional con licencia (PEPL/PEVL). La decisión de delegar debe basarse en el análisis minucioso de las necesidades y circunstancias del paciente, así como las calificaciones de la persona a quien se delega la tarea. Véanse las *Pautas de delegación* en el Apéndice A.

EQUIPO

- Paño
- Toalla
- Limpiador de piel
- Recipiente con agua caliente
- Protectores impermeables

- Cinta
- Almohadas
- Equipo de protección personal (EPP), según indicación

VALORACIÓN INICIAL

- Revisar el expediente médico del paciente y el plan de cuidados de enfermería para determinar la necesidad de cuidados de la férula y de la zona afectada.
- Realizar una evaluación del dolor y administrar los medicamentos prescritos con la suficiente antelación para permitir el pleno efecto de los analgésicos antes de iniciar el procedimiento.
- Evaluar el estado neurovascular de la extremidad afectada, incluyendo color, temperatura, pulsos distales, presencia de edema, llenado capilar en los dedos, sensibilidad y movimiento. Observar la piel distal respecto de la férula. Considerar cualquier signo de infección, incluyendo cualquier olor fétido, dolor, fiebre, edema y calor extremo en un área de la férula.
- Valorar las complicaciones de la inmovilidad, incluyendo alteraciones en la integridad de la piel, disminución de la movilidad en articulaciones, peristaltismo disminuido, estreñimiento, alteraciones en la función respiratoria y signos de tromboflebitis.
- Inspeccionar el estado de la férula. Prestar atención a la presentación de grietas, abolladuras o cualquier muestra de humedad.
- Valorar el conocimiento del paciente sobre el cuidado de su férula.

DIAGNÓSTICO DE ENFERMERÍA

- Riesgo de disfunción neurovascular periférica.
- Déficit de autocuidado (baño, alimentación, vestirse o ir al baño)
- Riesgo de deterioro de integridad cutánea

IDENTIFICACIÓN Y PLANIFICACIÓN DE RESULTADOS

- La férula permanece intacta.
- El paciente no experimenta compromiso neurovascular.
- El individuo experimenta sólo dolor y edema leves.
- El paciente presenta sólo limitaciones leves en el grado de movilidad articular.
- La piel alrededor de los bordes de la férula se mantiene intacta.
- El paciente participa en las actividades de la vida diaria.
- El sujeto demuestra conocer técnicas apropiadas de cuidado de su férula.

IMPLEMENTACIÓN

ACCIÓN	JUSTIFICACIÓN
1. Revisar el expediente médico y el plan de enfermería para determinar la necesidad de cuidados de la férula y de la parte del cuerpo afectada.	Revisar el plan de atención y el expediente médico valida que sea aplica el procedimiento correcto al paciente correcto.
2. Realizar higiene de manos y colocarse el EPP, según indicación.	La higiene de manos y el EPP evitan la diseminación de microorganismos. El EPP será necesario con base en las precauciones epidemiológicas.
3. Identificar al paciente y explicarle el procedimiento.	La identificación del paciente valida que el individuo correcto recibe el procedimiento correcto. La explicación ayuda a reducir la ansiedad y a prepararlo sobre lo que puede esperar.
4. Cerrar las cortinas alrededor de la cama y la puerta de la habitación, de ser posible. Colocar la cama a una altura de trabajo apropiada y cómoda, generalmente a la altura del codo del profesional de la salud (VISN 8 Patient Safety Center, 2009).	Cerrar la puerta o las cortinas proporciona privacidad. La altura adecuada de la cama ayuda a reducir la tensión en la espalda cuando se realiza el procedimiento.
5. Si se aplicó una escayola o yeso, manejar el área enyesada con las palmas de las manos las primeras 24-36 h, hasta que esté totalmente seca.	El manejo adecuado de la férula evita abolladuras que podrían crear áreas de presión en su interior.

ACCIÓN	JUSTIFICACIÓN
6. Si la férula se encuentra en una extremidad, elevar la zona afectada sobre almohadas cubiertas con protectores impermeables. **Mantener las curvaturas normales y los ángulos de la férula.**	La elevación ayuda a reducir el edema y mejora el retorno venoso. El uso de un protector impermeable evita que la ropa de cama se ensucie. Mantener los ángulos y curvaturas ayuda a preservar la alineación correcta de las articulaciones, permite evitar que se aplasten áreas de la férula al secarse y previene la aparición de zonas de presión.
7. Mantener la férula descubierta hasta que esté totalmente seca.	El mantener la férula descubierta permite que se disipen el calor y la humedad y que el aire circule para acelerar el secado.
8. Evaluar el estado de la férula. Prestar atención a la aparición de grietas, abolladuras o cualquier emisión de humedad. Realizar evaluaciones cutáneas y neurovasculares según las políticas institucionales, cada 1-2 h. **Vigilar si aparece dolor, edema, incapacidad para mover partes del cuerpo distales a la férula, palidez, pulsos y anomalías en la sensibilidad. Si la férula está en una extremidad, compararla con la no enyesada.**	La evaluación ayuda a detectar anomalías neurovasculares o infecciones y permite la pronta intervención. Evaluar el estado neurovascular hace posible determinar la circulación y oxigenación de los tejidos. La presión dentro de la férula puede aumentar con el edema y producir un síndrome compartimental.
9. Si se observa sangrado o drenaje que emerge de la férula, marcar el área siguiendo las políticas institucionales. Indicar la fecha y la hora junto a la zona. Seguir las órdenes médicas o las políticas institucionales con respecto a la cantidad de drenaje que debe informarse al proveedor de atención primaria.	Marcar la zona proporciona un valor de referencia para monitorizar la cantidad de sangrado o drenaje.
10. Evaluar si hay signos de infección. Vigilar la temperatura del paciente. Valorar si se percibe algún olor fétido, aumento del dolor o hipertermia extrema.	La infección impide la cicatrización. La evaluación permite la detección temprana y la pronta intervención.
11. Cambiar de posición al paciente cada 2 h. Darle vuelta y cuidar su piel con frecuencia. Fomentar la realización de ejercicios de amplitud de movimiento para	El reposicionamiento promueve el secado de la férula y reduce el riesgo de desarrollar áreas de presión. El cuidado frecuente de la piel y de la espalda evita malestar y problemas de la piel

ACCIÓN	JUSTIFICACIÓN
las articulaciones afectadas. Alentar al paciente a toser y respirar profundamente.	al paciente. Los ejercicios de amplitud de movimiento mantienen la función articular de las áreas no afectadas. La tos y la respiración profunda reducen el riesgo de complicaciones respiratorias asociadas con la inmovilidad.
12. Pedir al paciente que informe si registra dolor, mal olor, exudado, cambios en la sensibilidad o imposibilidad de mover los dedos de la extremidad afectada.	La presión dentro de una férula puede aumentar con el edema y producir el síndrome compartimental. El entendimiento del paciente de los signos y síntomas permite la detección temprana y la intervención inmediata.
13. Colocar la cama en la posición más baja, con los barandales laterales arriba. Asegurarse de que el timbre de llamado y otros artículos esenciales se encuentren al alcance.	Tener la cama a la altura correcta y dejar el timbre de llamado y otros elementos al alcance de la mano garantiza la seguridad del paciente.
14. Retirarse el EPP, si se utilizó. Realizar higiene de manos.	El retiro adecuado del EPP reduce el riesgo de transmisión de infecciones y de contaminación de otros objetos. La higiene de manos evita la propagación de microorganismos.

EVALUACIÓN

- El paciente mantiene la férula intacta sin evidencia de compromiso neurovascular en la parte afectada del cuerpo.
- El individuo permanece libre de infecciones.
- El paciente refiere sólo dolor y edema leves.
- El sujeto mantiene la amplitud o rango de movimiento de las articulaciones implicadas.
- El paciente conserva la piel intacta en los bordes del yeso.
- El individuo es capaz de realizar actividades de la vida diaria.
- El paciente demuestra conocer el manejo de técnicas apropiadas de atención de la férula.

REGISTRO

- Documentar todas las evaluaciones y los cuidados proporcionados. Registrar la respuesta del paciente a la férula, a los cambios de posición y a cualquier forma de instrucción.

Los masajes ofrecen muchos beneficios, incluyendo un estado de relajación general y una mejor circulación. Asimismo, pueden ayudar a reducir el dolor. Los masajes de espalda pueden formar parte del baño del paciente o de sus cuidados antes de dormir, o realizarse en cualquier momento para promover su comodidad. Algunos miembros del personal de enfermería no siempre dan masajes de espalda porque creen que no les alcanza el tiempo. Sin embargo, representan una oportunidad para observar la piel del paciente en caso de dehiscencias. Además, mejoran la circulación, reducen el dolor, la angustia sintomática y la ansiedad, mejoran la calidad del sueño, y ofrecen un medio de comunicación con el paciente mediante el tacto. Los masajes de espalda también proveen estimulación de la piel como método para reducir el dolor.

Como algunos pacientes consideran que los masajes de espalda constituyen un lujo, pueden mostrarse reacios a aceptarlos, por lo que es importante explicar su importancia y valor. Un masaje de espalda eficaz debe tomar 4-6 min. Suele aplicarse alguna loción, la cual conviene calentar antes de ponerla en la espalda. Se debe conocer el diagnóstico del paciente antes de considerar la opción del masaje de espalda. Por ejemplo, puede estar contraindicado en caso de cirugía del dorso o fracturas costales. Colocar al paciente sobre el abdomen o, de estar contraindicado, sobre el costado para realizar el masaje.

CONSIDERACIONES AL DELEGAR

Los masajes de espalda pueden delegarse al personal de apoyo de enfermería (PAE) o al personal de apoyo sin licencia (PASL), así como al personal de enfermería práctico/vocacional con licencia (PEPL/PEVL). La decisión de delegar debe tomarse con base en un análisis minucioso de las necesidades y circunstancias del paciente, así como de las competencias de la persona a quien se delega la tarea. Véanse las *Pautas de delegación* del Apéndice A.

EQUIPO

- Herramientas de evaluación del dolor y escalas de dolor
- Talco, si no está contraindicado
- Manta de baño
- Toalla
- Guantes no estériles, según indicación
- Equipo de protección personal (EPP) adicional, según indicación

VALORACIÓN INICIAL

- Revisar los antecedentes médicos y el plan de atención del paciente en busca de información sobre su estado general y contraindicaciones del masaje de espalda. Preguntar al paciente sobre posibles alteraciones que pudieran exigir modificaciones o contraindicar el masaje.
- Consultar sobre alergias, sobre todo a lociones o fragancias. Preguntarle si prefiere alguna loción o si trae la propia.
- Evaluar el grado de dolor del paciente. Revisar la hoja de medicamentos del paciente, en busca de la hora de administración del último analgésico. Si resulta pertinente, administrar un analgésico con la anticipación suficiente para que surta efecto.

DIAGNÓSTICO DE ENFERMERÍA

- Dolor agudo
- Dolor crónico
- Trastorno del patrón de sueño

IDENTIFICACIÓN Y PLANIFICACIÓN DE RESULTADOS

- El paciente informa mayor comodidad o menor dolor, y que se encuentra en un estado de relajación.
- El paciente muestra menor ansiedad y mayor relajación.
- El sujeto refiere comprender las razones por las que recibe el masaje de espalda.

IMPLEMENTACIÓN

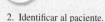

ACCIÓN	JUSTIFICACIÓN
1. Realizar higiene de manos y colocarse el EPP, según indicación.	La higiene de manos y el EPP previenen la diseminación de microorganismos. El EPP será necesario según las precauciones epidemiológicas.
2. Identificar al paciente.	Identificar al paciente garantiza que el individuo correcto recibe la intervención correcta y ayuda a prevenir errores.
3. Ofrecer un masaje de espalda al paciente y explicar el procedimiento.	La explicación mejora la comprensión y cooperación del paciente y reduce la ansiedad.
4. Ponerse guantes, según la indicación.	Generalmente no es necesario el uso de guantes. Los guantes evitan el contacto con la sangre y los líquidos corporales.
5. Cerrar la puerta de la habitación o la cortina alrededor de la cama.	Cerrar la puerta o la cortina ofrece privacidad, promueve la relajación y reduce los ruidos y estímulos que pueden aumentar el dolor y reducir la comodidad.
6. Valorar el dolor del paciente con las herramientas y escalas de medición adecuadas.	Se requiere una valoración precisa para orientar el tratamiento y las intervenciones de reducción del dolor y para evaluar la eficacia de las medidas de analgesia.
7. Elevar la cama para facilitar la labor, generalmente a la altura del codo del profesional de la salud (VISN 8 Patient Safety Center, 2009), y bajar el barandal.	Tener la cama a la altura adecuada previene la fatiga en la espalda y los músculos.

ACCIÓN	JUSTIFICACIÓN
8. Ayudar al paciente a lograr una posición cómoda, de preferencia en supinación prona o lateral. Retirar los cobertores y mover la bata del paciente lo suficiente para exponer la espalda, desde los hombros hasta la región sacra. Tapar al paciente con una manta de baño, según necesidad.	Esta posición expone el área para la adecuada realización del masaje. Tapar al paciente ofrece abrigo y privacidad.
9. Calentar el lubricante o loción con las palmas de las manos, o poner el contenedor en un recipiente con agua tibia. **Durante el masaje, observar la piel del paciente en busca de áreas eritematosas o dehiscentes. Prestar atención a la piel ubicada sobre las prominencias óseas.**	Las lociones frías causan escalofríos y molestias. La presión puede alterar la circulación y causar úlceras por presión.
10. Con movimientos suaves y deslizantes (*effleurage*), aplicar la loción sobre hombros, espalda y región sacra del paciente.	Los movimientos suaves y deslizantes relajan al paciente y reducen la tensión.
11. Colocar las manos a cada lado de la base de la columna del paciente y masajear hacia arriba con dirección a los hombros y luego de regreso a la región lumbar, con movimientos lentos y continuos. Mantener estos movimientos durante varios minutos.	El contacto constante resulta tranquilizador y estimula la circulación y la relajación muscular.
12. Masajear los hombros del paciente, toda su espalda, las áreas sobre las crestas ilíacas y el sacro con movimientos circulares. **Las manos deben mantener el contacto con la piel del paciente.** Continuar el masaje durante varios minutos, aplicando más loción según la necesidad.	Los movimientos firmes con contacto constante promueven la relajación.
13. Masajear la piel del paciente sujetándola y comprimiéndola suavemente (*pétrissage*).	Los masajes mejoran la circulación sanguínea.
14. Completar el masaje con movimientos largos y suaves adicionales, que se van haciendo progresivamente más ligeros.	Los movimientos largos y suaves son tranquilizantes y fomentan la relajación; los masajes continuos con reducción gradual de la presión profundizan la sensación de relajación.

ACCIÓN	JUSTIFICACIÓN
15. Secar al paciente con la toalla y limpiar los excesos de loción.	El secado del paciente aumenta su comodidad y reduce la sensación de humedad sobre la espalda.
16. Quitarse los guantes, si se utilizaron. Volver a poner la bata y cobertores del paciente. Subir los barandales y bajar la cama. Ayudar al paciente a asumir una posición confortable.	El reacomodo de la ropa de cama y el paciente ayuda a promover su comodidad y seguridad.
17. Retirar el EPP adicional, si se utilizó. Realizar higiene de manos.	El retiro adecuado del EPP reduce el riesgo de infección y la contaminación de otros objetos. La higiene de manos previene la transmisión de microorganismos.
18. Evaluar la respuesta del paciente a la intervención. Volver a valorar las molestias o el dolor con las herramientas utilizadas al inicio. Reevaluar y modificar el plan de atención, según necesidad.	La revaloración permite la personalización del plan de atención del paciente y promueve su comodidad.

EVALUACIÓN

- El paciente informa mayor comodidad o menor dolor.
- El individuo muestra menor ansiedad y mayor relajación.
- El paciente refiere comprender las razones por las que recibe el masaje de espalda.

REGISTRO

- Documentar la valoración del dolor y otras evaluaciones importantes. Consignar la realización del masaje, su duración y la respuesta del paciente. Registrar otros posibles tratamientos alternativos, de ser pertinente.

COMPETENCIA 62
CAPACITACIÓN DEL PACIENTE SOBRE USO DEL ESPIRÓMETRO DE INCENTIVO

La espirometría de incentivo proporciona un reforzamiento visual para que el paciente respire profundamente. Ayuda al paciente a respirar de forma lenta y profunda, y a mantener una inspiración máxima, a la vez que proporciona un reforzamiento positivo inmediato. La espirometría de incentivo motiva al paciente a maximizar la insuflación pulmonar y a prevenir o reducir la atelectasia. El intercambio gaseoso óptimo se ve fortalecido y las secreciones pueden ser aclaradas y expectoradas.

CONSIDERACIONES AL DELEGAR

La capacitación del paciente relacionada con el uso del espirómetro de incentivo no debe ser delegada al personal de apoyo de enfermería (PAE), el personal de apoyo sin licencia (PASL) o el personal de enfermería práctico/vocacional con licencia (PEPL/PEVL). Dependiendo de la ley estatal de práctica de enfermería y las políticas y procedimientos institucionales, el PEPL/PEVL puede reforzar y motivar el uso del espirómetro de incentivo por parte del paciente. La decisión de delegar debe basarse en el análisis minucioso de las necesidades y circunstancias del paciente, así como en las calificaciones de la persona a quien se delega la tarea. Véanse las *Pautas de delegación* en el Apéndice A.

EQUIPO

- Espirómetro de incentivo
- Estetoscopio
- Sábana doblada o almohada, con el propósito de estabilizar la inci-
- sión en el tórax o abdomen, según corresponda
- Equipo de protección personal (EPP), según indicación

VALORACIÓN INICIAL

- Explorar al paciente en busca de dolor y administrar analgésicos, según prescripción, si la respiración profunda causa dolor. La presencia de dolor puede interferir con el aprendizaje y la realización de las actividades requeridas.
- Evaluar los ruidos respiratorios antes y después del uso para establecer un valor de referencia y determinar la eficacia del espirómetro de incentivo. Este recurso motiva al paciente a hacer respiraciones profundas, y los ruidos pulmonares pueden estar disminuidos antes de usar el espirómetro de incentivo.
- Vigilar los signos vitales y la saturación de oxígeno para proporcionar datos de referencia con el fin de evaluar la respuesta del paciente. La saturación de oxígeno puede aumentar debido a la reexpansión de los alvéolos.

DIAGNÓSTICO DE ENFERMERÍA

- Patrón respiratorio ineficaz
- Riesgo de infección
- Dolor agudo
- Conocimiento deficiente

IDENTIFICACIÓN Y PLANIFICACIÓN DE RESULTADOS

- El paciente demuestra con exactitud el procedimiento para usar el espirómetro.
- El individuo muestra aumento del nivel de saturación de oxígeno.
- El paciente refiere control adecuado del dolor durante el uso.
- El sujeto presenta aumento de la expansión pulmonar con ruidos respiratorios claros.

IMPLEMENTACIÓN

ACCIÓN	JUSTIFICACIÓN
1. Revisar el expediente médico del paciente en busca de cualquier	Identificar los factores de riesgo ayuda en la interpretación de los resultados.

ACCIÓN	JUSTIFICACIÓN
problema de salud que pueda afectar su estado de oxigenación.	
2. Reunir el equipo necesario en la mesa puente o junto a la cama.	Reunir el equipo necesario ahorra tiempo y energía. Contar con el equipo al alcance de la mano resulta práctico, ahorra tiempo y evita estiramientos innecesarios y torsiones musculares del personal de enfermería.
3. Realizar la higiene de manos y colocarse el EPP, según indicación.	La higiene de manos y el EPP previenen la diseminación de microorganismos. El EPP será necesario con base en las precauciones epidemiológicas.
4. Identificar al paciente.	La identificación del paciente asegura que el paciente correcto recibe la intervención correcta y ayuda a prevenir errores.
5. Cerrar las cortinas alrededor de la cama y la puerta de la habitación, de ser posible. Explicar al paciente el procedimiento y su justificación. Con el formato proporcionado por el fabricante del equipo, anotar el objetivo de inspiración del paciente con base en su estatura y edad.	Esto asegura la privacidad del paciente. La explicación reduce la ansiedad y facilita la cooperación. El objetivo de inspiración se basa en la estatura y edad del paciente y proporciona un objetivo individualizado para cada sujeto.
6. Ayudar al paciente a ponerse en posición erguida o de semi-Fowler, de ser posible. Retirar las dentaduras si están mal ajustadas. Evaluar el nivel de dolor del paciente. Administrar analgésicos, según la prescripción, en caso necesario. Esperar el tiempo adecuado para que el medicamento surta efecto. **Si el paciente ha sido sometido recientemente a cirugía abdominal o torácica, colocar una almohada o sábana doblada sobre la incisión en el tórax o el abdomen para estabilizarla.**	La posición erguida facilita la expansión pulmonar. Las dentaduras pueden impedir que el paciente haga respiraciones profundas si está preocupado de que su dentadura pueda caerse. El dolor puede disminuir la capacidad del paciente para hacer respiraciones profundas. Las respiraciones profundas pueden hacer que el paciente tosa. Estabilizar la incisión da soporte al área y ayuda a reducir el dolor por la incisión.

ACCIÓN	JUSTIFICACIÓN

7. Enseñar cómo sostener el dispositivo con una mano y detener la boquilla con la otra (fig. 1). Si el paciente no puede usar las manos, ayudarlo con el espirómetro de incentivo.

Esto permite al paciente mantenerse erguido, visualizar el volumen de cada inspiración y estabilizar el dispositivo.

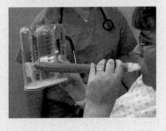

FIGURA 1 Uso del espirómetro de incentivo

8. Indicar al paciente que exhale normalmente; luego colocar sus labios de manera segura alrededor de la boquilla.

El paciente debe vaciar completamente los pulmones de manera que pueda inhalar el volumen máximo. Un cierre estrecho permite el uso máximo del dispositivo.

9. **Indicar al paciente que inhale de manera lenta y lo más profundamente posible a través de la boquilla sin usar la nariz (si lo desea, puede usar un clip para la nariz).**

Inhalar a través de la nariz lleva a realizar mediciones inexactas del volumen inhalado.

10. Cuando el paciente no pueda inhalar más, **debe sostener la respiración y contar hasta tres.** Revisar la posición del calibrador para determinar el avance y el nivel alcanzado. Si el paciente comienza a toser, estabilizar la incisión abdominal o torácica.

Sostener la respiración durante 3 seg ayuda a los alvéolos a reexpandirse. El volumen en el espirómetro de incentivo debe aumentar con la práctica.

11. Indicar al paciente que retire sus labios de la boquilla y exhale con normalidad. **Si el paciente se marea durante el proceso, se le indica que se detenga y que haga algunas respiraciones normales antes de reiniciar el uso del espirómetro de incentivo.**

Las respiraciones profundas pueden modificar el nivel de CO_2, llevando al mareo.

ACCIÓN	JUSTIFICACIÓN
12. Motivar al paciente a usar el espirómetro de incentivo cinco a diez veces cada 1-2 h, de ser posible.	Esto ayuda a reexpandir los alvéolos y previene la atelectasia por hipoventilación.
13. Limpiar la boquilla con agua y agitar hasta que se seque. Retirarse el EPP, si se utilizó. Realizar higiene de manos.	Limpiar el equipo previene la diseminación de contaminantes y microorganismos. El retiro adecuado del EPP reduce el riesgo de transmisión de infecciones y contaminación de otros objetos. La higiene de manos previene la diseminación de microorganismos.

EVALUACIÓN

- El paciente realiza los pasos para el uso del espirómetro de incentivo correctamente y presenta ruidos pulmonares que son claros e iguales en todos los lóbulos.
- El individuo muestra un aumento en los niveles de saturación de oxígeno.
- El paciente conoce la información adecuada sobre el control del dolor y la importancia y necesidad del espirómetro de incentivo.

REGISTRO

- Documentar que el espirómetro de incentivo fue utilizado por el paciente, el número de repeticiones y el volumen promedio alcanzado. Registrar la capacitación del paciente y su respuesta, si corresponde. Si el paciente tose, documentar si la tos es productiva o no. Si hay tos productiva, se incluyen las características del esputo: consistencia, cantidad y color.

COMPETENCIA 63 — OBTENCIÓN DE MUESTRA DE ESPUTO PARA CULTIVO

La producción de esputo es resultado de la reacción de los pulmones a cualquier irritante recurrente y constante (Hinkle & Cheever, 2014). Las muestras de esputo provienen de la profundidad de los bronquios, no de la región posnasal. El análisis de esputo se utiliza para el diagnóstico de enfermedades, pruebas de sensibilidad a fármacos y orientar el tratamiento del paciente. El esputo se puede obtener para identificar microorganismos patógenos, determinar si hay células malignas presentes y buscar estados de hipersensibilidad. Se puede ordenar una muestra de esputo si se sospecha de una infección bacteriana, vírica o micótica del sistema pulmonar. La muestra de esputo se puede obtener por medio de la expectoración del paciente dentro de un recipiente estéril, por medio de aspiración endotraqueal, durante una broncoscopia y vía aspiración transtraqueal. Debido a que las secreciones se acumulan durante la noche, es preferible obtener una muestra de esputo expectorada a primera hora de la mañana cuando el paciente se levanta, lo que ayuda en el proceso de obtención (Hinkle & Cheever, 2014). El siguiente procedimiento describe la obtención de una muestra de este tipo. La obtención de una muestra de esputo por aspiración vía tubo endotraqueal se comenta en la sección de "Variante en la técnica" al final de esta competencia.

CONSIDERACIONES AL DELEGAR

La obtención de la muestra de esputo no se delega al personal de apoyo de enfermería (PAE) o al personal de apoyo sin licencia (PASL), pero puede delegarse al personal de enfermería práctico/vocacional con licencia (PEPL/PEVL). La decisión de delegar debe tomarse con base en un análisis minucioso de las necesidades y circunstancias del paciente, así como de las calificaciones de la persona a quien se delega la tarea. Véanse las *Pautas de delegación* en el Apéndice A.

EQUIPO

- Contenedor estéril para la muestra de esputo
- Guantes no estériles
- Gafas de seguridad
- Equipo de protección personal (EPP) adicional, según indicación

- Bolsa para materiales biológicos peligrosos
- Etiqueta apropiada para la muestra, con base en las políticas y procedimientos institucionales

VALORACIÓN INICIAL

- Evaluar los ruidos pulmonares del paciente. Los individuos con tos productiva pueden presentar estertores, roncus, jadeos o ruidos pulmonares disminuidos.
- Supervisar los niveles de saturación de oxígeno, ya que los pacientes con secreciones pulmonares excesivas pueden tener saturación de oxígeno disminuida.
- Valorar el nivel de dolor del paciente. Considerar la administración de medicamentos para el dolor antes de obtener la muestra, ya que el paciente tendrá que toser.
- Evaluar las características del esputo: color, cantidad, presencia de sangre y viscosidad.

DIAGNÓSTICO DE ENFERMERÍA

- Dolor agudo
- Limpieza ineficaz de las vías aéreas
- Deterioro del intercambio gaseoso

IDENTIFICACIÓN Y PLANIFICACIÓN DE RESULTADOS

- El paciente produce una muestra adecuada (con base en las políticas institucionales) proveniente de los pulmones.
- Se mantiene la permeabilidad de las vías aéreas.
- Aumenta la saturación de oxígeno.
- El paciente demuestra comprender los motivos por los cuales se requiere la obtención de la muestra.
- El individuo presenta un mejor estado respiratorio.

IMPLEMENTACIÓN

ACCIÓN	JUSTIFICACIÓN
1. Verificar la orden de obtención de muestra de esputo. Reunir el equipo.	La verificación de la orden médica resulta crucial para garantizar que el individuo correcto recibe la intervención correcta. Reunir el equipo permite el abordaje ordenado de la tarea.
2. Realizar higiene de manos. Colocarse el EPP, según indicación.	La higiene de manos y el EPP previenen la diseminación de microorganismos. El EPP será necesario según las precauciones epidemiológicas.
3. Identificar al paciente.	La identificación del paciente valida que se atienda al individuo correcto con el procedimiento correcto y ayuda a evitar errores.
4. Explicar el procedimiento al paciente. Administrar analgésicos (según prescripción) si el paciente presenta dolor al toser. Si el sujeto puede realizar la tarea sin ayuda después de darle instrucciones, dejar el recipiente en la cabecera con indicaciones de llamar al personal de enfermería tan pronto como se produzca la muestra.	La explicación ofrece confianza y fomenta la cooperación. El alivio del dolor facilita el cumplimiento.
5. Cotejar la etiqueta de la muestra con la pulsera del paciente. La etiqueta debe incluir nombre del paciente y número de identificación, hora en la que se obtuvo la muestra, vía de recolección, identificación de la persona que obtuvo la muestra y cualquier otra información requerida por las políticas institucionales.	Confirmar la información de la identificación del paciente garantiza que la muestra se haya etiquetado de forma correcta para el paciente correcto.
6. Reunir el equipo necesario en la mesa puente o junto a la cama.	Conviene tener el equipo a la mano, pues resulta práctico, ahorra tiempo y evita estiramientos y torsiones innecesarios de los músculos por parte del personal de enfermería.
7. Cerrar las cortinas alrededor de la cama y la puerta de la habitación, de ser posible.	Ello proporciona privacidad al paciente.

ACCIÓN	JUSTIFICACIÓN
8. Colocarse guantes desechables y gafas.	Los guantes y gafas evitan el contacto con sangre y líquidos corporales.
9. Ajustar la cama a una altura de trabajo cómoda, por lo general a la altura del codo del profesional de la salud (VISN 8, 2009). Bajar el barandal lateral más cercano. Colocar al paciente en posición de semi-Fowler. **Solicitarle que aclare nariz y garganta, y que se enjuague la boca con agua antes de comenzar el procedimiento.**	Colocar la cama a la altura adecuada evita la fatiga dorsal y muscular. La posición de semi-Fowler ayuda al paciente a toser y expectorar la muestra de esputo. El agua limpiará la cavidad bucal de saliva y cualquier partícula de alimento.
10. Advertir al paciente que evite escupir secreciones de saliva en el contenedor estéril. **Indicarle que inhale profundamente dos o tres veces y que tosa a la exhalación.** Si el paciente se ha sometido a una cirugía abdominal, ayudarle a inmovilizar el abdomen.	La saliva puede contaminar la muestra de esputo. Es necesario que la muestra provenga de los pulmones; la saliva no es aceptable. La inmovilización reduce el dolor en la incisión abdominal.
11. Si el paciente produce esputo, se abre la tapa del recipiente y se le solicita que expectore en el recipiente. Debe evitar tocar el borde o el interior del recipiente de recolección.	Es necesario que la muestra provenga de los pulmones; la saliva no es aceptable. Tocar el borde o el interior del contenedor estéril de recolección contamina la muestra.
12. Si el paciente considera que puede producir más esputo para la muestra, se solicita que repita el procedimiento. El volumen de esputo se recolecta con base en la política institucional.	Esto garantiza que se obtenga una cantidad adecuada de esputo para el análisis.
13. Cerrar la tapa del recipiente. Ofrecer higiene bucal al paciente.	Cerrar el recipiente evita la contaminación de la muestra y la transmisión de infecciones. La higiene bucal ayuda a eliminar patógenos de la boca.
14. Retirar el equipo y regresar al paciente a una posición cómoda. Levantar el barandal y bajar la cama.	Reacomodar al paciente fomenta su comodidad. Elevar los barandales ofrece seguridad.
15. Retirar los guantes y gafas. Realizar higiene de manos.	El retiro adecuado de guantes y gafas disminuye el riesgo de transmisión de infecciones y la contaminación de otros objetos. La higiene de manos reduce la propagación de microorganismos.

ACCIÓN	JUSTIFICACIÓN
16. Colocar la etiqueta en el recipiente según la política institucional. Poner el contenedor en una bolsa de plástico sellable para materiales biológicos peligrosos.	El etiquetado adecuado de la muestra garantiza que ésta pertenezca al paciente correcto. Desechar la muestra en una bolsa para materiales biológicos peligrosos previene que la persona que transporta el contenedor entre en contacto con la muestra.
17. Retirar el EPP adicional, si se utilizó. Realizar higiene de manos.	El retiro adecuado del EPP reduce el riesgo de transmisión de infecciones y contaminación de otros objetos. La higiene de manos previene la transmisión de microorganismos.
18. Transportar la muestra inmediatamente al laboratorio. Si no es posible trasladarla de inmediato, consultar con el personal de laboratorio o el manual de políticas si la refrigeración está contraindicada.	El traslado oportuno garantiza resultados precisos.

EVALUACIÓN

- El paciente expectora esputo y éste se recolecta en un contenedor estéril y se envía al laboratorio lo más pronto posible.
- El paciente mantiene las vías aéreas permeables y el nivel de saturación de oxígeno se encuentra dentro de los parámetros esperados.
- El paciente demuestra comprender el motivo para la obtención de la muestra.

REGISTRO

- Registrar la hora en la que se obtuvo y envió la muestra de esputo al laboratorio, así como las características y cantidad de las secreciones. Documentar las pruebas para las que se obtuvo la muestra. Anotar las valoraciones respiratorias antes y después de la obtención. Incluir los antibióticos administrados en las pasadas 24 h en la solicitud del laboratorio, si lo requiere la institución.

VARIANTE EN LA TÉCNICA	Obtención de una muestra de esputo vía aspiración endotraqueal
1. Las muestras de esputo pueden obtenerse por aspiración de un tubo endotraqueal o tubo de traqueotomía. El contenedor de recolección estéril se conecta entre la sonda y	el tubo de aspiración para recolectar el esputo mientras se desprende de las vías aéreas del paciente, antes de llegar al recipiente de recolección de aspiración.

Continúa en la p. 322

Obtención de una muestra de esputo vía aspiración endotraqueal *continuación*

2. Véanse las Competencias 166, 169 y 170 sobre aspiración endotraqueal.

3. Después de revisar la presión de aspiración (paso 8, Competencia 170, paso 9, Competencia 169; paso 9, Competencia 166), conectar una trampa para muestra estéril a un tubo de aspiración, teniendo cuidado de evitar que se contaminen los extremos abiertos (fig. A).

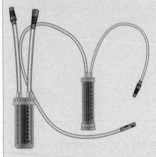

FIGURA A Aparato de aspiración para obtención de esputo

4. Continuar con el paso 9 de la Competencia 170; paso 10, Competencia 169; y paso 10, Competencia 166, teniendo cuidado de manejar el tubo de aspiración y el recipiente para esputo con la mano no dominante. Continuar con el procedimiento de aspiración.

5. Después de la primera aspiración, si se obtuvieron 5-10 mL de esputo, desconectar el contenedor con la muestra y colocarlo a un lado (LeFever Kee, 2013). Si se recolectó menos de esa cantidad, volver a aplicar aspiración después de esperar el lapso adecuado para que el paciente se recupere.

6. Si las secreciones son muy espesas o difíciles de extraer, lavar el catéter con una pequeña cantidad (1-2 mL) de solución salina normal estéril para ayudar al movimiento de las secreciones en el aparato.

7. Una vez que se elimina el contendor de esputo, conectar el tubo de aspiración a la sonda de aspiración. La sonda puede lavarse posteriormente con solución salina normal antes de realizar una nueva aspiración. Continuar con el procedimiento de aspiración, si es necesario, con base en los pasos restantes de las Competencias 166, 169 y 170.

8. Al concluir la aspiración, comparar la etiqueta de la muestra contra la pulsera de identificación del paciente. La etiqueta debe incluir el nombre del paciente y el número de identificación, hora en la que se obtuvo la muestra, vía de recolección, identificación de la persona que obtuvo la muestra y cualquier otra información necesaria según la política institucional. Colocar la etiqueta en el envase de acuerdo con la política institucional. Poner el recipiente en una bolsa de plástico sellable para materiales biológicos peligrosos y enviarlo al laboratorio inmediatamente.

COMPETENCIA 64 — VACIADO Y RECAMBIO DE EQUIPO DE ESTOMA EN CONDUCTO ILEAL

Un *conducto ileal* es una derivación urinaria cutánea; implica una resección quirúrgica del intestino delgado, con trasplante de los uréteres al segmento aislado del intestino delgado. Esta sección separada del intestino delgado se lleva entonces a la pared abdominal, donde la orina se excreta a través de un *estoma*, una abertura creada quirúrgicamente en la superficie del cuerpo. Estas derivaciones generalmente son permanentes y el paciente utiliza un equipo externo para recolectar la orina debido a que la micción desde el estoma no se puede controlar voluntariamente. Los equipos están disponibles en una sola pieza (respaldo de barrera ya conectado en la bolsa) o en sistemas de dos piezas (bolsa separada que se sujeta al soporte de barrera); por lo general, se cambian cada 3-7 días, aunque podrían cambiarse más a menudo. La aplicación adecuada reduce al mínimo el riesgo de excoriaciones en la piel alrededor del estoma. Esta competencia aborda el recambio de un equipo de una sola pieza. Estos equipos se componen de una bolsa con una sección adhesiva integral que se adhiere a la piel del paciente. La brida adhesiva suele estar hecha de hidrocoloide. La "Variante en la técnica" aborda el recambio de un equipo de dos piezas.

El equipo normalmente se cambia después de un período de baja ingestión de líquidos, como temprano por la mañana. La producción de orina es menor en este momento, lo que hace más fácil cambiar el equipo. La aplicación adecuada reduce al mínimo el riesgo de pérdida de integridad de la piel alrededor del estoma.

CONSIDERACIONES AL DELEGAR

Vaciar un equipo de estoma aplicado en un conducto ileal se puede delegar al personal de apoyo de enfermería (PAE) o al personal de apoyo sin licencia (PASL), así como al personal de enfermería práctico/vocacional con licencia (PEPL/PEVL). El cambio de un equipo de estoma en un conducto ileal puede ser delegado al PEPL/PEVL. La decisión de delegar debe tomarse con base en un análisis minucioso de las necesidades y circunstancias del paciente, así como de las calificaciones de la persona a quien se delega la tarea. Véanse las *Pautas de delegación* en el Apéndice A.

EQUIPO

- Tina o palangana con agua caliente
- Limpiador cutáneo, toalla, paño
- Eliminador de adhesivo basado en silicona
- Cuadros de gasa
- Protector para la piel como SkinPrep®
- Equipo de estoma
- Guía de medición de estoma
- Contenedor graduado
- Cinturón de ostomía (opcional)
- Guantes desechables
- Equipo de protección personal (EPP) adicional, según indicación
- Protector impermeable desechable
- Bolsa de plástico pequeña para residuos

VALORACIÓN INICIAL

- Evaluar el equipo del conducto ileal actual, observando el estilo del producto, las condiciones de aplicación y el estoma (si la bolsa es transparente). Observar el período que lleva aplicado el equipo.
- Determinar el conocimiento del paciente sobre el cuidado del conducto ileal, incluyendo el nivel de autocuidado y la capacidad para manipular el equipo.
- Después de retirar el equipo, evaluar la piel que rodea al conducto ileal.
- Evaluar el estado de las cicatrices abdominales o áreas incisionales, si la cirugía para crear la derivación urinaria fue reciente.

DIAGNÓSTICO DE ENFERMERÍA

- Trastorno de la imagen corporal
- Riesgo de deterioro de la integridad cutánea
- Conocimiento deficiente

IDENTIFICACIÓN Y PLANIFICACIÓN DE RESULTADOS

- El equipo de estoma se aplica correctamente a la piel para permitir que la orina drene libremente.
- El paciente muestra un estoma rojo húmedo con la piel que rodea el estoma intacta.
- El individuo demuestra conocimiento sobre cómo aplicar el equipo.
- El paciente expresa una autoimagen positiva.

IMPLEMENTACIÓN

ACCIÓN	JUSTIFICACIÓN
1. Reunir el equipo.	Reunir el equipo permite realizar la tarea de manera ordenada.
2. Realizar higiene de manos. Colocarse el EPP, según indicación.	La higiene de manos y el EPP previenen la diseminación de microorganismos. El EPP será necesario según las precauciones epidemiológicas.
3. Identificar al paciente.	La identificación del paciente valida que se atienda al individuo correcto con el procedimiento correcto y ayuda a evitar errores.
4. Cerrar las cortinas alrededor de la cama y la puerta de la habitación, de ser posible. Explicar el procedimiento y su justificación al paciente. Animarlo a observar y participar si es posible.	Esto garantiza la privacidad del paciente. Las explicaciones reducen la ansiedad y facilitan la cooperación. Solicitar al paciente que observe o ayude motiva la autoaceptación.
5. Ensamblar el equipo sobre la mesa puente al alcance.	Organizar los objetos cerca del paciente resulta práctico, ahorra

ACCIÓN	JUSTIFICACIÓN
	tiempo y evita que el personal de enfermería realice estiramientos y giros innecesarios de los músculos.
6. Ayudar al paciente a sentarse o acostarse cómodamente en la cama, o a pararse o sentarse en el baño. Si está en la cama, ajustarla a una altura de trabajo cómoda, por lo general a la altura del codo del profesional de la salud (VISN 8 Patient Safety Center, 2009). Colocar el protector impermeable bajo el paciente en el sitio del estoma.	Cualquiera de las posiciones debe permitir que el paciente observe el procedimiento en preparación para aprender a realizarlo de forma independiente. Acostarse o sentarse en posición vertical facilita la aplicación apropiada del equipo. Colocar la cama a la altura adecuada evita dolor y tensión muscular. Un protector impermeable protege las sábanas y al paciente de la humedad.

Vaciado del equipo

ACCIÓN	JUSTIFICACIÓN
7. Colocar los guantes. Mantener el extremo del equipo sobre el cómodo/cuña, el inodoro o el recipiente de medición. Retirar el tapón terminal de la boquilla de drenaje. Abrir la boquilla y vaciar el contenido en el cómodo, la toalla o el recipiente de medición.	Los guantes evitan el contacto con sangre y líquidos corporales. Vaciar la bolsa antes de manipularla reduce la posibilidad de derrames.
8. Cerrar la boquilla. Limpiarla con papel higiénico. Colocar de nuevo el tapón.	Secar la boquilla elimina cualquier residuo de orina.
9. Retirar el equipo. Retirar los guantes. Ayudar al paciente a colocarse en una posición cómoda.	Retirar el EPP de forma adecuada previene la transmisión de microorganismos. Garantiza la comodidad del paciente.
10. Si el equipo no tiene recambio, colocar la cama en la posición más baja. Retirar el EPP adicional, si se utilizó. Realizar higiene de manos.	Colocar la cama en la posición más baja fomenta la seguridad del paciente. El retiro adecuado del EPP reduce el riesgo de transmisión de infecciones y la contaminación de otros objetos. La higiene de manos evita la diseminación de microorganismos.

Recambio del equipo

ACCIÓN	JUSTIFICACIÓN
11. Colocar un protector impermeable desechable sobre la mesa puente u otra área de trabajo. Traer la tina con agua caliente y el resto de los suministros. Ubicar una bolsa para residuos al alcance de la mano.	El protector evita que la superficie se contamine. La organización facilita el desempeño del procedimiento.

ACCIÓN	JUSTIFICACIÓN
12. Ponerse guantes limpios. Colocar el protector impermeable bajo el paciente en el sitio del estoma. Vaciar el equipo si es necesario, como se describe en los pasos 6-8.	El protector impermeable protege las sábanas y al paciente de la humedad. Vaciar el contenido antes de retirar el equipo evita el derrame accidental de materia fecal.
13. Retirar con cuidado la placa frontal del equipo, comenzando por la parte superior y manteniendo tensa la piel abdominal. Luego, retirar la placa frontal del equipo de la piel empujándola desde el equipo en lugar de hacerlo a la inversa. Aplicar un eliminador de adhesivo basado en silicona rociando la zona o limpiando con un paño con el eliminador, según necesidad.	El sello entre la superficie de la placa frontal y la piel debe romperse antes de que se pueda quitar la placa frontal. El manejo brusco del equipo puede dañar la piel y afecta la posibilidad de contar con el sello en el futuro. El eliminador de adhesivo permite el retiro rápido e indoloro de adhesivos y evita el desprendimiento de la piel (RUDONI, 2008 piel; Stephen-Haynes, 2008).
14. Colocar el equipo en la bolsa para residuos, de ser desechable. Si es reutilizable, se deja a un lado para lavar con agua tibia y jabón y se deja secar al aire después de que se haya colocado el equipo nuevo.	La limpieza a fondo y aireación del equipo reduce el olor y el deterioro. Para fines estéticos y de control de infecciones, los equipos deben eliminarse adecuadamente.
15. Limpiar la piel alrededor del estoma con limpiador suave para piel y agua o un agente de limpieza y un paño. Retirar todo el adhesivo viejo de la piel; se puede usar eliminador de adhesivo adicional. No aplicar loción a la zona periestomal.	La limpieza de la piel elimina exudados, adhesivo viejo y protector de la piel. Los exudados o una acumulación de otras sustancias pueden irritar y dañar la piel. La loción evitará que se forme un sello adhesivo muy difícil de retirar.
16. Secar con golpecitos suaves. **Verificar que la piel alrededor del estoma esté completamente seca.** Evaluar el estoma y el estado de la piel circundante.	El secado cuidadoso evita el traumatismo de la piel y el estoma. Un dispositivo de recolección urinaria intacto y correctamente colocado protege la integridad de la piel. Cualquier cambio de color y tamaño del estoma puede indicar problemas circulatorios.
17. Colocar uno o dos cuadrados de gasa sobre la abertura del estoma.	El drenaje continuo debe absorberse para mantener la piel seca durante el recambio del equipo.

18. Aplicar protector cutáneo en un radio de 5 cm alrededor del estoma, y dejar que se seque por completo, lo cual tarda alrededor de 30 seg.

19. Levantar los cuadrados de gasa durante un momento y medir la abertura del estoma, utilizando la guía de medición. Reemplazar la gasa. Trazar una apertura del mismo tamaño en la parte posterior al centro del equipo. Cortar la abertura 3 mm más grande que el tamaño del estoma. Usar un dedo para suavizar ligeramente los bordes de oblea después del corte. Comprobar que la boquilla esté cerrada y el tapón terminal en su lugar.

20. Retirar el papel protector de la placa frontal del equipo. Quitar rápidamente los cuadros de gasa y desechar apropiadamente; retirar el equipo sobre el estoma. Presionar suavemente sobre la piel, mientras se nivela la superficie. Aplicar presión suave y uniforme en el equipo durante aproximadamente 30 seg.

21. Fijar el cinturón opcional al equipo y alrededor del paciente.

22. Retirar los guantes. Ayudar al paciente a colocarse en una posición cómoda. Cubrir al paciente con ropa de cama. Colocar la cama en la posición más baja.

23. Colocar guantes limpios. Retirar o desechar cualquier equipo restante y evaluar la respuesta del paciente al procedimiento.

La piel necesita protección contra el efecto potencialmente excoriante del adhesivo del equipo. La piel debe estar perfectamente seca antes de que se coloque el equipo para lograr una buena adherencia y evitar filtraciones.

El equipo debe ajustarse bien alrededor del estoma, y con sólo 3 mm de piel visible alrededor de la abertura. Una abertura de la placa frontal demasiado pequeña puede causar un traumatismo en el estoma. Si la abertura es demasiado grande, la piel expuesta se puede irritar por la orina. Los bordes de oblea pueden ser desiguales después del corte y podrían causar irritación o presión sobre el estoma. La boquilla cerrada y el tapón terminal extremo ajustado impiden la filtración de orina desde el equipo.

El equipo sólo es eficaz si está bien colocado y adherido firmemente. La presión sobre la placa frontal le permite moldearse a la piel del paciente y mejorar el proceso de sellado.

Una cinta elástica ayuda a sostener el equipo para algunas personas.

Retirar los guantes de forma apropiada reduce el riesgo de transmisión de microorganismos. Posicionar y cubrir al paciente le proporciona abrigo y comodidad. La cama en posición más baja fomenta la seguridad del paciente.

La respuesta del paciente puede ser un indicio de la aceptación de la ostomía, así como de la necesidad de capacitación sobre salud.

ACCIÓN	JUSTIFICACIÓN

24. Quitarse los guantes y el EPP adicional, si se utilizó. Realizar higiene de manos.

El retiro adecuado del EPP reduce el riesgo de transmisión de infecciones y la contaminación de otros objetos. La higiene de manos evita la diseminación de microorganismos.

EVALUACIÓN

- El equipo para el conducto ileal se cambia sin causar traumatismos en el estoma o la piel periestomal y sin filtraciones.
- La orina se drena libremente en el equipo.
- La piel que rodea al estoma está limpia, seca e intacta.
- El paciente muestra un interés en el aprendizaje para llevar a cabo el recambio del equipo y expresa una autoimagen positiva.

REGISTRO

- Documentar el procedimiento, incluyendo la apariencia del estoma, el estado de la piel periestomal, las características de la orina, la respuesta del paciente al procedimiento y la capacitación pertinente del paciente.

VARIANTE EN LA TÉCNICA	Colocar un equipo de dos piezas

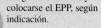

El equipo de colostomía de dos piezas se compone de una bolsa y una placa frontal adhesiva separada que se unen. La placa frontal se deja en su lugar durante un período determinado, generalmente de 3-7 días. Durante este período, cuando el equipo requiere cambiarse, sólo es necesario reemplazar la bolsa.

1. Reunir el equipo necesario.
2. Realizar higiene de manos y colocarse el EPP, según indicación.

3. Identificar al paciente.

4. Cerrar las cortinas alrededor de la cama y la puerta de la habitación, de ser posible. Explicar al paciente el procedimiento y su justificación. Animarlo a observar o participar, de ser posible.
5. Reunir el equipo en la mesa puente a su alcance.
6. Ayudar al paciente a colocarse en una posición cómoda, acostado en la cama, o de pie o sentado en el baño.
7. Colocar un protector desechable en la superficie de trabajo. Preparar el lavabo o tarja con agua caliente y el resto de los suministros. Colocar una bolsa para residuos al alcance de la mano.
8. Ponerse los guantes. Colocar el protector impermeable bajo el paciente en el sitio del estoma.

Vaciar el equipo como se ha descrito previamente en esta Competencia 64.

9. Retirar con cuidado la placa frontal de la bolsa de la piel, separándola del equipo en lugar de separar el equipo de la piel. Comenzar en la parte superior del equipo, mientras se mantiene la piel del abdomen tensa. Aplicar un eliminador de adhesivo basado en silicona en aerosol o frotando con un paño con eliminador. Separar la piel del equipo en lugar de separar el equipo de la piel.

10. Colocar el equipo en la bolsa para residuos, de ser desechable. Si es reutilizable, ponerlo a un lado para lavar el equipo con jabón y agua tibia y dejar secar al aire después de que el nuevo equipo esté en su lugar.

11. Limpiar la piel alrededor del estoma con limpiador para piel suave y agua o un agente de limpieza y un paño. Quitar todo el adhesivo viejo de la piel; además, se puede utilizar eliminador adicional. No aplicar loción a la zona periestomal.

12. Secar suavemente a palmaditas. Verificar que la piel alrededor del estoma esté completamente seca. Evaluar el estoma y las condiciones de la piel circundante. Colocar uno o dos cuadros de gasa más sobre la abertura del estoma.

13. Aplicar protector de piel con un radio de 5 cm alrededor del estoma, y dejar que se seque completamente, lo cual tarda alrededor de 30 seg.

14. Levantar los cuadros de gasa durante un momento y medir la abertura del estoma, utilizando la guía de medición. Volver a colocar la gasa. Trazar la apertura del mismo tamaño en el centro de la parte posterior de la placa frontal del equipo. Cortar la apertura 3 mm más grande que el tamaño del estoma. Usar un dedo para suavizar ligeramente los bordes de la oblea después del corte.

15. Retirar el papel protector de la placa frontal. Quitar rápidamente los cuadros de gasa y oprimir suavemente la placa frontal sobre el estoma. Aplicar presión suave a la placa frontal durante aproximadamente 30 seg.

16. Aplicar la bolsa del equipo a la placa frontal según las instrucciones del fabricante. Comprobar que la boquilla esté cerrada y que el tapón terminal se encuentre en su lugar. Si se utiliza un sistema hermético, colocar el anillo en la bolsa sobre el anillo en la placa frontal. Solicitar al paciente que contraiga los músculos del estómago, de ser posible. Comenzando en un borde del anillo, empujar el anillo de la bolsa sobre el anillo de la placa frontal. Debe escucharse un chasquido cuando la bolsa se fije en la placa frontal.

17. Retirarse los guantes. Ayudar al paciente a colocarse en una posición cómoda. Cubrir al paciente con ropa de cama. Colocar la cama en la posición más baja.

Continúa en la p. 330

| Colocar un equipo de dos piezas | *continuación* |

18. Colocarse guantes limpios. Retirar o desechar el equipo y evaluar la respuesta del paciente al procedimiento.

19. Retirarse los guantes y el EPP adicional, si se utilizó. Realizar higiene de manos.

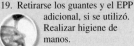

COMPETENCIA 65   OBTENCIÓN DE EXUDADO/ FROTIS NASAL

El exudado o frotis nasal permite obtener una muestra que puede ser cultivada y que ayudará en el diagnóstico de infecciones y a detectar el estado de portador de ciertos microorganismos. El exudado puede usarse para diagnosticar enfermedades infecciosas de las vías respiratorias, como la gripe o influenza. Suele usarse para detectar la presencia de microorganismos como *Staphylococcus aureus*, que puede colonizar la piel en nariz, pliegues cutáneos, línea del cabello, perineo y ombligo. Estos microorganismos con frecuencia sobreviven en estas áreas sin causar infecciones, a menos de que el organismo invada la piel o los tejidos más profundos (CDC, 2011c). Algunas cepas de *S. aureus* han desarrollado resistencia a los antibióticos. El exudado nasal puede ser parte del proceso de detección de una posible infección con microorganismos resistentes a fármacos (Higgins, 2008).

CONSIDERACIONES AL DELEGAR

La obtención de un exudado nasal no debe delegarse al personal de apoyo de enfermería (PAE) o al personal de apoyo sin licencia (PASL). Dependiendo de la ley estatal de práctica de enfermería y las políticas y procedimientos institucionales, este procedimiento puede ser delegado al personal de enfermería práctico/vocacional con licencia (PEPL/PEVL). La decisión de delegar debe basarse en un análisis minucioso de las necesidades y circunstancias del paciente, así como en las calificaciones de la persona a quien se delega la tarea. Véanse las *Pautas de delegación* en el Apéndice A.

EQUIPO

- Hisopo nasal
- Agua estéril (opcional)
- Guantes no estériles
- Gafas y mascarilla o careta
- Equipo de protección personal (EPP) adicional, según indicación
- Bolsa de materiales biológicos peligrosos
- Etiqueta apropiada para la muestra, con base en las políticas institucionales y el procedimiento

VALORACIÓN INICIAL

- Evaluar la comprensión del paciente acerca del procedimiento de recolección, la razón de la prueba y la capacidad para cooperar.
- Inspeccionar las fosas nasales del paciente y la presencia de síntomas nasales, como secreción, eritema o congestión.
- Evaluar las alteraciones que pueden contraindicar la obtención de un exudado nasal, como la lesión de narinas o nariz y la cirugía nasal.

DIAGNÓSTICO DE ENFERMERÍA

- Riesgo de infección
- Dolor agudo
- Conocimiento deficiente

IDENTIFICACIÓN Y PLANIFICACIÓN DE RESULTADOS

- Se obtiene una muestra no contaminada sin lesionar al paciente y se envía al laboratorio con prontitud.
- El paciente comenta que entiende la justificación del procedimiento.
- El individuo refiere una disminución de la ansiedad relacionada con la recolección de la muestra.

IMPLEMENTACIÓN

ACCIÓN	JUSTIFICACIÓN
1. Verificar la indicación de obtención de exudado nasal en el expediente médico. Reunir el equipo. Revisar la fecha de caducidad en el paquete del hisopo.	Verificar la indicación médica resulta crucial para asegurar que se aplica el procedimiento correcto al paciente correcto. Reunir el equipo permite realizar la tarea de manera ordenada. El paquete del hisopo es estéril y no debe ser utilizado más allá de la fecha de caducidad.
2. Realizar higiene de manos y colocarse el EPP, según indicación. 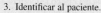	La higiene de manos y el EPP previenen la transmisión de microorganismos. El EPP será necesario con base en las precauciones epidemiológicas.
3. Identificar al paciente.	La identificación del paciente asegura que el individuo correcto recibe la intervención correcta y ayuda a prevenir errores.
4. Explicar el procedimiento al paciente. Comentarle la necesidad del exudado nasal. Describirle el proceso por el que se recogerán las muestras.	El comentario y la explicación ayudan a disipar la ansiedad del paciente y a prepararlo acerca de qué esperar.

ACCIÓN	JUSTIFICACIÓN
5. Comparar la etiqueta de la muestra con la pulsera de identificación del paciente. La etiqueta debe incluir el nombre del paciente y el número de identificación, fecha de recolección de la muestra, vía de recolección, identificación de la persona que obtiene la muestra y cualquier otra información requerida por las políticas institucionales.	La confirmación de la información de identificación del paciente asegura que la muestra esté etiquetada correctamente para el paciente adecuado.
6. Reunir el equipo necesario en la mesa puente o junto a la cama.	Reunir el equipo necesario ahorra tiempo y energía. Contar con los artículos al alcance de la mano resulta práctico, ahorra tiempo y evita estiramientos innecesarios y torsiones musculares por parte del personal de enfermería.
7. Cerrar las cortinas alrededor de la cama, así como la puerta de la habitación, de resultar posible.	Cerrar la puerta o cortina proporciona privacidad al paciente.
8. Ponerse gafas y mascarilla o una careta y guantes no estériles.	Las gafas, la mascarilla, la careta y los guantes protegen al personal de enfermería de la exposición a la sangre o los líquidos corporales, además de evitar la transmisión de microorganismos.
9. Pedir al paciente que incline su cabeza ligeramente hacia atrás. Ayudar en caso necesario.	La inclinación de la cabeza permite un acceso óptimo a los orificios nasales, que es donde se introducirá el hisopo.
10. Abrir el paquete del exudado para sacar el hisopo y el tubo de recolección. Retirar y eliminar la cubierta blanca del tubo de recolección. Extraer el hisopo del paquete tomando el extremo expuesto. Se debe tener cuidado de no contaminar el hisopo al tocar cualquier otra superficie.	El hisopo debe permanecer estéril a fin de no contaminar la muestra. Humedecer la punta del hisopo reduce las molestias del paciente al mínimo.

ACCIÓN	JUSTIFICACIÓN
Humedecerlo con agua estéril, dependiendo de las políticas institucionales.	
11. Introducir el hisopo 2 cm en una sola narina y girarlo contra la mucosa nasal anterior durante 3 seg o cinco rotaciones, dependiendo de lo que digan las políticas institucionales, y luego mantenerlo allí durante 15 seg.	El contacto con la mucosa es necesario para obtener los posibles patógenos.
12. Retirar el hisopo y repetir en la segunda fosa nasal, utilizando el mismo hisopo.	Repetir en la segunda fosa nasal asegura la precisión de la muestra.
13. Introducir el hisopo completamente en el tubo de recolección, con cuidado de no tocar ninguna otra superficie. El extremo del mango del hisopo debe quedar ajustado en el tubo de recolección, y el extremo de algodón debe estar en el medio de cultivo en el extremo distal del tubo de recolección. Apretar ligeramente la parte inferior del tubo de recolección, según necesidad, dependiendo del tipo de tubo utilizado en la institución, para romper el sello en el medio de cultivo.	El hisopo debe permanecer sin contaminación para asegurar resultados precisos. La introducción completa del hisopo asegura que se mantenga en el tubo de recolección. La colocación del hisopo en el medio de cultivo y la liberación del medio de transporte líquido son necesarias para garantizar el procesamiento exacto de la muestra.
14. Desechar el equipo utilizado de acuerdo con las políticas institucionales. Quitarse los guantes. Realizar higiene de manos.	La eliminación adecuada de los equipos reduce la transmisión de microorganismos. Retirarse los guantes de manera correcta reduce el riesgo de propagación de las infecciones, así como la contaminación de otros objetos. La higiene de manos reduce la transmisión de microorganismos.

ACCIÓN	JUSTIFICACIÓN
15. Colocar la etiqueta en el tubo de recolección de acuerdo con las políticas institucionales. Introducir el recipiente en la bolsa de plástico para materiales biológicos peligrosos con cierre hermético.	Asegura que la muestra sea etiquetada correctamente para el paciente adecuado y garantiza el procesamiento apropiado de la muestra. El embalaje de la muestra en una bolsa de riesgo biológico impide que la persona encargada de transportar el contenedor entre en contacto con la muestra.
16. Retirar otros EPP, si se utilizaron. Realizar higiene de manos.	El retiro adecuado del EPP disminuye el riesgo de transmisión de infecciones, así como la contaminación de otros objetos. La higiene de manos reduce la propagación de microorganismos.
17. La muestra se traslada al laboratorio inmediatamente. Si no es posible llevar a cabo el transporte de manera inmediata, se consulta con el personal de laboratorio o el manual de políticas si está contraindicada la refrigeración.	El transporte oportuno asegura resultados precisos.

EVALUACIÓN

- El exudado nasal se recoge sin contaminación y se envía al laboratorio lo antes posible.
- El paciente no presenta lesiones.
- El individuo comenta que entiende la justificación de la recolección de la muestra.
- La persona refiere una disminución de la ansiedad relacionada con el procedimiento.

REGISTRO

- Documentar la hora a la que se recolectó la muestra y se envió al laboratorio. Además, se registran las valoraciones pertinentes de las fosas nasales del paciente y la presencia de síntomas nasales, por ejemplo, secreción, eritema o congestión.

COMPETENCIA 66 — OBTENCIÓN DE EXUDADO/ FROTIS NASOFARÍNGEO

Un exudado o frotis nasofaríngeo proporciona una muestra que puede cultivarse para ayudar en el diagnóstico de infecciones y detectar el estado de portador de ciertos organismos. Con un hisopo en un alambre flexible, se recolecta una muestra de la nasofaringe posterior. Se usa sobre todo para detectar infecciones bacterianas, como *Bordetella pertussis* y *Corynebacterium diphtheriae*, así como el virus sincitial respiratorio, *Neisseria meningitis*, *Staphylococcus aureus* resistente a la meticilina, *Haemophilus influenzae* y los virus que causan rinitis (Azubike *et al.*, 2012).

CONSIDERACIONES AL DELEGAR

La obtención del exudado nasofaríngeo no se delega al personal de apoyo de enfermería (PAE) o al personal de apoyo sin licencia (PASL). En función de la ley estatal de práctica de enfermería y las políticas y procedimientos institucionales, este procedimiento puede delegarse al personal de enfermería práctico/vocacional con licencia (PEPL/PEVL). La decisión de delegar debe basarse en un análisis minucioso de las necesidades y circunstancias del paciente, así como de las calificaciones de la persona a quien se delega la tarea. Véanse las *Pautas de delegación* en el Apéndice A.

EQUIPO

- Hisopo (alambre flexible) para exudado nasofaríngeo
- Linterna de bolsillo
- Abatelenguas o depresor lingual
- Pañuelo de papel
- Equipo de protección personal (EPP) adicional, según indicación

- Guantes no estériles
- Bolsa para residuos de riesgo biológico
- Etiqueta adecuada para la muestra según las políticas y procedimientos institucionales

VALORACIÓN INICIAL

- Evaluar la comprensión del paciente sobre el procedimiento de recolección, motivo de la prueba y capacidad de cooperar.
- Explorar las fosas nasales del paciente y la presencia de síntomas nasales, como rinorrea, eritema o congestión. Explorar la nasofaringe del paciente.
- Valorar los estados que pueden contraindicar la obtención del exudado, como lesiones en fosas nasales o nariz, así como cirugías en nariz o garganta.

DIAGNÓSTICO DE ENFERMERÍA

- Riesgo de infección
- Dolor agudo
- Conocimiento deficiente

IDENTIFICACIÓN Y PLANIFICACIÓN DE RESULTADOS

- Se obtiene una muestra no contaminada sin causar lesiones en el paciente y se envía al laboratorio de inmediato.
- El paciente expresa verbalmente que comprende el motivo del procedimiento.

- El paciente expresa verbalmente una disminución en la ansiedad relacionada con la recolección de la muestra.

IMPLEMENTACIÓN

ACCIÓN	JUSTIFICACIÓN
1. Verificar la orden de exudado nasofaríngeo en la historia clínica. Reunir el equipo. Revisar la fecha de caducidad del envase de hisopos.	Verificar la orden médica es crucial para garantizar que se administre el procedimiento correcto al paciente correcto. El montaje del equipo permite un abordaje organizado de la tarea. El envase de hisopos es estéril y no debe usarse después de la fecha de caducidad.
2. Realizar higiene de manos y colocarse el EPP, según indicación.	La higiene de manos y el EPP evitan la transmisión de microorganismos. El EPP será necesario según las precauciones epidemiológicas.
3. Identificar al paciente.	Identificar al paciente correcto garantiza que el individuo correcto reciba la intervención correcta y ayuda a evitar errores.
4. Informarle al paciente la necesidad de un exudado nasofaríngeo. Explicarle el proceso mediante el cual se recolectará la muestra. Avisarle que puede tener una ligera molestia y que puede sentir náuseas.	Informar y explicar ayuda a disminuir la ansiedad del paciente y a prepararlo para lo que puede esperar.
5. Verificar la etiqueta de la muestra con la pulsera de identificación del paciente. La etiqueta debe incluir el nombre del paciente y el número de identificación, la hora de recolección de la muestra, la vía de recolección, la identificación de la persona que obtiene la muestra y cualquier otra información exigida por las políticas institucionales.	Confirmar los datos de identificación del paciente garantiza que la muestra se etiqueta correctamente para el paciente adecuado.
6. Reunir el equipo necesario en la mesa puente o junto a la cama.	Es recomendable colocar el equipo cerca, pues resulta práctico, ahorra tiempo y evita estiramientos y torsiones innecesarios de los músculos por parte del personal de enfermería.

ACCIÓN	JUSTIFICACIÓN
7. Cerrar las cortinas alrededor de la cama o la puerta de la habitación, de ser posible.	Cerrar las cortinas o la puerta permite que el paciente tenga privacidad.
8. Ponerse lentes de seguridad y máscara o protección facial y guantes no estériles.	Los lentes de seguridad, la máscara, el protector facial y los guantes protegen al personal de enfermería de la exposición a sangre o líquidos corporales y evitan la transmisión de microorganismos.
9. Pedir al paciente sonarse la nariz con el pañuelo de papel. Pedirle que tosa en un pañuelo, y luego que incline su cabeza hacia atrás. Ayudar, según la necesidad.	Sonarse la nariz aclara las fosas nasales y toser despeja la nasofaringe de material que puede interferir con un muestreo preciso. Inclinar la cabeza permite un acceso óptimo a las fosas nasales, donde se introducirá el hisopo.
10. Abrir el envase para exponer el hisopo y el tubo de recolección. Sacar la tapa del tubo de recolección y desechar. Retirar el hisopo del envase sujetando el extremo expuesto. Tener cuidado de no contaminar el hisopo al tocar cualquier otra superficie.	El hisopo debe mantenerse estéril para garantizar que la muestra no esté contaminada.
11. Pedir al paciente que abra la boca. Inspeccionar la parte posterior de la garganta del paciente con el abatelenguas.	El hisopo debe entrar en contacto con la mucosa para garantizar la recolección de posibles patógenos.
12. Seguir observando la nasofaringe e introducir con cuidado el hisopo en la parte trasera de la fosa nasal, apuntando posteriormente hacia el piso de la cavidad nasal. Introducir aproximadamente 15 cm (adulto; casi la distancia desde la nariz hasta la oreja) en la pared posterior de la nasofaringe (fig. 1). **No introducir el hisopo hacia arriba ni forzarlo.** Voltear y dejar el hisopo en la nasofaringe 15-30 seg y sacarlo. Tener cuidado de no tocar con el hisopo la lengua o los costados de las fosas del paciente.	La observación de la nasofaringe durante la recolección garantiza la obtención de una muestra adecuada. El hisopo debe permanecer sin contaminación para garantizar resultados precisos.

ACCIÓN	JUSTIFICACIÓN

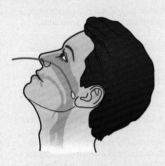

FIGURA 1 Hisopo introducido en la pared posterior de la nasofaringe

13. Insertar el hisopo completamente en el tubo de recolección, con cuidado de no tocar ninguna otra superficie. El extremo del mango del hisopo debe encajar perfectamente en el tubo de recolección, y el extremo del hisopo debe estar en el medio de cultivo en el extremo distal de dicho tubo. Apretar un poco la parte inferior del tubo de recolección según la necesidad, en función del tipo de tubo usado a nivel institucional, para romper el sello del medio de cultivo.

El hisopo debe permanecer sin contaminación para garantizar resultados precisos. La inserción completa del hisopo garantiza que permanecerá en el tubo de recolección. Colocar el extremo del hisopo en un medio de cultivo y liberar el medio de transporte líquido es necesario para garantizar el procesamiento adecuado de la muestra.

14. Desechar el equipo usado según las políticas institucionales. Quitarse los guantes. Realizar higiene de manos.

La correcta eliminación del equipo reduce la transmisión de microorganismos. El retiro adecuado de los guantes disminuye el riesgo de transmisión de infecciones y la contaminación de otros objetos. La higiene de manos reduce la propagación de microorganismos.

15. Colocar la etiqueta en el tubo de recolección según las políticas institucionales. Poner el recipiente en una bolsa de plástico hermética para residuos de riesgo biológico.

Garantiza que la muestra se etiqueta correctamente para el paciente adecuado, así como su debido procesamiento. Colocar la muestra en una bolsa para residuos de riesgo biológico evita que la persona que transporta el recipiente entre en contacto con la muestra.

ACCIÓN	JUSTIFICACIÓN
16. Retirarse el EPP adicional, si se utilizó. Realizar higiene de manos.	El retiro adecuado del EPP disminuye el riesgo de transmisión de infecciones y la contaminación de otros elementos. La higiene de manos reduce la propagación de microorganismos.
17. Transportar la muestra al laboratorio de inmediato. Si no es posible, consultar con el personal del laboratorio o en el manual de políticas si está contraindicada la refrigeración.	El transporte oportuno garantiza resultados precisos.

EVALUACIÓN

- El exudado nasofaríngeo se obtiene sin contaminación y se envía al laboratorio tan pronto como sea posible.
- El paciente no presenta lesiones y expresa verbalmente que comprende los motivos de la recolección de la muestra, así como una disminución en la ansiedad relacionada con el procedimiento.

REGISTRO

- Registrar la hora de recolección de la muestra y de su envío al laboratorio. Documentar las exploraciones pertinentes de las fosas nasales del paciente y la presencia de síntomas nasales, como flujo, eritema o congestión. Consignar las observaciones significativas de la cavidad bucal y garganta del paciente.

COMPETENCIA 67
CUIDADOS DEL PACIENTE CON DISPOSITIVO DE FIJACIÓN EXTERNA

Los dispositivos de fijación externa se usan para el tratamiento de fracturas expuestas con daño de los tejidos blandos. Pueden consistir de una variedad de marcos para sostener pernos que son taladrados dentro o a través de los huesos. Los fijadores externos proporcionan un soporte estable para fracturas muy comprimidas o astilladas y brindan acceso y tratamiento a las lesiones de tejidos blandos. El uso de estos dispositivos permite el manejo de la fractura y los tejidos blandos lesionados, promoviendo al mismo tiempo la comodidad del paciente, la movilidad temprana y la capacidad de ejercitar activamente las articulaciones adyacentes no inmovilizadas. Las complicaciones relacionadas con la falta de uso y la inmovilidad son reducidas al mínimo. Las responsabilidades del personal de enfermería incluyen dar seguridad al paciente, dar mantenimiento al dispositivo, vigilar el estado neurovascular, promover el ejercicio, prevenir complicaciones del tratamiento, evitar infecciones al proporcionar cuidados del sitio de los pernos y dar capacitación para garantizar el cumplimiento y el autocuidado. Cada vez más evidencias apoyan el manejo efectivo de los sitios de colocación de los pernos, pero no existe un consenso claro (Walker, 2012; Lagerquist *et al.*, 2012). El cuidado del sitio de los pernos varía con base en el médico y las políticas institucionales. Con frecuencia se aplican apósitos para las primeras 48-72 h, y luego los sitios pueden dejarse expuestos al aire. Los cuidados del sitio donde se encuentran los pernos pueden realizarse con frecuencia en las primeras 48-72 h después de la aplicación, cuando el drenaje puede ser intenso; otra evidencia sugiere que el cuidado de los pernos debe iniciar después de las primeras 48-72 h. El cuidado del lugar donde se encuentran los pernos puede ser realizado por día o por semana (Timms & Pugh, 2012; Lagerquist *et al.*, 2012). Es necesario consultar las indicaciones médicas del paciente específico y las pautas institucionales.

El personal de enfermería desempeña un papel principal en la preparación psicológica del paciente para la aplicación de un fijador externo. Los dispositivos tienen una apariencia tosca y son grandes. Además, el personal de enfermería debe aclarar concepciones equivocadas sobre el dolor y la incomodidad asociados con el dispositivo.

CONSIDERACIONES AL DELEGAR

El cuidado de un paciente con un fijador externo no debe ser delegado al personal de apoyo de enfermería (PAE) o al personal de apoyo sin licencia (PASL). Dependiendo de la ley estatal de práctica de enfermería y las políticas y procedimientos institucionales, el cuidado de estos pacientes puede ser delegado al personal de enfermería práctico/vocacional con licencia (PEPL/PEVL). La decisión de delegar debe basarse en el análisis minucioso de las necesidades y circunstancias del paciente, así como en las calificaciones de la persona a quien se delega la tarea. Véanse las *Pautas de delegación* en el Apéndice A.

EQUIPO

El equipo varía dependiendo del tipo de fijador y el tipo y localización de la fractura, pero puede incluir:
- Aplicadores estériles (hisopos)
- Solución limpiadora, habitualmente solución salina normal o clorhexidina, de acuerdo con la indicación del médico o las políticas institucionales
- Bolsa de hielo
- Ungüento antimicrobiano, según la indicación del médico o las políticas institucionales
- Analgésico, según indicación
- Guantes estériles para realizar el cuidado de los pernos, dependiendo de las políticas institucionales
- Equipo de protección personal (EPP) adicional, según indicación

EXPLORACIÓN

- Revisar el expediente médico del paciente y el plan de atención de enfermería para determinar el tipo de dispositivo que utiliza y los cuidados prescritos.
- Evaluar el dolor del paciente y la necesidad de analgesia antes de proporcionar cuidados.
- Inspeccionar el fijador externo para asegurar su funcionamiento y posición adecuados.
- Realizar una exploración de la piel y neurovascular.
- Inspeccionar los sitios de inserción de los pernos en busca de signos de inflamación e infección, incluyendo edema, exudado turbio o fétido, dolor o eritema.

- Evaluar el conocimiento del paciente acerca del dispositivo, las actividades de autocuidado y sus responsabilidades.

DIAGNÓSTICO DE ENFERMERÍA

- Riesgo de infección
- Ansiedad
- Dolor agudo
- Déficit de autocuidado (uso del inodoro, baño, vestido)

IDENTIFICACIÓN Y PLANIFICACIÓN DE RESULTADOS

- El paciente no muestra evidencia de complicaciones, como infección, contracturas, estasis venosa, formación de trombos o pérdida de integridad de la piel.
- El paciente presenta signos de curación.
- El individuo experimenta alivio del dolor.
- El paciente está libre de lesiones.

IMPLEMENTACIÓN

ACCIÓN	JUSTIFICACIÓN
1. Revisar el expediente médico y el plan de atención de enfermería para determinar el tipo de dispositivo que se está utilizando y los cuidados prescritos.	Revisar el expediente médico y el plan de atención valida que se trata del paciente y el procedimiento correctos.
2. Realizar higiene de manos. Colocarse el EPP, según indicación.	La higiene de manos y el EPP previenen la diseminación de microorganismos. El EPP será necesario con base en las precauciones epidemiológicas.
3. Identificar al paciente y explicarle el procedimiento. Tranquilizarlo diciendo que habrá poco dolor después de que el dispositivo de fijación esté en su lugar. Reiterarle que será capaz de adaptarse al dispositivo y de moverse con él, permitiéndole reiniciar sus actividades normales más rápidamente.	La identificación del paciente valida que el individuo correcto recibe el procedimiento correcto. La información y la explicación reducen la ansiedad y preparan psicológicamente al paciente para la aplicación del dispositivo.
4. **Después de que el dispositivo de fijación esté en su lugar, aplicar hielo al sitio quirúrgico, según indicación o de acuerdo con las políticas institucionales. Elevar la parte del cuerpo afectada, si corresponde.**	El hielo y la elevación ayudan a reducir la inflamación, aliviar el dolor y reducir el sangrado.

ACCIÓN	JUSTIFICACIÓN
5. Realizar una evaluación del dolor y explorar en busca de espasmos musculares. Administrar los medicamentos prescritos con tiempo suficiente para permitir el efecto completo del analgésico o relajante muscular.	La evaluación del dolor y la administración de analgésicos ayudan a promover la comodidad del paciente.
6. Administrar analgésicos, según prescripción, antes de ejercitar o movilizar la parte del cuerpo afectada.	La administración de analgésicos promueve la comodidad del paciente y facilita el movimiento.
7. Realizar valoraciones neurovasculares, de acuerdo con las políticas institucionales o la indicación médica, habitualmente cada 2-4 h durante 24 h, luego cada 4-8 h. Evaluar la parte del cuerpo afectada observando coloración, movimiento, sensibilidad, edema, llenado capilar e impulsos. Si corresponde, comparar con el lado no afectado. Explorar en busca de dolor no aliviado por los analgésicos, ardor, hormigueo y entumecimiento.	La exploración promueve la detección temprana y la intervención oportuna en caso de función neurovascular anómala, lesión neural o deterioro de la circulación. La valoración del estado neurovascular determina la circulación y la oxigenación de los tejidos.
8. Cerrar las cortinas alrededor de la cama y la puerta de la habitación, de ser posible. Ajustar la cama a una altura de trabajo cómoda, por lo general a la altura del codo del profesional de la salud (VISN 8 Patient Safety Center, 2009).	Cerrar la puerta y las cortinas proporciona privacidad. La altura adecuada de la cama previene la fatiga dorsal y muscular.
9. Evaluar el sitio de los pernos en busca de eritema, pinzamiento de la piel, secreción purulenta prolongada, inflamación e inclinación, flexión o aflojamiento de los pernos. Vigilar la temperatura corporal.	Evaluar los sitios de los pernos ayuda en la detección temprana de infecciones y daño de la piel y permite implementar la intervención apropiada.
10. Realizar los cuidados del lugar donde se encuentran los pernos.	Ello previene la formación de costras en el sitio que podría llevar a la acumulación de líquidos, infección y osteomielitis.

ACCIÓN	JUSTIFICACIÓN

a. Usando una técnica estéril, abrir el empaque del aplicador y verter el agente limpiador en el envase estéril.

Usar una técnica estéril reduce el riesgo de transmisión de microorganismos.

b. Ponerse guantes estériles.

Los guantes previenen el contacto con sangre o líquidos corporales.

c. Colocar los aplicadores en la solución.

d. Limpiar el lugar donde están los pernos, comenzando con el área de inserción y moviéndose hacia fuera, alejándose del sitio del perno (fig. 1).

Limpiar de adentro hacia afuera promueve el movimiento desde el área menos contaminada hacia la más contaminada.

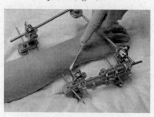

FIGURA 1 Limpiar alrededor del lugar de los pernos con solución salina normal en un aplicador

e. Usar cada aplicador sólo una vez, empleando uno nuevo para cada perno.

Ello previene la propagación de microorganismos.

11. Según la indicación médica y las políticas institucionales, aplicar ungüento antimicrobiano a los sitios de los pernos y colocar un apósito. Retirarse los guantes y desecharlos adecuadamente.

El ungüento antimicrobiano ayuda a reducir el riesgo de infección. El apósito ayuda a proteger los sitios de los pernos de contaminación y a contener cualquier secreción. El desecho de los guantes reduce el riesgo de transmisión de microorganismos.

12. Hacer ejercicios de amplitud o rango de movimiento en todas las articulaciones, a menos de que esté contraindicado. Alentar al paciente a toser y respirar profundamente cada 2 h.

Los ejercicios de amplitud de movimiento promueven la movilidad de las articulaciones. Toser y respirar profundamente reducen el riesgo de complicaciones respiratorias relacionadas con la inmovilidad.

13. Poner la cama en la posición más baja que permita al peso colgar libremente, con los barandales arriba. Verificar que el timbre de llamado y otros artículos esenciales estén a la mano.

El posicionamiento adecuado de la cama asegura la aplicación eficaz de la tracción sin lesionar al paciente, lo que le da seguridad.

ACCIÓN	JUSTIFICACIÓN
14. Retirarse el EPP, si se utilizó. Realizar higiene de manos.	Retirarse adecuadamente el EPP reduce el riesgo de transmisión de infecciones y de contaminación de otros objetos. La higiene de manos previene la diseminación de microorganismos.

EVALUACIÓN

- El paciente muestra un dispositivo de fijación externa en su lugar con los sitios de los pernos limpios, secos e intactos, sin evidencia de infección.
- El paciente se mantiene libre de complicaciones, como contracturas, estasis venosa, formación de trombos o pérdida de la integridad de la piel.
- El individuo refiere alivio del dolor.
- El paciente se mantiene libre de lesiones.
- El sujeto muestra conocimiento de los cuidados del lugar donde se encuentran los pernos.

REGISTRO

- Documentar la hora, la fecha y el tipo de dispositivo colocado. Incluir la exploración de la piel y del lugar donde se encuentran los pernos, así como los cuidados del sitio de los pernos. Consignar la respuesta del paciente al dispositivo y el estado neurovascular del área afectada.

COMPETENCIA 68 CUIDADOS DE SONDA PARA GASTROSTOMÍA

Cuando se requiere alimentación enteral a largo plazo, puede colocarse una sonda de enterostomía a través de una abertura creada en el estómago (gastrostomía) o en el yeyuno (yeyunostomía). La colocación de una sonda en el estómago puede ser realizada por un cirujano o gastroenterólogo a través de una gastrostomía endoscópica percutánea (GEP) o la colocación de una sonda para gastrostomía (abierta o laparoscópica). Con frecuencia se recurre a la inserción de la sonda para GEP debido a que, a diferencia de la sonda para gastrostomía tradicional colocada quirúrgicamente, habitualmente no requiere anestesia general. El uso de una sonda para GEP u otro tipo de sonda para gastrostomía requiere que el paciente tenga un tubo digestivo funcional e intacto. Es responsabilidad del personal de enfermería proporcionar los cuidados del sitio de inserción, que son los mismos que los de una yeyunostomía (sonda enterostomal colocada a través de una abertura creada en el yeyuno).

CONSIDERACIONES AL DELEGAR

El cuidado de una sonda para gastrostomía, en el período postoperatorio, no debe ser delegado al personal de apoyo de enfermería (PAE) o al personal de apoyo de enfermería sin licencia (PASL) en el contexto de los cuidados agudos. El cuidado de un sitio cicatrizado de una sonda para gastrostomía en algunos contextos puede ser delegado al PAE o PASL que ha recibido la capacitación correspondiente, después de la evaluación de la sonda por el personal de enfermería titulado. Dependiendo de la ley estatal de práctica de enfermería y de las políticas y procedimientos de la institución, el cuidado de una sonda para gastrostomía puede ser delegado al personal de enfermería práctico/vocacional con licencia (PEPL/PEVL). La decisión de delegar debe basarse en el análisis minucioso de las necesidades y circunstancias del paciente, así como en las calificaciones de la persona a quien se delega la tarea. Véanse las *Pautas de delegación* en el Apéndice A.

EQUIPO

- Guantes no estériles
- Equipo de protección personal (EPP) adicional, según indicación
- Paños, toalla y jabón
- Aplicadores con punta de algodón
- Solución salina estéril
- Gasa (según necesidad)

VALORACIÓN INICIAL

- Explorar el sitio de la sonda para gastrostomía o yeyunostomía en busca de cualquier secreción, falta de integridad de la piel o eritema.
- Medir la longitud de la sonda expuesta, comparándola con la medición inicial después de la inserción. Como alternativa, marcar la sonda en la piel con marcador indeleble; la marca debe estar al nivel de la piel en el sitio de inserción.
- Revisar para verificar que la sonda se haya fijado de forma segura y que no se haya desprendido. Además, evaluar la tensión de la sonda. Si no hay suficiente tensión, la sonda puede tener una filtración de drenaje gástrico o intestinal alrededor del sitio de salida. Si la tensión es demasiado alta, el dispositivo de anclaje interno puede erosionar la piel circundante.

DIAGNÓSTICO DE ENFERMERÍA

- Desequilibrio nutricio: ingestión inferior a las necesidades
- Deterioro de la integridad de la piel
- Riesgo de infección

IDENTIFICACIÓN Y PLANIFICACIÓN DE RESULTADOS

- El paciente ingiere una dieta adecuada y no muestra signos ni síntomas de irritación, excoriación o infección en el sitio de inserción de la sonda.
- El paciente expresa con palabras poco malestar relacionado con la colocación de la sonda.
- El paciente es capaz de expresar con palabras la necesidad de atención de la sonda para gastrostomía.

IMPLEMENTACIÓN

ACCIÓN	JUSTIFICACIÓN
1. Reunir el equipo. Verificar la indicación médica o las políticas	Reunir el equipo permite hacer la tarea de manera ordenada. La verificación

ACCIÓN	JUSTIFICACIÓN
y procedimientos institucionales acerca de los cuidados del sitio.	asegura que el paciente recibe la intervención correcta.
2. Realizar higiene de manos y colocarse el EPP, según indicación.	La higiene de manos y el EPP previenen la diseminación de microorganismos. El EPP será necesario con base en las precauciones epidemiológicas.
3. Identificar al paciente.	La identificación del paciente asegura que el individuo correcto recibe la intervención correcta y ayuda a prevenir errores.
4. Explicar el procedimiento al paciente y su justificación. Responder cualquier pregunta, según la necesidad.	La explicación facilita la cooperación del paciente.
5. Explorar al paciente en busca de la presencia de dolor en el sitio de inserción de la sonda. Si hay dolor, se ofrece al paciente analgésicos según la indicación médica y se espera la absorción del fármaco antes de iniciar los cuidados del sitio de inserción.	Las sondas de alimentación pueden ser molestas, especialmente en los primeros días después de su inserción. Los analgésicos pueden permitir que el paciente tolere los cuidados en el sitio de inserción más fácilmente. Después de los primeros días, se ha informado que la necesidad de analgésicos disminuye.
6. Cerrar las cortinas alrededor de la cama del paciente. Reunir el equipo necesario en la mesa puente o junto a la cama. Levantar la cama hasta una posición de trabajo cómoda, por lo general la altura del codo del profesional de la salud (VISN 8, 2009).	Proporciona privacidad. Reunir el equipo permite realizar la tarea de manera ordenada. La altura de trabajo adecuada facilita la comodidad y una mecánica corporal adecuada del personal de enfermería.
7. Ponerse guantes si la sonda para gastrostomía es nueva y todavía tiene suturas que la mantengan en su lugar; mojar un aplicador con punta de algodón en solución salina estéril y limpiar suavemente alrededor del sitio de inserción. Retirar cualquier costra o secreción. **Evitar ajustar o levantar el disco externo en los primeros días después de su colocación, excepto para limpiar el área.** Si el sitio de	Limpiar el nuevo sitio con solución salina estéril previene la introducción de microorganismos en la herida. Las costras de las secreciones pueden albergar bacterias y llevar a la invasión de la piel. Retirar el jabón ayuda a prevenir la irritación de la piel. Si el paciente es capaz, puede ducharse y limpiar el sitio con agua y jabón.

ACCIÓN	JUSTIFICACIÓN

inserción de la sonda gástrica ha sanado y se retiraron las suturas, se humedece un paño limpio y se aplica una pequeña cantidad de jabón en éste. Limpiar suavemente alrededor de la inserción, retirando cualquier costra o secreción. Enjuagar el sitio retirando todo el jabón.

8. **Secar con toques suaves la piel alrededor del sitio de inserción.**

   Secar la piel minuciosamente previene la pérdida de integridad de la piel.

9. Si se han retirado la suturas, **rotar la cubierta de protección externa 90° al menos una vez al día. Evaluar que la protección o cubierta externa no esté encarnada en la piel circundante. Evitar generar tensión en la sonda.**

   La rotación de la cubierta externa previene la pérdida de integridad de la piel y las úlceras por presión.

   El riesgo de desconexión disminuye cuando la sonda tiene una protección externa.

10. Dejar el sitio expuesto al aire, a menos de que haya exudado. En ese caso, colocar una gasa o apósito bajo la protección externa y cambiarla, según necesidad, para mantener el área seca. Usar un protector de piel o una crema de barrera para prevenir la dehiscencia de la piel.

    Las enzimas digestivas de las secreciones gástricas pueden causar la dehiscencia de la piel. En condiciones normales, sólo se espera una cantidad mínima de exudado en un apósito de sonda de alimentación. Si aumenta la cantidad de exudado, debe explorarse la causa, como una posible filtración de líquido gástrico.

11. Retirarse los guantes. Bajar la cama y ayudar al paciente a ponerse en una posición cómoda, según necesidad.

    Retirarse los guantes reduce el riesgo de transmisión de infecciones y la contaminación de otros objetos. Bajar la cama y ayudar al paciente garantizan su seguridad y comodidad.

12. Retirarse el EPP adicional, si se utilizó. Realizar higiene de manos.

    El retiro adecuado del EPP reduce el riesgo de transmisión de infecciones y la contaminación de otros objetos. La higiene de manos previene la diseminación de microorganismos.

EVALUACIÓN

- El paciente muestra un sitio de inserción de la sonda para gastrostomía limpio, seco, intacto y sin evidencia de irritación, excoriación, dehiscencia o infección.
- El individuo expresa verbalmente que no tiene dolor al rotar la protección.
- El paciente participa en las medidas de cuidado.

REGISTRO

• Documentar los cuidados proporcionados, incluyendo la sustancia utilizada para limpiar el sitio de la sonda. Registrar el estado del sitio, incluyendo la piel circundante. Anotar si hubo secreción, registrando la cantidad y el color. Incluir la rotación del protector. Consignar la respuesta del paciente a los cuidados, si presentó dolor y si se administró analgésico.

COMPETENCIA 69 — OBTENCIÓN DE MUESTRA CAPILAR PARA PRUEBA DE GLUCEMIA

La monitorización de la glucemia ofrece información sobre la forma en que el organismo está controlando el metabolismo de la glucosa. El control de la glucemia es parte importante de la atención de muchas alteraciones y estados, incluyendo diabetes, convulsiones, alimentación enteral y parenteral, hepatopatías, pancreatitis, traumatismos craneoencefálicos, ictus, abuso de alcohol y drogas, sepsis y los pacientes que reciben corticoesteroides (American Diabetes Association, 2013). Las pruebas realizadas en el sitio donde se brinda la atención (a pie de cama, sin que las muestras se envíen a laboratorio) representan una forma práctica, rápida y precisa de medir la glucemia (American Diabetes Association, 2013). Este tipo de pruebas es utilizado por los pacientes con diabetes como parte importante del manejo de la enfermedad, con el propósito de vigilar la glucosa y ajustar las intervenciones sobre el estilo de vida y el tratamiento (U.S. FDA, 2013). En general, las muestras de sangre de los adultos se obtienen de los costados de los dedos, pero también se pueden obtener de la palma de la mano, el antebrazo, el brazo, la pantorrilla o la cara anterior del muslo, según el momento de la prueba y el monitor utilizado (U.S. FDA, 2013). Evitar las puntas de los dedos, porque son más sensibles. Cambiar los sitios periódicamente para evitar el daño en la piel. **Es importante conocer y seguir las pautas del fabricante y las políticas y procedimientos institucionales para garantizar la obtención de resultados precisos.** La glucemia en ayuno normal del adulto debe ser menor de 110 mg/dL (LeFever Kee, 2013).

CONSIDERACIONES AL DELEGAR

La obtención de muestras capilares para medir la glucemia puede delegarse al personal de apoyo de enfermería (PAE) o al personal de apoyo sin licencia (PASL), así como al personal de enfermería práctico/vocacional con licencia (PEPL/PEVL). La decisión de delegar debe tomarse con base en un análisis minucioso de las necesidades y circunstancias del paciente, así como de las calificaciones de la persona a quien se delega la tarea. Véanse las *Pautas de delegación* del Apéndice A.

EQUIPO

• Glucómetro
• Lanceta estéril
• Tiras reactivas del glucómetro
• Torundas de algodón o cuadros de gasa
• Guantes no estériles

- Equipo de protección personal (EPP) adicional, según indicación
- Productos de limpieza para la piel o algodón con alcohol

VALORACIÓN INICIAL

- Valorar los antecedentes médicos del paciente en busca de indicaciones que exijan la monitorización de la glucemia, como ingestión elevada de hidratos de carbono, antecedentes de diabetes mellitus o terapia con corticoesteroides.
- Evaluar la presencia de signos y síntomas de hipoglucemia e hiperglucemia.
- Sondear el conocimiento del paciente sobre la monitorización de la glucemia.
- Inspeccionar el área de la piel que será utilizada para realizar la prueba. Evitar las áreas con equimosis o soluciones de continuidad.

DIAGNÓSTICO DE ENFERMERÍA

- Riesgo de nivel de glucemia inestable
- Conocimientos deficientes
- Ansiedad

IDENTIFICACIÓN Y PLANIFICACIÓN DE RESULTADOS

- La glucemia del paciente se mide con precisión y sin efectos adversos.
- El paciente se mantiene libre de lesiones.
- El individuo presenta valores de glucemia dentro de parámetros aceptables.
- La persona muestra capacidad para participar en la monitorización.
- El paciente expresa verbalmente una mayor comodidad con el procedimiento.

IMPLEMENTACIÓN

ACCIÓN	JUSTIFICACIÓN
1. Revisar la indicación médica o el plan de atención de enfermería en busca del programa de monitorización. Se puede decidir que será necesario un mayor número de pruebas con base en el juicio de enfermería y el estado del paciente.	Esto permite confirmar los horarios programados para monitorizar la glucemia. El juicio independiente del personal de enfermería puede llevar a decidir que se requiere monitorizar la glucemia con mayor frecuencia, según el estado del paciente.
2. Reunir el equipo. Revisar la fecha de caducidad de las tiras reactivas del glucómetro.	Ello permite realizar la tarea de forma ordenada. Las tiras reactivas caducas del glucómetro pueden presentar resultados erróneos, por lo que no deberán utilizarse.
3. Realizar higiene de manos y colocar EPP, según indicación.	La higiene de manos y el EPP previenen la transmisión de microorganismos. El EPP será necesario según las precauciones epidemiológicas.

ACCIÓN	JUSTIFICACIÓN

4. Identificar al paciente. Explicarle el procedimiento y capacitarlo sobre la necesidad de monitorizar la glucemia.

Identificar al paciente garantiza que el individuo correcto recibe la intervención correcta y ayuda a prevenir errores. Las explicaciones ayudan a reducir la ansiedad y facilitan la cooperación.

5. Cerrar las cortinas alrededor de la cama, así como la puerta de la habitación, de ser posible.

Cerrar las cortinas o la puerta da mayor privacidad al paciente.

6. Encender el glucómetro.

El glucómetro debe estar encendido para poder utilizarlo.

7. Introducir el número de identificación del paciente o pasar su pulsera de identificación por un lector, de ser necesario, según las políticas institucionales.

Usar el número de identificación permite el almacenamiento electrónico y la identificación precisa de los datos del paciente.

8. Colocarse los guantes no estériles.

Los guantes protegen al personal de enfermería de la exposición a sangre o líquidos corporales.

9. Preparar la lanceta con técnica aséptica.

La técnica aséptica mantiene las condiciones de esterilidad.

10. Sacar la tira reactiva del recipiente. **Cerrar el recipiente de forma inmediata.** Las tiras reactivas también pueden venir envueltas por separado. **Revisar que el código numérico de la tira coincida con el de la pantalla del glucómetro.**

El cierre inmediato del recipiente protege a las tiras frente a la humedad, la luz y la descoloración. La correspondencia de los códigos numéricos de la tira y el glucómetro garantiza que la máquina se encuentra calibrada correctamente.

11. Introducir la tira en el glucómetro según el instructivo de cada aparato. Otra posibilidad es que la tira se coloque en el glucómetro tras poner la muestra sobre la tira, dependiendo del glucómetro utilizado.

Introducir las tiras de la manera correcta en el glucómetro permite la lectura precisa de los valores de glucemia.

12. **Pedir al paciente que se lave las manos con algún producto de limpieza y agua tibia y que se seque bien las manos. De lo contrario, limpiar la piel con el algodón con alcohol. Permitir que la piel se seque por completo.**

El uso de productos de limpieza para la piel más el agua o alcohol permite desinfectar el sitio de punción. El agua caliente ayuda a la vasodilatación. El alcohol puede interferir con la precisión de los resultados si no se seca por completo.

13. Elegir una zona libre de lesiones y callos. Verificar que no haya edema y que el sitio se encuentre caliente (Van Leeuwen *et al.*, 2011).

Las áreas con lesiones no son adecuadas para la toma de muestras capilares. Los callos, el edema y la vasoconstricción (frío a la palpación) afectan la capacidad de obtención de la muestra.

14. Sostener la lancenta perpendicular a la piel y puncionarla con el dispositivo (fig. 1).

Sostener la lancenta en la posición correcta facilita realizar una punción adecuada de la piel.

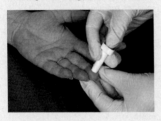

FIGURA 1 Punción del dedo del paciente con la lancenta

15. Limpiar la primera gota de sangre con la gasa o la torunda de algodón si así lo recomienda el fabricante del glucómetro.

Los fabricantes recomiendan descartar la primera gota de sangre, que puede estar contaminada por el suero o el producto de limpieza, produciendo una lectura imprecisa.

16. Facilitar la salida de sangre bajando la mano para aprovechar la gravedad. De ser necesario, masajear suavemente el dedo hasta que se haya acumulado la cantidad suficiente de sangre para colocar la muestra sobre la tira, según los requerimientos del glucómetro (revisar el instructivo). Evitar ejercer demasiada presión sobre el dedo y apretar el sitio de punción; tampoco se debe tocar el sitio de punción ni la sangre.

Una gota del tamaño adecuado facilita la obtención de resultados precisos. La presión excesiva puede lesionar al paciente y alterar los resultados de la prueba (Ferguson, 2005).

17. Con suavidad, poner en contacto la gota de sangre con la tira reactiva sin esparcirla (fig. 2). Dependiendo del glucómetro utilizado, se coloca la tira reactiva en el glucómetro tras ponerla en contacto con la muestra.

Esparcir la sangre sobre la tira puede afectar la obtención de resultados precisos.

ACCIÓN	JUSTIFICACIÓN

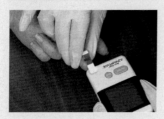

FIGURA 2 Aplicación de la sangre a la tira reactiva

18. Presionar el botón de tiempo si así lo indica el fabricante.	Seguir los tiempos de manera correcta permite obtener resultados precisos.
19. Aplicar presión al sitio de punción con una torunda de algodón o una gasa seca. **No usar una toallita con alcohol.**	La presión causa hemostasia. El alcohol produce ardor y puede prolongar el tiempo de sangrado.
20. Leer los valores de glucemia y documentarlos de manera adecuada a pie de cama. Informar al paciente los resultados.	El tiempo depende del tipo de glucómetro.
21. Apagar el glucómetro, retirar la tira reactiva y desechar los suministros de manera adecuada. Poner la lancenta en el recipiente para objetos punzocortantes.	La eliminación adecuada previene la exposición a la sangre y las punciones accidentales.
22. Retirar los guantes y otros EPP, si fueron utilizados. Realizar higiene de manos.	El retiro adecuado de los EPP reduce el riesgo de transmisión de infecciones y la contaminación de otros objetos. La higiene de manos previene la transmisión de microorganismos.

EVALUACIÓN

- La glucemia del paciente se mide con precisión y sin efectos adversos.
- La glucemia del individuo se encuentra dentro de parámetros aceptables.
- El paciente participa en su monitorización.
- El sujeto expresa verbalmente que siente una mayor comodidad con el procedimiento.

REGISTRO

- Documentar los valores de glucemia en una tabla del expediente médico, según las políticas institucionales. Registrar las observaciones pertinentes sobre el paciente, toda intervención relacionada con los valores de glucemia y la capacitación brindada al paciente. Informar los resultados anómalos y las observaciones importantes al médico de atención primaria.

EXTRACCIÓN DE GRAPAS QUIRÚRGICAS

Las grapas para suturar piel o *quirúrgicas* de acero inoxidable se utilizan para mantener el tejido y la piel juntos; disminuyen el riesgo de infección y permiten un cierre de la herida más rápido. Las grapas quirúrgicas se extraen cuando se ha desarrollado suficiente resistencia a la tensión para mantener juntos los bordes de la herida durante la cicatrización. El lapso para extraerlas varía dependiendo de la edad del paciente, su estado de nutrición y la ubicación de la herida. Después de que se extraen las grapas quirúrgicas, se aplican cintas adhesivas para cierre de heridas a cada lado de la herida para mantener los bordes de la piel cercanos mientras continúan cicatrizando. La extracción de las grapas quirúrgicas puede ser realizada por el médico de atención primaria o por el personal de enfermería con una orden médica.

CONSIDERACIONES AL DELEGAR

La extracción de grapas quirúrgicas no se delega al personal de apoyo de enfermería (PAE) o al personal de apoyo sin licencia (PASL). Dependiendo de las leyes estatales de práctica de la enfermería y las políticas y procedimientos institucionales, estos procedimientos pueden delegarse al personal de enfermería práctico/vocacional con licencia (PEPL/PEVL). La decisión de delegar debe tomarse con base en un análisis minucioso de las necesidades y circunstancias del paciente, así como de las calificaciones de la persona a quien se delega la tarea. Véanse las *Pautas de delegación* en el Apéndice A.

EQUIPO

- Dispositivo para extraer grapas
- Gasa
- Agente de limpieza para heridas según las políticas institucionales
- Guantes desechables limpios
- Equipo de protección personal (EPP), según indicación
- Cintas adhesivas para el cierre de heridas
- Toallitas protectoras para la piel

VALORACIÓN INICIAL

- Revisar la incisión quirúrgica y el sitio circundante.
- Valorar la apariencia de la herida para la unión de bordes, el color de la herida y el área circundante, y los signos de dehiscencia. Observar la etapa del proceso de cicatrización y las características de cualquier exudado.
- Valorar la piel circundante con respecto a color, temperatura y presencia de edema o equimosis.

DIAGNÓSTICO DE ENFERMERÍA

- Deterioro de la integridad cutánea
- Dolor agudo
- Retraso en la recuperación quirúrgica

IDENTIFICACIÓN Y PLANIFICACIÓN DE RESULTADOS

- Las grapas se extraen sin contaminar el área incisional, ocasionar traumatismos a la herida o causar que el paciente experimente dolor e incomodidad.

- Los pacientes permanecen libres de complicaciones que pudieran retrasar la recuperación.
- Los pacientes expresan comprender el procedimiento.

IMPLEMENTACIÓN

ACCIÓN	JUSTIFICACIÓN
1. Revisar la orden médica para extraer las grapas. Reunir los suministros necesarios.	Revisar la orden y el plan de atención valida que se trata del paciente y el procedimiento correctos. La preparación fomenta la administración eficiente del tiempo y la realización organizada de la tarea.
2. Realizar higiene de manos. Colocarse el EPP, según indicación. 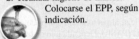	La higiene de manos y el EPP previenen la diseminación de microorganismos. El EPP será necesario según las precauciones epidemiológicas.
3. Identificar al paciente.	La identificación del paciente valida que se atienda al individuo correcto con el procedimiento correcto y ayuda a evitar errores.
4. Reunir el equipo y los suministros al alcance de la mano, en una mesa puente.	Se recomienda tener el equipo a la mano, pues resulta práctico, ahorra tiempo y evita estiramientos y torsiones innecesarios de los músculos por parte del personal de enfermería.
5. Cerrar las cortinas alrededor de la cama y la puerta de la habitación, de ser posible. Explicar al paciente el procedimiento que se va a realizar y su justificación. Describir la sensación al extraer las grapas como una experiencia de tirantez.	Esto garantiza la privacidad del paciente. Las explicaciones reducen la ansiedad y facilitan la cooperación.
6. Valorar al paciente para saber si requerirá intervenciones no farmacológicas para reducir el dolor o la administración de analgésicos antes de comenzar el procedimiento. Administrar los analgésicos prescritos apropiados, y dejar que transcurra el tiempo suficiente para que surtan su efecto antes de comenzar el procedimiento.	El dolor es una experiencia subjetiva influenciada por experiencias pasadas. El cuidado de las heridas y los cambios de apósito puede causar dolor en algunos pacientes.

ACCIÓN	JUSTIFICACIÓN
7. Colocar un recipiente para residuos en una ubicación que resulte práctica a fin de usarlo durante el proceso.	Contar con un recipiente para residuos a la mano significa que los apósitos sucios pueden eliminarse fácilmente sin la diseminación de microorganismos.
8. Ajustar la cama a una altura de trabajo cómoda, por lo general a la altura del codo del profesional de la salud (VISN 8, 2009).	Colocar la cama a la altura adecuada evita dolor y tensión muscular.
9. Ayudar al paciente a colocarse en una posición cómoda que ofrezca un fácil acceso al área de incisión. Utilizar una manta de baño para cubrir cualquier área expuesta que no sea la incisión. Colocar un protector impermeable bajo el sitio de incisión.	La correcta posición del paciente y usar una manta de baño proporciona comodidad y abrigo. El protector impermeable protege las superficies subyacentes.
10. Colocar guantes limpios. Retirar con cuidado los apósitos sucios. Si hay resistencia, usar un eliminador de adhesivo basado en silicona para ayudar a quitar la cinta. Si cualquier parte del apósito se adhiere a la piel, utilizar pequeñas cantidades de solución salina estéril para ayudar a aflojar y retirar la cinta. Revisar el área de incisión.	Los guantes protegen al personal de enfermería al manejar apósitos contaminados. Eliminar cuidadosamente el apósito resulta más cómodo para el paciente y garantiza que no se desconecte cualquier drenaje presente. El eliminador de adhesivo basado en silicona permite retirar la cinta de manera fácil, rápida y sin dolor, y sin los problemas asociados con el desprendimiento de la piel (Denyer, 2011; Benbow, 2011). La solución salina estéril humedece el apósito para retirarlo más fácilmente y minimizar el daño y el dolor.
11. Limpiar la incisión usando el limpiador de heridas y gasa, de acuerdo con las políticas y procedimientos institucionales.	La limpieza de la incisión previene la diseminación de microorganismos y la contaminación de la herida.
12. Sostener el dispositivo de extracción de grapas. **Posicionar el dispositivo bajo la grapa que se va a extraer. Cerrar firmemente el aparato.** La grapa se dobla a la mitad y los bordes se desprenden de la piel.	El uso correcto del dispositivo para extraer grapas previene las lesiones accidentales en la herida y la contaminación en el área de incisión y, como resultado, una infección.

ACCIÓN	JUSTIFICACIÓN
13. Extraer las grapas de forma alternada para garantizar que los bordes de la herida hayan cicatrizado. Si ya cicatrizaron, extraer las grapas restantes como se ordenó. Desechar las grapas en el recipiente de objetos punzocortantes.	Extraer las demás grapas de forma alternada permite la inspección de la herida, mientras deja un número adecuado de grapas en su lugar para promover la cicatrización continua si los bordes no están completamente cerrados.
14. Si se van a usar cintas para cierre de la herida, aplicar protector cutáneo a la piel alrededor de la incisión. **No se aplica sobre la incisión.** Aplicar tiras adhesivas de cierre. Tener cuidado de manipular las tiras por el papel protector.	El protector cutáneo ayuda a la adherencia de las cintas de cierre y previene la irritación de la piel. Las cintas ofrecen soporte adicional a la herida mientras continúa la cicatrización. Manipular las cintas por medio del papel protector previene la contaminación.
15. Reaplicar el apósito dependiendo de las órdenes médicas y de las políticas de la institución.	Un apósito nuevo protege la herida. Algunas políticas aconsejan dejar el área descubierta.
16. Retirar los guantes y desecharlos. Quitar el equipo restante; colocar al paciente en una posición cómoda, con los barandales y la cama en la posición más baja.	Desechar los guantes de forma adecuada evita la diseminación de microorganismos. La posición correcta del paciente y la cama fomenta su seguridad y comodidad.
17. Retirar el EPP adicional, si se utilizó. Realizar higiene de manos.	El retiro adecuado del EPP reduce el riesgo de transmisión de infecciones, así como la contaminación de otros objetos. La higiene de manos previene la propagación de microorganismos.
18. Evaluar todas las heridas en cada turno. Pueden ser necesarias revisiones más frecuentes si la herida es más compleja.	Revisar la herida y los apósitos garantiza la evaluación de los cambios en el estado del paciente y la intervención oportuna para prevenir complicaciones.

EVALUACIÓN

- El paciente presenta un área de incisión sin grapas que está limpia, seca e intacta.
- El área de incisión está libre de traumatismos e infecciones.
- El paciente refiere sentir poco o ningún dolor o molestias durante la extracción de las grapas.
- El individuo expresa comprender el procedimiento.

REGISTRO

- Documentar la ubicación de la incisión y la evaluación del sitio. Incluir la apariencia de la piel circundante. Registrar la limpieza del sitio y la extracción de grapas. Documentar cualquier cuidado a la piel y el apósito aplicado, si corresponde. Tomar nota de cualquier capacitación pertinente ofrecida al paciente y la familia y de cualquier reacción del paciente a este procedimiento, incluyendo el nivel de dolor y la eficacia de las intervenciones no farmacológicas o la analgesia si se administró alguna.

COMPETENCIA 71

COLOCACIÓN DE GUANTES ESTÉRILES Y RETIRO DE GUANTES CONTAMINADOS

Al colocarse y usar guantes estériles, es necesario mantener las manos por arriba del nivel de la cintura, lejos de superficies no estériles. Además, se deben reemplazar los guantes si se desgarran o abren, la integridad del material está comprometida, o los guantes entran en contacto con cualquier superficie u objeto no estéril.

CONSIDERACIONES AL DELEGAR

Los procedimientos que requieren de guantes y otros objetos estériles no deben ser delegados al personal de apoyo de enfermería (PAE) o al personal de apoyo sin licencia (PASL). Dependiendo de la ley estatal de práctica de enfermería y de las políticas y procedimientos institucionales, estos procedimientos pueden delegarse al personal de enfermería práctico/vocacional con licencia (PEPL/PEVL). La decisión de delegar debe basarse en el análisis minucioso de las necesidades y circunstancias del paciente, así como las calificaciones de las personas a quien se delega la tarea. Véanse las *Pautas de delegación* en el Apéndice A.

EQUIPO

- Guantes estériles de tamaño adecuado
- Equipo de protección personal (EPP), según indicación

VALORACIÓN INICIAL

- Evaluar la situación para determinar la necesidad de utilizar guantes estériles.
- Revisar el expediente médico del paciente en busca de información acerca de una posible alergia al látex.
- Interrogar al paciente acerca de cualquier antecedente de alergia, incluyendo alergia o sensibilidad al látex, y los signos y síntomas que se hayan producido. Si el paciente tiene alergia al látex, anticipar la necesidad de utilizar guantes libres de este material.

DIAGNÓSTICO DE ENFERMERÍA

- Riesgo de infección
- Protección ineficaz
- Riesgo de respuesta alérgica al látex

IDENTIFICACIÓN Y PLANIFICACIÓN DE RESULTADOS

• Los guantes son aplicados y retirados sin ser contaminados.
• El paciente se mantiene sin exponerse a microorganismos infecciosos.
• El individuo no muestra signos ni síntomas de respuesta alérgica al látex.

IMPLEMENTACIÓN

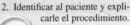

ACCIÓN	JUSTIFICACIÓN
1. Realizar higiene de manos y colocarse el EPP, según indicación.	La higiene de manos y el EPP previenen la diseminación de microorganismos. El EPP será necesario con base en las precauciones epidemiológicas.
2. Identificar al paciente y explicarle el procedimiento.	La identificación del paciente asegura que el paciente correcto recibe el procedimiento correcto. Comentar y explicar el procedimiento pueden ayudar a reducir la ansiedad y preparar al paciente sobre lo que puede esperar.
3. Revisar que el empaque de los guantes estériles esté seco y cerrado, así como la fecha de caducidad. Verificar que la fecha siga siendo vigente.	La humedad contamina los paquetes estériles. La fecha de caducidad indica el lapso que se mantiene estéril el paquete.
4. Colocar el paquete de guantes estériles en una superficie limpia y seca a la altura o por arriba de su cintura.	La humedad puede contaminar los guantes estériles. Cualquier objeto estéril sostenido por debajo de la cintura se considera contaminado.
5. Abrir la envoltura externa desprendiendo cuidadosamente la parte superior hacia atrás. Retirar el empaque interno, manipulando sólo su exterior.	Esto conserva la esterilidad de los guantes en el interior del empaque.
6. Colocar el empaque interno en la superficie de trabajo con el lado etiquetado "lado del puño" hacia su cuerpo.	Esto permite ponerse fácilmente los guantes.
7. Abrir cuidadosamente el empaque interno. Desdoblar hacia arriba el pliegue superior, y luego el inferior y los lados. **Tener cuidado de no tocar la superficie interna del empaque de los guantes.**	La superficie interna del empaque se considera estéril. El borde exterior de 2.5 cm del paquete interno se considera contaminado. Los guantes estériles se exponen con el extremo de la manga hacia el cuerpo del personal de enfermería.
8. Con el pulgar y el índice de la mano no dominante, tomar la manga doblada del guante para	La mano no estéril sólo toca el interior del guante. El exterior sigue siendo estéril.

ACCIÓN	JUSTIFICACIÓN

la mano dominante, tocando únicamente el interior expuesto del guante (fig. 1).

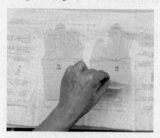

FIGURA 1 Forma de tomar la manga del guante de la mano dominante

9. Mantener las manos por arriba de la línea de la cintura, levantar y sostener el guante y separarlo del empaque interno con los dedos hacia abajo. **Tener cuidado de no tocar ningún objeto no estéril.**

El guante estará contaminado si toca cualquier objeto no estéril.

10. Introducir cuidadosamente la palma de la mano dominante hacia arriba dentro del guante y jalar este último. Dejar la manga doblada hasta que la mano contraria se encuentre enguantada.

Intentar dar la vuelta hacia arriba con la mano no estéril puede dar lugar a la contaminación del guante estéril.

11. Mantener el pulgar de la mano enguantada hacia fuera. Colocar los dedos de la mano enguantada dentro de la manga del otro guante (fig. 2). Separarlo de la envoltura, teniendo cuidado de no tocar nada con los guantes o las manos.

Es menos probable que el pulgar se contamine si se mantiene dirigido hacia fuera. Tener una superficie estéril en contacto con otra superficie estéril previene la contaminación.

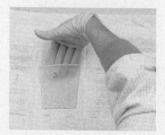

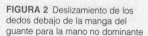

FIGURA 2 Deslizamiento de los dedos debajo de la manga del guante para la mano no dominante

ACCIÓN	JUSTIFICACIÓN

12. Introducir con cuidado la mano no dominante. Tirar del guante, evitando que la piel toque cualquiera de las superficies externas de los guantes.

Tener una superficie estéril en contacto con otra superficie estéril previene la contaminación.

13. **Deslizar los dedos de una mano bajo la manga de la otra y extender completamente la manga hacia el brazo tocando sólo el exterior estéril del guante (fig. 3). Repetir para la otra mano.**

Contar con una superficie estéril en contacto con otra superficie estéril previene la contaminación.

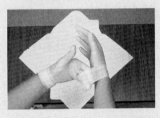

FIGURA 3 Deslizar los dedos de una mano bajo la manga de la otra y extender la manga hacia el brazo

14. Ajustar los guantes con ambas manos en caso necesario, **tocando únicamente las áreas estériles con otras áreas estériles.**

Tener una superficie estéril en contacto con otra superficie estéril previene la contaminación.

15. Continuar con el procedimiento según la indicación.

Retiro de guantes contaminados

16. Usar la mano dominante para tomar el otro guante **cerca del extremo de la manga en el área expuesta hacia el exterior.** Retirarlo jalando, invirtiéndolo al mismo tiempo que se tira de él, de forma que se mantiene el área contaminada en el interior. Sostener el guante retirado en la otra mano enguantada.

El área contaminada no entra en contacto con las manos o las muñecas.

17. Deslizar los dedos de la mano no enguantada entre el otro guante y la muñeca. **Tener cuidado de evitar tocar la superficie exterior del guante.** Retirar el guante

El área contaminada no entra en contacto con las manos o las muñecas.

ACCIÓN	JUSTIFICACIÓN

jalándolo, invirtiéndolo a medida que se tira de él, de forma que se mantiene el área contaminada en el interior y se protege el primer guante dentro del segundo.

18. Desechar los guantes en un contenedor adecuado. Retirar el EPP adicional, si se utilizó. Realizar higiene de manos.

El retiro adecuado del EPP reduce el riesgo de transmisión de infecciones y la contaminación de otros objetos. La higiene de manos previene la diseminación de microorganismos.

EVALUACIÓN

- Los guantes son colocados y retirados sin ser contaminados.
- El paciente se mantiene sin exponerse a microorganismos potencialmente patógenos.
- El paciente no muestra signos ni síntomas de respuesta de alergia al látex.

REGISTRO

- No suele ser necesario documentar la incorporación de objetos estériles a un campo estéril. Sin embargo, se debe documentar el uso de la técnica estéril en todo procedimiento que la requiera.

COMPETENCIA 72   EXTRACCIÓN MANUAL DE HECES

Cuando un paciente desarrolla un bolo fecal o fecaloma (retención prolongada o acumulación de materia fecal que forma una masa dura en el recto), en ocasiones las heces deben romperse manualmente. Sin embargo, antes de considerar la extracción manual o digital de heces, deben incluirse intervenciones dietéticas, la ingestión adecuada de líquidos y un ajuste de los medicamentos en el plan de atención del paciente (Ness *et al.*, 2012; Kyle *et al.*, 2004). La extracción manual de heces es muy molesta y puede causar una gran incomodidad al paciente, así como irritación de la mucosa rectal y sangrado. El médico de atención primaria puede ordenar la aplicación de un enema de retención oleosa antes del procedimiento para reblandecer las heces. Además, muchos pacientes descubren que un baño de asiento o un baño en tina después del procedimiento alivian la irritación de la región perianal.

CONSIDERACIONES AL DELEGAR

La extracción manual de heces no se delega al personal de apoyo de enfermería (PAE) o al personal de apoyo sin licencia (PASL). Dependiendo de la ley estatal de práctica de enfermería y las políticas y procedimientos institucionales, la administración de un enema pequeño para limpieza puede delegarse al personal de enfermería práctico/vocacional con licencia (PEPL/PEVL). La decisión de delegar debe tomarse con base en un análisis minucioso de las necesidades y circunstancias del paciente, así como de las calificaciones de la persona a quien se delega la tarea. Véanse las *Pautas de delegación* en el Apéndice A.

EQUIPO

- Guantes desechables
- Equipo de protección personal (EPP), según indicación
- Lubricante hidrosoluble
- Protector impermeable

- Manta de baño
- Cómodo/cuña
- Papel higiénico, toallita, limpiador cutáneo y toalla
- Baño de asiento (opcional)

VALORACIÓN INICIAL

- Verificar la hora de la última evacuación del paciente preguntándole al respecto y revisar su expediente médico.
- Explorar el abdomen, incluyendo la auscultación en busca de ruidos intestinales y la palpación para evaluar sensibilidad al tacto o rigidez.
- Revisar la región rectal en busca de cualquier fisura, hemorroides, llagas o desgarres rectales. Si se observa cualquiera de ellos, consultar con el médico tratante con respecto a la idoneidad de la intervención.
- Valorar los resultados de los estudios de laboratorio del paciente, específicamente el recuento plaquetario y leucocitario. La extracción manual de heces está contraindicada en los pacientes con un bajo recuento plaquetario o leucocitario, puesto que puede irritar o traumatizar la mucosa gastrointestinal, causando hemorragia, perforación intestinal o infección. No se debe realizar cualquier procedimiento innecesario que pueda poner en riesgo al paciente por una hemorragia o infección.
- Indagar si hay mareos, vértigo, diaforesis o piel fría y húmeda.
- Valorar el pulso y la presión sanguínea antes y después del procedimiento, pues puede estimular una respuesta vagal, la cual aumenta el estímulo parasimpático, causando una disminución en la frecuencia cardíaca y la presión arterial.
- Evitar realizar la extracción manual de heces en pacientes que presentan inflamación intestinal o después de una cirugía de recto, próstata o colon.

DIAGNÓSTICO DE ENFERMERÍA

- Estreñimiento
- Dolor agudo
- Riesgo de lesión

IDENTIFICACIÓN Y PLANIFICACIÓN DE RESULTADOS

- El paciente expulsa heces con ayuda.
- El individuo expresa sentir una disminución del malestar.
- Ausencia de distensión abdominal.
- El paciente está libre de cualquier evidencia de traumatismo en la mucosa rectal o de otro efecto adverso.

IMPLEMENTACIÓN

ACCIÓN	JUSTIFICACIÓN
1. Verificar la orden con respecto a la extracción manual de heces. Reunir el equipo.	La extracción manual de heces se considera un procedimiento invasivo y requiere una orden médica. Verificar la orden médica resulta crucial para garantizar que el procedimiento adecuado se administre al paciente correcto. Reunir el equipo permite hacer la tarea de manera ordenada.
2. Realizar higiene de manos. Colocarse el EPP, según indicación.	La higiene de manos y el EPP previenen la diseminación de microorganismos. El EPP será necesario según las precauciones epidemiológicas.
3. Identificar al paciente.	La identificación del paciente asegura que se atienda al individuo correcto con el procedimiento correcto y ayuda a evitar errores.
4. Explicar el procedimiento al paciente y su justificación. Comentar con el individuo la incomodidad que puede experimentar, así como los signos y síntomas provocados por una baja frecuencia cardíaca. Instruir al paciente para que informe si siente alguno de estos síntomas durante el procedimiento. Tener a la mano un cómodo listo para usarse.	La explicación reduce la ansiedad y facilita la cooperación. El paciente puede relajarse y cooperar si está familiarizado con el procedimiento.
5. Reunir el equipo y los suministros al alcance de la mano, en una mesa puente.	Se recomienda tener el equipo a la mano, pues resulta práctico, ahorra tiempo y evita estiramientos y torsiones innecesarios de los músculos por parte del personal de enfermería.
6. Cerrar las cortinas alrededor de la cama y la puerta de la habitación, de ser posible. Indicar al paciente dónde va a defecar, según necesidad. Tener a la mano un cómodo o inodoro cercano listo para usarse.	Esto garantiza la privacidad del paciente. Las explicaciones alivian la ansiedad y facilitan la cooperación. El paciente podrá relajarse más fácilmente si está familiarizado con el procedimiento y sabe que todo está listo si siente necesidad urgente de defecar.

ACCIÓN	JUSTIFICACIÓN
7. Ajustar la cama a una altura de trabajo cómoda, normalmente a la altura del codo del profesional de la salud (VISN 8 Patient Safety Center, 2009). Colocar al paciente en su costado izquierdo (posición de Sims), según lo permita su comodidad y estado. Doblar la sábana superior hacia abajo lo suficiente para permitir el acceso a la región rectal del paciente. Se debe cubrir al individuo con la manta de baño, según la necesidad, para mantener la privacidad y la temperatura corporal. Colocar el protector impermeable bajo la cadera del paciente.	Colocar la cama a la altura adecuada evita la fatiga dorsal y muscular. La posición de Sims facilita el acceso al recto y el colon. Doblar la sábana de esta forma minimiza la exposición innecesaria y fomenta la comodidad y abrigo del paciente. El protector impermeable protege la cama.
8. Colocarse guantes no estériles.	Los guantes evitan el contacto con sangre y líquidos corporales, así como heces.
9. Lubricar abundantemente el dedo índice de la mano dominante con lubricante hidrosoluble e introducir el dedo suavemente en el conducto anal en dirección al ombligo.	La lubricación reduce la irritación del recto. La presencia de la masa tiende a causar molestias al paciente si el procedimiento no se realiza de forma lenta y suave.
10. Mover suavemente el dedo alrededor y dentro del bolo fecal endurecido para fragmentarlo y después eliminar las partes. Indicar al paciente que puje, de ser posible, mientras se extraen las heces para facilitar su eliminación. Colocar las heces extraídas en el cómodo.	El bolo fecal puede ser grande y necesitar eliminarse en partes pequeñas.
11. Eliminar el bolo fecal a intervalos si es de magnitud considerable. **Indicar al paciente que informe si comienza a sentir mareo o náuseas. Si refiere cualquiera de los síntomas,**	La extracción de las heces a intervalos ayuda a prevenir la incomodidad e irritación, así como la estimulación del nervio vagal. La valoración permite detectar una respuesta vagal. El enema puede estimular una respuesta vagal,

ACCIÓN	JUSTIFICACIÓN
suspender el procedimiento y valorar al paciente.	la cual incrementa el estímulo parasimpático, ocasionando una disminución de la frecuencia cardíaca.
12. Cuando concluya el procedimiento, colocarse guantes limpios. Ayudar al paciente, según necesidad, con la limpieza de la región anal. Ofrecer una toallita, limpiador cutáneo y agua para lavarse las manos. De ser posible, ofrecer un baño de asiento al paciente.	La limpieza evita la transmisión de microorganismos y promueve la higiene. El baño de asiento puede aliviar la irritación de la región perianal.
13. Retirar los guantes. Regresar al paciente a una posición cómoda. Comprobar que las sábanas bajo el paciente estén secas. Verificar que el paciente esté cubierto.	Retirar los guantes contaminados previene la diseminación de microorganismos. Las demás acciones promueven la comodidad del paciente.
14. Subir el barandal, bajar la altura de la cama y ajustar la cabecera en una posición cómoda.	Esto fomenta la seguridad del paciente.
15. Retirar el EPP adicional, si se utilizó. Realizar higiene de manos.	El retiro adecuado del EPP reduce el riesgo de transmisión de infecciones y contaminación de otros objetos. La higiene de manos previene la propagación de microorganismos.

EVALUACIÓN

- Se extrae el bolo fecal y el paciente expulsa heces con ayuda.
- El paciente expresa disminución del malestar.
- Ausencia de distensión abdominal.
- El paciente está libre de cualquier evidencia de traumatismo en la mucosa rectal o de otro efecto adverso.

REGISTRO

- Documentar valoración abdominal; color, consistencia y cantidad de heces extraídas; estado de la región perianal después del procedimiento; clasificación del dolor; y reacción del paciente al procedimiento.

Se puede ordenar una muestra de heces para la detección de microorganismos patógenos, tales como *Clostridium difficile* o huevecillos y parásitos, además de electrólitos, grasa y leucocitos. El personal de enfermería es responsable de obtener la muestra según el procedimiento institucional, etiquetarla y asegurar que sea trasladada al laboratorio de manera oportuna. La política institucional y un manual de procedimientos o de laboratorio identifica la información específica sobre la cantidad de heces necesarias, el lapso durante el cual se debe desechar la materia fecal y el tipo de recipiente que se debe utilizar para la muestra.

Por lo general, son suficientes 2.5 cm de heces formadas o 15-30 mL de heces líquidas. Si hay partes de la materia fecal que contienen sangre, moco o pus visibles, incluirlos con la muestra. También se debe verificar que la muestra esté libre de cualquier solución de bario o enema. Debido a que una muestra fresca produce los resultados más exactos, es necesario enviarla al laboratorio de inmediato. Si esto no es posible, se debe refrigerar a menos que esté contraindicado, por ejemplo, cuando se realizan pruebas de huevos y parásitos, pues la refrigeración los afecta. Los huevos y parásitos se detectan mejor en heces calientes. Algunas instituciones requieren muestras de huevos y parásitos que se colocarán en un recipiente lleno de conservadores; consultar la política institucional.

CONSIDERACIONES AL DELEGAR

La obtención de una muestra de heces se puede delegar al personal de apoyo de enfermería (PAE) o al personal de apoyo sin licencia (PASL), así como al personal de enfermería práctico/vocacional con licencia (PEPL/PEVL). La decisión de delegar debe tomarse con base en un análisis minucioso de las necesidades y circunstancias del paciente, así como en las calificaciones de la persona a quien se delega la tarea. Véanse las *Pautas de delegación* en el Apéndice.

EQUIPO

- Abatelenguas o depresor lingual (2)
- Contenedor limpio para muestras (o recipiente con conservadores para huevecillos y parásitos)
- Bolsa para materiales biológicos peligrosos
- Guantes no estériles

- Equipo de protección personal (EPP) adicional, según indicación
- Etiqueta apropiada para muestra, con base en las políticas y procedimientos institucionales

VALORACIÓN INICIAL

- Evaluar la comprensión del paciente sobre la necesidad de la prueba y sus requisitos.
- Valorar la comprensión del paciente sobre el procedimiento de obtención y la capacidad de cooperar.
- Solicitar al paciente que informe cuándo fue su última evacuación y revisar su historial médico para obtener esta información.

DIAGNÓSTICO DE ENFERMERÍA

- Conocimiento deficiente
- Diarrea
- Ansiedad

IDENTIFICACIÓN Y PLANIFICACIÓN DE RESULTADOS

- Se obtiene una muestra no contaminada y se envía al laboratorio de inmediato.
- El paciente demuestra capacidad para obtener una muestra de heces y expresa disminuir la ansiedad relacionada con la toma.

IMPLEMENTACIÓN

ACCIÓN	JUSTIFICACIÓN
1. Verificar la orden de obtención de muestras de heces en el expediente médico. Reunir el equipo.	Revisar la orden valida que se trata del procedimiento y el paciente correctos. Reunir el equipo permite un abordaje ordenado de la tarea.
2. Realizar higiene de manos y colocarse el EPP, según indicación.	La higiene de manos y el uso de EPP previenen la transmisión de microorganismos. El EPP será necesario según las precauciones epidemiológicas.
3. Identificar al paciente.	La identificación del paciente asegura que el paciente correcto recibe la intervención correcta y ayuda a evitar errores.
4. Tratar con el paciente la necesidad de una muestra de heces. Explicarle el proceso por el cual se recolectarán las heces, ya sea desde un cómodo/cuña, o mediante un receptáculo de plástico en el baño para obtener la muestra sin orina. Indicar al paciente que evite lo primero y no desechar el papel higiénico en las heces. Solicitar al paciente que avise tan pronto como concluya la evacuación.	La explicación reduce la ansiedad, facilita la cooperación y prepara al paciente para lo que puede esperar. El sujeto debe evitar defecar en el cómodo porque el estudio de laboratorio puede ser inexacto si las heces contienen orina. La colocación de un contenedor en el baño o el cómodo ayudan a la obtención de una muestra de heces limpia, no contaminada por orina.
5. Cotejar la etiqueta de la muestra con la pulsera de identificación del paciente. La etiqueta debe incluir el nombre y número de identificación, la hora en la que	Confirmar la identidad del paciente garantiza que la muestra esté etiquetada correctamente para el individuo correspondiente.

ACCIÓN	JUSTIFICACIÓN

se obtuvo la muestra, la vía de recolección, la identidad de la persona que obtiene la muestra y cualquier otra información solicitada por la política institucional.

6. Reunir el equipo sobre una mesa puente de fácil alcance.

Se recomienda tener el equipo a la mano, pues resulta práctico, ahorra tiempo y evita estiramientos y torsiones innecesarios de los músculos por parte del personal de enfermería.

7. Una vez que el paciente haya pasado la muestra de heces, colocarse los guantes. Utilizar el abatelenguas para obtener una muestra libre de sangre u orina, y colocarla en el recipiente limpio designado.

El recipiente no tiene que ser estéril, ya que las heces no son estériles. Para asegurar resultados precisos, la materia fecal debe estar libre de orina o sangre menstrual.

8. Recoger la mayor cantidad de heces que sea posible para enviar al laboratorio.

Las diferentes pruebas y laboratorios requieren diferentes cantidades de heces. Recolectar la mayor cantidad posible ayuda a asegurar que el laboratorio tenga una cantidad adecuada de la muestra para la prueba.

9. Colocar la tapa en el recipiente. Desechar el equipo utilizado según la política institucional. Retirarse los guantes y realizar higiene de manos.

La eliminación adecuada del equipo reduce la transmisión de microorganismos. El retiro adecuado de los guantes disminuye el riesgo de diseminación de infecciones y la contaminación de otros objetos. La higiene de manos elimina la propagación de microorganismos.

10. Colocar la etiqueta en el envase según la política institucional. Introducir el recipiente en la bolsa de plástico para materiales biológicos peligrosos con cierre hermético.

El etiquetado correcto es necesario para asegurar resultados precisos. Empacar la muestra en una bolsa de materiales biológicos peligrosos evita que la persona que transporta el contenedor entre en contacto con las heces.

11. Retirar otros EPP, si se utilizaron. Realizar higiene de manos.

El retiro adecuado del EPP reduce el riesgo de transmisión de infecciones y la contaminación de otros objetos. La higiene de manos disminuye la propagación de microorganismos.

ACCIÓN	JUSTIFICACIÓN
12. Transportar la muestra al laboratorio mientras las heces todavía estén calientes. De no ser posible el transporte inmediato, consultar con el personal de laboratorio o las políticas si la refrigeración está contraindicada.	La mayoría de las pruebas tienen mejores resultados con heces frescas. Las diferentes pruebas pueden requerir preparaciones diferentes si no se realizan inmediatamente. Algunas pruebas estarán en riesgo si las heces se refrigeran.

EVALUACIÓN

- El paciente entrega una muestra de heces que no está contaminada por orina o sangre menstrual y se coloca en un recipiente limpio.
- La muestra se transporta adecuadamente al laboratorio.
- El paciente participa en la recolección de las heces y expresa sentimientos de ansiedad disminuida en relación con el procedimiento.

REGISTRO

- Documentar la cantidad, el color y la consistencia de las heces obtenidas, la hora de la recolección, la prueba específica para la que se obtuvo la muestra y el transporte al laboratorio.

COMPETENCIA 74   PRUEBA DE SANGRE OCULTA EN HECES

La prueba de sangre oculta en heces (PSOH) se utiliza para detectar la sangre que llega a ocultarse en las heces. Se usa para la detección inicial de enfermedades como el cáncer y de hemorragias gastrointestinales en alteraciones como úlceras, enfermedad inflamatoria intestinal y pólipos intestinales. Deben recolectarse tres muestras consecutivas de materia fecal durante varios días para que la detección del cáncer de colon tenga mayor eficacia (AACC, 2013). La PSOH puede realizarse dentro de una institución, recolectando la muestra a pie de cama y enviándola al laboratorio para su análisis. Las muestras también pueden recolectarse en el domicilio del paciente y entregarse o enviarse por correo al consultorio del médico de atención primaria o al laboratorio para análisis.

La *prueba de sangre oculta en heces de guayacol* (PSOHg) es una prueba química que detecta la enzima peroxidasa de las moléculas de hemoglobina cuando hay sangre presente en una muestra de heces. Un resultado positivo de la PSOHg indica que está ocurriendo un sangrado anómalo en alguna región del tubo digestivo. La ingestión de ciertas sustancias antes de la recolección de muestras puede dar resultados falsos positivos. Estas sustancias incluyen carne roja, salmón, atún, caballa, sardinas, tomate rojo, brócoli, nabos, coliflor, rábano picante, manzanas, naranjas, champiñones, melón, plátanos y grano de soya (soja). Ciertos medicamentos, como los salicilatos a dosis mayores de 325 mg diarios, otros antiinflamatorios no esteroideos, esteroides, preparaciones de hierro y anticoagulantes, también pueden conducir a una lectura falsa positiva (AACC, 2013;

Fischbach & Dunning, 2009). La ingestión de vitamina C puede producir resultados falsos negativos aun si hay sangrado presente. Evitar los alimentos (durante 3 días) y medicamentos (durante 7 días) que puedan alterar los resultados de la prueba (si es clínicamente posible).

La *prueba inmunoquímica de sangre oculta en materia fecal* (iFOBT o FIT, de *immunochemical fecal occult blood test*) utiliza anticuerpos dirigidos contra la hemoglobina humana para detectar sangre en heces. Una prueba iFOBT positiva indica sangrado anómalo en el tubo digestivo inferior. No puede detectarse hemoglobina proveniente de los sitios hemorrágicos del tubo digestivo superior o del intestino delgado. Debido a que esta prueba solamente detecta hemoglobina humana, otras fuentes sanguíneas, como las provenientes de la dieta, no generan un resultado positivo. No existen restricciones dietéticas o farmacológicas relacionadas con la iFOBT.

CONSIDERACIONES AL DELEGAR

La obtención de la muestra de heces para la PSOH puede delegarse al personal de apoyo de enfermería (PAE) o al personal de apoyo sin licencia (PASL), así como al personal de enfermería práctico/vocacional con licencia (PEPL/PEVL). La realización de la PSOH en el centro de atención no se delega al PAE o al PASL, pero puede delegarse al PEPL/PEVL. La decisión de delegar debe tomarse con base en un análisis minucioso de las necesidades y circunstancias del paciente, así como en las calificaciones de la persona a quien se delega la tarea. Véanse las *Pautas de delegación* en el Apéndice A.

EQUIPO

- Guantes no estériles; equipo de protección personal (EPP) adicional, según indicación
- Aplicador de madera
- iFOBT: varilla aplicadora o cepillo, dependiendo del equipo de recolección utilizado
- PSOHg: aplicador de madera, tarjeta para realizar la prueba y revelador (si el proceso se realiza en el centro de atención médica)
- Cómodo o recipiente de recolección de plástico para cómodo o baño
- Bolsa para residuos biológicos peligrosos
- Etiquetas apropiadas para las muestras, con base en las políticas y procedimientos institucionales

VALORACIÓN INICIAL

- Valorar la comprensión del paciente con respecto al procedimiento de recolección y su capacidad para cooperar.
- Evaluar al paciente con respecto a los antecedentes de sangrado gastrointestinal. Revisar las restricciones de prescripción de medicamentos y dieta, y evaluar el cumplimiento del paciente de las restricciones requeridas.
- Explorar al paciente en busca de sangre en la región perianal, incluyendo hemorroides, menstruación, infección urinaria o excoriaciones vaginales o rectales. La sangre puede provenir de una fuente diferente al tubo gastrointestinal.

DIAGNÓSTICO DE ENFERMERÍA

- Conocimientos deficientes
- Ansiedad

IDENTIFICACIÓN Y PLANIFICACIÓN DE RESULTADOS

- Muestras de heces no contaminadas obtenidas según las directrices de recolección y posteriormente transportadas al laboratorio dentro del lapso recomendado sin efectos adversos.
- El paciente comprende perfectamente las instrucciones de la prueba.
- La muestra se obtiene con mínima incomodidad o sin obstáculos.

IMPLEMENTACIÓN

ACCIÓN	JUSTIFICACIÓN
1. Verificar la orden de recolección de muestra de materia fecal en el expediente médico. Reunir el equipo.	Revisar la orden valida que se trata del procedimiento y el paciente correctos. Reunir el equipo permite un abordaje ordenado de la tarea.
2. Realizar higiene de manos. Colocar el EPP, según indicación.	La higiene de manos y el uso de EPP previenen la propagación de microorganismos. El EPP será necesario según las precauciones epidemiológicas.
3. Identificar al paciente.	La identificación del paciente valida que se atienda al individuo correcto con el procedimiento correcto y ayuda a evitar errores.
4. Comentar con el paciente la necesidad de obtener una muestra de materia fecal. Explicarle el proceso a través del cual se recolectarán las heces, ya sea en un cómodo o recipiente de plástico en el baño.	La explicación reduce la ansiedad y facilita la cooperación.
5. Si se envía la muestra al laboratorio, cotejar la etiqueta con la pulsera de identificación del paciente, la hora en la que se recolectó la muestra, la vía de recolección, la identidad de la persona que obtuvo la muestra, así como cualquier otra información requerida por la política institucional.	La institución puede permitir la realización del servicio en el centro de atención médica (a pie de cama o en una unidad) o la muestra tiene que enviarse al laboratorio para llevar a cabo las pruebas. La confirmación de la identificación del paciente garantiza que la muestra se haya etiquetado de forma correcta para el paciente correspondiente.
6. Reunir el equipo sobre una mesa puente de fácil alcance.	Se recomienda tener el equipo a la mano, pues resulta práctico, ahorra tiempo y evita estiramientos y torsiones innecesarios de los músculos por parte del personal de enfermería.

ACCIÓN	JUSTIFICACIÓN
7. Cerrar las cortinas alrededor de la cama y la puerta de la habitación, de ser posible.	Esto garantiza la privacidad del paciente.
8. Colocar el recipiente de recolección de plástico en el baño, si corresponde. Ayudar al paciente a ir al inodoro o en el cómodo. Indicarle que evite orinar o desechar el papel higiénico con las heces.	La recolección correcta en el recipiente apropiado para heces evita resultados incorrectos. La orina o el papel higiénico pueden contaminar la muestra e interferir con los resultados correctos.
9. Después de que el paciente 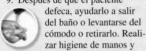 defeca, ayudarlo a salir del baño o levantarse del cómodo o retirarlo. Realizar higiene de manos y colocarse guantes desechables.	La higiene de manos impide la diseminación de microorganismos. Los guantes protegen al personal de enfermería de los microorganismos en las heces.

Si se realiza una PSOHg:

ACCIÓN	JUSTIFICACIÓN
10. Abrir la tapa en el lado donde se colocan las muestras en la tarjeta. **Con el aplicador de madera, colocar una pequeña cantidad de materia fecal proveniente del centro de las heces sobre una de las ventanas de la tarjeta de prueba. Con el extremo opuesto del aplicador, obtener otra muestra de materia fecal de otra área y aplicar una pequeña cantidad en la segunda ventana de la tarjeta.**	Se evalúan dos áreas separadas de la misma muestra de materia fecal para garantizar la exactitud. Al usar los extremos opuestos del aplicador de madera, se evita la contaminación cruzada.
11. Cerrar la tapa sobre las muestras fecales.	El cierre de la tapa previene la contaminación de las muestras.
12. Si se envía materia fecal al laboratorio, etiquetar la tarjeta de la muestra según la política institucional.	La institución puede permitir la realización de pruebas en el punto de atención (a pie de cama o en una unidad) o, en su defecto, la muestra tiene que ser enviada al laboratorio para su análisis. El etiquetado correcto es necesario para garantizar resultados precisos. Empacar la muestra en bolsas para residuos biológicos peligrosos evita que la persona que transporta el contenedor entre en contacto con la muestra.

ACCIÓN	JUSTIFICACIÓN

13. Si la prueba se realiza en el centro de atención, esperar 3-5 min antes de que se revele. Abrir la tapa en el lado opuesto de la tarjeta, **colocar dos gotas de revelador sobre cada ventana y esperar el tiempo establecido en las instrucciones del fabricante.**

Si se requiere realizar la prueba de forma inmediata, esperar 3-5 min antes de que se revele permite que transcurra el tiempo adecuado para que el reactivo de la prueba penetre la muestra (Beckman Coulter, 2009a). El revelador reaccionará con cualquier rastro de sangre en las heces. Seguir las instrucciones del fabricante mejora la precisión de los resultados.

14. Observar la tarjeta en busca de áreas azules.

Cualquier tonalidad de azul en la tarjeta indica un resultado positivo de la prueba en la detección de sangre.

Si se realiza iFOBT:

15. Abrir la tapa en el lado donde se colocan las muestras en la tarjeta. **Con el aplicador de madera, cepillo o sonda de muestreo, aplicar una pequeña cantidad de materia fecal proveniente del centro de las heces en la mitad superior de la ventana de la tarjeta de prueba. Con el extremo opuesto del dispositivo, obtener otra muestra de heces de otra área y aplicar la materia fecal en la mitad inferior de la ventana de la tarjeta.**

Se evalúan dos áreas separadas de la misma muestra de materia fecal para garantizar la precisión. Al usar los extremos opuestos del aplicador de madera, se evita la contaminación cruzada.

16. Extender las muestras sobre toda la ventana oprimiendo suavemente con el dispositivo mientras se mezclan perfectamente. Cerrar la tapa sobre la muestra (Beckman Coulter, 2009c). Dejar secar la tarjeta.

Secar las muestras estabiliza la hemoglobina, si está presente.

17. Si se envía al laboratorio, etiquetar la tarjeta de la muestra según la política institucional. Colocar en una bolsa para residuos biológicos peligrosos sellable y enviar inmediatamente al laboratorio.

La institución puede permitir la realización de pruebas en el punto de atención (a pie de cama o en una unidad) o, en su defecto, la muestra tiene que ser enviada al laboratorio para su análisis. El etiquetado correcto es necesario para garantizar resultados precisos. Empacar la muestra en bolsas para residuos biológicos peligrosos evita que la persona que transporta el contenedor tenga contacto con la muestra.

ACCIÓN	JUSTIFICACIÓN
18. Si la prueba se realiza en el centro de atención, abrir la tarjeta de recolección de acuerdo con las instrucciones del fabricante. Añadir tres gotas de revelador en el centro de la muestra en la almohadilla de muestra. El revelador debe fluir a través de la línea de prueba (T) y de la línea de control (C). Mantener cerrado el dispositivo de prueba (Beckman Coulter, 2009b).	El revelador reaccionará con cualquier muestra de sangre en las heces. Seguir las instrucciones del fabricante mejora la precisión de los resultados.
19. Esperar 5 min o el tiempo especificado por el fabricante. Observar el color rosa en la línea de prueba (T). La línea de control (C) también debe volverse rosa en 5 min. Si la línea de control se tiñe de rosa, leer e informar los resultados.	El revelador reaccionará con cualquier rastro de sangre en las heces. Seguir las instrucciones del fabricante mejora la precisión de los resultados. Cualquier tonalidad de rosa en la línea de prueba (T) indica un resultado positivo.
20. Después de leer los resultados, desechar la lámina de prueba como corresponde según la política institucional. Retirarse los guantes y cualquier otro EPP, si se utilizó. Realizar higiene de manos.	El retiro adecuado del EPP reduce el riesgo de transmisión de infecciones y la contaminación de otros objetos. La higiene de manos previene la propagación de microorganismos.

EVALUACIÓN

- Se obtienen muestras de heces no contaminadas siguiendo las directrices de recolección y, posteriormente, son transportadas al laboratorio dentro del lapso recomendado sin efectos adversos.
- El paciente comprende perfectamente las instrucciones de la prueba.
- La muestra se obtiene con mínima incomodidad o sin obstáculos.
- Si el paciente va a obtener la muestra de materia fecal por su parte, se logra otro objetivo cuando puede recolectar las heces, colocarlas correctamente en el dispositivo de recolección y entregarlas en el sitio donde se realizará la prueba.

REGISTRO

- Documentar el método utilizado para obtener la muestra y transportarla al laboratorio. Si el personal de enfermería realiza la prueba, documentar los resultados y comunicarlos al médico. Registrar los hallazgos significativos de la valoración y las características de las heces.

La *hemodiálisis*, un método de eliminación de líquidos y desechos del cuerpo, requiere de un acceso al sistema vascular del paciente, que se realiza a través de la inserción de un catéter en una vena grande, típicamente un catéter venoso central introducido en el pecho (acceso de corto o largo plazo) o la creación de una fístula o injerto (acceso de largo plazo). Si se utiliza un catéter, éste debe cuidarse de la misma manera que un dispositivo de acceso venoso central (véase la Competencia 2). Una *fístula arteriovenosa* es una vía creada quirúrgicamente que conecta una arteria y una vena. Un *injerto arteriovenoso* es una conexión creada quirúrgicamente entre una arteria y una vena utilizando material sintético. El acceso de un injerto arteriovenoso o fístula de hemodiálisis sólo debe ser realizado por miembros del equipo de profesionales de la salud especialmente capacitados.

CONSIDERACIONES AL DELEGAR

La evaluación y el cuidado de un acceso de hemodiálisis no deben ser delegados al personal de apoyo de enfermería (PAE) o al personal de apoyo sin licencia (PASL). Dependiendo de la ley estatal de práctica de enfermería y las políticas y procedimientos institucionales, estos procedimientos pueden ser delegados al personal de enfermería práctico/vocacional con licencia (PEPL/PEVL). La decisión de delegar debe basarse en un análisis minucioso de las necesidades y circunstancias del paciente, así como en las calificaciones de la persona a quien se delega la tarea. Véanse las *Pautas de delegación* en el Apéndice A.

EQUIPO

- Equipo de protección personal (EPP), según indicación
- Estetoscopio

VALORACIÓN INICIAL

- Preguntar al paciente qué tanto sabe acerca de los cuidados del sitio. Pedirle que describa las observaciones importantes que tenga que hacer.
- Anotar la localización del sitio de acceso. Evaluar el sitio en busca de signos de infección, incluyendo inflamación, edema y drenaje, y para la curación de la incisión.
- Evaluar la permeabilidad explorando la presencia de soplo y frémito (véase la explicación en el paso 4, abajo).

DIAGNÓSTICO DE ENFERMERÍA

- Conocimiento deficiente
- Riesgo de lesión

IDENTIFICACIÓN Y PLANIFICACIÓN DE RESULTADOS

- El injerto o fístula se mantiene permeable.
- El paciente conoce las medidas de cuidado adecuadas y las observaciones que deben hacerse.
- El paciente es capaz de realizar las medidas de cuidado adecuadas.

IMPLEMENTACIÓN

ACCIÓN	JUSTIFICACIÓN

1. Realizar higiene de manos y colocarse el EPP, según indicación.

La higiene de manos y el EPP previenen la propagación de microorganismos. El EPP será necesario según las precauciones epidemiológicas.

2. Identificar al paciente.

La identificación del paciente asegura que el paciente correcto reciba la intervención correcta y ayuda a evitar errores.

3. Cerrar las cortinas alrededor de la cama y la puerta de la habitación, de ser posible. Explicar al paciente el procedimiento y su justificación.

Esto asegura la privacidad del paciente. La explicación reduce la ansiedad y facilita la cooperación.

4. Preguntar al paciente sobre la presencia de debilidad muscular y calambres, cambios en la temperatura, sensaciones como entumecimiento, hormigueo, dolor, ardor, prurito, y dolor.

Ayuda a determinar la permeabilidad del acceso de hemodiálisis, así como la presencia de complicaciones.

5. Inspeccionar el área sobre el sitio de acceso para revisar la continuidad del color de la piel. Vigilar cualquier eritema, aumento de temperatura, sensibilidad, edema, erupción cutánea, máculas, hemorragia, temblor y contracciones.

La inspección ayuda a determinar la permeabilidad del acceso de hemodiálisis, así como el estado de la función circulatoria, neurológica y muscular del paciente, y la presencia de infecciones. Comparar con el área/parte opuesta del cuerpo.

6. Palpar sobre el sitio del acceso, sentir un frémito o vibración. Palpar los pulsos arriba y abajo del sitio. Palpar la continuidad de la temperatura de la piel a lo largo o alrededor de la extremidad. Revisar el llenado capilar en los dedos de manos o pies de la extremidad con la fístula o injerto.

La palpación ayuda a determinar la permeabilidad del acceso de hemodiálisis, así como el estado de la función circulatoria, neurológica y muscular del paciente, y la presencia de infecciones. Comparar con el área/parte opuesta del cuerpo.

ACCIÓN	JUSTIFICACIÓN
7. Auscultar sobre el sitio del acceso con la campana del estetoscopio, en busca de un soplo o vibración.	La auscultación ayuda a determinar la permeabilidad del acceso de hemodiálisis.
8. Asegurarse de colocar un aviso sobre la cabecera informando al equipo de profesionales de la salud que el brazo está afectado. **No se debe tomar la presión arterial, realizar una venopunción o introducir una vía i.v. en el brazo con el acceso.**	El brazo afectado no debe ser utilizado para ningún otro procedimiento, como tomar la presión arterial, lo cual puede ser causa de coagulación en el injerto o fístula. La venopunción o acceso i.v. puede llevar a una infección del brazo afectado y causar la pérdida del injerto o la fístula.
9. Indicar al paciente que no duerma con el brazo donde se encuentra el sitio de acceso bajo la cabeza o el cuerpo.	Esto puede ser causa de coagulación en la fístula o injerto.
10. Indicar al paciente no levantar objetos pesados con, o aplicar presión al brazo con el sitio de acceso. Aconsejarle que no cargue bolsas pesadas (incluyendo bolsos de mano) en el hombro de ese brazo.	Esto puede ser causa de coagulación en la fístula o injerto.
11. Retirar el EPP, si se utilizó. Realizar higiene de manos.	El retiro adecuado del EPP reduce el riesgo de transmisión de infecciones, así como la contaminación de otros objetos. La higiene de manos previene la propagación de microorganismos.

EVALUACIÓN

- El sitio de acceso tiene un soplo audible y un frémito palpable.
- El sitio está intacto, sin signos de complicaciones o dolor.
- El paciente conoce la información adecuada acerca del cuidado del sitio de acceso y las observaciones que debe informar.

REGISTRO

- Documentar los hallazgos de la exploración, incluyendo la presencia o ausencia del soplo y el frémito.
- Registrar toda acción de capacitación del paciente, así como su respuesta.

Se puede ordenar el cultivo de la secreción de una herida para identificar el microorganismo causal de una infección. La identificación del microorganismo invasor proveerá información útil para seleccionar el tratamiento más apropiado. El personal de enfermería u otros profesionales de la salud pueden realizar la toma de muestra para un cultivo de herida quirúrgica. Es crucial el mantenimiento de una asepsia estricta, de manera que se aísle sólo el microorganismo patógeno presente en la herida. Resulta indispensable usar el hisopo correcto, con base en las pruebas indicadas, para la toma de una muestra con el fin de aislar microorganismos aerobios o anaerobios.

CONSIDERACIONES AL DELEGAR

La obtención de una muestra para cultivo de la secreción de una herida quirúrgica no se delega al personal de apoyo de enfermería (PAE) o al personal de apoyo sin licencia (PASL). Dependiendo de la ley estatal de práctica de enfermería y las políticas y procedimientos de la institución, la tarea puede delegarse al personal de enfermería práctico/vocacional con licencia (PEPL/PEVL). La decisión de delegar debe basarse en el análisis minucioso de las necesidades y circunstancias del paciente, así como en las calificaciones de la persona a quien se delega la tarea. Véanse las *Pautas de delegación* en el Apéndice A.

EQUIPO

- Equipo estéril (para microorganismos aerobios o anaerobios) con hisopo o un tubo de cultivo con hisopos estériles individuales
- Guantes estériles
- Guantes limpios desechables
- Equipo de protección personal (EPP) adicional, según indicación
- Bolsa de plástico o un recipiente apropiado para residuos
- Etiqueta del paciente para el tubo de muestra
- Bolsa para materiales biológicos peligrosos
- Manta de baño (si es necesario cubrir al paciente)
- Provisiones para limpiar la herida y aplicar un nuevo apósito estéril después de obtener la muestra para cultivo

VALORACIÓN INICIAL

- Valorar la situación para determinar la necesidad de tomar una muestra para cultivo de la secreción de la herida. Confirmar cualquier orden médica de obtención de una muestra, así como los cuidados de la herida (o cualquiera de ellos) incluidos en el plan de atención de enfermería.
- Evaluar el grado de comodidad del paciente y la necesidad de usar analgésicos antes de obtener la muestra.
- Revisar la herida y el tejido circundante. Determinar la localización, el aspecto de la herida, la etapa de cicatrización (si corresponde), el drenaje y los tipos de tejido presentes. Medir la herida. Consignar la etapa del proceso de cicatrización y las características de cualquier drenaje. Valorar la piel circundante en cuanto a color, temperatura y edema, equimosis o maceración.

DIAGNÓSTICO DE ENFERMERÍA

- Deterioro de la integridad cutánea
- Deterioro de la integridad tisular
- Trastorno de la imagen corporal

IDENTIFICACIÓN Y PLANIFICACIÓN DE RESULTADOS

- Se obtiene una muestra para cultivo de la secreción de la herida sin evidencia de contaminación ni exponer al paciente a microorganismos patógenos adicionales u originarle molestias.

IMPLEMENTACIÓN

ACCIÓN	JUSTIFICACIÓN
1. Revisar la orden médica para obtener una muestra para cultivo de la herida. Reunir el equipo necesario.	La revisión de la orden y el plan de atención valida que el paciente correcto sea objeto del procedimiento adecuado. La preparación promueve una administración eficaz del tiempo y un abordaje organizado de la tarea.
2. Realizar higiene de manos y ponerse el EPP, según indicación.	La higiene de manos y el EPP previenen la propagación de microorganismos. El EPP será necesario según las precauciones epidemiológicas.
3. Identificar al paciente.	La identificación del paciente garantiza que el individuo correcto sea objeto de la intervención correcta y ayuda a prevenir errores.
4. Reunir el equipo sobre una mesa puente de fácil alcance.	La organización facilita el desempeño de la tarea.
5. Cerrar las cortinas alrededor de la cama y la puerta de la habitación, de ser posible. Explicar el procedimiento y su justificación.	Esto asegura la privacidad del paciente. La explicación reduce la ansiedad y facilita la cooperación.
6. Valorar al paciente por la posible necesidad de intervenciones no farmacológicas para disminuir el dolor o medicamentos analgésicos antes de obtener una muestra para cultivo de la secreción de la herida. Administrar el analgésico prescrito apropiado. Dejar transcurrir suficiente tiempo para que el analgésico alcance su efecto antes de iniciar el procedimiento.	El dolor es una experiencia subjetiva con influencia de vivencias pasadas. Los cuidados de la herida y los cambios de apósito pueden causar dolor a algunos pacientes.

ACCIÓN	JUSTIFICACIÓN
7. Tener un recipiente para residuos apropiado a la mano para usarse durante el procedimiento.	Contar con el recipiente para residuos a la mano permite desechar los materiales sucios con facilidad, sin diseminar microorganismos.
8. Ajustar la cama a una altura de trabajo cómoda, por lo general la altura del codo del profesional de la salud (VISN 8, 2009).	Tener la cama a una altura apropiada previene la fatiga dorsal y muscular.
9. Ayudar al paciente a adoptar una posición cómoda que provea un fácil acceso a la herida. Si es necesario, cubrirlo con la manta de baño para exponer sólo la zona de la herida. Colocar un protector impermeable bajo el sitio de la herida. Comparar la etiqueta del frasco de cultivo con respecto a la pulsera de identificación del paciente.	La posición del paciente y el uso de una manta proveen comodidad y abrigo. La comparación de la etiqueta del frasco de cultivo con respecto a la identificación del paciente asegura que el individuo correcto reciba la intervención correcta y ayuda a prevenir errores.
10. Si hay algún apósito sobre la herida, usar guantes limpios. Retirar cuidadosa y suavemente los apósitos sucios. En caso de presentar resistencia, utilizar un eliminador de adhesivo basado en silicona para ayudar a retirar la cinta. Si alguna parte del apósito se adhiere a la piel subyacente, utilizar pequeñas cantidades de solución salina estéril para ayudar a aflojarlo y retirarlo.	Los guantes protegen al personal de enfermería durante el manejo de apósitos contaminados. El retiro cuidadoso del apósito es más cómodo para el paciente y asegura que no se retire algún tubo de drenaje presente. El eliminador de adhesivo permite el retiro fácil, rápido e indoloro del apósito, sin problemas relacionados de fragmentación de la piel (Denyer, 2011; Benbow, 2011). La solución salina estéril humedece el apósito para su fácil retiro y disminuye al mínimo el daño y el dolor.
11. Después de retirar el apósito, se observa aparición, cantidad, tipo, color y olor de cualquier exudado presente. Colocar los apósitos sucios en el recipiente para residuos apropiado.	Debe documentarse la presencia de exudado. Retirar apropiadamente los apósitos previene la propagación de microorganismos.
12. Valorar la herida sobre el aspecto, etapa, presencia de escaras, tejido de granulación, epitelización, socavación, fístulas, necrosis, trayectos sinuosos y exudados. Evaluar el aspecto del tejido circundante. Medir la herida.	Esta información proporciona pruebas acerca del proceso de cicatrización de la herida o la presencia de infección.

ACCIÓN	JUSTIFICACIÓN
13. Retirarse los guantes y ponerlos en el recipiente para residuos.	Desechar los guantes previene la propagación de microorganismos.
14. Preparar un campo estéril, según indicación, y los materiales para limpieza de la herida. Usar guantes estériles. Como alternativa, se pueden utilizar guantes limpios (técnica limpia) cuando se cura una herida crónica.	Los guantes estériles mantienen la asepsia quirúrgica. Una técnica limpia es apropiada cuando se curan heridas crónicas.
15. Limpiar la herida. Véase la Competencia 181. Como alternativa, irrigar la herida según la orden o la necesidad (véase Competencia 77).	La limpieza de la herida retira el drenaje previo y los detritos, lo que puede introducir microorganismos extraños en la muestra recolectada, con la consecuencia de resultados imprecisos.
16. Secar la piel circundante con gasa. Usar guantes limpios.	La humedad provee un medio para la proliferación de microorganismos. En exceso, puede contribuir a la irritación y pérdida de continuidad de la piel. El uso de un hisopo para cultivo no requiere contacto directo con la piel o la herida, de manera que es apropiado usar guantes limpios para proteger al personal de enfermería del contacto con sangre o líquidos corporales.
17. Girar la tapa para tomar el hisopo del tubo de cultivo o abrir otro por separado y retirar la tapa del tubo. **Mantener el hisopo dentro del tubo de cultivo y su parte interna estériles.**	Los materiales están listos para usarse y a la mano y se mantiene la técnica aséptica.
18. Si el contacto con la herida es necesario para separar los bordes a fin de permitir la inserción profunda del hisopo, colocarse un guante estéril en una mano para manipular los bordes de la herida. Los guantes limpios pueden ser apropiados para entrar en contacto con úlceras por presión y heridas crónicas.	De ser necesario el contacto con la herida para recolectar la muestra, se requiere un guante estéril para prevenir la contaminación de la herida.
19. **Insertar con cuidado el hisopo en la herida. Hacer presión y rotarlo varias veces sobre la superficie de la herida. Evitar**	El hisopo con punta de algodón absorbe el exudado de la herida. El contacto con la piel puede introducir microorganismos extraños a la muestra

ACCIÓN	JUSTIFICACIÓN
tocar con el hisopo la piel intacta de los bordes de la herida. Usar otro hisopo si se recolecta una muestra de un sitio diferente.	recolectada, con resultados imprecisos. El uso de otro hisopo en un sitio diferente evita la contaminación cruzada de la herida.
20. Colocar el hisopo de regreso en el tubo de cultivo, **sin tocar el exterior del tubo.** Poner la tapa. Algunos recipientes de hisopos tienen una ampolleta de medio de cultivo en el fondo del tubo. Puede ser necesario oprimir esa ampolla para activarla; seguir las instrucciones del fabricante para su uso.	El exterior del recipiente se protege de la contaminación por microorganismos y la muestra no se contamina con patógenos que no están en la herida. El humedecer el hisopo con medio de cultivo es necesario para obtener resultados adecuados.
21. Retirarse los guantes y desecharlos de manera apropiada.	El retiro adecuado de los guantes disminuye el riesgo de transmisión de una infección y contaminación de otros objetos.
22. Ponerse guantes. Colocar un apósito en la herida, según corresponda, con base en las órdenes médicas o el plan de atención de enfermería. Véanse las Competencias 179, 180 y 181. Retirar los guantes.	Los apósitos de la herida protegen, absorben el exudado, proveen un ambiente húmedo y promueven la cicatrización. El retiro adecuado de los guantes disminuye el riesgo de transmisión de infecciones y contaminación de otros objetos.
23. Después de fijar el apósito, se etiqueta con fecha y hora. Retirar todo el equipo restante; colocar al paciente en una posición cómoda, con los barandales levantados y la cama en la posición más baja.	El registro de la fecha y hora ofrece información y demuestra el cumplimiento del plan de atención. La posición apropiada del paciente y la cama promueve la seguridad y comodidad.
24. Etiquetar la muestra de acuerdo con las guías institucionales y enviarla al laboratorio en una bolsa para materiales biológicos peligrosos.	El etiquetado apropiado asegura la identificación correcta de la muestra.
25. Retirar el EPP, si se utilizó. Realizar higiene de manos.	El retiro adecuado del EPP disminuye el riesgo de transmisión de infecciones y la contaminación de otros objetos. La higiene de manos previene la propagación de microorganismos.

EVALUACIÓN

- Se toma la muestra de cultivo de secreción de la herida sin contaminación y el paciente se mantiene sin exposición a microorganismos patógenos adicionales.

REGISTRO

- Documentar la localización de la herida, su valoración, incluido el tipo de tejido presente, la aparición de tejido necrótico, la etapa de cicatrización (si corresponde) y las características del drenaje. Incluir el aspecto de la piel circundante. Registrar la limpieza de la herida y la obtención de la muestra de secreción para cultivo. Consignar cualquier cuidado de la piel o apósito aplicado, así como la capacitación pertinente del paciente y sus familiares, y cualquier reacción al procedimiento, incluyendo el grado de dolor y la eficacia de las intervenciones no farmacológicas o los analgésicos, si se administraron.

COMPETENCIA 77   REALIZACIÓN DE IRRIGACIÓN DE HERIDA

La *irrigación* es la aplicación de una corriente de solución a los tejidos. Las irrigaciones de herida se ordenan para limpiar la zona de patógenos y detritos y promover la cicatrización. Pueden ordenarse también procedimientos de lavado para aplicar calor o antisépticos de forma local. Si los bordes de la herida están unidos, se puede usar la técnica limpia; si no, se emplean equipo y soluciones estériles para la irrigación. La solución salina normal a menudo es la ideal cuando se lavan heridas.

CONSIDERACIONES AL DELEGAR

La irrigación de una herida y los procedimientos que requieren usar un campo estéril y otros artículos también estériles no se delegan al personal de apoyo de enfermería (PAE) o al personal de apoyo sin licencia (PASL). Dependiendo de la ley estatal de práctica de enfermería y las políticas y procedimientos institucionales, estos procedimientos pueden delegarse al personal de enfermería práctico/vocacional con licencia (PEPL/PEVL). La decisión de delegar debe basarse en el análisis cuidadoso de las necesidades y circunstancias del paciente, así como en las calificaciones de la persona a quien se delega la tarea. Véanse las *Pautas de delegación* en el Apéndice A.

EQUIPO

- Equipo de irrigación estéril que incluye un cuenco, un recipiente con solución y una jeringa de irrigación
- Solución de irrigación estéril, según la orden, templada a la temperatura corporal, por lo general solución salina normal al 0.9 %

- Bolsa de plástico u otro recipiente para residuos a fin de desechar los apósitos sucios
- Guantes estériles
- Cinta adhesiva estéril (puede ser opcional)
- Guantes desechables limpios

- Bata impermeable, mascarilla y protección ocular
- Equipo de protección personal (EPP) adicional, según indicación
- Equipo de apósitos estériles o de sutura (tijeras y pinzas estériles)
- Protector impermeable y manta de baño, según necesidad

- Apósitos de gasa estéril
- Paquetes de gasa estéril, según necesidad
- Cinta o filamentos
- Toallitas húmedas de protección cutánea

VALORACIÓN INICIAL

- Valorar la situación para determinar la necesidad de irrigación de la herida. Confirmar cualquier orden médica importante para el cuidado de la herida y el incluido en el plan de atención de enfermería.
- Evaluar el apósito actual para determinar si está íntegro.
- Valorar el grado de comodidad del paciente y la necesidad de analgésicos antes de lavar la herida. Evaluar si el paciente experimentó algún dolor relacionado con los cambios de apósito previos y la eficacia de las intervenciones empleadas para disminuir el síntoma al mínimo.
- Valorar el drenaje excesivo o la hemorragia del apósito, o si se encuentra saturado.
- Revisar la herida y los tejidos circundantes. Precisar la localización, el aspecto, la etapa de cicatrización, si corresponde, el drenaje y los tipos de tejido de la herida. Medir la herida. Anotar la etapa del proceso de cicatrización y las características de todo exudado. Valorar la piel circundante en cuanto a color, temperatura, edema, equimosis o maceración.

DIAGNÓSTICO DE ENFERMERÍA

- Riesgo de infección
- Dolor agudo
- Deterioro de la integridad cutánea
- Deterioro de la integridad tisular

IDENTIFICACIÓN Y PLANIFICACIÓN DE RESULTADOS

- La herida se limpia sin contaminación o traumatismos y sin causar dolor o malestar al paciente.
- La herida continúa mostrando signos de avance de la cicatrización.
- El paciente muestra comprender la necesidad del lavado de la herida.

IMPLEMENTACIÓN

ACCIÓN	JUSTIFICACIÓN
1. Revisar la orden médica de cuidados de la herida o el plan de atención de enfermería relacionado. Obtener los recursos necesarios.	La revisión de las órdenes y el plan de atención validan el procedimiento y el paciente correctos. La preparación promueve una administración eficaz del tiempo y un abordaje organizado de la tarea.

ACCIÓN	JUSTIFICACIÓN
2. Realizar higiene de manos y colocarse el EPP, según la indicación.	La higiene de manos y el EPP previenen la propagación de microorganismos. El EPP será necesario con base en las precauciones epidemiológicas.
3. Identificar al paciente.	La identificación del paciente asegura que el individuo correcto reciba la intervención correcta y ayuda a prevenir errores.
4. Reunir el equipo sobre una mesa puente de fácil alcance.	La organización facilita la realización de la tarea.
5. Cerrar las cortinas alrededor de la cama y la puerta de la habitación, de ser posible. Explicar el procedimiento y su justificación.	Esto asegura la privacidad del paciente. La explicación reduce la ansiedad y facilita la cooperación.
6. Valorar al paciente en cuanto a la posible necesidad de intervenciones no farmacológicas para el dolor o medicamentos analgésicos antes de los cuidados de la herida o el cambio de apósitos. Administrar el analgésico apropiado prescrito. Dar suficiente tiempo para que el analgésico alcance su efecto antes de iniciar el procedimiento.	El dolor es una experiencia subjetiva con influencia de vivencias pasadas. Los cuidados de la herida y los cambios de apósito pueden causar dolor a algunos pacientes.
7. Colocar un recipiente o una bolsa para residuos en una localización que resulte práctica para usarla durante el procedimiento.	Contar con un recipiente para residuos a la mano implica que se pueden descartar fácilmente los apósitos sucios sin diseminar microorganismos.
8. Ajustar la cama a una altura cómoda de trabajo, por lo general la altura del codo del profesional de la salud (VISIN 8, 2009).	Tener la cama a la altura adecuada previene la fatiga dorsal y muscular.
9. Ayudar al paciente a adoptar una posición cómoda que provea fácil acceso a la herida. Colocar al paciente de manera que la solución de irrigación fluya desde el extremo limpio de la herida hacia el menos limpio. Utilizar la manta de baño para cubrir cualquier zona expuesta diferente a la herida. Colocar un cojinete impermeable bajo el sitio de la herida.	La posición del paciente y el uso de la manta de baño proveen comodidad y abrigo. La fuerza de gravedad dirige el flujo de líquido de la zona menos contaminada a la más contaminada. El cojinete impermeable protege las superficies subyacentes.

ACCIÓN	JUSTIFICACIÓN
10. Usar bata, mascarilla y protección ocular.	El uso de EPP, como batas, mascarillas y protección ocular, es parte de las *precauciones estándar*. La bata protege la ropa de la contaminación en caso de salpicaduras. Las gafas protegen las membranas mucosas oculares del contacto con el líquido de irrigación o el exudado de la herida.
11. Usar guantes limpios. Retirar cuidadosa y suavemente los apósitos sucios. Si hay resistencia, utilizar un eliminador de adhesivo basado en silicona para ayudar a retirar la cinta adhesiva. Si cualquier parte del apósito se pega a la piel subyacente, utilizar pequeñas cantidades de solución salina estéril para aflojarlo y retirarlo.	Los guantes protegen al personal de enfermería durante el manejo de apósitos contaminados. El retiro cuidadoso del apósito es más cómodo para el paciente y asegura que no se extraiga ningún tubo de drenaje instalado. El eliminador de adhesivo permite el retiro fácil, rápido e indoloro del apósito, sin los problemas vinculados de desgarros cutáneos (Denyer, 2011; Benbow, 2011). La solución salina estéril humedece el apósito para facilitar su retiro y disminuye al mínimo el daño y el dolor.
12. Después de retirar el apósito, observar en cuanto a aparición, cantidad, tipo, color y olor de cualquier exudado en los apósitos. Colocar los apósitos sucios en el recipiente de residuos apropiado.	Deberá documentarse la presencia de drenaje. Descartar apropiadamente los apósitos evita la propagación de microorganismos.
13. Valorar la herida en cuanto aspecto, etapa de cicatrización, presencia de cicatriz, tejido de granulación, epitelización, tunelización, fístulas, necrosis, trayectos sinuosos y drenaje. Valorar el aspecto del tejido circundante. Medir la herida.	Esta información provee pruebas acerca del proceso de cicatrización de la herida y la presencia de infección. Desechar los guantes previene la diseminación de microorganismos.
14. Retirar los guantes y ponerlos en el recipiente para residuos.	El uso de solución tibia evita los escalofríos del paciente y puede disminuir al mínimo sus molestias.
15. Poner un campo estéril, si está indicado, y los materiales para limpiar la herida. Verter solución de irrigación estéril tibia al recipiente, también estéril. Usar guantes estériles. Como alternativa, se pueden usar guantes limpios (técnica limpia) al irrigar una herida crónica o una úlcera por presión.	La técnica estéril con guantes mantiene la asepsia quirúrgica. La técnica limpia es apropiada para la irrigación de heridas crónicas o úlceras por presión.

ACCIÓN	JUSTIFICACIÓN
16. Colocar el cuenco estéril bajo la herida para recolectar el líquido de irrigación.	Se protege al paciente y la ropa de cama de los líquidos contaminados.
17. Llenar la jeringa de irrigación con solución. **Con su mano no dominante, aplicar presión con suavidad al cuenco contra la piel bajo la herida para formar un sello con la piel.**	La solución se acumulará en el cuenco y evitará que la irrigación se derrame hacia la piel. El paciente y la ropa de cama se protegen de los líquidos contaminados.
18. **Dirigir con suavidad el chorro de la solución a la herida. Mantener la punta de la jeringa al menos 2.5 cm por arriba del extremo superior de la herida. Si se usa una punta de sonda, introducirla suavemente en la herida hasta que encuentre resistencia. Irrigar con suavidad todas las áreas de la herida.**	Los detritos y la solución de irrigación contaminada fluyen del punto con menor contaminación al más contaminado. Un flujo de irrigación de alta presión puede causar molestias al paciente así como dañar el tejido de granulación. Una punta de sonda permite la introducción de una solución de irrigación a una herida con una abertura pequeña o en caso de que sea profunda.
19. Observar que la solución fluya suavemente y de manera homogénea. Cuando la solución de la herida fluya limpia, ha concluido la irrigación.	La irrigación elimina el exudado y los detritos.
20. Secar la piel circundante con gasas.	La humedad provee un medio para la proliferación de microorganismos. El exceso de humedad puede contribuir a la irritación y pérdida de continuidad de la piel.
21. Aplicar un protector cutánea a la piel circundante a la herida.	Un protector cutáneo evita la irritación y la fragmentación de la piel.
22. Aplicar un nuevo apósito a la herida (véanse Competencias 179, 180 y 181).	Los apósitos absorben el drenaje, protegen la herida y promueven la cicatrización.
23. Retirar y desechar los guantes. Aplicar cinta adhesiva, fajas de Montgomery o rollos de gasa para fijar los apósitos. Como alternativa, muchos productos comerciales para heridas son autoadhesivos y no requieren cinta adicional.	La cinta y otros productos de fijación son más fáciles de aplicar después de que se retiraron los guantes. La eliminación apropiada de los guantes evita la diseminación de microorganismos.
24. Después de fijar el apósito, se etiqueta con la fecha y la hora. Retirar todo equipo restante;	El registro de fecha y hora provee comunicación y muestra apego al plan de tratamiento. La posición apropiada

ACCIÓN	JUSTIFICACIÓN
colocar al paciente en una posición cómoda con los barandales arriba y la cama en la posición más baja.	del paciente y la cama promueve la seguridad y la comodidad.
25. Retirar el EPP restante. Realizar higiene de manos.	El retiro adecuado del EPP disminuye el riesgo de transmisión de infecciones y de contaminación de otros objetos. La higiene de manos evita la propagación de microorganismos.
26. Revisar todos los apósitos de la herida en cada turno. Pueden requerirse revisiones más frecuentes si la herida es más compleja o los apósitos se saturan con rapidez.	La revisión de los apósitos asegura detectar los cambios en el estado del paciente y la intervención oportuna para prevenir complicaciones.

EVALUACIÓN

- El lavado de la herida concluye sin contaminación o traumatismos.
- El paciente manifiesta poco o ningún dolor o malestar.
- El sujeto refiere comprender la necesidad de la irrigación.
- La herida del paciente continúa mostrando signos de avance de la cicatrización.

REGISTRO

- Consignar la localización de la herida y que se retiró el apósito. Registrar la valoración de la herida, incluyendo pruebas de la presencia de tejido de granulación y de tejido necrótico, la etapa (si corresponde) de cicatrización y las características del drenaje. Incluir el aspecto de la piel circundante. Documentar la irrigación de la herida y la solución usada. Registrar el tipo de apósito que se aplicó. Anotar las instrucciones pertinentes para el paciente y la familia, y cualquier reacción al procedimiento, incluido el grado de dolor y la eficacia de las intervenciones no farmacológicas o los analgésicos, si se administraron.

COMPETENCIA 78   USO DE COBERTOR PARA HIPOTERMIA

Un cobertor para hipotermia, o compresa de refrigeración, es una compresa de hidrotermia del tamaño de una sábana que conduce una solución enfriada, habitualmente agua destilada, a través de bobinas en una sábana o compresa de plástico. Colocar al paciente en una manta de hipotermia o compresa de refrigeración ayuda a disminuir la temperatura corporal. El personal de enfermería monitoriza la temperatura corporal del paciente y, en consecuencia, puede reajustar el calentador.

La manta de hipotermia también puede ser ajustada para mantener una temperatura corporal específica; el dispositivo controla continuamente la temperatura corporal del paciente utilizando una sonda con un sensor de temperatura (que es insertada por vía rectal o en el esófago, o colocada en la piel) y ajusta la temperatura del líquido circulante en función de los datos obtenidos.

CONSIDERACIONES AL DELEGAR

La aplicación de una manta para hipotermia no debe ser delegada al personal de apoyo de enfermería (PAE) o al personal de apoyo sin licencia (PASL), aunque sí se les puede delegar la medición de la temperatura corporal de un paciente mientras usa uno de estos dispositivos. Dependiendo de la ley estatal de práctica de enfermería y las políticas y procedimientos institucionales, la aplicación de un manta de hipotermia puede ser delegada al personal de enfermería práctico/vocacional con licencia (PEPL/PEVL). La decisión de delegar debe basarse en el análisis minucioso de las necesidades y circunstancias del paciente, así como en las calificaciones de la persona a quien se delega la tarea. Véanse las *Pautas de delegación* en el Apéndice A.

EQUIPO

- Cobertor o compresa de refrigeración desechable
- Panel de control electrónico
- Agua destilada para llenar el dispositivo, en caso necesario
- Termómetro, en caso necesario para monitorizar la temperatura del paciente
- Esfigmomanómetro

- Estetoscopio
- Sensor de temperatura, en caso necesario
- Una manta o sábana delgada
- Toallas
- Guantes limpios
- Equipo de protección personal (EPP) adicional, según indicación

VALORACIÓN INICIAL

- Explorar el estado del paciente, incluyendo la temperatura corporal actual, para determinar la necesidad de la manta de refrigeración.
- Considerar las medidas alternativas para ayudar a disminuir la temperatura corporal del paciente antes de colocar la manta.
- Revisar las indicaciones médicas para la aplicación y uso de una manta refrigerante.
- Valorar las constantes vitales del paciente, así como su estado neurológico, circulación periférica e integridad de la piel.
- Evaluar el equipo que se va a utilizar, incluyendo el estado de cables, contactos y elementos de refrigeración. Buscar filtraciones de agua. Una vez que el equipo está encendido, es necesario verificar que hay una distribución uniforme del refrigerante.

DIAGNÓSTICO DE ENFERMERÍA

- Riesgo de lesión
- Riesgo de deterioro de la integridad cutánea
- Hipertermia
- Hipotermia
- Riesgo de desequilibrio de la temperatura corporal
- Termorregulación ineficaz

IDENTIFICACIÓN Y PLANIFICACIÓN DE RESULTADOS

- El paciente mantiene la temperatura corporal deseada.
- El individuo no presenta escalofríos.
- Las constantes vitales del paciente están dentro de límites normales.
- El paciente no experimenta alteraciones en la integridad de la piel, estado neurológico, circulación periférica o estado hidroelectrolítico y edema.

IMPLEMENTACIÓN

ACCIÓN	JUSTIFICACIÓN
1. Revisar las indicaciones médicas para la aplicación de la manta para hipotermia. Obtener el consentimiento para la terapia de acuerdo con la política institucional.	Revisar que las indicaciones validan al paciente correcto y el procedimiento correcto.
2. Realizar la higiene de manos y colocarse el EPP, según indicación.	La higiene de manos y el EPP previenen la diseminación de microorganismos. El EPP será necesario con base en las precauciones epidemiológicas.
3. Identificar al paciente. Determinar si ha tenido alguna reacción adversa previa a la crioterapia.	La identificación del paciente asegura que el individuo correcto recibe la intervención correcta y ayuda a prevenir errores. Existen diferencias individuales en la tolerancia a terapias específicas.
4. Reunir el equipo en una mesa puente de fácil alcance.	La organización facilita el desempeño de la tarea.
5. Cerrar las cortinas alrededor de la cama y la puerta de la habitación, de ser posible. Explicar lo que se va a realizar y por qué.	Esto asegura la privacidad del paciente. La explicación reduce la ansiedad y facilita la cooperación.
6. Revisar que el agua en la unidad electrónica está en el nivel adecuado. Llenar la unidad hasta dos terceras partes con agua destilada, o hasta la marca de llenado, en caso necesario. Revisar el control de temperatura en la unidad para verificar que está dentro del rango seguro.	El agua suficiente en la unidad es necesaria para asegurar su funcionamiento adecuado. El agua del grifo deja depósitos minerales en la unidad. Revisar el control de temperatura ayuda a prevenir lesiones de la piel o los tejidos.
7. Evaluar constantes vitales, estado neurológico, circulación periférica e integridad de la piel del paciente.	La evaluación proporciona información inicial para comparación durante la terapia e identifica alteraciones que pueden contraindicar la aplicación.

ACCIÓN	JUSTIFICACIÓN
8. Ajustar la cama a una altura de trabajo cómoda, habitualmente la altura del codo del profesional de la salud (VISN 8 Centro de Seguridad el Paciente, 2009).	Tener la cama a la altura adecuada previene la fatiga dorsal y muscular.
9. Verificar que la bata del paciente tenga lazos de tela, no broches o pasadores.	Los lazos de tela minimizan el riesgo de lesiones por frío.
10. Aplicar lanolina o una mezcla de lanolina y "crema para frío" a la piel del paciente que estará en contacto con la manta.	Estos agentes ayudan a proteger la piel del frío.
11. Encender la manta y asegurarse de que la luz de refrigeración está encendida. Verificar que los límites de temperatura están ajustados dentro del rango de seguridad deseado.	Encender la manta la prepara para su uso. Mantener la temperatura dentro del rango de seguridad previene el enfriamiento excesivo.
12. Cubrir el cobertor de hipotermia con una sábana delgada o manta de baño.	La sábana protege la piel del paciente del contacto directo con la superficie enfriadora, reduciendo el riesgo de lesión.
13. Colocar la sábana debajo del paciente de manera que el borde superior de la manta esté alineado con el cuello del paciente.	La superficie rígida de la manta puede ser incómoda. El frío puede llevar a la rotura del tejido.
14. Colocarse guantes. Lubricar la sonda rectal e insertarla en el recto del paciente, a menos de que esté contraindicado. De lo contrario, colocar la sonda cutánea dentro de la axila del paciente y fijarla con cinta. En los casos de pacientes que están comatosos o bajo antestesia, utilizar una sonda esofágica. Retirarse los guantes. Conectar la sonda al panel de control de la manta.	La sonda permite la monitorización continua de la temperatura corporal central del paciente. La inserción rectal puede estar contraindicada en pacientes con recuento bajo de leucocitos o plaquetas.
15. Envolver las manos y pies del paciente con gasa si está indicado, o si el paciente lo desea. En pacientes de sexo masculino, separar el escroto de la manta de refrigeración con toallas.	Estas acciones minimizan los escalofríos, promueven la comodidad y protegen los tejidos sensibles del contacto directo con el frío.

ACCIÓN	JUSTIFICACIÓN
16. Colocar al paciente en una posición cómoda. Bajar la cama. Desechar cualquier otro suministro de manera adecuada.	Cambiar la posición promueve la comodidad y seguridad del paciente.
17. Revisar de nuevo el termómetro y el ajuste del panel de control.	La nueva revisión comprueba que la temperatura de la manta se mantiene en un nivel seguro.
18. Retirar cualquier EPP, si se utilizó. Realizar higiene de manos.	El retiro adecuado del EPP reduce el riesgo de transmisión de infecciones y la contaminación de otros objetos. La higiene de manos previene la propagación de microorganismos.
19. **Dar vuelta y cambiar de posición al paciente regularmente (cada 30 min-1 h).** Mantener las sábanas libres de condensación. Aplicar crema en caso necesario. Revisar la piel del paciente en busca de color, cambios en los bordes y lechos ungueales, edema, dolor y déficit sensorial.	Dar vuelta y acomodar al paciente previene alteraciones en la integridad de la piel y proporciona una exploración de posibles lesiones cutáneas.
20. **Monitorizar las constantes vitales y hacer una valoración neurológica, de acuerdo con la política institucional, habitualmente cada 15 min, hasta que la temperatura corporal sea estable.** Vigilar el estado hidroelectrolítico del paciente.	La monitorización continua proporciona una evaluación de la respuesta del paciente a la terapia y permite la identificación e intervención oportunas si se producen efectos adversos.
21. Observar en busca de signos de escalofríos, incluyendo sensaciones expresadas, fasciculaciones faciales, hiperventilación o calambres en las extremidades.	Los escalofríos aumentan la producción de calor, y con frecuencia son controlados con medicamentos.
22. Evaluar el nivel de comodidad del paciente.	La terapia con hipotermia puede causar molestias. La evaluación y acción oportunas pueden prevenir lesiones.
23. Apagar la manta de acuerdo con la política institucional, habitualmente cuando la temperatura corporal del paciente alcanza 1 grado por arriba de la temperatura deseada. **Continuar monitorizando la temperatura corporal del paciente hasta que se estabilice.**	La temperatura corporal puede continuar bajando después de esta terapia.

EVALUACIÓN

- El paciente mantiene la temperatura corporal deseada y otras constantes vitales dentro de parámetros aceptables.
- El individuo se mantiene libre de escalofríos.
- El paciente no experimenta alteraciones en la integridad de la piel, estado neurológico, circulación periférica o equilibrio hidroelectrolítico y edema.

REGISTRO

- Documentar las valoraciones, por ejemplo, constantes vitales, estado neurológico, circulación periférica y estado de integridad de la piel, antes del uso de una manta refrigerante. Registrar la verificación de las indicaciones médicas y que el procedimiento fue explicado al paciente. Consignar los ajustes del control, tiempo de aplicación y retiro, y la vía de monitorización de la temperatura. Incluir la aplicación de crema de lanolina a la piel y la frecuencia de los cambios de posición. Tomar nota de la respuesta del paciente a la terapia utilizando la hoja de datos de enfermería, anotando especialmente una disminución de la temperatura y la evaluación por malestar. Registrar el posible uso de medicamentos para reducir los escalofríos u otras molestias. Incluir toda capacitación pertinente del paciente y su familia.

COMPETENCIA 79 — APLICACIÓN DE BOLSA PARA INCONTINENCIA FECAL

La bolsa para incontinencia fecal es útil para proteger la piel perianal de la excoriación debida a la exposición repetida a heces líquidas. Este dispositivo reduce el daño a la piel perianal al desviar las heces líquidas hacia una bolsa de recolección (Zimmaro Bliss & Norton, 2010). Puede aplicarse una barrera cutánea antes de poner la bolsa para proteger la piel del paciente y mejorar la adhesión. Si ya hay excoriación presente, es necesario aplicar la barrera cutánea debe antes de colocar la bolsa.

CONSIDERACIONES AL DELEGAR

La aplicación de una bolsa para incontinencia fecal puede ser delegada al personal de apoyo de enfermería (PAE) o al personal de apoyo de enfermería sin licencia (PASL) que ha recibido la capacitación correspondiente; también puede ser delegada al personal de enfermería práctico/vocacional con licencia (PEPL/PEVL). La decisión de delegar debe basarse en el análisis minucioso de las necesidades y circunstancias del paciente, así como en las calificaciones de la persona a quien se delega la tarea. Véanse las *Pautas de delegación* en el apéndice A.

EQUIPO

- Bolsa para incontinencia fecal
- Guantes desechables
- Equipo de protección personal (EPP) adicional, según indicación
- Paño limpio, limpiador de piel y toalla
- Bolsa de recolección (Foley)
- Tijeras (opcional)
- Protector, barrera para la piel
- Manta de baño

VALORACIÓN INICIAL

- Evaluar la cantidad y consistencia de las heces evacuadas. Anotar la frecuencia de la defecación.
- Inspeccionar el área perianal en busca de cualquier excoriación, heridas o hemorroides.

DIAGNÓSTICO DE ENFERMERÍA

- Incontinencia fecal
- Riesgo de deterioro de la integridad cutánea
- Integridad cutánea deteriorada

IDENTIFICACIÓN Y PLANIFICACIÓN DE RESULTADOS

- El paciente evacúa heces en el dispositivo y mantiene intacta la piel perianal.
- El sujeto muestra una disminución en la cantidad y gravedad de la excoriación.
- El individuo refiere disminución del malestar.
- El paciente se mantiene libre de cualquier signo o síntoma de infección.

IMPLEMENTACIÓN

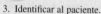

ACCIÓN	JUSTIFICACIÓN
1. Reunir el equipo.	Reunir el equipo permite el abordaje ordenado de la tarea.
2. Realizar higiene de manos y colocarse el EPP, según indicación.	La higiene de manos y el EPP previenen la propagación de microorganismos. El EPP será necesario según las precauciones epidemiológicas.
3. Identificar al paciente.	La identificación del paciente asegura que el individuo correcto reciba la intervención correcta y ayuda a prevenir errores.
4. Cerrar las cortinas alrededor de la cama y la puerta de la habitación, de ser posible. Explicar el procedimiento y su justificación.	Esto asegura la privacidad del paciente. La explicación reduce la ansiedad y facilita la cooperación.
5. Reunir el equipo sobre una mesa puente de fácil alcance.	Se recomienda colocar el equipo cerca, pues resulta práctico, ahorra tiempo y evita estiramientos y torsiones innecesarios de los músculos por parte del personal de enfermería.
6. Ajustar la cama a una altura de trabajo cómoda, habitualmente la altura del codo del profesional de la salud (VISN 8 Patient. Safety Center, 2009). Posicionar	Tener la cama a la altura adecuada previene la fatiga dorsal y muscular. La posición de Sims facilita el acceso al recto. Doblar la ropa de cama de esta manera reduce al

ACCIÓN	JUSTIFICACIÓN

al paciente del lado izquierdo (posición de Sims), según lo indicado por la comodidad y el estado del paciente. Doblar hacia arriba la ropa de cama, justo lo suficiente para permitir el acceso a la región rectal del paciente. Cubrirlo con la manta de baño, según necesidad, para mantener su privacidad y proporcionar abrigo. Colocar un protector impermeable bajo su cadera.

mínimo la exposición innecesaria y proporciona al paciente comodidad y abrigo. El protector impermeable cubre la cama.

7. Ponerse guantes. Limpiar la región perianal. Secar minuciosamente dando palmaditas.

Los guantes protegen al personal de enfermería de los microorganismos en las heces. La piel debe estar cerca para que la bolsa se adhiera con firmeza.

8. Cortar el vello perianal con tijeras, en caso necesario.

Puede ser incómodo si el vello perianal es jalado por el adhesivo de la bolsa fecal. Cortar con tijeras reduce el riesgo de infección en comparación con el afeitado.

9. Aplicar el protector o barrera para la piel y permitir que seque. El protector para la piel puede estar contraindicado con algunas bolsas. Revisar las recomendaciones del fabricante antes de usarlo.

El protector cutáneo ayuda en la adhesión de la bolsa y protege la piel de irritación y lesiones por el adhesivo. La piel debe estar seca para que la bolsa se adhiera con firmeza.

10. En caso necesario, agrandar la apertura en la barrera adhesiva de la piel para ajustarla a la anatomía del paciente. No cortar por debajo de la línea impresa en la barrera. Retirar el respaldo de papel del adhesivo de la bolsa.

Cortar demasiado del soporte adhesivo producirá una mala adhesión a la piel del paciente. Retirar el respaldo de papel es necesario, de manera tal que la bolsa pueda adherirse a la piel.

11. Separar los glúteos con la mano no dominante. Colocar la bolsa fecal en la región anal con la mano dominante; asegurarse de que la apertura de la bolsa esté sobre el ano (fig. 1). Sostener la bolsa en su lugar por 30 seg para lograr una buena adhesión.

La apertura debe quedar sobre el ano, de forma que las heces entren en la bolsa y no se queden en la piel del paciente, lo cual puede llevar a la pérdida de integridad de la piel. El dispositivo es eficaz sólo si se coloca adecuadamente y se adhiere con firmeza.

ACCIÓN	JUSTIFICACIÓN

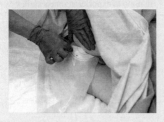

FIGURA 1 Aplicación de la bolsa sobre la abertura anal

ACCIÓN	JUSTIFICACIÓN
12. Soltar los glúteos. Unir el conector para la bolsa de incontinencia fecal a la bolsa de drenaje por debajo del nivel del paciente.	La bolsa debe estar más abajo para que las heces caigan en ella.
13. Retirarse los guantes. Regresar al paciente a una posición cómoda. Asegurarse de que la ropa de cama bajo el paciente esté seca y que el paciente se encuentre cubierto.	Retirar los guantes contaminados previene la propagación de microorganismos. Promueve la comodidad del paciente.
14. Levantar el barandal lateral. Bajar la altura de la cama y ajustar la cabecera a una posición cómoda.	Promueve la seguridad del paciente.
15. Retirar el EPP adicional, si se utilizó. Realizar higiene de manos.	El retiro adecuado del EPP reduce el riesgo de transmisión de infecciones y la contaminación de otros objetos. La higiene de manos previene la diseminación de microorganismos.

EVALUACIÓN

- El paciente evacúa heces en la bolsa y la piel perianal se mantiene intacta.
- El sujeto muestra una disminución en la cantidad y gravedad de la excoriación.
- El individuo refiere disminución del malestar.
- El paciente se mantiene libre de signos y síntomas de infección.

REGISTRO

- Documentar la fecha y hora en la que se aplicó la bolsa fecal, la apariencia de la región perianal, el color de las heces, los ingresos y egresos (cantidad de heces), y la reacción del paciente al procedimiento.

La administración de soluciones intravenosas implica con frecuencia el uso de múltiples bolsas o botellas de infusión de solución. Se debe verificar la cantidad y el tipo de solución que será administrada, así como la velocidad de infusión prescrita. El personal de enfermería es responsable de evaluar exhaustivamente todas las indicaciones del paciente antes de la administración. Cualquier duda con respecto al tipo o cantidad de tratamiento prescrito debe ser comunicada inmediata y claramente al médico de atención primaria. El personal de enfermería debe entender la razón por la que el paciente requiere la terapia i.v., el tipo de solución que se usará, su efecto deseado y sus posibles reacciones y efectos adversos. Es necesario seguir la política y las pautas institucionales para determinar si la solución debe ser administrada por un dispositivo electrónico de infusión o por gravedad.

CONSIDERACIONES AL DELEGAR

La administración de una infusión intravenosa continua no debe ser delegada al personal de apoyo de enfermería (PAE) o al personal de apoyo sin licencia (PASL). Dependiendo de la ley estatal de práctica de enfermería y las políticas y procedimientos institucionales, la administración de una inyección subcutánea puede ser delegada al personal de enfermería práctico/vocacional con licencia (PEPL/PEVL). La decisión de delegar debe basarse en el análisis minucioso de las necesidades y circunstancias del paciente, así como en las calificaciones de la persona a quien se delega la tarea. Véanse las *Pautas de delegación* en el Apéndice A.

EQUIPO

Para cambiar el contenedor de solución:
- Solución i.v., según prescripción
- Registro electrónico de administración de medicamentos/registro de administración de medicamentos (REAM/RAM)
- Cinta o etiqueta cronométrica (para el contenedor i.v.)
- Equipo de protección personal (EPP), según indicación

Para cambiar las vías:
- Equipo de administración
- Etiqueta para el equipo de administración (para la fecha del siguiente cambio)
- Gasa estéril
- Cinta no alergénica
- Dispositivo de fijación/estabilización i.v., según corresponda
- Guantes limpios
- EPP adicional, según indicación
- Alcohol u otro desinfectante

VALORACIÓN INICIAL

- Revisar el expediente del paciente en busca de datos de referencia, como las constantes vitales, el equilibrio de ingresos y egresos, y valores de laboratorio pertinentes, como los electrólitos séricos.
- Evaluar la idoneidad de la solución para el paciente.
- Revisar los datos de la exploración y de laboratorio que pueden influir en la administración de la solución.

- Inspeccionar el sitio i.v. El apósito debe estar intacto, adherido a la piel en todos los bordes. Buscar filtraciones o cualquier líquido debajo o alrededor del apósito. Verificar el tejido alrededor del sitio de acceso i.v. en busca de inflamación con frialdad o palidez. Estos son signos de infiltración de líquidos en los tejidos alrededor del catéter i.v. También se debe revisar el sitio en busca de eritema, edema y aumento de la temperatura. Estos signos podrían indicar el desarrollo de flebitis o una inflamación del vaso sanguíneo en el sitio. Preguntar al paciente si ha experimentado dolor o malestar relacionados con la vía i.v. El dolor del malestar puede ser signo de infiltración, extravasación, flebitis, tromboflebitis o infección relacionado con el tratamiento i.v.

DIAGNÓSTICO DE ENFERMERÍA

- Déficit de volumen de líquidos
- Riesgo de infección
- Deterioro de la integridad cutánea

IDENTIFICACIÓN Y PLANIFICACIÓN DE RESULTADOS

- La infusión i.v. prescrita se mantiene sin interrupciones y no se identifican complicaciones por la infusión.

IMPLEMENTACIÓN

ACCIÓN	JUSTIFICACIÓN
1. Comparar la solución i.v. en el REAM/RAM frente a la indicación médica. Considerar la idoneidad del tratamiento prescrito en relación con el paciente. Aclarar cualquier incongruencia. Revisar el expediente del paciente en busca de alergias. Evaluar en cuanto a color, filtraciones y fecha de caducidad. Conocer el propósito de la administración i.v. y de los medicamentos si están indicados. Reunir los suministros necesarios.	Esto asegura que la solución i.v., la velocidad de infusión o los medicamentos admistrados son correctos. El personal de enfermería es responsable de evaluar exhaustivamente todas las indicaciones del paciente antes de la administración. Cualquier duda con respecto al tipo o cantidad de tratamiento prescrito debe ser comunicado inmediata y claramente al médico que prescribe. Este conocimiento y habilidad son esenciales para la administración segura y exacta de un medicamento i.v. La preparación promueve la administración eficiente del tiempo y un abordaje organizado de la tarea.
2. Realizar higiene de manos y colocarse el EPP, si está indicado.	La higiene de manos y el EPP previenen la propagación de microorganismos. El EPP será necesario según las precauciones epidemiológicas.
3. Identificar al paciente.	Identificar al paciente asegura que el individuo correcto reciba la intervención correcta y ayuda a prevenir errores.

ACCIÓN	JUSTIFICACIÓN

4. Cerrar las cortinas alrededor de la cama y la puerta de la habitación, de ser posible. Explicar lo que se va a realizar y por qué. Interrogarlo acerca de alergias a medicamentos o cintas adhesivas, según corresponda.

Esto asegura la privacidad del paciente. La explicación reduce la ansiedad y facilita la cooperación. Pueden existir posibles alergias relacionadas con la solución i.v. o la cinta adhesiva.

5. Comparar la etiqueta del contenedor i.v. con el REAM/RAM. Retirar la bolsa i.v. de su envoltura externa, si está indicado. Revisar las fechas de caducidad. Pasar el código de barras en el contenedor por el lector, de ser necesario. Comparar la pulsera de identificación del paciente con el REAM/RAM. Como alternativa, etiquetar el contenedor de la solución con el nombre del paciente, tipo de solución, aditivos, fechas y hora. Completar una cinta cronométrica para la infusión y aplicarla al contenedor i.v.

Comparar la etiqueta contra el REAM/RAM asegura que se administrará la solución i.v. correcta. La identificación asegura que el individuo correcto reciba los medicamentos correctos y ayuda a prevenir errores. La cinta cronométrica permite una referencia visual rápida para que el personal de enfermería vigile la exactitud de la infusión.

6. Mantener una técnica aséptica al abrir paquetes estériles y la solución i.v. Retirar el equipo de administración del empaque. Aplicar una etiqueta a las vías con el día/fecha del siguiente cambio, según las pautas institucionales.

La asepsia es esencial para prevenir la diseminación de microorganismos. El etiquetado de las vías asegura el cumplimiento de la política institucional sobre cambios de equipos de administración y reduce el riesgo de diseminación de microorganismos.

Para cambiar el contenedor de solución i.v

7. Si se utiliza un dispositivo electrónico de infusión, pausarlo o ponerlo en "Detener". Cerrar la pinza deslizable en el equipo de administración lo más cerca posible de la cámara de goteo. Si se usa infusión por gravedad, cerrar la pinza rodante en el equipo de administración.

Es necesario pausar la acción del dispositivo de infusión al cambiar el contenedor de la solución. Cerrar las pinzas previene que el líquido en la cámara de goteo se vacíe y que entre aire a las vías durante el procedimiento.

8. Retirar cuidadosamente la tapa en el sitio de entrada del nuevo contenedor de solución i.v. y exponer el sitio de entrada; **tener cuidado de no tocar el sitio de entrada expuesto.**

Tocar el sitio de entrada abierto en el contenedor i.v. produce contaminación y el contenedor tendría que ser desechado.

ACCIÓN	JUSTIFICACIÓN

9. Descolgar el contenedor vacío del portasueros e invertirlo. Retirar rápidamente la punta del contenedor i.v. antiguo. **Tener cuidado de no contaminarla.** Desechar el contenedor i.v. antiguo.

Tocar la punta del equipo de administración produce contaminación y las vías tendrían que ser desechadas.

10. Con una maniobra de girar y empujar, insertar la punta del equipo de administración en el sitio de entrada del contenedor i.v. Como alternativa, seguir las instrucciones del fabricante para la inserción. Colgar el contenedor en el portasueros.

Introducir la punta punciona el sello en el contenedor i.v. y permite el acceso al contenido.

11. Como alternativa, colgar el nuevo contenedor de soluciones i.v. en un gancho abierto en el portasueros. Retirar cuidadosamente la tapa del sitio de entrada del nuevo contenedor de solución i.v. y exponer el sitio de entrada, con **cuidado de no tocarlo.** Descolgar el contenedor vacío del portasueros y exponer el sitio de entrada, **teniendo cuidado de no tocarlo.** Descolgar el contenedor vacío del portasueros e invertirlo. Retirar rápidamente la punta del contenedor i.v. antiguo, sin contaminarla. Desechar el contenedor i.v. antiguo. Con una maniobra de girar y empujar, insertar la punta del equipo de administración en el puerto de entrada del nuevo contenedor i.v. colgado en el portasueros.

Tocar el sitio de entrada abierto en el contenedor i.v. o la punta del equipo de administración produce contaminación y ambos tendrían que desecharse. Insertar la punta punciona el sello en el contenedor i.v. y permite el acceso al contenido.

12. Si se usa un dispositivo electrónico de infusión, abrir la pinza deslizable, revisar la cámara de goteo del equipo de administración, verificar la velocidad de flujo programada en el dispositivo de infusión y ajustar el dispositivo en "Encendido" o "Infusión".

Verificar la velocidad y configuración del dispositivo asegura que el paciente recibe el volumen correcto de la solución.

ACCIÓN	JUSTIFICACIÓN
13. Si se usa infusión por gravedad, abrir lentamente la pinza rodante del equipo de administración y contar las gotas. Ajustar hasta alcanzar la velocidad de goteo correcta.	Abrir la pinza regula la velocidad de flujo en la cámara de goteo. Verificar la velocidad asegura que el paciente recibe el volumen correcto de solución.

Para cambiar el contenedor de solución i.v. y el equipo de administración

ACCIÓN	JUSTIFICACIÓN
14. Preparar la solución i.v. y el equipo de administración. Véase la Competencia 5, pasos 6-10.	
15. Colgar el contenedor i.v. en un gancho abierto en el portasueros. Cerrar la pinza en el conjunto de administración i.v. También, cerrar la pinza en la vía de extensión corta conectada al catéter i.v. en el brazo del paciente.	Pinchar la vía i.v. existente previene la filtración de líquido desde el equipo de administración después de que se desconecta. Pinchar la vía en el equipo de extensión previene la entrada de aire en la vía de extensión.
16. Si se usa un dispositivo electrónico de infusión, retirar el equipo de administración actual del dispositivo. Seguir las instrucciones del fabricante e insertar el nuevo equipo de administración en el dispositivo de infusión.	El equipo de administración debe ser retirado para poder insertar las nuevas vías en el dispositivo.
17. Ponerse guantes. Retirar las vías de infusión actuales de la tapa de acceso en la vía i.v. de extensión corta. Con una torunda antimicrobiana, limpiar la tapa de acceso en la vía de extensión. Retirar la tapa final del nuevo equipo de administración. Introducir el extremo del equipo de administración en la tapa de acceso. Formar un mango con la vía del equipo de administración cerca del sitio de entrada y fijarlo con cinta (no alergénica) cerca del sitio.	Limpiar la tapa o el puerto reduce el riesgo de contaminación. Introducir el equipo de administración permite el inicio de la infusión de soluciones. El peso de la vía es suficiente para jalarla fuera de la vena si no está bien fijada. Es menos probable que la cinta no alergénica lastime la piel frágil.
18. Abrir la pinza en la vía de extensión. Abrir la pinza en el equipo de administración.	Abrir las pinzas permite que la solución fluya al paciente.
19. Si se usa un dispositivo electrónico de infusión, abrir la pinza deslizable, revisar la cámara	Verificar la velocidad y ajustes del dispositivo asegura que el paciente recibe el volumen correcto de solución.

ACCIÓN	JUSTIFICACIÓN

de goteo del equipo de administración, verificar la velocidad de flujo programada en el dispositivo de infusión, y poner el dispositivo en "Encendido" o "Infusión".

20. Si se usa infusión por gravedad, abrir lentamente la pinza rodante en el equipo de administración y contar las gotas. Se ajusta hasta alcanzar la velocidad correcta.

Abrir la pinza regula la velocidad de flujo hacia la cámara de goteo. Verificar la velocidad asegura que el paciente recibe el volumen correcto de solución.

21. Retirar el equipo. Asegurar la comodidad del paciente. Retirarse los guantes. Bajar la cama si no estaba en la posición más baja.

Promueve la comodidad y seguridad del paciente. Retirarse los guantes adecuadamente reduce el riesgo de infecciones y transmisión de contaminantes a otros objetos.

22. Retirarse el EPP adicional, si se utilizó. Realizar higiene de manos.

El retiro adecuado del EPP reduce el riesgo de transmisión de infecciones y la contaminación de otros objetos. La higiene de manos y el uso de EPP previenen la propagación de microorganismos.

23. Regresar a revisar la velocidad de flujo y observar el sitio i.v. en busca de infiltración u otras complicaciones 30 min después de iniciar la infusión, y al menos cada hora en adelante. Preguntar al paciente si presenta algún dolor o incomodidad relacionados con la infusión i.v.

La monitorización continua es importante para mantener la velocidad de flujo correcta. La detección temprana de problemas asegura la intervención oportuna.

EVALUACIÓN

- El contenedor de la solución i.v. y el equipo de administración son cambiados de manera eficaz.
- La infusión i.v. continúa sin interrupción.
- No se identifica ninguna complicación de la infusión.

REGISTRO

- Documentar el tipo de solución i.v. y la velocidad de infusión (con frecuencia se realiza en el REAM/RAM), y la evaluación del sitio de acceso. Registrar la reacción del paciente al procedimiento y su capacitación, por ejemplo, el momento en que avisa al personal de enfermería si presenta dolor o nota inflamación en el sitio i.v. Incluir la solución i.v. en el registro de ingresos y egresos.

El personal de enfermería es responsable de monitorizar la velocidad de infusión y el sitio i.v. Esto se realiza de forma rutinaria como parte de la exploración inicial del paciente y al comienzo de un cambio de turno. Además, los sitios i.v. son revisados en intervalos específicos y cada vez que se administra un medicamento i.v., según lo indicado por la política institucional. Es común revisar los sitios i.v. cada hora, pero es importante estar familiarizado con la política institucional. La vigilancia de la velocidad de infusión es una parte muy importante del manejo global del paciente. Si éste no recibe la velocidad prescrita, puede experimentar déficit de volumen de líquidos. Por el contrario, si se administra al individuo demasiado líquido en un período determinado, puede experimentar sobrecarga de líquidos. Otras responsabilidades implican la revisión del sitio i.v. en busca de posibles complicaciones y evaluar los efectos deseados de la infusión i.v., así como las posibles reacciones adversas al tratamiento.

CONSIDERACIONES AL DELEGAR

La monitorización de un sitio i.v. y de la infusión no debe ser delegada al personal de apoyo de enfermería (PAE) o al personal de apoyo sin licencia (PASL). Dependiendo de la ley estatal de práctica de enfermería y las políticas y procedimientos institucionales, el procedimiento puede ser delegado al personal de enfermería práctico/vocacional con licencia (PEPL/PEVL). La decisión de delegar debe basarse en el análisis minucioso de las necesidades y circunstancias del paciente, así como en las calificaciones de la persona a quien se delega la tarea. Véanse las *Pautas de delegación* en el Apéndice A.

EQUIPO

- Equipo de protección personal (EPP), según indicación

VALORACIÓN INICIAL

- Inspeccionar la solución i.v. en busca de cualquier partícula y revisar la etiqueta. Confirmar que se trata de la solución indicada.
- Evaluar la velocidad de flujo actual y verificar los ajustes en el dispositivo electrónico de infusión o tomar el tiempo de goteo si se trata de una infusión por gravedad.
- Revisar las vías en busca de torceduras o cualquier otra circunstancia que pueda doblarlas o interferir con el flujo de la solución.
- Inspeccionar el sitio i.v. El apósito debe estar intacto, adherido a la piel en todos sus bordes. Revisar en busca de cualquier filtración o líquido alrededor o debajo del apósito.
- Inspeccionar el tejido alrededor del sitio de entrada i.v. en busca de inflamación, frialdad o palidez, que son signos de infiltración de líquidos hacia el tejido alrededor de la vía i.v. Asimismo, se debe inspeccionar el sitio en busca de eritema, edema y aumento de la temperatura. Estos signos podrían indicar el desarrollo de flebitis o una inflamación del vaso sanguíneo en el sitio. Se pregunta al paciente si ha experimentado dolor o malestar relacionado con la vía i.v. El dolor o malestar pueden ser un signo de infiltración, extravasación, flebitis, tromboflebitis e infección relacionados con el tratamiento i.v.

- Evaluar el ingreso y egreso de líquidos.
- Valorar el conocimiento del paciente sobre el tratamiento i.v.

DIAGNÓSTICO DE ENFERMERÍA

- Exceso de volumen de líquidos
- Déficit de volumen de líquidos
- Riesgo de infección

IDENTIFICACIÓN Y PLANIFICACIÓN DE RESULTADOS

- El paciente se mantiene libre de complicaciones y muestra signos y síntomas de equilibrio hídrico.

IMPLEMENTACIÓN

ACCIÓN	JUSTIFICACIÓN
1. Comparar la indicación de la solución i.v. en el REAM/RAM. Considerar la idoneidad del tratamiento prescrito en relación con el paciente. Aclarar cualquier incongruencia. Revisar el expediente del paciente en busca de alergias. Explorar en busca de color, filtración y fecha de caducidad. Conocer el propósito de la administración i.v. y los medicamentos, si se prescribieron.	Esto asegura que serán administrados la solución i.v. correcta y la velocidad de infusión o medicamentos correctos. El personal de enfermería es responsable de evaluar exhaustivamente todas las indicaciones del paciente. Cualquier duda con respecto al tipo o cantidad de tratamiento prescritos debe ser comunicada clara e inmediatamente al médico tratante. Este conocimiento y habilidad son esenciales para la seguridad y exactitud de la administración de los medicamentos i.v.
2. **Monitorizar la infusión i.v. cada hora o de acuerdo con la política institucional. Pueden ser necesarias revisiones más frecuentes si se está infundiendo un medicamento.**	Promueve la administración segura de líquidos y medicamentos i.v.
3. Realizar higiene de manos y colocarse el EPP, según indicación.	La higiene de manos y el EPP previenen la propagación de microorganismos. El EPP será necesario según las precauciones epidemiológicas.
4. Identificar al paciente.	La identificación del paciente asegura que el individuo correcto reciba la intervención correcta y ayuda a prevenir errores.
5. Cerrar las cortinas alrededor de la cama y la puerta de la habitación, de ser posible. Explicar al	Esto asegura la privacidad del paciente. La explicación reduce la ansiedad y facilita la cooperación.

ACCIÓN	JUSTIFICACIÓN
paciente el procedimiento y su justificación.	
6. Si se está usando un dispositivo electrónico de infusión, revisar la configuración, alarma y luces indicadoras, así como la velocidad de infusión del equipo. Anotar la posición del líquido en el contenedor i.v. en relación con la cinta cronométrica. Enseñar al paciente el funcionamiento de las alarmas en el dispositivo electrónico de infusión.	La observación asegura que el dispositivo de control de la infusión y la alarma están en funcionamiento. La falta de conocimiento sobre las "alarmas" puede crear ansiedad en el paciente.
7. Si la infusión i.v. se hace a través de gravedad, revisar la cámara de goteo y tomar el tiempo de goteo.	Esto asegura que la velocidad de flujo es correcta. Usar un reloj con segundero para contar las gotas al regular el goteo por gravedad de una infusión i.v.
8. Revisar las vías en busca de cualquier circunstancia que pudiera interferir con el flujo. Verificar que las pinzas están en posición abierta.	Cualquier torcedura o presión en las vías puede interferir con el flujo.
9. Observar el apósito en busca de filtraciones de la solución i.v.	Puede haber filtraciones en la conexión de las vías con el buje de la aguja.
10. Inspeccionar el sitio en busca de edema, filtración en el sitio, frialdad o palidez, que podrían indicar infiltración. Preguntar al paciente si está experimentando algún dolor o malestar. Si alguno de estos síntomas está presente, será necesario retirar la vía i.v. y reiniciarla en otro sitio. Revisar la política institucional de tratamiento de la infiltración.	El catéter puede salirse de la vena y la solución i.v. puede fluir hacia el tejido subcutáneo.
11. Inspeccionar el sitio en busca de eritema, inflamación y calor. Palpar en busca de induración. Preguntar si el paciente está experimentando dolor. Estos hallazgos pueden indicar flebitis. Notificar al médico si se sospecha flebitis. Será necesario retirar la vía i.v. y reiniciarla en otro sitio. Revisar la política institucional sobre el tratamiento de la flebitis.	La irritación química o el traumatismo mecánico dañan las venas y pueden llevar a flebitis. La flebitis es la complicación más frecuentemente relacionada con el tratamiento i.v. (Ingram & Lavery, 2005).

ACCIÓN	JUSTIFICACIÓN

12. Revisar en busca de manifestaciones locales (eritema, pus, aumento de la temperatura, induración y dolor) que podrían indicar una infección en el sitio. Asimismo, revisar en busca de manifestaciones sistémicas (escalofríos, fiebre, taquicardia, hipotensión) que podrían acompañar una infección en el sitio. Si hay signos de infección, discontinuar la vía i.v. y notificar al médico. Tener cuidado de no desconectar las vías i.v. al poner al paciente la bata hospitalaria o al movilizarlo.

Una mala técnica aséptica puede permitir que las bacterias entren en la aguja, el sitio de inserción del catéter o la conexión de las vías, y es posible que ocurra mientras se manipula el equipo.

13. Se debe estar alerta en busca de complicaciones adicionales de la terapia i.v., como sangrado por sobrecarga de líquidos.

Infundir demasiada solución i.v. produce un aumento del volumen de líquido circulante.

a. La sobrecarga de líquidos puede producir signos de insuficiencia cardíaca o respiratoria. Monitorizar los ingresos y egresos y las constantes vitales. Explorar en busca de edema y auscultar los ruidos respiratorios. Preguntar al paciente si experimenta disnea.

Los pacientes mayores están en mayor riesgo de esta complicación debido a la posible disminución de la función cardíaca o renal.

b. Revisar en busca de sangrado en el sitio.

El sangrado puede ser causado por medicamentos anticoagulantes. Es más probable que se produzca sangrado en el sitio cuando se retira la solución i.v.

14. Indicar al paciente que llame para pedir asistencia si presenta malestar en el sitio, el contenedor de la solución está casi vacío, el flujo ha cambiado de algún modo, o si suena la alarma de la bomba electrónica.

Esto facilita la cooperación del paciente y la administración segura de la solución i.v.

15. Retirarse el EPP, si se utilizó. Realizar higiene de manos.

El retiro adecuado del EPP reduce el riesgo de transmisión de infecciones y la contaminación de otros objetos. La higiene de manos previene la transmisión de microorganismos.

EVALUACIÓN

* El paciente se mantiene libre de complicaciones relacionadas con la terapia i.v., muestra un sitio i.v. permeable y la solución pasa a la velocidad de flujo prescrita.

REGISTRO

* Documentar el tipo de solución i.v., así como la velocidad de infusión. Anotar la localización del sitio de inserción y la exploración del sitio. Documentar la reacción del paciente a la terapia i.v. y la ausencia de informes subjetivos del paciente de dolor u otro malestar, por ejemplo, frialdad o calor asociados con la infusión. Adicionalmente, registrar si el paciente no está mostrando ninguna otra complicación por el tratamiento, como signos o síntomas de sobrecarga de líquidos. Documentar la solución de líquidos i.v. en el registro de ingresos y egresos.

COMPETENCIA 82 — ADMINISTRACIÓN DE MEDICAMENTOS CON INHALADOR DE DOSIS MEDIDA

Muchos medicamentos para problemas respiratorios son administrados a través del sistema respiratorio mismo. El *inhalador de dosis medida* (IDM) es un inhalador manual que utiliza aerosol o neblina para entregar una dosis controlada del medicamento ante cada compresión del contenedor. El medicamento es absorbido rápidamente a través del tejido pulmonar, produciendo efectos locales y sistémicos.

CONSIDERACIONES AL DELEGAR

La administración de medicamentos a través de un IDM no debe ser delegada al personal de apoyo de enfermería (PAE) o al personal de apoyo sin licencia (PASL). Dependiendo de la ley estatal de práctica de enfermería y de las políticas y procedimientos institucionales, la administración a través del IDM puede ser delegada al personal de enfermería práctico/vocacional con licencia (PEPL/PEVL). La decisión de delegar debe basarse en el análisis minucioso de las necesidades y circunstancias del paciente, así como en las calificaciones de la persona a quien se delega la tarea. Véanse las *Pautas de delegación* en el Apéndice A.

EQUIPO

* Estetoscopio
* Medicamento en un IDM
* Registro electrónico de administración de medicamentos (REAM) o registro de administración de medicamentos (RAM)
* Espaciador o cámara de retención (opcional, pero recomendado para muchos medicamentos)
* Equipo de protección personal (EPP), según indicación

VALORACIÓN INICIAL

* Explorar frecuencia, ritmo y profundidad respiratorios para establecer una referencia de comparación.

- Auscultar los ruidos respiratorios antes y después del uso del IDM para establecer una referencia y determinar la eficacia del medicamento. Con frecuencia los pacientes tendrán sibilancias o ruidos respiratorios ásperos antes de la administración del medicamento.
- Si está indicado, evaluar el nivel de saturación de oxígeno antes de la administración del medicamento. El nivel de oxigenación habitualmente aumenta después de su administración.
- Verificar nombre del paciente, dosis, vía y hora de administración.
- Evaluar la habilidad del paciente para manejar un IDM; los pacientes más jóvenes y ancianos pueden tener problemas de destreza.
- Valorar el conocimiento y entendimiento del paciente acerca del propósito y acción del medicamento.

DIAGNÓSTICO DE ENFERMERÍA

- Limpieza ineficaz de las vías aéreas
- Deterioro del intercambio gaseoso
- Conocimiento deficiente

IDENTIFICACIÓN Y PLANIFICACIÓN DE RESULTADOS

- El paciente recibe el medicamento.
- El sujeto muestra mejoría de la expansión pulmonar y los ruidos respiratorios.
- El estado respiratorio del paciente está dentro de parámetros aceptables.
- El paciente conoce y entiende el propósito y acción del medicamento, y demuestra el uso correcto del IDM.

IMPLEMENTACIÓN

ACCIÓN	JUSTIFICACIÓN
1. Reunir el equipo. Revisar cada indicación de medicamentos frente a la indicación original en el expediente médico, de acuerdo con la política institucional. Aclarar cualquier incongruencia. Revisar el expediente del paciente en busca de alergias.	Esta comparación ayuda a identificar los errores que pudieron ocurrir cuando se transcribieron las indicaciones. La indicación del médico de atención primaria es el registro legal de las prescripciones de medicamentos en cada institución.
2. Conocer las acciones, consideraciones especiales de enfermería, rangos de dosis seguros, propósito de la administración y efectos adversos de los medicamentos que van a ser administrados. Considerar la idoneidad del medicamento para este paciente.	Este conocimiento ayuda al personal de enfermería a evaluar el efecto terapéutico del medicamento en relación con el trastorno del paciente y también puede ser utilizado para capacitarlo acerca del medicamento.
3. Realizar higiene de manos.	La higiene de manos previene la diseminación de microorganismos.

ACCIÓN	JUSTIFICACIÓN
4. Mover el carrito de medicamentos afuera de la habitación del paciente o prepararlo para la administración en el área de preparación de medicamentos.	La organización facilita la administración libre de errores y ahorra tiempo.
5. Abrir el carrito o cajón de medicamentos. Ingresar el código de acceso o pasar su identificación de empleado por el lector, si es requerido.	Cerrar con llave el carrito o cajón resguarda el suministro de medicamentos de cada paciente. Las organizaciones que acreditan a los hospitales requieren que los carritos de medicamentos estén cerrados cuando no se usan. Ingresar el código de acceso y pasar la identificación por el lector permiten que sólo el personal autorizado ingrese al sistema e identifique al usuario para la documentación digital.
6. **Preparar los medicamentos de un paciente a la vez.**	Esto previene errores en la administración de medicamentos.
7. Leer el REAM/RAM y seleccionar el fármaco adecuado del cajón de medicamentos del paciente o del almacén de la unidad.	Este es el *primer* punto de verificación de la etiqueta.
8. Comparar la etiqueta con el REAM/RAM. Revisar las fechas de caducidad y realizar cálculos, si es necesario. Pasar el código de barras del envase por el lector, de ser requerido.	Este es el *segundo* punto de verificación de la etiqueta. Revisar los cálculos con otro miembro del personal de enfermería para garantizar la seguridad, según la necesidad.
9. **Dependiendo de la política institucional, el tercer punto de verificación de la etiqueta puede revisarse en este momento. De ser así, cuando todos los medicamentos para un paciente hayan sido preparados, revisar de nuevo las etiquetas contra el REAM/RAM antes de llevar los medicamentos al paciente.**	Esta *tercera* verificación asegura la exactitud y ayuda a prevenir errores. *Nota*: muchas instituciones requieren que la tercera verificación se produzca a un lado del paciente, después de identificarlo y antes de la administración.
10. Cerrar el carrito de medicamentos antes de dejarlo.	El cierre del carrito o cajón resguarda el suministro de medicamentos del paciente. Las organizaciones que acreditan a los hospitales requieren que los carritos estén cerrados cuando no se usan.

ACCIÓN	JUSTIFICACIÓN
11. Transportar los medicamentos a la mesa puente, y mantenerlos al alcance del paciente en todo momento.	El manejo cuidadoso y la observación estrecha previenen el desarreglo accidental o deliberado de los medicamentos.
12. **Verificar que el paciente recibe los medicamentos a la hora correcta.**	Revisar la política institucional, que puede permitir la administración dentro de un lapso de 30 min antes o después de la hora designada.
13. Realizar la higiene de manos y colocarse el EPP, según indicación.	La higiene de manos y el EPP previenen la propagación de microorganismos. El EPP será necesario según las precauciones epidemiológicas.
14. **Identificar al paciente. Comparar la información con el REAM/RAM. El paciente debe ser identificado con al menos dos métodos distintos** (The Joint Commission, 2013):	La identificación del paciente asegura que el individuo correcto reciba la intervención correcta y ayuda a prevenir errores. El número de habitación del paciente y su localización física no deben usarse como identificadores (The Joint Commission, 2013). Reemplazar la pulsera de identificación si no se encuentra o si presenta alguna imprecisión.
a. Verificar el nombre del paciente en la pulsera de identificación.	
b. Verificar el número de identidad en la pulsera de identificación del paciente.	
c. Verificar la fecha de nacimiento en la pulsera de identificación del paciente.	
d. Preguntar al paciente su nombre y fecha de nacimiento, con base en la política institucional.	Esto requiere una respuesta del paciente, pero las enfermedades y el entorno extraño causan con frecuencia estados de confusión.
15. **Completar las evaluaciones necesarias antes de administrar los medicamentos. Revisar la pulsera de alergias del paciente o preguntarle si tiene alguna. Explicar el procedimiento y su justificación.**	La evaluación es un requisito previo para la administración de medicamentos.
16. Pasar el código de barras de la pulsera de identificación por el lector, si es requerido.	Proporciona una verificación adicional para asegurar que el medicamento es administrado al paciente correcto.

ACCIÓN	JUSTIFICACIÓN

17. **Con base en la política institu-cional, el tercer punto de veri-ficación de la etiqueta puede revisarse en este momento. De ser así, comparar de nuevo las etiquetas con el REAM/RAM antes de administrar los medi-camentos al paciente.**

Muchas instituciones requieren que la *tercera* verificación se produzca al lado del paciente, después de identificarlo y antes de la administración. Si la política institucional indica la tercera verificación en este momento, ésta garantiza la exactitud y ayuda a preve-nir errores.

18. Retirar la cubierta de la boquilla del IDM y el espaciador. Conec-tar el IDM al espaciador (véase la "Variante en la técnica" sobre el uso del IDM sin espaciador).

Se prefiere el uso de un espaciador debido a que atrapa el medicamento y ayuda a entregar la dosis correcta.

19. Agitar bien el inhalador y el espaciador.

El medicamento y su propulsor pue-den separarse cuando el contenedor no está en uso. Agitar bien asegura que el paciente está recibiendo la dosis correcta del medicamento.

20. Hacer que el paciente se colo-que la boquilla del espaciador en la boca, sosteniéndola fir-memente con los dientes y los labios. Hacer que el paciente respire normalmente a través del espaciador.

El medicamento no debe fugarse alre-dedor de la boquilla.

21. El paciente debe oprimir el con-tenedor, liberando un disparo en el espaciador, y luego inhalar lenta y profundamente por la boca.

El espaciador mantendrá el medica-mento en suspensión por un período breve, de manera que el paciente puede recibir una dosis mayor a la prescrita que si hubiera sido proyec-tada al aire. La respiración lenta y profunda distribuye el medicamento en las profundidades de la vía aérea.

22. **Indicar al paciente que aguante la respiración durante 5-10 seg, o lo más posible, y luego que exhale lentamente a través de los labios apretados.**

Esto permite mejorar la distribución y da un tiempo de absorción más prolon-gado del medicamento.

23. **Esperar 1-5 min, según indi-cación, antes de administrar el siguiente disparo.**

Esto asegura que ambos disparos sean absorbidos tanto como sea posible. La broncodilatación después del primer disparo permite una penetración más profunda de los disparos subsecuentes.

24. Después de administrar el número prescrito de inhalacio-nes, hacer que el paciente separe

Al colocar de nuevo la tapa, el paciente previene que el polvo y la suciedad entren en el inhalador y sean

ACCIÓN	JUSTIFICACIÓN
el IDM del espaciador y coloque de nuevo las tapas del IDM y el espaciador.	propulsados hacia los bronquíolos con las dosis subsecuentes.
25. Pedir al paciente que haga gárgaras y se enjuague con agua potable después de usar el IDM, en caso necesario. Limpiar el IDM según las instrucciones del fabricante.	El enjuague es necesario al usar esteroides inhalados, debido a que pueden producirse infecciones micóticas bucales. El enjuague elimina los residuos de medicamentos de la boca. Los medicamentos que se acumulan en el dispositivo pueden atraer bacterias y afectar la entrega del fármaco.
26. Retirarse los guantes y el EPP adicional, si se utilizó. Realizar higiene de manos.	El retiro adecuado del EPP reduce el riesgo de transmisión de infecciones y la contaminación de otros objetos. La higiene de manos previene la propagación de microorganismos.
27. Documentar la administración del medicamento inmediatamente después de su realización. Véase la sección de "Registro" más abajo.	La documentación oportuna ayuda a garantizar la seguridad del paciente.
28. Evaluar la respuesta del paciente al medicamento dentro de un lapso adecuado. **Evaluar nuevamente los ruidos respiratorios, el nivel de saturación de oxígeno y las respiraciones.**	El paciente debe ser evaluado en busca de efectos terapéuticos y adversos del medicamento. Los ruidos respiratorios y el nivel de saturación de oxígeno pueden mejorar después del uso del IDM, aunque es posible que la frecuencia respiratoria disminuya.

EVALUACIÓN

- El medicamento se administra exitosamente con el IDM.
- El paciente muestra mejoría de los ruidos respiratorios y facilidad para respirar.
- El individuo utiliza el IDM de manera correcta.
- El sujeto conoce la información correcta acerca de la terapia con el medicamento administrado mediante el IDM.

REGISTRO

- Documentar el uso del medicamento inmediatamente después de su administración, incluyendo fecha, hora, dosis y vía de administración en el REAM/ RAM o registrar usando el formato requerido. Si se utiliza un sistema con código de barras, la administración del medicamento se registra automáticamente cuando se pasa por el lector. Los medicamentos por razón necesaria (PRN) requieren documentar la razón de la administración. El registro oportuno previene la posibilidad de repetir accidentalmente la administración del fármaco. Consignar la frecuencia respiratoria, la saturación de oxígeno, en su caso, la exploración pulmonar y la respuesta del paciente al tratamiento.

Si el paciente se negó a tomar el fármaco o lo omitió, registrarlo en el área correspondiente de la hoja de medicamentos y notificar al médico de atención primaria. Así se identifica la razón de la omisión del medicamento y asegura que el médico de atención primaria esté enterado del estado del paciente.

VARIANTE EN LA TÉCNICA   Uso de un inhalador sin espaciador

Preparar el medicamento como se señala en los pasos 1-12, arriba (Competencia 82).

1. Realizar la higiene de manos y colocarse el EPP, según indicación.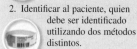

2. Identificar al paciente, quien debe ser identificado utilizando dos métodos distintos.

3. Cerrar la puerta de la habitación o correr la cortina junto a la cama.

4. **Completar las evaluaciones necesarias antes de administrar los medicamentos. Revisar la pulsera de alergias o interrogar al paciente acerca de éstas. Explicar el propósito y la acción del medicamento al paciente.**

5. Pasar por el lector el código de barras de la pulsera de identificación del paciente, si es requerido.

6. **Con base en la política institucional, el tercer punto de verificación de la etiqueta puede revisarse en este momento. De ser así, revisar nuevamente las etiquetas contra el REAM/RAM antes de administrar los medicamentos al paciente.**

7. Retirar la tapa del IDM. Agitar bien el inhalador.

8. Hacer que el paciente inhale profundamente y exhale.

9. Pedir al paciente que sostenga el inhalador, separado 2.5-5 cm de su boca. Hacer que el paciente inhale lenta y profundamente, oprimir el contenedor del medicamento, y continuar inhalando una respiración completa.

10. Indicar al paciente que mantenga la respiración durante 5-10 seg, o lo más posible, y luego que exhale lentamente con los labios apretados.

11. Esperar 1-5 min, según prescripción, antes de administrar la siguiente inhalación.

12. Después de administrar el número prescrito de inhalaciones, hacer que el paciente coloque nuevamente la tapa en el IDM.

13. Retirarse el EPP, si se utilizó. Realizar la higiene de manos.

14. Documentar el uso del medicamento en el REAM/RAM inmediatamente después de la administración.

15. Evaluar la respuesta del paciente al medicamento dentro de un lapso adecuado. Explorar nuevamente los ruidos respiratorios, el nivel de saturación de oxígeno, si se indicó, y las respiraciones.

Los inhaladores de polvo seco (IPS) son otro método de administración de medicamentos inhalados. El medicamento se suministra en forma de polvo, ya sea en una cápsula pequeña o un disco introducido en el IPS, o en un compartimento dentro del IPS. Los IPS son activados por la respiración. La respiración rápida del paciente activa el flujo del medicamento, eliminando la necesidad de activar coordinadamente el inhalador (fármaco en aerosol), al mismo tiempo que se inhala el medicamento. Sin embargo, la salida del fármaco y la distribución de las partículas del aerosol desde el IPS dependen en cierta medida de la velocidad de flujo a través del dispositivo, de manera que el paciente debe ser capaz de hacer una inspiración profunda y potente (Rubin, 2010). Hay muchos tipos de IPS disponibles, con diferentes instrucciones de operación. Algunos deben ser cargados con una dosis del medicamento cada vez que son utilizados y otros llevan cierto número de dosis precargadas. Es importante entender las instrucciones particulares tanto del medicamento como del dispositivo específico que se está usando.

CONSIDERACIONES AL DELEGAR

La administración de un medicamento a través de un inhalador de polvo seco no debe delegarse al personal de apoyo de enfermería (PAE) o al personal de apoyo sin licencia (PASL). Dependiendo de la ley estatal de práctica de enfermería y de las políticas y procedimientos institucionales, la administración de un medicamento mediante un inhalador de polvo seco puede ser delegada al personal de enfermería práctico/vocacional con licencia (PEPL/PEVL). La decisión de delegar debe basarse en el análisis minucioso de las necesidades y circunstancias del paciente, así como en las calificaciones de la persona a quien se delega la tarea. Véanse las *Pautas de delegación* en el Apéndice A.

EQUIPO

- Estetoscopio
- IPS y el medicamento adecuado
- Registro electrónico de administración de medicamentos (REAM) o

registro de administración de medicamentos (RAM)
- Equipo de protección personal (EPP), según indicación

VALORACIÓN INICIAL

- Explorar la frecuencia, el ritmo y la profundidad de la respiración para establecer una referencia de comparación.
- Evaluar los ruidos respiratorios antes y después del uso para establecer una referencia y determinar la eficacia del medicamento. Determinar la eficacia del medicamento.
- En su caso, evaluar el nivel de saturación de oxígeno antes de la administración del medicamento.
- Evaluar la habilidad del paciente para manejar el IPS.
- Verificar nombre del paciente, dosis, vía y tiempo de administración.
- Evaluar el conocimiento del paciente y su comprensión del propósito y acción del medicamento.

DIAGNÓSTICO DE ENFERMERÍA

- Conocimiento deficiente
- Riesgo de intolerancia a la actividad
- Patrón respiratorio ineficaz

IDENTIFICACIÓN Y PLANIFICACIÓN DE RESULTADOS

- El paciente recibe el medicamento.
- El sujeto muestra mejoría de la expansión pulmonar y los ruidos respiratorios.
- El estado respiratorio del paciente está dentro de parámetros aceptables.
- El individuo conoce y entiende el propósito y acción del medicamento.
- El paciente demuestra el uso correcto del IPS.

IMPLEMENTACIÓN

ACCIÓN	JUSTIFICACIÓN
1. Reunir el equipo. Revisar la indicación de cada medicamento contra la indicación original en los expedientes médicos, de acuerdo con la política institucionale. Aclarar cualquier incongruencia. Revisar el expediente del paciente en busca de alergias.	Esta comparación ayuda a identificar errores que pudieron haber ocurrido cuando se transcribieron las indicaciones. La indicación del médico es el registro legal de las prescripciones de medicamentos en todas las instituciones.
2. Conocer las acciones, consideraciones especiales de enfermería, rangos seguros de dosis, propósito de la administración y efectos adversos de los medicamentos que se darán. Considerar la idoneidad del medicamento para este paciente.	Este conocimiento ayuda al personal de enfermería a evaluar el efecto terapéutico del medicamento en relación con el trastorno del paciente y también puede utilizarse para capacitarlo sobre el medicamento.
3. Realizar higiene de manos.	La higiene de manos previene la diseminación de microorganismos.
4. Mover el carrito de medicamentos fuera de la habitación del paciente o preparar el medicamento para su administración en el área de enfermería.	La organización facilita la administración a prueba de errores y ahorra tiempo.
5. Abrir el carrito o cajón de medicamentos. Ingresar el código de acceso y pasar la identificación de empleado por el lector, si se requiere.	Cerrar con llave el carrito o cajón resguarda el suministro de medicamentos de cada paciente. Las organizaciones que acreditan a los hospitales requieren que los carritos de medicamentos

ACCIÓN	JUSTIFICACIÓN

	estén cerrados cuando no se usan. Ingresar el código de acceso y pasar la identificación por el lector permiten que sólo el personal autorizado ingrese al sistema e identifique al usuario para la documentación digital.
6. **Preparar los medicamentos de un paciente a la vez.**	Esto previene errores en la administración de medicamentos.
7. Leer el REAM/RAM y seleccionar el medicamento adecuado del cajón de medicamentos del paciente o el almacén de la unidad.	Este es el *primer* punto de verificación de la etiqueta.
8. Comparar la etiqueta con el REAM/RAM. Revisar las fechas de caducidad y realizar cálculos, si es necesario. Pasar el código de barras en el envase por el lector, de ser requerido.	Este es el *segundo* punto de verificación de la etiqueta. Verificar los cálculos con otro miembro del personal de enfermería para garantizar la seguridad, si es necesario.
9. **Dependiendo de la política institucional, el tercer punto de verificación de la etiqueta puede ocurrir en este momento. Si es así, cuando todos los medicamentos para un paciente hayan sido preparados, revisar de nuevo las etiquetas contra el REAM/RAM antes de llevar los medicamentos al paciente.**	Este *tercer* punto de verificación asegura la exactitud y ayuda a prevenir errores. *Nota:* muchas instituciones requieren que la tercera revisión se produzca a un lado del paciente, después de identificarlo y antes de la administración.
10. Cerrar el carrito de medicamentos antes de dejarlo.	Cerrar el carrito o cajón resguarda el suministro de medicamentos del paciente. Las organizaciones que acreditan a los hospitales requieren que los carritos se encuentren cerrados cuando no están en uso.
11. Transportar los medicamentos a la mesa puente, y mantenerlos fuera del alcance del paciente en todo momento.	El manejo cuidadoso y la observación estrecha previenen el desacomodo accidental o deliberado de los medicamentos.
12. **Verificar que el paciente recibe los medicamentos a la hora correcta.**	Revisar la política institucional, que puede permitir la administración dentro de un período de 30 min antes o después de la hora designada.

ACCIÓN	JUSTIFICACIÓN
13. Realizar la higiene de manos y colocarse el EPP, según indicación.	La higiene de manos y el EPP previenen la diseminación de microorganismos. El EPP será necesario con base en las precauciones epidemiológicas.
14. **Identificar al paciente. Comparar la información con el REAM/RAM. El paciente debe ser identificado usando al menos dos métodos distintos** (The Joint Commission, 2013):	La identificación del paciente asegura que el individuo correcto recibe el medicamento correcto y ayuda a prevenir errores. El número de habitación del paciente y su localización física no deben usarse como identificador (The Joint Commission, 2013). Reemplazar la pulsera de identificación si no se encuentra o presenta alguna imprecisión.
a. Verificar el nombre del paciente en la pulsera de identificación.	
b. Verificar el número de identidad en la pulsera de identificación del paciente.	
c. Verificar la fecha de nacimiento en la pulsera de identificación del paciente.	
d. Pedirle al paciente que diga su nombre y fecha de nacimiento, con base en la política institucional.	Se requiere una respuesta del paciente, pero el personal de enfermería y el entorno extraño causan con frecuencia que los pacientes se confundan.
15. **Completar las evaluaciones necesarias antes de administrar los medicamentos. Revisar la pulsera de alergias del paciente o interrogarlo acerca de éstas. Explicar al paciente el procedimiento y su justificación.**	La evaluación es un requisito previo para la administración de medicamentos.
16. Pasar el código de barras en la pulsera de identificación del paciente por el lector, de ser requerido.	Proporciona una verificación adicional para asegurar que el medicamento es administrado al paciente correcto.
17. **Con base en la política institucional, el tercer punto de verificación de la etiqueta puede producirse en este momento. Si es así, verificar de nuevo las etiquetas contra el REAM/RAM antes de administrar los medicamentos al paciente.**	Muchas instituciones requieren que la *tercera* revisión se haga al lado del paciente, después de identificarlo y antes de la administración. Si la política institucional indica la tercera revisión en este momento, ésta garantiza la exactitud de la administración y ayuda a prevenir errores.

ACCIÓN	JUSTIFICACIÓN
18. Retirar la cubierta de la boquilla o el dispositivo de su contenedor de almacenamiento. Colocar una carga en el dispositivo como está indicado por el fabricante, según necesidad. Como alternativa, activar el inhalador, si es necesario, de acuerdo con las indicaciones del fabricante.	Esto es necesario para administrar el medicamento.
19. Hacer que el paciente exhale lenta y completamente, sin respirar dentro del IPS.	Esto permite una inhalación más profunda de la dosis del medicamento. La humedad del aliento del paciente puede obstruir el inhalador.
20. **Indicar al paciente que coloque sus dientes sobre la boquilla y que cierre los labios alrededor de ella. No debe bloquear la apertura con la lengua o los dientes.**	Previene que el medicamento se escape y permite un cierre estrecho, asegurando la dosificación máxima del medicamento. El bloqueo de la apertura interfiere con la entrega del medicamento.
21. **Indicar al paciente que inhale rápida y profundamente por la boca, durante más de 2-3 seg.**	Activa el flujo del medicamento. La inhalación profunda permite la distribución máxima del medicamento en el tejido pulmonar.
22. Retirar el inhalador de la boca. Indicar al paciente que aguante la respiración por 5-10 seg, o lo más posible, y luego que exhale lentamente con los labios apretados.	Esto permite la mejor distribución y un tiempo de absorción más prolongado del medicamento.
23. Esperar 1-5 min, según prescripción, antes de administrar la siguiente inhalación.	Esto asegura que ambas inhalaciones sean absorbidas lo más posible. La broncodilatación después de la primera inhalación permite una penetración más profunda de las inhalaciones subsecuentes.
24. Después de administrar el número prescrito de inhalaciones, hacer que el paciente coloque de nuevo la tapa o guarde el envase.	Al colocar de nuevo la tapa, el paciente previene que el polvo y la suciedad entren en el inhalador y sean propulsados hacia los bronquíolos con las dosis subsecuentes o con la obstrucción del inhalador.
25. Pedir al paciente que haga gárgaras y se enjuague con agua potable después de utilizar el IPS, en caso necesario. Limpiar	El enjuague es necesario al usar esteroides inhalados, debido a que pueden producirse infecciones micóticas bucales. El enjuague elimina residuos

ACCIÓN	JUSTIFICACIÓN
el IPS de acuerdo con las instrucciones del fabricante.	de medicamentos de la boca. Los medicamentos que se acumulan en el dispositivo pueden afectar la forma en la que se entrega el medicamento, además de atraer bacterias.
26. Retirarse los guantes y el EPP adicional, si se utilizó. Realizar higiene de manos.	El retiro adecuado del EPP reduce el riesgo de transmisión de infecciones y la contaminación de otros objetos. La higiene de manos previene la propagación de microorganismos.
27. Documentar la administración del medicamento inmediatamente después de su realización. Véase la sección de "Registro" abajo.	Una documentación oportuna ayuda a garantizar la seguridad del paciente.
28. Evaluar la respuesta del paciente al medicamento dentro de un lapso adecuado. **Evaluar nuevamente los ruidos respiratorios, el nivel de saturación de oxígeno y las respiraciones.**	El paciente necesita ser evaluado en busca de efectos terapéuticos y adversos del medicamento. Los ruidos respiratorios y el nivel de saturación de oxígeno pueden mejorar después del uso del IPS. Las respiraciones pueden disminuir después del uso del IPS.

EVALUACIÓN

- El paciente muestra mejoría de los ruidos respiratorios y facilidad para respirar.
- El paciente demuestra el uso correcto del IPS y conoce la información adecuada sobre el medicamento asociado con el uso del IPS.

REGISTRO

- Documentar la administración del medicamento inmediatamente después de realizarla, incluyendo fecha, hora, dosis y vía de administración en el REAM/RAM o registrar usando el formato requerido. Si se usa un sistema de código de barras, la administración del medicamento se registra automáticamente al ser escaneado el código de barras. Los medicamentos por razón necesaria (PRN) requieren documentación de la razón de su uso. El registro oportuno evita la posibilidad de repetir accidentalmente la administración del fármaco. Documentar la frecuencia respiratoria, la saturación de oxígeno, en su caso, la exploración pulmonar y la respuesta del paciente al tratamiento, de ser pertinente. Si el paciente se negó a tomar el medicamento o lo omitió, registrarlo en el área correspondiente del registro de medicamentos y notificar al médico. Esto permite saber la razón por la que el medicamento fue omitido y asegura que el médico tiene conocimiento del estado del paciente.

Los inmovilizadores físicos no previenen caídas, de hecho, aumentan las probabilidades de una lesión grave debido a una caída. Las consecuencias adversas para la salud asociadas con el uso de inmovilizadores dan como resultado la necesidad de contar con personal adicional, puesto que la situación de los usuarios de instituciones de atención médica de largo plazo puede deteriorarse cuando se utilizan los inmovilizadores. Los resultados negativos adicionales por el uso de inmovilizadores incluyen excoriaciones cutáneas y contracturas, incontinencia, depresión, delirio, ansiedad, broncoaspiración, dificultades respiratorias e incluso la muerte (Taylor *et al.*, 2015). La siguiente competencia resume las posibles alternativas al uso de inmovilizadores, que solamente deben usarse después de que han fallado estos métodos menos restrictivos.

CONSIDERACIONES AL DELEGAR

Después de la exploración del paciente por parte del personal de enfermería titulado, las alternativas para el uso de inmovilizadores pueden delegarse al personal de apoyo de enfermería (PAE) o al personal de apoyo sin licencia (PASL), así como al personal de enfermería práctico/vocacional con licencia (PEPL/PEVL). La decisión de delegar debe tomarse con base en un análisis minucioso de las necesidades y circunstancias del paciente, así como en las calificaciones de la persona a quien se delega la tarea. Véanse las *Pautas de delegación* en el Apéndice A.

EQUIPO

- Equipo de protección personal (EPP), según indicación
- Herramientas de intervención adicionales, según corresponda (consultar los ejemplos de equipo de intervención en esta competencia)

VALORACIÓN INICIAL

- Valorar el estado del paciente. Determinar si el patrón de comportamiento del paciente (deambulación, riesgo de caídas, interferencia con los dispositivos médicos, resistencia a la atención médica, peligro de lastimar a terceros) aumenta la necesidad de utilizar un inmovilizador. Evaluar para determinar el significado del comportamiento y su causa.
- Explorar en busca de dolor. Valorar estado respiratorio, signos vitales, glucemia, alteraciones hidroelectrolíticas y medicamentos.
- Valorar el estado funcional, mental y fisiológico del paciente.
- Evaluar el entorno del paciente, incluyendo nivel de ruido, iluminación, superficies del piso, diseño/idoneidad del equipo y mobiliario, indicadores visuales, barreras para el movimiento, espacio para privacidad y vestimenta.
- Valorar y evaluar la eficacia de las alternativas de inmovilización.

DIAGNÓSTICO DE ENFERMERÍA

- Confusión aguda
- Riesgo de lesión
- Riesgo de violencia dirigida a otros

IDENTIFICACIÓN Y PLANIFICACIÓN DE RESULTADOS

Los resultados esperados pueden incluir:
* Se evita el uso de inmovilizadores.
* El paciente y las demás personas no sufren daño alguno.

IMPLEMENTACIÓN

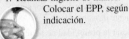

ACCIÓN	JUSTIFICACIÓN
1. Realizar higiene de manos. Colocar el EPP, según indicación.	La higiene de manos y el EPP previenen la diseminación de microorganismos. El EPP será necesario según las precauciones epidemiológicas.
2. Identificar al paciente.	La identificación del paciente asegura que el individuo correcto reciba la intervención correcta y ayuda a evitar errores.
3. Explicar el procedimiento y su justificación.	La explicación reduce la ansiedad y facilita la cooperación y la comprensión.
4. Incluir a la familia del paciente u otras personas importantes en el plan de atención.	Esto fomenta la continuidad de la atención y la cooperación.
5. Identificar los comportamientos que ponen en riesgo al paciente al usar el inmovilizador. Valorar el estado del paciente y el entorno como se indica arriba.	Algunos comportamientos, por ejemplo, interferir en el tratamiento o la terapia, riesgo de caídas, agitación o inquietud, resistencia a la atención médica, deambulación o alteraciones cognitivas, ponen en riesgo al paciente en caso de usar un inmovilizador. La valoración e interpretación del comportamiento del paciente identifica necesidades fisiológicas y psicológicas no satisfechas, y cambios agudos en el estado mental o físico, además de que proporciona ambientes adecuados y atención médica individualizada y respeta las necesidades y los derechos del paciente.
6. Identificar los detonadores o factores que contribuyen al comportamiento del paciente. Evaluar el uso de medicamentos que pueden contribuir a las disfunciones cognitivas y de movimiento y el creciente riesgo de caídas.	Eliminar los factores contribuyentes o detonadores puede disminuir la necesidad de usar un inmovilizador. Pueden identificarse posibles cambios en los medicamentos prescritos para disminuir los efectos adversos y la necesidad de usar el inmovilizador.

ACCIÓN	JUSTIFICACIÓN
7. Valorar el estado funcional, mental y psicológico del paciente y el ambiente, como se indicó arriba.	La valoración ofrece un mejor entendimiento del motivo del comportamiento, lo que conduce a intervenciones individualizadas que pueden eliminar el uso de inmovilizadores y proporcionar seguridad al paciente.
8. Proporcionar iluminación adecuada. Utilizar una lámpara tenue durante las horas de sueño.	La iluminación adecuada puede disminuir el comportamiento destructivo relacionado con el temor a un ambiente desconocido.
9. Consultar con el médico de atención primaria y otros médicos apropiados con respecto a la necesidad continua de tratamientos o terapias y el uso del método menos invasivo para tratar al paciente.	Explorar la posibilidad de administrar el tratamiento de manera menos intrusiva o interrumpir el tratamiento que ya no es necesario pueden eliminar el estímulo del comportamiento que aumenta el riesgo de usar inmovilizadores.
10. Valorar al paciente en busca de dolor e incomodidad. Proveer las intervenciones farmacológicas y no farmacológicas correspondientes.	El dolor que no se alivia puede contribuir a comportamientos que aumentan el riesgo de usar inmovilizadores.
11. Solicitar a un miembro de la familia u otro ser querido que permanezca con el paciente.	Solicitar a alguien que permanezca con el paciente proporciona compañía y confianza.
12. Reducir los estímulos ambientales innecesarios y el ruido.	El aumento de los estímulos puede provocar comportamientos que aumenten el riesgo de usar inmovilizadores.
13. Proporcionar explicaciones simples, claras y directas con respecto al tratamiento y la atención médica. Repetir para reforzar según sea necesario.	Las explicaciones ayudan a reducir la ansiedad y fomentan el cumplimiento y la comprensión.
14. Distraer y reformular con voz calmada.	El distraer y reformular puede reducir o eliminar comportamientos que incrementan el riesgo de usar inmovilizadores.
15. Aumentar la frecuencia de las observaciones y la vigilancia del paciente; rondas de enfermería de 1 o 2 h que incluyan exploración para detectar dolor, ayuda para ir al baño, comodidad del sujeto, mantener al alcance sus objetos personales y satisfacer las necesidades del individuo.	Las rondas del personal de enfermería para la atención del paciente mejoran la identificación de necesidades no satisfechas, lo cual puede reducir los comportamientos que aumentan el riesgo de usar inmovilizadores.

ACCIÓN	JUSTIFICACIÓN
16. Implementar intervenciones de precaución contra caídas. Consultar la Competencia 21.	Los comportamientos que incrementan el riesgo de uso de inmovilizadores también aumentan el riesgo de caídas.
17. Ocultar el tubo y otros sitios de tratamiento con ropa, mangas elásticas o vendas.	Ocultar los tubos y otros sitios de tratamiento elimina los estímulos que pueden desencadenar comportamientos que aumenten el riesgo de usar un inmovilizador.
18. Garantizar el uso de anteojos o auxiliares auditivos, de ser necesario.	Los anteojos y auxiliares auditivos permiten la interpretación correcta del medio ambiente y actividades para reducir la confusión.
19. Considerar la reubicación en una habitación cerca de la estación de enfermería.	La reubicación cerca de la estación de enfermería ofrece una oportunidad para aumentar la frecuencia de observación.
20. Fomentar el ejercicio diario/ proporcionar ejercicios y actividades o técnicas de relajación.	La actividad ofrece una forma sacar energía y estímulos, disminuyendo las conductas asociadas con el mayor riesgo de utilizar inmovilizadores.
21. Hacer que el ambiente sea lo más parecido posible al hogar; proporcionar al paciente objetos familiares.	La familiaridad proporciona seguridad y comodidad, disminuyendo la aprehensión y reduciendo comportamientos asociados con el mayor riesgo de usar inmovilizadores.
22. Permitir a los pacientes que se encuentran inquietos caminar después de garantizarles que el entorno es seguro. Utilizar una planta grande o un mueble como barrera para evitar que salgan del área designada.	La actividad ofrece una forma de sacar energía y estímulos, disminuyendo las conductas asociadas con un riesgo mayor de utilizar inmovilizadores.
23. Considerar el uso de un auxiliar o un cuidador para el paciente.	Un cuidador o auxiliar para el paciente ofrece compañía y supervisión.
24. Retirar el EPP adicional, si se utilizó. Realizar higiene de manos.	El retiro adecuado del EPP reduce el riesgo de transmisión de infecciones y la contaminación de otros objetos. La higiene de manos previene la transmisión de microorganismos.

EVALUACIÓN

- Se evita el uso de inmovilizadores.
- El paciente y los demás permanecen libres de cualquier daño.

REGISTRO

• Documentar la exploración del paciente. Incluir las intervenciones apropiadas para reducir la necesidad de usar inmovilizadores en el plan de atención médica del área de enfermería. Registrar la capacitación impartida al paciente y su familia con respecto al uso de intervenciones. Consignar las intervenciones incluidas en la atención médica.

COMPETENCIA 85 | APLICACIÓN DE INMOVILIZADOR DE CINTURA

Los inmovilizadores de cintura ofrecen una forma de inmovilizar el torso del paciente. Se colocan sobre la ropa, una bata o la piyama del sujeto. Cuando se utiliza un inmovilizador de cintura, los pacientes pueden mover las extremidades, pero no de una silla o de la cama. **Los inmovilizadores solamente deben usarse después de que han fallado otros métodos menos restrictivos.** Consultar la Competencia 84. **Se debe garantizar el cumplimiento con procedimientos de prescripción, exploración y mantenimiento. Históricamente, se usaban chalecos o camisas como inmovilizadores para evitar los movimientos del paciente, pero su uso ha disminuido de forma significativa debido a la inquietud y los riesgos de asfixia que ocasionan estos dispositivos. Sin embargo, las investigaciones sugieren que los inmovilizadores de cintura representan el mismo riesgo potencial de muerte por asfixia que los chalecos inmovilizadores (Capezuti *et al.*, 2008).** Los profesionales de la salud deben estar consciente de los posibles resultados del uso de este dispositivo y ponderarlos contra el beneficio obtenido al usarlos.

CONSIDERACIONES AL DELEGAR

Después de la exploración del paciente por parte del personal de enfermería titulado, la aplicación del inmovilizador de cintura puede delegarse al personal de apoyo de enfermería (PAE) o al personal de apoyo sin licencia (PASL), así como al personal de enfermería práctico/vocacional con licencia (PEPL/PEVL). La decisión de delegar debe tomarse con base en un análisis minucioso de las necesidades y circunstancias del paciente, así como en las calificaciones de la persona a quien se delega la tarea. Véanse las *Pautas de delegación* en el Apéndice A.

EQUIPO

• Inmovilizador de cintura
• Almohadillas adicionales, según necesidad

• Equipo de protección personal (EPP), según indicación

VALORACIÓN INICIAL

• Valorar las condiciones físicas del paciente y el riesgo de lesionarse a sí mismo o a los demás. Un paciente en estado de confusión tratado con algún dispositivo necesario para prolongar la vida, como la intubación pulmonar, puede intentar deambular y se considera en riesgo de lastimarse a sí mismo, por lo que puede requerir el uso de un inmovilizador.

- Evaluar el comportamiento del paciente, incluyendo estado de confusión, inquietud, actitud combativa y capacidad para comprender y seguir instrucciones.
- Analizar la idoneidad de un dispositivo inmovilizador menos restrictivo.
- Revisar el torso del paciente en busca de lesiones o dispositivos terapéuticos que puedan verse afectados por el inmovilizador de cintura. Si éste puede ocasionar lesiones adicionales en el sitio, considerar el uso de otra forma de inmovilización.
- Valorar el esfuerzo respiratorio del paciente. Si se aplica de forma incorrecta, el inmovilizador de cintura puede limitar su capacidad para respirar.

DIAGNÓSTICO DE ENFERMERÍA

- Riesgo de lesión
- Deterioro de la ambulación
- Confusión aguda

IDENTIFICACIÓN Y PLANIFICACIÓN DE RESULTADOS

- El paciente es controlado por medio del inmovilizador, está libre de lesiones y el dispositivo no interfiere con los dispositivos terapéuticos.
- El individuo no experimenta deterioro de la integridad de la piel.
- El sujeto no se lesiona a sí mismo gracias al inmovilizador.
- El paciente y su familia demuestran comprender el uso del inmovilizador y su papel en el cuidado del paciente.

IMPLEMENTACIÓN

ACCIÓN	JUSTIFICACIÓN
1. Determinar la necesidad de aplicar un inmovilizador. Valorar las condiciones físicas, el comportamiento y el estado mental del paciente.	Los inmovilizadores deben usarse solamente como último recurso cuando han fallado las medidas alternativas y el paciente se encuentra en riesgo creciente de dañarse a sí mismo o a otros.
2. Confirmar la política institucional con respecto a la aplicación de inmovilizadores. **Garantizar una orden del médico de atención primaria o validar que la orden se haya obtenido dentro del lapso necesario.**	Las políticas protegen al paciente y al personal de enfermería, y especifican pautas para la aplicación, así como el tipo de inmovilizador y el tiempo de utilización. **Toda orden de inmovilización o aislamiento usada para el manejo de comportamientos violentos o autodestructivos que ponen en riesgo la seguridad física inmediata del paciente, de un miembro del personal o de otras personas, sólo puede renovarse de acuerdo con los siguientes límites, durante un total de hasta 24 h: (A) 4 h para adultos de 18 años de edad o mayores; (B) 2 h para niños y adolescentes de 9-17 años de edad;**

ACCIÓN	JUSTIFICACIÓN
	o (C) 1 h para niños menores de 9 años de edad. Después de 24 h, antes de realizar una nueva orden de inmovilización o aislamiento para el manejo de comportamiento violento o autodestructivo, un médico u otro profesional independiente con licencia que sea responsable del cuidado del paciente debe observar y valorar al paciente (CMS, 2006).
3. Realizar higiene de manos. Colocar el EPP, según indicación.	La higiene de manos y el EPP previenen la diseminación de microorganismos. El EPP será necesario según las precauciones epidemiológicas.
4. Identificar al paciente.	La identificación del paciente asegura que el individuo correcto reciba la intervención correcta y ayuda a evitar errores.
5. Explicar el motivo del uso del dispositivo al paciente y a la familia. Aclarar los cuidados que deben tenerse y cómo van a satisfacerse las necesidades. Explicar que el inmovilizador es una medida temporal.	La explicación al paciente y a la familia puede aminorar la confusión y la ira, y ofrecer tranquilidad. Es necesario contar con una política institucional claramente establecida sobre la aplicación de inmovilizadores para que el paciente y la familia la lean. En centros hospitalarios a largo plazo, la familia debe dar su consentimiento antes de que se coloque el dispositivo.
6. Incluir a la familia del paciente u otros seres queridos en el plan de atención.	Esto fomenta la continuidad de la atención y la cooperación.
7. Aplicar el inmovilizador de acuerdo con las instrucciones del fabricante:	La aplicación apropiada previene lesiones y garantiza que no haya interferencia con la respiración del paciente.
a. Elegir el tamaño correcto del tipo de dispositivo menos restrictivo, que permita el máximo grado de movilidad posible.	Esto proporciona una restricción mínima.
b. Colocar protectores para las prominencias óseas que puedan ser afectadas por el inmovilizador.	La colocación de protectores evita lesiones.

ACCIÓN	JUSTIFICACIÓN

c. Ayudar al paciente a sentarse si no existen contraindicaciones.

Esto ayudará a colocar al paciente dentro del inmovilizador de cintura.

d. Colocar el inmovilizador de cintura sobre la bata del paciente. Introducir las cintas en las ranuras del inmovilizador en su espalda.

Colocar el inmovilizador sobre la bata protege la piel del paciente. Poner las ranuras con las cintas en la espalda las mantiene lejos de su vista.

e. Jalar las cintas para ajustar. **Verificar que el inmovilizador no esté demasiado justo y que no tenga arrugas.**

Ajustar demasiado el inmovilizador puede impedir la respiración. Las arrugas en el dispositivo pueden provocar que la piel se dañe.

f. **Colocar el puño entre el inmovilizador y el paciente para garantizar que la respiración no quede restringida. Valorar las respiraciones después de colocar el inmovilizador.**

Evita alteraciones en la respiración.

8. **Utilizar un nudo que pueda deshacerse fácilmente para atar el inmovilizador al armazón o al marco de la cama y no sobre el riel lateral.** Si el paciente está en silla de ruedas, se aplican los frenos, se colocan las cintas bajo los descansa brazos y se atan detrás de la silla. El sitio no debe ser de fácil acceso para el paciente.

Un nudo que se deshace fácilmente garantiza que el inmovilizador no estará demasiado ajustado cuando se trate de abrir y puede retirarse rápidamente en una emergencia. Ajustar el inmovilizador al riel lateral de la cama puede lesionar al paciente cuando se cambie la posición de la cama. Atar el inmovilizador fuera del alcance del paciente fomenta la seguridad.

9. Retirar el EPP adicional, si se utilizó. Realizar higiene de manos.

El retiro adecuado del EPP reduce el riesgo de transmisión de infecciones y la contaminación de otros objetos. La higiene de manos previene la transmisión de microorganismos.

10. Valorar al paciente al menos cada hora o de acuerdo con la política institucional. La evaluación debe incluir la colocación del inmovilizador, la valoración neurovascular y la integridad de la piel. Buscar signos como mayor tiempo durmiendo, soñar despierto, ansiedad, llanto inconsolable y pánico.

Los inmovilizadores colocados de forma incorrecta pueden causar alteraciones en la circulación, dehiscencias cutáneas, abrasiones o hematomas. Una menor circulación puede generar deterioro de la piel. El uso de inmovilizadores puede disminuir los estímulos ambientales y dar como resultado privación sensorial.

ACCIÓN	JUSTIFICACIÓN
11. **Retirar el inmovilizador al menos cada 2 h o de acuerdo con la política institucional y las necesidades del paciente.** Realizar ejercicios de amplitud de movimiento.	Retirar el dispositivo hace posible valorar al paciente y reevaluar la necesidad de aplicar el inmovilizador. Además, permite intervenciones para ir al baño, suministrar alimentos y líquidos y realizar ejercicio, así como cambios de posición. El ejercicio incrementa la circulación en la extremidad inmovilizada.
12. Evaluar al paciente para comprobar si el inmovilizador continúa siendo necesario. Colocar nuevamente el inmovilizador sólo si la necesidad sigue siendo evidente y la orden todavía es válida.	La necesidad continua debe documentarse para poder colocar nuevamente el inmovilizador.
13. Tranquilizar al paciente a intervalos regulares. Se deben ofrecer explicaciones continuas sobre el motivo de las intervenciones, así como reorientación, si es necesario, y el plan de atención. **Mantener el timbre al alcance del paciente.**	Tranquilizar al paciente demuestra afecto y ofrece la oportunidad de contar con estimulación sensorial, así como de realizar una valoración y evaluación continua. El paciente puede usar el timbre para solicitar ayuda rápidamente.

EVALUACIÓN
- El paciente permanece libre de lesiones.
- La inmovilización previene lesiones para los pacientes y los demás.
- La respiración es fácil y sin esfuerzo.
- Se mantiene la integridad de la piel bajo el inmovilizador.
- El paciente y la familia demuestran comprender el motivo por el que se usan los inmovilizadores.

REGISTRO
- Documentar las medidas alternativas que se intentaron antes de colocar el inmovilizador, así como la valoración del paciente antes de colocar el dispositivo. Registrar la capacitación del paciente y de la familia con respecto al uso del inmovilizador y la comprensión lograda. Registrar el consentimiento de la familia, si es necesario, de acuerdo con la política institucional; además, los motivos para inmovilizar al paciente, la fecha y hora de la colocación, el tipo de inmovilizador, el número de veces que se ha retirado y el resultado y la frecuencia de la evaluación del personal de enfermería.

Los inmovilizadores de codo se utilizan generalmente en bebés y niños, pero pueden usarse en adultos. Evitan que el paciente doble los codos y toque incisiones o dispositivos terapéuticos. El paciente puede mover todas las articulaciones excepto el codo. **Los inmovilizadores deben usarse solamente después de que han fallado métodos menos inmovilizantes o restrictivos.** Consultar la Competencia 84. Se debe garantizar el cumplimiento de las órdenes, exploraciones y procedimientos de mantenimiento.

CONSIDERACIONES AL DELEGAR

Después de la exploración del paciente por parte del personal de enfermería titulado, la aplicación de un inmovilizador de codo puede delegarse al personal de apoyo de enfermería (PAE) o al personal de apoyo sin licencia (PASL), así como al personal de enfermería práctico/vocacional con licencia (PEPL/PEVL). La decisión de delegar debe tomarse con base en un análisis minucioso de las necesidades y circunstancias del paciente, así como en las calificaciones de la persona a quien se delega la tarea. Véanse las *Pautas de delegación* del Apéndice A.

EQUIPO

- Inmovilizador de codo
- Almohadillas, según necesidad
- Equipo de protección personal (EPP), según indicación

VALORACIÓN INICIAL

- Valorar las condiciones físicas del paciente y el potencial para lesionarse a sí mismo o a los demás. Observar el comportamiento del paciente, incluyendo estado de confusión, inquietud, actitud combativa y capacidad para comprender y seguir instrucciones. Un paciente en estado de confusión que puede retirar un dispositivo necesario para prolongar la vida se considera un riesgo, ya que puede lastimarse a sí mismo y requiere usar un inmovilizador.
- Evaluar la idoneidad de un dispositivo inmovilizador menos restrictivo.
- Revisar el brazo donde se aplicará el inmovilizador. Es necesario revisar el estado inicial de la piel para comparar en futuras exploraciones mientras el dispositivo esté colocado. Considerar el uso de otra forma de inmovilización si ésta puede ocasionar lesiones adicionales en el sitio. Valorar el llenado capilar y los pulsos proximales en el brazo donde se va a colocar el inmovilizador. Esto ayuda a determinar la circulación en la extremidad antes de colocar el dispositivo. El inmovilizador no debe interferir con la circulación.
- Medir la distancia desde el hombro del paciente hasta la muñeca para determinar el tamaño apropiado del inmovilizador de codo que se va a colocar.

DIAGNÓSTICO DE ENFERMERÍA

- Riesgo de lesión
- Confusión aguda
- Riesgo de deterioro de la integridad cutánea

IDENTIFICACIÓN Y PLANIFICACIÓN DE RESULTADOS

- El paciente está controlado por medio del inmovilizador, no presenta lesiones y el inmovilizador no interfiere con los dispositivos terapéuticos.
- El individuo no experimenta deterioro de la integridad de la piel.
- El sujeto no se lesiona a sí mismo por el uso del inmovilizador.
- El paciente y su familia demuestran entender el uso del inmovilizador y su papel en el cuidado del paciente.

IMPLEMENTACIÓN

ACCIÓN	JUSTIFICACIÓN
1. Determinar la necesidad de usar un inmovilizador. Valorar condiciones físicas, comportamiento y estado mental del paciente.	Los inmovilizadores deben usarse sólo como último recurso cuando han fallado las medidas alternativas y el paciente se encuentra en riesgo creciente de dañarse a sí mismo o a otros.
2. Confirmar la política institucional con respecto a la aplicación de inmovilizadores. **Garantizar una orden del médico de atención primaria o validar que la orden se haya obtenido dentro del período necesario.**	Las políticas protegen al paciente y al personal de enfermería, y especifican pautas para la aplicación, así como el tipo de inmovilizador y la duración de uso. **Toda orden de inmovilización o aislamiento usados para el manejo de comportamientos violentos o autodestructivos que ponen en riesgo la seguridad física inmediata de un paciente, un miembro del personal o de otras personas, solamente puede renovarse de acuerdo con los siguientes límites, utilizándose hasta un total de 24 h: (A) 4 h para adultos de 18 años de edad o mayores; (B) 2 h para niños y adolescentes de 9 a 17 años de edad; o (C) 1 h para niños menores de 9 años de edad. Después de 24 h, antes de emitir una nueva orden para el uso de un inmovilizador o de aislamiento para el manejo de comportamiento violento o autodestructivo, un médico u otro profesional independiente con licencia que sea responsable del cuidado del paciente debe observar y valorar al paciente** (CMS, 2006).
3. Realizar higiene de manos. Colocar el EPP, según indicación.	La higiene de manos y el EPP previenen la diseminación de microorganismos. El EPP será necesario según las precauciones epidemiológicas.

ACCIÓN	JUSTIFICACIÓN
4. Identificar al paciente.	La identificación del paciente asegura que el individuo correcto reciba la intervención correcta y ayuda a evitar errores.
5. Explicar al paciente y a la familia el motivo por el cual se usa el dispositivo. Aclarar los cuidados que deben tenerse y cómo van a satisfacerse las necesidades. Explicar que el inmovilizador es una medida transitoria.	La explicación al paciente y a la familia puede aminorar la confusión y la ira y ofrecer tranquilidad. Es necesario contar con una política institucional claramente establecida disponible sobre la aplicación de inmovilizadores para que el paciente y la familia la lean. En centros de atención médica a largo plazo, la familia debe dar su consentimiento antes de que se coloque el inmovilizador.
6. Aplicar el inmovilizador de acuerdo con las instrucciones del fabricante:	La aplicación apropiada previene lesiones y garantiza que no haya interferencia con la circulación del paciente.
a. Seleccionar el tamaño correcto según el tipo de dispositivo menos restrictivo que permita el máximo grado de movilidad posible.	Esto proporciona una restricción mínima.
b. Colocar protectores en las prominencias óseas que puedan verse afectadas por el inmovilizador.	La colocación de almohadillas evita lesiones.
c. Colocar el inmovilizador totalmente plano. Poner la mitad del dispositivo detrás del codo del paciente. **El inmovilizador no debe extenderse más allá de la muñeca o presionar la axila.**	El inmovilizador de codo debe colocarse a la mitad del brazo para garantizar que el paciente no doble el codo. El paciente debe tener capacidad para mover la muñeca. Ejercer presión sobre la axila puede llevar a que se dañe la piel.
d. **Envolver el inmovilizador firmemente alrededor del brazo del paciente, asegurando que se puedan insertar con facilidad dos dedos bajo el inmovilizador.**	Envolver firmemente el dispositivo garantiza que el paciente no pueda retirar el inmovilizador. Poder insertar dos dedos ayuda a prevenir que resulte afectada la circulación, así como posibles alteraciones en el estado neurovascular.
e. Fijar las cintas de velcro alrededor del inmovilizador.	Las cintas de velcro mantienen el inmovilizador en su lugar y evitan que pueda retirarse.

ACCIÓN	JUSTIFICACIÓN
f. Aplicar el inmovilizador en el brazo contralateral si el paciente puede mover el brazo.	Los inmovilizadores bilaterales para codo evitan que el paciente mueva el brazo fuera del dispositivo de inmovilización.
g. Pasar las cintas de velcro del inmovilizador de codo sobre la espalda y dentro del lazo en el inmovilizador del codo contralateral.	Colocar las cintas sobre la espalda evita que el paciente mueva el codo fuera del inmovilizador.
7. **Valorar la circulación de los dedos y la mano.**	La circulación no debe alterarse por causa del inmovilizador.
8. Retirar el EPP adicional, si se utilizó. Realizar higiene de manos.	El retiro adecuado del EPP disminuye el riesgo de transmisión de infecciones, así como la contaminación de otros objetos. La higiene de manos previene la propagación de microorganismos.
9. Valorar al paciente al menos cada hora o de acuerdo con la política institucional. La evaluación debe incluir la colocación del inmovilizador, la valoración neurovascular y la integridad de la piel. Observar signos como dormir más tiempo, soñar despierto, ansiedad, llanto inconsolable o pánico.	Los inmovilizadores colocados de forma incorrecta pueden causar alteraciones en la circulación, dehiscencias cutáneas, abrasiones o hematomas. La disminución en la circulación puede deteriorar la piel. El uso de inmovilizadores puede disminuir el estímulo ambiental y dar como resultado privación sensorial.
10. **Retirar el inmovilizador al menos cada 2 h o de acuerdo con la política institucional y las necesidades del paciente. Quitar el dispositivo al menos cada 2 h para niños de 9 a 17 años de edad y al menos cada hora para niños menores de 9 años o de acuerdo con la política institucional y las necesidades del paciente.** Realizar ejercicios de amplitud de movimiento.	Retirar el dispositivo hace posible valorar al paciente y reevaluar la necesidad del inmovilizador. Permite intervenciones para ir al baño, suministrar alimentos y líquidos y realizar ejercicio, así como cambios de posición. El ejercicio incrementa la circulación en la extremidad inmovilizada.
11. Evaluar al paciente para comprobar si el inmovilizador continúa siendo necesario. Colocar nuevamente el inmovilizador sólo si la necesidad sigue siendo evidente.	La necesidad continua debe documentarse para poder colocar nuevamente el inmovilizador.

ACCIÓN	JUSTIFICACIÓN
12. Tranquilizar al paciente a intervalos regulares. **Mantener el timbre al alcance del paciente.**	Tranquilizar al paciente demuestra afecto y da la oportunidad para tener una situación sensorial, así como para realizar una valoración y evaluación continua. El padre o el niño lo suficientemente grande para usar el timbre puede solicitar ayuda rápidamente.

EVALUACIÓN

- La inmovilización previene lesiones para el paciente y los demás.
- El paciente no puede doblar el codo.
- Se mantiene la integridad de la piel bajo el inmovilizador.
- El paciente y la familia demuestran comprender el motivo por el cual se inmoviliza el codo.

REGISTRO

- Documentar las medidas alternativas que se intentaron antes de colocar el inmovilizador. Registrar la exploración del paciente antes de colocar el dispositivo. Anotar la capacitación del paciente y de la familia con respecto al uso del inmovilizador y la comprensión lograda. Documentar el consentimiento de la familia, si es necesario, de acuerdo con la política institucional. Consignar los motivos para inmovilizar al paciente, la fecha y hora de la colocación, el tipo de inmovilizador, el número de veces que se ha retirado y el resultado y la frecuencia de la evaluación del personal de enfermería.

COMPETENCIA 87
APLICACIÓN DE INMOVILIZADOR DE EXTREMIDADES

Los inmovilizadores de extremidades de tela tienen la capacidad de inmovilizar una o más extremidades. Pueden estar indicados después de que han fallado otras medidas para evitar que el paciente retire los dispositivos terapéuticos, como dispositivos de acceso intravenoso (i.v.), tubos endotraqueales, oxígeno y otras intervenciones terapéuticas. **Los inmovilizadores solamente deben usarse después de que han fracasado otros métodos menos restrictivos. Es necesario garantizar el cumplimiento mediante procedimientos de prescripción, exploración y mantenimiento.** Los inmovilizadores se pueden colocar en manos, muñecas o tobillos. Véase la Competencia 84.

CONSIDERACIONES AL DELEGAR

Después de la exploración del paciente por parte del personal de enfermería titulado, la aplicación de un inmovilizador de extremidades puede delegarse al personal de apoyo de enfermería (PAE) o al personal de apoyo sin licencia (PASL), así como al personal de enfermería práctico/vocacional con licencia (PEPL/PEVL). La decisión de delegar debe tomarse con base en un análisis minucioso de las necesidades y circunstancias del paciente, así como en las calificaciones de la persona a quien se delega la tarea. Véanse las *Pautas de delegación* en el Apéndice A.

EQUIPO

- Inmovilizador de tela apropiado para la extremidad que se va a inmovilizar
- Equipo de protección personal (EPP), según indicación
- Almohadillas adicionales, según necesidad, para las prominencias óseas

VALORACIÓN INICIAL

- Valorar las condiciones físicas del paciente y el riesgo de lesionarse a sí mismo o a los demás. Evaluar el comportamiento del paciente, incluyendo estado de confusión, inquietud, actitud combativa y capacidad para comprender y seguir instrucciones. Un paciente en estado de confusión tratado con algún dispositivo necesario para prolongar la vida, como la intubación pulmonar, se considera en riesgo de lastimarse a sí mismo, por lo que puede requerir el uso de un inmovilizador.
- Evaluar la idoneidad del dispositivo inmovilizador menos restrictivo. Por ejemplo, si el paciente sufre un ictus y no puede mover el brazo izquierdo, puede ser necesario un inmovilizador solamente en el brazo derecho.
- Valorar la extremidad donde se va a colocar el inmovilizador. Es necesario revisar el estado inicial de la piel para comparar en futuras exploraciones mientras el aparato esté colocado. Considerar el uso de otra forma de inmovilización si ésta puede ocasionar lesiones adicionales en el sitio. Antes de la aplicación, valorar la circulación adecuada en la extremidad en donde se va a colocar el inmovilizador, incluyendo el llenado capilar y los pulsos proximales.

DIAGNÓSTICO DE ENFERMERÍA

- Riesgo de lesión
- Riesgo de deterioro de la integridad cutánea
- Confusión aguda

IDENTIFICACIÓN Y PLANIFICACIÓN DE RESULTADOS

- El paciente está controlado por medio del inmovilizador, no presenta lesiones y el inmovilizador no interfiere con los dispositivos terapéuticos.
- El individuo no experimenta deterioro de la integridad de la piel.
- El sujeto no se lesiona a sí mismo gracias al inmovilizador.
- El paciente y su familia demuestran entender el uso del inmovilizador y su papel en el cuidado del paciente.

IMPLEMENTACIÓN

ACCIÓN	JUSTIFICACIÓN
1. Determinar la necesidad del inmovilizador. Valorar las	Los inmovilizadores deben usarse solamente como último recurso

ACCIÓN

condiciones físicas, el comportamiento y el estado mental del paciente.

2. Confirmar la política institucional con respecto a la aplicación de inmovilizadores. **Garantizar una orden del médico de atención primaria o validar que la orden se haya obtenido dentro del lapso necesario.**

3. Realizar higiene de manos. Colocarse el EPP, según indicación.

4. Identificar al paciente.

5. Explicar al paciente y a la familia el motivo por el que se usa el aparato. Aclarar los cuidados que deben tenerse y cómo van a satisfacerse las necesidades.

JUSTIFICACIÓN

cuando han fallado las medidas alternativas y el paciente está en riesgo creciente de dañarse a sí mismo o a otros.

La política institucional protege al paciente y al personal de enfermería, y especifica pautas para la aplicación, así como el tipo de inmovilizador y la duración de uso. **Toda orden de inmovilización o aislamiento para el manejo de comportamientos violentos o autodestructivos que pone en riesgo la seguridad física inmediata de un paciente, un miembro del personal u otras personas, solamente puede renovarse de acuerdo con los siguientes límites, durante un total de hasta 24 h: (A) 4 h para adultos de 18 años de edad o mayores; (B) 2 h para niños y adolescentes de 9 a 17 años de edad; o (C) 1 h para niños menores de 9 años de edad. Después de 24 h, antes de hacer una nueva orden de inmovilización o aislamiento para manejo de comportamiento violento o autodestructivo, un médico u otro profesional independiente con licencia que sea responsable del cuidado del paciente debe observar y valorar al paciente (CMS, 2006).**

La higiene de manos y el EPP previenen la diseminación de microorganismos. El EPP será necesario según las precauciones epidemiológicas.

La identificación del paciente asegura que el individuo correcto reciba la intervención correcta y ayuda a evitar errores.

La explicación al paciente y a la familia puede aminorar la confusión y la ira y ofrecer tranquilidad. Es necesario contar con una política institucional claramente establecida sobre la aplicación

ACCIÓN	JUSTIFICACIÓN
Explicar que el inmovilizador es una medida transitoria.	de inmovilizadores para que el paciente y la familia la lean. En centros de atención médica a largo plazo, la familia debe dar su consentimiento antes de que se coloque el aparato.
6. Incluir a la familia del paciente u otras personas importantes en el plan de atención.	Esto fomenta la continuidad de la atención y la cooperación.
7. Aplicar el inmovilizador de acuerdo con las instrucciones del fabricante:	La aplicación apropiada previene lesiones.
a. Elegir el tamaño correcto del tipo de aparato menos restrictivo que permita el máximo grado de movilidad posible.	Proporciona una restricción mínima.
b. Colocar protectores sobre las prominencias óseas que puedan verse afectadas por el inmovilizador.	La colocación de protectores evita lesiones.
c. Envolver el inmovilizador alrededor de la extremidad con la parte suave sobre la piel. Si se usa un guante (manopla), proteger la mano con el área acojinada en la cara.	Previene el exceso de presión sobre la extremidad.
8. Fijar el inmovilizador con cintas de velcro u otro mecanismo, dependiendo del dispositivo de inmovilización. Según las características del inmovilizador específico, puede ser necesario hacer un nudo en las cintas del aparato para garantizar que el inmovilizador permanezca fijo en la extremidad.	La aplicación apropiada fija el inmovilizador y garantiza que no haya interferencia con la circulación del paciente y posibles alteraciones en el estado neurovascular.
9. **Garantizar que se puedan insertar dos dedos entre el inmovilizador y la extremidad del paciente.**	La aplicación apropiada garantiza que nada interfiera con la circulación del paciente y la posible alteración en el estado neurovascular.
10. Mantener la extremidad inmovilizada en una posición anatómica normal. **Utilizar un nudo que se deshaga fácilmente para atar el inmovilizador al marco de la cama y no al barandal lateral.**	Mantener una posición normal disminuye las posibilidades de una lesión. Un nudo que se deshaga fácilmente garantiza que el inmovilizador no estará muy ajustado cuando se jale y puede retirarse rápidamente durante

ACCIÓN	JUSTIFICACIÓN

El inmovilizador también puede atarse al marco de una silla. Este sitio no debe ser de fácil acceso para el paciente.

una urgencia. Atar el inmovilizador al barandal lateral puede lesionar al paciente cuando se cambia la posición de la cama. Atar el dispositivo fuera del alcance del paciente fomenta la seguridad.

11. Retirar el EPP adicional, si se utilizó. Realizar higiene de manos.

El retiro adecuado del EPP disminuye el riesgo de transmisión de infecciones, así como la contaminación de otros objetos. La higiene de manos previene la propagación de microorganismos.

12. Valorar al paciente al menos cada hora o de acuerdo con la política institucional. La evaluación debe incluir la colocación del inmovilizador, una valoración neurovascular y la integridad de la piel. Evaluar signos como mayor tiempo durmiendo, soñar despierto, ansiedad, llanto inconsolable, pánico o alucinaciones.

Los inmovilizadores colocados de forma incorrecta pueden causar alteraciones en la circulación, desgarres en la piel, abrasiones o hematomas. La disminución en la circulación puede generar deterioro de la piel. El uso de inmovilizadores puede disminuir el estímulo ambiental y dar como resultado privación sensorial.

13. **Retirar el inmovilizador al menos cada 2 h o de acuerdo con la política institucional y las necesidades del paciente.** Realizar ejercicios de amplitud de movimiento.

Retirar el aparato hace posible valorar al paciente y reevaluar la necesidad del inmovilizador. Permite tener intervenciones para ir al baño, suministrar alimentos y líquidos y realizar ejercicio, así como cambios de posición. El ejercicio incrementa la circulación en la extremidad inmovilizada.

14. Evaluar al paciente para comprobar si el inmovilizador aún es necesario. Colocar nuevamente el inmovilizador sólo si la necesidad sigue siendo evidente y la orden todavía es válida.

La necesidad continua debe documentarse para poder colocar nuevamente el inmovilizador.

15. Tranquilizar al paciente en intervalos regulares. Ofrecer explicaciones continuas sobre el motivo de las intervenciones, reorientación si es necesario, y el plan de atención. **Mantener el timbre al alcance del paciente.**

Tranquilizar al paciente demuestra afecto y permite la oportunidad de ofrecer estimulación sensorial, así como una valoración y evaluación continua. El paciente puede usar el timbre para solicitar ayuda de manera rápida.

EVALUACIÓN

- El paciente permanece sin lesionarse a sí mismo ni a los demás.
- La circulación hacia la extremidad aún es adecuada.
- La integridad de la piel bajo el inmovilizador no está deteriorada.
- El sujeto y la familia están conscientes del motivo de usar los inmovilizadores.

REGISTRO

- Documentar las medidas alternativas que se intentaron antes de colocar el inmovilizador. Registrar la exploración del paciente antes de colocar el dispositivo, así como la capacitación del paciente y de la familia con respecto al uso del inmovilizador y la comprensión lograda. Documentar el consentimiento de la familia, de ser necesario, de acuerdo con las políticas de la institución. Anotar los motivos para inmovilizar al paciente, fecha y hora de la colocación, tipo de inmovilizador, número de veces que se ha retirado y el resultado y frecuencia de la evaluación del personal de enfermería.

COMPETENCIA 88 | APLICACIÓN DE SÁBANA INMOVILIZADORA (TIPO MOMIA)

El uso de una sábana inmovilizadora (tipo momia) resulta apropiado para inmovilizar a corto plazo a un bebé o niño pequeño a fin de controlar sus movimientos durante el examen o para cuidar la cabeza y el cuello. **Los inmovilizadores solamente deben usarse después de que han fallado otros métodos menos restrictivos.** Véase la Competencia 84. Es necesario garantizar el cumplimiento mediante procedimientos de prescripción, exploración y mantenimiento.

CONSIDERACIONES AL DELEGAR

Después de la exploración del paciente por parte del personal de enfermería titulado, la aplicación de la sábana inmovilizadora (de tipo momia) puede delegarse al personal de apoyo de enfermería (PAE) o al personal de apoyo sin licencia (PASL), así como al personal de enfermería práctico/vocacional con licencia (PEPL/PEVL). La decisión de delegar debe tomarse con base en un análisis minucioso de las necesidades y circunstancias del paciente, así como en las calificaciones de la persona a quien se delega la tarea. Véanse las *Pautas de delegación* en el Apéndice A.

EQUIPO

- Equipo de protección personal (EPP), según indicación
- Frazada o sábana pequeña

VALORACIÓN INICIAL

- Evaluar el comportamiento del paciente y la necesidad de un inmovilizador.
- Valorar las heridas o dispositivos terapéuticos que puedan verse afectados por el inmovilizador.

- Evaluar la idoneidad del dispositivo inmovilizador menos restrictivo. Otra forma de inmovilizador puede resultar más apropiada para prevenir lesiones.

DIAGNÓSTICO DE ENFERMERÍA

- Riesgo de lesión
- Ansiedad
- Deterioro de la movilidad física

IDENTIFICACIÓN Y PLANIFICACIÓN DE RESULTADOS

- El paciente está controlado por medio del inmovilizador, no presenta lesiones y el aparato no interfiere con los dispositivos terapéuticos.
- La exploración o el tratamiento se realizan sin incidentes.
- El paciente y su familia demuestran comprender el uso del inmovilizador y su papel en el cuidado del paciente.

IMPLEMENTACIÓN

ACCIÓN	JUSTIFICACIÓN
1. Determinar la necesidad de aplicar un inmovilizador. Valorar las condiciones físicas, el comportamiento y el estado mental del paciente.	Los inmovilizadores deben usarse solamente como último recurso cuando han fallado las medidas alternativas y el paciente se encuentra en riesgo creciente de dañarse a sí mismo o a otros.
2. Confirmar la política institucional con respecto a la aplicación de inmovilizadores. **Garantizar una orden del médico de atención primaria o validar que la orden se haya obtenido dentro del lapso necesario.**	Las políticas protegen al paciente y al personal de enfermería y especifican pautas para la aplicación, así como el tipo de inmovilizador y la duración de uso. **Cada orden de inmovilización o aislamiento usada para el manejo de comportamientos violentos o autodestructivos que pone en riesgo la seguridad física inmediata del paciente, de un miembro del personal o de otras personas, solamente puede renovarse de acuerdo con los siguientes límites, durante un total de hasta 24 h: (A) 4 h para adultos de 18 años de edad o mayores; (B) 2 h para niños y adolescentes de 9 a 17 años de edad; o (C) 1 h para niños menores de 9 años de edad. Después de 24 h, antes de elaborar una nueva orden de inmovilización o aislamiento para el manejo de comportamiento violento o autodestructivo, un médico u otro profesional independiente con licencia que**

ACCIÓN	JUSTIFICACIÓN

sea responsable del cuidado del paciente debe observar y valorar al paciente (CMS, 2006).

3. Realizar higiene de manos. Colocar el EPP, según indicación.

La higiene de manos y el EPP previenen la diseminación de microorganismos. El EPP será necesario según las precauciones epidemiológicas.

4. Identificar al paciente.

La identificación del paciente asegura que el individuo correcto reciba la intervención correcta y ayuda a evitar errores.

5. Explicar el motivo del uso del aparato al paciente y a la familia. Aclarar los cuidados que deben tenerse y cómo van a satisfacerse las necesidades. Explicar que el inmovilizador es una medida transitoria.

La explicación al paciente y a la familia puede aminorar la confusión y la ira y ofrecer tranquilidad. Es necesario contar con una política institucional claramente establecida sobre la aplicación de inmovilizadores para que el paciente y la familia la lean. En centros de atención médica a largo plazo, la familia debe dar su consentimiento antes de que se coloque el dispositivo.

6. Abrir la frazada o sábana. Colocar al niño sobre ella, con el borde al nivel del cuello o arriba de éste.

Esto posiciona al niño de forma correcta sobre la frazada o sábana.

7. Colocar el brazo derecho del niño a lo largo de su cuerpo. El brazo derecho no debe quedar inmovilizado en este momento. Jalar el lado derecho de la frazada o sábana firmemente sobre el tórax y el hombro derecho del paciente. Sujetar la sábana sobre el costado izquierdo del niño (fig. 1).

Envolver al paciente con firmeza garantiza que no podrá moverse fuera del inmovilizador.

8. Colocar el brazo izquierdo a lo largo del cuerpo del niño. Tirar del lado izquierdo de la sábana o frazada firmemente sobre el tórax y el hombro izquierdo. Sujetar el costado derecho del cuerpo del niño (fig. 2).

Envolver al paciente con firmeza garantiza que no podrá moverse fuera del inmovilizador.

ACCIÓN

JUSTIFICACIÓN

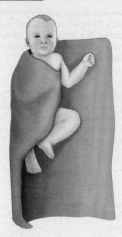

FIGURA 1 Colocar la frazada sobre el hombro derecho y el tórax, y sujetarla bajo el costado izquierdo del paciente

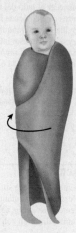

FIGURA 2 Sujetar la frazada bajo el costado derecho del cuerpo

9. Doblar la parte inferior de la frazada o sábana hacia arriba y envolver el cuerpo del niño. Sujetarla bajo el cuerpo del paciente en cada uno de los costados o con pasadores de seguridad (fig. 3).

Envolver al paciente con firmeza garantiza que no podrá moverse fuera del inmovilizador.

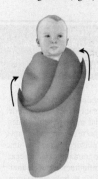

FIGURA 3 Sujetar la esquina inferior de la frazada o sábana bajo cada uno de los costados del paciente

ACCIÓN	JUSTIFICACIÓN
10. Permanecer al lado del niño mientras esté colocada la sábana inmovilizadora. Tranquilizar al niño y a los padres a intervalos regulares. Soltar al niño una vez que haya concluido la exploración o el tratamiento.	Permanecer al lado del niño previene lesiones. Tranquilizar al paciente y a sus padres demuestra afecto y ofrece la oportunidad de una exploración y evaluación continuas.
11. Retirar el EPP adicional, si se utilizó. Realizar higiene de manos.	El retiro adecuado del EPP reduce el riesgo de transmisión de infecciones y contaminación de otros objetos. La higiene de manos previene la propagación de microorganismos.

EVALUACIÓN

• El paciente permanece sin lesionarse a sí mismo o a los demás.
• La exploración o el tratamiento se llevan a cabo sin incidentes.
• El paciente y la familia demuestran comprender el motivo por el que se realiza la inmovilización con sábana (tipo momia).

REGISTRO

• Documentar las medidas alternativas que se intentaron antes de colocar el inmovilizador. Registrar la exploración del paciente antes de colocar el dispositivo, así como la capacitación del paciente y de la familia con respecto al uso del inmovilizador y la comprensión lograda. Documentar el consentimiento de la familia, de ser necesario, de acuerdo con la política institucional. Consignar los motivos para inmovilizar al paciente, la fecha y hora de la colocación, el tipo de inmovilizador, el número de veces que se ha retirado y el resultado y la frecuencia de la evaluación del personal de enfermería.

COMPETENCIA 89

ADMINISTRACIÓN DE INFUSIÓN SUBCUTÁNEA CONTINUA: APLICACIÓN DE BOMBA DE INSULINA

Algunos medicamentos, como la insulina y la morfina, pueden ser administrados continuamente a través de la vía subcutánea. La infusión subcutánea continua de insulina (ISCI o bomba de insulina) permite preseleccionar muchas velocidades de administración de insulina. Este sistema usa un pequeño reservorio computarizado que entrega la insulina a través de una cánula de plástico pequeña o una aguja insertada en el tejido subcutáneo. La bomba está programada para entregar múltiples velocidades preseleccionadas de insulina. La configuración puede ajustarse para el ejercicio y la enfermedad, y la entrega de la dosis en bolo puede temporizarse en relación con las comidas. Se recomienda que el sitio sea cambiado cada 2-3 días para prevenir posibles daños o problemas de absorción (American Association of Diabetes Educators, 2008). Las ventajas de la infusión subcutánea continua de medicamentos incluyen una tasa de absorción más prolongada a través de la vía subcutánea y la practicidad para el paciente. Hay muchos fabricantes diferentes de bombas de insulina. El personal de enfermería necesita estar familiarizado con la bomba particular en uso y su paciente, y consultar las recomendaciones de uso específicas del fabricante.

CONSIDERACIONES AL DELEGAR

La administración de una infusión subcutánea continua no debe ser delegada al personal de apoyo de enfermería (PAE) o al personal de apoyo sin licencia (PASL). Dependiendo de la ley estatal de práctica de enfermería y las políticas y procedimientos institucionales, la administración de una inyección subcutánea puede ser delegada al personal de enfermería práctico/vocacional con licencia (PEPL/PEVL). La decisión de delegar debe basarse en el análisis minucioso de las necesidades y circunstancias del paciente, así como en las calificaciones de la persona a quien se delega la tarea. Véanse las *Pautas de delegación* en el Apéndice A.

EQUIPO

- Bomba de insulina
- Jeringa para bomba y frasco/vial de insulina o cartucho precargado, según indicación
- Equipo de infusión estéril
- Dispositivo de inserción (activación)
- Aguja (calibre 24 o 22, o aguja de punta roma)

- Torundas antimicrobianas
- Registro electrónico de administración de medicamentos (REAM) o registro de administración de medicamentos (RAM)
- Guantes desechables
- Equipo de protección personal (EPP) adicional, según indicación

VALORACIÓN INICIAL

- Indagar con el paciente la presencia de alergias.
- Revisar la fecha de caducidad antes de administrar el medicamento.
- Evaluar la idoneidad del fármaco para el paciente.
- Revisar los datos de la exploración y de laboratorio que pueden influir en la administración del fármaco.
- Verificar nombre del paciente, dosis, vía y hora de administración.
- Explorar el sitio de infusión. Los sitios habituales de infusión incluyen las áreas sensibles usadas para la inyección subcutánea de insulina.
- Evaluar el área donde se va a aplicar la bomba. No colocar la bomba en piel irritada o rota.
- Valorar el conocimiento del paciente acerca del medicamento. Si el individuo tiene un conocimiento deficiente del fármaco, puede ser el momento apropiado para comenzar la capacitación.
- Medir la glucemia del paciente según corresponda o según indicación.

DIAGNÓSTICO DE ENFERMERÍA

- Conocimiento deficiente
- Riesgo de nivel de glucemia inestable
- Riesgo de infección

IDENTIFICACIÓN Y PLANIFICACIÓN DE RESULTADOS

- El dispositivo es aplicado exitosamente y el medicamento es administrado de manera correcta.
- El paciente entiende la justificación del uso de una bomba de insulina y su mecanismo de acción.
- El individuo no experimenta una respuesta alérgica.
- La piel del paciente se mantiene intacta.
- La bomba de insulina es aplicada usando una técnica aséptica.
- El paciente no experimenta valores inestables de glucemia o efectos adversos.

IMPLEMENTACIÓN

ACCIÓN	JUSTIFICACIÓN
1. Reunir el equipo. Revisar cada indicación de medicamento frente a la indicación original en el registro médico de acuerdo con la política institucional. Aclarar cualquier incongruencia. Revisar el expediente del paciente en busca de alergias.	Esta comparación ayuda a identificar errores que puedieron ocurrir cuando se transcribieron las indicaciones. La indicación del médico es el registro legal de las prescripciones de medicamentos en cada institución.
2. Conocer las acciones, consideraciones especiales de enfermería, rangos de dosis seguros, propósito de la administración y efectos adversos de los medicamentos que se administrarán. Considerar la idoneidad del medicamento para este paciente.	Este conocimiento ayuda al personal de enfermería a evaluar el efecto terapéutico del medicamento en relación con el trastorno del paciente y también puede ser usado para capacitarlo sobre el fármaco.
3. Realizar higiene de manos.	La higiene de manos previene la propagación de microorganismos.
4. Mover el carrito de medicamentos afuera de la habitación del paciente o preparar para la administración en el área de medicamentos.	La organización facilita la administración libre de errores y ahorra tiempo.
5. Abrir el carrito o cajón de medicamentos. Ingresar el código de acceso y pasar la identificación de empleado por el lector, si se requiere.	Cerrar con llave el carrito o cajón resguarda el suministro de medicamentos de cada paciente. Las organizaciones que acreditan a los hospitales requieren que los carritos de medicamentos sean cerrados con llave cuando no estén en uso. Ingresar el código de acceso y pasar la identificación por el lector permite que sólo los usuarios

ACCIÓN	JUSTIFICACIÓN
	autorizados accedan al sistema e identifica al usuario para la documentación digital.
6. **Preparar los medicamentos de un paciente a la vez.**	Previene errores en la administración de medicamentos.
7. Leer el REAM/RAM y seleccionar el medicamento adecuado del almacén de la unidad o del cajón de medicamentos del paciente.	Es el *primer* punto de verificación de la etiqueta.
8. Comparar la etiqueta con el REAM/RAM. Revisar las fechas de caducidad y hacer cálculos, en caso necesario. Pasar el código de barras en el empaque por el lector, si es requerido.	Es el *segundo* punto de verificación de la etiqueta. Verificar los cálculos con otro miembro del personal de enfermería para garantizar la seguridad.
9. Conectar una aguja de punta roma o de calibre pequeño a la jeringa. Seguir la Competencia 102 para preparar la insulina desde un frasco o vial, en caso necesario. Preparar suficiente insulina para el paciente para durar 2-3 días, más 30 unidades para cebar las vías. Si se usa una jeringa o un cartucho de insulina precargado, retirarlo del empaque.	El paciente usará la bomba hasta 3 días sin cambiar la jeringa o las vías.
10. **Dependiendo de la política institucional, el tercer punto de verificación de la etiqueta puede producirse en este momento. De ser así, cuando todos los medicamentos para un paciente hayan sido preparados, revisar las etiquetas contra el REAM/RAM antes de llevar los medicamentos al paciente.**	Este *tercer* punto de verificación garantiza la exactitud y ayuda a prevenir errores. *Nota:* muchas instituciones requieren que la tercera verificación se produzca a un lado del paciente, después de identificarlo y antes de la administración.
11. Cerrar con llave el carrito de medicamentos antes de dejarlo.	Cerrar con llave el carrito o cajón resguarda el suministro de medicamentos del paciente. Las organizaciones que acreditan a los hospitales requieren que los carritos de medicamentos estén cerrados con llave cuando no se usan.
12. Llevar con cuidado los medicamentos a un lado de la cama del paciente sin perderlos de vista.	El manejo cuidadoso y la observación continua previenen el desacomodo accidental o deliberado de los fármacos.

ACCIÓN	JUSTIFICACIÓN
13. **Asegurar que el paciente recibe los medicamentos a la hora correcta.**	Revisar la política institucional, que puede permitir la administración dentro de un período de 30 min antes o después de la hora designada.
14. Realizar higiene de manos y colocarse el EPP, si está indicado. 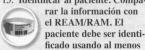	La higiene de manos y el EPP previenen la propagación de microorganismos. El EPP será necesario según las precauciones epidemiológicas.
15. **Identificar al paciente. Comparar la información con el REAM/RAM. El paciente debe ser identificado usando al menos dos métodos distintos** (The Joint Commission, 2013):	Identificar al paciente asegura que el paciente correcto reciba la intervención correcta y ayuda a prevenir errores. El número de la habitación del paciente o su localización física no deben usarse como método de identificación (The Joint Commission, 2013). Reemplazar la pulsera de identificación si se extravió o presenta cualquier imprecisión.
a. Verificar el nombre del paciente en su pulsera de identificación.	
b. Verificar el número del paciente en su pulsera de identificación.	
c. Verificar la fecha de nacimiento en la pulsera de identificación del paciente.	
d. Preguntar al paciente para determinar su nombre y fecha de nacimiento, con base en la política institucional.	Esto requiere que el paciente sea capaz de responder, pero las enfermedades y el hecho de encontrarse en un entorno extraño con frecuencia causan que el paciente esté confundido.
16. Cerrar la puerta de la habitación o correr las cortinas junto a la cama.	Proporciona privacidad al paciente.
17. **Completar las evaluaciones necesarias antes de administrar los fármacos. Revisar la pulsera de alergias o interrogar al paciente acerca de éstas. Explicarle el propósito y la acción del medicamento.**	La exploración es un requisito previo de la administración de medicamentos. La explicación proporciona una justificación, aumenta el conocimiento y reduce la ansiedad.
18. Pasar el código de barras de la pulsera de identificación del paciente por el lector, si es requerido.	La lectura del código de barras aporta una revisión adicional para asegurar que el medicamento se va a administrar al paciente correcto.

ACCIÓN	JUSTIFICACIÓN

19. **Con base en la política institucional, el tercer punto de verificación de la etiqueta puede producirse en este momento. De ser así, revisar de nuevo las etiquetas contra el REAM/RAM antes de administrar los medicamentos a los pacientes.**

Muchas instituciones requieren que la *tercera* verificación se produzca junto a la cama del paciente después de identificarlo y antes de la administración. Si la política institucional indica la tercera verificación en este momento, ésta garantiza la exactitud y ayuda a prevenir errores.

20. Realizar higiene de manos. Ponerse guantes.

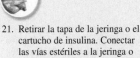

La higiene de manos previene la propagación de microorganismos. Los guantes impiden el contacto con sangre y líquidos corporales.

21. Retirar la tapa de la jeringa o el cartucho de insulina. Conectar las vías estériles a la jeringa o al cartucho de insulina. Abrir la bomba y colocar la jeringa o el cartucho en el compartimento de acuerdo con las instrucciones del fabricante. Cerrar la bomba.

Las vías deben estar conectadas correctamente y la jeringa deber ser colocada de la manera adecuada en la bomba para la entrega de insulina.

22. Iniciar el cebado de las vías, de acuerdo con las instrucciones del fabricante. Programar la bomba según las recomendaciones del fabricante siguiendo las indicaciones del médico. **Buscar que no haya burbujas en las vías.**

El retiro de todo el aire de las vías y la programación correcta de la bomba aseguran que el paciente recibe la dosis correcta de insulina.

23. Activar el dispositivo de entrega, colocar la aguja entre los dientes del dispositivo de inserción con el borde agudo viendo hacia afuera. Presionar insertando el equipo hasta escuchar un clic.

Para asegurar la colocación correcta de la aguja de la bomba de insulina, debe usarse un dispositivo de inserción.

24. Seleccionar un sitio adecuado para la administración.

El sitio adecuado previene lesiones.

25. Ayudar al paciente a ponerse en la posición adecuada para el sitio elegido. Cubrir al paciente, según necesidad, exponiendo únicamente el sitio que se usará.

El posicionamiento adecuado para el sitio elegido previene lesiones. Cubrir al paciente ayuda a mantener su privacidad.

26. Identificar las referencias apropiadas para el sitio elegido.

La buena visualización es necesaria para establecer la localización correcta del sitio y evitar el daño a los tejidos.

ACCIÓN	JUSTIFICACIÓN
27. Limpiar el sitio con una torunda con antimicrobiano a la vez que se barre con un movimiento circular firme y se mueva hacia afuera del sitio de inyección. Permitir que el antiséptico se seque.	Los patógenos en la piel pueden ser introducidos a los tejidos por la aguja. Barrer del centro hacia afuera previene la contaminación del sitio. Permitir que la piel se seque previene la introducción de alcohol en el tejido, que puede ser irritante e incómodo.
28. Retirar el papel de respaldo del adhesivo. Retirar la guarda de la aguja. Pellizcar la piel en el sitio de inserción, y presionar el botón de liberación para insertar la aguja. Retirar el dispositivo activador.	Esta técnica disminuye el riesgo de picadura accidental y también previene desenroscar accidentalmente la aguja del tambor de la jeringa.
29. Aplicar el apósito oclusivo estéril sobre el sitio de inserción, si no es parte del dispositivo de inserción. Fijar la bomba a la ropa del paciente, si se desea.	El apósito previene la contaminación del sitio. La bomba puede desconectarse fácilmente si no se fija de forma segura al paciente.
30. Ayudar al paciente a colocarse en una posición cómoda.	Proporciona bienestar al paciente.
31. Desechar la aguja y la jeringa en el contenedor apropiado.	Desechar correctamente la aguja previene lesiones.
32. Retirarse los guantes y el EPP adicional, si se utilizó. Realizar higiene de manos.	El retiro adecuado del EPP reduce el riesgo de transmisión de infecciones y la contaminación de otros objetos. La higiene de manos previene la propagación de microorganismos.
33. Documentar la administración del medicamento inmediatamente después de realizarla. Véase la sección de "Registro" abajo.	La documentación oportuna garantiza la seguridad del paciente.
34. Evaluar la respuesta del paciente al medicamento dentro del lapso adecuado. Monitorizar la glucemia del paciente, según corresponda o según indicación.	El paciente necesita ser evaluado para asegurar que la bomba entrega el fármaco apropiadamente. El paciente deberá ser evaluado en busca de efectos terapéuticos y adversos del medicamento.

EVALUACIÓN

- El paciente recibe la insulina de la bomba conectada exitosamente sin encontrar efectos de hipoglucemia o hiperglucemia.
- El paciente entiende la justificación de fijarse la bomba.

- El paciente no experimenta una respuesta alérgica.
- La piel del paciente se mantiene intacta.
- El sujeto permanece libre de infección.
- El individuo experimenta dolor mínimo o ninguno.

REGISTRO

- Documentar la aplicación de la bomba, el tipo de insulina utilizada, la configuración de la bomba, el sitio de inserción y toda capacitación proporcionada al paciente en el REAM/RAM o registrar usando el formato requerido, incluyendo fecha, hora y sitio de administración inmediatamente después de ésta. Si se usa un sistema de código de barras, la administración del medicamento se registra automáticamente cuando se pasa el código por el lector. Los medicamentos por razón necesaria (PRN) requieren que se documente la razón de administración. El registro oportuno evita la posibilidad de repetir la administración del fármaco. Si el medicamento fue rechazado u omitido, registrarlo en el área correspondiente del registro de fármacos y notificar al médico. Así se identifica la razón de la omisión del medicamento y se asegura que el médico tenga conocimiento del estado del paciente.

COMPETENCIA 90 — ADMINISTRACIÓN DE INYECCIÓN INTRADÉRMICA

Las inyecciones intradérmicas son administradas en la dermis, justo por debajo de la epidermis. La vía intradérmica tiene el tiempo de absorción más prolongado de todas las vías parenterales. Por esta razón, se utilizan para pruebas de sensibilidad, como las de tuberculina y para alergias, así como para anestesia local. La ventaja de la vía intradérmica para estas pruebas es que la reacción del cuerpo a estas sustancias es fácilmente visible, y los grados de reacción son discernibles por estudio comparativo.

Los sitios que suelen ser utilizados son la superficie interna del antebrazo y la parte alta de la espalda bajo la escápula. El equipo empleado para una inyección intradérmica incluye una jeringa para tuberculina calibrada en décimas y centésimas de mililitro y una aguja de ¼ o ½ pulg., calibre 25 o 27. La dosis administrada intradérmicamente es pequeña, habitualmente menor de 0.5 mL. El ángulo de administración para una inyección intradérmica es de 5-15°.

CONSIDERACIONES AL DELEGAR

La administración de una inyección intradérmica no debe ser delegada al personal de apoyo de enfermería (PAE) o al personal de apoyo sin licencia (PASL). Dependiendo de la ley estatal de práctica de enfermería y de las políticas y procedimientos institucionales, la administración de la inyección intradérmica puede ser delegada al personal de enfermería práctico/vocacional con licencia (PEPL/PEVL). La decisión de delegar debe basarse en el análisis minucioso de las necesidades y circunstancias del paciente, así como en las calificaciones de la persona a quien se delega la tarea. Véanse las *Pautas de delegación* en el Apéndice A.

EQUIPO

- Medicamento prescrito
- Jeringa estéril, habitualmente una jeringa para tuberculina calibrada en décimas y centésimas, y aguja de ¼ a ½ pulg., calibre 25 o 27
- Torunda con antimicrobiano
- Guantes desechables
- Gasa cuadrada pequeña
- Registro electrónico de administración de medicamentos (REAM) o registro de administración de medicamentos (RAM)
- Equipo de protección personal (EPP), según indicación

VALORACIÓN INICIAL

- Valorar al paciente en busca de alergias.
- Verificar la fecha de caducidad antes de administrar el medicamento.
- Evaluar la idoneidad del medicamento para el paciente.
- Revisar los datos de la exploración y de laboratorio que pueden influir en la administración del fármaco.
- Explorar el sitio donde el paciente va a recibir la inyección. Evitar las áreas de piel agrietada o abierta, así como las regiones muy pigmentadas y las que presenten lesiones, equimosis o cicatrices, y con vello.
- Evaluar el conocimiento del paciente sobre el medicamento, lo cual puede propiciar un momento oportuno para la capacitación del paciente.
- Verificar nombre del paciente, dosis, vía y hora de administración.

DIAGNÓSTICO DE ENFERMERÍA

- Conocimiento deficiente
- Riesgo de infección
- Riesgo de lesión

IDENTIFICACIÓN Y PLANIFICACIÓN DE RESULTADOS

- Aparición de un habón en el sitio de inyección.
- El paciente se abstiene de rascar el sitio.
- La ansiedad del paciente disminuye.
- El paciente no experimenta efectos adversos.
- El individuo entiende y cumple con el régimen del medicamento.

IMPLEMENTACIÓN

ACCIÓN	JUSTIFICACIÓN
1. Reunir el equipo. Revisar cada indicación de fármacos frente a la indicación original en el expediente médico de acuerdo con la política institucional. Aclarar cualquier incongruencia. Revisar el expediente del paciente en busca de alergias.	Esta comparación ayuda a identificar errores que pudieron haber ocurrido cuando se transcribieron las indicaciones. La indicación del médico es el registro legal de las prescripciones médicas en cada institución.
2. Conocer las acciones, consideraciones especiales de enfermería, rangos de dosis seguros,	Este conocimiento ayuda al personal de enfermería a evaluar el efecto terapéutico del medicamento en relación

ACCIÓN   **JUSTIFICACIÓN**

propósito de la administración y efectos adversos de los medicamentos que van a ser administrados. Considerar la idoneidad del medicamento para este paciente.

con el trastorno del paciente y también puede ser usado para capacitar al paciente acerca del medicamento.

3. Realizar higiene de manos.

La higiene de manos previene la propagación de microorganismos.

4. Mover el carrito de medicamentos fuera de la habitación del paciente o preparar la administración en el área de medicamentos.

La organización facilita la administración libre de errores y ahorra tiempo.

5. Abrir el carrito o cajón de medicamentos. Ingresar el código de acceso y pasar su identificación de empleado por el lector, si se requiere.

Cerrar con llave el carrito o cajón resguarda el suministro de medicamentos de cada paciente. Las organizaciones que acreditan hospitales requieren que los carritos de medicamentos sean cerrados con llave cuando no estén en uso. Ingresar el código de acceso y pasar la identificación por el lector permite que sólo los usuarios autorizados accedan al sistema e identifica al usuario para su documentación digital.

6. **Preparar los medicamentos de un paciente a la vez.**

Previene errores en la administración de medicamentos.

7. Leer el REAM/RAM y seleccionar el medicamento adecuado del almacén de la unidad o del cajón de medicamentos del paciente.

Se trata del *primer* punto de verificación de la etiqueta.

8. Comparar la etiqueta con el REAM/RAM. Revisar las fechas de caducidad y hacer cálculos, en caso necesario. Pasar el código de barras en el empaque por el lector, de ser requerido.

Este es el *segundo* punto de verificación de la etiqueta. Verificar los cálculos con otro miembro del personal de enfermería para garantizar la seguridad.

9. En caso necesario, retirar el medicamento de una ampolleta o vial como se describe en las Competencias 101 y 102.

10. **Dependiendo de la política institucional, el tercer punto de verificación de la etiqueta puede ocurrir en este momento. De ser así, cuando todos los**

Este *tercer* punto de verificación garantiza la exactitud y ayuda a prevenir errores. *Nota:* muchas instituciones requieren que la tercera verificación se produzca al lado

ACCIÓN	JUSTIFICACIÓN
medicamentos para un paciente se hayan preparado, revisar las etiquetas contra el REAM/ RAM antes de llevar los medicamentos al paciente.	del paciente, después de identificarlo y antes de la administración.
11. Cerrar con llave el carrito de medicamentos antes de dejarlo.	Cerrar con llave el carrito o cajón que resguarda el suministro de medicamentos del paciente. Las organizaciones que acreditan a los hospitales requieren que estos carritos sean cerrados con llave cuando no estén en uso.
12. Llevar con cuidado los medicamentos a un lado de la cama del paciente sin perderlos de vista.	El manejo cuidadoso y la observación continua previenen el desacomodo accidental o deliberado de los medicamentos.
13. **Asegurar que el paciente reciba los medicamentos a la hora correcta.**	Revisar la política institucional, que puede permitir la administración dentro de un período de 30 min antes o después de la hora designada.
14. Realizar higiene de manos y colocarse el EPP, si está indicado.	La higiene de manos y el EPP previenen la propagación de microorganismos. El EPP será necesario según las precauciones epidemiológicas.
15. **Identificar al paciente. Comparar la información con el REAM/RAM. El paciente debe ser identificado usando al menos dos métodos distintos** (The Joint Commission, 2013):	La identificación del paciente asegura que el individuo correcto recibe los medicamentos correctos y ayuda a prevenir errores. El número de la habitación del paciente o su localización física no deben usarse como método de identificación (The Joint Commission, 2013). Reemplazar la pulsera de identificación si está perdida o tiene alguna imprecisión.
a. Verificar el nombre del paciente en la pulsera de identificación.	
b. Verificar el número en la pulsera de identificación del paciente.	
c. Verificar la fecha de nacimiento en la pulsera de identificación del paciente.	
d. Preguntar al paciente para determinar su nombre y fecha	Esto requiere que el paciente sea capaz de responder, pero las enferme-

ACCIÓN	JUSTIFICACIÓN
de nacimiento, con base en la política institucional.	dades y el hecho de encontrarse en un entorno extraño con frecuencia causan que el paciente esté confundido.
16. Cerrar la puerta de la habitación o correr las cortinas junto a la cama.	Ofrece privacidad al paciente.
17. **Completar las evaluaciones necesarias antes de administrar los medicamentos. Revisar la pulsera de alergias o preguntar al paciente si tiene alguna. Explicar al paciente el propósito y la acción del medicamento.**	La exploración es un requisito previo de la administración de medicamentos. La explicación reduce la ansiedad y facilita la cooperación.
18. Pasar por el lector el código de barras en la pulsera de identificación del paciente, de ser requerido.	Es un punto de verificación adicional para garantizar que el medicamento se administra al paciente correcto.
19. **Con base en la política institucional, el tercer punto de verificación de la etiqueta puede producirse en este momento. De ser así, revisar de nuevo las etiquetas contra el REAM/ RAM antes de administrar los medicamentos a los pacientes.**	Muchas instituciones requieren que la *tercera* verificación se produzca junto a la cama del paciente después de identificarlo y antes de la administración. Si la política institucional indica la tercera verificación en este momento, ésta asegura la exactitud de la administración y ayuda a prevenir errores.
20. Colocarse guantes limpios.	Los guantes ayudan a prevenir la exposición a contaminantes.
21. Seleccionar un lugar de administración adecuado. Ayudar al paciente a ponerse en la posición correcta para el sitio elegido.	Un lugar adecuado previene las lesiones y permite la interpretación exacta del lugar de la prueba en el momento adecuado. Cubrir el lugar proporciona privacidad y abrigo.
22. Limpiar el sitio con una torunda con antimicrobiano a la vez que se barre con un movimiento circular firme y se mueva hacia afuera del sitio de inyección. Permitir que la piel se seque.	La aguja puede introducir los patógenos de la piel a los tejidos. Barrer del centro hacia afuera previene la contaminación del sitio. Permitir que la piel se seque previene la introducción de alcohol en el tejido, lo cual puede ser irritante e incómodo.
23. Retirar la tapa de la aguja con la mano no dominante tirando de ella hacia arriba.	Esta técnica disminuye el riesgo de picadura accidental.

ACCIÓN	JUSTIFICACIÓN
24. Usar la mano no dominante para estirar la piel sobre el sitio de inyección.	Estirar la piel proporciona una entrada fácil al tejido intradérmico.
25. Sostener la jeringa en la mano dominante entre el pulgar y el índice con el bisel de la aguja hacia arriba.	Usar la mano dominante permite la manipulación fácil y adecuada de la jeringa. Mantener el bisel hacia arriba permite puncionar suavemente la piel e introducir el medicamento en la dermis.
26. Sostener la jeringa en un ángulo de 5-15° respecto del sitio. Colocar la aguja casi plana contra la piel del paciente (fig. 1), el bisel hacia arriba, e insertar la aguja en la piel. Introducir la aguja sólo aproximadamente 3 mm con el bisel entero bajo la piel.	La dermis es penetrada cuando la aguja es sostenida casi paralela a la piel y es introducida alrededor de 3 mm.

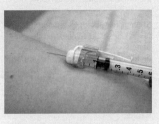

FIGURA 1 Inserción de la aguja casi al nivel de la piel

| 27. Después de que la aguja está en su lugar, estabilizar el extremo inferior de la jeringa. Deslizar la mano dominante al extremo del émbolo. | Previene lesiones y el avance o retiro accidentales de la aguja. |
| 28. Inyectar lentamente el fármaco mientras se observa cómo se forma un pequeño habón o ámpula (fig. 2). | La aparición de un habón indica que el medicamento está en la dermis. |

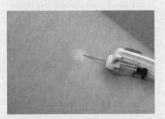

FIGURA 2 Observar la formación del habón tras inyectar el fármaco

ACCIÓN	JUSTIFICACIÓN
29. Retirar la aguja rápidamente en el mismo ángulo que fue insertada, y no taparla de nuevo. Colocar la cubierta de seguridad o guarda de la aguja.	Retirar la aguja rápidamente y en el ángulo en el cual entró a la piel minimiza el daño al tejido y la incomodidad para el paciente. La cubierta de seguridad o guarda de la aguja previene las lesiones por picaduras accidentales.
30. **No dar masaje al área después de retirar la aguja. Indicar al paciente que no frote o rasque el sitio. En caso necesario, secar con toques suaves usando una gasa cuadrada seca. No aplicar presión ni frotar el sitio.**	Masajear el área donde se aplica una inyección intradérmica puede esparcir el medicamento al tejido subcutáneo subyacente.
31. Ayudar al paciente a ponerse en una posición cómoda.	Esto proporciona bienestar al paciente.
32. Desechar la aguja y la jeringa en el contenedor apropiado.	El desecho apropiado de la aguja previene lesiones.
33. Retirarse los guantes y el EPP adicional, si se utilizó. Realizar higiene de manos.	El retiro adecuado del EPP reduce el riesgo de transmisión de infecciones y la contaminación de otros objetos. La higiene de manos previene la propagación de microorganismos.
34. Documentar la administración del medicamento inmediatamente después de su administración. Véase la sección de "Registro" abajo.	La documentación oportuna ayuda a confirmar la seguridad del paciente.
35. Evaluar la respuesta del paciente al medicamento dentro de un lapso adecuado.	El paciente necesita ser evaluado en busca de los efectos adversos del medicamento.
36. Observar el área en busca de signos de una reacción en intervalos determinados después de la administración. Informar al paciente de la necesidad de la inspección.	Con muchas inyecciones intradérmicas, es necesario buscar una reacción localizada en el área de la inyección en los intervalos apropiados determinados por el tipo y propósito del medicamento. Explicar esto al paciente aumenta el cumplimiento.

EVALUACIÓN

- El habón está presente en el sitio de inyección.
- El paciente se abstiene de frotar el sitio.
- La ansiedad del sujeto disminuye.
- El individuo no experimenta efectos adversos.
- El paciente expresa verbalmente que comprende y cumple con el régimen del medicamento.

REGISTRO

- Documentar cada medicamento administrado en el REAM/RAM o registrar usando el formato requerido, incluyendo fecha, hora y sitio de administración inmediatamente después de ésta. Algunas instituciones recomiendan encerrar el sitio en un círculo de tinta, lo cual facilita la identificación del lugar de inyección intradérmica y permite la observación minuciosa a futuro del área exacta. Si se utiliza un sistema de código de barras, la administración del medicamento se registra automáticamente cuando se pasa el código por el lector. Los medicamentos por razón necesaria (PRN) requieren documentar la razón de la administración. El registro oportuno evita la posibilidad de repetir la administración del fármaco. Si el fármaco fue rechazado u omitido, registrarlo en el área correspondiente del registro de medicamentos y notificar al médico. Así se identifica la razón de la omisión del medicamento y asegura que el médico tiene conocimiento del estado del paciente.

COMPETENCIA 91 · ADMINISTRACIÓN DE INYECCIÓN INTRAMUSCULAR

Las inyecciones intramusculares administran el medicamento a través de la piel y los tejidos subcutáneos hacia ciertos músculos. Los músculos tienen vasos sanguíneos más grandes y numerosos que el tejido subcutáneo, por lo que permiten un inicio de acción más rápido que con las inyecciones subcutáneas. La inyección intramuscular se elige cuando se necesita una captación sistémica razonablemente rápida por el cuerpo y cuando se requiere una acción relativamente prolongada. Algunos medicamentos administrados por vía intramuscular son formulados para tener un efecto de duración más prolongada. El depósito del medicamento crea un reservorio en el sitio de inyección, diseñado para la liberación lenta y sostenida durante horas, días o semanas.

Para administrar una inyección intramuscular correcta y eficazmente, se debe elegir el equipo adecuado, seleccionar el sitio apropiado, usar la técnica correcta y administrar la dosis indicada. Es necesario inyectar el medicamento en la parte más densa de la fascia muscular debajo del tejido subcutáneo. Esto resulta ideal debido a que los músculos esqueléticos tienen menos nervios nociceptivos que el tejido cutáneo y pueden absorber volúmenes más grandes de solución debido a la captación rápida del medicamento en el torrente sanguíneo a través de las fibras musculares (Hunter, 2008).

Es importante elegir la longitud adecuada de aguja para cada inyección intramuscular particular. La longitud debe basarse en el sitio de inyección y en la edad del paciente. Los pacientes obesos pueden necesitar una aguja más larga, y los pacientes emaciados una más corta. El calibre adecuado se determina por el medicamento que se va a administrar. Por lo general, los fármacos biológicos y los medicamentos en soluciones acuosas deben ser administrados con una aguja de calibre 20-25. Los medicamentos de base oleosa deben ser aplicados con jeringas precargadas. Si se proporciona una aguja en la unidad precargada, es necesario verificar que sea de la longitud adecuada para el paciente y la situación.

Para evitar complicaciones, se debe ser capaz de identificar referencias anatómicas y los límites de los sitios. Considerar la edad del paciente, el tipo de

Sitio/Edad	Longitud de la aguja
Vasto lateral	$5/8''$-$1\frac{1}{4}''$
Deltoides (niños)	$5/8''$-$1\frac{1}{4}''$
Deltoides (adultos)	$1''$-$1\frac{1}{2}''$
Glúteo (adultos)	$1\frac{1}{2}''$

(Adaptado de Centers for Disease Control and Prevention (CDC). (2012). The pink book: Appendices. Epidemiology and prevention of vaccine preventable diseases (11th ed.). Appendix D; CDC. (2008). Needle length and injection site of intramuscular injections; y Nicoll, L., & Hesby, A. (2002). Intramuscular injection: An integrative research review and guideline for evidence-based practice. Applied Nursing Research, 16(2), 149–162)

medicamento y el volumen del fármaco al seleccionar un sitio de inyección. Se rotan los sitios usados para administrar medicamentos intramusculares cuando la terapia requiera inyecciones repetidas. Cualquiera que sea el patrón de rotación de los sitios utilizado, debe haber una descripción en el plan de atención de enfermería del paciente. Dependiendo del sitio seleccionado, puede ser necesario acomodar de nuevo al paciente. Se debe administrar la inyección intramuscular de manera que la aguja esté perpendicular al cuerpo del paciente, lo cual asegura que se usa un ángulo de entre 72 y 90° (Katsma y Katsma 2000).

El volumen de medicamento que se puede administrar por vía intramuscular varía con base en el sitio previsto. Por lo general, 1-4 mL es el rango de volumen aceptado, con no más de 1-2 mL administrados en el sitio del deltoides. Los músculos menos desarrollados de los niños y los adultos mayores limitan la inyección intramuscular a 1-2 mL.

De acuerdo con los Centers for Disease Control and Prevention (CDC) (2012) y la revisión de la evidencia (Crawford y Johnson, 2012), la aspiración no es necesaria para las inyecciones intramusculares. Algunas publicaciones sugieren que la aspiración puede estar indicada cuando se administran medicamentos con moléculas grandes, como la penicilina (Crawford y Johnson, 2012). Deben consultarse la política institucional y las recomendaciones del fabricante para que la administración sea segura.

CONSIDERACIONES AL DELEGAR

La administración de una inyección intramuscular no debe ser delegada al personal de apoyo de enfermería (PAE) o al personal de apoyo sin licencia (PASL). Dependiendo de la ley estatal de práctica de enfermería y las políticas y procedimientos institucionales, la administración de una inyección intramuscular puede ser delegada al personal de enfermería práctico/vocacional con licencia (PEPL/PEVL). La decisión de delegar debe basarse en el análisis minucioso de las necesidades y circunstancias del paciente, así como en las calificaciones de la persona a quien se delega la tarea. Véanse las *Pautas de delegación* en el Apéndice A.

EQUIPO

- Guantes
- Equipo de protección personal (EPP) adicional, según indicación
- Medicamento
- Jeringa estéril y aguja del tamaño y calibre adecuado
- Torunda con antimicrobiano

- Gasa cuadrada pequeña
- Registro electrónico de administración de medicamentos (REAM) o registro de administración de medicamentos (RAM)

VALORACIÓN INICIAL

- Indagar con el paciente la presencia de alergias.
- Revisar la fecha de caducidad antes de administrar el medicamento.
- Evaluar la idoneidad del fármaco para el paciente.
- Verificar nombre del paciente, dosis, vía y hora de administración.
- Revisar los datos de la exploración y de laboratorio que pueden influir en la administración del fármaco.
- Explorar el sitio donde se aplicará la inyección. Evitar cualquier sitio con hematoma, sensible, duro, con edema, inflamado o desgarrado.
- Evaluar el conocimiento del paciente sobre el medicamento. Si el paciente tiene un conocimiento deficiente, puede ser el momento apropiado para comenzar su capacitación.
- Si el medicamento puede afectar las constantes vitales del paciente, evaluarlas antes de la administración. Si el medicamento está previsto para el alivio del dolor, valorar el dolor del paciente antes y después de la administración.

DIAGNÓSTICO DE ENFERMERÍA

- Dolor agudo
- Riesgo de lesión
- Ansiedad

IDENTIFICACIÓN Y PLANIFICACIÓN DE RESULTADOS

- El paciente recibe el medicamento a través de la vía intramuscular.
- Disminuye la ansiedad del individuo.
- El sujeto no experimenta efectos adversos.
- El paciente comprende y cumple con el régimen del medicamento.

IMPLEMENTACIÓN

ACCIÓN	JUSTIFICACIÓN
1. Reunir el equipo. Comparar cada indicación de medicamento con la indicación original en el registro médico, de acuerdo con la política institucional. Aclarar cualquier incongruencia. Revisar el expediente del paciente en busca de alergias.	Esta comparación ayuda a identificar errores que pueden haber ocurrido cuando se transcribieron las indicaciones. La indicación del médico es el registro legal de las prescripciones de medicamentos en cada institución.
2. Conocer las acciones, consideraciones especiales de enfermería, rangos de dosis seguros, propósito de la administración y efectos adversos de los medicamentos que se van a administrar. Considerar la idoneidad del fármaco para este paciente.	Este conocimiento ayuda al personal de enfermería a evaluar el efecto terapéutico del medicamento en relación con el trastorno del paciente y también puede ser usado para capacitarlo acerca del medicamento.

ACCIÓN	**JUSTIFICACIÓN**

3. Realizar higiene de manos.

La higiene de manos previene la propagación de microorganismos.

4. Mover el carrito de medicamentos afuera de la habitación del paciente o prepararse para la administración en el área de medicamentos.

La preparación promueve el manejo eficaz y un abordaje organizado de la tarea.

5. Abrir el carrito o cajón de medicamentos. Ingresar el código de acceso y pasar la identificación de empleado por el lector, si se requiere.

Cerrar con llave el carrito o cajón resguarda el suministro de fármacos de cada paciente. Las organizaciones que acreditan a los hospitales requieren que los carritos de medicamentos sean cerrados con llave cuando no estén en uso. Ingresar el código de acceso y pasar su identificación por el lector permite que sólo los usuarios autorizados accedan al sistema e identifica al usuario para su documentación digital.

6. **Preparar los medicamentos de un paciente a la vez.**

Previene errores en la administración de medicamentos.

7. Leer el REAM/RAM y seleccionar el medicamento adecuado del almacén de la unidad o del cajón de medicamentos del paciente.

Este es el *primer* punto de verificación de la etiqueta.

8. Comparar la etiqueta con el REAM/RAM. Revisar las fechas de caducidad y hacer cálculos, en caso necesario. Pasar el código de barras en el empaque por el lector, si es requerido.

Este es el *segundo* punto de verificación de la etiqueta. Revisar los cálculos con otro miembro del personal de enfermería para garantizar la seguridad.

9. En caso necesario, retirar el medicamento de una ampolleta o vial como se describe en las Competencias 101 y 102.

10. **Dependiendo de la política institucional, el tercer punto de verificación de la etiqueta puede producirse en este momento. De ser así, cuando todos los medicamentos para un paciente hayan sido preparados, revisar las etiquetas contra**

Esta *tercera* verificación garantiza la exactitud y ayuda a prevenir errores. *Nota:* muchas instituciones requieren que la tercera verificación se produzca a un lado del paciente, después de identificar al paciente y antes de la administración.

ACCIÓN	JUSTIFICACIÓN
el REAM/RAM antes de llevar los medicamentos al paciente.	
11. Cerrar con llave el carrito de medicamentos antes de dejarlo.	Cerrar con llave el carrito o cajón resguarda el suministro de medicamentos del paciente. Las organizaciones que acreditan a los hospitales requieren que los carritos de medicamentos sean cerrados con llave cuando no estén en uso.
12. Llevar con cuidado los medicamentos a un lado de la cama del paciente sin perderlos de vista.	El manejo cuidadoso y la observación continua previenen el desacomodo accidental o deliberado de los medicamentos.
13. **Asegurar que el paciente reciba los medicamentos a la hora correcta.**	Revisar la política institucional, que puede permitir la administración dentro de un período de 30 min antes o después de la hora designada.
14. Realizar higiene de manos y colocarse el EPP, si está indicado.	La higiene de manos y el EPP previenen la propagación de microorganismos. El EPP será necesario según las precauciones epidemiológicas.
15. **Identificar al paciente. Comparar la información con el REAM/RAM. El paciente debe ser identificado usando al menos dos métodos distintos** (The Joint Commission, 2013):	La identificación asegura que el paciente correcto reciba la intervención correcta y ayuda a prevenir errores. El número de la habitación del paciente o su localización física no deben usarse como método de identificación (The Joint Commission, 2013). Reemplazar la pulsera de identificación si se extravió o si presenta cualquier imprecisión.
a. Verificar el nombre del paciente en la pulsera de identificación.	
b. Verificar el número de identidad en la pulsera de identificación del paciente.	
c. Verificar la fecha de nacimiento en la pulsera de identificación del paciente.	

ACCIÓN	JUSTIFICACIÓN
d. Preguntar al paciente con el fin de determinar su nombre y fecha de nacimiento, con base en la política institucional.	Esto requiere que el paciente sea capaz de responder, pero las enfermedades y el hecho de encontrarse en un entorno extraño con frecuencia causan que el paciente esté confundido.
16. Cerrar la puerta de la habitación o correr las cortinas junto a la cama.	Esto asegura la privacidad al paciente.
17. **Completar las evaluaciones necesarias antes de administrar los medicamentos. Revisar la pulsera de alergias o interrogar al paciente acerca de ellas. Explicar al individuo el propósito y la acción del medicamento.**	La exploración es un requisito previo de la administración de medicamentos. La explicación proporciona una justificación, aumenta el conocimiento y reduce la ansiedad.
18. Pasar el código de barras de la pulsera de identificación del paciente, si es requerido.	Ofrece una verificación adicional para garantizar que el medicamento y el paciente son correctos.
19. **Con base en la política institucional, el tercer punto de verificación de la etiqueta puede producirse en este momento. De ser así, revisar de nuevo las etiquetas contra el REAM/RAM antes de administrar los medicamentos a los pacientes.**	Muchas instituciones requieren que la *tercera* verificación se realice junto a la cama del paciente después de identificarlo y antes de la administración. Si la política institucional indica la tercera verificación en este momento, ésta asegura la exactitud y ayuda a prevenir errores.
20. Colocarse guantes limpios.	Los guantes ayudan a prevenir la exposición a contaminantes.
21. Seleccionar un lugar de administración adecuado.	Un lugar adecuado previene lesiones y permite la interpretación exacta del lugar de la prueba en el momento indicado. Cubrir el lugar proporciona privacidad y abrigo.
22. Ayudar al paciente a ponerse en la posición adecuada para el sitio elegido. Cubrir al paciente, según necesidad, exponiendo sólo el área del sitio que se va a usar.	La posición adecuada para el sitio elegido previene las lesiones. Cubrir al paciente ayuda a mantener su privacidad.
23. Identificar las referencias apropiadas para el sitio elegido.	La visualización es necesaria para establecer la localización correcta del sitio y evitar el daño a los tejidos.

ACCIÓN	JUSTIFICACIÓN
24. Limpiar el sitio con una torunda con antimicrobiano a la vez que se barre con un movimiento circular firme y se mueve hacia afuera del sitio de inyección. Permitir que la piel se seque.	Los patógenos en la piel pueden ser introducidos a los tejidos por la aguja. Barrer del centro hacia afuera previene la contaminación del sitio. Permitir que la piel se seque previene la introducción de alcohol en el tejido, que puede ser irritante e incómodo.
25. Retirar la tapa de la aguja con la mano no dominante tirando de ella hacia arriba. Sostener la jeringa con la mano dominante, entre el pulgar y el índice.	Esta técnica disminuye el riesgo de picadura accidental y también previene desenroscar inadvertidamente la aguja del tambor de la jeringa.
26. Desplazar la piel en "Z". Tirar de la piel hacia abajo o a un lado aproximadamente 2.5 cm con la mano no dominante y sostener la piel y el tejido en esta posición.	La técnica de aplicación en "Z" se recomienda para todas las inyecciones intramusculares para asegurar que el medicamento no se filtre de regreso a través de la trayectoria de la aguja hacia el tejido subcutáneo (Nicoll & Hesby, 2002; Zimmerman, 2010). Esta técnica reduce el dolor y el malestar, particularmente en los pacientes que reciben inyecciones durante un período prolongado. El método de aplicación en "Z" también se sugiere para pacientes mayores que tienen menor masa muscular. Algunos fármacos, como el hierro, se aplican mejor a través de la técnica en "Z" debido a la irritación y decoloración asociada con este fármaco.
27. Introducir rápidamente la aguja en el tejido de manera que la aguja esté perpendicular al cuerpo del paciente. Esto asegura que el medicamento sea administrado usando un ángulo de inyección entre 72 y 90°.	Una inyección rápida es menos dolorosa. La introducción de la aguja a 72-90° facilita la entrada al tejido muscular.
28. Tan pronto como la aguja esté en su sitio, usar el pulgar y el índice de su mano no dominante y sostener el extremo inferior de la jeringa. Deslizar su mano dominante hacia el extremo del émbolo. Inyectar la solución lentamente (10 seg/mL).	Mover la jeringa podría causar daño a los tejidos y la administración accidental en un área incorrecta. La inyección rápida de la solución crea presión en los tejidos, dando lugar a molestias. De acuerdo con los CDC (2012) y una revisión actual de la evidencia (Crawford y Johnson, 2012), no se requiere aspiración en las inyecciones intramusculares. Algunas publicaciones sugieren que la aspiración *puede* estar

ACCIÓN	JUSTIFICACIÓN
	indicada cuando se administran medicamentos con moléculas grandes como la penicilina (Crawford y Johnson, 2012). Consultar la política institucional y las recomendaciones del fabricante para asegurar la administración segura.
29. Una vez que el medicamento ha sido administrado, esperar 10 seg antes de retirar la aguja.	Permite que el medicamento comience a difundirse hacia el tejido muscular circundante (Nicoll & Hesby, 2002).
30. Retirar la aguja suave y firmemente en el mismo ángulo en que fue introducida, apoyando el tejido ubicado alrededor del sitio de inyección con la mano no dominante.	El retiro lento de la aguja tira de los tejidos y causa molestias. Aplicar tracción en sentido contrario alrededor del sitio de inyección ayuda a prevenir la tracción del tejido al extraer la aguja. El retiro de la aguja en el mismo ángulo en el que fue introducida reduce el daño al tejido y el malestar del paciente.
31. Aplicar presión suave en el sitio con una gasa seca. **No dar masaje en el sitio.**	La presión ligera causa menos traumatismo e irritación en los tejidos. El masaje puede forzar el medicamento hacia los tejidos subcutáneos.
32. No tapar de nuevo la aguja usada. Colocar la tapa de seguridad o la guarda de la aguja, si están presentes. Desechar la aguja y la jeringa en el contenedor apropiado.	El desecho apropiado de la aguja previene lesiones.
33. Ayudar al paciente a ponerse en una posición cómoda.	Esto proporciona bienestar al paciente.
34. Retirarse los guantes y el EPP adicional si se utilizó. Realizar higiene de manos.	El retiro adecuado del EPP reduce el riesgo de transmisión de infecciones y contaminación de otros objetos. La higiene de manos previene la diseminación de microorganismos.
35. Documentar la administración del medicamento inmediatamente después de realizarla. Véase la sección de "Registro" abajo.	La documentación oportuna garantiza la seguridad del paciente.
36. Evaluar la respuesta del paciente al medicamento dentro del lapso adecuado. Explorar el sitio, si es posible, en las 2-4 h siguientes a la administración.	El paciente necesita ser evaluado en busca de efectos terapéuticos y adversos del medicamento. La visualización del sitio permite la evaluación de cualquier efecto indeseable.

EVALUACIÓN

- El paciente recibe el medicamento por la vía intramuscular.
- Disminuye la ansiedad del individuo.
- El sujeto no experimenta efectos adversos o lesiones.
- El paciente entiende y cumple con el régimen del medicamento.

REGISTRO

- Registrar cada medicamento administrado en el REAM/RAM o en el formato requerido, incluyendo fecha, hora y sitio de administración inmediatamente después de ésta. Si se usa un sistema de código de barras, la administración del medicamento se registra automáticamente cuando se pasa el código por el lector. Los medicamentos por razón necesaria (PRN) requieren documentar la razón de administración. El registro oportuno evita la posibilidad de repetir la administración del fármaco. Si el fármaco fue rechazado u omitido, documentarlo en el área correspondiente del registro de medicamentos y notificar al médico. Así se identifica la razón de la omisión del medicamento y asegura que el médico tiene conocimiento del estado del paciente.

COMPETENCIA 92   ADMINISTRACIÓN DE INYECCIÓN SUBCUTÁNEA

Las inyecciones subcutáneas son administradas en el tejido adiposo justo debajo de la epidermis y la dermis. Este tejido tiene pocos vasos sanguíneos, de manera que los fármacos administrados en éste tienen una velocidad de absorción lenta y sostenida hacia los capilares.

Es importante elegir el equipo adecuado para asegurar el depósito del medicamento en el tejido previsto y no en el músculo subyacente. El equipo usado para una inyección subcutánea incluye una jeringa de volumen adecuado para la cantidad de fármaco que se va administrar. Una pluma inyectora de insulina puede ser útil para la inyección subcutánea de esta sustancia. Puede usarse una aguja de calibre 25-30 y de 3/8-1 pulg.; las agujas de 3/8 y 5/8 pulg. son las más empleadas para las inyecciones subcutáneas. Se debe elegir la longitud de la aguja según la cantidad de tejido subcutáneo, que se basa en el peso corporal y la constitución del paciente (Annersten & Willman, 2005). Algunos medicamentos vienen empacados en cartuchos precargados con una aguja. Confirmar que la aguja proporcionada sea adecuada para el paciente antes de usarla. En caso contrario, el medicamento deberá ser transferido a otra jeringa y luego conectar la aguja apropiada.

Es necesario revisar las especificaciones del medicamento particular antes de administrarlo al paciente. Pueden usarse varios sitios para las inyecciones subcutáneas, incluyendo el aspecto lateral del brazo, el abdomen (desde la parte baja del margen costal hasta las crestas ilíacas), el aspecto anterior del muslo, la espalda alta y el área superior ventral glútea. Las velocidades de absorción difieren en los distintos sitios. Las inyecciones en el abdomen son absorbidas más rápidamente, mientras que en los brazos con mayor lentitud, y en los muslos incluso más lento todavía; las áreas superior ventral o dorso glútea tienen la absorción más lenta (American Diabetes Association [ADA], 2004).

Las inyecciones subcutáneas son administradas en un ángulo de 45-90°. Elegir el ángulo de inserción de la aguja con base en la cantidad de tejido subcutáneo presente y la longitud de la aguja. Por lo general, se introduce la aguja más corta, de 3/8 pulg., en un ángulo de 90° y la aguja más larga, de 5/8 pulg., en un ángulo de 45°. Las recomendaciones difieren respecto a pellizcar o abultar un pliegue de piel para la administración. El pellizcado es una técnica que se aconseja para los pacientes más delgados y cuando se usa una aguja más larga, para levantar el tejido adiposo y separarlo del músculo y el tejido subyacente. Si se usa el pellizcado, una vez que la aguja es insertada, se libera la piel para evitar inyectar en el tejido comprimido.

La aspiración, o tirar del émbolo para revisar si la aguja entró en un vaso sanguíneo, no es necesaria y no ha probado ser un indicador confiable de la colocación de la aguja. La probabilidad de inyectar en un vaso sanguíneo es pequeña (Crawford & Johnson, 2012). La ADA (2004) ha declarado que la aspiración rutinaria no es necesaria cuando se inyecta insulina. La aspiración está absolutamente contraindicada con la administración de heparina, ya que esta acción puede dar lugar a la formación de hematomas.

Habitualmente, no se administra más de 1 mL de solución por vía subcutánea. Administrar cantidades mayores produce más malestar al paciente y puede predisponer a una baja absorción. Es necesario rotar los sitios o áreas de inyección si el paciente debe recibir inyecciones frecuentes. Esto ayuda a prevenir la acumulación de tejido fibroso y permite la absorción completa del medicamento.

CONSIDERACIONES AL DELEGAR

La administración de una inyección subcutánea no debe ser delegada al personal de apoyo de enfermería (PAE) o al personal de apoyo sin licencia (PASL). Dependiendo de la ley estatal de práctica de enfermería y de las políticas y procedimientos institucionales, la administración de una inyección subcutánea puede ser delegada al personal de enfermería práctico/vocacional con licencia (PEPL/PEVL). La decisión de delegar debe basarse en el análisis minucioso de las necesidades y circunstancias del paciente, así como en las calificaciones de la persona a quien se delega la tarea. Véanse las *Pautas de delegación* en el Apéndice A.

EQUIPO

- Medicamento prescrito
- Jeringa y aguja estériles. El tamaño de la aguja depende del medicamento que se va a administrar y del tipo de cuerpo del paciente (véanse los comentarios previos)
- Torunda antimicrobiana
- Guantes desechables, no de látex

- Gasa cuadrada pequeña
- Registro electrónico de administración de medicamentos (REAM) o registro de administración de medicamentos (RAM)
- Equipo de protección personal (EPP), según indicación

VALORACIÓN INICIAL

- Indagar con el paciente la presencia de alergias.
- Revisar la fecha de caducidad antes de administrar el medicamento.
- Evaluar la idoneidad del fármaco para el paciente.
- Verificar nombre del paciente, dosis, vía y hora de administración.
- Revisar los datos de la exploración y el laboratorio que puedan influir en la administración del fármaco.

- Explorar el sitio donde se va a aplicar la inyección. Evitar cualquier sitio con hematoma, sensible, duro, con edema, inflamado o desgarrado. Estas alteraciones podrían afectar la absorción o causar dolor y lesiones (Hunter, 2008).
- Evaluar el conocimiento del paciente sobre el medicamento. Si el sujeto tiene un conocimiento deficiente acerca del medicamento, puede ser el momento apropiado para comenzar su capacitación.
- Si el medicamento puede afectar las constantes vitales del paciente, evaluarlas antes de la administración. Si el medicamento está previsto para el alivio del dolor, evaluar el dolor del sujeto antes y después de la administración.

DIAGNÓSTICO DE ENFERMERÍA
- Conocimiento deficiente
- Riesgo de lesión
- Dolor agudo

IDENTIFICACIÓN Y PLANIFICACIÓN DE RESULTADOS
- El paciente recibe el medicamento a través de la vía subcutánea.
- Disminuye la ansiedad del sujeto.
- El individuo no experimenta efectos adversos.
- El paciente comprende y cumple con el régimen del medicamento.

IMPLEMENTACIÓN

ACCIÓN	JUSTIFICACIÓN
1. Reunir el equipo. Comparar cada indicación de medicamento con la indicación original en el expediente médico según la política institucional. Aclarar cualquier incongruencia. Revisar el expediente del paciente en busca de alergias.	Esta comparación ayuda a identificar errores que pudieran ocurrir cuando se transcribieron las indicaciones. La indicación del médico es el registro legal de las prescripciones de medicamentos en cada institución.
2. Conocer las acciones, consideraciones especiales de enfermería, rangos de dosis seguros, propósito de la administración y efectos adversos de los medicamentos que se van a administrar. Considerar la idoneidad del medicamento para este paciente.	Este conocimiento ayuda al personal de enfermería a evaluar el efecto terapéutico del medicamento en relación con el trastorno del paciente y también puede ser usado para capacitarlo acerca del medicamento.
3. Realizar higiene de manos.	La higiene de manos previene la propagación de microorganismos.
4. Mover el carrito de medicamentos afuera de la habitación del paciente o preparar para realizar	La preparación promueve el manejo eficaz y un abordaje organizado para realizar la tarea.

ACCIÓN	**JUSTIFICACIÓN**

la administración en el área de medicamentos.

5. Abrir el carrito o cajón de medicamentos. Ingresar el código de acceso y pasar la identificación de empleado por el lector, si se requiere.

Cerrar con llave el carrito o cajón resguarda el suministro de medicamentos de cada paciente. Las organizaciones que acreditan a los hospitales requieren que los carritos de medicamentos sean cerrados con llave cuando no se usen. Ingresar el código de acceso y pasar la identificación por el lector permite que sólo los usuarios autorizados accedan al sistema e identifica al usuario para su documentación digital.

6. **Preparar los medicamentos de un paciente a la vez.**

Esto previene errores en la administración de medicamentos.

7. Leer el REAM/RAM y seleccionar el medicamento adecuado del almacén de la unidad o del cajón de medicamentos del paciente.

Este es el *primer* punto de verificación de la etiqueta.

8. Comparar la etiqueta con el REAM/RAM. Revisar las fechas de caducidad y hacer cálculos, según necesidad. Pasar el código de barras del envase por el lector, si es requerido.

Este es el *segundo* punto de verificación de la etiqueta. Revisar los cálculos con otro miembro del personal de enfermería para garantizar la seguridad.

9. En caso necesario, retirar el medicamento de un ámpula o vial como se describe en las Competencias 101 y 102.

10. **Según la política institucional, el tercer punto de verificación de la etiqueta puede producirse en este momento. De ser así, cuando todos los medicamentos para un paciente hayan sido preparados, revisar las etiquetas contra el REAM/RAM antes de llevarlos al paciente.**

Esta *tercera* verificación garantiza la exactitud y ayuda a prevenir errores. *Nota*: muchas instituciones requieren que la tercera verificación se realice a un lado del paciente, después de identificarlo y antes de la administración.

11. Cerrar con llave el carrito de medicamentos antes de dejarlo.

Cerrar con llave el carrito o cajón resguarda el suministro de medicamentos del paciente. Las organizaciones que acreditan a los hospitales requieren que los carritos de medicamentos sean cerrados con llave cuando no estén en uso.

ACCIÓN	JUSTIFICACIÓN
12. Llevar con cuidado los medicamentos a la mesa puente sin perderlos de vista.	El manejo cuidadoso y la observación continua previenen el desacomodo accidental o deliberado de los medicamentos.
13. **Asegurar que el paciente reciba los medicamentos a la hora correcta.**	Revisar la política institucional, que puede permitir la administración dentro de un período de 30 min antes o después de la hora designada.
14. Realizar higiene de manos y colocarse el EPP, según indicación.	La higiene de manos y el EPP previenen la propagación de microorganismos. El EPP será necesario según las precauciones epidemiológicas.
15. **Identificar al paciente. Comparar la información con el REAM/RAM. El paciente debe ser identificado usando al menos dos métodos distintos** (The Joint Commission, 2013):	La identificación asegura que el paciente correcto reciba la intervención correcta y ayuda a prevenir errores. El número de la habitación del paciente o su localización física no deben usarse como método de identificación (The Joint Commission, 2013). Reemplazar la pulsera de identificación si está perdida o presenta cualquier imprecisión.
a. Verificar el nombre del paciente en la pulsera de identificación.	
b. Verificar el número de identidad en la pulsera de identificación del paciente.	
c. Verificar la fecha de nacimiento en la pulsera de identificación del paciente.	
d. Preguntar al paciente para determinar su nombre y fecha de nacimiento, con base en la política institucional.	Esto requiere que el paciente sea capaz de responder, pero las enfermedades y el hecho de encontrarse en un entorno extraño con frecuencia causan que el paciente esté confundido.
16. Cerrar la puerta de la habitación o correr las cortinas junto a la cama.	Esto asegura la privacidad del paciente.
17. **Completar las evaluaciones necesarias antes de administrar los medicamentos. Revisar la pulsera de alergias o interrogar al paciente acerca de ellas. Explicar al paciente el propósito y la acción del medicamento.**	La exploración es un requisito previo de la administración de medicamentos. La explicación reduce la ansiedad y facilita la cooperación.

ACCIÓN	JUSTIFICACIÓN

18. Pasar el código de barras de la pulsera de identificación del paciente, si es requerido.

La lectura del código de barras aporta una verificación adicional para asegurar que el medicamento se administrará al paciente correcto.

19. **Con base en la política institucional, el tercer punto de verificación de la etiqueta puede producirse en este momento. De ser así, revisar de nuevo las etiquetas contra el REAM/ RAM antes de administrar los medicamentos a los pacientes.**

Muchas instituciones requieren que la *tercera* verificación se produzca junto a la cama del paciente después de identificarlo y antes de la administración. Si la política institucional indica la tercera verificación en este momento, ésta asegura la exactitud y ayuda a prevenir errores.

20. Colocarse guantes limpios.

Los guantes ayudan a prevenir la exposición a contaminantes.

21. Seleccionar un lugar de administración adecuado.

Trabajar en el lugar adecuado previene las lesiones y permite la interpretación exacta del lugar de la prueba en el momento apropiado.

22. Ayudar al paciente a ponerse en la posición adecuada para el sitio elegido. Cubrir al sujeto, según necesidad, y exponer sólo el sitio que se utilizará.

El posicionamiento previene lesiones. Cubrir al paciente ayuda a mantener su privacidad.

23. Identificar las referencias apropiadas para el sitio elegido.

Se requiere una buena visualización para establecer la localización correcta del sitio y evitar el daño a los tejidos.

24. Limpiar el sitio con una torunda con antimicrobiano a la vez que se barre con un movimiento circular firme y se mueva hacia afuera del sitio de inyección. Permitir que el área se seque.

Los patógenos en la piel pueden ser introducidos a los tejidos por la aguja. Barrer del centro hacia afuera previene la contaminación del sitio. Permitir que la piel se seque previene la introducción de alcohol en el tejido, que puede ser irritante e incómodo.

25. Retirar la tapa de la aguja tirando de ella hacia arriba con la mano no dominante.

Esta técnica disminuye el riesgo de picadura accidental y también previene desenroscar inadvertidamente la aguja del tambor de la jeringa.

26. Tomar y pellizcar el área alrededor del sitio de inyección o estirar la piel en el sitio.

La decisión de crear un pliegue de piel se basa en la exploración del personal de enfermería y la longitud de la aguja utilizada. Se aconseja pellizcar en pacientes más delgados y cuando se use una aguja más larga, para separar el tejido adiposo del músculo y tejido subyacentes. Si se usa el pellizcado, una vez que la aguja es introducida,

|

liberar la piel para evitar inyectar en el tejido comprimido. Estirar la piel proporciona una entrada fácil y menos dolorosa al tejido subcutáneo.

27. Sostener la jeringa en la mano dominante y entre el pulgar y el índice. Introducir rápidamente la aguja en un ángulo de 45-90°.

La introducción rápida de la aguja causa menos dolor al paciente. El tejido subcutáneo es abundante en las personas bien nutridas y bien hidratadas, y escaso en las personas emaciadas, deshidratadas o muy delgadas. Para una persona con poco tejido subcutáneo, es mejor insertar la aguja en un ángulo de 45°.

28. Después de que la aguja está en su sitio, liberar el tejido. Si se tiene pellizcado un pliegue grande de piel, asegurarse de que la aguja se mantiene en su lugar a medida que la piel es liberada. Mover inmediatamente la mano no dominante para estabilizar el extremo inferior de la jeringa. Deslizar la mano dominante hacia el extremo del émbolo. Evitar mover la jeringa.

La inyección de la solución en los tejidos comprimidos produce compresión contra las fibras nerviosas y crea dolor. Si hay un gran pliegue de piel, ésta puede retraerse lejos de la jeringa. La mano no dominante asegura la jeringa. Mover la jeringa podría causar daño a los tejidos y la administración accidental en un área incorrecta.

29. Inyectar el medicamento de manera lenta (a una velocidad de 10 seg/mL).

La inyección rápida de la solución crea presión en los tejidos, lo cual produce dolor.

30. Retirar la aguja rápidamente en el mismo ángulo en el que fue insertada, a la vez que se sostiene el tejido circundante con la mano no dominante.

El retiro lento de la aguja tira de los tejidos y causa dolor. Aplicar tracción en el sentido contrario alrededor del sitio de inyección ayuda a prevenir la tracción del tejido a medida que se extrae la aguja. El retiro de la aguja en el mismo ángulo en el que fue introducida, reduce el daño al tejido y el malestar para el paciente.

31. Con una gasa cuadrada, aplicar presión suave en el sitio después de que la aguja es retirada. **No dar masaje en el sitio.**

Masajear el sitio puede dañar el tejido subyacente y aumentar la absorción del medicamento. Masajear después de la administración de heparina puede contribuir a la formación de un hematoma. El masaje después de una inyección de insulina puede contribuir

ACCIÓN	JUSTIFICACIÓN
	a una absorción impredecible del medicamento.
32. No tapar de nuevo la aguja usada. Colocar la tapa de seguridad o la guarda de la aguja, si están presentes. Desechar la aguja y la jeringa en el contenedor apropiado.	Desechar correctamente la aguja previene lesiones.
33. Ayudar al paciente a ponerse en una posición cómoda.	Proporciona bienestar al paciente.
34. Retirarse los guantes y el EPP adicional, si se utilizó. Realizar higiene de manos.	El retiro adecuado del EPP reduce el riesgo de transmisión de infecciones y contaminación de otros objetos. La higiene de manos previene la propagación de microorganismos.
35. Documentar la administración del medicamento inmediatamente después de realizarla. Véase la sección de "Registro" abajo.	El registro oportuno garantiza la seguridad del paciente.
36. Evaluar la respuesta del paciente al medicamento dentro del lapso adecuado para el fármaco en particular.	El paciente necesita ser evaluado en busca de efectos terapéuticos y adversos del medicamento.

EVALUACIÓN

- El paciente recibe el medicamento por la vía subcutánea.
- Disminuye la ansiedad del individuo.
- El sujeto no experimenta efectos adversos.
- El paciente entiende y cumple con el régimen del medicamento.

REGISTRO

- Registrar cada medicamento administrado en el REAM/RAM o con el formato requerido, incluyendo fecha, hora y sitio de administración inmediatamente después de ésta. Si se usa un sistema de código de barras, la administración del medicamento se registra automáticamente cuando se pasa el código por el lector. Los medicamentos por razón necesaria (PRN) requieren documentar la razón de administración. El registro oportuno evita la posibilidad de repetir la administración del fármaco. Si el fármaco fue rechazado u omitido, registrarlo en el área correspondiente del registro de medicamentos y notificar al médico. Así se identifica la razón por la que se omitió el medicamento y asegura que el médico tenga conocimiento del estado del paciente.

Si un paciente usa lentes de contacto pero no puede quitárselos, el personal de enfermería es responsable de hacerlo. Dejar los lentes de contacto en su sitio durante períodos prolongados puede provocar daños oculares permanentes. Antes de retirarlos, se utiliza presión suave en el centro de cada lente sobre la córnea. Una vez retirados, es necesario identificar el lente del ojo derecho y el del izquierdo, ya que los dos no son necesariamente idénticos. Si hay una lesión ocular, se evita extraer los lentes debido al peligro de causar una lesión adicional.

CONSIDERACIONES AL DELEGAR

El retiro de los lentes de contacto puede delegarse al personal de apoyo de enfermería (PAE) o al personal de apoyo sin licencia (PASL), así como al personal de enfermería práctico/vocacional con licencia (PEPL/PEVL). La decisión de delegar debe basarse en el análisis minucioso de las necesidades y circunstancias del paciente, así como en las calificaciones de la persona a quien se delega la tarea. Véanse las *Pautas de delegación* en el Apéndice A.

EQUIPO

- Guantes desechables
- Equipo de protección personal (EPP) adicional, según indicación.
- Contenedor para lentes de contacto (si no está disponible, será suficiente emplear dos pequeños recipientes estériles marcados con "I" y "D")

- Solución salina normal estéril
- Pinza de goma, si está disponible (para el retiro de lentes blandos)
- Ventosa para retiro, si está disponible (para el retiro de lentes rígidos)

VALORACIÓN INICIAL

- Explorar ambos ojos para ubicar los lentes de contacto; algunas personas los usan solamente en un ojo.
- Evaluar si hay eritema o drenaje en los ojos.
- Determinar si hay alguna lesión ocular. Si es el caso, notificar al médico de atención primaria sobre la presencia de un lente de contacto. No tratar de quitar el lente de contacto en esta situación debido al riesgo de causar lesiones oculares adicionales.

DIAGNÓSTICO DE ENFERMERÍA

- Riesgo de lesiones
- Conocimiento deficiente

IDENTIFICACIÓN Y PLANIFICACIÓN DE RESULTADOS

- Los lentes se quitan sin lesiones oculares y se resguardan de forma segura.

IMPLEMENTACIÓN

ACCIÓN	JUSTIFICACIÓN
1. Realizar higiene de manos y ponerse el EPP, según indicación. 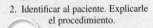	La higiene de manos y el EPP evitan la propagación de microorganismos. El EPP será necesario con base en las precauciones epidemiológicas.
2. Identificar al paciente. Explicarle el procedimiento.	La identificación del paciente valida que se trata del procedimiento e individuo correctos. La discusión y la explicación ayudan a reducir la ansiedad y a preparar al paciente sobre el procedimiento.
3. Reunir el equipo y los suministros al alcance de la mano, en una mesa puente.	La preparación promueve el manejo eficaz y un permite un abordaje organizado de la tarea.
4. Cerrar las cortinas alrededor de la cama y la puerta de la habitación, de ser posible.	Esto asegura la privacidad del paciente.
5. Ayudar al paciente a adoptar una posición supina. Ajustar la cama a una altura de trabajo cómoda, por lo general a la altura del codo del profesional de la salud (VISN 8 Patient Safety, Center, 2009). Bajar el barandal del lado en el que se vaya a trabajar.	La posición en decúbito supino con la cama levantada y el barandal lateral hacia abajo es la posición que implica menor esfuerzo para quitar un lente de contacto. Tener la cama a la altura adecuada previene la fatiga dorsal y muscular.
6. Si los recipientes no están ya etiquetados, hacerlo en este momento. Colocar 5 mL de solución salina en cada uno.	Muchos pacientes tienen una graduación diferente para cada ojo. La solución salina evitará que el lente sufra desecación.
7. Ponerse guantes. Retirar los lentes de contacto blandos:	Los guantes evitan la propagación de microorganismos.
a. Hacer que el paciente mire hacia el frente. Retraer el párpado inferior con una mano. Usando la yema del dedo índice de la otra mano, mover el lente a la esclerótica (fig. 1).	
b. Usando las yemas de los dedos pulgar e índice, tomar el lente con un suave movimiento de pinzamiento y extraerlo (fig. 2).	

Véase la "Variante en la técnica" en esta sección para conocer otras técnicas de retiro de lentes rígidos y blandos.

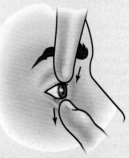

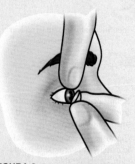

FIGURA 1 Retraer el párpado inferior con una mano y con la yema del dedo índice de la otra mover el lente a la esclerótica

FIGURA 2 Con las yemas de los dedos pulgar e índice, captar el lente con un suave movimiento de pinzamiento para quitarlo

8. Colocar el primer lente en su recipiente correspondiente antes de quitar el segundo.

Los lentes pueden ser diferentes para cada ojo. Evitar confundirlos.

9. Repetir las acciones para quitar el otro lente de contacto.

10. Si el paciente está despierto y tiene gafas en la mesita de noche, se le ofrecen.

No poder ver con claridad genera ansiedad.

11. Retirar el equipo y regresar al paciente a una posición de comodidad. Retirarse los guantes. Levantar el barandal lateral y bajar la cama.

Promueve la seguridad y comodidad del paciente. Retirarse los guantes correctamente reduce el riesgo de transmisión de infección y contaminación de otros elementos.

12. Retirarse el EPP adicional, si se utilizó. Realizar higiene de manos.

El retiro adecuado del EPP reduce el riesgo de transmisión de infecciones y de contaminación de otros elementos. La higiene de manos evita la propagación de microorganismos.

EVALUACIÓN

- El paciente permanece libre de lesiones tras el retiro de los lentes de contacto.
- Los ojos del paciente no muestran signos ni síntomas de traumatismo, irritación o enrojecimiento.
- Los lentes de contacto se preservan de forma segura.

REGISTRO

- Registrar la evaluación, las observaciones importantes y los resultados inusuales, tales como drenaje o dolor. Anotar toda la capacitación proporcionada al paciente. Documentar el retiro de los lentes de contacto, su almacenamiento y la respuesta del paciente.

VARIANTE EN LA TÉCNICA	Retiro de diferentes tipos de lentes de contacto
1. Realizar higiene de manos y ponerse el EPP, según indicación.	8. Ponerse guantes limpios. Retiro de lentes de contacto rígidos: el paciente es capaz de parpadear:
2. Identificar al paciente. 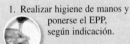	a. Si el lente no está centrado sobre la córnea, se aplica presión suave en el párpado inferior para centrarlo.
	b. Tirar la esquina externa del ojo hacia la oreja.
3. Explicar al paciente el procedimiento y su justificación.	c. Poner la otra mano bajo el lente para atraparlo y pedir al paciente que parpadee.
4. Reunir el equipo necesario en el gabinete o mesa puente.	Retiro de lentes de contacto rígidos: el paciente es incapaz de parpadear:
5. Cerrar las cortinas alrededor de la cama y la puerta de la habitación, de ser posible.	a. Con suavidad, separar los párpados más allá de los bordes superior e inferior del lente.
6. Ayudar al paciente a adoptar una posición supina. Elevar la cama a una posición de trabajo cómoda, por lo general a la altura del codo del profesional de la salud (VISN 8 Patient Safety Center, 2009). Bajar el barandal del lado en el que se va a trabajar.	b. Presionar con cuidado el párpado inferior contra la parte inferior del lente.
	c. Después de que el lente se incline un poco, mover los párpados hacia uno y otro lado para hacer que el lente se deslice hacia fuera entre los párpados.
7. Si los recipientes no están etiquetados, hacerlo en este momento. Verter 5 mL de solución salina en cada contenedor.	

Continúa en la p. 476

Retiro de diferentes tipos de lentes de contacto *continuación*

Retiro de lentes de contacto rígidos con una ventosa, el paciente es incapaz de parpadear:

a. Verificar que el lente de contacto esté centrado respecto de la córnea. Colocar una gota de solución salina estéril en la ventosa.

b. Colocar la ventosa en el centro del lente de contacto y tirar suavemente de él hasta sacarlo del ojo.

c. Para quitar la ventosa del lente, deslizar éste hacia los lados.

Retiro de lentes de contacto blandos con pinzas de goma:

a. Ubicar el lente de contacto y colocar las pinzas de goma en el centro de éste.

b. Suavemente, apretar las pinzas y retirar el lente del ojo.

9. Colocar el primer lente en su recipiente designado antes de quitar el segundo lente.

10. Repetir las acciones para quitar otros lentes de contacto. Retirarse los guantes.

11. Si el paciente está despierto y tiene gafas en la mesita de noche, ofrecerle las gafas. Bajar la cama. Ayudar al individuo a adoptar una posición cómoda.

12. Retirarse el EPP adicional, si se ha utilizado. Realizar la higiene de manos.

COMPETENCIA 94

HIGIENE DE MANOS CON AGUA Y JABÓN (LAVADO DE MANOS)

El lavado de manos, contrariamente a la higiene de manos con un desinfectante basado en alcohol, es obligatorio (CDC, 2002):

- Cuando las manos están visiblemente sucias.
- Cuando las manos están visiblemente manchadas con (o en contacto con) sangre u otros líquidos corporales.
- Antes de comer y después de usar el sanitario.
- En caso de confirmación o sospecha de exposición a ciertos organismos, como los causantes del carbunco o *Clostridium difficile* (otros agentes, como los desinfectantes basados en alcohol, tienen baja actividad contra estos microorganismos).

CONSIDERACIONES AL DELEGAR

La aplicación y el uso de la higiene de manos son obligatorios para todos los profesionales de la salud.

EQUIPO

- Jabón antimicrobiano o no antimicrobiano (si el jabón está en forma de barra, debe ser colocado en una jabonera)

- Toallas de papel
- Loción sin aceite (opcional)

VALORACIÓN INICIAL

- Evaluar todos los requisitos anteriores para el lavado de manos. Si no se cumple alguno de los requisitos, el cuidador tiene la opción de descontaminar las manos con agua y jabón o utilizando un desinfectante de alcohol.

DIAGNÓSTICO DE ENFERMERÍA

- Riesgo de infección

IDENTIFICACIÓN Y PLANIFICACIÓN DE RESULTADOS

- Las manos se encuentran libres de suciedad visible y los microorganismos transitorios son eliminados. Otros resultados pueden ser adecuados, dependiendo del diagnóstico de enfermería específico identificado para el paciente.

IMPLEMENTACIÓN

ACCIÓN

1. Reunir los suministros necesarios. Pararse de frente al lavabo. No permitir que la ropa toque el lavabo durante el lavado.

2. Quitarse las joyas, si es posible, y guardarlas en un lugar seguro. Las argollas de matrimonio pueden quedarse en su lugar.

3. Abrir la llave del agua y ajustar la presión. Regular la temperatura hasta que el agua esté tibia.

4. Mojarse las manos y el área de las muñecas. Mantener las manos más abajo que los codos para permitir que el agua fluya hacia la punta de los dedos.

5. Usar alrededor de una cucharadita de jabón líquido del dispensador o enjuagar una barra de jabón y enjabonar minuciosamente. Cubrir todas las áreas de las manos con el producto de jabón. Enjuagar nuevamente la barra de jabón y regresarla a la jabonera sin tocarla.

JUSTIFICACIÓN

Se considera que el lavabo está contaminado. La ropa puede llevar organismos de un lugar a otro.

Retirar la joyería facilita la limpieza adecuada. Los microorganismos pueden acumularse en los lugares de la joyería. Si se usó joyería durante la atención, ésta se debe dejar puesta durante el lavado de manos.

El agua salpicada desde el lavabo contaminado, contaminará a su vez la ropa. El agua tibia es más cómoda y es menos probable que abra los poros y retire aceites de la piel. Los organismos pueden alojarse en áreas ásperas y rotas de la piel agrietada.

El agua debe fluir desde el área más limpia hacia el área más contaminada. Las manos están más contaminadas que los antebrazos.

Enjuagar el jabón antes y después de usarlo elimina la espuma, que puede contener microorganismos.

ACCIÓN	JUSTIFICACIÓN
6. Lavar la palma y el dorso de las manos, cada dedo, los espacios entre los dedos y los nudillos, las muñecas y los antebrazos frotando con movimientos circulares firmes. **Lavar al menos 2.5 cm por arriba del área de contaminación.** Si las manos no están visiblemente sucias, lavar hasta 2.5 cm por arriba de las muñecas.	La fricción causada por la frotación y los movimientos circulares firmes ayuda a desprender la suciedad y los microorganismos que pueden alojarse entre los dedos, en las grietas de la piel de los nudillos, en la palma y dorso de las manos, y en las muñecas y antebrazos. Lavar las áreas menos contaminadas (antebrazos y muñecas) después de que las manos estén limpias previene la diseminación de microorganismos desde las manos hacia las muñecas y antebrazos.
7. Continuar este movimiento de fricción por al menos 20 seg.	La duración del lavado de manos está determinada por el grado de contaminación. Las manos que están visiblemente sucias necesitan lavarse por más tiempo.
8. Usar las uñas de los dedos de la mano contralateral o un palillo de naranjo limpio para asear debajo de las uñas.	El área bajo las uñas tiene un recuento elevado de microorganismos, los cuales pueden permanecer bajo las uñas, donde crecen y se diseminan a otras personas.
9. Enjuagar minuciosamente con agua fluyendo hacia la punta de los dedos.	El agua corriente enjuaga los microorganismos y la suciedad hacia el lavabo.
10. Secar las manos dando palmaditas con una toalla de papel seca, comenzando con los dedos y moviéndose hacia los antebrazos, y desecharla de inmediato. Usar otra toalla limpia para cerrar el grifo del agua. Desechar la toalla inmediatamente sin que toque la otra mano limpia.	Dar palmaditas en la piel seca previene el agrietamiento. Secar las manos primero, ya que se consideran el área más limpia y menos contaminada. Cerrar la llave del agua con una toalla de papel limpia protege las manos limpias del contacto con una superficie sucia.
11. Usar loción libre de aceite en las manos, si lo desea.	La loción sin aceite previene el agrietamiento y ayuda a mantener la piel suave. Es mejor aplicarla después de finalizar la atención del paciente y desde un envase personal, pequeño. Las lociones con base de aceite deben evitarse, debido a que pueden causar deterioro de los guantes.

EVALUACIÓN

- Las manos están libres de suciedad visible y los microorganismos transitorios son eliminados.

REGISTRO

- Por lo general, no se documenta la realización del lavado de manos.

COMPETENCIA 95 — HIGIENE DE MANOS CON PRODUCTOS BASADOS EN ALCOHOL

Los productos basados en alcohol son útiles en el contexto de la atención a la salud; usarlos toma menos tiempo que el lavado de manos tradicional. Cuando se empleen estos productos, se debe revisar la etiqueta para conocer la cantidad correcta que se debe aplicar. Los productos basados en alcohol (CDC, 2002; IHI, 2011):

- Pueden usarse si las manos no están visiblemente sucias o no han entrado en contacto con sangre o líquidos corporales.
- Se pueden emplear antes de introducir sondas urinarias, catéteres vasculares periféricos, o dispositivos invasivos que no requieren de colocación quirúrgica; antes de colocarse guantes estériles previo a un procedimiento invasivo (p. ej., inserción de un catéter intravascular central); y al moverse desde un sitio contaminado del cuerpo hacia uno limpio durante la atención del paciente.
- Deben usarse antes y después de cada contacto con el paciente o con superficies en el entorno del paciente, y después de retirarse los guantes.
- Reducen significativamente el número de microorganismos en la piel; los productos para manos basados en alcohol son de acción rápida y causan menos irritación.

CONSIDERACIONES AL DELEGAR

La aplicación y uso de la higiene de manos es adecuada para todos los profesionales de la salud.

EQUIPO

- Producto para higiene de manos basado en alcohol
- Loción libre de aceite (opcional)

VALORACIÓN INICIAL

- Explorar las manos en busca de suciedad visible o contacto con sangre o líquidos corporales.
- Pueden usarse productos para higiene de manos basados en alcohol si las manos no están visiblemente sucias o no han entrado en contacto con sangre o líquidos corporales.
- Lavar las manos con agua y jabón antes de comer y después de utilizar el sanitario.
- Si las manos están visiblemente sucias, o si han entrado en contacto con sangre o líquidos corporales, incluso si no hay suciedad visible, se procede con el lavado de manos usando agua y jabón.

DIAGNÓSTICO DE ENFERMERÍA

• Riesgo de infección

IDENTIFICACIÓN Y PLANIFICACIÓN DE RESULTADOS

• Los microorganismos transitorios son eliminados de las manos.
• Otros resultados pueden ser adecuados, dependiendo del diagnóstico de enfermería específico identificado para el paciente.

IMPLEMENTACIÓN

ACCIÓN	JUSTIFICACIÓN
1. Retirarse las joyas, de ser posible, y colocarlas en un lugar seguro. Un anillo de matrimonio simple puede dejarse en su lugar.	Retirar la joyería facilita la limpieza adecuada. Los microorganismos pueden acumularse dentro de la joyería. Si la joya fue utilizada durante la atención al paciente, debe dejarse durante el lavado de manos.
2. Revisar la etiqueta para conocer la cantidad necesaria de producto.	La cantidad requerida para que el producto sea eficaz varía de un fabricante a otro; por lo general, es de 1-3 mL.
3. Aplicar la cantidad correcta del producto a la palma de una mano. Frotar las manos juntas, cubriendo todas las superficies de ambas manos y los dedos, y entre los dedos. También limpiar las puntas de los dedos y el área debajo de las uñas.	La cantidad adecuada del producto es necesaria para cubrir las superficies de la mano minuciosamente. Todas las superficies deben ser tratadas para prevenir la transmisión de enfermedades.
4. Frotar las manos hasta que se encuentren secas (al menos durante 15 seg).	El secado asegura el efecto antiséptico.
5. Usar loción libre de aceite en las manos, si se desea.	La loción libre de aceite ayuda a mantener la piel suave y previene el agrietamiento. Es mejor aplicarla después de haber terminado la atención del paciente y desde un envase pequeño de uso personal. Las lociones con base de aceite deben evitarse debido a que pueden causar deterioro de los guantes.

EVALUACIÓN

• Los microorganismos transitorios son eliminados de las manos.

REGISTRO

La higiene de manos con un producto para manos basado en alcohol por lo general no se documenta.

La electroestimulación cardíaca temporal se utiliza para corregir las arritmias cardíacas potencialmente mortales y como un procedimiento opcional para evaluar, por ejemplo, la necesidad de electroestimulación permanente o después de una cirugía cardíaca. Un marcapasos temporal consiste en un generador de pulso externo a baterías y un sistema de plomo o electrodo para una electroestimulación de los latidos. La electroestimulación transcutánea puede proporcionar una corriente eléctrica al corazón de forma temporal cuando la conducción eléctrica sea anómala. La función de este dispositivo es enviar un impulso eléctrico desde el generador de pulso hacia el corazón del paciente por medio de dos electrodos, que se colocan en la parte anterior y posterior del tórax del paciente. Esto activa la contracción de las fibras del músculo cardíaco mediante la electroestimulación (despolarización) del miocardio. La electroestimulación transcutánea es rápida y eficaz, pero suele utilizarse como terapia a corto plazo hasta resolver el problema o que pueda iniciarse la electroestimulación transvenosa o permanente.

La electroestimulación transcutánea puede causar grandes molestias. El paciente debe estar consciente de ello y se requiere una sedación adecuada (Morton y Fontaine, 2013).

CONSIDERACIONES AL DELEGAR

El uso de un marcapasos transcutáneo no se delega al personal de apoyo de enfermería (PAE) o al personal de apoyo sin licencia (PASL). En función de la ley estatal de práctica de enfermería y las políticas y procedimientos institucionales, este procedimiento puede delegarse al personal de enfermería práctico/vocacional con licencia (PEPL/PEVL). La decisión de delegar debe basarse en un análisis minucioso de las necesidades y circunstancias del paciente, así como en las calificaciones de la persona a quien se delega la tarea. Véanse las *Pautas de delegación* en el Apéndice A.

EQUIPO

- Marcapasos transcutáneo no invasivo
- Electrodos y cables de electroestimulación cutánea
- Monitor cardíaco
- Electrodos y cables de electrocardiografía (ECG)
- Medicamento para analgesia o sedación, según indicación

VALORACIÓN INICIAL

- Revisar el expediente médico del paciente y el plan de atención para informarse sobre la necesidad de electroestimulación. Por lo general, la electroestimulación transcutánea es una medida de urgencia.
- Valorar el ritmo cardíaco inicial del paciente, lo cual incluye una tira de ritmo y un ECG de 12 derivaciones.
- Controlar la frecuencia cardíaca y respiratoria, el nivel de consciencia y el color de la piel. Si el paciente no tiene pulso, iniciar la reanimación cardiopulmonar.

DIAGNÓSTICO DE ENFERMERÍA

- Disminución del gasto cardíaco
- Conocimiento deficiente
- Ansiedad
- Riesgo de lesión

IDENTIFICACIÓN Y PLANIFICACIÓN DE RESULTADOS

- El marcapasos externo transcutáneo se aplica correctamente sin efectos adversos para el paciente.
- El paciente recupera los signos de circulación, lo cual incluye la captura de al menos la frecuencia cardíaca mínima establecida.
- El corazón y los pulmones del paciente mantienen una función adecuada para prolongar la vida.
- El paciente no presenta lesiones.

IMPLEMENTACIÓN

ACCIÓN	JUSTIFICACIÓN
1. Verificar la indicación de marcapasos transcutáneo en el expediente médico del paciente.	Esto garantiza que se realice la intervención correcta en el paciente correcto.
2. Reunir todo el equipo.	El montaje del equipo permite un abordaje organizado de la tarea.
3. Realizar higiene de manos y ponerse el EPP, según indicación.	La higiene de manos y el EPP evitan la propagación de microorganismos. El EPP será necesario según las precauciones epidemiológicas.
4. Identificar al paciente.	La identificación del paciente asegura que el paciente correcto reciba la intervención correcta y ayuda a evitar errores.
5. Si el paciente responde al tratamiento, explicarle el procedimiento. Indicarle que sentirá algunas molestias y que se le administrará medicamento para mantenerlo cómodo y ayudarlo a relajarse. Administrar analgesia y sedación, según la indicación, si no es un caso de urgencia.	Los marcapasos externos suelen utilizarse en pacientes inconscientes, porque los individuos más alertas no pueden tolerar las desagradables sensaciones producidas por los altos niveles de energía necesarios para la electroestimulación externa. Si responde, lo más probable es que deba ser sedado.

ACCIÓN	JUSTIFICACIÓN
6. Cerrar las cortinas alrededor de la cama y la puerta de la habitación, de ser posible. Obtener las constantes vitales.	Esto asegura la privacidad del paciente. Las constantes vitales establecen un punto de referencia para determinar la eficacia de la electroestimulación (Del Monte, 2009).
7. Si es necesario, cortar el cabello de las zonas donde se coloca el electrodo. **No rasurar la zona.**	Si se rasura, pueden aparecer muescas diminutas en la piel y causar irritación. Además, la corriente del generador de pulso podría causar molestias.
8. Fijar los electrodos de monitorización cardíaca al paciente en la posición de derivaciones 1, 2 y 3. Hacerlo incluso si el paciente ya está en monitorización por telemetría. Si se selecciona la posición de derivación 2, ajustar la posición del electrodo de LL (pierna izquierda) para adaptar el electrodo de electroestimulación anterior y la anatomía del paciente.	Estas acciones garantizan que el equipo funcione de manera adecuada.
9. Adherir los electrodos de monitorización del paciente al cable del ECG y en la conexión de entrada del ECG en la parte delantera del generador de electroestimulación. Configurar el interruptor del selector en la posición MONITOR ON [Monitor encendido].	
10. Observar la forma de la onda del ECG en el monitor. Ajustar el volumen del localizador de onda R a un nivel adecuado y activar la alarma presionando el botón ALARM ON [Alarma encendida]. Configurar la alarma en 10-20 y 20-30 latidos inferiores y superiores, respectivamente, a la frecuencia intrínseca.	Estas acciones garantizan que el equipo funcione adecuadamente.
11. Presionar el botón START/STOP [Iniciar/Detener] para tener una impresión de la forma de la onda.	La impresión entrega datos objetivos.

ACCIÓN	JUSTIFICACIÓN

12. Aplicar los dos electrodos de electroestimulación. Cerciorarse de que la piel del paciente esté limpia y seca para permitir un buen contacto. Jalar la tira protectora del electrodo posterior (marcado como BACK [posterior]) y aplicar el electrodo en el costado izquierdo de la columna vertebral torácica, justo por debajo del omóplato (fig. 1).

De este modo, se garantiza que la electroestimulación sólo viajará una distancia corta hacia el corazón.

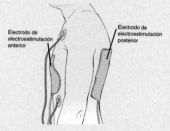

Electrodo de electroestimulación anterior

Electrodo de electroestimulación posterior

FIGURA 1 Almohadillas del marcapasos transcutáneo en su lugar

13. Aplicar el electrodo de electroestimulación anterior (marcado como FRONT [delantero]), que tiene dos tiras protectoras: una que cubre la zona con gel y otra que cubre el borde exterior. Dejar expuesta la zona con gel y aplicarlo sobre la piel en la posición anterior, hacia la izquierda de la región precordial en la posición V_2-V_5 (véase fig. 1). Mover este electrodo de un lado a otro para obtener la mejor forma de onda. Luego, dejar expuesto el borde exterior del electrodo y presionarlo firmemente contra la piel.

De este modo, se garantiza que la electroestimulación sólo viajará una distancia corta hacia el corazón.

14. Prepararse para la electroestimulación. Después de cerciorarse de que la producción de energía en miliamperios (mA) esté en 0, conectar el cable del electrodo al cable de salida del monitor.

De este modo, se establece el umbral de la electroestimulación.

ACCIÓN	JUSTIFICACIÓN

15. Verificar la forma de onda y buscar un complejo QRS alto en la derivación 2.

16. Verificar que el interruptor del selector esté en PACER ON [Marcapasos encendido]. Seleccionar el modo sincrónico (según necesidad) o asincrónico (frecuencia fija o no, según necesidad), de acuerdo con las instrucciones médicas. **Decir al paciente que puede tener una sensación de golpeteo o temblor. Tranquilizarlo y decirle que se le administrará un medicamento si la molestia es insoportable.**

La electroestimulación asincrónica entrega un estímulo en una frecuencia predeterminada (fija), independientemente de si se presentan despolarizaciones espontáneas del miocardio. La electroestimulación sincrónica entrega un estímulo sólo cuando el marcapasos intrínseco no funciona en una frecuencia predeterminada. Puede administrarse analgesia o sedación, según instrucciones, para el malestar relacionado con la electroestimulación.

17. Configurar el dial de frecuencia de electroestimulación en 60-70 latidos por minuto. Buscar artefactos o espículas en el marcapasos, que aparecerán a medida que se aumente la frecuencia.

Configurar el dial de electroestimulación en una frecuencia mayor que el ritmo intrínseco permite tener un gasto cardíaco adecuado.

18. Configurar la corriente de salida de la electroestimulación en mA si no se realiza de forma automática con el marcapasos. En el caso de los pacientes con bradicardia, comenzar con la configuración mínima y **aumentar lentamente la cantidad de energía administrada al corazón ajustando el dial OUTPUT [Salida] en mA. Hacerlo hasta lograr la captura eléctrica: se observará una espícula en el marcapasos y luego un complejo QRS aumentado, y una onda T alta y amplia que se asemeja a una contracción ventricular prematura.**

Configurar la corriente de salida de la electroestimulación permite tener un gasto cardíaco adecuado.

19. Aumentar la corriente por 2 mA o 10%. **No se incrementa más, porque hay un mayor riesgo de malestar en el paciente.**

Aumentar la corriente permite tener una captura constante. Con una captura completa, la frecuencia cardíaca del paciente debe ser aproximadamente la misma que la del marcapasos configurada en el equipo. El umbral normal

ACCIÓN	JUSTIFICACIÓN
	de electroestimulación es de 40-80 mA. Los umbrales pueden variar por cirugía cardiotorácica reciente, derrame pericárdico, taponamiento cardíaco, acidosis e hipoxia. Puede ser necesario un mayor umbral en estos casos.
20. Evaluar la eficacia de la electroestimulación y la captura mecánica: observar la espícula del marcapasos con la captura posterior; explorar la frecuencia y el ritmo cardíacos (usando las arterias carótida derecha, humeral o femoral); explorar la presión arterial (usando el brazo derecho) y los signos de aumento en el gasto cardíaco (mayor presión arterial, nivel de consciencia y temperatura corporal).	Tanto la captura eléctrica como la mecánica debe beneficiar al paciente (Del Monte, 2009). Utilizar el costado derecho del paciente para explorar el pulso evita la imprecisión relacionada con las fuertes contracciones del marcapasos. Usar el brazo derecho para medir la presión arterial impide la interferencia del marcapasos (Morton y Fontaine, 2013).
21. En el caso de los pacientes con asistolia y otros hospitalizados, comenzar con la potencia total. Si hay captura, disminuir lentamente la potencia hasta que se pierda ésta y luego añadir 2 mA o 10 % más.	Aunque la electroestimulación transcutánea no se recomienda para todos los pacientes con asistolia, hay casos en los que debe utilizarse para pacientes hospitalizados con asistolia súbita (Link *et al.*, 2010). Aumentar la corriente permite una captura constante. Con la captura completa, la frecuencia cardíaca del paciente debe ser aproximadamente la misma que la del marcapasos configurada en el equipo. El umbral normal de electroestimulación es de 40-80 mA.
22. Fijar las derivaciones de electroestimulación y el cable al cuerpo del paciente.	Esto evita el desplazamiento accidental del electrodo, lo cual impide la estimulación o tener sensación.
23. Controlar la frecuencia y el ritmo cardíacos del paciente para determinar la respuesta ventricular a la electroestimulación. Explorar las constantes vitales, el color de la piel, el nivel de consciencia y los pulsos periféricos del paciente. Tomar la presión arterial en ambos brazos.	La exploración ayuda a determinar la eficacia del ritmo estimulado. Si la lectura de la presión arterial es mucho más alta en un brazo, usar ese brazo para las mediciones.

ACCIÓN	JUSTIFICACIÓN
24. Explorar el dolor del paciente y administrar analgesia o sedación, según indicación, para aliviar el malestar de las contracciones musculares de la pared torácica (Craig, 2005).	La analgesia y la sedación permiten que el paciente esté más cómodo.
25. Realizar un ECG de 12 derivaciones y un ECG adicional todos los días o ante cualquier cambio clínico.	El control del ECG establece un punto de referencia para las evaluaciones posteriores.
26. Controlar de forma continua las lecturas del ECG y observar la captura, detección, frecuencia, latidos intrínsecos y competencia de los ritmos estimulados e intrínsecos. Si el marcapasos está leyendo correctamente, el indicador de detección en el generador de pulso debe titilar con cada latido.	La monitorización continua ayuda a evaluar el estado del paciente y determinar la eficacia de la terapia.
27. Quitarse el EPP si se utilizó. Realizar higiene de manos.	El retiro adecuado del EPP reduce el riesgo de transmisión de infecciones y la contaminación de otros elementos. La higiene de manos y la eliminación adecuada del equipo disminuye la propagación de microorganismos.

EVALUACIÓN

- El marcapasos transcutáneo externo se aplica correctamente sin efectos adversos para el paciente.
- El individuo recupera los signos de circulación, lo cual incluye la captura de al menos la frecuencia cardíaca mínima establecida.
- El corazón y los pulmones del sujeto mantienen una función adecuada para prolongar la vida.
- El paciente no presenta lesiones.

REGISTRO

- Documentar el motivo para usar el marcapasos, el momento en que comenzó la electroestimulación, la ubicación de los electrodos, las configuraciones del marcapasos, la respuesta del paciente al procedimiento y a la electroestimulación temporal, las complicaciones y las medidas tomadas por el personal de enfermería. Registrar la clasificación de la intensidad del dolor del paciente, la analgesia o sedación administrada, así como la respuesta del sujeto. Si es posible, obtener una tira de ritmo antes, durante y después de colocar el marcapasos, cada vez que se cambien las configuraciones del marcapasos y siempre que el paciente reciba tratamiento por una complicación debida al marcapasos.

Las medias de compresión graduada se utilizan con frecuencia para pacientes en riesgo de trombosis venosa profunda (TVP) y embolia pulmonar, y para ayudar a prevenir la flebitis. Fabricadas por varias compañías, las medias de compresión graduada están hechas de material elástico y con longitudes ya sea hasta la rodilla o el muslo. Al aplicar presión, aumentan la velocidad del flujo sanguíneo en las venas superficiales y profundas y mejoran la función de las válvulas venosas en las piernas, promoviendo el retorno venoso hacia el corazón. Se necesita la indicación del médico para su uso.

Se debe estar listo para colocar las medias en la mañana antes de que el paciente se levante y mientras está en posición supina. Si el paciente está sentado o ha estado de pie, se le pide que se acueste con las piernas y los pies elevados durante al menos 15 min antes de colocar las medias. De lo contrario, los vasos de las piernas estarán congestionados con sangre, reduciendo la eficacia de las medias.

CONSIDERACIONES AL DELEGAR

La colocación y el retiro de las medias de compresión graduada se pueden delegar al personal de apoyo de enfermería (PAE) o al personal de apoyo sin licencia (PASL), así como al personal de enfermería práctico/vocacional con licencia (PEPL/PEVL). La decisión de delegar debe basarse en el análisis minucioso de las necesidades y circunstancias del paciente, así como en las calificaciones de la persona a quien se delega la tarea. Véanse las *Pautas de delegación* en el Apéndice A.

EQUIPO

- Medias elásticas de compresión graduada ordenadas en longitud y tamaño correcto. Véase en el apartado de "Valoración inicial" el procedimiento de medición adecuado
- Cinta métrica
- Talco en polvo (opcional)
- Limpiador para la piel, riñonera, toalla
- Equipo de protección personal (EPP), según indicación

VALORACIÓN INICIAL

- Evaluar las condiciones de la piel y el estado neurovascular de las piernas. Informar cualquier alteración antes de continuar con la colocación de las medias.
- Explorar las piernas del paciente en busca de eritema, aumento de la temperatura, sensibilidad o dolor, que pueden indicar una TVP. Si se encuentra alguno de estos síntomas, notificar al médico antes de colocar las medias.
- Medir las piernas del paciente para obtener el tamaño correcto de las medias. Para la longitud hasta la rodilla: medir alrededor de la parte más gruesa de la pantorrilla y la longitud de la pierna desde la parte inferior del talón hasta la parte posterior de la rodilla en el hueco poplíteo. Para la longitud hasta el muslo: medir alrededor de la parte más gruesa de la pantorrilla y el muslo, así como la longitud desde la parte inferior del talón hasta el pliegue glúteo. Se siguen las especificaciones del fabricante para seleccionar las medias del tamaño adecuado. Cada pierna debe tener una media correctamente ajustada;

si las mediciones difieren, deben ordenarse dos tamaños diferentes de medias
para asegurar el ajuste correcto en cada pierna (Walker & Lamont, 2008).

DIAGNÓSTICO DE ENFERMERÍA

- Perfusión tisular periférica ineficaz
- Riesgo de deterioro de la integridad cutánea
- Conocimiento deficiente

IDENTIFICACIÓN Y PLANIFICACIÓN DE RESULTADOS

- Las medias son colocadas y retiradas con malestar mínimo para el paciente.
- El edema disminuye en las extremidades inferiores.
- El individuo entiende por qué se colocan las medias.
- El paciente se mantiene libre de TVP.

IMPLEMENTACIÓN

ACCIÓN	JUSTIFICACIÓN
1. Revisar el expediente del paciente y las indicaciones médicas para determinar la necesidad de usar medias de compresión graduadas.	La revisión del expediente médico y las indicaciones del paciente valida que se trata del individuo y el procedimiento correctos.
2. Realizar higiene de manos. Colocarse el EPP, según indicación.	La higiene de manos y el EPP previenen la propagación de microorganismos. El EPP será necesario según las precauciones epidemiológicas.
3. Identificar al paciente. Explicar el procedimiento y la justificación del uso de las medias elásticas. 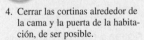	La identificación del paciente asegura que el paciente correcto reciba la intervención correcta y ayuda a evitar errores. La explicación reduce la ansiedad y facilita la cooperación.
4. Cerrar las cortinas alrededor de la cama y la puerta de la habitación, de ser posible.	Esto asegura la privacidad del paciente.
5. Ajustar la cama a una altura de trabajo cómoda, normalmente a la altura del codo del profesional de la salud (VISN 8 Patient Safety Center, 2009).	Colocar la cama a la altura adecuada previene la fatiga dorsal y muscular.
6. Ayudar al paciente a colocarse en posición supina. Si el sujeto ha estado sentado o caminando, pedirle que se acueste con las piernas y los pies bien elevados durante al menos 15 min antes de colocar las medias.	La posición en declive de las piernas favorece que la sangre se acumule en las venas, reduciendo la eficacia de las medias si son colocadas sobre los vasos sanguíneos congestionados con sangre.

ACCIÓN	JUSTIFICACIÓN

7. Exponer las piernas una a la vez. Lavar y secar las piernas, en caso necesario. Aplicar un poco de talco en la pierna, a menos de que el paciente tenga un problema respiratorio, piel seca o sensibilidad al talco. Si la piel está seca, puede usarse una loción. Algunos fabricantes no recomiendan la aplicación de talcos y lociones; revisar las especificaciones del fabricante en el empaque.

Ayuda a mantener la privacidad del paciente. El talco y la loción reducen la fricción y facilitan la colocación de las medias.

8. Pararse a los pies de la cama. Poner la mano dentro de la media y sostener el área del talón con firmeza. Desenrollar la media hacia el área del talón, dejando el pie dentro de la media.

La técnica de adentro hacia afuera facilita la colocación; el material elástico abultado puede comprometer la circulación en la extremidad.

9. Con el bolsillo para el talón hacia abajo, deslizar la media sobre el pie y el talón (fig. 1). Revisar que el talón del paciente se encuentre centrado y en el bolsillo para el talón de la media.

Las arrugas y el ajuste inadecuado interfieren con la circulación.

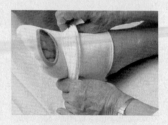

FIGURA 1 Colocación de la media en el pie del paciente

10. Con los dedos y pulgares, tomar cuidadosamente el borde de la media y tirar suavemente hacia el tobillo y la pantorrilla, en dirección a la rodilla. Verificar su distribución uniforme.

Deslizar la media cuidadosamente a su posición final garantiza su ajuste adecuado al contorno de la pierna. La distribución uniforme previene la obstrucción a la circulación.

11. Tirar ligeramente hacia delante en la sección del primer dedo. Si la media tiene una ventana para el dedo, verificar que esté

ACCIÓN	JUSTIFICACIÓN
posicionada adecuadamente. Ajustar si es necesario para corroborar que el material no tenga arrugas.	Asegura la comodidad del pulgar y previene la obstrucción a la circulación.
12. Si las medias son de longitud hasta la rodilla, verificar que cada una se encuentre 2.5-5 cm por debajo de la rótula. Verificar que la media no esté enrollada.	Previene la presión y la obstrucción a la circulación. Las medias enrolladas pueden tener un efecto de constricción en las venas.
13. Si se están colocando medias de longitud hasta el muslo, continuar la aplicación. Flexionar la pierna del paciente. Estirar la media sobre la rodilla.	Asegura una distribución uniforme.
14. Jalar la media sobre el muslo hasta que su borde esté 2.5-7.5 cm por debajo del pliegue glúteo (fig. 2). Ajustar la media, en caso necesario, para distribuir la tela uniformemente. Verificar que la media no se encuentre enrollada.	Previene la presión excesiva y la interferencia con la circulación. Las medias enrolladas pueden tener un efecto de constricción en las venas.

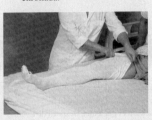

FIGURA 2 Tirar de la media hacia arriba sobre el muslo

15. Retirar el equipo y regresar al paciente a una posición cómoda. Quitarse los guantes. Subir los barandales laterales y bajar la cama. Colocar el timbre y otros artículos esenciales al alcance del paciente.	Promueve la comodidad y seguridad del paciente. El retiro adecuado de los guantes reduce el riesgo de transmisión de infecciones y la contaminación de otros objetos. Colocar el timbre de llamado y otros objetos esenciales dentro del alcance del paciente promueve la seguridad.
16. Retirar cualquier otro EPP, si se utilizó. Realizar higiene de manos.	El retiro adecuado del EPP reduce el riesgo de transmisión de infecciones y la contaminación de otros objetos. La higiene de manos previene la propagación de microorganismos.

ACCIÓN	JUSTIFICACIÓN
Retiro de las medias	
17. Para el retiro de las medias, tomar el borde superior de la media con su pulgar y dedos y jalarlo suavemente de adentro hacia afuera en dirección al tobillo. Apoyar el pie y deslizar la media hacia éste.	Conserva la elasticidad y el contorno de la media. Permite la evaluación del estado circulatorio y de la piel en la extremidad inferior, así como el cuidado de la piel.

EVALUACIÓN

- Las medias son colocadas y retiradas según la indicación.
- El paciente muestra disminución del edema periférico.
- El individuo puede mencionar por qué utiliza las medias y demuestra cómo colocarlas, según indicación.

REGISTRO

- Registrar las mediciones de la pierna del paciente como datos de referencia. Documentar la colocación de las medias, el tamaño de medias aplicado, la exploración de la piel y de la pierna, y la valoración neurovascular.

COMPETENCIA 98 ADMINISTRACIÓN ORAL DE MEDICAMENTOS

Los fármacos administrados por vía oral están destinados a la absorción en el estómago y el intestino delgado. La oral es la vía de administración más utilizada. Por lo general, es la más práctica y cómoda para el paciente. Después de la administración oral, la acción del fármaco tiene un inicio más lento y un efecto más prolongado, pero menos potente, que otras vías.

CONSIDERACIONES AL DELEGAR

La administración de medicamentos por vía oral no debe ser delegada al personal de apoyo de enfermería (PAE) o al personal de apoyo sin licencia (PASL) en el ámbito de la atención aguda. La administración de medicamentos por vía oral específicos a pacientes estables en algunos contextos de atención a largo plazo puede ser delegada al PAE o al PASL que ha recibido la capacitación correspondiente. Dependiendo de la ley estatal de práctica de enfermería y las políticas y procedimientos institucionales, la administración de medicamentos por vía oral puede ser delegada al personal de enfermería práctico/vocacional con licencia (PEPL/PEVL). La decisión de delegar debe basarse en un análisis minucioso de las necesidades y circunstancias del paciente, así como en las calificaciones de la persona a quien se delega la tarea. Véanse las *Pautas de delegación* en el Apéndice A.

EQUIPO

- Medicamento en vaso desechable o jeringa oral
- Líquido (p. ej., agua, jugo) con pajilla, si no está contraindicado
- Equipo de protección personal (EPP), según indicación
- Carrito o cajón de medicamentos
- Registro electrónico de administración de medicamentos (REAM) o registro de administración de medicamentos (RAM)

VALORACIÓN INICIAL

- Evaluar la idoneidad del medicamento para el paciente.
- Revisar el expediente médico, las alergias, la exploración y los datos de laboratorio que pueden influir en la administración de fármacos.
- Evaluar la capacidad del paciente de deglutir los medicamentos; comprobar el reflejo nauseoso, si está indicado. Si el paciente no puede deglutir, está en situación de nada por vía oral (NPO), no tiene reflejo nauseoso o está experimentando náuseas o vómitos, se suspende el medicamento, se notifica al médico y se completa la documentación correspondiente.
- Valorar el conocimiento del paciente acerca del medicamento. Si el paciente tiene un conocimiento deficiente sobre el medicamento, puede ser el momento adecuado para comenzar la capacitación acerca del fármaco.
- Si el medicamento puede afectar las constantes vitales del paciente, evaluarlas antes de la administración.
- Si el medicamento es para el alivio del dolor, evaluar el nivel de dolor del paciente antes y después de la administración.
- Verificar nombre del paciente, dosis, vía y hora de administración.

DIAGNÓSTICO DE ENFERMERÍA

- Deterioro de la deglución
- Conocimiento deficiente
- Riesgo de aspiración

IDENTIFICACIÓN Y PLANIFICACIÓN DE RESULTADOS

- El paciente deglute el medicamento.
- El individuo experimenta el efecto deseado del medicamento.
- El sujeto no presenta broncoaspiración.
- El paciente no experimenta efectos adversos.
- El individuo entiende y cumple con el régimen del medicamento.

IMPLEMENTACIÓN

ACCIÓN

1. Reunir el equipo. Comparar la indicación de medicamento con la original en el expediente médico, según la política institucional. Aclarar las incongruencias. Revisar el expediente médico del paciente en busca de alergias.

JUSTIFICACIÓN

Esta comparación ayuda a identificar los errores que pueden haber ocurrido cuando se transcribieron las indicaciones. La indicación del médico es el registro legal de las prescripciones de medicamentos en cada institución.

ACCIÓN	JUSTIFICACIÓN
2. Conocer las acciones, consideraciones especiales de enfermería, rangos seguros de dosis, propósito de la administración y efectos adversos de los medicamentos que se van a administrar. Considerar la idoneidad del medicamento para este paciente.	Este conocimiento ayuda al personal de enfermería en la evaluación del efecto terapéutico del medicamento en relación con el trastorno del paciente, y también se puede utilizar para capacitar al sujeto sobre el medicamento.
3. Realizar higiene de manos.	La higiene de manos previene la propagación de microorganismos.
4. Mover el carrito de medicamentos fuera de la habitación del paciente o preparar la administración en el área de medicamentos.	La organización facilita la administración libre de errores del medicamento y ahorra tiempo.
5. Abrir el carrito o cajón de medicamentos. Ingresar el código de acceso o pasar su identificación de empleado por el lector, si es requerido.	Cerrar con llave el carrito o cajón resguarda el suministro de medicamentos de cada paciente. Las organizaciones que acreditan a los hospitales requieren que los carritos de medicamentos estén cerrados cuando no se usan. Ingresar el código de acceso y pasar la identificación por el lector permiten que sólo el personal autorizado acceda al sistema e identifica al usuario para la documentación digital.
6. **Preparar los medicamentos de un paciente a la vez.**	Previene errores en la administración de medicamentos.
7. Leer el REAM/RAM y seleccionar el medicamento adecuado del almacén o cajón de medicamentos del paciente.	Es el *primer* punto de verificación de la etiqueta del medicamento.
8. Comparar la etiqueta del medicamento con el REAM/RAM. Revisar las fechas de caducidad y realizar los cálculos, de ser necesario. Pasar el código de barras en el envase por el lector, si es requerido.	Este es el *segundo* punto de verificación de la etiqueta. Verificar los cálculos con otro miembro del personal de enfermería para garantizar la seguridad, según necesidad.
9. Preparar los medicamentos requeridos:	

ACCIÓN	JUSTIFICACIÓN

a. *Envases de dosis única*: colocar los medicamentos en envase de dosis única en un vaso desechable. **No abrir la envoltura hasta estar junto al paciente.** Guardar los opiáceos y medicamentos que requieren evaluaciones especiales de enfermería en un recipiente aparte.

La envoltura se debe mantener intacta porque se necesita la etiqueta para realizar una verificación de seguridad adicional. Pueden necesitarse valoraciones especiales antes de dar ciertos medicamentos, que pueden incluir la evaluación de las constantes vitales y la revisión de los resultados de pruebas de laboratorio.

b. *Envases multidosis*: al retirar las tabletas o cápsulas de una botella multidosis, verter la cantidad necesaria en el tapón de la botella y luego colocar las tabletas o cápsulas en un vaso para medicamentos. Romper sólo las tabletas ranuradas, según necesidad, para obtener la dosis adecuada. No tocar las tabletas o cápsulas con las manos.

Verter el medicamento dentro de la tapa permite un fácil retorno del exceso de medicamento a la botella. Verter tabletas o cápsulas en la mano es antihigiénico.

c. *Medicamento líquido en botella multidosis*: al verter medicamentos líquidos de una botella multidosis, mantener la botella de forma que la etiqueta esté contra la palma. Usar el dispositivo de medición apropiado al verter líquidos y leer la cantidad de medicamento en el fondo del menisco a nivel del ojo. Limpiar el borde de la botella con una toalla de papel.

El líquido que puede derramarse sobre la etiqueta hace difícil leerla. Es posible ser exactos cuando se utiliza el dispositivo de medición adecuado y luego se lee con precisión.

10. **Dependiendo de la política institucional, el tercer punto de verificación de la etiqueta puede producirse en este momento. De ser así, cuando se han preparado todos los medicamentos para un paciente, volver a revisar las etiquetas contra el REAM/RAM antes de llevarlos al paciente.**

Esta *tercera* verificación asegura la exactitud y ayuda a prevenir errores. *Nota*: muchas instituciones requieren que la tercera verificación ocurra junto al paciente, después de identificarlo y antes de la administración del medicamento.

ACCIÓN	JUSTIFICACIÓN
11. Reemplazar los envases multi-dosis en el cajón o almacén del paciente. **Cerrar con llave el carrito de medicamentos antes de dejarlo.**	Cerrar con llave el carrito o cajón de medicamentos resguarda el suministro del paciente. Las organizaciones que acreditan a los hospitales requieren que los carritos de medicamentos sean cerrados con llave cuando no estén en uso.
12. Llevar los medicamentos a la cabecera del paciente con cuidado y mantenerlos a la vista en todo momento.	El manejo cuidadoso y la observación estrecha previenen el desacomodo accidental o deliberado de los medicamentos.
13. **Asegurarse de que el paciente reciba el medicamento a la hora correcta.**	Revisar la política institucional, que puede permitir la administración en un período de 30 min antes o después de la hora designada.
14. Realizar higiene de manos y colocarse el EPP, según indicación.	La higiene de manos y el EPP previenen la propagación de los microorganismos. El EPP será necesario según las precauciones epidemiológicas.
15. **Identificar al paciente. Comparar la información contra el REAM/RAM. El paciente debe ser identificado usando al menos dos métodos distintos** (The Joint Commission, 2013):	La identificación del paciente asegura que el individuo correcto reciba la intervención correcta y ayuda a prevenir errores. El número de la habitación del paciente o su ubicación física no deben utilizarse como método de identificación (The Joint Commission, 2013). Volver a colocar la pulsera de identificación si es que falta o presenta cualquier imprecisión.
a. Verificar el nombre del paciente en la pulsera de identificación.	
b. Verificar el número de identidad en la pulsera de identificación del paciente.	
c. Verificar la fecha de nacimiento en la pulsera de identificación del paciente.	
d. Pedir al paciente que diga su nombre y fecha de nacimiento, con base en la política institucional.	Esto requiere que el paciente sea capaz de responder, pero la enfermedad y el hecho de encontrarse en un entorno extraño con frecuencia causan que esté confundido.

ACCIÓN	JUSTIFICACIÓN
16. **Completar las evaluaciones necesarias antes de administrar los medicamentos. Revisar la pulsera de alergias del paciente o interrogarlo acerca de éstas. Explicarle el propósito y la acción de cada medicamento.**	La evaluación es un requisito previo a la administración de medicamentos.
17. Pasar por el lector el código de barras en la pulsera de identificación del paciente, si es requerido.	El código de barras proporciona una verificación adicional para asegurar que el medicamento correcto se administra al paciente correcto.
18. **Con base en la política institucional, el tercer punto de verificación de la etiqueta del medicamento puede ocurrir en este momento. De ser así, se vuelven a comparar las etiquetas contra el REAM/RAM antes de administrar los medicamentos al paciente.**	Muchas instituciones requieren que la *tercera* verificación ocurra junto al paciente, después de identificarlo y antes de la administración del medicamento. Si la política institucional indica la tercera verificación en este momento, ésta asegura la precisión y ayuda a prevenir errores.
19. Ayudar al paciente a ponerse de pie o en decúbito lateral.	La deglución se ve facilitada por una posición adecuada. Ponerse de pie o en decúbito lateral protege al paciente de la broncoaspiración.
20. Administrar los medicamentos:	
a. Ofrecer agua u otros líquidos permitidos con la ingestión de pastillas, cápsulas, tabletas y algunos medicamentos líquidos.	Los líquidos facilitan la deglución de los medicamentos sólidos. Algunos medicamentos líquidos están diseñados para adherirse a la zona faríngea, por lo que en este caso no se debe ofrecer líquido con el medicamento.
b. Preguntar si el paciente prefiere tomar los medicamentos con la mano o en un vaso.	Esto motiva la participación del paciente para tomar los medicamentos.
21. **Permanecer con el paciente hasta que haya deglutido cada medicamento. Nunca dejar el medicamento a la cabecera del paciente.**	A menos que se haya verificado que el paciente deglutió el medicamento, éste no puede ser registrado como administrado. La hoja del paciente es un registro legal. Los medicamentos pueden ser dejados en la cabecera únicamente con la indicación del médico.
22. Ayudar al paciente a ponerse en una posición cómoda. Retirarse el EPP, si se utilizó. Realizar higiene de manos.	Promueve la comodidad del paciente. El retiro adecuado del EPP previene la transmisión de microorganismos. La higiene de manos evita la propagación de microorganismos.

ACCIÓN	JUSTIFICACIÓN
23. Documentar la administración del medicamento inmediatamente después de realizarla. Véase la sección "Registro" abajo.	La documentación oportuna ayuda a garantizar la seguridad del paciente.
24. Evaluar la respuesta del paciente al medicamento en el lapso correspondiente.	El paciente debe ser explorado en busca de efectos terapéuticos y adversos del medicamento.

EVALUACIÓN

- El paciente ingiere el medicamento y no presenta broncoaspiración.
- El individuo refiere comprender la necesidad del medicamento.
- El paciente experimenta el efecto deseado del medicamento y no presenta efectos adversos.

REGISTRO

- Registrar cada medicamento inmediatamente después de su administración en el REAM/RAM o el registro utilizando el formato requerido. Incluir la fecha y hora de la administración. Si se usa un sistema de código de barras, la administración del medicamento se registra automáticamente cuando se pasa el código de barras por el lector. Los medicamentos por razón necesaria (PRN) requieren documentar la razón de su administración. El registro oportuno previene la posibilidad de repetir accidentalmente la administración del medicamento. Si el fármaco fue rechazado u omitido, documentarlo en el área correspondiente del registro de medicamentos y notificar al médico. Así se identifica la razón por la cual el medicamento fue omitido y garantiza que el médico tiene conocimiento del estado del paciente. El registro de la administración de un opiáceo puede requerir documentación adicional en un registro de medicamentos controlados, que indica el recuento del fármaco y otra información específica. Se requiere un registro del ingreso de líquidos y la medición de egresos.

COMPETENCIA 99

ADMINISTRACIÓN DE MEDICAMENTOS VÍA NEBULIZADOR DE BAJO VOLUMEN

Muchos medicamentos prescritos para problemas respiratorios pueden ser administrados a través del sistema respiratorio usando un nebulizador de bajo volumen. Los nebulizadores dispersan partículas finas de medicamento líquido hasta las áreas distales de las vías respiratorias, donde se produce la absorción.

El tratamiento continúa hasta que todo el medicamento en el recipiente del nebulizador ha sido inhalado.

CONSIDERACIONES AL DELEGAR

La administración de medicamentos a través de un nebulizador no debe ser delegada al personal de apoyo de enfermería (PAE) o al personal de apoyo sin licencia (PASL). Dependiendo de la ley estatal de práctica de enfermería y las políticas y procedimientos institucionales, esta tarea puede ser delegada al personal de enfermería práctico/vocacional (PEPL/PEVL). La decisión de delegar debe basarse en un análisis minucioso de las necesidades y circunstancias del paciente, así como en las calificaciones de la persona a quien se delega la tarea. Véanse las *Pautas de delegación* en el Apéndice A.

EQUIPO

- Estetoscopio
- Medicamento
- Vías y cámara del nebulizador
- Compresor de aire o conexión de oxígeno
- Solución salina estéril (si se mide previamente)

- Registro electrónico de administración de medicamentos (REAM) o registro de administración de medicamentos (RAM)
- Equipo de protección personal (EPP), según indicación

VALORACIÓN INICIAL

- Explorar la frecuencia, el ritmo y la profundidad de la respiración para establecer una referencia.
- Auscultar los ruidos respiratorios antes y después del uso del tratamiento para establecer una referencia y determinar la eficacia del medicamento. Con frecuencia, los pacientes presentan sibilancias o ruidos respiratorios burdos antes de la administración del medicamento.
- Si está indicado, evaluar el nivel de saturación de oxígeno del paciente antes de la administración del medicamento. El nivel de saturación de oxígeno puede aumentar después de que se haya administrado el medicamento.
- Revisar nombre del paciente, dosis, vía y hora de administración.
- Evaluar el conocimiento y comprensión del paciente sobre el propósito y la acción del medicamento.

DIAGNÓSTICO DE ENFERMERÍA

- Limpieza ineficaz de las vías aéreas
- Deterioro del intercambio gaseoso
- Patrón respiratorio ineficaz

IDENTIFICACIÓN Y PLANIFICACIÓN DE RESULTADOS

- El paciente recibe el medicamento.
- El sujeto muestra mejoría de los ruidos respiratorios y del esfuerzo respiratorio.
- El individuo conoce los pasos para el uso del nebulizador.
- El paciente expresa verbalmente que entiende el propósito y la acción del medicamento.

IMPLEMENTACIÓN

ACCIÓN	JUSTIFICACIÓN
1. Reunir el equipo. Comparar cada indicación de medicamento con la indicación original en el expediente médico, de acuerdo con la política institucional. Aclarar cualquier incongruencia. Revisar la ficha del paciente en busca de alergias.	Esta comparación ayuda a identificar los errores que pueden haber ocurrido cuando se transcribieron las indicaciones. La indicación del médico es el registro legal de las prescripciones de medicamentos en cada institución.
2. Conocer las acciones, consideraciones especiales de enfermería, rangos seguros de dosis, propósito de la administración y los efectos adversos de los medicamentos que se van a administrar. Considerar la idoneidad del medicamento para este paciente.	Este conocimiento ayuda al personal de enfermería en la evaluación del efecto terapéutico del medicamento en relación con el trastorno del paciente y también se puede utilizar para capacitarlo sobre el medicamento.
3. Realizar higiene de manos.	La higiene de manos previene la diseminación de microorganismos.
4. Mover el carrito de medicamentos afuera de la habitación del paciente o preparar para la administración en el área de medicamentos.	La organización facilita la administración libre de errores del medicamento y ahorra tiempo.
5. Abrir el carrito o cajón de medicamentos. Ingresar el código de acceso y pasar la identificación de empleado por el lector, si es requerido.	Cerrar con llave el carrito o cajón resguarda el suministro de medicamentos de cada paciente. Las organizaciones que acreditan a los hospitales requieren que los carritos de medicamentos estén cerrados cuando no se usan. Ingresar el código de acceso y pasar la identificación por el lector permiten que sólo el personal autorizado acceda al sistema e identifica al usuario para la documentación digital.
6. **Preparar los medicamentos de un paciente a la vez.**	Previene errores en la administración de medicamentos.
7. Leer el REAM/RAM y seleccionar el medicamento adecuado del almacén o del cajón de medicamentos del paciente.	Es el *primer* punto de verificación de la etiqueta.

ACCIÓN	JUSTIFICACIÓN
8. Comparar la etiqueta contra el REAM/RAM. Revisar las fechas de caducidad y hacer los cálculos, según necesidad. Pasar el código de barras en el empaque por el lector, si es requerido.	Es el *segundo* punto de verificación de la etiqueta. Revisar los cálculos con otro miembro del personal de enfermería para garantizar la seguridad, según necesidad.
9. **Dependiendo de la política institucional, el tercer punto de verificación de la etiqueta puede producirse en este momento. De ser así, cuando se hayan preparado todos los medicamentos para un paciente, volver a revisar las etiquetas contra el REAM/ RAM antes de llevar los medicamentos al paciente.**	Esta *tercera* verificación asegura la exactitud y ayuda a prevenir errores. *Nota*: muchas instituciones requieren que la tercera verificación ocurra junto al paciente, después de identificarlo y antes de la administración del medicamento.
10. Cerrar el carrito de medicamentos con llave antes de dejarlo.	Cerrar con llave el carrito o cajón de medicamentos resguarda el suministro del paciente. Las organizaciones que acreditan a los hospitales requieren que los carritos sean cerrados con llave cuando no estén en uso.
11. Llevar los medicamentos a la cabecera del paciente con cuidado y mantenerlos a la vista en todo momento.	El manejo cuidadoso y la observación estrecha previenen el desacomodo accidental o deliberado de los medicamentos.
12. **Verificar que el paciente reciba el medicamento a la hora correcta.**	Revisar la política institucional, la cual puede permitir la administración en un período de 30 min antes o después de la hora designada.
13. Realizar higiene de manos y colocarse el EPP, según indicación.	La higiene de manos y el EPP previenen la propagación de los microorganismos. El EPP será necesario según las precauciones epidemiológicas.
14. **Identificar al paciente. Comparar la información con el REAM/RAM. El paciente debe ser identificado utilizando al menos dos métodos distintos** (The Joint Commission, 2013):	La identificación del paciente asegura que el individuo correcto recibe los medicamentos correctos y ayuda a prevenir errores. El número de la habitación del paciente o su ubicación física no deben utilizarse como método de identificación (The Joint Commission, 2013). Volver a colocar la pulsera de identificación si es que falta o presenta cualquier imprecisión.

ACCIÓN	JUSTIFICACIÓN
a. Verificar el nombre del paciente en la pulsera de identificación.	
b. Verificar el número de identidad en la pulsera de identificación del paciente.	
c. Verificar la fecha de nacimiento en la pulsera de identificación del paciente.	
d. Pedir al paciente que diga su nombre y fecha de nacimiento, con base en la política institucional.	Esto requiere que el paciente sea capaz de responder, pero la enfermedad y el hecho de encontrarse en un entorno extraño causan con frecuencia que el paciente esté confundido.
15. **Completar las evaluaciones necesarias antes de administrar los medicamentos. Revisar la pulsera de alergias del paciente o preguntarle sobre éstas. Explicar el procedimiento y su justificación.**	La exploración es un requisito previo a la administración de medicamentos. La explicación reduce la ansiedad y facilita la cooperación.
16. Pasar por el lector el código de barras en la pulsera de identificación del paciente, si es requerido.	Pasar por el lector el código de barras proporciona una verificación adicional para asegurar que el medicamento se administra al paciente correcto.
17. **Con base en la política institucional, el tercer punto de verificación de la etiqueta puede producirse en este momento. De ser así, volver a comparar las etiquetas con el REAM/RAM antes de administrar los medicamentos al paciente.**	Muchas instituciones requieren que la *tercera* verificación ocurra junto al paciente, después de identificarlo y antes de la administración del medicamento. Si la política institucional indica la tercera revisión en este momento, ésta garantiza la precisión y ayuda a prevenir errores.
18. Retirar el recipiente del nebulizador del dispositivo y abrirlo. Colocar la dosis unitaria del medicamento medida previamente en la sección inferior del recipiente o usar un gotero para colocar una dosis concentrada del medicamento en el recipiente. Añadir el diluyente prescrito, según necesidad.	A fin de obtener suficiente volumen para hacer una niebla fina, puede ser necesario añadir solución salina normal al medicamento concentrado.
9. Enroscar la parte superior del recipiente del nebulizador en su lugar para fijar el recipiente.	El aire u oxígeno deben ser forzados a través del nebulizador para formar una niebla fina.

ACCIÓN	JUSTIFICACIÓN

Unir un extremo de la vía al vástago en la parte inferior del manguito del nebulizador y el otro extremo al compresor de aire o fuente de oxígeno.

20. Encender el compresor de aire u oxígeno. Comprobar que se produce una niebla fina de medicamento mediante la apertura de la válvula. Hacer que el paciente tome la boquilla con la boca y que la sujete firmemente con los dientes y los labios.

Si no hay niebla fina, verificar que el medicamento haya sido añadido al recipiente y que el tubo esté conectado al compresor de aire o salida de oxígeno. Ajustar el medidor de flujo según necesidad.

21. **Indicar al paciente que inhale lenta y profundamente por la boca. Puede ser necesaria una pinza en la nariz si el paciente también está respirando por esta vía. Sostener cada respiración durante una pausa breve, antes de exhalar.**

Mientras el paciente inhala y sostiene la respiración, el medicamento entra en contacto con el tejido respiratorio y es absorbido. Cuanto más tiempo se sostiene la respiración, más medicamento puede ser absorbido.

22. Continuar esta técnica de inhalación hasta que todo el medicamento en el recipiente del nebulizador haya sido convertido en aerosol (suele tardar alrededor de 15 min). Una vez que la niebla fina disminuye en cantidad, golpear suavemente los lados del recipiente del nebulizador.

Una vez que la niebla fina se detiene, el medicamento ya no está siendo convertido en aerosol. Golpeando suavemente los lados del recipiente, cualquier medicamento que se haya pegado a las paredes cae en el fondo del recipiente, donde puede convertirse en aerosol.

23. Hacer que el paciente haga gárgaras y se enjuague con agua potable después de usar el nebulizador, según necesidad. Limpiar el nebulizador de acuerdo con las instrucciones del fabricante.

El enjuague es necesario cuando se utilizan esteroides inhalados, debido a que pueden producir infecciones micóticas orales. El enjuague elimina los residuos de medicamentos de la boca. La acumulación de medicamentos en el dispositivo puede afectar la manera en que se entrega el medicamento, así como atraer bacterias.

24. Retirarse los guantes y el EPP adicional, si se utilizó. Realizar higiene de manos.

El retiro adecuado del EPP reduce el riesgo de transmisión de infecciones y la contaminación de otros objetos. La higiene de manos previene la propagación de microorganismos.

ACCIÓN	JUSTIFICACIÓN
25. Registrar la administración del fármaco inmediatamente después de realizarla. Véase la sección "Registro" abajo.	La documentación oportuna ayuda a garantizar la seguridad del paciente.
26. Evaluar la respuesta del paciente al medicamento dentro de un lapso apropiado. **Explorar de nuevo los ruidos respiratorios, el nivel de saturación de oxígeno y las respiraciones.**	El paciente debe ser explorado en busca de efectos terapéuticos y adversos del fármaco. Los ruidos respiratorios y el nivel de saturación de oxígeno pueden mejorar después de utilizar el nebulizador. La frecuencia respiratoria puede disminuir después de su uso.

EVALUACIÓN

• El paciente recibe el medicamento y muestra mejoría de los ruidos respiratorios y del esfuerzo respiratorio.
• El paciente demuestra los pasos correctos para el uso y expresa verbalmente que entiende la necesidad del medicamento.

REGISTRO

• Documentar la administración del medicamento inmediatamente después de realizarla, incluyendo fecha, hora, dosis y vía de administración en el REAM/RAM o el registro utilizando el formato requerido. Si se emplea un sistema de código de barras, la administración de medicamentos se registra automáticamente cuando se pasa el código por el lector. Los medicamentos por razón necesaria (PRN) requieren documentar la razón de su administración. El registro oportuno evita la posibilidad de repetir accidentalmente la administración del medicamento. Anotar la frecuencia respiratoria, la saturación de oxígeno, en su caso, la exploración pulmonar y la respuesta del paciente al tratamiento, si corresponde. Si el medicamento fue rechazado u omitido, consignarlo en el área correspondiente en el registro de medicamentos y notificar al médico. Así se identifica la razón por la cual el medicamento fue omitido y asegura que el médico tenga conocimiento del estado del paciente.

COMPETENCIA 100

ADMINISTRACIÓN DE MEDICAMENTOS VÍA SONDA GÁSTRICA

Los pacientes con una sonda gastrointestinal (nasogástrica, nasointestinal, gastrostomía endoscópica percutánea [GEP] o sonda de yeyunostomía [J]) con frecuencia reciben medicamentos a través de ésta. Cuando sea posible, se deben usar medicamentos líquidos, ya que se absorben fácilmente y es menos probable que causen oclusiones de la sonda. Ciertos medicamentos de dosificación sólida pueden ser triturados y combinados con líquido. En este caso, se debe triturar cada píldora a la vez hasta obtener un polvo fino y mezclar con 15-30 mL de agua antes de administrar a través de la sonda, manteniendo cada medicamento separado de los demás. Además, ciertas cápsulas pueden abrirse, vaciarse en líquido y administrarse a través de la sonda. **No todos los medicamentos pueden ser triturados o alterados, por ejemplo, los de acción prolongada y los de liberación lenta.** Se deben revisar las recomendaciones del fabricante o con un farmacólogo para tener certeza. Es necesario mantener la etiqueta del envase con el vaso del medicamento para poder comparar la información a futuro.

CONSIDERACIONES AL DELEGAR

La administración de medicamentos a través de una sonda gástrica no debe delegarse al personal de apoyo de enfermería (PAE) o al personal de apoyo sin licencia (PASL). Dependiendo de la ley estatal de práctica de enfermería y las políticas y procedimientos institucionales, este procedimiento puede ser delegado al personal de enfermería práctico/vocacional con licencia (PEPL/PEVL). La decisión de delegar debe basarse en un análisis minucioso de las necesidades y circunstancias del paciente, así como en las calificaciones de la persona a quien se delega la tarea. Véanse las *Pautas de delegación* en el Apéndice A.

EQUIPO

- Equipo de irrigación (jeringa de 60 mL y recipiente para irrigación)
- Medicamentos
- Agua (sondas de gastrostomía) o agua estéril (sonda nasogástrica [NG]) según la política institucional
- Guantes
- Equipo de protección personal (EPP) adicional, según indicación

VALORACIÓN INICIAL

- Investigar sobre cada fámraco que se vaya a administrar, en especial el modo de acción, los efectos secundarios, las implicaciones de enfermería, la capacidad de ser triturado y si debe administrarse con o sin alimentos.
- Revisar nombre del paciente, dosis, vía y hora de administración.
- Evaluar el conocimiento del sujeto sobre el fármaco y la razón de la aplicación.
- Auscultar el abdomen en busca de evidencia de ruidos intestinales, y palpar el abdomen en busca de sensibilidad y distensión.
- Determinar el momento de la última evacuación del paciente y medir el perímetro abdominal, en su caso.

DIAGNÓSTICO DE ENFERMERÍA

- Conocimiento deficiente
- Riesgo de lesión
- Deterioro de la deglución

IDENTIFICACIÓN Y PLANIFICACIÓN DE RESULTADOS

- El paciente recibe el medicamento a través de la sonda y experimenta el efecto previsto del medicamento.
- El paciente tiene conocimiento de los medicamentos que se van a administrar.
- El individuo se mantiene libre de efectos adversos y lesiones.
- La sonda gastrointestinal sigue siendo permeable.

IMPLEMENTACIÓN

ACCIÓN	JUSTIFICACIÓN

1. Reunir el equipo. Comparar cada indicación de medicamento con el original en el expediente médico, de acuerdo con la política institucional. Aclarar cualquier incongruencia. Revisar la ficha del paciente en busca de alergias.

Esta comparación ayuda a identificar los errores que pueden haber ocurrido cuando se transcribieron las indicaciones. La indicación del médico es el registro legal de las prescripciones de medicamentos en cada institución.

2. Conocer las acciones, consideraciones especiales de enfermería, rangos seguros de dosis, propósito de la administración y efectos adversos de los medicamentos que se van a administrar. Considerar la idoneidad del medicamento para este paciente.

Este conocimiento ayuda al personal de enfermería en la evaluación del efecto terapéutico del medicamento en relación con el trastorno del paciente y también se puede utilizar para capacitarlo sobre el medicamento.

3. Realizar higiene de manos.

La higiene de manos previene la diseminación de microorganismos.

4. Mover el carrito de medicamentos afuera de la habitación del paciente o prepararse para la administración en el área de medicamentos.

La preparación promueve el manejo eficaz y un abordaje organizado de la tarea.

5. Abrir el carrito o cajón de medicamentos. Ingresar el código de acceso o pasar la identificación de empleado por el lector, si es requerido.

Cerrar con llave el carrito o cajón resguarda el suministro de medicamentos de cada paciente. Las organizaciones que acreditan a los hospitales requieren que los carritos de medicamentos estén cerrados cuando no se usan. Ingresar el código de acceso y pasar la identificación por el lector permiten que sólo el personal autorizado acceda al sistema e identifica al usuario para la documentación digital.

6. **Preparar los medicamentos de un paciente a la vez.**

Previene errores en la administración de medicamentos.

ACCIÓN	JUSTIFICACIÓN

7. Leer el REAM/RAM y seleccionar el medicamento adecuado del almacén o cajón de medicamentos del paciente.

Este es el *primer* punto de verificación de la etiqueta.

8. Comparar la etiqueta con el REAM/RAM. Revisar las fechas de caducidad y hacer los cálculos, según necesidad. Pasar el código de barras en el empaque por el lector, si es requerido.

Este es el *segundo* punto de verificación de la etiqueta. Revisar los cálculos con otro miembro del personal de enfermería para garantizar la seguridad, según necesidad.

9. Revisar si los medicamentos que serán administrados vienen en forma líquida. **Si se van a administrar pastillas o cápsulas, comprobar con la farmacia o referencia de fármacos para verificar la posibilidad de triturar las tabletas o abrir las cápsulas.**

Para evitar que la sonda sea obstruida, todos los medicamentos deben administrarse de forma líquida siempre que sea posible. Los medicamentos en formulaciones de liberación prolongada no deben ser triturados antes de la administración.

10. Preparar el medicamento.

Algunos medicamentos requieren disolución en otro líquido que no sea agua. Se necesita la etiqueta para tener un control de seguridad adicional. Algunos medicamentos necesitan evaluaciones antes de la administración. El líquido que pueda caer sobre la etiqueta dificulta su lectura. La precisión es posible cuando se utiliza el dispositivo de medición adecuado.

Pastillas: triturar una píldora a la vez con un triturador de píldoras. Disolver el polvo con agua u otro líquido recomendado en un vaso para medicamento líquido, conservando cada fármaco separado de los demás. Mantener la etiqueta del envase con el vaso del medicamento, para una futura comparación de la información.

Líquido: Al verter medicamentos líquidos de una botella de dosis múltiples, mantener la botella con la etiqueta contra la palma de la mano. Utilizar el dispositivo de medición apropiado al verter líquidos y leer la cantidad de medicamento en la parte inferior del menisco a nivel del ojo. Limpiar el borde de la botella con una toalla de papel.

ACCIÓN	JUSTIFICACIÓN

11. **Dependiendo de la política institucional, el tercer punto de verificación de la etiqueta puede producirse en este momento. De ser así, cuando se hayan preparado todos los medicamentos para un paciente, volver a revisar las etiquetas contra el REAM/RAM antes de llevarlos al paciente.**

Esta *tercera* verificación asegura la exactitud y ayuda a prevenir errores. *Nota*: muchas instituciones requieren que la tercera verificación ocurra junto al paciente, después de identificarlo y antes de la administración del medicamento.

12. Reemplazar los envases multidosis en el cajón o unidad de almacenamiento del paciente. **Cerrar con llave el carrito de medicamentos antes de dejarlo.**

Cerrar con llave el carrito o cajón de medicamentos resguarda el suministro del paciente. Las organizaciones que acreditan a los hospitales requieren que los carritos de fármacos sean cerrados con llave cuando no estén en uso.

13. Llevar los medicamentos a la cabecera del paciente con cuidado y mantenerlos a la vista en todo momento.

El manejo cuidadoso y la observación estrecha previenen el desacomodo accidental o deliberado de los medicamentos.

14. **Asegurarse de que el paciente reciba el medicamento a la hora correcta.**

Revisar la política institucional, la cual puede permitir la administración en un período de 30 min antes o después de la hora designada.

15. Realizar higiene de manos y colocarse el EPP, según indicación.

La higiene de manos y el EPP previenen la propagación de los microorganismos. El EPP será necesario según las precauciones epidemiológicas.

16. **Identificar al paciente. Comparar la información con el REAM/RAM. El paciente debe ser identificado utilizando al menos dos métodos distintos** (The Joint Commission, 2013):

La identificación del paciente asegura que el individuo correcto reciba la intervención correcta y ayuda a prevenir errores. No se debe usar el número de la habitación del paciente o su ubicación física como método de identificación (The Joint Commission, 2013). Volver a colocar la pulsera de identificación si falta o si presenta alguna imprecisión.

a. Verificar el nombre del paciente en la pulsera de identificación.

b. Verificar el número de identidad en la pulsera de identificación del paciente.

ACCIÓN	JUSTIFICACIÓN
c. Verificar la fecha de nacimiento en la pulsera de identificación del paciente.	
d. Pedir al paciente que diga su nombre y fecha de nacimiento, con base en la política institucional.	Esto requiere una respuesta del paciente, pero la enfermedad y el hecho de encontrarse en un entorno extraño con frecuencia causan que el paciente esté confundido.
17. **Completar las evaluaciones necesarias antes de administrar los medicamentos. Revisar la pulsera de alergias del paciente o interrogarlo acerca de éstas. Explicar el procedimiento y su justificación.**	La evaluación es un requisito previo a la administración de medicamentos. La explicación reduce la ansiedad y facilita la cooperación.
18. Pasar por el lector el código de barras en la pulsera de identificación del paciente, si es requerido.	Esto proporciona una verificación adicional para asegurar que el medicamento es administrado al paciente correcto.
19. **Con base en la política institucional, el tercer punto de verificación de la etiqueta puede producirse en este momento. De ser así, volver a comparar las etiquetas con el REAM/RAM antes de administrar los medicamentos al paciente.**	Muchas instituciones requieren que la *tercera* revisión ocurra junto al paciente, después de identificarlo y antes de la administración del medicamento. Si la política institucional indica la tercera verificación en este momento, ésta garantiza la precisión y ayuda a prevenir errores.
20. Ayudar al paciente a ponerse en la posición alta de Fowler, a menos que esté contraindicado.	Reduce el riesgo de aspiración.
21. Ponerse guantes.	Los guantes evitan el contacto con membranas mucosas y líquidos corporales.
22. Si el paciente está recibiendo alimentación por sonda continua, detener la bomba de la sonda de alimentación.	Si no se detiene la bomba, la alimentación por sonda saldrá de ésta y caerá hacia el paciente.
23. Verter el agua en el recipiente de irrigación. Medir 30 mL de agua. Aplicar la pinza a la sonda de alimentación, si está presente. Como alternativa, pinzar la sonda gástrica por debajo del puerto con los dedos, o colocar la llave de paso en la dirección correcta. Abrir el puerto en la	El líquido está listo para el lavado de la sonda. La aplicación de la pinza, doblar la sonda y pinzarla, o la posición correcta de la llave de paso impiden cualquier reflujo del drenaje gástrico. Cubrir la punta de la sonda de alimentación evita la contaminación.

ACCIÓN	JUSTIFICACIÓN
sonda gástrica destinado para llevar a cabo la administración de medicamentos o desconectar la vía para alimentación de la sonda y colocar la tapa en el extremo de la sonda de alimentación.	
24. **Comprobar la colocación de la sonda, dependiendo del tipo y la política institucional.**	La colocación de la sonda debe ser confirmada antes de administrar algo a través de ésta, para evitar las infusiones accidentales en las vías respiratorias.
25. Anotar la cantidad de todo residuo. Regresar el residuo al estómago, con base en la política institucional.	Los resultados de la investigación no son concluyentes acerca del beneficio de regresar el volumen gástrico al estómago o el intestino para evitar el desequilibrio hidroelectrolítico, lo cual ha sido una práctica aceptada. Consultar la política institucional en relación con esta práctica (Bourgault *et al*, 2007; Keithley y Swanson, 2004; Metheny, 2008).
26. Aplicar la pinza en la sonda de alimentación, si está presente. Como alternativa, pinzar la sonda gástrica con los dedos por debajo del puerto o colocar la llave de paso en la dirección correcta. Retirar 60 mL de la sonda gástrica con la jeringa y sacar el émbolo de la jeringa. Reinsertar la jeringa en la sonda gástrica sin el émbolo. Verter 30 mL de agua en la jeringa. **Despinzar la sonda y dejar que el agua entre en el estómago a través de la infusión por gravedad.**	El pinzado evita el reflujo del drenaje gástrico. Lavar la sonda asegura que todo el residuo sea eliminado.
27. Administrar la primera dosis del medicamento vertiéndola en la jeringa. Seguir con un lavado de 5-10 mL de agua entre las dosis de medicamentos. Después de administrar la última dosis de medicamento, lavar con 30-60 mL de agua.	El lavado entre medicamentos evita cualquier interacción posible entre ellos. El lavado al final mantiene la permeabilidad de la sonda, previene el bloqueo por partículas del medicamento y asegura que todas las dosis lleguen al estómago.

ACCIÓN	JUSTIFICACIÓN
28. Pinzar la sonda gástrica, retirar la jeringa y colocar de nuevo la sonda de alimentación. Si se usó una llave de paso, colocarla en la dirección correcta. Si se utilizó un puerto de medicación, tapar el puerto. Abrir la sonda gástrica y reiniciar la alimentación por sonda, si corresponde para los fármacos administrados.	Algunos medicamentos requieren suspender la alimentación por sonda durante cierto lapso, después de la administración. Consultar una referencia de fármacos o un farmacólogo.
29. Retirarse los guantes. Ayudar al paciente a colocarse en una posición cómoda. Si el sujeto recibe alimentación mediante sonda, la cabecera de la cama debe permanecer elevada por lo menos 30°.	Asegura la comodidad del paciente. Mantener la cabecera elevada ayuda a prevenir la aspiración.
30. Retirarse el EPP adicional, si se utilizó. Realizar higiene de manos.	El retiro adecuado del EPP reduce el riesgo de transmisión de infecciones y la contaminación de otros objetos. La higiene de manos previene la propagación de microorganismos.
31. Documentar la administración del medicamento inmediatamente después de realizarla. Véase la sección "Registro" a continuación.	El registro oportuno ayuda a garantizar la seguridad del paciente.
32. Evaluar la respuesta del paciente al medicamento en el lapso correspondiente.	El paciente debe ser explorado en busca de efectos terapéuticos y adversos del medicamento.

EVALUACIÓN

- El paciente recibe los medicamentos prescritos y experimenta los efectos previstos de los fármacos administrados.
- El sujeto muestra una sonda gástrica permeable y en funcionamiento.
- El paciente refiere conocimiento acerca de los medicamentos administrados y se mantiene libre de efectos adversos y lesiones.

REGISTRO

- Documentar la administración del medicamento inmediatamente después de realizarla, incluyendo fecha, hora, dosis y vía de administración en el REAM/RAM o utilizando el formato requerido. Si se utiliza un sistema de código de barras, la administración de medicamentos se registra automáticamente cuando se pasa el código por el lector. Los medicamentos por razón necesaria (PRN) requieren documentación de la razón de su administración. El registro oportuno evita la posibilidad de repetir accidentalmente la administración del medicamento. Registrar la cantidad de residuo gástrico, en su caso. Documentar la cantidad de líquido administrado en el registro de ingresos y egresos. Si el medicamento fue rechazado u omitido, anotarlo en el área correspondiente en el registro de medicamentos y notificar al médico. Así se identifica la razón por la cual el medicamento fue omitido y asegura que el médico tenga conocimiento del estado del paciente.

COMPETENCIA 101 | EXTRACCIÓN DE MEDICAMENTOS DESDE AMPOLLETA

Una *ampolleta* es un frasco de vidrio que contiene una dosis única de un medicamento para administración parenteral. Debido a que no hay forma de prevenir la contaminación de la parte no utilizada del medicamento después de abrir la ampolleta, es necesario desechar el sobrante si no se usa todo para administrar la dosis prescrita. Para extraer el medicamento, se debe romper el cuello de la ampolleta.

CONSIDERACIONES AL DELEGAR

La preparación de un medicamento desde una ampolleta no debe ser delegada al personal de apoyo de enfermería (PAE) o al personal de apoyo sin licencia (PASL). Dependiendo de la ley estatal de práctica de enfermería y las políticas y procedimientos institucionales, esta tarea debe ser delegada al personal de enfermería práctico/vocacional con licencia (PEPL/PEVL). La decisión de delegar debe basarse en el análisis minucioso de las necesidades y circunstancias del paciente, así como en las calificaciones de la persona a quien se delega la tarea. Véanse las *Pautas de delegación* en el Apéndice A.

EQUIPO

- Registro electrónico de administración de medicamentos (REAM) o registro de administración de medicamentos (RAM)
- Jeringa estéril y aguja de filtro
- Ampolleta de medicamento
- Gasa pequeña

VALORACIÓN INICIAL

- Evaluar el medicamento en la ampolleta en busca de partículas o decoloración. Observar la ampolleta en busca de cuarteaduras o despostilladuras.
- Verificar la fecha de caducidad antes de administrar el medicamento.
- Corroborar nombre del paciente, dosis, vía y hora de administración.
- Revisar los datos de la exploración y de laboratorio que puedan influir en la administración del fármaco.
- Evaluar la idoneidad del fármaco para el paciente.

DIAGNÓSTICO DE ENFERMERÍA

- Riesgo de infección
- Conocimiento deficiente
- Riesgo de lesión

IDENTIFICACIÓN Y PLANIFICACIÓN DE RESULTADOS

- El medicamento es extraído de manera estéril.
- El fármaco está libre de astillas de vidrio.
- Se prepara la dosis apropiada.

IMPLEMENTACIÓN

ACCIÓN	JUSTIFICACIÓN
1. Reunir el equipo. Comparar la indicación del medicamento con la original en el expediente médico, de acuerdo con la política institucional. Aclarar cualquier incongruencia. Revisar el expediente del paciente en busca de alergias.	Esta comparación ayuda a identificar errores que pueden haber ocurrido cuando se transcribieron las indicaciones. La indicación del médico es el registro legal de las prescripciones en cada institución.
2. Conocer las acciones, consideraciones especiales de enfermería, rangos de dosis seguros, propósito de la administración y efectos adversos de los medicamentos que van a ser administrados. Considerar la idoneidad del medicamento para este paciente.	Este conocimiento ayuda al personal de enfermería a evaluar el efecto terapéutico del medicamento en relación con el trastorno del paciente y también puede ser usado para capacitarlo acerca del medicamento.
3. Realizar higiene de manos.	La higiene de manos previene la propagación de microorganismos.
4. Mover el carrito de medicamentos fuera de la habitación del paciente o preparar la administración en el área de medicamentos.	La organización facilita la administración libre de errores y ahorra tiempo.
5. Abrir el carrito o cajón de medicamentos. Ingresar el código de acceso o pasar la identificación de empleado por el lector, si es requerido.	Cerrar con llave el carrito o cajón resguarda el suministro de medicamentos de cada paciente. Las organizaciones que acreditan a los hospitales requieren que los carritos de medicamentos estén cerrados cuando no se usan. Ingresar el código de acceso y pasar la identificación por el lector permiten que sólo el personal autorizado acceda al sistema e identifica al usuario para la documentación digital.
6. **Preparar los medicamentos de un paciente a la vez.**	La preparación promueve el manejo eficaz y un abordaje organizado de la tarea.

ACCIÓN	JUSTIFICACIÓN
7. Leer el REAM/RAM y seleccionar el medicamento adecuado del almacén de la unidad o del cajón de medicamentos del paciente.	Este es el *primer* punto de verificación de la etiqueta.
8. Comparar la etiqueta con el REAM/RAM. Revisar las fechas de caducidad y hacer los cálculos, en caso necesario. Pasar el código de barras del empaque por el lector, si es requerido.	Este es el *segundo* punto de verificación de la etiqueta. En caso necesario, revisar los cálculos con otro miembro del personal de enfermería para garantizar la seguridad.
9. Dar golpes suaves al tallo de la ampolleta o girar la muñeca rápidamente mientras se sostiene la ampolleta verticalmente.	Esto facilita el movimiento del medicamento en el tallo hacia el cuerpo de la ampolleta.
10. Envolver con una gasa pequeña el cuello de la ampolleta.	Esto protege sus dedos del vidrio al romper la ampolleta.
11. Usar un movimiento de palanca para romper la parte superior de la ampolleta en la línea marcada como su cuello. **Romper siempre en dirección contraria al cuerpo.**	Esto protege la cara y los dedos contra las astillas de vidrio.
12. Unir la aguja filtro a la jeringa. Quitar la tapa de la aguja filtro tirando de ella hacia arriba.	El uso de la aguja filtro previene la extracción accidental de pequeñas partículas de vidrio con el medicamento. Quitar la tapa de manera vertical previene picaduras accidentales.
13. Retirar la cantidad indicada de medicamento más una pequeña cantidad adicional (aproximadamente 30 %). **No inyectar aire en la solución. Al introducir la aguja filtro en la ampolleta, se debe tener cuidado de no tocar el borde.** Usar cualquiera de los métodos siguientes para retirar el medicamento:	Al retirar una pequeña cantidad adicional de medicamento, toda burbuja de aire en la jeringa puede ser desplazada una vez que la jeringa sea retirada, permitiendo al mismo tiempo que el medicamento sobrante se mantenga en la jeringa. El contenido de la ampolleta no está bajo presión; por lo tanto, el aire es innecesario y causará que se derrame el contenido.
a. Introducir la punta de la aguja en la ampolleta, que está vertical en una superficie plana, y extraer el líquido con la jeringa. **Tocar sólo el botón del émbolo.**	El manipular sólo el botón del émbolo mantiene estéril su mango.

ACCIÓN	JUSTIFICACIÓN
b. Insertar la punta de la aguja en la ampolleta e invertirla. Mantener la aguja centrada y sin tocar los lados de la ampolleta. Extraer el líquido con la jeringa. **Tocar sólo el botón del émbolo.**	La tensión superficial retiene el líquido en la ampolleta al invertirla. Si la aguja toca los lados o es retirada y luego reinsertada en la ampolleta, la tensión superficial se rompe y el líquido se derrama. Manipular sólo el botón del émbolo mantiene estéril su mango.
14. Esperar hasta que la aguja haya sido retirada para tapar la jeringa y expulsar el aire con cuidado al presionar el émbolo. **Comparar la cantidad de medicamento en la jeringa contra la dosis prescrita y desechar cualquier sobrante, de acuerdo con la política institucional.**	Inyectar aire en la solución aumenta la presión en la ampolleta y puede forzar que el medicamento se derrame. Las ampolletas pueden tener un sobrellenado. La medición cuidadosa asegura que se extrae la dosis correcta.
15. **Dependiendo de la política institucional, el tercer punto de verificación de la etiqueta puede producirse en este momento. De ser así, comparar nuevamente la etiqueta con el REAM/RAM antes de llevar los medicamentos al paciente.**	Esta *tercera* verificación asegura la exactitud y ayuda a prevenir errores. *Nota*: muchas instituciones requieren que la tercera verificación se produzca junto a la cama del paciente y antes de la administración del medicamento.
16. **Colocar la guarda de seguridad en la aguja filtro y retirar la aguja. Desechar la aguja filtro en el contenedor correspondiente. Unir el dispositivo de administración adecuado a la jeringa.**	La aguja filtro usada para extraer el medicamento no debe ser utilizada para administrarlo. Esto evitará que alguna astilla de vidrio entre en el paciente durante la administración.
17. Desechar la ampolleta en un contenedor adecuado.	Cualquier medicamento que no haya sido extraído de la ampolleta debe ser desechado, pues la esterilidad del contenido no puede ser conservada en una ampolleta abierta.
18. Cerrar con llave el carrito de medicamentos antes de dejarlo.	Cerrar con llave el carrito o cajón resguarda el suministro de medicamentos del paciente. Las organizaciones que acreditan a los hospitales requieren que los carritos de medicamentos se cierren con llave cuando no estén en uso.

ACCIÓN	JUSTIFICACIÓN
19. Realizar higiene de manos.	La higiene de manos previene la propagación de microorganismos.
20. Proceder con la administración con base en la vía prescrita.	Véase la competencia correspondiente para la vía prescrita.

EVALUACIÓN

- El medicamento es extraído de la ampolleta de manera estéril, está libre de astillas de vidrio y se prepara la dosis adecuada.

REGISTRO

- No es necesario registrar la extracción del medicamento de una ampolleta. En cambio, sí se necesita el registro oportuno de la administración del medicamento inmediatamente después de realizarla.

COMPETENCIA 102 — EXTRACCIÓN DE MEDICAMENTOS DESDE FRASCO (VIAL)

Un *frasco* o *vial* es una botella de vidrio con un tapón de autosellado a través del cual se retira un medicamento. Para seguridad en el transporte y almacenamiento, la parte superior del frasco, por lo general, se cubre con una tapa de metal blando que se puede desprender fácilmente. El tapón de cierre automático, que se expone a continuación, es el medio de entrada en el frasco. Los frascos de *dosis única* se utilizan una vez y luego son desechados, independientemente de la cantidad de fármaco que se use. Los frascos *multidosis* contienen varias dosis del medicamento y se pueden utilizar varias veces. Los U.S. Centers for Disease Control and Prevention (CDC) recomiendan que los medicamentos envasados como frascos multiuso sean asignados a un solo paciente siempre que sea posible (CDC, 2011). Además, se sugiere que la parte superior del frasco se limpie antes de cada entrada y que en cada ocasión se utilicen aguja y jeringa estériles nuevas. El medicamento contenido en un frasco puede venir en forma líquida o en polvo. Estos últimos se deben disolver en un diluyente apropiado antes de la administración. La siguiente competencia explica la extracción de medicamento líquido de un frasco. Véase la "Variante en la técnica" acompañante para los pasos para reconstituir medicamentos en polvo.

CONSIDERACIONES AL DELEGAR

La preparación de medicamentos de un frasco no debe delegarse al personal de apoyo de enfermería (PAE) o al personal de apoyo sin licencia (PASL).

Dependiendo de la ley estatal de práctica de enfermería y las políticas y procedimientos institucionales, esta tarea puede ser delegada al personal de enfermería práctico/vocacional con licencia (PEPL/PEVL). La decisión de delegar debe basarse en un análisis minucioso de las necesidades y circunstancias del paciente, así como en las calificaciones de la persona a quien se delega la tarea. Véanse las *Pautas de delegación* en el Apéndice A.

EQUIPO

- Jeringa y aguja estériles o cánula roma (el tamaño depende del medicamento que va a ser administrado)
- Frasco/vial de medicamento
- Torunda antimicrobiana
- Segunda aguja (opcional)

- Aguja con filtro (opcional)
- Registro electrónico de administración de medicamentos (REAM) o registro de administración de medicamentos (RAM)

VALORACIÓN INICIAL

- Evaluar el medicamento en el frasco en busca de cualquier decoloración o partículas.
- Revisar la fecha de caducidad antes de administrar el medicamento.
- Verificar nombre del paciente, dosis, vía y hora de administración.
- Evaluar la idoneidad del medicamento para el paciente.
- Revisar los datos de la exploración y de laboratorio que puedan influir en la administración del medicamento.

DIAGNÓSTICO DE ENFERMERÍA

- Riesgo de infección
- Conocimiento deficiente
- Riesgo de lesión

IDENTIFICACIÓN Y PLANIFICACIÓN DE RESULTADOS

- Se extrae el medicamento a una jeringa de manera estéril.
- Se prepara la dosis adecuada.

IMPLEMENTACIÓN

ACCIÓN	JUSTIFICACIÓN
1. Reunir el equipo. Comparar la indicación del medicamento contra la indicación original en el expediente médico, de acuerdo con la política institucional. Aclarar cualquier incongruencia. Revisar el expediente del paciente en busca de alergias.	Esta comparación ayuda a identificar los errores que pueden haber ocurrido cuando se transcribieron las indicaciones. La indicación del médico es el registro legal de las prescripciones de medicamentos en cada institución.
2. Conocer las acciones, consideraciones especiales de enfermería, rangos seguros de dosis, propósito de la administración	Este conocimiento ayuda al personal de enfermería a evaluar el efecto terapéutico del medicamento en relación con el trastorno del paciente; también

ACCIÓN	JUSTIFICACIÓN
y efectos adversos de los medicamentos que se administran. Considerar la idoneidad del medicamento para este paciente.	puede utilizarse para capacitar al paciente sobre el medicamento.
3. Realizar higiene de manos.	La higiene de manos previene la propagación de microorganismos.
4. Mover el carrito de medicamentos al exterior de la habitación del paciente o preparar la administración en el área de medicamentos.	La preparación promueve el manejo eficaz y un abordaje organizado de la tarea.
5. Abrir el carrito o cajón de medicamentos. Ingresar el código de acceso o pasar su identificación de empleado por el lector, si es requerido.	Cerrar con llave el carrito o cajón resguarda el suministro de medicamentos de cada paciente. Las organizaciones que acreditan a los hospitales requieren que los carritos de medicamentos estén cerrados cuando no se usan. Ingresar el código de acceso y pasar la identificación por el lector permiten que sólo el personal autorizado acceda al sistema e identifica al usuario para la documentación digital.
6. **Preparar los medicamentos de un paciente a la vez.**	Previene errores en la administración de medicamentos.
7. Leer el REAM/RAM y seleccionar el medicamento adecuado de la unidad de almacenamiento o del cajón de medicamentos del paciente.	Es el *primer* punto de verificación de la etiqueta.
8. Comparar la etiqueta con el REAM/RAM. Revisar las fechas de caducidad y hacer los cálculos, según necesidad. Pasar por el lector el código de barras en el envase, según necesidad.	Es el *segundo* punto de verificación de la etiqueta. Revisar los cálculos con otro miembro del personal de enfermería para garantizar la seguridad, según necesidad.
9. Retirar la tapa de metal o plástico que protege el tapón de goma en el frasco.	La tapa se debe ser retirada para acceder al medicamento en el frasco.
10. **Limpiar la parte superior de goma con la torunda antimicrobiana y dejar secar.**	La torunda antimicrobiana elimina la contaminación con bacterias de la superficie. Permitir que se seque el alcohol previene que éste entre en el frasco con la aguja.

ACCIÓN	JUSTIFICACIÓN

11. Retirar la tapa de la aguja o cánula roma tirando de ella hacia fuera. Tocar el émbolo sólo en el pomo. Aspirar una cantidad de aire en la jeringa igual a la dosis específica de medicamento que debe retirarse. Algunas instituciones requieren el uso de una aguja filtro cuando se extrae medicamento premezclado de frascos multidosis.

Tirar de la tapa de manera recta evita lesiones accidentales por picadura. Manipular el émbolo sólo en el pomo conserva estéril el eje del émbolo. Como un frasco es un recipiente sellado, se requiere la inyección de una cantidad igual de aire (antes de retirar el líquido) para evitar la formación de un vacío parcial. Si no se inyecta suficiente aire, la presión negativa provoca que sea difícil extraer el medicamento. El uso de una aguja filtro impide la extracción de materiales sólidos a través de la aguja.

12. Sostener el frasco sobre una superficie plana. Puncionar el tapón de goma en el centro con la punta de la aguja e inyectar el aire medido en el espacio por encima de la solución. No inyectar aire en la solución.

El aire inyectado a través de la solución forma burbujas que podrían dar lugar a la extracción de una cantidad inexacta del medicamento.

13. Invertir el frasco. **Mantener la punta de la aguja o cánula roma por debajo del nivel del líquido.**

Evita que el aire sea aspirado en la jeringa.

14. Mantener el frasco en una mano y usar la otra para extraer el medicamento. **Tocar el émbolo sólo en el pomo. Extraer la cantidad prescrita de medicamento mientras se mantiene la jeringa vertical y al nivel de los ojos.**

Manipular el émbolo sólo en el pomo conservará estéril el eje del émbolo. Sostener la jeringa a nivel de los ojos facilita la lectura exacta y la posición vertical permite la eliminación de las burbujas de aire de la jeringa.

15. Si se acumulan burbujas de aire en la jeringa, golpear suavemente el cilindro y mover la aguja más allá del líquido hacia el espacio de aire para reinyectar la burbuja en el frasco. Regresar la punta de la aguja a la solución y continuar la extracción del medicamento.

La eliminación de las burbujas de aire es necesaria para asegurar una dosis exacta del medicamento.

16. Después de extraer la dosis correcta, retirar la aguja del frasco y volver a colocar cuidadosamente la tapa sobre la aguja. **Si se usó una aguja con filtro**

Esto previene la contaminación de la aguja y protege contra picaduras accidentales. Puede usarse un método para colocar de nuevo la tapa con una mano siempre y cuando se tenga cuidado

ACCIÓN	JUSTIFICACIÓN
para extraer el medicamento, es necesario retirarla y conectarla al dispositivo de administración adecuado. Algunas instituciones requieren que, antes de administrar el medicamento, se cambie la aguja si se usó una para extraer el fármaco.	de no contaminar la aguja durante el proceso. No se debe emplear una aguja filtro utilizada para la extracción del medicamento para su posterior administración, a fin de prevenir que entren materiales sólidos en el paciente. Posiblemente sea necesario cambiar la aguja, ya que su paso a través del tapón en el frasco puede quitarle el filo. Además, se asegura que la punta de la aguja esté libre de residuos del medicamento, reduciendo significativamente la intensidad del dolor asociado con la inyección (Ağaç y Güneş, 2010).
17. **Comparar la cantidad de medicamento en la jeringa con la dosis prescrita y desechar cualquier excedente.**	La medición cuidadosa asegura la extracción de la dosis correcta.
18. **Dependiendo de la política institucional, el tercer punto de verificación de la etiqueta puede producirse en este momento. De ser así, cuando se hayan preparado todos los medicamentos de un paciente, volver a comparar las etiquetas contra el REAM/RAM antes de llevarle los medicamentos.**	Este *tercer* punto de verificación asegura la precisión y ayuda a prevenir errores. *Nota*: muchas instituciones requieren que la tercera verificación se haga junto al paciente, después de identificarlo y antes de la administración del medicamento.
19. **Si se utiliza un frasco multidosis, etiquetarlo con la fecha y hora en que se abrió, y guardar el frasco con el medicamento restante de acuerdo con la política institucional.**	Debido a que el frasco está sellado, el medicamento en el interior permanece estéril y puede utilizarse para futuras inyecciones. El etiquetado de los frascos abiertos con la fecha y hora limita su uso después de un período específico.
20. Cerrar con llave el carrito de medicamentos antes de dejarlo.	Cerrar con llave el carrito o cajón de medicamentos resguarda el suministro del paciente. Las organizaciones que acreditan a los hospitales requieren que los carritos de medicamentos estén cerrados con llave cuando no se usan.
21. Realizar higiene de manos.	La higiene de manos previene la propagación de microorganismos.

ACCIÓN	JUSTIFICACIÓN
22. Continuar con la administración, con base en la vía prescrita.	Véase la competencia correspondiente para la vía prescrita.

EVALUACIÓN

• El medicamento se extrae con la jeringa de manera estéril y se prepara la dosis apropiada.

REGISTRO

• No es necesario registrar la extracción del medicamento del frasco. En cambio, sí se requiere el registro oportuno de la administración del medicamento inmediatamente después de realizarla.

VARIANTE EN LA TÉCNICA	Reconstitución de medicamentos en polvo en un frasco

Los fármacos inestables en su forma líquida con frecuencia se proporcionan en forma de polvo seco. El polvo debe mezclarse con la cantidad correcta de solución adecuada a fin de preparar el medicamento para la administración. Es necesario verificar la cantidad y el tipo de solución correctos para el medicamento específico prescrito. Esta información se encuentra en la etiqueta del frasco, el prospecto, en un vademécum, una referencia de farmacia en línea o con el farmacólogo. Para reconstituir medicamentos en polvo:

1. Reunir el equipo. Revisar la indicación del medicamento contra la indicación original en el expediente médico, de acuerdo con la política institucional.

2. Conocer las acciones, consideraciones especiales de enfermería, rangos seguros de dosis, propósito de la administración y efectos adversos de los medicamentos que se adminis- tran. Considerar la idoneidad del medicamento para este paciente.

3. Realizar higiene de manos.

4. Mover el carrito de medicamentos al exterior de la habitación del paciente o preparar la administración en el área de medicamentos.

5. Abrir el carrito o cajón de medicamentos. Ingresar el código de acceso o pasar la identificación de empleado por el lector, si es requerido.

6. **Preparar los medicamentos de un paciente a la vez.**

7. Leer el REAM/RAM y seleccionar el medicamento y el diluyente adecuados de la unidad de almacenamiento o del cajón de medicamentos del paciente. Este es el *primer* punto de verificación de la etiqueta del medicamento.

Continúa en la p. 522

Reconstitución de medicamentos en polvo en un frasco *continuación*

8. Comparar las etiquetas con el REAM/RAM. Este es el *segundo* punto de verificación de la etiqueta del medicamento. De igual manera, revisar las fechas de caducidad y realizar los cálculos, verificándolos con otro miembro del personal de enfermería. Pasar por el lector el código de barras del envase, según necesidad.

9. Retirar la tapa de metal o plástico en el frasco del medicamento y en el frasco de diluyente que protege los tapones de cierre automático.

10. Limpiar los tapones de autosellado con la torunda antimicrobiana y dejar secar.

11. **Extraer la cantidad apropiada de diluyente en la jeringa.**

12. Introducir la aguja o cánula roma a través del centro del tapón de autosellado en el frasco del medicamento en polvo.

13. Inyectar el diluyente en el frasco de medicamento en polvo.

14. Retirar la aguja o cánula roma del frasco y colocar de nuevo la tapa.

15. **Agitar suavemente el frasco para mezclar el medicamento en polvo y el diluyente por completo. No sacudir el vial.**

16. **Extraer la cantidad prescrita del medicamento mientras se mantiene la jeringa en** posición vertical y al nivel de los ojos.

17. Después de extraer la dosis correcta, retirar la aguja del frasco y volver a colocar la tapa cuidadosamente sobre la aguja. **Si se utilizó una aguja con filtro para extraer el medicamento, retirarla y conectar el dispositivo de administración apropiado.** Antes de la administración del medicamento, algunas instituciones requieren cambiar la aguja, si se usó, para retirar el fármaco.

18. **Comparar la cantidad de medicamento en la jeringa con la de la dosis prescrita y desechar cualquier excedente.**

19. **Dependiendo de la política institucional, el *tercer* punto de verificación de la etiqueta puede producirse en este momento. De ser así, volver a revisar la etiqueta contra el REAM/RAM antes de llevar los medicamentos al paciente.**

20. Cerrar con llave el carrito de medicamentos antes de dejarlo.

21. Realizar higiene de manos.

22. Continuar con la administración según la vía prescrita.

Un medicamento puede ser administrado a través de una vía intravenosa (i.v.) como el bolo i.v. Esto implica realizar una sola inyección de una solución concentrada directamente en una vía intravenosa. Los fármacos administrados por bolo i.v. se utilizan para la dosificación intermitente o para el tratamiento en situaciones de urgencia. El fármaco se administra muy lentamente durante al menos 1 min. Esto se puede hacer manualmente o con una bomba de jeringa. Confirmar los tiempos de administración exactos consultando a un farmacólogo o referencias de fármacos. Los dispositivos sin aguja previenen punciones y proporcionan acceso a la vía i.v. Puede usarse una cánula de punta roma o un puerto de conexión ahuecado para administrar el medicamento.

CONSIDERACIONES AL DELEGAR

La administración de medicamentos por bolo intravenoso no debe ser delegada al personal de apoyo de enfermería (PAE) o al personal de apoyo sin licencia (PASL). Dependiendo de la ley estatal de práctica de enfermería y las políticas y procedimientos institucionales, la administración por vía intravenosa de medicamentos especificados puede ser delegada en algunos contextos al personal de enfermería práctico/vocacional con licencia (PEPL/PEVL) que ha recibido la capacitación correspondiente. La decisión de delegar debe basarse en un análisis minucioso de las necesidades y circunstancias del paciente, así como en las calificaciones de la persona a quien se delega la tarea. Véanse las *Pautas de delegación* en el Apéndice A.

EQUIPO

- Torunda antimicrobiana
- Reloj con segundero o cronómetro
- Guantes desechables
- Equipo de protección personal (EPP) adicional, según indicación
- Medicamento prescrito
- Jeringa con un dispositivo sin aguja o aguja de 1 pulg. cali-
bre 23-25 (seguir la política institucional)
- Bomba de jeringa, según necesidad
- Registro electrónico de administración de medicamentos (REAM) o registo de administración de medicamentos (RAM)

VALORACIÓN INICIAL

- Evaluar al paciente en busca de cualquier alergia.
- Corroborar la fecha de caducidad antes de administrar el medicamento.
- Evaluar la idoneidad del medicamento para el paciente.
- Valorar la compatibilidad del medicamento ordenado y la solución i.v.
- Revisar los datos de la exploración y de laboratorio que pueden influir en la administración del medicamento.
- Verificar nombre del paciente, dosis, vía y hora de administración.
- Explorar el sitio i.v. del paciente, anotando cualquier signo de edema, frialdad, filtración de líquido desde el sitio i.v. o dolor.

- Valorar el conocimiento del paciente acerca del medicamento. Si tiene un conocimiento deficiente, puede ser el momento apropiado para comenzar la capacitación sobre el medicamento.
- Si el medicamento puede afectar las constantes vitales del paciente, deben evaluarse antes de la administración.
- Si el medicamento es un analgésico, se valora el dolor del paciente antes y después de la administración.

DIAGNÓSTICO DE ENFERMERÍA

- Riesgo de lesión
- Riesgo de respuesta alérgica
- Riesgo de infección

IDENTIFICACIÓN Y PLANIFICACIÓN DE RESULTADOS

- El medicamento se administra de forma segura por vía i.v.
- El paciente no experimenta efectos adversos.
- El individuo no presenta ninguna respuesta alérgica.
- El sujeto está bien informado acerca del medicamento en el bolo.
- El paciente se mantiene libre de infecciones.
- El individuo no presenta ansiedad, o ésta disminuye.

IMPLEMENTACIÓN

ACCIÓN	JUSTIFICACIÓN
1. Reunir el equipo necesario en la mesa puente o junto a la cama. Comparar la orden del medicamento contra la indicación original en el expediente médico, de acuerdo con la política institucional. Aclarar cualquier incongruencia. Revisar el expediente del paciente en busca de alergias. Comprobar la compatibilidad del medicamento y la solución i.v. Revisar un vademécum para aclarar si el medicamento tiene que ser diluido antes de la administración. Corroborar la velocidad de administración.	Esta comparación ayuda a identificar los errores que pueden haber ocurrido durante la transcripción de las indicaciones. La indicación del médico es el registro legal de la prescripción de medicamentos en cada institución. La compatibilidad del medicamento y la solución evita complicaciones. Proporcionar la dosis correcta del medicamento según lo prescrito.
2. Conocer las acciones, consideraciones especiales de enfermería, rangos seguros de dosis, propósito de la administración y efectos adversos de los medicamentos que se van a administrar. Considerar la idoneidad del medicamento para este paciente.	Este conocimiento ayuda al personal de enfermería en la evaluación del efecto terapéutico del medicamento en relación con el trastorno del paciente y también se puede utilizar para capacitarlo sobre el medicamento.

ACCIÓN	JUSTIFICACIÓN
3. Realizar higiene de manos.	La higiene de manos previene la diseminación de microorganismos.
4. Mover el carrito de medicamentos afuera de la habitación del paciente o preparar la administración en el área de medicamentos.	La preparación promueve el manejo eficaz y un abordaje ordenado de la tarea.
5. Abrir el carrito o cajón de medicamentos. Ingresar el código de acceso y pasar por el lector la identificación de empleado, si es requerido.	Cerrar con llave el carrito o cajón resguarda el suministro de medicamentos de cada paciente. Las organizaciones que acreditan a los hospitales requieren que los carritos de medicamentos estén cerrados cuando no se usan. Ingresar el código de acceso y pasar la identificación por el lector permiten que sólo el personal autorizado acceda al sistema e identifica al usuario para la documentación digital.
6. **Preparar el medicamento de un paciente a la vez.**	Esto previene errores en la administración del medicamento.
7. Leer el REAM/RAM y elegir el fármaco adecuado del almacén o del cajón de medicamentos del paciente.	Este es el *primer* punto de verificación de la etiqueta.
8. Comparar la etiqueta con el REAM/RAM. Revisar las fechas de caducidad y hacer los cálculos, según necesidad. Pasar el código de barras en el envase por el lector, si es requerido.	Este es el *segundo* punto de verificación de la etiqueta. Verificar los cálculos con otro miembro del personal de enfermería para garantizar la seguridad, según necesidad.
9. Si se requiere, retirar el fármaco de una ampolleta o frasco como se describe en las Competencias 101 y 102.	
10. **Dependiendo de la política institucional, el tercer punto de verificación de la etiqueta puede ocurrir en este momento. De ser así, cuando se hayan preparado todos los medicamentos para un paciente, volver a comparar las etiquetas con el REAM/RAM antes de llevarle los medicamentos.**	Esta *tercera* verificación asegura la exactitud y ayuda a prevenir errores. *Nota:* muchas instituciones requieren que la tercera verificación ocurra junto al paciente, después de identificarlo y antes de la administración del medicamento.

ACCIÓN	JUSTIFICACIÓN
11. Cerrar el carrito de medicamentos con llave antes de dejarlo.	Cerrar con llave el carrito o cajón de medicamentos resguarda el suministro del paciente. Las organizaciones que acreditan a los hospitales requieren que los carritos de medicamentos sean cerrados con llave cuando no estén en uso.
12. Llevar con cuidado los medicamentos y equipos junto a la cama del paciente y mantenerlos a la vista en todo momento.	El manejo cuidadoso y la observación estrecha previenen el desacomodo accidental o deliberado de los medicamentos. Tener los equipos disponibles ahorra tiempo y facilita la ejecución de la tarea.
13. **Verificar que el paciente reciba el medicamento a la hora correcta.**	Revisar la política institucional, la cual puede permitir la administración en un período de 30 min antes o después de la hora designada.
14. Realizar higiene de manos y colocarse el EPP, según indicación.	La higiene de manos y el EPP previenen la propagación de los microorganismos. El EPP será necesario según las precauciones epidemiológicas.
15. **Identificar al paciente. Comparar la información con el REAM/RAM. El paciente debe ser identificado utilizando al menos dos métodos distintos** (The Joint Commission, 2013):	La identificación del paciente asegura que el individuo correcto reciba la intervención correcta y ayuda a prevenir errores. El número de la habitación del paciente o su ubicación física no deben utilizarse como método de identificación (The Joint Commission, 2013). Volver a colocar la pulsera de identificación si es que falta o presenta cualquier imprecisión.
a. Verificar el nombre del paciente en la pulsera de identificación.	
b. Verificar el número de identidad en la pulsera de identificación del paciente.	
c. Verificar la fecha de nacimiento en la pulsera de identificación del paciente.	
d. Pedir al paciente que diga su nombre y fecha de nacimiento, con base en la política institucional.	Esto requiere que el paciente sea capaz de responder, pero la enfermedad y el hecho de encontrarse en un entorno extraño causan con frecuencia que esté confundido.

ACCIÓN	JUSTIFICACIÓN
16. Cerrar las cortinas alrededor de la cama y la puerta de la habitación, de ser posible.	Esto asegura la privacidad del paciente.
17. Completar las evaluaciones necesarias antes de administrar los medicamentos. Revisar la pulsera de alergias del paciente o interrogarlo acerca de éstas. Explicar el propósito y la acción del medicamento al paciente.	La evaluación es un requisito previo a la administración del medicamento. La explicación proporciona una justificación, aumenta el conocimiento y reduce la ansiedad.
18. Pasar por el lector el código de barras en la pulsera de identificación del paciente, si es requerido.	Proporciona una verificación adicional para asegurar que el medicamento se administra al paciente correcto.
19. **Con base en la política institucional, el tercer punto de verificación de la etiqueta puede producirse en este momento. De ser así, volver a comparar la etiqueta con el REAM/RAM antes de administrar los medicamentos al paciente.**	Muchas instituciones requieren que la *tercera* verificación ocurra junto al paciente, después de identificarlo y antes de la administración del medicamento. Si la política institucional indica la tercera revisión en este momento, ésta garantiza la precisión y ayuda a prevenir errores.
20. **Explorar el sitio i.v. en busca de la presencia de edema o infiltración.**	El medicamento i.v. debe ser aplicado directamente en una vena para que la administración sea segura.
21. Si la infusión i.v. se está administrando a través de una bomba de infusión, detener la bomba.	Detener la bomba previene la infusión de líquido durante la administración en bolo y la activación de las alarmas de oclusión de la bomba.
22. Ponerse guantes limpios.	Los guantes previenen el contacto con sangre y líquidos corporales.
23. Seleccionar el puerto de inyección en la vía que esté más cerca al sitio de punción venosa. Limpiar el puerto con la torunda antimicrobiana.	Usar el puerto más cercano al lugar de la inserción de la aguja minimiza la dilución del medicamento. La limpieza evita la entrada de microorganismos cuando se punciona el puerto.
24. Quitar la tapa de la jeringa. Estabilizar el puerto con la mano no dominante, mientras se introduce la jeringa en el centro de éste.	Esto apoya el puerto de inyección y disminuye el riesgo de desconexión accidental de la solución i.v. o de ingresar al puerto de forma incorrecta.
25. Mover la mano no dominante a la sección de la vía i.v. justo por encima del puerto de inyección; doblar la vía entre los dedos.	Esto detiene temporalmente el flujo por gravedad de la infusión i.v. y evita que el medicamento regrese hacia la vía.

ACCIÓN	JUSTIFICACIÓN
26. Tirar ligeramente del émbolo justo hasta que aparezca sangre en la vía.	Esto asegura la inyección del medicamento en el torrente sanguíneo.
27. **Inyectar el medicamento a la dosis recomendada.**	Ello proporciona la cantidad correcta de medicamento en el intervalo apropiado de acuerdo con las instrucciones del fabricante.
28. Soltar la vía. Retirar la jeringa. No volver a tapar la aguja usada, si se utilizó. Colocar la guarda de seguridad o protección de la aguja, si está presente. Soltar la vía y permitir que fluya la solución i.v. Desechar la aguja y la jeringa en el contenedor apropiado.	La eliminación adecuada de la aguja evita lesiones.
29. Comprobar la velocidad de infusión de la solución i.v. Reiniciar la bomba de infusión, en su caso.	La inyección de bolo puede alterar la velocidad de infusión de los líquidos, si la infusión es por gravedad.
30. Retirarse los guantes y el EPP adicional, si se utilizó. Realizar higiene de manos.	El retiro adecuado del EPP reduce el riesgo de transmisión de infecciones y la contaminación de otros objetos. La higiene de manos previene la propagación de microorganismos.
31. Documentar la administración del medicamento inmediatamente después de realizarla. Véase la sección "Registro" abajo.	La documentación oportuna ayuda a garantizar la seguridad del paciente.
32. Evaluar la respuesta del paciente al medicamento en un lapso adecuado.	El paciente debe ser valorado en busca de efectos terapéuticos y adversos del medicamento.

EVALUACIÓN

- El medicamento se administra de forma segura a través del bolo i.v.
- La ansiedad del paciente se reduce.
- El sujeto no experimenta efectos adversos.
- El individuo entiende y cumple con el régimen del medicamento.

REGISTRO

- Documentar la administración del medicamento inmediatamente después de realizarla, incluyendo fecha, hora, dosis y vía, sitio y velocidad de administración en el REAM/RAM o utilizando el formato requerido. Si se utilizó un sistema de código de barras, la administración del fármaco se registra automáticamente cuando se pasa el código por el lector. Los medicamentos por razón necesaria (PRN) requieren documentar la razón de su administración. El registro oportuno evita la posibilidad de repetir accidentalmente la administración del fármaco. Si el medicamento fue rechazado u omitido, registrarlo en el área correspondiente en el registro de medicamentos y notificar al médico. Así se identifica la razón por la cual el fármaco fue omitido y asegura que el médico tenga conocimiento del estado del paciente.

COMPETENCIA 104

ADMINISTRACIÓN DE MEDICAMENTOS MEDIANTE INFUSIÓN INTRAVENOSA INTERMITENTE EN "Y"

Con la infusión i.v. intermitente, el fármaco es mezclado con una pequeña cantidad de solución i.v., alrededor de 50-100 mL, y es administrado durante un período breve en el intervalo prescrito (p. ej., cada 4 h). La administración se lleva a cabo con más frecuencia usando una bomba de infusión i.v., que requiere que el personal de enfermería programe la velocidad de infusión en la bomba. Las "bombas inteligentes" (computarizadas) se utilizan en muchas instituciones para realizar administraciones i.v., incluyendo las infusiones intermitentes. Las bombas inteligentes también requieren la programación de la velocidad de infusión por el personal de enfermería, pero además son capaces de identificar los límites de dosis y pautas de práctica para ayudar en la administración segura. La administración también se puede lograr mediante infusión por gravedad, lo que requiere que el personal de enfermería calcule la velocidad de infusión en gotas por minuto. La mejor práctica, sin embargo, es el uso de una bomba de infusión i.v.

El sistema de suministro i.v. en "Y" requiere que la solución intermitente o añadida se coloque más alto que el envase de la solución primaria. Un gancho de extensión proporcionado por el fabricante facilita bajar el contenedor i.v. principal. El puerto en la vía i.v. primaria tiene una válvula de contrapresión que detiene automáticamente el flujo de la solución primaria, lo que permite que la solución secundaria o en "Y" fluya al ser conectada. Debido a que los diseños de los fabricantes varían, es importante revisar con cuidado las instrucciones de los sistemas utilizados en la institución. El personal de enfermería es responsable de calcular y regular la infusión con una bomba o ajustando manualmente la velocidad de flujo de la infusión i.v. intermitente. Los dispositivos sin aguja (recomendados por los U.S. Centers for Disease Control and Prevention [CDC] y la Occupational Safety and Health Administration [OSHA]) previenen las punciones y proporcionan acceso a la vía venosa primaria. Puede utilizarse una cánula de punta roma o un puerto de conexión ahuecado para conectar infusiones i.v. intermitentes.

CONSIDERACIONES AL DELEGAR

La administración de medicamentos por infusión i.v. intermitente no debe ser delegada al personal de apoyo de enfermería (PAE) o al personal de apoyo sin licencia (PASL). Dependiendo de la ley estatal de práctica de enfermería y las políticas y procedimientos institucionales, la administración de medicamentos intravenosos especificados en algunos contextos puede ser delegada al personal de enfermería práctico/vocacional (PEPL/PEVL) que ha recibido la capacitación correspondiente. La decisión de delegar debe basarse en un análisis minucioso de las necesidades y circunstancias del paciente, así como en las calificaciones de la persona a quien se delega la tarea. Véanse las *Pautas de delegación* en el Apéndice A.

EQUIPO

- Medicamento preparado en una bolsa etiquetada de bajo volumen
- Vía corta de infusión secundaria (microgoteo o macrogoteo)
- Bomba i.v.
- Conector sin aguja, según necesidad, basado en el sistema de la institución
- Torunda antimicrobiana
- Gancho de metal o plástico
- Portasueros
- Etiqueta con la fecha para las vías
- Registro electrónico de administración de medicamentos (REAM) o registro de administración de medicamentos (RAM)
- Equipo de protección personal (EPP), según indicación

VALORACIÓN INICIAL

- Explorar al paciente en busca de cualquier alergia.
- Verificar la fecha de caducidad antes de administrar el medicamento.
- Evaluar la idoneidad del medicamento para el paciente.
- Valorar la compatibilidad del medicamento indicado, el diluyente y la solución de infusión i.v.
- Revisar los datos de la exploración y de laboratorio que puedan influir en la administración del medicamento.
- Verificar nombre del paciente, dosis, vía y hora de administración.
- Evaluar el conocimiento del paciente acerca del medicamento. Si tiene un conocimiento deficiente, puede ser el momento apropiado para comenzar la capacitación sobre el medicamento.
- Si el medicamento puede afectar las constantes vitales del paciente, evaluarlas antes de la administración.
- Explorar el sitio de inserción i.v., buscando signos de edema, frialdad, filtraciones de líquido en el sitio, eritema o dolor.

DIAGNÓSTICO DE ENFERMERÍA

- Riesgo de respuesta alérgica
- Riesgo de infección
- Riesgo de lesión

IDENTIFICACIÓN Y PLANIFICACIÓN DE RESULTADOS

- El medicamento es administrado por vía intravenosa utilizando una técnica estéril.
- El medicamento es administrado al paciente de manera segura y a la velocidad de infusión adecuada.
- El paciente no presenta ninguna respuesta alérgica.
- El individuo se mantiene libre de infecciones.
- El sujeto entiende y cumple con el régimen del medicamento.

IMPLEMENTACIÓN

ACCIÓN	JUSTIFICACIÓN
1. Reunir el equipo necesario en la mesa puente o junto a la cama. Comparar cada orden de medicamento con la indicación original en el expediente médico, según la política institucional. Aclarar cualquier incongruencia. Revisar el expediente del paciente en busca de alergias.	Esta comparación ayuda a identificar los errores que pueden haber ocurrido durante la transcripción de las indicaciones. La indicación del médico es el registro legal de la prescripción de medicamentos en cada institución.
2. Conocer las acciones, consideraciones especiales de enfermería, rangos seguros de dosis, propósito de la administración y efectos adversos de los medicamentos que se van a administrar. Considerar la idoneidad del medicamento para este paciente.	Este conocimiento ayuda al personal de enfermería en la evaluación del efecto terapéutico del medicamento en relación con el trastorno del paciente, y también se puede utilizar para capacitarlo sobre el medicamento.
3. Realizar higiene de manos.	La higiene de manos previene la diseminación de microorganismos.
4. Mover el carrito de medicamentos afuera de la habitación del paciente o prepararlo para la administración en el área de medicamentos.	La preparación promueve el manejo eficaz y un abordaje ordenado de la tarea.
5. Abrir el carrito o cajón de medicamentos. Ingresar el código de acceso y pasar la identificación de empleado por el lector, si es requerido.	Cerrar con llave el carrito o cajón resguarda el suministro de medicamentos de cada paciente. Las organizaciones que acreditan a los hospitales requieren que los carritos de medicamentos estén cerrados cuando no se usan. Ingresar el código de acceso y pasar la identificación por el lector permiten que sólo el personal autorizado acceda al sistema e identifica al usuario para la documentación digital.
6. **Preparar los medicamentos de un paciente a la vez.**	Esto previene errores en la administración de medicamentos.
7. Leer el REAM/RAM y seleccionar el medicamento adecuado del almacén o cajón del paciente.	Este es el *primer* punto de verificación de la etiqueta.

ACCIÓN	JUSTIFICACIÓN
8. Comparar la etiqueta con el REAM/RAM. Revisar las fechas de caducidad. Confirmar la velocidad de infusión prescrita o apropiada. Calcular la velocidad de goteo si se usa un sistema de gravedad. Pasar el código de barras en el empaque por el lector, si es requerido.	Este es el *segundo* punto de verificación de la etiqueta. Verificar los cálculos con otro miembro del personal de enfermería para garantizar la seguridad, según necesidad. La infusión del medicamento a una velocidad adecuada previene lesiones.
9. **Dependiendo de la política institucional, el tercer punto de verificación de la etiqueta puede producirse en este momento. De ser así, cuando se hayan preparado todos los medicamentos, volver a revisar las etiquetas en el REAM/RAM antes de llevarlos al paciente.**	Esta *tercera* verificación asegura la exactitud y ayuda a prevenir errores. *Nota:* muchas instituciones requieren que la tercera verificación ocurra junto al paciente, después de identificarlo y antes de la administración del medicamento.
10. Cerrar el carrito de medicamentos con llave antes de dejarlo.	Cerrar con llave el carrito o cajón de medicamentos resguarda el suministro del paciente. Las organizaciones que acreditan hospitales requieren que los carritos de medicamentos sean cerrados con llave cuando no estén en uso.
11. Llevar los medicamentos a la cabecera del paciente con cuidado y mantenerlos a la vista en todo momento.	El manejo cuidadoso y la observación estrecha previenen el desacomodo accidental o deliberado de los fármacos.
12. **Verificar que el paciente reciba el medicamento a la hora correcta.**	Revisar la política institucional, la cual puede permitir la administración en un período de 30 min antes o después de la hora designada.
13. Realizar higiene de manos y colocarse el EPP, según indicación.	La higiene de manos y el EPP previenen la propagación de microorganismos. El EPP será necesario según las precauciones epidemiológicas.
14. **Identificar al paciente. Comparar la información con el REAM/RAM. El paciente debe ser identificado utilizando por lo menos dos métodos distintos** (The Joint Commission, 2013):	La identificación del paciente asegura que el individuo correcto reciba la intervención correcta y ayuda a prevenir errores. El número de la habitación del paciente o su ubicación física no deben utilizarse como método de identificación (The Joint Commission, 2013). Volver a colocar la pulsera de identificación si es que falta o presenta cualquier imprecisión.

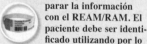

ACCIÓN	JUSTIFICACIÓN

a. Verificar el nombre del paciente en la pulsera de identificación.

b. Verificar el número de identidad en la pulsera de identificación del paciente.

c. Verificar la fecha de nacimiento en la pulsera de identificación del paciente.

d. Pedir al paciente que diga su nombre y fecha de nacimiento, con base en la política institucional.

Esto requiere que el paciente sea capaz de responder, pero la enfermedad y el hecho de encontrarse en un entorno extraño con frecuencia causan que el individuo esté confundido.

15. Cerrar las cortinas alrededor de la cama y la puerta de la habitación, de ser posible.

Esto asegura la privacidad del paciente.

16. **Completar las evaluaciones necesarias antes de administrar los medicamentos. Revisar la pulsera de alergias del paciente o interrogarlo acerca de éstas. Explicar al paciente el propósito y la acción del medicamento.**

La evaluación es un requisito previo a la administración de medicamentos. La explicación proporciona una justificación, aumenta el conocimiento y reduce la ansiedad.

17. Pasar por el lector el código de barras en la pulsera de identificación del paciente, si es requerido.

El uso del lector de código de barras proporciona una verificación adicional para asegurar que el medicamento se administra al paciente correcto.

18. **Con base en la política institucional, el tercer punto de verificación de la etiqueta puede producirse en este momento. De ser así, volver a comparar las etiquetas con el REAM/ RAM antes de administrar los medicamentos al paciente.**

Muchas instituciones requieren que la *tercera* verificación ocurra junto al paciente, después de identificarlo y antes de la administración del medicamento. Si la política institucional indica la tercera verificación en este momento, ésta garantiza la precisión y ayuda a prevenir errores.

19. Evaluar el sitio de acceso i.v. en busca de signos de inflamación o infiltración.

El medicamento i.v. debe ser aplicado directamente en una vena para que la administración sea segura.

20. Cerrar la pinza de la vía corta de infusión secundaria. Utilizando una técnica aséptica, retirar la tapa en la punta de la vía y la tapa en el puerto del envase

Cerrar la pinza evita que el líquido entre en el sistema hasta que el personal de enfermería esté listo.

ACCIÓN	JUSTIFICACIÓN
del medicamento, teniendo cuidado de evitar contaminar cada extremo.	
21. Conectar la vía de infusión al envase del medicamento mediante la inserción de la punta en el puerto empujando con firmeza y con un movimiento giratorio, teniendo cuidado de evitar la contaminación de los extremos.	El mantenimiento de la esterilidad de la vía y el puerto de medicamentos previene la contaminación.
22. Colgar el envase de la solución en "Y" en el portasueros, colocándolo más alto que la vía i.v. primaria de acuerdo con las recomendaciones del fabricante. Utilizar un gancho de metal o plástico para bajar el recipiente de la solución i.v. primaria.	La posición de los contenedores influye en el flujo de la solución i.v. en el equipo principal.
23. Colocar la etiqueta en la vía con la fecha correspondiente.	La vía para la configuración en "Y" se puede utilizar durante 48-96 h, dependiendo de la política institucional. La etiqueta permite el seguimiento de la próxima fecha de recambio.
24. Apretar la cámara de goteo en la vía y liberarla. Llenar hasta la línea de la mitad. Abrir la pinza y la vía primaria. Cerrar la pinza. Colocar el conector sin aguja en el extremo de la vía, utilizando una técnica estéril, según necesidad.	Esto extrae el aire de la vía y mantiene la esterilidad de la configuración.
25. Usar una torunda antimicrobiana para limpiar el puerto de acceso o llave de paso por encima de la pinza rodante en la vía de la infusión i.v. primaria.	Esto evita la entrada de microorganismos cuando la configuración en "Y" está conectada al puerto. La válvula de reflujo en el puerto de la vía principal detiene el flujo de la línea secundaria mientras se infunde la solución secundaria. Una vez completada, se abren las válvulas de contraflujo y se reanuda el flujo de la solución primaria.
26. Conectar la configuración en "Y" al puerto de acceso o llave de paso. Si se usa, girar la llave a la posición abierta.	Los sistemas sin aguja y la configuración de llave de paso eliminan la necesidad de una aguja y son recomendadas por los CDC.

ACCIÓN	JUSTIFICACIÓN

27. Abrir la pinza en la vía secundaria. Ajustar la velocidad de la infusión secundaria en la bomba e iniciar la infusión. Si se infunde por gravedad, utilizar la pinza rodante en la vía de infusión primaria para regular el flujo a la velocidad de suministro prescrita. Monitorizar la infusión del medicamento a intervalos periódicos.

La válvula de contraflujo en el puerto secundario de la vía principal detiene el flujo de la infusión primaria mientras se está infundiendo la solución en "Y". Una vez completada, las válvulas de contraflujo se abren y se reanuda el flujo de la solución primaria. Es importante verificar la velocidad de administración segura para cada medicamento a fin de prevenir efectos adversos.

28. Pinzar la vía en el equipo en "Y" al infundir la solución. Seguir la política institucional en relación con el desecho de los equipos.

La mayoría de las instituciones permiten la reutilización de las vías durante 48-96 h. Esto reduce el riesgo de contaminación del equipo i.v. principal.

29. Elevar el recipiente de la solución i.v. primaria a la altura original. Revisar la velocidad de infusión primaria en la bomba de infusión. Si se infunde por gravedad, volver a ajustar la velocidad de flujo de la solución i.v. primaria.

La mayoría de las bombas de infusión reinician automáticamente la infusión primaria a la velocidad anterior después de que se completa la infusión secundaria. Si se usa infusión por gravedad, la administración del medicamento en "Y" puede interrumpir la velocidad de flujo normal de la solución i.v. primaria. Puede ser necesario ajustar nuevamente la velocidad.

30. Retirarse el EPP, si se utilizó. Realizar higiene de manos.

El retiro adecuado del EPP reduce el riesgo de transmisión de infecciones y la contaminación de otros objetos. La higiene de manos previene la diseminación de microorganismos.

31. Documentar la administración del medicamento inmediatamente después de que haya ocurrido. Véase la sección "Registro" abajo. Documentar el volumen de líquido administrado en el registro de ingresos y egresos, según necesidad.

La documentación oportuna ayuda a garantizar la seguridad del paciente.

32. Evaluar la respuesta del paciente al medicamento dentro de un lapso apropiado. Monitorizar el sitio i.v. a intervalos periódicos.

El paciente debe ser explorado en busca de efectos terapéuticos y adversos del medicamento.

EVALUACIÓN

- El medicamento se administra por vía i.v. utilizando una técnica estéril.
- El fármaco se administra al paciente de una manera segura y a la velocidad de infusión adecuada.
- El paciente no experimenta respuestas alérgicas.
- La persona se mantiene libre de infecciones.
- El sujeto entiende y cumple con el régimen del medicamento.

REGISTRO

- Documentar la administración del medicamento inmediatamente después de realizarla, incluyendo fecha, hora, dosis y vía, sitio y velocidad de administración en el REAM/RAM o utilizando el formato requerido. Si se utilizó un sistema de código de barras, la administración del medicamento se registra automáticamente cuando se pasa el código por el lector. Los medicamentos por razón necesaria (PRN) requieren documentar la razón de su administración. El registro oportuno evita la posibilidad de repetir accidentalmente la administración del medicamento. Si el fármaco fue rechazado u omitido, anotarlo en el área correspondiente en el registro de medicamentos y notificar al médico. Esto determina la razón por la cual el medicamento fue omitido y garantiza que el médico tenga conocimiento del estado del paciente. Documentar el volumen de líquido administrado en el registro de ingresos y egresos, según necesidad.

COMPETENCIA 105

ADMINISTRACIÓN DE MEDICAMENTOS MEDIANTE INFUSIÓN INTRAVENOSA INTERMITENTE VÍA EQUIPO CON CONTROL DE VOLUMEN

En la infusión intravenosa (i.v.) intermitente, el fármaco es mezclado con una pequeña cantidad de solución i.v. (p. ej., 50-100 mL) y se administra durante un período breve en el intervalo prescrito (p. ej., cada 4 h). La administración se realiza con mayor frecuencia usando una bomba de infusión i.v., la cual requiere que el personal de enfermería programe la velocidad de infusión en la bomba. Las "bombas inteligentes" (computarizadas) se usan en muchas instituciones para realizar infusiones intravenosas, incluyendo las intermitentes. Las bombas inteligentes requieren la programación de las velocidades de infusión por el personal de enfermería, pero también son capaces de identificar los límites de dosis y las pautas prácticas para ayudar en la administración segura. La administración también se puede lograr por medio de infusión por gravedad, que requiere que el personal de enfermería calcule la velocidad de infusión en gotas por minuto. La mejor práctica, sin embargo, es usar una bomba de infusión intravenosa.

Esta competencia analiza el uso de un equipo de administración con control de volumen para infusión i.v. intermitente. El fármaco se diluye con una pequeña cantidad de solución y se administra a través de la vía i.v. del paciente. Este tipo de equipo se puede utilizar para la infusión de soluciones en pacientes pediátricos, en estado crítico y geriátricos cuando el volumen de líquido que se va a infundir sea motivo de preocupación. Los dispositivos sin aguja (recomendados por los U.S. Centers for Disease Control and Prevention [CDC] y la Occupational Safety and Health Administration [OSHA]) previenen punciones y proporcionan acceso a la vía venosa primaria. Puede utilizarse una cánula de punta roma o un puerto de conexión ahuecada para conectar las infusiones i.v. intermitentes.

CONSIDERACIONES AL DELEGAR

La administración de medicamentos por infusión i.v. intermitente no se debe delegar al personal de apoyo de enfermería (PAE) o al personal de apoyo sin licencia (PASL). Dependiendo de la ley estatal de práctica de enfermería y las políticas y procedimientos institucionales, la administración de medicamentos i.v. especificados puede ser delegada en algunos contextos al personal de enfermería práctico/vocacional con licencia (PEPL/PEVL) que ha recibido la capacitación correspondiente. La decisión de delegar debe basarse en un análisis minucioso de las necesidades y circunstancias del paciente, así como en las calificaciones de la persona a quien se delega la tarea. Véanse las *Pautas de delegación* en el Apéndice A.

EQUIPO

- Medicamento prescrito
- Jeringa con un dispositivo sin aguja o aguja de punta roma, si se requiere, con base en el sistema de la institución
- Equipo de control de volumen (Volutrol®, Buretrol®, Burette®)
- Bomba de infusión según la necesidad
- Conector o llave de paso sin aguja según necesidad

- Torunda antimicrobiana
- Etiqueta con la fecha para las vías
- Etiqueta del medicamento
- Registro electrónico de administración de medicamentos (REAM) o registro de administración de medicamentos (RAM)
- Equipo de protección personal (EPP), según indicación

VALORACIÓN INICIAL

- Indagar con el paciente la presencia de cualquier alergia.
- Verificar la fecha de caducidad antes de administrar el medicamento.
- Evaluar la idoneidad del medicamento para el paciente.
- Valorar la compatibilidad del medicamento indicado, el diluyente y el líquido de infusión i.v.
- Revisar los datos de la exploración y de laboratorio que puedan influir en la administración del medicamento.
- Evaluar el conocimiento del paciente acerca del medicamento. Si tiene un conocimiento deficiente, puede ser el momento apropiado para comenzar la capacitación sobre el medicamento.
- Si el medicamento puede afectar las constantes vitales del paciente, deberán evaluarse antes de la administración.
- Explorar el sitio de inserción i.v., anotando cualquier signo de edema, frialdad, filtraciones de líquido en el sitio, eritema o dolor.

DIAGNÓSTICO DE ENFERMERÍA

- Riesgo de respuesta alérgica
- Riesgo de lesión
- Riesgo de infección

IDENTIFICACIÓN Y PLANIFICACIÓN DE RESULTADOS

- El medicamento se administra por vía i.v. utilizando una técnica estéril.
- El fármaco se administra al paciente de manera segura y a la velocidad de infusión adecuada.
- El paciente no experimenta ninguna respuesta alérgica.
- El individuo se mantiene libre de infecciones.
- El sujeto entiende y cumple con el régimen del medicamento.

IMPLEMENTACIÓN

ACCIÓN	JUSTIFICACIÓN
1. Reunir el equipo necesario en la mesa puente o junto a la cama. Comparar el orden de los medicamentos con la indicación original en el expediente médico, de acuerdo con la política institucional. Aclarar cualquier incongruencia. Revisar la ficha del paciente en busca de alergias.	Esta comparación ayuda a identificar los errores que pueden haber ocurrido durante la transcripción de las indicaciones. La indicación del médico es el registro legal de la prescripción de medicamentos en cada institución. La compatibilidad del medicamento y la solución previene complicaciones.
2. Conocer las acciones, consideraciones especiales de enfermería, rangos seguros de dosis, propósito de la administración y efectos adversos de los medicamentos que se van a administrar. Considerar la idoneidad del medicamento para el paciente.	Este conocimiento ayuda al personal de enfermería en la evaluación del efecto terapéutico del medicamento en relación con el trastorno del paciente y también se puede utilizar para capacitarlo sobre el medicamento.
3. Realizar higiene de manos.	La higiene de manos previene la propagación de microorganismos.
4. Mover el carrito de medicamentos afuera de la habitación del paciente o preparar la administración en el área de medicamentos.	La preparación promueve el manejo eficaz y un abordaje ordenado de la tarea.
5. Abrir el carrito o cajón de medicamentos. Ingresar el código de acceso y pasar la identificación de empleado por el lector, si es requerido.	Cerrar con llave el carrito o cajón resguarda el suministro de medicamentos de cada paciente. Las organizaciones que acreditan a los hospitales requieren que los carritos de medicamentos estén cerrados cuando no se usan. Ingresar el código de acceso y pasar la identificación por el lector permiten que sólo el personal autorizado acceda al sistema e identifica al usuario para la documentación digital.

ACCIÓN	JUSTIFICACIÓN
6. **Preparar el medicamento de un paciente a la vez.**	Esto previene errores en la administración del medicamento.
7. Leer el REAM/RAM y seleccionar el medicamento adecuado del almacén o cajón de medicamentos del paciente.	Este es el *primer* punto de verificación de la etiqueta.
8. Comparar la etiqueta con el REAM/RAM. Consultar las fechas de caducidad y hacer los cálculos según la necesidad. Confirmar la velocidad de infusión prescrita o apropiada. Calcular la velocidad de goteo si se utilizó un sistema de gravedad. Pasar el código de barras en el empaque por el lector si es requerido. Comprobar la velocidad de infusión.	Este es el *segundo* punto de verificación de la etiqueta. Revisar los cálculos con otro miembro del personal de enfermería para garantizar la seguridad, según necesidad. Proporciona la dosis correcta del medicamento según lo prescrito.
9. Según necesidad, retirar el medicamento de una ampolleta o frasco como se describe en las Competencias 101 y 102. Unir el conector sin aguja o aguja roma al extremo de la jeringa, según necesidad.	Permite la entrada en la cámara del equipo de administración con control de volumen.
10. **Dependiendo de la política institucional, el tercer punto de verificación de la etiqueta puede producirse en este momento. De ser así, cuando todos los medicamentos hayan sido preparados, volver a comparar la etiqueta con el REAM/ RAM antes de llevar los medicamentos al paciente.**	Esta *tercera* verificación asegura la exactitud y ayuda a prevenir errores. *Nota*: muchas instituciones requieren que la tercera verificación ocurra junto al paciente, después de identificarlo y antes de la administración del medicamento.
11. Preparar la etiqueta del medicamento, incluyendo nombre del fármaco, dosis, volumen total, con todo y diluyente, y hora de administración.	Permite la identificación precisa del medicamento.
12. Cerrar el carrito de medicamentos con llave antes de dejarlo.	Cerrar con llave el carrito o cajón de medicamentos resguarda el suministro del paciente. Las organizaciones que acreditan hospitales requieren que los carritos de medicamentos sean cerrados con llave cuando no estén en uso.

ACCIÓN	JUSTIFICACIÓN
13. Llevar los medicamentos y equipos con cuidado junto a la cama del paciente y mantenerlos a la vista en todo momento.	El manejo cuidadoso y la observación estrecha previenen el desacomodo accidental o deliberado de los medicamentos. Tener los equipos disponibles ahorra tiempo y facilita la ejecución de la tarea.
14. **Verificar que el paciente reciba el medicamento a la hora correcta.**	Revisar la política institucional, que puede permitir la administración en un período de 30 min antes o después de la hora designada.
15. Realizar higiene de manos y colocarse el EPP, según indicación.	La higiene de manos y el EPP previenen la propagación de microorganismos. El EPP será necesario según las precauciones epidemiológicas.
16. **Identificar al paciente. Comparar la información con el REAM/RAM. El paciente debe ser identificado utilizando al menos dos métodos distintos** (The Joint Commission, 2013):	La identificación del paciente asegura que el individuo correcto reciba la intervención correcta y ayuda a prevenir errores. El número de habitación del paciente o su ubicación física no se pueden utilizar como método de identificación (The Joint Commission, 2013). Volver a colocar la pulsera de identificación si es que falta o presenta cualquier imprecisión.
a. Verificar el nombre del paciente en la pulsera de identificación.	
b. Verificar el número de identidad en la pulsera de identificación del paciente.	
c. Verificar la fecha de nacimiento en la pulsera de identificación del paciente.	
d. Pedir al paciente que diga su nombre y fecha de nacimiento, con base en la política institucional.	Esto requiere que el paciente sea capaz de responder, pero la enfermedad y el hecho de encontrarse en un entorno extraño con frecuencia causan que el individuo esté confundido.
17. Cerrar las cortinas alrededor de la cama y la puerta de la habitación, de ser posible.	Esto asegura la privacidad del paciente.

ACCIÓN	JUSTIFICACIÓN
18. **Completar las evaluaciones necesarias antes de administrar los medicamentos. Revisar la pulsera de alergias del paciente o interrogarlo acerca de éstas. Explicar el procedimiento y su justificación.**	La evaluación es un requisito previo a la administración del medicamento. La explicación reduce la ansiedad y facilita la cooperación.
19. Pasar por el lector el código de barras en la pulsera de identificación del paciente, en caso de ser requerido.	Proporciona una verificación adicional para asegurar que el medicamento se administre al paciente correcto.
20. **Con base en la política institucional, el tercer punto de verificación de la etiqueta puede producirse en este momento. De ser así, se vuelven a comparar las etiquetas con el REAM/ RAM antes de administrar los medicamentos al paciente.**	Muchas instituciones requieren que la *tercera* verificación ocurra junto al paciente, después de identificarlo y antes de la administración del medicamento. Si la política institucional indica la tercera revisión en este momento, ésta garantiza la precisión y ayuda a prevenir errores.
21. Explorar el sitio i.v. en busca de inflamación o infiltración.	El medicamento i.v. debe administrarse directamente en una vena para que la administración sea segura.
22. Llenar el equipo de administración con control de volumen con la cantidad prescrita de solución i.v. abriendo la pinza entre ésta y el equipo de administración con control de volumen. Seguir las instrucciones del fabricante y llenar con la cantidad prescrita de solución i.v. Cerrar la pinza.	Esto diluye el medicamento en una cantidad mínima de solución. Cerrar de nuevo la pinza previene la adición continua de líquido al volumen que se mezclará con el medicamento.
23. Corroborar que la salida de aire en el equipo de administración con control de volumen esté abierta.	La salida de aire permite que el líquido de la cámara fluya a una velocidad constante.
24. Limpiar con una torunda antimicrobiana el puerto de acceso de la cámara del equipo de administración con control de volumen.	Esto evita la introducción de microorganismos cuando la jeringa entra en la cámara.

ACCIÓN	JUSTIFICACIÓN
25. Conectar la jeringa con un movimiento de torsión en el puerto de acceso, mientras se sostiene la jeringa firmemente. Como alternativa, insertar el dispositivo sin aguja o aguja roma en el puerto. Inyectar el medicamento dentro de la cámara. Girar suavemente la cámara.	Esto asegura que el medicamento sea mezclado uniformemente con la solución.
26. Colocar la etiqueta del medicamento en el dispositivo de control de volumen.	Esto identifica el contenido del equipo y previene errores de medicación.
27. Utilizar una torunda antimicrobiana para limpiar el puerto de acceso o la llave de paso por debajo de la pinza rodante en la vía de la infusión i.v. primaria, habitualmente el puerto más cercano al sitio de inserción i.v.	Esto evita la entrada de microorganismos cuando la configuración en "Y" está conectada al puerto. La conexión adecuada permite que el medicamento i.v. fluya hacia la vía primaria.
28. Conectar la infusión secundaria a la infusión primaria en el puerto limpio.	Permite la entrega del medicamento.
29. El equipo de administración con control de volumen puede ser colocado en una bomba de infusión con la dosis adecuada preprogramada en la bomba. Como alternativa, utilizar la pinza rodante en la vía del equipo de administración con control de volumen para ajustar la infusión a la velocidad prescrita.	La entrega a un intervalo de 30-60 min es un método seguro de administración de medicamentos i.v.
30. Desechar la jeringa en el contenedor apropiado.	La eliminación adecuada evita lesiones.
31. Pinzar la tubería en el equipo secundario cuando se infunde la solución. Retirar la vía secundaria del puerto de acceso y la tapa o sustituir el conector con uno nuevo, tapado, si se reutiliza. Seguir la política institucional en relación con el desecho de equipos.	Muchas instituciones permiten la reutilización de vías durante 48-96 h. Reemplazar el conector o aguja con una nueva, cubierta, mantiene la esterilidad del sistema.
32. Comprobar la velocidad de la infusión primaria.	La administración de una infusión secundaria puede interferir con la velocidad de la infusión primaria.

ACCIÓN	JUSTIFICACIÓN
33. Retirarse el EPP, si se utilizó. Realizar higiene de manos.	El retiro adecuado del EPP reduce el riesgo de transmisión de infecciones y la contaminación de otros objetos. La higiene de manos previene la propagación de microorganismos.
34. Documentar la administración del medicamento inmediatamente después de ser realizada. Véase la sección "Registro" más abajo. Anotar el volumen de líquido administrado en el registro de ingresos y egresos, según necesidad.	El registro oportuno ayuda a garantizar la seguridad del paciente.
35. Evaluar la respuesta del paciente al medicamento dentro de un lapso adecuado. Monitorizar el sitio i.v. a intervalos regulares.	El paciente debe ser explorado en busca de efectos terapéuticos y adversos del medicamento. Visualizar el sitio también permite la evaluación de los efectos adversos.

EVALUACIÓN

- El medicamento se administra por vía i.v. utilizando una técnica estéril.
- El fármaco se administra al paciente de manera segura y a la velocidad de infusión adecuada.
- El paciente no experimenta respuestas alérgicas.
- El individuo se mantiene libre de infecciones.
- El sujeto entiende y cumple con el régimen del medicamento.

REGISTRO

- Documentar la administración del medicamento inmediatamente después de realizarla, incluyendo fecha, hora, dosis y vía, sitio y velocidad de administración en el REAM/RAM o el registro correspondiente utilizando el formato requerido. Si se utilizó un sistema de código de barras, la administración del medicamento se registra automáticamente cuando se pasa el código por el lector. Los medicamentos por razón necesaria (PRN) requieren documentar la razón de su administración. El registro oportuno evita la posibilidad de repetir accidentalmente la administración del medicamento. Si el fármaco fue rechazado u omitido, documentarlo en el área correspondiente del registro de medicamentos y notificar al médico. Así se puede identificar la razón por la cual el medicamento fue omitido y asegura que el médico tenga conocimiento del estado del paciente. Documentar el volumen de líquido administrado en el registro de ingresos y egresos, según la necesidad.

COMPETENCIA 106

ADMINISTRACIÓN
DE MEDICAMENTOS
MEDIANTE INFUSIÓN
INTRAVENOSA INTERMITENTE
VÍA MINIBOMBA DE INFUSIÓN

Con la infusión intravenosa (i.v.) intermitente, el fármaco es mezclado con una pequeña cantidad de solución i.v. y se administra durante un período breve en el intervalo prescrito (p. ej., cada 4 h). La minibomba de infusión (bomba de jeringa) para la infusión intermitente es operada por baterías o conectada a la corriente eléctrica y permite que el medicamento se mezcle en una jeringa que se conecta a la vía primaria y administra el fármaco mediante presión mecánica aplicada al émbolo de la jeringa. Las "bombas inteligentes" (computarizadas) se están utilizando en muchas instituciones para realizar infusiones intravenosas, incluyendo las intermitentes. Las bombas inteligentes también requieren la programación de la velocidad de infusión por el personal de enfermería, pero, de igual forma, son capaces de identificar los límites de dosificación y las guías de práctica para ayudar en la administración segura. Los dispositivos sin aguja (recomendados por los U.S. Centers for Disease Control and Prevention [CDC] y la Occupational Safety and Health Administration [OSHA]) previenen las punciones y proporcionan acceso a la línea venosa primaria. Puede usarse una cánula de punta roma o un puerto de conexión ahuecado para conectar infusiones i.v. intermitentes.

CONSIDERACIONES AL DELEGAR

La administración de medicamentos por infusión i.v. intermitente no se debe delegar al personal de apoyo de enfermería (PAE) o al personal de apoyo sin licencia (PASL). Dependiendo de la ley estatal de práctica de enfermería y las políticas y procedimientos institucionales, la administración de los medicamentos intravenosos específicados puede ser delegada en algunos contextos al personal de enfermería práctico/vocacional con licencia (PEPL/PEVL) que ha recibido la capacitación correspondiente. La decisión debe basarse en un análisis minucioso de las necesidades y circunstancias del paciente, así como en las calificaciones de la persona a quien se delega la tarea. Véanse las *Pautas de delegación* en el Apéndice A.

EQUIPO

- Medicamento preparado en una jeringa etiquetada
- Minibomba de infusión y vías correspondientes
- Conector sin aguja, si se requiere, con base en el sistema utilizado en la institución
- Torunda antimicrobiana

- Etiqueta con la fecha para las vías
- Registro electrónico de administración de medicamentos (REAM) o registro de administración de medicamentos (RAM)
- Equipo de protección personal (EPP), según indicación

VALORACIÓN INICIAL

- Explorar al paciente en busca de cualquier alergia.
- Verificar la fecha de caducidad antes de administrar el medicamento.

- Evaluar la idoneidad del medicamento para el paciente.
- Valorar la compatibilidad del medicamento indicado, el diluyente y el líquido de infusión i.v.
- Revisar los datos de la exploración y de laboratorio que pueden influir en la administración del fármaco.
- Corroborar el nombre del paciente, dosis, vía y hora de administración.
- Evaluar el conocimiento del paciente sobre el medicamento. Si tiene un conocimiento deficiente, puede ser el momento apropiado para comenzar la capacitación sobre el medicamento.
- Si el medicamento puede afectar las constantes vitales del paciente, deberán evaluarse antes de la administración.
- Explorar el sitio de inserción i.v., anotando cualquier signo de edema, frialdad, filtraciones de líquido en el sitio, eritema o dolor.

DIAGNÓSTICO DE ENFERMERÍA

- Riesgo de respuesta alérgica
- Riesgo de lesión
- Riesgo de infección

IDENTIFICACIÓN Y PLANIFICACIÓN DE RESULTADOS

- El medicamento se administra por vía i.v. utilizando una técnica estéril.
- El fármaco se administra al paciente de manera segura y a la velocidad de infusión adecuada.
- El paciente no experimenta respuestas alérgicas.
- La persona se mantiene libre de infecciones.
- El sujeto entiende y cumple el régimen del medicamento.

IMPLEMENTACIÓN

ACCIÓN	JUSTIFICACIÓN
1. Reunir el equipo necesario en la mesa puente o junto a la cama. Comparar cada orden de medicamento con la indicación original en el expediente médico de acuerdo con la política institucional. Aclarar cualquier incongruencia. Revisar la ficha del paciente en busca de alergias.	Esta comparación ayuda a identificar los errores que pueden haber ocurrido cuando se transcribieron las indicaciones. La indicación del médico es el registro legal de la prescripción de medicamentos en cada institución. La compatibilidad del medicamento y la solución evita complicaciones.
2. Conocer las acciones, consideraciones especiales de enfermería, rangos seguros de dosis, propósito de la administración y efectos adversos de los medicamentos que se van a administrar. Considerar la idoneidad del medicamento para el paciente.	Este conocimiento ayuda al personal de enfermería a la evaluación del efecto terapéutico del medicamento en relación con el trastorno del paciente y también se puede utilizar para capacitarlo sobre el medicamento.

ACCIÓN	JUSTIFICACIÓN

3. Realizar higiene de manos.

La higiene de manos previene la propagación de microorganismos.

4. Mover el carrito de medicamentos fuera de la habitación del paciente o preparar la administración en el área de medicamentos.

La preparación promueve el manejo eficaz y un abordaje organizado para realizar la tarea.

5. Abrir el carrito o cajón de medicamentos. Ingresar el código de acceso y pasar la identificación de empleado por el lector, si es requerido.

Cerrar con llave el carrito o cajón resguarda el suministro de medicamentos de cada paciente. Las organizaciones que acreditan a los hospitales requieren que los carritos de medicamentos estén cerrados cuando no se usan. Ingresar el código de acceso y pasar la identificación por el lector permiten que sólo el personal autorizado acceda al sistema e identifica al usuario para la documentación digital.

6. **Preparar los medicamentos de un paciente a la vez.**

Esto previene errores en la administración del medicamento.

7. Leer el REAM/RAM y seleccionar el medicamento adecuado del almacén o cajón de medicamentos del paciente.

Este es el *primer* punto de verificación de la etiqueta.

8. Comparar la etiqueta con el REAM/RAM. Revisar las fechas de caducidad. Confirmar la velocidad de infusión prescrita o apropiada. Pasar el código de barras en el empaque por el lector, si es requerido.

Este es el *segundo* punto de verificación de la etiqueta. Revisar los cálculos con otro miembro del personal de enfermería para garantizar la seguridad, según necesidad. La infusión de medicamentos a la velocidad apropiada evita lesiones.

9. **Dependiendo de la política institucional, el tercer punto de verificación de la etiqueta puede producirse en este momento. De ser así, cuando se hayan preparado todos los medicamentos para un paciente, volver a revisar las etiquetas con el REAM/RAM antes de llevar los medicamentos al paciente.**

Esta *tercera* verificación asegura la exactitud y ayuda a prevenir errores. *Nota*: muchas instituciones requieren que la tercera verificación ocurra junto al paciente, después de identificarlo y antes de la administración del medicamento.

ACCIÓN	JUSTIFICACIÓN
10. Cerrar el carrito de medicamentos con llave antes de dejarlo.	Cerrar con llave el carrito o cajón de medicamentos resguarda el suministro del paciente. Las organizaciones que acreditan hospitales requieren que los carritos de medicamentos sean cerrados con llave cuando no estén en uso.
11. Llevar los medicamentos a la cabecera del paciente con cuidado y mantenerlos a la vista en todo momento.	El manejo cuidadoso y la observación estrecha previenen el desacomodo accidental o deliberado de los medicamentos.
12. **Verificar que el paciente reciba el fármaco a la hora correcta.**	Revisar la política institucional, la cual puede permitir la administración en un período de 30 min antes o después de la hora designada.
13. Realizar higiene de manos y colocarse el EPP, según indicación.	La higiene de manos y el EPP previenen la propagación de los microorganismos. El EPP será necesario según las precauciones epidemiológicas.
14. **Identificar al paciente. Comparar la información con el REAM/RAM. El paciente debe ser identificado utilizando al menos dos métodos distintos** (The Joint Commission, 2013):	La identificación del paciente asegura que el individuo correcto recibe los medicamentos correctos y ayuda a prevenir errores. El número de la habitación del paciente o su ubicación física no deben utilizarse como método de identificación (The Joint Commission, 2013). Volver a colocar la pulsera de identificación si es que falta o presenta cualquier imprecisión.
a. Verificar el nombre del paciente en la pulsera de identificación.	
b. Verificar el número de identidad en la pulsera de identificación del paciente.	
c. Verificar la fecha de nacimiento en la pulsera de identificación del paciente.	
d. Pedir al paciente que diga su nombre y fecha de nacimiento, con base en la política institucional.	Esto requiere una respuesta del paciente, pero la enfermedad y el hecho de encontrarse en un entorno extraño con frecuencia causan que el individuo esté confundido.
15. Cerrar las cortinas alrededor de la cama y la puerta de la habitación, de ser posible.	Esto asegura la privacidad del paciente.

ACCIÓN	JUSTIFICACIÓN
16. **Completar las evaluaciones necesarias antes de administrar los medicamentos. Revisar la pulsera de alergias del paciente o interrogarlo acerca de éstas. Explicarle el propósito y acción del medicamento.**	La evaluación es un requisito previo a la administración del medicamento. La explicación reduce la ansiedad y facilita la cooperación.
17. Pasar por el lector el código de barras en la pulsera de identificación del paciente, si se requiere.	Proporciona una revisión adicional para asegurar que el medicamento se administra al paciente correcto.
18. **Con base en la política institucional, el tercer punto de verificación de la etiqueta puede producirse en este momento. De ser así, volver a revisar las etiquetas con el REAM/RAM antes de administrar los medicamentos al paciente.**	Muchas instituciones requieren que la *tercera* verificación ocurra junto al paciente, después de identificarlo y antes de la administración del medicamento. Si la política institucional indica la tercera verificación en este momento, ésta garantiza la precisión y ayuda a prevenir errores.
19. Evaluar el sitio de acceso i.v. en busca de inflamación o infiltración.	El medicamento i.v. debe aplicarse directamente en una vena para que la administración sea segura.
20. Utilizando una técnica aséptica, quitar el tapón en la vía y la tapa de la jeringa, con cuidado de no contaminar cada extremo.	Mantener la esterilidad de la vía y el puerto para medicamentos evita la contaminación.
21. Conectar la vía de la infusión a la jeringa, con cuidado de no contaminar los extremos.	Mantener la esterilidad de la vía y el puerto para medicamentos evita la contaminación.
22. Colocar la etiqueta en la vía con la fecha correspondiente.	La vía para la configuración en "Y" se puede utilizar durante 48-96 h, dependiendo de la política institucional. La etiqueta permite el seguimiento de la próxima fecha de recambio.
23. Llenar la vía con el medicamento, aplicando una leve presión sobre el émbolo de la jeringa. Colocar el conector sin aguja en el extremo de la vía, utilizando técnica estéril, si se requiere.	Esto elimina el aire de la vía y mantiene la esterilidad.
24. Insertar la jeringa en la minibomba de infusión de acuerdo con las instrucciones del fabricante.	La jeringa debe ajustarse de forma segura en el dispositivo de bombeo para su funcionamiento correcto.

ACCIÓN	JUSTIFICACIÓN
25. Utilizar la torunda antimicrobiana para limpiar el puerto de acceso o llave de paso por debajo de la pinza rodante en la vía de la infusión i.v. primaria, por lo general el puerto más cercano al sitio de inserción i.v.	Esto evita la entrada de microorganismos cuando la configuración en "Y" está conectada al puerto. La conexión adecuada permite que el medicamento i.v. fluya hacia la línea primaria.
26. Conectar la infusión secundaria a la infusión primaria en el puerto limpio.	Permite la administración del medicamento.
27. Programar la bomba a la velocidad apropiada y comenzar la infusión. Ajustar la alarma si lo recomienda el fabricante.	La bomba suministra el medicamento a una velocidad controlada. Se recomienda el uso de la alarma en los aparatos con bloqueo i.v.
28. Sujetar la vía en el equipo secundario cuando se infunde solución. Retirar la vía secundaria del puerto de acceso y la tapa, o sustituir el conector con uno nuevo, tapado, si se está reutilizando. Seguir la política institucional en relación con el desecho del equipo.	Muchas instituciones permiten la reutilización de las vías de 48-96 h. Reemplazar el conector o aguja con una nueva; la cubierta mantiene la esterilidad del sistema.
29. Comprobar la velocidad de infusión primaria.	La administración de la infusión secundaria puede interferir con la velocidad de infusión primaria.
30. Retirarse el EPP, si se utilizó. Realizar higiene de manos.	El retiro adecuado del EPP reduce el riesgo de transmisión de infecciones y la contaminación de otros objetos. La higiene de manos previene la propagación de microorganismos.
31. Documentar la administración del medicamento inmediatamente después de la administración. Véase la sección "Registro" a continuación. Registrar el volumen de líquido administrado en el registro de ingresos y egresos, según necesidad.	La documentación oportuna ayuda a garantizar la seguridad del paciente.
32. Evaluar la respuesta del paciente al medicamento dentro de un lapso apropiado. Monitorizar el sitio i.v. a intervalos periódicos.	El paciente debe ser explorado en busca de efectos terapéuticos y adversos del medicamento.

EVALUACIÓN

- El medicamento se administra por vía i.v. utilizando una técnica estéril.
- El fármaco se administra al paciente de manera segura y a la velocidad de infusión adecuada.
- El paciente no experimenta ninguna respuesta alérgica.
- La persona se mantiene libre de infecciones.
- El sujeto entiende y cumple con el régimen de medicamento.

REGISTRO

- Documentar la administración del medicamento inmediatamente después de realizarla, incluyendo la fecha, hora, dosis y vía, sitio y velocidad de administración en el REAM/RAM o el registro con el formato requerido. Si utiliza un sistema de código de barras, la administración del medicamento se registra automáticamente cuando el código se pasa por el lector. Los medicamentos por razón necesaria (PRN) requieren documentar la razón de su administración. El registro oportuno evita la posibilidad de repetir accidentalmente la administración del medicamento. Si el fármaco fue rechazado u omitido, documentarlo en el área correspondiente del registro de medicamentos y notificar al médico. Así se identifica la razón por la cual el medicamento fue omitido y asegura que el médico tenga conocimiento del estado del paciente. Documentar el volumen de líquido administrado en el registro de ingresos y egresos, según necesidad.

COMPETENCIA 107

MEZCLA DE MEDICAMENTOS DE DOS FRASCOS (VIALES) EN UNA SOLA JERINGA

La preparación de medicamentos en una jeringa depende de cómo se suministra el fármaco. Cuando se usa un frasco o vial de dosis única y un frasco de dosis múltiple, se inyecta aire en ambos frascos y el medicamento del frasco de dosis múltiple es extraído hacia la jeringa primero. Esto previene que el contenido del frasco de dosis múltiple se contamine con el medicamento en el frasco de dosis única. Los U.S. Centers for Disease Control and Prevention (CDC) recomiendan que los medicamentos envasados en frascos de uso múltiple sean asignados a un solo paciente siempre que sea posible (CDC, 2011b). Además, se recomienda limpiar la parte superior del frasco antes de cada inserción, y que se usen jeringa y aguja estériles nuevas antes de cada uso.

Al considerar mezclar dos medicamentos en una jeringa, es necesario verificar que ambos sean compatibles, además de tener consciencia de la compatibilidad de los fármacos al prepararlos en una sola jeringa. Ciertos medicamentos, como el diazepam, son incompatibles con otros fármacos en la misma jeringa. Tales medicamentos deben ser desechados y preparados de nuevo en jeringas separadas. Otros fármacos tienen compatibilidad limitada y se deben administrar a más tardar a los 15 min de su preparación. No se recomienda mezclar más de dos fármacos en la misma jeringa. Si resulta necesario, contactar al farmacólogo para determinar la compatibilidad de los tres fármacos y la compatibilidad de sus valores de pH y los conservadores que pueden estar en cada medicamento. El personal de enfermería que prepare medicamentos deberá contar con una tabla de compatibilidad de fármacos.

La insulina, que cuenta con muchos tipos disponibles para su uso, es un ejemplo de un medicamento que puede ser combinado con otro en una jeringa para inyección. Las insulinas varían en su inicio y duración de acción y se clasifican como de acción rápida, corta, intermedia y prolongada. Antes de administrar cualquier insulina, se debe tener en mente el tipo de inicio, pico y duración de los efectos, y asegurarse de que el alimento adecuado esté disponible. Además, es preciso saber que algunas insulinas, como Lantus® y Levemir®, no pueden ser mezcladas con otras insulinas. Consultar un vademécum para saber la lista de los diferentes tipos de insulina y la acción específica de cada uno. Las dosis de insulina se calculan en unidades. La escala de uso más frecuente es la de U100, que se basa en 100 unidades de insulina contenidas en 1 mL de solución.

CONSIDERACIONES AL DELEGAR

La preparación del medicamento desde dos frascos o viales no debe ser delegada al personal de apoyo de enfermería (PAE) o al personal de apoyo sin licencia (PASL). Dependiendo de la ley estatal de práctica de enfermería y las políticas y procedimientos institucionales, la preparación de medicamentos desde dos frascos puede ser delegada al personal de enfermería práctico/vocacional con licencia (PEPL/PEVL). La decisión debe basarse en el análisis minucioso de las necesidades y circunstancias del paciente, así como en las calificaciones de la persona a quien se delega la tarea. Véanse las *Pautas de delegación* en el Apéndice A.

EQUIPO

En el procedimiento siguiente se usa la preparación de dos tipos de insulina en una jeringa a manera de ejemplo.
- Dos frascos o viales de medicamento (en este caso, insulina)
- Torundas antimicrobianas

- Jeringa estéril (en este caso, jeringa de insulina)
- Registro electrónico de administración de medicamentos (REAM) o registro de administración de medicamentos (RAM)

VALORACIÓN INICIAL

- Determinar la compatibilidad de los dos medicamentos. No todas las insulinas pueden mezclarse juntas. Por ejemplo, Lantus y Levemir no pueden mezclarse con otra insulina.
- Evaluar el contenido de cada frasco de insulina. Es muy importante estar familiarizado con las propiedades del fármaco en particular para poder evaluar la calidad del medicamento en el frasco antes de extraerlo. Las preparaciones de insulina no modificadas tienen el aspecto de una sustancia transparente, de manera que no deben tener partículas o material extraño. Las preparaciones modificadas de insulina suelen ser suspensiones que no tienen el aspecto de sustancias transparentes.
- Revisar la fecha de caducidad antes de administrar el medicamento.
- Evaluar la idoneidad del fármaco para el paciente.
- Analizar los datos de la exploración y de laboratorio que pueden influir en la administración del fármaco. Revisar la glucemia, si corresponde, antes de aplicar la insulina.
- Verificar nombre del paciente, dosis, vía y hora de administración.

DIAGNÓSTICO DE ENFERMERÍA

- Riesgo de infección
- Conocimiento deficiente
- Riesgo de lesión

IDENTIFICACIÓN Y PLANIFICACIÓN DE RESULTADOS

- Se extrae el medicamento de manera precisa en una jeringa de manera estéril.
- Se prepara la dosis adecuada.

IMPLEMENTACIÓN

ACCIÓN	JUSTIFICACIÓN
1. Reunir el equipo necesario en la mesa puente o junto a la cama. Comparar la orden del medicamento con la indicación original en el expediente médico, según la política institucional.	Esta comparación ayuda a identificar errores que pueden haber ocurrido durante la transcripción de las indicaciones. La indicación del médico es el registro legal de la prescripción de medicamentos en cada institución.
2. Conocer las acciones, consideraciones especiales de enfermería, rangos seguros de dosis, propósito de la administración y efectos adversos de los medicamentos que van a ser administrados. Considerar la idoneidad del medicamento para este paciente.	Este conocimiento ayuda al personal de enfermería a evaluar el efecto terapéutico del medicamento en relación con el trastorno del paciente y también puede ser usado para capacitarlo acerca del medicamento.
3. Realizar higiene de manos.	La higiene de manos previene la propagación de microorganismos.
4. Mover el carrito de medicamentos fuera de la habitación del paciente o preparar la administración en el área de medicamentos.	La preparación promueve el manejo eficaz y un abordaje organizado para realizar la tarea.
5. Abrir el carrito o cajón de medicamentos. Ingresar el código de acceso y pasar la identificación de empleado por el lector, si se requiere.	Cerrar con llave el carrito o cajón resguarda el suministro de medicamentos de cada paciente. Las organizaciones que acreditan a los hospitales requieren que los carritos de medicamentos estén cerrados cuando no estén en uso. Ingresar el código de acceso y pasar la identificación por el lector permiten que sólo el personal autorizado acceda al sistema e identifica al usuario para la documentación digital.

ACCIÓN	JUSTIFICACIÓN
6. **Preparar los medicamentos de un paciente a la vez.**	Esto previene errores en la administración de medicamentos.
7. Leer el REAM/RAM y elegir el medicamento adecuado del almacén de la unidad o del cajón de medicamentos del paciente.	Este es el *primer* punto de verificación de la etiqueta.
8. Comparar las etiquetas con el REAM/RAM. Revisar las fechas de caducidad y hacer cálculos, en caso necesario. Pasar el código de barras en el empaque por el lector, si es requerido.	Este es el *segundo* punto de verificación de la etiqueta. En caso necesario, verificar los cálculos con otro miembro del personal de enfermería para garantizar la seguridad.
9. En caso necesario, retirar la tapa que protege el tapón de goma de cada frasco.	La tapa protege el tapón de goma.
10. **Si el medicamento es una suspensión (p. ej., una insulina modificada, como la insulina NPH), girar y agitar el frasco para mezclarlo bien.**	Existe controversia acerca de cómo mezclar la insulina en suspensión. Algunas fuentes aconsejan dar vueltas al frasco; otras recomiendan que se agite. Consultar la política institucional. Sin importar el método utilizado, resulta esencial que la suspensión sea mezclada bien para evitar administrar una dosis de manera no sistemática.
11. **Limpiar el tapón de goma con torundas antimicrobianas.** Permitir que se seque el tapón.	Las torundas antimicrobianas eliminan la contaminación por bacterias en la superficie. Permitir que el alcohol se seque previene que entre al frasco a través de la jeringa.
12. Retirar la tapa de la aguja tirando de ella en ángulo recto. Tocar el émbolo sólo por el botón. Aspirar una cantidad de aire en la jeringa que sea igual a la dosis de insulina modificada que se va extraer.	Retirar la tapa en ángulo recto previene las picaduras accidentales. Manipular el émbolo sólo por el botón asegura la esterilidad del mango. Antes de extraer el líquido, la inyección de una cantidad igual de aire será necesaria para prevenir la formación de un vacío parcial, debido a que los frascos son contenedores sellados. Si no se inyecta suficiente aire, la presión negativa hace difícil extraer el medicamento.

ACCIÓN	JUSTIFICACIÓN
13. Sostener el frasco modificado en una superficie plana. Puncionar el tapón de goma en el centro con la punta de la aguja e inyectar el aire medido en el espacio por arriba de la solución. No inyectar el aire en la solución. Retirar la aguja.	La insulina no modificada nunca se debe contaminar con insulina modificada. Inyectar aire primero en el frasco de insulina modificada sin permitir que la aguja entre en contacto con la insulina, asegura que la insulina del segundo frasco (no modificada) no sea contaminada por el medicamento en el otro frasco. Las burbujas de aire en la solución pueden dar lugar a la extracción de una cantidad inexacta de medicamento.
14. Aspirar una cantidad de aire en la jeringa que sea igual a la dosis de insulina no modificada que se vaya a extraer.	Un frasco es un contenedor sellado. Por lo tanto, la inyección de una cantidad igual de aire (antes de extraer el líquido) será necesaria para prevenir la formación de un vacío parcial. Si no se inyecta suficiente aire, la presión negativa hace difícil extraer el medicamento.
15. Sostener el frasco de insulina no modificada en una superficie plana. Puncionar el tapón de goma en el centro con la punta de la aguja e inyectar el aire medido en el espacio arriba de la solución. No inyectar aire en la solución. Mantener la aguja en el frasco.	Las burbujas de aire en la solución pueden causar la extracción de una cantidad inexacta de medicamento.
16. Invertir el frasco de insulina no modificada. Sostener el frasco en una mano y usar la otra para extraer el medicamento. **Tocar el émbolo sólo por el botón. Extraer la cantidad prescrita de medicamento a la vez que se sostiene la jeringa a nivel de los ojos y de manera vertical.** Voltear el frasco y luego extraer la aguja de éste.	Sostener la jeringa a nivel de los ojos facilita la lectura exacta; la posición vertical permite retirar fácilmente las burbujas de aire de la jeringa. Se prepara la primera dosis, que no está contaminada por insulina que contiene modificadores.
17. Revisar que no haya burbujas de aire en la jeringa.	El aire en la jeringa puede dar lugar a una dosis inexacta de medicamento.
18. **Comparar la cantidad de medicamento en la jeringa con la dosis prescrita y desechar cualquier sobrante.**	La medición minuciosa asegura la extracción de la dosis correcta.

ACCIÓN	JUSTIFICACIÓN

19. Comparar nuevamente la etiqueta del frasco con el REAM/RAM.

Este es el *tercer* punto de verificación para garantizar la exactitud y prevenir errores. Se debe revisar en este momento para el primer medicamento en la jeringa, ya que no es posible garantizar la exactitud una vez que el segundo fármaco esté en la jeringa.

20. Calcular el punto final en la jeringa de la cantidad de insulina combinada sumando las unidades de ambas dosis juntas.

Permite la extracción exacta de la segunda dosis.

21. Introducir la aguja en el frasco de insulina modificada e invertirlo, con cuidado de no empujar el émbolo e inyectar medicamento de la jeringa en el frasco. Invertir el frasco de insulina modificada. Sostener el frasco en una mano y usar la otra para extraer el medicamento. **Tocar el émbolo sólo por el botón. Extraer la cantidad prescrita del fármaco a la vez que se sostiene la jeringa a nivel de los ojos y de manera vertical. Tener cuidado de extraer sólo la cantidad prescrita.** Invertir el frasco y luego retirar la aguja de éste. Tapar nuevamente la aguja con cuidado. Volver a colocar cuidadosamente la tapa sobre la aguja.

La adición previa de aire elimina la necesidad de crear presión positiva. Sostener la jeringa a nivel de los ojos facilita la lectura exacta. Tapar la aguja previene la contaminación y protege al personal de enfermería contra picaduras accidentales. Puede usarse el método de una mano para colocar de nuevo la tapa, siempre y cuando se tenga cuidado en asegurar que la aguja se mantiene estéril.

22. **Comparar la cantidad de medicamento en la jeringa contra la dosis prescrita.**

La medición minuciosa asegura la extracción de la dosis correcta.

23. **Dependiendo de la política institucional, el tercer punto de verificación de la etiqueta puede producirse en este momento. De ser así, revisar nuevamente la etiqueta contra el REAM/RAM antes de llevar los medicamentos al paciente.**

Esta *tercera* verificación asegura la exactitud y ayuda a prevenir errores. *Nota:* muchas instituciones requieren que la tercera verificación se produzca junto a la cama del paciente y antes de la administración.

24. **Etiquetar los frascos con la fecha y hora en que se abrieron, y almacenar los frascos con el medicamento restante según la política institucional.**

Debido a que el frasco está sellado, el medicamento en su interior se mantiene estéril y puede ser usado para inyecciones futuras. Etiquetar los frascos abiertos con fecha y hora limita

ACCIÓN	JUSTIFICACIÓN
	su uso después de un período específico. Los CDC recomiendan que los medicamentos envasados como frascos de uso múltiple sean asignados a un solo paciente siempre que sea posible (CDC, 2011).
25. Cerrar con llave el carrito de medicamentos antes de dejarlo.	Cerrar con llave el carrito o cajón resguarda el suministro de medicamentos del paciente. Las organizaciones que acreditan a los hospitales requieren que los carritos de medicamentos sean cerrados con llave cuando no estén en uso.
26. Realizar la higiene de manos.	La higiene de manos previene la propagación de microorganismos.
27. Proceder a la administración con base en la vía prescrita.	Véase la competencia correspondiente a la vía prescrita.

EVALUACIÓN

- El medicamento es extraído en una jeringa de manera estéril y se prepara la dosis apropiada.

REGISTRO

- No es necesario documentar la extracción del fármaco del frasco, pero sí el registro oportuno de la administración del medicamento después de ser aplicado.

COMPETENCIA 108 — APLICACIÓN DE PARCHE TRANSDÉRMICO

La vía transdérmica se utiliza con mayor frecuencia para entregar medicamentos. Consiste en aplicar un disco o parche que contiene medicamento destinado para uso cotidiano a la piel del paciente. Los parches transdérmicos suelen utilizarse para entregar hormonas, opiáceos, fármacos cardíacos y nicotina. Se han producido errores de dosificación cuando los pacientes se aplican varios parches a la vez o no retiran la cubierta en el parche que expone la piel al medicamento. Los parches analgésicos opiáceos se asocian con los efectos más adversos de los medicamentos. Los parches transparentes tienen una ventaja cosmética, pero pueden ser difíciles de encontrar en la piel del paciente cuando es necesario retirarlos o reemplazarlos.

CONSIDERACIONES AL DELEGAR

La administración de medicamentos a través de un parche transdérmico no debe delegarse al personal de apoyo de enfermería (PAE) o al personal de apoyo sin licencia (PASL). Dependiendo de la ley estatal de práctica de enfermería y las políticas y procedimientos institucionales, la administración de parches transdérmicos puede ser delegada al personal de enfermería práctico/vocacional con licencia (PEPL/PEVL). La decisión de delegar debe basarse en un análisis minucioso de las necesidades y circunstancias del paciente, así como en las calificaciones de la persona a quien se delega la tarea. Véanse las *Pautas de delegación* en el Apéndice A.

EQUIPO

- Toallita, jabón y agua
- Registro electrónico de administración de medicamentos (REAM) o registro de administración de medicamentos (RAM)

- Equipo de protección personal (EPP) adicional, según indicación
- Parche de medicamentos
- Guantes desechables
- Tijeras (opcional)

VALORACIÓN INICIAL

- Indagar con el paciente la presencia de alergias.
- Revisar la fecha de caducidad antes de administrar el medicamento.
- Evaluar la idoneidad del medicamento para el paciente.
- Analizar los datos de la exploración y de laboratorio que puedan influir en la administración del medicamento.
- Verificar nombre del paciente, dosis, vía y hora de administración.
- Valorar la piel en el lugar donde se aplica el parche. Muchos parches tienen instrucciones diferentes y específicas sobre dónde se van a colocar. Por ejemplo, los parches transdérmicos que contienen estrógenos no pueden ser colocados sobre el tejido mamario.
- Revisar las instrucciones del fabricante sobre la ubicación adecuada del parche.
- El sitio debe estar limpio, seco y libre de vello. No colocar parches transdérmicos sobre piel irritada o dehiscente.
- Explorar al paciente en busca de parches antiguos. No colocar parches transdérmicos nuevos hasta que se hayan eliminado los viejos.
- Verificar la frecuencia de aplicación del medicamento específico.
- Evaluar el conocimiento del paciente acerca del medicamento. Si tiene un conocimiento deficiente, puede ser el momento apropiado para iniciar su capacitación.
- Si el medicamento puede afectar las constantes vitales del paciente, deben evaluarse antes de la administración.
- Si el medicamento es analgésico, valorar el dolor del paciente antes y después de la administración.

DIAGNÓSTICO DE ENFERMERÍA

- Riesgo de respuesta alérgica
- Riesgo de deterioro de la integridad cutánea
- Conocimiento deficiente

IDENTIFICACIÓN Y PLANIFICACIÓN DE RESULTADOS

- El medicamento se administra por vía transdérmica.
- El paciente no experimenta efectos adversos.
- La piel del paciente se mantiene libre de lesiones.
- El paciente entiende y cumple con el régimen del medicamento.

IMPLEMENTACIÓN

ACCIÓN	JUSTIFICACIÓN
1. Reunir el equipo necesario en la mesa puente o junto a la cama. Comparar la orden del medicamento contra la indicación original en el expediente médico, de acuerdo con la política institucional. Aclarar cualquier incongruencia. Revisar la ficha del paciente en busca de alergias.	Esta comparación ayuda a identificar los errores que pueden haber ocurrido cuando se transcribieron las indicaciones. La indicación del médico es el registro legal de la prescripción de medicamentos en cada institución.
2. Conocer las acciones, consideraciones especiales de enfermería, rangos seguros de dosis, propósito de la administración y efectos adversos de los medicamentos que se administran. Considerar la idoneidad del medicamento para este paciente.	Este conocimiento ayuda al personal de enfermería en la evaluación del efecto terapéutico del medicamento en relación con el trastorno del paciente y también puede utilizarse para capacitarlo sobre el medicamento.
3. Realizar higiene de manos.	La higiene de manos previene la propagación de microorganismos.
4. Mover el carrito de medicamentos al exterior de la habitación del paciente o preparar la administración en el área de medicamentos.	La preparación promueve el manejo eficaz y un abordaje ordenado de la tarea.
5. Abrir el carrito o cajón de medicamentos. Ingresar el código de acceso y pasar la identificación de empleado por el lector, de ser requerido.	Cerrar con llave el carrito o cajón resguarda el suministro de medicamentos de cada paciente. Las organizaciones que acreditan a los hospitales requieren que los carritos de medicamentos estén cerrados cuando no se usan. Ingresar el código de acceso y pasar la identificación por el lector permite que sólo el personal autorizado acceda al sistema e identifica al usuario para la documentación digital.

ACCIÓN	JUSTIFICACIÓN
6. **Preparar los medicamentos de un paciente a la vez.**	Esto previene errores en la administración de medicamentos.
7. Leer el REAM/RAM y seleccionar el medicamento adecuado de la unidad de almacenamiento o cajón de medicamentos del paciente.	Este es el *primer* punto de verificación de la etiqueta.
8. Comparar la etiqueta con el REAM/RAM. Revisar las fechas de caducidad y realizar los cálculos, según necesidad. Pasar por el lector el código de barras en el envase, de ser requerido.	Este es el *segundo* punto de verificación de la etiqueta. Revisar los cálculos con otro miembro del personal de enfermería para garantizar la seguridad, de ser requerido.
9. **Dependiendo de la política institucional, el tercer punto de verificación de la etiqueta puede producirse en este momento. De ser así, cuando se hayan preparado todos los medicamentos de un paciente, volver a comparar las etiquetas contra el REAM/ RAM antes de llevarle los medicamentos.**	Este *tercer* punto de verificación asegura la precisión y ayuda a prevenir errores. *Nota*: muchas instituciones requieren que la tercera verificación se produzca junto al paciente, después de identificarlo y antes de la administración del medicamento.
10. Cerrar con llave el carrito de medicamentos antes de dejarlo.	Cerrar con llave el carrito o cajón resguarda el suministro de medicamentos del paciente. Las organizaciones que acreditan a los hospitales requieren que los carritos de medicamentos estén cerrados con llave cuando no se encuentren en uso.
11. Llevar con cuidado los medicamentos junto al paciente y mantenerlos a la vista en todo momento.	El manejo cuidadoso y la observación estrecha previenen el desacomodo accidental o deliberado de medicamentos.
12. **Asegurarse de que el paciente recibe el medicamento en el momento correcto.**	Revisar la política institucional, que puede permitir la administración en un período de 30 min antes o después de la hora designada.
13. Realizar higiene de manos y ponerse el EPP, según indicación.	La higiene de manos y el EPP previenen la propagación de microorganismos. El EPP será necesario según las precauciones epidemiológicas.

ACCIÓN	JUSTIFICACIÓN
14. **Identificar al paciente. Comparar la información con el REAM/RAM. El paciente debe ser identificado utilizando al menos dos métodos distintos** (The Joint Commission, 2013): 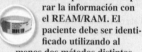	La identificación del paciente asegura que el individuo correcto recibe la intervención correcta y ayuda a prevenir errores. El número de habitación del paciente o su ubicación física no deben utilizarse como métodos de identificación (The Joint Commission, 2013). Volver a colocar la pulsera de identificación si es que falta o presenta alguna imprecisión.
a. Verificar el nombre en la pulsera de identificación del paciente.	
b. Verificar el número de identidad en la pulsera de identificación del paciente.	
c. Verificar la fecha de nacimiento en la pulsera de identificación del paciente.	
d. Pedir al paciente que indique su nombre y fecha de nacimiento, con base en la política institucional.	Esto requiere que el paciente sea capaz de responder, pero la enfermedad y el hecho de encontrarse en un entorno extraño con frecuencia hacen que el individuo esté confundido.
15. **Completar las evaluaciones necesarias antes de administrar el medicamento. Revisar la pulsera de alergias del paciente o interrogarlo acerca de éstas. Explicar el propósito y la acción de cada fármaco.**	La evaluación es un requisito previo a la administración de medicamentos.
16. Pasar por el lector el código de barras en la pulsera de identificación del paciente, de ser requerido.	Esto permite una verificación adicional para asegurar que el medicamento se administra al paciente correcto.
17. **Con base en la política institucional, el tercer punto de verificación de la etiqueta puede producirse en este momento. De ser así, volver a comparar las etiquetas con el REAM/RAM antes de la administración de los medicamentos al paciente.**	Muchas instituciones requieren que la *tercera* verificación se realice junto al paciente, después de identificarlo y antes de la administración del medicamento. Si la política institucional indica la tercera verificación en este momento, ésta asegura la precisión y ayuda a prevenir errores.
18. Colocarse los guantes.	Los guantes protegen al personal de enfermería al manipular el medicamento en el parche transdérmico.

ACCIÓN	JUSTIFICACIÓN
19. Evaluar la piel del paciente en el sitio donde se va a colocar el parche, en busca de cualquier signo de irritación o lesión; debe estar limpio, seco y libre de vello. Cambiar los sitios de aplicación.	Los parches transdérmicos no deben ser colocados sobre piel irritada o lesionada. El vello puede evitar que el parche se pegue a la piel. Cambiar el sitio de aplicación reduce el riesgo de irritación de la piel.
20. **Retirar todo parche transdérmico viejo.** Doblar el parche a la mitad pegando los lados adhesivos entre sí y desechar de acuerdo con la política institucional. Lavar suavemente con agua y jabón el área donde estaba el parche viejo.	Dejar los parches viejos en un paciente mientras se aplican los nuevos puede llevar a entregar una cantidad tóxica del fármaco. Doblar los lados juntos previene el contacto accidental con el medicamento restante. Lavar el área con agua y jabón elimina todas las trazas de medicamento remanentes.
21. Retirar el parche de su cubierta protectora. Quitar la cubierta sobre el parche sin tocar la superficie del medicamento. Aplicar el parche en la piel del paciente. Usar la palma de la mano para presionar firmemente durante unos 10 seg. No dar masaje.	Al tocar el lado adhesivo, se puede alterar la cantidad de medicamento restante en el parche. La presión firme durante 10 seg asegura que el parche permanezca en la piel del paciente. El masaje del sitio puede aumentar la absorción del medicamento.
22. Con base en la política institucional, escribir la fecha y hora de administración y sus iniciales en un trozo de cinta médica. Aplicar la cinta a la piel del paciente muy cerca del parche. **No escribir directamente sobre el parche de medicamento.**	La mayoría de los fabricantes recomiendan no escribir sobre el parche debido a la escasez de datos sobre esta práctica, pues podría dañarlo o romperlo. Por otra parte, la tinta podría filtrarse y entrar en contacto con el medicamento y se desconoce si podría interactuar con un fármaco determinado o impedir su entrega.
23. Quitarse los guantes y el EPP adicional, si se utilizó. Realizar higiene de manos.	El retiro adecuado del EPP reduce el riesgo de transmisión de infecciones y la contaminación de otros objetos. La higiene de manos previene la propagación de microorganismos.
24. Documentar la administración del medicamento inmediatamente después de realizarla. Véase la sección "Registro" más abajo.	La documentación oportuna ayuda a garantizar la seguridad del paciente.
25. Evaluar la respuesta del paciente al medicamento en el plazo correspondiente.	El paciente debe ser explorado en busca de efectos terapéuticos y adversos del medicamento.

EVALUACIÓN

- El medicamento se administra por vía transdérmica.
- El paciente no experimenta ningún efecto adverso.
- La piel del individuo se mantiene libre de lesiones.
- El paciente entiende y cumple con el régimen del medicamento.

REGISTRO

- Documentar la administración del medicamento inmediatamente después de realizarla, incluyendo fecha, hora, dosis, vía de administración y lugar de administración en el REAM/RAM o el registro utilizando el formato requerido. Si se emplea un sistema de código de barras, la administración de fármacos se registra automáticamente cuando se pasa el código por el lector. Los medicamentos por razón necesaria (PRN) requieren documentar la razón de su administración. El registro oportuno evita la posibilidad de repetir accidentalmente la administración del fármaco. Si el medicamento fue rechazado u omitido, anotarlo en el área correspondiente del registro de medicamentos y notificar al médico. Así se identifica la razón por la cual el medicamento omitido fue omitido y asegura que el médico tiene conocimiento del estado del paciente.

COMPETENCIA 109 | APLICACIÓN DE MONITORIZACIÓN CARDÍACA

La monitorización cardíaca de cabecera permite la observación continua de la actividad eléctrica del corazón. Se centra en la detección de arritmias clínicamente significativas (Larson & Brady, 2008). La monitorización cardíaca se aplica en personas con trastornos de conducción y para quienes corren el riesgo de arritmias potencialmente mortales, como pacientes postoperatorios o que se encuentran sedados. Al igual que con otras formas de electrocardiografía (ECG), la monitorización cardíaca utiliza electrodos colocados en el tórax del paciente para transmitir señales eléctricas que son convertidas en un trazado del ritmo cardíaco en un osciloscopio. Se pueden emplear sistemas de tres o de cinco derivaciones (fig. 1). El sistema de tres derivaciones facilita la monitorización del paciente en cualquiera de las derivaciones de las extremidades, así como una versión modificada de cualquiera de las seis derivaciones de tórax. El sistema de cinco derivaciones facilita la monitorización del paciente en cualquiera de las 12 derivaciones estándar.

Se pueden realizar dos tipos de monitorización: alámbrica o telemetría. En la monitorización alámbrica, el paciente es conectado al monitor junto a la cama. La pantalla que presenta el ritmo se muestra junto a la cama, pero también se puede transmitir a una consola en una estación remota. La telemetría utiliza un transmisor pequeño conectado a un paciente ambulatorio para enviar señales eléctricas a otro lugar, donde se muestran en una pantalla del monitor. La telemetría utiliza baterías y es portátil, evitando al paciente la molestia de los cables y le permite moverse de manera cómoda. La telemetría es particularmente útil para la monitorización de arritmias que se presentan durante el sueño, al ejercitarse o ante situaciones estresantes. También existen novedosos dispositivos inalámbricos de telemetría que utilizan microchips para el registro de los datos

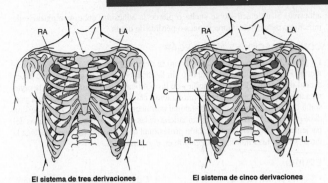

El sistema de tres derivaciones   El sistema de cinco derivaciones

FIGURA 1 Posiciones de los electrodos para los sistemas de tres derivaciones (izquierda) y de cinco derivaciones (derecha).

Posiciones para el sistema de tres derivaciones:
RA (electrodo blanco) debajo de la clavícula derecha, segundo espacio intercostal (EIC), línea media de la clavícula derecha
LA (electrodo negro) debajo de la clavícula izquierda, segundo EIC, línea media de la clavícula izquierda
LL (electrodo rojo) caja torácica inferior izquierda, octavo EIC, línea media de la clavícula izquierda

Posiciones para el sistema de cinco derivaciones:
RA (electrodo blanco) debajo de la clavícula derecha, segundo EIC, línea media de la clavícula derecha
LL (electrodo verde) caja torácica inferior derecha, octavo EIC, línea media de la clavícula derecha
C (electrodo negro) debajo de la clavícula izquierda, segundo EIC, línea media de la clavícula izquierda
RL (electrodo rojo) caja torácica inferior izquierda, octavo EIC, línea media de la clavícula izquierda
Tórax (electrodo café) cualquier posición de derivación V, por lo general V1 (cuarto EIC, borde esternal derecho)

del paciente, eliminando la necesidad de contar con nuevas derivaciones cada vez que la persona es trasladada a otro lugar (Goulette, 2008).

Sin importar el tipo, los monitores cardíacos pueden mostrar la frecuencia y el ritmo cardíacos, producir un registro impreso del ritmo cardíaco y hacer sonar una alarma si la frecuencia cardíaca se acelera o cae por debajo de los límites especificados. Los monitores también reconocen y cuentan los latidos cardíacos anómalos y sus cambios. Los sistemas de monitorización cardíaca pueden incorporar sistemas electrónicos que almacenan, analizan y establecen tendencias de los datos obtenidos, documentación gráfica automática y dispositivos de comunicación inalámbrica que proporcionan datos y alarmas que el personal de enfermerí puede transportar (Morton & Fontaine, 2013).

Habitualmente se emplean electrodos de espuma en gel. Los electrodos se deben cambiar cada 24 h, o de acuerdo con la política institucional, para evitar irritación cutánea y mantener la calidad de los datos. Existen en el mercado electrodos hipoalergénicos para pacientes con hipersensibilidad a la cinta o al adhesivo. Si un electrodo se suelta o pierde la adhesión, debe reemplazarse de inmediato para evitar imprecisiones o pérdida de datos.

CONSIDERACIONES AL DELEGAR

La aplicación de un monitor cardíaco no se delega al personal de apoyo de enfermería (PAE) ni al personal de apoyo sin licencia (PASL). Dependiendo de la ley estatal de práctica de la enfermería y de las políticas y procedimientos de la organización, la aplicación de la monitorización cardíaca puede ser delegada a personal de enfermería práctico/vocacional con licencia (PEPL/PEVL). La decisión debe estar basada en un análisis cuidadoso de las necesidades y circunstancias del paciente, así como en la calificación profesional de la persona a quien se delega la tarea. Véanse las *Pautas de delegación* en el Apéndice A.

EQUIPO

- Cables de derivaciones
- Electrodos preparados con gel (espuma de gel) (la cantidad varía de tres a cinco)
- Gasas
- Desengrasante cutáneo
- Cable de paciente para la monitorización cardíaca alámbrica
- Transmisor, bolsa del transmisor y paquete de baterías para telemetría
- Equipo de protección personal (EPP), según indicación

VALORACIÓN INICIAL

- Revisar los antecedentes médicos del paciente y el plan de cuidados para indagar por qué el paciente requiere la monitorización cardíaca.
- Valorar el estado cardíaco del paciente, incluyendo la frecuencia cardíaca, la presión arterial y la auscultación de ruidos cardíacos.
- Explorar el área torácica del paciente para detectar irritación, lesiones o exceso de vellosidad que pudieran interferir con la colocación de los electrodos. Los sitios de los electrodos deben estar secos, con un mínimo de vellosidad.
- El sujeto puede estar sentado o en posición supina, en una cama o en una silla.

DIAGNÓSTICO DE ENFERMERÍA

- Disminución del gasto cardíaco
- Exceso del volumen de líquidos
- Conocimiento deficiente

IDENTIFICACIÓN Y PLANIFICACIÓN DE RESULTADOS

- Se observa una forma clara de la onda, libre de artefactos, en el monitor cardíaco.
- El paciente verbaliza su comprensión sobre los motivos de la monitorización.
- El individuo experimenta poca ansiedad.

IMPLEMENTACIÓN

ACCIÓN	JUSTIFICACIÓN
1. Verificar la orden para la monitorización cardíaca en el registro médico del paciente.	Revisar la orden valida que se trata del procedimiento y el paciente correctos.

ACCIÓN	JUSTIFICACIÓN

2. Reunir el equipo necesario en la mesa puente o junto a la cama.

Reunir el equipo necesario ahorra tiempo y energía.

3. Realizar higiene de manos y utilizar EPP, según indicación.

La higiene de las manos y el EPP previenen la propagación de microorganismos. El EPP será necesario según las precauciones epidemiológicas.

4. Identificar al paciente.

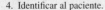

La identificación del paciente asegura que el sujeto correcto reciba la intervención correcta y ayuda a evitar errores.

5. Cerrar las cortinas alrededor de la cama y la puerta de la habitación, de ser posible. Explicar el procedimiento al paciente, y que la monitorización registra la actividad eléctrica del corazón. Enfatizar que la corriente eléctrica no entrará a su cuerpo. Preguntar al paciente si sufre alguna alergia a los adhesivos, según corresponda.

Esto asegura la privacidad del paciente. La explicación reduce la ansiedad y facilita la cooperación. Pueden existir alergias al adhesivo de las derivaciones del ECG.

6. Para la monitorización alámbrica, conectar el monitor cardíaco a una toma de corriente y encenderlo para calentar la unidad mientras se prepara el equipo y al paciente. Para la monitorización por telemetría, introducir una nueva batería en el transmisor. Hacer coincidir los polos en la batería con las marcas en la caja del transmisor. Presionar el botón en la parte superior de la unidad, probar la carga de la batería y revisar la unidad para asegurarse de que la batería está funcionando.

La configuración adecuada asegura un funcionamiento correcto. No todos los modelos cuentan con un botón para pruebas. Las pruebas deberán realizarse siguiendo las instrucciones del fabricante.

7. Introducir el cable en el puerto adecuado del monitor.

La configuración adecuada asegura un funcionamiento correcto.

8. Conectar la derivación al cable. En algunos sistemas, las derivaciones no se encuentran unidas a los cables. Para la telemetría, si las derivaciones no se encuentran

La configuración adecuada asegura un funcionamiento correcto.

ACCIÓN	JUSTIFICACIÓN

fijas a la unidad, conectarlas de forma segura. Si se deben conectar de manera individual, vigilar que cada una esté unida a la salida correcta.

9. Conectar un electrodo a cada cable de derivación, verificando con cuidado que cada uno esté en la salida correcta.

La configuración adecuada asegura un funcionamiento correcto.

10. Si la cama es ajustable, elevarla a una altura que sea cómoda para realizar el procedimiento, por lo general a la altura del codo del personal de la salud (VISN 8, 2009).

Tener la cama a la altura adecuada previene la fatiga dorsal y muscular.

11. Descubrir el tórax del paciente y determinar las posiciones de los electrodos, con base en el sistema y las derivaciones que se vaya a utilizar (véase fig. 1). Si es necesario, rasurar un área de 10 cm de diámetro alrededor del sitio del electrodo. Frotar la piel ligeramente en el área de la gasa. Limpiar el área con desengrasante cutáneo y agua; secar completamente.

Estas acciones permiten una mejor adhesión del electrodo y, en consecuencia, una mejor conducción. El frotamiento ligero elimina las células muertas de la piel. La limpieza de la piel retira residuos de grasa. No se recomienda emplear alcohol, benzoína ni antitranspirantes para la preparación de la piel.

12. Retirar la parte trasera del electrodo preparado con gel. Comprobar la humedad del gel. Si el gel está seco, desecharlo y reemplazarlo por un electrodo fresco. **Aplicar el electrodo al sitio y presionar con firmeza para que quede bien sellado.** Repetir con los electrodos restantes hasta completar el sistema de tres o de cinco derivaciones.

El gel actúa como conductor y debe estar húmedo y fijarse de manera firme.

13. Cuando todos los electrodos estén colocados, conectar la derivación apropiada a cada electrodo. Comprobar la forma de la onda, en lo que respecta a claridad, posición y tamaño. **Para verificar que el monitor detecta cada latido, comparar el valor de la frecuencia cardíaca**

Ello asegura la precisión de la lectura.

digital mostrada en la pantalla con la cuenta realizada por auscultación del paciente. Si es necesario, utilizar el control de ganancia para ajustar el tamaño del trazo de ritmo y el control de posición de la forma de la onda, para ajustarla en el monitor.

14. Establecer los límites superior e inferior de la alarma de frecuencia cardíaca, con base en el estado del paciente o la política de la unidad.

Establecer la alarma permite que se encienda un aviso audible si la frecuencia cardíaca está fuera de los límites. Los valores predeterminados para el monitor encienden de manera automática todas las alarmas; los límites deben configurarse para cada paciente.

15. Para la telemetría, colocar el transmisor en el bolsillo de la bata de hospital. Si la bata carece de bolsillo, se usa una bolsita portátil. Atar las cuerdas de la bolsita alrededor del cuello y la cintura del paciente, asegurándose de que se ajuste perfectamente sin causarle molestias. Si no hay bolsita disponible, colocar el transmisor en el bolsillo de la bata del paciente.

La comodidad del paciente asegura el cumplimiento.

16. Para obtener una tira de ritmo, oprima la tecla de RECORD [Registrar] en la unidad de monitorización junto a la cama o en la estación central de telemetría. Etiquetar la tira con el nombre del paciente, el número de habitación, la fecha, la hora y la identificación del ritmo. Analizar la tira, según sea apropiado. Colocar la tira de ritmo en el lugar correspondiente en el expediente del paciente.

Una tira de ritmo proporciona un valor de referencia para comparaciones posteriores.

17. Regresar al paciente a una posición confortable. Bajar la altura de la cama y ajustar la cabecera a una posición cómoda.

El cambio de posición fomenta la comodidad del paciente. Bajar la cama favorece la seguridad del paciente.

ACCIÓN	JUSTIFICACIÓN
18. Retirarse el EPP adicional, si se utilizó. Realizar higiene de manos.	El retiro adecuado del EPP reduce el riesgo de transmisión de infecciones y de contaminación de otros objetos. La higiene de manos evita la propagación de microorganismos.

EVALUACIÓN

- La forma de la onda de la monitorización cardíaca muestra el ritmo cardíaco del paciente, detectando cada latido; asimismo, su claridad, posición y tamaño son apropiados.
- El paciente no muestra ansiedad y no sufre complicaciones ni lesiones.

REGISTRO

- Registrar la fecha y la hora en que inicia la monitorización y la derivación utilizada en el registro médico. Documentar la tira de ritmo al menos cada 8 h y sin cambios en el estado del paciente (o según lo establecido por la política institucional). Etiquetar la tira de ritmo con el nombre del paciente y su número de habitación, fecha y hora.

COMPETENCIA 110   APLICACIÓN DE FAJA DE MONTGOMERY

La faja de Montgomery consta de tiras preparadas de cinta hipoalergénica entrelazadas a través de agujeros en un extremo de la faja. Se coloca un conjunto de correas a ambos lados de una herida y se atan como cordones de zapatos para fijar los apósitos. Cuando es momento de cambiar el apósito, se desatan las correas, se cura la herida y luego se atan nuevamente para sostener el nuevo apósito. Con frecuencia, se aplica una barrera cutánea antes de atar las correas para proteger la piel. Las correas o lazos deben cambiarse sólo si se aflojan o contaminan.

Se recomienda el uso de la faja de Montgomery para fijar los apósitos en heridas que requieren cambios frecuentes, como las que presentan un mayor exudado. Estas fajas permiten al personal de enfermería llevar a cabo la curación sin la necesidad de retirar las tiras de adhesivo (p. ej., cintas) con cada cambio de apósito, disminuyendo así el riesgo de irritación de la piel y lesiones.

CONSIDERACIONES AL DELEGAR

La aplicación de una faja de Montgomery no debe delegarse al personal de apoyo de enfermería (PAE) o al personal de apoyo sin licencia (PASL). Dependiendo de la ley estatal de práctica de enfermería y las políticas y procedimientos institucionales, este procedimiento puede ser delegado al personal de enfermería práctico/vocacional con licencia (PEPL/PEVL). La decisión de delegar debe basarse en un análisis minucioso de las necesidades y circunstancias del paciente, así como en las calificaciones de la persona a quien se delega la tarea. Véanse las *Pautas de delegación* en el Apéndice A.

EQUIPO

- Guantes desechables limpios
- Equipo de protección personal (EPP) adicional, según indicación
- Apósitos para el cuidado de heridas, según indicación
- Faja de Montgomery disponible comercialmente o 5-7.5 cm de cinta hipoalergénica y correas

- Solución de limpieza, habitualmente solución salina normal
- Gasas
- Toalla para proteger la piel
- Tiras de barrera cutánea (hidrocoloide o no hidrocoloide)

VALORACIÓN INICIAL

- Evaluar la situación para determinar la necesidad de limpieza de la herida y cambio de apósito. Valorar la integridad de todas las correas en uso. Reemplazar las correas flojas o sucias.
- Confirmar cualquier indicación médica pertinente al cuidado de heridas y cualquier curación incluida en el plan de atención de enfermería.
- Evaluar el grado de comodidad del paciente así como la necesidad de analgésicos antes del cuidado de las heridas. Valorar si el paciente ha experimentado dolor relacionado con los cambios de apósito anteriormente y la eficacia de las intervenciones empleadas para minimizar el dolor del paciente.
- Valorar el apósito actual para determinar si está intacto. Explorar en busca de exceso de exudado o sangrado, o saturación del apósito.
- Inspeccionar la herida y el tejido circundante. Explorar la apariencia de la herida en cuanto a proximidad de sus bordes, color y área circundante y signos de dehiscencia. Evaluar la presencia de suturas, grapas o tiras adhesivas. Anotar la etapa del proceso de curación y las características de cualquier secreción.
- Evaluar la piel circundante en cuanto a color, temperatura, edema, equimosis o maceración.

DIAGNÓSTICO DE ENFERMERÍA

- Deterioro de la integridad cutánea
- Dolor agudo
- Retraso en la recuperación quirúrgica
- Riesgo de infección

IDENTIFICACIÓN Y PLANIFICACIÓN DE RESULTADOS

- La piel del paciente está libre de irritación y lesiones.
- La atención se realiza sin contaminar el área de la herida, causar traumatismos a la herida o hacer que el paciente experimente dolor o malestar.
- La herida continúa mostrando signos de progresión hacia la curación.

IMPLEMENTACIÓN

ACCIÓN	JUSTIFICACIÓN
1. Revisar las indicaciones médicas o el plan de atención de enfermería en relación con el cuidado de heridas. Reunir los suministros necesarios.	Revisar las indicaciones y el plan de atención valida que se trata del paciente y el procedimiento correctos. La preparación promueve el manejo eficaz y un abordaje ordenado de la tarea.
2. Realizar higiene de manos y colocarse el EPP, según indicación.	La higiene de manos y el EPP previenen la propagación de microorganismos. El EPP será necesario con base en las precauciones epidemiológicas.
3. Identificar al paciente.	La identificación del paciente asegura que el individuo correcto recibe la intervención correcta y ayuda a prevenir errores.
4. Reunir el equipo en la mesa puente dentro de su alcance.	Reunir el equipo necesario ahorra tiempo y energía.
5. Cerrar las cortinas alrededor de la cama y la puerta de la habitación, de ser posible. Explicar el procedimiento y su justificación.	Esto asegura la privacidad del paciente. La explicación reduce la ansiedad y facilita la cooperación.
6. Evaluar al paciente en busca de la posible necesidad de intervenciones no farmacológicas para reducir el dolor o de medicamentos analgésicos antes de cambiar el apósito. Administrar el analgésico prescrito apropiado. Permitir que transcurra el tiempo suficiente para que el analgésico alcance su efecto antes de comenzar el procedimiento.	El dolor es una experiencia subjetiva influenciada por vivencias pasadas. Los cuidados de la herida y los cambios de apósito pueden causar dolor en algunos pacientes.
7. Colocar un recipiente para residuos en un lugar que resulte práctico para usarlo durante el procedimiento.	Tener un contenedor de residuos a la mano hace que el apósito sucio pueda ser desechado fácilmente, sin la propagación de microorganismos.
8. Ajustar la cama a una altura de trabajo cómoda, por lo general la altura del codo del profesional de la salud (VISN 8, 2009).	Tener la cama a la altura adecuada previene la fatiga dorsal y muscular.

ACCIÓN	JUSTIFICACIÓN

9. Ayudar al paciente a ponerse en una posición cómoda que proporcione un acceso fácil a la zona de la herida. Utilizar una manta de baño para cubrir cualquier área expuesta distinta de la herida. Colocar un protector impermeable bajo el sitio de la herida.

La colocación del paciente y el uso de una manta de baño proporcionan comodidad y abrigo. El protector impermeable protege las superficies subyacentes.

10. Realizar el cuidado de la herida y cambiar el apósito como se indica en las Competencias 77 y 179 a 181, según indicación.

El cuidado de la herida ayuda en la cicatrización y protege la herida.

11. Ponerse guantes limpios. Limpiar la piel a cada lado de la herida con la gasa humedecida con solución salina normal. Secar la piel.

Los guantes previenen la propagación de microorganismos. La limpieza y el secado de la piel previenen la irritación y lesiones.

12. **Aplicar un protector cutáneo donde se colocarán las correas.**

El protector cutáneo minimiza el riesgo de dehiscencia e irritación de la piel.

13. Quitarse los guantes.

La cinta es más fácil de manejar sin guantes. La herida se cubre con el apósito.

14. Cortar la barrera cutánea al tamaño de la cinta o correa. Aplicar la barrera a la piel del paciente, cerca del apósito. Colocar el lado adhesivo de cada cinta o correa sobre la tira de barrera cutánea, de manera que las aberturas para los lazos estén en el borde del apósito. Repetir en el otro lado.

La barrera cutánea evita la irritación y lesiones de la piel.

15. Anudar una correa separada por cada par de agujeros en la faja, si no está ya en su lugar. Atar un extremo de la correa en el agujero. Sujetar el otro extremo con la correa opuesta, como un cordón de zapato (fig. 1). **No fijar con demasiada fuerza.** Repetir según el número de tiras necesarias. Si se utiliza una faja preparada comercialmente, atar las correas como cordón de zapato. Anotar la fecha y hora de aplicación de la faja.

Las correas sostienen el apósito en su lugar. Si se atan con demasiada fuerza, se aplica tensión adicional en la piel circundante. El registro de la fecha y la hora proporciona información de referencia para el cambio de la faja.

ACCIÓN	JUSTIFICACIÓN

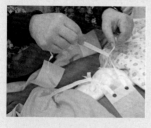

FIGURA 1 Atado de faja de Montgomery

16. Después de fijar el apósito, etiquetarlo con la fecha y la hora. Retirar todos los equipos restantes; colocar al paciente en una posición cómoda, con los barandales laterales arriba y la cama en la posición más baja.

El registro de la fecha y la hora proporciona comunicación y demuestra el cumplimiento del plan de atención. La posición adecuada del paciente y la cama promueve la seguridad y el confort.

17. Retirar el EPP adicional, si se utilizó. Realizar higiene de manos.

El retiro adecuado del EPP reduce el riesgo de transmisión de infecciones y la contaminación de otros objetos. La higiene de manos previene la propagación de microorganismos.

18. Revisar las heridas con apósito en cada turno. Puede ser necesario observar con mayor frecuencia si la herida es más compleja o los apósitos se saturan rápidamente.

Revisar los apósitos garantiza la evaluación de los cambios en el estado del paciente y la intervención oportuna para evitar complicaciones.

19. Volver a colocar los lazos y correas siempre que estén sucios, o cada 2-3 días. Las correas se pueden volver a aplicar sobre la barrera cutánea, la cual puede permanecer en su lugar hasta 7 días. Se utiliza un eliminador de adhesivo basado en silicona para ayudar a retirar la barrera cutánea.

La sustitución de los lazos y correas sucios previene el crecimiento de patógenos. Reducir al mínimo los cambios de la barrera cutánea previene la irritación y las lesiones de la piel. El eliminador de adhesivo permite el retiro fácil, rápido e indoloro de la barrera cutánea, sin los problemas asociados de dehiscencia de la piel (Denyer, 2011; Benbow, 2011).

EVALUACIÓN

- La piel del paciente está limpia, seca, intacta y libre de irritación y lesiones.
- El paciente presenta un área de la herida limpia, libre de contaminación y traumatismos.
- El paciente refiere dolor o malestar mínimo o ausente.

- El individuo presenta signos y síntomas indicativos de que la cicatrización de la herida evoluciona favorablemente.

REGISTRO

- Documentar el procedimiento, la respuesta del paciente y la exploración del área antes y después de la aplicación de la faja de Montgomery. Describir la herida, la cantidad y características del exudado, y una evaluación de la piel circundante. Anotar el tipo de apósito que se aplicó, incluida la colocación del protector para piel y una barrera cutánea. Documentar que se aplicó la faja de Montgomery para fijar los apósitos. Registrar la respuesta del paciente al cuidado del apósito y la evaluación del dolor asociado. Incluir cualquier capacitación ofrecida al paciente y a la familia.

COMPETENCIA 111

MOVILIZACIÓN DEL PACIENTE A LA CABECERA DE LA CAMA CON APOYO

Cuando se requiere mover a un paciente a la cabecera de la cama, es importante evitar lesiones en el individuo en cuestión y en el personal de enfermería. El sujeto está en riesgo de sufrir lesiones causadas por las fuerzas de cizallamiento mientras se moviliza. Es necesario evaluar el estado del paciente, cualquier restricción de la actividad, su capacidad para ayudar al personal con el posicionamiento y para entender indicaciones, y el peso corporal para decidir la cantidad de ayuda adicional necesaria. Esta no es una tarea para una sola persona. El algoritmo de "Manejo seguro del paciente" en la Competencia 185 puede ayudar a tomar decisiones sobre el manejo del paciente durante su movilización. La asistencia, los dispositivos de elevación y reposicionamiento adecuados, una buena mecánica corporal y la técnica correcta son importantes para evitar lesiones a sí mismo y al paciente. Durante cualquier movilización de pacientes, si se requiere que el cuidador levante más de 16 kg de peso del paciente, se debe considerar que éste es totalmente dependiente y que será necesario usar dispositivos de ayuda (Waters, 2007). El procedimiento siguiente describe cómo movilizar a un paciente usando una sábana de baja fricción.

CONSIDERACIONES AL DELEGAR

La movilización de un paciente a la cabecera de la cama puede ser delegada al personal de apoyo de enfermería (PAE) o al personal de apoyo sin licencia (PASL), así como al personal de enfermería práctico/vocacional con licencia (PEPL/PEVL). La decisión de delegar debe basarse en un análisis minucioso de las necesidades y circunstancias del paciente, así como en las calificaciones de la persona a quien se delega la tarea. Véanse las *Pautas de delegación* en el Apéndice A.

EQUIPO

- Sábana de baja fricción (deslizante); otro dispositivo reductor de fricción
- Guantes no estériles, si está indicado; otros equipos de protección personal (EPP), según indicación
- Grúa para elevación de cuerpo entero y sábana de cubierta según necesidad, con base en la evaluación
- Cuidadores adicionales para ayudar, con base en la evaluación

VALORACIÓN INICIAL

- Evaluar la situación para determinar la necesidad de mover al paciente en la cama.
- Revisar el expediente médico y el plan de atención de enfermería en busca de alteraciones que pueden influir en la capacidad del paciente para moverse o ser movilizado.
- Explorar en busca de sondas, accesos i.v., heridas quirúrgicas o equipos que puedan producir alteraciones en el procedimiento de movilización.
- Evaluar el nivel de consciencia y la capacidad de entender, seguir instrucciones y ayudar con la movilización del paciente.
- Valorar el peso del paciente y su fuerza para determinar el número de cuidadores necesarios para ayudar con la actividad. Determinar la necesidad de equipo bariátrico.
- Evaluar la piel del paciente en busca de signos de irritación, eritema, edema o escaldadura.

DIAGNÓSTICO DE ENFERMERÍA

- Intolerancia a la actividad
- Riesgo de lesión
- Deterioro de la movilidad en la cama

IDENTIFICACIÓN Y PLANIFICACIÓN DE RESULTADOS

- El paciente está libre de lesiones y mantiene la alineación adecuada del cuerpo.
- El individuo refiere mayor comodidad.
- La piel del sujeto está limpia, seca e intacta, sin signos de eritema, irritación o dehiscencia.

IMPLEMENTACIÓN

ACCIÓN	JUSTIFICACIÓN
1. Revisar el expediente médico y el plan de atención de enfermería en busca de alteraciones que pueden influir en la capacidad del paciente para moverse o ser movilizado. Explorar en busca de sondas, accesos i.v., heridas quirúrgicas o equipos que puedan producir alteraciones en el procedimiento de movilización. Identificar cualquier limitación de movimiento. **Consultar el algoritmo de manejo del paciente, si está disponible, para planificar el abordaje apropiado para movilizar al paciente.**	Revisar las indicaciones y el plan de atención valida que se trata del paciente y el procedimiento correctos. Identificar las limitaciones y la capacidad, así como el uso de un algoritmo, ayudan a prevenir lesiones y determinar el mejor plan para la movilización del paciente.

ACCIÓN	JUSTIFICACIÓN
2. Realizar higiene de manos y colocarse el EPP, según indicación. 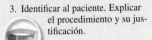	La higiene de manos y el EPP previenen la propagación de microorganismos. El EPP será necesario según las precauciones epidemiológicas.
3. Identificar al paciente. Explicar el procedimiento y su justificación.	La identificación del paciente asegura que el sujeto correcto reciba la intervención correcta y ayuda a evitar errores. La explicación reduce la ansiedad y facilita la cooperación.
4. Cerrar las cortinas alrededor de la cama y la puerta de la habitación, de ser posible. Colocar la cama a una altura de trabajo cómoda, por lo general la altura del codo del profesional de la salud (VISN 8 Patient Safety Center, 2009). Ajustar la cabecera de la cama a una posición plana o tan baja como el paciente pueda tolerar. Con cuidado, colocar la cama en una posición de Trendelenburg, si el paciente es capaz de tolerarla.	Cerrar la puerta o cortina asegura la privacidad del paciente. La altura adecuada de la cama ayuda a reducir la fatiga en la espalda mientras está realizando el procedimiento. La posición plana ayuda a disminuir la fuerza gravitacional de la parte superior del cuerpo. La posición de Trendelenburg ayuda a la movilización.
5. Retirar todas las almohadas debajo del paciente. Dejar una en la cabecera de la cama, apoyada en posición vertical contra la cabecera.	Retirar las almohadas debajo del paciente facilita el movimiento; colocar una almohada en la cabecera previene golpes accidentales de la cabeza contra la parte superior de la cama.
6. Colocar al menos a un cuidador a cada lado de la cama y bajar ambos barandales laterales.	La posición correcta y el descenso de los barandales laterales facilitan la movilización del paciente y reducen la fatiga en el personal de enfermería.
7. Si no hay una sábana (o dispositivo) de baja fricción debajo del paciente, colocarla bajo la sección media del paciente.	El dispositivo reductor de fricción soporta el peso del paciente y, como su nombre lo indica, disminuye la fricción durante la movilización.
8. Pedir al paciente (si puede) que doble sus piernas y ponga sus pies planos sobre la cama para ayudar con la movilización.	El paciente puede utilizar los principales grupos musculares para empujar. Incluso si se encuentra demasiado débil para empujar en la cama, el hecho de colocar las piernas de esta manera ayuda con la movilización y previene lesiones de la piel de los talones.

ACCIÓN	JUSTIFICACIÓN
9. Solicitar al paciente que cruce los brazos sobre el pecho. Pedirle (si puede) que levante la cabeza pegando el mentón al pecho.	Esta posición da apoyo, reduce la fricción y evita la hiperextensión del cuello.
10. Debe colocarse un cuidador a cada lado de la cama, en la zona intermedia del paciente con los pies separados a la altura de los hombros y un pie ligeramente adelante del otro.	Hacer esto coloca el centro de la masa corporal de cada cuidador en posición opuesta, baja el centro de gravedad y reduce el riesgo de lesión.
11. Si se encuentra disponible, activar el mecanismo para provocar que la superficie de la cama sea más firme para realizar la movilización.	Reduce la fricción y el esfuerzo necesarios para movilizar al paciente.
12. Tomar la sábana de baja fricción de forma segura, cerca del cuerpo del paciente.	Mover la sábana cerca del cuerpo lleva el centro de gravedad del paciente más cerca de cada cuidador y permite una sujeción segura.
13. Flexionar las rodillas y las caderas. Apretar los músculos abdominales y los glúteos, y mantener la espalda recta.	Usar los grandes grupos musculares de las piernas y tensar los músculos durante la transferencia previene lesiones en la espalda.
14. Si es posible, el paciente puede ayudar a llevar a cabo la movilización, empujando con las piernas. Los cuidadores balancean su peso de atrás hacia adelante, de su pierna trasera a su pierna delantera, y cuentan hasta tres. Al llegar a tres, mueven al paciente en la cama. Se repite el proceso, según necesidad, para colocar al paciente en la posición correcta.	Si el paciente ayuda, el personal de enfermería hace menos esfuerzo. El movimiento de balanceo aprovecha el peso de los cuidadores para contrarrestar el peso del paciente. El movimiento de balanceo desarrolla impulso, que permite al personal de enfermería realizar una elevación suave con esfuerzo mínimo.
15. Ayudar al paciente a ponerse en una posición cómoda y acomodar de nuevo las almohadas y los apoyos, según necesidad. Revertir la posición de Trendelenburg y colocar la superficie de la cama en la posición normal, según necesidad. Subir los barandales laterales. Colocar la cama en la posición más baja.	Reacomodar la cama y ajustar su altura garantiza la seguridad y la comodidad del paciente. Tener el timbre de llamado y los artículos esenciales a la mano ayuda a promover la seguridad.

ACCIÓN	JUSTIFICACIÓN

Asegurarse de que el timbre de llamado y otros artículos necesarios sean de fácil acceso.

16. Limpiar los dispositivos de asistencia para el traslado según la política institucional, si no está indicado su uso en un solo paciente. Quitarse los guantes u otro EPP, si se utilizó. Realizar higiene de manos.

Realizar de forma adecuada la limpieza del equipo entre el uso de cada paciente evita la propagación de microorganismos. El retiro adecuado del EPP reduce el riesgo de transmisión de infecciones y la contaminación de otros objetos. La higiene de manos previene la propagación de microorganismos.

EVALUACIÓN

- El paciente es movilizado a la cabecera de la cama sin lesiones y mantiene la alineación adecuada del cuerpo.
- El individuo está cómodo.
- El sujeto presenta piel intacta y sin evidencia de lesión.

REGISTRO

- Muchas instituciones destinan un área en la hoja de cabecera para documentar la movilización. Registrar la hora en la que el paciente fue movilizado, el uso de soportes y las observaciones pertinentes, incluida la exploración de la piel. Documentar la tolerancia del paciente a la movilización. Registrar las ayudas utilizadas para facilitar el movimiento.

COMPETENCIA 112   MOVILIZACIÓN DEL PACIENTE CON GRÚA DE CUERPO ENTERO

Cuando se ha determinado mediante una valoración de traslado que el paciente no puede soportar ningún peso, se debe usar una grúa electromecánica de cuerpo entero para realizar el traslado cama a silla, y hacia un cómodo o camilla. Durante cualquier tarea de manejo del paciente, si se requiere que algún profesional de la salud levante más de 16 kg de su peso, se considera que es totalmente dependiente y se usan dispositivos de auxilio (Waters, 2007). Se coloca una grúa de cuerpo entero bajo el paciente, incluyendo cabeza y tronco, y después, se acopla. El dispositivo eleva lentamente al paciente. Algunos de estos dispositivos pueden bajarse hasta el piso para levantar a un paciente que haya caído. Estos dispositivos se encuentran disponibles con bases portátiles y correderas montadas en el techo. El dispositivo de cada fabricante es ligeramente diferente, por lo que deberán revisarse las instrucciones específicas del que se esté usando.

CONSIDERACIONES AL DELEGAR

El traslado de un paciente de la cama a la silla puede delegarse al personal de apoyo de enfermería (PAE) o al personal de apoyo sin licencia (PASL), así como al personal de enfermería práctico/vocacional con licencia (PEPL/PEVL). La decisión de delegar debe basarse en el análisis minucioso de las necesidades y circunstancias del paciente, así como en las calificaciones de la persona a quien se delega la tarea. Véanse las *Pautas de delegación* en el Apéndice A.

EQUIPO

- Sábana o cojinete para cubrir la grúa si ésta no es para uso por un solo paciente
- Silla normal o de ruedas
- Grúa eléctrica de elevación de cuerpo entero

- Uno o más profesionales de la salud para ayudar, con base en la valoración
- Guantes no estériles u otro equipo de protección personal (EPP), según indicación

VALORACIÓN INICIAL

- Valorar la situación para determinar la necesidad de utilizar la grúa.
- Revisar el expediente médico y el plan de atención de enfermería en cuanto a circunstancias que pudiesen influir en la capacidad del paciente de movilizarse o ser transferido.
- Determinar la necesidad del equipo bariátrico.
- Valorar tubos, accesos i.v., incisiones o equipo que pudiesen obstaculizar el procedimiento de traslado.
- Evaluar el nivel de consciencia del paciente y su capacidad para comprender y seguir instrucciones.
- Valorar el grado de comodidad del paciente; según necesidad e indicación, administrar analgésicos.
- Inspeccionar el estado del equipo para asegurar su funcionamiento apropiado, antes de usarlo con el paciente.

DIAGNÓSTICO DE ENFERMERÍA

- Riesgo de lesión
- Deterioro de la habilidad para la traslación
- Riesgo de caída

IDENTIFICACIÓN Y PLANIFICACIÓN DE RESULTADOS

- El traslado se logra sin prodcir lesiones para el paciente ni para el personal de enfermería.
- El paciente está libre de complicaciones por la inmovilidad.

IMPLEMENTACIÓN

ACCIÓN	JUSTIFICACIÓN
1. Verificar el expediente médico y el plan de atención de enfermería sobre las circunstancias que puedan influir en la capacidad del paciente para movilizarse o cambiar de posición. Valorar tubos, accesos i.v., incisiones o equipo que pudiesen obstaculizar el procedimiento de cambio de posición. Identificar cualquier limitación de movimiento. **Consultar el algoritmo de manejo del paciente, si está disponible, para planear un abordaje apropiado para la movilización.**	La revisión del expediente médico y el plan de atención valida que el paciente correcto reciba el procedimiento correcto. La verificación del equipo y las limitaciones disminuye el riesgo de lesión durante el traslado.
2. Realizar higiene de manos y usar el EPP, según indicación.	La higiene de manos y el EPP previenen la propagación de microorganismos. El EPP será necesario según las precauciones epidemiológicas.
3. Identificar al paciente y explicarle el procedimiento.	La identificación del paciente valida que el individuo correo reciba el procedimiento correcto. La discusión y explicación reducen la ansiedad y preparan al paciente para lo que viene.
4. Según la necesidad, mover el equipo para dar espacio a la silla. Cerrar las cortinas alrededor de la cama y la puerta de la habitación, de ser posible.	La movilización del equipo fuera del camino provee una vía libre y facilita el traslado. El cierre de la puerta o la cortina da privacidad.
5. Ajustar la cama a una altura de trabajo cómoda, por lo general, la altura del codo del profesional de la salud (VISN 8 Patient Safety Center, 2009). **Activar los frenos de la cama.**	Tener la cama a la altura adecuada previene la fatiga dorsal y muscular. Fijar los frenos previene el movimiento de la cama y garantiza la seguridad del paciente.
6. Bajar el barandal lateral, si está en uso, del lado de la cama donde se vaya a trabajar. Si la grúa se usa para más de un paciente, poner una cubierta o cojinete sobre ella. Colocar la grúa de manera equilibrada sobre el	Bajar el barandal lateral evita tensiones sobre el dorso del personal de enfermería. La cobertura del cabestrillo evita la transmisión de microorganismos. Algunas instituciones, por ejemplo, las de cuidados a largo plazo, proveen a cada paciente un cabestrillo

ACCIÓN	JUSTIFICACIÓN

paciente. Rodar al paciente sobre un lado y colocar la mitad del cabestrillo con la sábana o cojinete bajo el individuo desde los hombros hasta la mitad del muslo. Subir el barandal lateral y moverlo al otro lado. Girar al paciente hacia el otro lado y tirar del cabestrillo ubicado debajo. Subir el barandal lateral.

de transporte. Rodar al paciente lo ubica sobre el cabestrillo con mínimo movimiento. La distribución homogénea del peso del paciente en el cabestrillo le provee comodidad y seguridad.

7. Acercar la silla al lado de la cama. **Bloquear las ruedas, si tienen freno.**

Acercar la silla a la cama reduce la distancia para el traslado. El freno evita el movimiento de la silla y garantiza la seguridad del paciente.

8. Bajar el barandal lateral en el lado de la cama donde está la silla. Rodar la base de la grúa bajo el lado de la cama más cercano a la silla. **Centrar la estructura sobre el paciente. Frenar las ruedas de la grúa.**

El descenso del barandal facilita el traslado. Ello reduce la distancia necesaria para la movilización. Centrar la estructura ayuda a mantener el equilibrio de la grúa. El freno de las ruedas de la grúa evita que se mueva.

9. **Ampliar la base con la palanca de ajuste correspondiente.**

Una base más ancha provee mayor estabilidad y evita que se incline la grúa.

10. Bajar los brazos del aparato lo suficientemente cerca para sujetar el cabestrillo a la estructura.

Es necesario bajar los brazos del aparato para permitir el acoplamiento de los ganchos del cabestrillo.

11. Acoplar las tiras del cabestrillo a los ganchos de la estructura (fig. 1). Las tiras cortas se acoplan detrás del dorso del paciente y las largas en el otro extremo. Revisar al paciente para verificar que las cintas no presionen su piel. Algunas grúas tienen cintas o cadenas con ganchos que se acoplan a los orificios del cabestrillo. Revisar las instrucciones del fabricante de cada grúa.

La conexión de las cintas o cadenas permite el acoplamiento del cabestrillo a la grúa. La revisión de la piel del paciente, en cuanto a la presión por los ganchos, evita que se lesione.

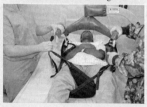

FIGURA 1 Conexión de las cintas a la grúa

ACCIÓN	JUSTIFICACIÓN

12. Revisar todo el equipo, los accesos i.v. y los drenajes acoplados al paciente, de manera que no obstaculicen el dispositivo. Pedir al paciente que flexione sus brazos sobre el tórax.

Verificar que el equipo y los accesos no interfieren con el dispositivo previene su desconexión y posibles lesiones.

13. Con una persona de pie a cada lado de la grúa, decir al paciente que será elevado de la cama. Sostener las extremidades lesionadas, según necesidad. Activar la bomba para elevar al paciente casi 15 cm sobre la cama.

Contar con las personas necesarias disponibles provee seguridad. Sostener las extremidades lesionadas ayuda a mantener la estabilidad. Informar al paciente lo qué ocurrirá lo alienta y disminuye su temor.

14. Quitar el freno a las ruedas de la grúa. **Rodar cuidadosamente al paciente hacia atrás y alejarlo de la cama. Sostener sus extremidades, según necesidad.**

La movilización de esta manera promueve la estabilidad y seguridad.

15. Poner al paciente sobre la silla con la base de la grúa frente a ésta (fig. 2). Frenar las ruedas de la grúa.

La posición apropiada del paciente y el dispositivo promueven la estabilidad y seguridad.

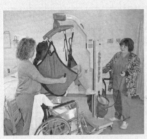

FIGURA 2 Movilización del paciente en el cabestrillo sobre la silla

16. Suavemente, hacer que el paciente descienda a la silla hasta que los ganchos o las cintas queden ligeramente sueltas del cabestrillo o la estructura. Guiar al sujeto hacia la silla con las manos conforme desciende la grúa.

El descenso suave del paciente de esta forma lo coloca por completo en la silla y disminuye el riesgo de lesiones.

17. Desconectar los ganchos o las cintas de la estructura. Mantener el cabestrillo en su lugar, bajo el paciente.

La desconexión de ganchos y cintas permite sostener al paciente por la silla y promueve su comodidad. Se necesita reintroducir el cabestrillo a la grúa para regresar al paciente a la cama.

ACCIÓN	JUSTIFICACIÓN
18. Ajustar la posición del paciente utilizando almohadas, según necesidad. Verificar su alineación con la silla. Cubrirlo con una frazada si es necesario. Asegurarse de que el timbre de llamado y otros artículos esenciales se encuentren fácilmente al alcance. Cuando sea momento de que el paciente regrese a la cama, reacoplar los ganchos o cintas e invertir los pasos.	Las almohadas y la alineación apropiadas proveen seguridad y comodidad al paciente. El contar con el timbre de alarma y otros artículos esenciales fácilmente disponibles ayuda a promover la seguridad. La reinserción de los ganchos o cintas permite a la grúa sostener al paciente para su traslado de regreso a la cama.
19. Limpiar los dispositivos de traslado de acuerdo con la política intitucional, si no está indicado para uso por un solo paciente. Retirar los guantes y cualquier otro EPP, si se utilizó. Realizar higiene de manos.	La limpieza apropiada del equipo entre los usos por diferentes pacientes previene la diseminación de microorganismos. El retiro adecuado del EPP disminuye el riesgo de transmisión de infecciones y la contaminación de otros objetos. La higiene de manos previene la propagación de microorganismos.

EVALUACIÓN

- El traslado se logra sin lesiones del paciente o el personal de enfermería.
- El paciente no muestra datos de complicaciones de la inmovilidad.

REGISTRO

- Registrar la actividad, el traslado y otras observaciones pertinentes, la tolerancia del paciente al procedimiento y su tiempo de permanencia en la silla. Documentar el uso de dispositivos de traslado y el número de integrantes del personal requeridos para la movilización.

COMPETENCIA 113

MOVILIZACIÓN EN BLOQUE O ROTACIÓN (*LOGROLLING*) DEL PACIENTE

La técnica de movilización en bloque es una maniobra que implica el traslado del cuerpo del paciente como una unidad de manera que la columna vertebral se mantenga alineada, sin torsión o flexión. Esta técnica se utiliza por lo general para posicionar a los pacientes que fueron sometidos a cirugía de la columna vertebral o que sufrieron lesiones en la espalda o el cuello. El uso de la movilización en bloque al posicionar a un paciente ayuda a mantener el cuello y la espalda alineados. Si el paciente es movilizado en bloque a causa de una lesión cervical, no se debe usar una almohada blanda bajo su cabeza. Por el contrario, se puede necesitar un collarín cervical al ser movilizado (véase Competencia 30). Puede usarse una manta de baño o almohada pequeña para mantener la columna vertebral recta. El cuello del paciente debe permanecer recto durante el procedimiento y después del posicionamiento. No se deben flexionar la cabeza, la columna vertebral, los hombros, las rodillas o las caderas del paciente durante la movilización en bloque. Tres cuidadores o más, en su caso, serán necesarios para realizar la maniobra de forma segura. No se debe intentar movilizar en bloque al paciente sin la ayuda suficiente.

CONSIDERACIONES AL DELEGAR

El uso de la técnica de movilización en bloque puede ser delegada al personal de apoyo de enfermería (PAE) o al personal de apoyo sin licencia (PASL), así como al personal de enfermería práctico/vocacional con licencia (PEPL/PEVL). La decisión de delegar debe basarse en el análisis minucioso de las necesidades y circunstancias del paciente, así como en las calificaciones de la persona a quien se delega la tarea. Véanse las *Pautas de delegación* en el Apéndice A.

EQUIPO

- Al menos dos personas más para ayudar
- Sábana de baja fricción (deslizante) para facilitar el movimiento suave; si no se cuenta con ésta, puede sustituirse con una sábana simple
- Manta de baño o almohada pequeña bajo la cabeza, si está indicado
- Almohada pequeña para colocar entre las piernas
- Almohada en cuña o dos almohadas para sostener la espalda del paciente
- Equipo de protección personal (EPP), según indicación

VALORACIÓN INICIAL

- Buscar alteraciones que podrían contraindicar la movilización en bloque, como estado neurológico inestable o dolor intenso.
- Valorar el estado neurológico inicial del paciente. Explorar en busca de parestesias y dolor.
- Evaluar la necesidad de usar un collarín cervical (véase la Competencia 30).
- Valorar el dolor del paciente. Si está experimentando dolor, considerar la medicación del paciente antes de reposicionarlo.

DIAGNÓSTICO DE ENFERMERÍA

- Riesgo de lesión
- Deterioro de la movilidad
- Riesgo de deterioro de la integridad cutánea
- Deterioro de la integridad de la piel

IDENTIFICACIÓN Y PLANIFICACIÓN DE RESULTADOS

- La columna vertebral del paciente se mantiene correctamente alineada, reduciendo por lo tanto el riesgo de lesiones.
- El paciente expresa verbalmente alivio del dolor.
- El individuo conserva la movilidad de las articulaciones.
- La persona se mantiene libre de alteraciones en la piel y conserva la integridad tisular.

IMPLEMENTACIÓN

ACCIÓN	JUSTIFICACIÓN
1. Revisar el expediente médico del paciente y el plan de atención de enfermería en busca de indicaciones de actividad y alteraciones que puedan influir en su capacidad para moverse o ser posicionado. Explorar en busca de sondas, vías i.v., incisiones, o equipo que pueda alterar el procedimiento de posicionamiento. Identificar cualquier limitación del movimiento.	Revisar el expediente médico y el plan de atención valida el paciente y el procedimiento correctos. Evaluar el equipo y las limitaciones reduce el riesgo de lesiones durante el traslado.
2. Realizar higiene de manos y colocarse el EPP, según indicación.	La higiene de manos y el EPP previenen la propagación de microorganismos. El EPP será necesario según las precauciones epidemiológicas.
3. Identificar al paciente.	La identificación del paciente asegura que el sujeto correcto reciba la intervención correcta y ayuda a evitar errores.
4. Cerrar las cortinas alrededor de la cama y la puerta de la habitación, de ser posible. Explicar el propósito de la técnica de movilización en bloque y lo que va a realizar al paciente, incluso si éste no está consciente. Responder cualquier pregunta.	Esto asegura la privacidad del paciente. La explicación reduce la ansiedad y facilita la cooperación.
5. Colocar la cama a una altura de trabajo cómoda, por lo general a la altura del codo del profesional de la salud (VISN 8 Patient Safety Center, 2009).	Tener la cama a la altura adecuada previene la fatiga dorsal y muscular.
6. Colocar al menos un cuidador en un lado de la cama y los otros dos cuidadores en el lado opuesto. Colocar a un cuidador en la cabecera, junto a la cabeza del paciente, y poner la cama en posición plana. Bajar los barandales laterales. Colocar una almohada pequeña entre las rodillas del paciente.	Usar tres o más personas para dar vuelta al paciente asegura que la columna vertebral se mantendrá alineada. Una almohada colocada entre las rodillas ayuda a mantener la columna vertebral alineada.

ACCIÓN	JUSTIFICACIÓN

7. Si no hay una sábana de baja fricción bajo el paciente, colocar una en este momento, para facilitar sus movimientos futuros.

El uso de una sábana de baja fricción facilita la realización de una maniobra única y suave y minimiza el tironeo en el cuerpo del paciente. Puede usarse una sábana de tracción si no está disponible una de baja fricción (deslizante).

8. Si el paciente puede mover los brazos, se le pide que los cruce sobre el pecho. Doblar o enrollar la sábana de fricción baja cerca de los costados del paciente y sujetarla. En un solo movimiento, al mismo tiempo, deslizar con cuidado al paciente hacia el lado opuesto de la cama del que será girado el paciente.

Cruzar los brazos sobre el pecho mantiene los brazos fuera del camino al rodar al paciente. Esto también evita que no trate de ayudar jalándose de los barandales. Movilizar al paciente al lado opuesto del que será girado previene que esté demasiado cerca del barandal y le produzca molestias. Si el paciente es voluminoso, pueden ser necesarios más ayudantes para prevenir que se lesione.

9. Verificar que la sábana de baja fricción bajo el paciente esté estirada y sin arrugas.

La sábana de baja fricción debe estar libre de arrugas para prevenir lesiones en la piel. Enrollar la sábana la hace más fuerte y ayuda al personal de enfermería a sostenerla.

10. En caso necesario, acomodar al personal para asegurar que dos estén de pie al lado de la cama donde se va cambiar al paciente. El tercer colaborador estará de pie en el otro lado. **Sostener la sábana de baja fricción a nivel del hombro y la cadera.**

El posicionamiento adecuado del personal permite una distribución uniforme del apoyo y las fuerzas de tracción sobre el paciente para mantener una alineación adecuada.

11. Hacer que todos estén de frente al paciente. Después de emitir una señal predeterminada, dar vuelta al paciente sosteniendo la sábana de baja fricción estirada para soportar el cuerpo. El cuidador a la cabeza del paciente debe sostener firmemente la cabeza del paciente en el otro lado, directamente por arriba de los oídos, según corresponda. **Voltear al paciente como una unidad con un movimiento suave hacia el lado de la cama con los dos miembros del personal de enfermería. La cabeza, los**

Sostener la cabeza del paciente estabiliza la columna cervical. La columna vertebral del paciente no debe ser torcida durante el giro. La columna vertebral debe moverse como una unidad.

ACCIÓN	JUSTIFICACIÓN
hombros, la columna vertebral, las caderas y las rodillas del paciente deben girar simultáneamente.	
12. **Una vez que el paciente ha sido girado, usar las almohadas para dar soporte a cuello, espalda, glúteos y piernas en una alineación recta en decúbito lateral.** Levantar los barandales, según corresponda.	Las almohadas o cuñas proporcionan soporte y garantizan la alineación continua después del giro.
13. **Pararse a los pies de la cama para evaluar la columna vertebral, la cual debe estar recta, sin ninguna torsión o flexión.** Colocar la cama en la posición más baja. Verificar que el timbre y el teléfono estén a la mano. Acomodar de nuevo la ropa de cama. Bajar la altura de la cama.	La inspección de la columna vertebral asegura que la espalda del paciente no se encuentre en torsión o flexión. Bajar la cama proporciona seguridad al paciente.
14. Explorar nuevamente el estado neurológico y el nivel de comodidad del paciente.	La exploración ayuda a valorar los efectos del movimiento del paciente.
15. Retirarse el EPP, si se utilizó. Realizar higiene de manos.	El retiro adecuado del EPP reduce el riesgo de transmisión de infecciones y la contaminación de otros objetos. La higiene de manos previene la propagación de microorganismos.

EVALUACIÓN

- El paciente se mantiene libre de lesiones durante y después de la movilización en bloque y muestra una alineación vertebral adecuada en la posición de decúbito lateral.
- El individuo refiere que el dolor fue mínimo al girarlo.
- El sujeto demuestra movilidad articular adecuada.
- La persona no muestra signos o síntomas de lesiones en la piel.

REGISTRO

- Registrar la hora a la que se cambió de posición al paciente, el uso de soportes y cualquier observación pertinente, incluyendo las evaluaciones neurológicas y de la piel. Documentar la tolerancia del paciente al cambio de posición. Muchas instituciones cuentan con áreas en los formularios de enfermería para documentar los cambios de posición.

COMPETENCIA 114

Un dispositivo de movimiento pasivo continuo (DMPC) mueve pasivamente una articulación dentro de cierta amplitud de movimiento (Viswanathan & Kidd, 2010). Con frecuencia, se prescribe tras una artroplastia total de rodilla y después de cirugía en otras articulaciones como los hombros. El grado de flexión y extensión de la articulación y la velocidad del ciclo (el número de revoluciones por minuto) están determinados por quien prescribe el tratamiento, pero el personal de enfermería aplica y retira el dispositivo y vigila la respuesta a la terapia.

CONSIDERACIONES AL DELEGAR

La aplicación y el retiro de un DMPC no se delegan al personal de apoyo de enfermería (PAE) o al personal de apoyo sin licencia (PASL), pero podrán ser delegados al personal de enfermería práctico/vocacional con licencia (PEPL/PEVL). La decisión de delegar debe basarse en el análisis minucioso de las necesidades y circunstancias del paciente, así como en las calificaciones de la persona a quien se delega la tarea. Véanse las *Pautas de delegación* en el Apéndice A.

EQUIPO

- DMPC
- Elementos de amortiguación, para uso individual de cada paciente
- Cinta métrica
- Goniómetro
- Guantes no estériles y otros EPP, según indicación

VALORACIÓN INICIAL

- Revisar en la historia clínica y el plan de enfermería las indicaciones para los grados de flexión y extensión.
- Valorar el estado neurovascular de la extremidad implicada.
- Realizar una valoración del dolor. Administrar el medicamento prescrito con suficiente antelación para permitir el pleno efecto de la analgesia antes de iniciar el dispositivo.
- Comprobar que haya una alineación correcta de la articulación en el DMPC. Evaluar la capacidad del paciente para tolerar el tratamiento prescrito.

DIAGNÓSTICO DE ENFERMERÍA

- Deterioro de la movilidad física
- Riesgo de perfusión tisular periférica ineficaz
- Riesgo de deterioro de la integridad cutánea
- Riesgo de lesiones

IDENTIFICACIÓN Y PLANIFICACIÓN DE RESULTADOS

- El paciente presenta un aumento de la movilidad articular.
- El sujeto muestra mejoría o mantiene la fuerza muscular y se evitan contracturas y atrofias musculares.
- Se promueve la circulación en la extremidad afectada.
- Los efectos de la inmovilidad disminuyen y se estimula la cicatrización.

IMPLEMENTACIÓN

ACCIÓN	JUSTIFICACIÓN
1. Revisar el expediente médico y el plan de atención de enfermería para los grados de flexión y extensión correspondientes, la velocidad del ciclo y la duración de uso del DMPC.	La revisión del expediente médico y del plan de atención valida que se trata del procedimiento e individuo correctos y reduce el riesgo de producir lesiones.
2. Reunir el equipo. Aplicar los amortiguadores personales al DMPC.	La preparación promueve el manejo eficaz y un abordaje ordenado de la tarea. Los amortiguadores ayudan a evitar la fricción de la extremidad durante el movimiento.
3. Realizar higiene de manos. 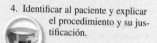 Colocarse el EPP, según indicación.	La higiene de manos y el EPP evitan la propagación de microorganismos. El EPP será necesario según las precauciones epidemiológicas.
4. Identificar al paciente y explicar el procedimiento y su justificación.	La identificación del paciente asegura que el paciente correcto reciba la intervención correcta y ayuda a evitar errores. La explicación reduce la ansiedad y facilita la cooperación.
5. Cerrar las cortinas alrededor de la cama y la puerta de la habitación, de ser posible. Ajustar la cama a una altura cómoda de trabajo, por lo general a la altura del codo del profesional de la salud (VISN 8 Patient Safety, Center, 2009).	Cerrar la puerta o cortinas asegura la privacidad del paciente. Tener la cama a la altura adecuada previene la fatiga dorsal y muscular.
6. Determinar la distancia entre el pliegue glúteo y el espacio poplíteo con la cinta métrica.	La longitud del muslo sobre el DMPC se ajusta con base en esta medida.
7. Medir la pierna desde la rodilla a 35.5 cm de la planta del pie.	La posición de la planta del pie se ajusta con base en esta medida.
8. Colocar al paciente en el centro de la cama. Verificar que la extremidad afectada está en una posición de ligera abducción.	La colocación apropiada promueve la alineación correcta del cuerpo y evita la presión en la extremidad afectada.
9. Apoyar la extremidad afectada y elevarla; colocarla en el DMPC acolchado.	El soporte y la elevación ayudan en el movimiento de la extremidad afectada sin lesionarla.

ACCIÓN	JUSTIFICACIÓN
10. Verificar que la rodilla está en la articulación bisagra del DMPC.	El posicionamiento correcto en el dispositivo evita lesiones.
11. Ajustar el pedal para mantener el pie del paciente en posición neutral. Evaluar la posición del paciente para comprobar que la pierna no esté en rotación interna ni externa.	Ajustar el pedal ayuda a asegurar la colocación apropiada y evitar lesiones.
12. Aplicar las correas de sujeción debajo del DMPC y alrededor de la extremidad. Comprobar que caben dos dedos entre la correa y la pierna (fig. 1).	Las correas de sujeción mantienen la pierna en su posición. Dejar un espacio entre la correa y la pierna evita lesiones por un posible exceso de presión de la correa.

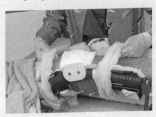

FIGURA 1 Utilizar dos dedos para revisar el espacio entre las correas y la pierna

13. Explicar al paciente el uso del botón de mando STOP/GO [Alto/En marcha]. Ajustar los controles en los niveles prescritos de flexión y extensión y los ciclos por minuto. Encender el DMPC.	La explicación reduce la ansiedad, permitiendo que el paciente participe en la atención.
14. Ajustar el dispositivo de encendido y comenzar la terapia pulsando el botón GO. Observar al paciente y el dispositivo durante el primer ciclo. Determinar el ángulo de flexión cuando el dispositivo alcanza su mayor altura utilizando el goniómetro (fig. 2). Comparar con el grado prescrito.	La observación asegura que el dispositivo esté funcionando correctamente y, por lo tanto, la seguridad del paciente. La medición del goniómetro garantiza que el dispositivo se ajusta a los parámetros prescritos.

ACCIÓN	JUSTIFICACIÓN

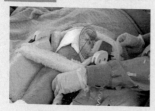

FIGURA 2 Determinar el ángulo de flexión de la articulación utilizando el goniómetro

15. Verificar el nivel de comodidad del paciente y llevar a cabo exploraciones cutáneas y neurovasculares por lo menos cada 8 h o según la política institucional.

Las exploraciones frecuentes permiten la detección temprana y la pronta intervención en caso de problemas.

16. Colocar la cama en la posición más baja, con los barandales laterales arriba. Verificar que el timbre y otros artículos esenciales estén al alcance de la mano.

Tener la cama a la altura adecuada y disponer del timbre y otros artículos útiles garantiza la seguridad del paciente.

17. Retirarse el EPP, si se utilizó. Realizar higiene de manos.

El retiro adecuado del EPP disminuye el riesgo de transmisión de infecciones y de contaminación de otros objetos. La higiene de manos previene la propagación de microorganismos.

EVALUACIÓN

- El paciente presenta un aumento de la movilidad articular.
- El sujeto mejora su fuerza muscular sin evidencia de atrofia o contracturas.

REGISTRO

- Documentar la hora y fecha de aplicación del DMPC, la velocidad del dispositivo, la configuración de la extensión y flexión, la respuesta del paciente a la terapia y la evaluación de la extremidad.

COMPETENCIA 115   APLICACIÓN DE GOTAS EN LOS OÍDOS

En el caso de los oídos, se infunden medicamentos en el conducto auditivo por su efecto local. Se utilizan para ablandar el cerumen, aliviar el dolor, aplicar anestesia local y el tratamiento de infecciones. La membrana del tímpano separa el oído externo del oído medio. Por lo general, está intacto y cierra completamente la entrada al oído medio. Si se rompe o se ha abierto por alguna intervención quirúrgica, el oído medio y el interno tienen paso directo al oído externo. Cuando esto ocurre, las infusiones se deben realizar con mayor cuidado para evitar que entren materiales desde el oído externo al oído medio e interno. Es necesario utilizar técnica estéril para evitar infecciones.

CONSIDERACIONES AL DELEGAR

La administración de medicamentos por medio de gotas óticas no se delega al personal de apoyo de enfermería (PAE) o al personal de apoyo sin licencia (PASL). De acuerdo con la ley estatal de práctica de enfermería y las políticas y procedimientos institucionales, la administración de gotas para los oídos puede delegarse al personal de enfermería práctico/vocacional con licencia (PEPL/PEVL). La decisión de delegar debe basarse en el análisis minucioso de las necesidades y circunstancias del paciente, así como en las calificaciones de la persona a quien se delega la tarea. Véanse las *Pautas de delegación* en el Apéndice A.

EQUIPO

- Medicamento (calentado a 37 °C)
- Gotero
- Paño
- Torundas de algodón (opcionales)
- Guantes
- Registro electrónico de administración de medicamentos (REAM)

o registro de administración de medicamentos (RAM)
- Equipo de protección personal (EPP) adicional, según indicación
- Toalla (opcional)
- Solución salina normal

VALORACIÓN INICIAL

- Explorar el oído afectado en busca de eritema, edema, drenaje o sensibilidad.
- Valorar al paciente en cuanto a posibles alergias.
- Verificar el nombre del paciente, dosis, vía y tiempo de administración.
- Determinar si el paciente tiene conocimiento del medicamento y el procedimiento. Si hay desconocimiento sobre el medicamento, es oportuno iniciar la capacitación al respecto.
- Evaluar la capacidad del paciente para cooperar con el procedimiento.

DIAGNÓSTICO DE ENFERMERÍA

- Ansiedad
- Riesgo de lesión
- Dolor agudo

IDENTIFICACIÓN Y PLANIFICACIÓN DE RESULTADOS

- Las gotas se administran con éxito en el oído.
- El paciente entiende la razón que justifica la infusión de la gota del oído y ha disminuido la ansiedad.
- El individuo permanece libre de dolor.
- El sujeto no experimenta ninguna respuesta de alergia o lesiones.

IMPLEMENTACIÓN

ACCIÓN	JUSTIFICACIÓN
1. Reunir el equipo. Comparar la orden del fármaco contra la indicación original en el expediente médico, según la política institucional. Aclarar cualquier incongruencia. Revisar el expediente del paciente en busca de alergias.	Esta comparación ayuda a identificar los errores que pueden haber ocurrido durante la transcripción de las indicaciones. La indicación del médico es el registro legal de la prescripción de medicamentos en cada institución.
2. Conocer las acciones, consideraciones especiales de enfermería, rangos seguros de dosis, propósito de la administración y efectos adversos de los medicamentos que se van a administrar. Considerar la idoneidad del medicamento para este paciente.	Este conocimiento ayuda al personal de enfermería en la evaluación del efecto terapéutico del medicamento en relación con el trastorno del paciente y también se puede utilizar para capacitarlo sobre el medicamento.
3. Realizar higiene de manos.	La higiene de manos previene la propagación de microorganismos.
4. Mover el carrito de medicamentos afuera de la habitación del paciente o preparar la administración en el área de medicamentos.	La preparación promueve el manejo eficaz y un abordaje ordenado de la tarea.
5. Abrir el carrito o cajón de medicamentos. Ingresar el código de acceso y pasar por el lector la identificación de empleado, si es requerido.	Cerrar con llave el carrito o cajón resguarda el suministro de medicamentos de cada paciente. Las organizaciones que acreditan a los hospitales requieren que los carritos de medicamentos estén cerrados cuando no se usan. Ingresar el código de acceso y pasar la identificación por el lector permiten que sólo el personal autorizado acceda al sistema e identifica al usuario para la documentación digital.
6. **Preparar los medicamentos para un paciente a la vez.**	Esto evita equivocaciones en la administración de medicamentos.
7. Leer el REAM/RAM y elegir el fármaco adecuado del almacén o del cajón de medicamentos del paciente.	Es el *primer* punto de verificación de la etiqueta.
8. Comparar la etiqueta con el REAM/RAM. Revisar las fechas de caducidad y realizar	Es el *segundo* punto de verificación dela etiqueta. Revisar los cálculos con otro miembro del personal de enfer-

ACCIÓN	JUSTIFICACIÓN
cálculos, según necesidad. Pasar el código de barras en el envase por el lector, si es requerido.	mería para garantizar la seguridad, según necesidad.
9. **Dependiendo de la política institucional, el tercer punto de verificación de la etiqueta puede ocurrir en este momento. De ser así, cuando se hayan preparado todos los medicamentos para un paciente, volver a comparar las etiquetas con el REAM/RAM antes de llevarle los medicamentos.**	Esta *tercera* verificación garantiza la precisión y ayuda a evitar equivocaciones. *Nota*: muchas instituciones requieren la tercera verificación justo después de la identificación del paciente y antes de la administración.
10. Cerrar el carrito de medicamentos con llave antes de dejarlo.	Cerrar con llave el carrito o cajón de fármacos resguarda el suministro del paciente. Las organizaciones que acreditan a los hospitales requieren que los carritos de medicamentos sean cerrados con llave cuando no estén en uso.
11. Trasladar con cuidado los fármacos a mesa puente y mantenerlos a la vista en todo momento.	El manejo y la observación cuidadosos previenen el desacomodo accidental o deliberado de los medicamentos.
12. **Verificar que el paciente recibe los medicamentos en el momento correcto.**	Revisar la política institucional, la cual puede permitir la administración en un período de 30 min antes o después de la hora designada.
13. Realizar higiene de manos y ponerse el EPP, según indicación.	La higiene de manos y el EPP previenen la propagación de microorganismos. El EPP será necesario según las precauciones epidemiológicas.
14. **Identificar al paciente. Comparar la información con el REAM/RAM. El paciente debe identificarse usando al menos dos métodos distintos** (The Joint Commission, 2013):	La identificación del paciente asegura que el individuo y la intervención sean correctos y ayuda a prevenir errores. El número de la habitación del paciente o su ubicación física no deben utilizarse como método de identificación (The Joint Commission, 2013). Volver a colocar la pulsera de identificación si es que falta o presenta cualquier imprecisión.
a. Verificar el nombre en la pulsera de identificación del paciente.	
b. Verificar el número de identidad en la pulsera de identificación del paciente.	

ACCIÓN	JUSTIFICACIÓN
c. Verificar la fecha de nacimiento en la pulsera de identificación del paciente.	
d. Preguntar al paciente su nombre y fecha de nacimiento, según la política institucional.	Esto requiere que el paciente pueda responder, pero la enfermedad y encontrarse en un entorno extraño con frecuencia causan que esté confundido.
15. **Completar las evaluaciones necesarias antes de administrar los medicamentos. Ver la pulsera de alergias del paciente o preguntarle al respecto. Explicarle el propósito y acción de cada medicamento.**	La evaluación es un requisito previo a la administración de medicamentos.
16. Pasar por el lector el código de barras en la pulsera de identificación del paciente, si es requerido.	Proporciona una verificación adicional para asegurar que el medicamento se administra al paciente correcto.
17. **Con base en la política institucional, el tercer punto de verificación de la etiqueta puede producirse en este momento. De ser así, volver a comparar la etiqueta con el REAM/RAM antes de administrar los medicamentos al paciente.**	Muchas instituciones requieren que la *tercera* verificación ocurra junto al paciente, después de identificarlo y antes de la administración del medicamento. Si la política institucional indica la tercera revisión en este momento, ésta garantiza la precisión y ayuda a prevenir errores.
18. Ponerse guantes.	Los guantes protegen al personal de enfermería del contacto potencial con membranas mucosas y líquidos corporales.
19. Limpiar el oído externo de todo exudado con una torunda de algodón o un paño humedecido con solución salina normal.	Los detritos y el exudado pueden evitar que algunos de los medicamentos entren en el conducto auditivo externo.
20. Colocar al paciente sobre su lado sano en la cama o, si es ambulatorio, hacer que se siente con la cabeza bien inclinada hacia un lado para que el oído afectado quede arriba.	Esta posición evita que las gotas escapen del oído.
21. Extraer la cantidad de solución necesaria del gotero. No devolver el exceso de medicamento al envase de origen. También puede usarse un recipiente de plástico preparado con la dosis exacta.	El riesgo de contaminación aumenta cuando el medicamento es devuelto al envase de origen.

ACCIÓN	JUSTIFICACIÓN
22. En el caso del adulto, enderezar el conducto auditivo tirando la porción cartilaginosa del pabellón auricular hacia arriba y hacia atrás.	Tirar de la oreja según la descripción ayuda a colocar el conducto correctamente para la infusión de la gota en el oído.
23. Sostener el gotero en el oído con la punta sobre el conducto auditivo. Evitar el contacto del gotero con el oído. Para un niño o un paciente en estado de confusión o irracional, cubrir el gotero con una protección suave para ayudar a evitar lesiones en el oído.	Al mantener el gotero en el oído, la mayor parte del fármaco entrará en el conducto auditivo. El contacto entre el gotero y el oído contamina el cuentagotas y el medicamento. La punta dura del gotero puede dañar la membrana del tímpano si se introduce en el oído.
24. **Permitir que las gotas caigan en el lado del conducto. Cuidar de no ponerse en medio del conducto, para evitar aplicar medicamento directamente sobre la membrana timpánica.**	Es incómodo para el paciente si las gotas caen directamente sobre la membrana timpánica.
25. Soltar el pabellón de la oreja después de aplicar las gotas y hacer que el paciente mantenga la posición de la cabeza para evitar que se escape el medicamento.	El medicamento debe permanecer en el conducto auditivo durante al menos 5 min.
26. Presionar suavemente en el trago un par de veces.	La presión sobre el trago hace que el medicamento del canal se desplace hacia la membrana timpánica.
27. Según indicación, introducir libremente una torunda de algodón en el conducto auditivo.	La torunda de algodón puede ayudar a evitar que el medicamento salga desde el conducto auditivo externo.
28. Retirarse los guantes. Ayudar al paciente a colocarse en una posición cómoda.	Esto asegura la comodidad del sujeto.
29. Retirar el EPP adicional, si se utilizó. Realizar higiene de manos.	El retiro adecuado del EPP reduce el riesgo de transmisión de infecciones y de contaminación de otros objetos. La higiene de manos previene la propagación de microorganismos.
30. Registrar la administración del medicamento inmediatamente después de haberla completado.	La documentación oportuna contribuye a garantizar la seguridad del paciente.
31. Evaluar la respuesta del paciente al medicamento dentro de un lapso apropiado.	Se deben evaluar los efectos terapéuticos y adversos del medicamento en el paciente.

EVALUACIÓN

- El paciente recibe las gotas óticas con éxito.
- El individuo comprende los fundamentos para la infusión de las gotas óticas.
- El sujeto no presenta ansiedad o resulta mínima.
- El paciente no experimenta dolor o resulta mínimo.
- El individuo no experimenta ninguna respuesta de alergia ni lesiones.

REGISTRO

- Documentar la administración del medicamento inmediatamente después de haberla completado, incluyendo fecha, hora, dosis, vía y sitio de administración, específicamente si fue en el oído derecho, izquierdo o en ambos, en el REAM/RAM o mediante el formato requerido. Si se utilizó un sistema de código de barras, la administración del fármaco se registra automáticamente cuando se pasa el código por el lector. Los medicamentos por razón necesaria (PRN) requieren documentar la razón de su administración. El registro oportuno evita la posibilidad de repetir accidentalmente la administración del fármaco. Documentar las evaluaciones antes y después de aplicar el medicamento, las características de todo exudado y la respuesta del paciente al tratamiento, si procede. Si el medicamento fue rechazado u omitido, registrarlo en el área correspondiente en el registro de medicamentos y notificar al médico. Así se identifica la razón por la cual el fármaco fue omitido y asegura que el médico tenga conocimiento del estado del paciente.

COMPETENCIA 116 · REALIZACIÓN DE LAVADO DE OÍDOS

Los lavados del conducto auditivo externo suelen realizarse para limpiar o para aplicar calor al área. Por lo general, se utiliza una solución salina normal, aunque puede indicarse una solución antiséptica de acción local. Para evitar el dolor, es necesario verificar que la solución de lavado esté por lo menos a temperatura ambiente. A menudo se emplea una jeringa de lavado. Sin embargo, también es posible utilizar un envase de lavado con un tubo y una punta para el oído, especialmente si el objetivo del lavado es aplicar calor al área.

CONSIDERACIONES AL DELEGAR

La realización de un lavado de oídos no se delega a personal de apoyo de enfermería (PAE) o al personal de apoyo sin licencia (PASL). De acuerdo con la ley estatal de práctica de enfermería y las políticas y procedimientos institucionales, el lavado del oídos puede delegarse al personal de enfermería práctico/vocacional con licencia (PEPL/PEVL). La decisión de delegar debe basarse en el análisis minucioso de las necesidades y circunstancias del paciente, así como en las calificaciones de la persona a quien se delega la tarea. Véanse las *Pautas de delegación* en el Apéndice A.

EQUIPO

- Solución de lavado prescrita (calentada a 37 °C)
- Equipo de lavado (envase y jeringa o bulbo de lavado)
- Protector impermeable
- Riñonera
- Aplicadores con punta de algodón
- Guantes

- Equipo de protección personal (EPP) adicional, según indicación
- Torundas de algodón
- Registro electrónico de administración de medicamentos (REAM) o registro de administración de medicamentos (RAM)

VALORACIÓN INICIAL

- Evaluar si hay eritema, edema, drenaje o sensibilidad en el oído afectado.
- Valorar la capacidad del paciente para escuchar.
- Indagar sobre las alergias del paciente.
- Verificar nombre del paciente, dosis, vía y hora de administración.
- Evaluar los conocimientos del paciente acerca del medicamento y el procedimiento y, de ser necesario, iniciar la capacitación correspondiente.
- Determinar la capacidad del paciente para cooperar con el procedimiento.

DIAGNÓSTICO DE ENFERMERÍA

- Dolor agudo
- Riesgo de lesiones
- Conocimiento deficiente

IDENTIFICACIÓN Y PLANIFICACIÓN DE RESULTADOS

- El lavado es administrado con éxito.
- El paciente no sufre dolor ni lesiones.
- El individuo muestra mejor audición.
- El sujeto entiende la justificación del procedimiento.

IMPLEMENTACIÓN

ACCIÓN	JUSTIFICACIÓN
1. Reunir el equipo. Comparar la orden del medicamento contra la indicación original en el expediente, según la política institucional. Aclarar cualquier incongruencia. Revisar el expediente en busca de alergias.	Esta comparación ayuda a identificar los errores que pueden haber ocurrido durante la transcripción de las indicaciones. La indicación del médico es el registro legal de la prescripción de medicamentos en cada institución.
2. Conocer las acciones, consideraciones especiales de enfermería, rangos seguros de dosis, propósito de la administración y efectos adversos de los medicamentos que se van a administrar. Considerar la idoneidad del medicamento para este paciente.	Este conocimiento ayuda al personal de enfermería en la evaluación del efecto terapéutico del medicamento en relación con el trastorno del paciente y también se puede utilizar para capacitarlo sobre el medicamento.

ACCIÓN	JUSTIFICACIÓN
3. Realizar higiene de manos.	La higiene de manos evita la propagación de microorganismos.
4. Mover el carro de medicamentos fuera de la habitación del paciente o prepararse para la administración en el área de medicamentos.	La preparación promueve el manejo eficaz y un abordaje ordenado de la tarea.
5. Abrir el carrito o cajón de medicamentos. Ingresar el código de acceso y pasar por el lector la identificación de empleado, si es requerido.	Cerrar con llave el carrito o cajón resguarda el suministro de medicamentos de cada paciente. Las organizaciones que acreditan a los hospitales requieren que los carritos de medicamentos estén cerrados cuando no se usan. Ingresar el código de acceso y pasar la identificación por el lector permiten que sólo el personal autorizado acceda al sistema e identifica al usuario para la documentación digital.
6. **Preparar los medicamentos para un paciente a la vez.**	Esto previene errores en la administración del medicamento.
7. Leer el REAM/RAM y elegir el fármaco adecuado del almacén o del cajón de medicamentos del paciente.	Es el *primer* punto de verificación de la etiqueta.
8. Comparar la etiqueta con el REAM/RAM. Revisar las fechas de caducidad y hacer los cálculos, según necesidad. Pasar el código de barras en el envase por el lector, si es requerido.	Este es el *segundo* punto de verificación de la etiqueta. Verificar los cálculos con otro miembro del personal de enfermería para garantizar la seguridad, según necesidad.
9. **Según la política institucional, el tercer punto de verificación de la etiqueta puede ocurrir en este momento. De ser así, cuando se hayan preparado todos los medicamentos para un paciente, volver a comparar las etiquetas con el REAM/RAM antes de llevarle los medicamentos.**	Esta *tercera* verificación asegura la exactitud y ayuda a prevenir errores. *Nota*: muchas instituciones requieren que la tercera verificación ocurra junto al paciente, después de identificarlo y antes de la administración del medicamento.
10. Cerrar el carrito de medicamentos con llave antes de dejarlo.	Cerrar con llave el carrito o cajón de medicamentos resguarda el suministro del paciente. Las organizaciones que acreditan a los hospitales requieren

ACCIÓN	JUSTIFICACIÓN
	que los carros de fármacos sean cerrados con llave cuando no estén en uso.
11. Llevar los medicamentos y equipos junto a la cama del paciente y mantenerlos a la vista en todo momento.	El manejo cuidadoso y la observación estrecha previenen el desacomodo accidental o deliberado de los medicamentos.
12. **Verificar que el paciente recibe los medicamentos en el momento correcto.**	Revisar la política institucional, la cual puede permitir la administración en un período de 30 min antes o después de la hora designada.
13. Realizar higiene de manos y ponerse el EPP, según indicación.	La higiene de manos y el EPP previenen la propagación de microorganismos. El EPP será necesario según las precauciones epidemiológicas.
14. **Identificar al paciente.** Comparar la información con el REAM/RAM. El paciente debe ser identificado utilizando al menos dos métodos distintos (The Joint Commission, 2013):	La identificación del paciente asegura que el individuo y la intervención sean correctos y ayuda a prevenir errores. El número de la habitación del paciente o su ubicación física no deben utilizarse como método de identificación (The Joint Commission, 2013). Volver a colocar la pulsera de identificación si es que falta o presenta cualquier imprecisión.
a. Verificar el nombre en la pulsera de identificación del paciente.	
b. Verificar el número de identidad en la pulsera de identificación del paciente.	
c. Verificar la fecha de nacimiento en la pulsera de identificación del paciente.	
d. Pedir al paciente que diga su nombre y fecha de nacimiento, con base en la política institucional.	Esto requiere que el paciente sea capaz de responder, pero la enfermedad y el hecho de encontrarse en un entorno extraño causan con frecuencia que esté confundido.
15. Explicar el procedimiento al paciente.	La explicación facilita la cooperación y tranquiliza al paciente.
16. Pasar por el lector el código de barras en la pulsera de identificación del paciente, si es requerido.	Proporciona una verificación adicional para asegurar que el medicamento se administra al paciente correcto.

ACCIÓN	JUSTIFICACIÓN
17. Reunir el equipo sobre una mesa puente de fácil alcance	La organización facilita el desempeño de la tarea.
18. Ponerse guantes.	Los guantes protegen al personal de enfermería del posible contacto con líquidos corporales y contaminantes.
19. Hacer que el paciente se siente o recueste con la cabeza inclinada hacia el lado del oído afectado. Proteger al paciente y la cama con un protector impermeable. Hacer que el paciente sostenga la riñonera debajo de la oreja para recibir la solución de lavado.	La fuerza de gravedad causa que la solución de lavado fluya del oído a la riñonera.
20. Limpiar el pabellón auricular y el meato del conducto auditivo, según necesidad, con aplicadores con punta de algodón húmedos sumergidos en la solución de lavado o agua caliente de la llave.	Los materiales alojados en el pabellón de la oreja y en el meato se pueden lavar en el oído.
21. Llenar la jeringa de bulbo con la solución tibia. Si se utiliza un recipiente de lavado, cebar el tubo.	El cebado del tubo permite que el aire salga de éste. El aire forzado en el conducto auditivo es ruidoso y, por lo tanto, desagradable para el paciente.
22. Enderezar el conducto auditivo tirando de la porción cartilaginosa del pabellón auricular hacia arriba y hacia atrás en el adulto.	Enderezar el conducto auditivo permite que la solución llegue fácilmente a todas las áreas del canal.
23. **Dirigir un flujo constante y lento de solución contra el techo del conducto auditivo; usar sólo la fuerza suficiente para extraer las secreciones. No ocluir el conducto auditivo con la boquilla de lavado. Dejar que la solución salga libremente.**	Dirigir la solución al techo del conducto ayuda a evitar daños a la membrana timpánica. El flujo continuo de entrada y salida de la solución de lavado ayuda a evitar la presión en el conducto.
24. Cuando el lavado se haya completado, colocar sin apretar una torunda de algodón en el meato auditivo y hacer que el paciente permanezca recostado del lado del oído afectado sobre una toalla o protector absorbente.	La torunda de algodón absorbe el exceso de líquido y la fuerza de gravedad permite que la solución restante en el canal salga de la oreja.
25. Retirarse los guantes. Ayudar al paciente a colocarse en una posición cómoda.	Esto asegura la comodidad del sujeto.

ACCIÓN	JUSTIFICACIÓN
26. Retirarse el EPP adicional, si se utilizó. Realizar higiene de manos.	El retiro adecuado del EPP reduce el riesgo de transmisión de infecciones y de contaminación de otros objetos. La higiene de manos evita la propagación de microorganismos.
27. Documentar la administración del medicamento inmediatamente después de completar el procedimiento.	La documentación oportuna contribuye a garantizar la seguridad del paciente.
28. Evaluar la respuesta del paciente al procedimiento. Regresar en 10-15 min, retirar la torunda de algodón y revisar el drenaje. Valorar la respuesta del paciente al medicamento dentro de un lapso apropiado.	Debe evaluarse si el paciente sufre efectos adversos debido al procedimiento. La presencia de exudado o dolor puede indicar lesión a la membrana timpánica. Debe evaluarse si el paciente experimenta efectos terapéuticos o adversos debido al medicamento.

EVALUACIÓN

- El conducto auditivo externo es lavado con éxito.
- El paciente experimenta dolor o molestia mínimos o nulos.
- Se mejora la audición del paciente.
- El paciente entiende la justificación del procedimiento del lavado de oído.

REGISTRO

- Documentar el procedimiento: sitio, tipo de solución, volumen utilizado y duración del lavado realizado; evaluaciones antes y después del procedimiento, las características de todo drenaje que se haya registrado y la respuesta del paciente al tratamiento.

COMPETENCIA 117 APLICACIÓN DE GOTAS EN LOS OJOS

Las gotas oftálmicas se aplican por sus efectos locales, como dilatación o constricción pupilar al examinar el ojo, para el tratamiento de infecciones, o para controlar la presión intraocular (en pacientes con glaucoma). El tipo y cantidad de solución administrada depende del propósito de la aplicación.

El ojo es un órgano delicado, altamente susceptible a infecciones y lesiones. Aunque el ojo nunca está libre de microorganismos, las secreciones de la conjuntiva lo protegen frente a muchos patógenos. Para máxima seguridad del paciente, el equipo, las soluciones y los ungüentos introducidos en el saco conjuntival deben ser estériles. Si esto no es posible, seguir cuidadosamente las pautas de asepsia médica.

CONSIDERACIONES AL DELEGAR

La administración de medicamentos a través de gotas oftálmicas no debe ser delegada al personal de apoyo de enfermería (PAE) o al personal de apoyo sin licencia (PASL). Dependiendo de la ley estatal de práctica de enfermería y de las políticas y procedimientos institucionales, la administración de gotas oftálmicas puede ser delegada al personal de enfermería práctico/vocacional con licencia (PEPL/PEVL). La decisión de delegar debe basarse en el análisis minucioso de las necesidades y circunstancias del paciente, así como en las calificaciones de la persona a quien se delega la tarea. Véanse las *Pautas de delegación* en el Apéndice A.

EQUIPO

- Guantes
- Equipo de protección personal (EPP) adicional, según indicación
- Medicamento
- Paños
- Solución salina normal

- Toallas, torundas o gasas
- Registro electrónico de administración de medicamentos (REAM) o registro de administración de medicamentos (RAM)

VALORACIÓN INICIAL

- Indagar con el paciente la presencia de alergias.
- Revisar la fecha de caducidad antes de administrar el medicamento.
- Evaluar la idoneidad del medicamento para el paciente.
- Revisar los datos de la exploración y de laboratorio que puedan influir en la administración del fármaco.
- Verificar nombre del paciente, dosis, vía y hora de administración.
- Explorar el ojo afectado en busca de exudados, eritema o inflamación.
- Evaluar el conocimiento del paciente acerca del medicamento; este puede ser el momento apropiado para comenzar la capacitación sobre el medicamento.
- Si el medicamento puede afectar las constantes vitales del paciente, deben evaluarse antes de la administración.

DIAGNÓSTICO DE ENFERMERÍA

- Riesgo de respuesta alérgica
- Conocimiento deficiente
- Riesgo de lesión

IDENTIFICACIÓN Y PLANIFICACIÓN DE RESULTADOS

- El medicamento es aplicado exitosamente en el ojo.
- El paciente no experimenta respuestas alérgicas.
- El individuo no muestra efectos sistémicos del medicamento.
- La persona se mantiene libre de lesiones.
- El paciente entiende los motivos que justifican la administración del medicamento.

IMPLEMENTACIÓN

ACCIÓN	JUSTIFICACIÓN
1. Reunir el equipo. Comparar la orden del medicamento contra la indicación original en el expediente médico, de acuerdo con la política institucional. Aclarar cualquier incongruencia. Revisar el expediente del paciente en busca de alergias.	Esta comparación ayuda a identificar los errores que pueden haber ocurrido durante la transcripción de las indicaciones. La indicación del médico es el registro legal de la prescripción de medicamentos en cada institución.
2. Conocer las acciones, consideraciones especiales de enfermería, rangos seguros de dosis, propósito de la administración y efectos adversos de los medicamentos que se van a administrar. Considerar la idoneidad del medicamento para este paciente.	Este conocimiento ayuda al personal de enfermería en la evaluación del efecto terapéutico del medicamento en relación con el trastorno del paciente y también se puede utilizar para capacitarlo sobre el medicamento.
3. Realizar higiene de manos.	La higiene de manos y el EPP previenen la propagación de microorganismos.
4. Mover el carrito de medicamentos fuera de la habitación del paciente o preparar la administración en el área de medicamentos.	La preparación promueve el manejo eficaz y un abordaje ordenado de la tarea.
5. Abrir el carrito o cajón de medicamentos. Ingresar el código de acceso y pasar la identificación de empleado por el lector, si se requiere.	Cerrar con llave el carrito o cajón resguarda el suministro de medicamentos de cada paciente. Las organizaciones que acreditan a los hospitales requieren que los carritos de medicamentos estén cerrados cuando no se usan. Ingresar el código de acceso y pasar la identificación por el lector permiten que sólo el personal autorizado acceda al sistema e identifica al usuario para su documentación digital.
6. **Preparar los medicamentos de un paciente a la vez.**	Esto previene errores en la administración de medicamentos.
7. Leer el REAM/RAM y seleccionar el medicamento adecuado del almacén de la unidad o del cajón de fármacos del paciente.	Este es el *primer* punto de verificación de la etiqueta.
8. Comparar las etiquetas con el REAM/RAM. Revisar las	Este es el *segundo* punto de verificación de la etiqueta. En caso necesario,

ACCIÓN	JUSTIFICACIÓN
fechas de caducidad y hacer los cálculos, en caso necesario. Pasar el código de barras del envase por el lector, si es requerido.	revisar los cálculos con otro miembro del personal de enfermería para garantizar la seguridad.
9. **Dependiendo de las políticas institucionales, el tercer punto de verificación de la etiqueta puede producirse en este momento. Si es así, cuando todos los medicamentos para un paciente hayan sido preparados, revisar las etiquetas contra el REAM/RAM antes de llevarlos y administrarlos.**	Este *tercer* punto de verificación garantiza la exactitud y ayuda a prevenir errores. *Nota*: muchas instituciones requieren que la tercera verificación se produzca a un lado del paciente, después de identificarlo y antes de la administración.
10. Cerrar con llave el carrito de medicamentos antes de dejarlo.	Cerrar con llave el carrito o cajón resguarda el suministro de medicamentos del paciente. Las organizaciones que acreditan a los hospitales requieren que los carritos de fármacos sean cerrados con llave cuando no estén en uso.
11. Llevar con cuidado los medicamentos a un lado de la cama del paciente sin perderlos de vista.	El manejo cuidadoso y la observación estrecha previenen el desacomodo accidental o intencional de los medicamentos.
12. **Asegurar que el paciente reciba los medicamentos a la hora correcta.**	Revisar las políticas institucionales, que pueden permitir la administración dentro de un período de 30 min antes o después de la hora designada.
13. Realizar higiene de manos y colocarse el EPP, según indicación.	La higiene de manos y el EPP previenen la propagación de microorganismos. El EPP será necesario según las precauciones epidemiológicas.
14. **Identificar al paciente. Comparar la información con el REAM/RAM. El paciente debe ser identificado usando al menos dos métodos distintos** (The Joint Commission, 2013):	La identificación del paciente asegura que el paciente correcto recibe los medicamentos correctos y ayuda a prevenir errores. El número de la habitación del paciente o su localización física no deben usarse como método de identificación (The Joint Commission, 2013). Reemplazar la pulsera de identificación si está perdida o presenta cualquier imprecisión.
a. Verificar el nombre del paciente en la pulsera de identificación.	

ACCIÓN	JUSTIFICACIÓN
b. Verificar el número de identidad en la pulsera de identificación del paciente.	
c. Verificar la fecha de nacimiento en la pulsera de identificación del paciente.	
d. Preguntar al paciente su nombre y fecha de nacimiento según la política institucional.	Esto requiere que el paciente sea capaz de responder, pero la enfermedad y el hecho de encontrarse en un entorno extraño causan con frecuencia que esté confundido.
15. **Completar las evaluaciones necesarias antes de administrar los medicamentos. Revisar la pulsera de alergias o interrogar al paciente acerca de éstas. Explicarle el propósito y la acción del medicamento.**	La exploración es un requisito previo de la administración de medicamentos.
16. Pasar por el lector el código de barras en la pulsera de identificación del paciente, si es requerido.	Proporciona una verificación adicional para asegurar que el medicamento se administra al paciente correcto.
17. **Con base en las políticas institucionales, el tercer punto de verificación de la etiqueta puede producirse en este momento. De ser así, comparar de nuevo las etiquetas con el REAM/RAM antes de administrar los medicamentos a los pacientes.**	Muchas instituciones requieren que la *tercera* verificación se produzca junto a la cama del paciente después de identificarlo y antes de la administración. Si las políticas institucionales indican la tercera verificación en este momento, ésta asegura la exactitud y ayuda a prevenir errores.
18. Colocarse guantes.	Los guantes protegen al personal de enfermería del posible contacto con membranas mucosas y líquidos corporales durante el procedimiento.
19. Ofrecer pañuelos al paciente.	La solución y las lágrimas pueden derramarse del ojo durante el procedimiento.
20. Limpiar los párpados y las pestañas de cualquier secreción con una toalla, torunda o gasa humedecida con solución salina normal. Usar cada área de la superficie de limpiado una sola vez, moviéndose desde el canto interno hacia el externo.	Se pueden introducir detritos al ojo cuando se expone el saco conjuntival. El uso de todas las áreas de la gasa una vez moviéndose del canto interno al externo previene el arrastre de detritos hacia los conductos lagrimales.

ACCIÓN	JUSTIFICACIÓN
21. Inclinar ligeramente hacia atrás la cabeza del paciente si está sentado, o colocarla sobre una almohada si está acostado. **Debe evitarse inclinar la cabeza del paciente si tiene una lesión de la columna cervical.** De ser posible, girar ligeramente la cabeza hacia el lado afectado para prevenir que la solución o las lágrimas se derramen hacia el ojo contralateral.	Inclinar la cabeza del paciente hacia atrás de forma ligera hace más fácil alcanzar el saco conjuntival. Girar la cabeza del paciente hacia el lado afectado ayuda a prevenir que la solución o las lágrimas fluyan hacia el ojo contralateral.
22. Retirar la tapa del frasco de medicamento, con cuidado de no tocar la superficie interna de la tapa.	Tocar la superficie interna de la tapa puede contaminar el frasco de medicamento.
23. Invertir el gotero de plástico que suele utilizarse para aplicar las gotas oftálmicas. Se pide al paciente vea hacia arriba y que enfoque la vista en algún objeto en el techo.	Al hacer que el paciente vea hacia arriba y enfoque la vista en algún objeto, el procedimiento es menos traumático y mantiene el ojo fijo.
24. Colocar el pulgar o dos dedos cerca del margen del párpado inferior inmediatamente debajo de las pestañas, y ejercer presión hacia abajo sobre la prominencia ósea de la mejilla. El saco conjuntival se expone a medida que se tira hacia abajo del párpado.	La gota oftálmica debe ser colocada en el saco conjuntival, no de forma directa en el globo ocular.
25. **Sostener el gotero cerca del ojo, pero evitar tocar los párpados y las pestañas.** Agitar el contenedor y permitir que el número prescrito de gotas caiga en el saco conjuntival inferior.	Tocar el ojo, los párpados o las pestañas puede contaminar el medicamento en el frasco, exaltar al paciente haciendo que parpadee, o lesionar el ojo. No permitir que el medicamento caiga en la córnea, ya que puede dañarla o causar molestias en el paciente.
26. Liberar el párpado inferior después de aplicar la gota. Pedir al paciente que cierre los ojos con suavidad.	Esto permite que el medicamento sea distribuido a través de todo el ojo.
27. Aplicar presión suave sobre el canto interno para prevenir que la gota fluya hacia el conducto lagrimal.	Esto disminuye el riesgo de efectos sistémicos del medicamento.

ACCIÓN	JUSTIFICACIÓN
28. Indicar al paciente que no talle el ojo afectado.	Esto previene lesiones e irritación del ojo.
29. Quitarse los guantes. Ayudar al paciente a colocarse en una posición cómoda.	Esto asegura la comodidad del sujeto.
30. Retirar el EPP adicional, si se utilizó. Realizar higiene de manos.	El retiro adecuado del EPP reduce el riesgo de transmisión de infecciones así como la contaminación de otros objetos. Además, la higiene de manos previene la diseminación de microorganismos.
31. Documentar la administración del medicamento inmediatamente después de su administración. Véase la sección de "Registro" abajo.	La documentación oportuna ayuda a garantizar la seguridad del paciente.
32. Evaluar la respuesta del paciente al medicamento dentro de un lapso adecuado.	Resulta necesario evaluar al paciente en busca de los efectos tanto terapéuticos como adversos del medicamento.

EVALUACIÓN

- El paciente recibe las gotas oftálmicas.
- El individuo no experimenta efectos adversos, incluyendo respuesta alérgica, efectos sistémicos o lesión.
- El sujeto refiere entender los motivos que justifican la administración del medicamento.

REGISTRO

- Documentar la administración del medicamento inmediatamente después de su realización, incluyendo fecha, hora, dosis y vía y lugar de administración, específicamente ojo derecho, izquierdo, o ambos, en el REAM/RAM o el registro usando el formato requerido. Si se usa un sistema de código de barras, la administración del medicamento se registra automáticamente cuando se pasa el código por el lector. Los medicamentos por razón necesaria (PRN) requieren documentar la razón de la administración. El registro oportuno evita la posibilidad de repetir accidentalmente la administración del medicamento. Si el fármaco fue rechazado u omitido, se documenta en el área correspondiente del registro de medicamentos y se notifica al médico. Así se identifica la razón por la cual el medicamento fue omitido y garantiza que el médico tenga conocimiento del estado del paciente.

El lavado ocular se realiza para retirar secreciones o cuerpos extraños o limpiar y dar bienestar al ojo. Al realizar un lavado ocular, se debe tener cuidado de que el exceso de líquido de irrigación no contamine al otro ojo.

CONSIDERACIONES AL DELEGAR

La realización de un lavado ocular no debe ser delegada al personal de apoyo de enfermería (PAE) o al personal de apoyo sin licencia (PASL). Dependiendo de la ley estatal de práctica de enfermería y las políticas y procedimientos institucionales, el procedimiento puede ser delegado al personal de enfermería práctico/vocacional con licencia (PEPL/PEVL). La decisión de delegar debe basarse en el análisis minucioso de las necesidades y circunstancias del paciente, así como en las calificaciones de la persona a quien se delega la tarea. Véanse las *Pautas de delegación* en el Apéndice A.

EQUIPO

- Solución de irrigación estéril (calentada a 37 °C)
- Equipo de irrigación estéril (envase estéril y jeringa o perilla para irrigación)
- Riñonera
- Paño
- Protector impermeable

- Toalla
- Guantes
- Equipo de protección personal (EPP) adicional, según indicación
- Registro electrónico de administración de medicamentos (REAM) o registro de administración de medicamentos (RAM)

VALORACIÓN INICIAL

- Evaluar los ojos del paciente en busca de eritema, edema, exudados o sensibilidad.
- Indagar con el paciente la presencia de alergias.
- Verificar nombre del paciente, dosis, vía y hora de administración.
- Evaluar el conocimiento del paciente acerca del procedimiento. Si tiene un conocimiento deficiente, este puede ser un momento adecuado para comenzar su capacitación.
- Valorar la capacidad del paciente para cooperar con el procedimiento.

DIAGNÓSTICO DE ENFERMERÍA

- Conocimiento deficiente
- Riesgo de lesión
- Dolor agudo

IDENTIFICACIÓN Y PLANIFICACIÓN DE RESULTADOS

- El ojo del paciente es limpiado exitosamente.
- La persona entiende la justificación del procedimiento y puede participar en éste.
- El ojo del individuo se mantiene libre de lesiones.
- El paciente se mantiene libre de dolor.

IMPLEMENTACIÓN

ACCIÓN

JUSTIFICACIÓN

1. Reunir el equipo. Revisar la indicación original en el registro médico para lavado según la política institucional. Aclarar cualquier incongruencia. Revisar el expediente en busca de alergias.

   Esta comparación ayuda a identificar errores que pudieron haber ocurrido durante la transcripción de las indicaciones. La indicación del médico es el registro legal de la prescripción de medicamentos en cada institución.

2. Realizar higiene de manos y colocarse el EPP, según indicación.

   La higiene de manos y el EPP previenen la diseminación de microorganismos.

3. **Identificar al paciente. Comparar la información del REAM/RAM. El paciente debe ser identificado usando al menos dos métodos distintos** (The Joint Commission, 2013):

   La identificación del paciente asegura que el individuo correcto recibe la intervención correcta y ayuda a prevenir errores. El número de la habitación del paciente o su localización física no deben usarse como método de identificación (The Joint Commission, 2013). Reemplazar la pulsera de identificación si está ausente o tiene alguna imprecisión.

   a. Verificar el nombre del paciente en la pulsera de identificación.

   b. Verificar el número de identidad en la pulsera de identificación del paciente.

   c. Verificar la fecha de nacimiento en la pulsera de identificación del paciente.

   d. Preguntar al paciente su nombre y fecha de nacimiento según la política institucional.

   Esto requiere que el paciente sea capaz de responder, pero las enfermedades y el hecho de encontrarse en un entorno extraño causa con frecuencia que los pacientes estén confundidos.

4. Explicar el procedimiento y su justificación.

   La explicación reduce la ansiedad y facilita la cooperación.

5. Pasar el código de barras de la pulsera de identificación del paciente por el lector, si es requerido.

   Proporciona un punto de verificación adicional para asegurar que el medicamento es administrado en el paciente correcto.

6. Reunir el equipo en la mesa puente.

   Esto permite realizar la tarea de manera ordenada.

ACCIÓN	JUSTIFICACIÓN
7. Hacer que el paciente se siente o se acueste con la cabeza inclinada hacia atrás girada hacia el ojo afectado. Proteger al paciente y la cama con un protector impermeable.	La gravedad ayuda a que la solución fluya lejos del ojo afectado y desde el canto interno hacia el canto externo del ojo afectado.
8. Ponerse guantes. Limpiar los párpados y pestañas con un paño humedecido con solución salina normal o la solución indicada para el lavado. Limpiar del canto interno hacia el externo. Usar una esquina diferente del paño en cada pasada.	Los guantes protegen al personal de enfermería del contacto con membranas mucosas, líquidos corporales y contaminantes. Los materiales acumulados en los párpados o en las pestañas pueden ser arrastrados hacia el ojo. Limpiar del canto interno al externo protege el conducto nasolagrimal y el otro ojo. Usar una parte diferente del baño previene la transmisión de bacterias.
9. Colocar un recipiente en la mejilla del lado afectado para guardar la solución de lavado. Si el paciente puede hacerlo, pedirle que sostenga el recipiente.	La gravedad contribuye con el flujo de la solución.
10. Exponer el saco conjuntival inferior y abrir el párpado superior con la mano no dominante.	La solución se dirige sólo hacia el saco conjuntival inferior debido a que la córnea es sensible y fácilmente lesionable. Esto también previene el reflejo de parpadeo.
11. Llenar la jeringa de irrigación con el líquido prescrito. Sostener la jeringa de irrigación separada alrededor de 2.5 cm del ojo. Dirigir el flujo de solución desde el canto interno hacia el externo a lo largo del saco conjuntival.	Esto minimiza el riesgo de lesión de la córnea. Dirigir la solución hacia el canto externo ayuda a prevenir la diseminación de la contaminación desde el ojo hacia el saco lagrimal, el conducto lagrimal y la nariz.
12. Irrigar hasta que la solución sea transparente o se haya usado en su totalidad. Utilizar sólo la fuerza suficiente para retirar suavemente las secreciones de la conjuntiva. Evitar tocar cualquier parte del ojo con la punta de la jeringa de irrigación.	Dirigir las soluciones con fuerza puede causar lesión de los tejidos del ojo, así como de la conjuntiva. Tocar el ojo es molesto para el paciente y puede causar daño de la córnea.
13. Pausar la irrigación y hacer que el paciente cierre periódicamente el ojo durante el procedimiento.	El movimiento del ojo cuando se cierran los párpados ayuda a mover las secreciones del saco conjuntival superior al inferior.

ACCIÓN	JUSTIFICACIÓN
14. Secar el área prioritaria después de la irrigación con gasa. Ofrecer una manta de baño al paciente si la cara y el cuello están mojados.	Dejar la piel mojada después de la irrigación es incómodo para el paciente.
15. Retirarse los guantes. Ayudar al paciente a colocarse en una posición cómoda.	Esto garantiza la comodidad del paciente.
16. Retirar el EPP adicional, si se utilizó. Realizar higiene de manos.	El retiro adecuado del EPP reduce el riesgo de transmisión de infecciones y la contaminación de otros objetos. La higiene de manos previene la propagación de microorganismos.
17. Evaluar la respuesta del paciente al medicamento dentro de un lapso adecuado.	Es necesario evaluar al paciente en busca de efectos terapéuticos y adversos del medicamento.

EVALUACIÓN

- El ojo del paciente ha sido lavado exitosamente.
- La persona entiende la justificación del procedimiento y es capaz de cumplir sus objetivos.
- El ojo del paciente no es lesionado.
- El paciente experimenta molestias mínimas.

REGISTRO

- Documentar el procedimiento, sitio, tipo de solución y volumen utilizado, duración del lavado, exploraciones antes y después del procedimiento, características de cualquier secreción, y la respuesta del paciente al tratamiento.

COMPETENCIA 119 — OBTENCIÓN DE MUESTRA DE ORINA MEDIANTE SONDA URINARIA A PERMANENCIA

Los tubos de drenaje de las sondas urinarias a permanencia tienen puertos especiales para la toma de muestras con el fin de realizar análisis. Casi todos los puertos de toma de muestra son sistemas sin aguja. Sin embargo, algunos requieren usar una aguja o una cánula roma para el acceso y la toma de la muestra. Los tubos de drenaje bajo el puerto de acceso pueden estar doblados sobre sí mismos o pinzados, de manera que la orina se recolecte en la cercanía, a menos que esté contraindicado con base en el estado del paciente. **No se debe abrir el sistema de** drenaje para obtener muestras de orina a fin de evitar la contaminación del sistema y las infecciones urinarias. **Nunca se deben tomar muestras de orina de la bolsa de drenaje de la sonda, porque no es reciente y puede albergar bacterias en su interior.**

CONSIDERACIONES AL DELEGAR

La obtención de una muestra de orina de una sonda a permanencia puede delegarse al personal de apoyo de enfermería (PAE) o al personal de apoyo sin licencia (PASL), así como al personal de enfermería práctico/vocacional con licencia (PEPL/PEVL). La decisión de delegar debe basarse en el análisis minucioso de las necesidades y circunstancias del paciente, así como en las calificaciones de la persona a quien se delega la tarea. Véanse las *Pautas de delegación* en el Apéndice A.

EQUIPO

- Jeringa estéril de 10 mL
- Cánula roma o aguja de calibre 18, según necesidad, con base en la sonda específica que se utilice
- Torundas con alcohol u otro desinfectante
- Guantes no estériles
- Equipo de protección personal (EPP) adicional, según indicación

- Recipiente estéril para la muestra; tubos de recolección de orina, según la política institucional
- Bolsa de materiales biológicos peligrosos
- Etiqueta apropiada para la muestra, con base en las políticas y procedimientos institucionales

VALORACIÓN INICIAL

- Verificar la orden médica para la toma de la muestra.
- Revisar el expediente médico en busca de información acerca de cualquier medicamento que esté tomando el paciente, debido a que puede modificar los resultados de la prueba.
- Valorar las características de la orina que drena por la sonda.
- Revisar los tubos de la sonda para identificar el tipo de puerto de toma de muestras presente.

DIAGNÓSTICO DE ENFERMERÍA

- Deterioro de la micción
- Ansiedad
- Conocimiento deficiente

IDENTIFICACIÓN Y PLANIFICACIÓN DE RESULTADOS

- Se obtiene una cantidad adecuada de orina del paciente sin contaminación o efectos adversos.
- El individuo experimenta un grado mínimo de ansiedad durante el proceso de recolección.
- El paciente muestra comprender los motivos que justifican la recolección de la muestra.

IMPLEMENTACIÓN

ACCIÓN	JUSTIFICACIÓN
1. Verificar la orden de recolección de una muestra de orina en el expediente médico. Reunir los suministros necesarios.	Revisar la orden valida que se trata del procedimiento y el paciente correctos. La preparación favorece el manejo eficiente y un abordaje ordenado de la tarea.
2. Realizar higiene de manos y ponerse el EPP, según indicación.	La higiene de manos y el EPP previenen la propagación de microorganismos. El EPP será necesario según las precauciones epidemiológicas.
3. Identificar al paciente.	La identificación del paciente asegura que el individuo correcto reciba la intervención correcta y ayuda a prevenir errores.
4. Explicar el procedimiento y su justificación.	La explicación reduce la ansiedad y facilita la cooperación.
5. Comparar la etiqueta de la muestra con la pulsera de identificación del paciente. La etiqueta deberá incluir el nombre y número de identificación del sujeto, la hora en que se recolectó la muestra, la vía y la identificación de la persona que lo realizó, así como cualquier otra información requerida por las políticas institucionales.	La confirmación de la información del paciente garantiza que la muestra se etiqueta correctamente para el paciente correcto.
6. Reunir el equipo sobre una mesa puente de fácil alcance.	Es recomendable colocar el equipo cerca, pues resulta práctico, ahorra tiempo y evita estiramientos y torsiones innecesarios de los músculos por parte del personal de enfermería.
7. Cerrar las cortinas alrededor de la cama y la puerta de la habitación, de ser posible.	Esto asegura la privacidad del paciente.
8. Usar guantes no estériles.	Los guantes disminuyen la propagación de microorganismos.
9. Pinzar los tubos de drenaje de la sonda o doblarlos sobre sí mismos en dirección distal al puerto. Si hay una cantidad insuficiente de orina en los tubos, dejarlos	El pinzamiento de los tubos asegura la recolección de una cantidad adecuada de orina reciente. El pinzamiento durante un tiempo prolongado causa sobredistensión vesical. Puede estar

ACCIÓN	JUSTIFICACIÓN
pinzados hasta 30 min para recolectar una cantidad suficiente de orina, a menos de que esté contraindicado. Retirar la tapa del recipiente de muestra dejando su interior libre de contaminación.	contraindicado el pinzamiento, de acuerdo con el estado del paciente (p. ej., después de una intervención quirúrgica vesical). Es necesario que el recipiente se mantenga estéril para que no contamine la orina.

10. **Limpiar el puerto de aspiración vigorosamente con alcohol u otro desinfectante y dejar que se seque al aire.**

La limpieza con alcohol impide el ingreso de microorganismos cuando la aguja punciona el puerto.

11. Acoplar la jeringa al puerto sin aguja o introducir la aguja o cánula de punta roma en el puerto. Aspirar lentamente una cantidad suficiente de orina para la muestra (por lo general, bastan 10 mL; revisar los requerimientos de la institución) (fig. 1). Retirar la jeringa del puerto y acoplar la cubierta de aguja, si se utilizó. **Despinzar el tubo de drenaje.**

Usar una jeringa Luer-lock® o una aguja con punta roma previene los pinchazos. La recolección de orina del puerto asegura que la muestra sea fresca. Despinzar los tubos de drenaje de la sonda previene la sobredistensión y lesión de la vejiga del paciente

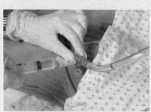

FIGURA 1 Inserción de la aguja en el puerto de aspiración, y extracción lenta de la muestra de orina

12. Si se usó una aguja o cánula con punta roma en la jeringa, debe retirarse antes de vaciar la orina de la jeringa al recipiente de muestra. Colocar la aguja en un recipiente de recolección de objetos punzocortantes. **Inyectar lentamente la orina al recipiente de muestra. Tener cuidado de evitar tocar cualquier superficie con la punta de la jeringa. No tocar el borde o la cara interna del recipiente de recolección.**

Forzar la orina a través de la aguja rompe células e impide obtener resultados precisos de un análisis de orina al microscopio. Si la orina se inyecta rápidamente al recipiente, puede salpicar al exterior, incluso los ojos del personal de enfermería. Evitar el contacto entre el borde o el interior del recipiente para impedir que se contamine.

ACCIÓN	JUSTIFICACIÓN
13. Volver a colocar la tapa del recipiente. Según la necesidad, transferir la muestra a los recipientes/tubos apropiados para la prueba específica ordenada, de acuerdo con las políticas de la institución. Desechar la jeringa en un recipiente de recolección de objetos punzocortantes.	La disposición apropiada del equipo previene lesiones y la propagación de microorganismos. Desechar con seguridad los objetos punzocortantes previene lesiones accidentales.
14. Retirar los guantes y realizar higiene de manos.	El retiro apropiado de los guantes disminuye el riesgo de transmisión de infecciones y de contaminación de otros objetos. La higiene de manos previene la propagación de microorganismos.
15. Colocar la etiqueta en el recipiente según la política institucional. Anotar el método de recolección de la muestra, de acuerdo con la política institucional. Poner el recipiente en una bolsa sellable de plástico para materiales biológicos peligrosos.	El etiquetado apropiado asegura un informe preciso de los resultados. Colocar la muestra en una bolsa para materiales biológicos peligrosos previene que la persona que transporta el recipiente entre en contacto con la muestra.
16. Retirar el EPP adicional, si se utilizó. Realizar higiene de manos.	El retiro apropiado del EPP disminuye el riesgo de transmisión de infecciones y de contaminación de otros objetos. La higiene de manos previene la propagación de microorganismos.
17. Trasladar la muestra al laboratorio tan pronto como sea posible; de lo contrario, refrigerarla.	Si no se refrigera de inmediato, la orina puede actuar como medio de cultivo y permitir la proliferación de bacterias y el sesgo de los resultados de la prueba. La refrigeración previene la multiplicación de las bacterias.

EVALUACIÓN

- Se obtiene una muestra de orina sin contaminar y se envía al laboratorio sin efectos adversos.
- El paciente no experimenta mayor ansiedad durante el proceso de recolección.

REGISTRO

- Documentar el tipo de muestra enviado, el método usado para obtenerla y las características de la orina. Anotar cualquier valoración significativa del paciente. Registrar el volumen de orina en la hoja de ingresos y egresos, según corresponda.

COMPETENCIA 120

La obtención de una muestra de orina para análisis y cultivo es una medida de valoración para determinar las características de la orina de un paciente. Se recolecta una muestra de orina de la mitad del chorro para que refleje con claridad las características del líquido producido en el cuerpo. Si el paciente puede comprender y seguir el procedimiento, recolectará la muestra él mismo después de que se le explique y capacite. En la siguiente competencia se describe la recolección de orina limpia a mitad de chorro. Los procedimientos para recolectar una muestra de orina de una bolsa de un lactante o un niño pequeño y de orina de una derivación urinaria se incluyen como "Variante en la técnica".

CONSIDERACIONES AL DELEGAR

Se puede delegar la obtención de una muestra de orina a la mitad del chorro al personal de apoyo de enfermería (PAE) o al personal de asistencia sin licencia (PASL), así como al personal de enfermería práctico/vocacional con licencia (PEPL/PEVL). La decisión de delegar debe basarse en el análisis minucioso de las necesidades y circunstancias del paciente, así como en las calificaciones de la persona a quien se delega la tarea. Véanse las *Pautas de delegación* en el Apéndice A.

EQUIPO

- Toallitas húmedas para limpieza o limpiador de piel, agua y paños
- Guantes no estériles
- Equipo de protección personal (EPP) adicional, según indicación
- Recipiente estéril para obtener la muestra; tubos de recolección de orina, con base en la política institucional
- Bolsa para materiales biológicos peligrosos
- Etiqueta apropiada para la muestra con base en la política y los procedimientos institucionales

VALORACIÓN INICIAL

- Preguntar al paciente acerca de cualquier medicamento que esté tomando, porque puede modificar los resultados de la prueba.
- Evaluar cualquier signo o síntoma de infección urinaria, como ardor, dolor (disuria) o polaquiuria.
- Valorar la capacidad del paciente de cooperar con el proceso de recolección.
- Determinar la necesidad de ayuda para obtener correctamente la muestra.

DIAGNÓSTICO DE ENFERMERÍA

- Deterioro de la micción
- Ansiedad
- Conocimiento deficiente

IDENTIFICACIÓN Y PLANIFICACIÓN DE RESULTADOS

- Se obtiene una cantidad adecuada de orina del paciente sin contaminación.
- El paciente muestra ansiedad mínima durante la recolección de la muestra y la capacidad de recolectarla por sí mismo.

IMPLEMENTACIÓN

ACCIÓN	JUSTIFICACIÓN
1. Verificar la orden de recolección de una muestra de orina en el expediente médico. Reunir el equipo.	Es crucial verificar la orden médica para asegurarse de que se trata del procedimiento y el paciente correctos. Reunir el equipo permite realizar la tarea de manera ordenada.
2. Realizar higiene de manos y usar el EPP, según indicación.	La higiene de manos y el EPP previenen la propagación de microorganismos. El EPP será necesario según las precauciones epidemiológicas.
3. Identificar al paciente.	La identificación del paciente asegura que el individuo correcto reciba la intervención correcta y ayuda a prevenir errores.
4. Explicar el procedimiento al paciente, y si éste puede realizarlo sin ayuda después de su instrucción, dejar el recipiente al lado de la cama con instrucciones para llamar al personal de enfermería tan pronto como se obtenga la muestra.	Provee aliento y promueve la cooperación.
5. Comparar la etiqueta de la muestra con la pulsera de identificación del paciente. La etiqueta deberá incluir el nombre y número de identificación del paciente, la hora en que se recolectó la muestra, la vía de su obtención, la identificación de la persona que la obtiene y cualquier otra información requerida por política institucional.	La confirmación de la identificación del paciente asegura que la muestra se etiquete correctamente para el individuo que corresponda.
6. Reunir el equipo sobre una mesa puente de fácil alcance.	Es recomendable colocar el equipo cerca, pues resulta práctico, ahorra tiempo y evita estiramientos y torsiones innecesarios de los músculos por parte del personal de enfermería.
7. Pedir al paciente que realice la higiene de manos si se trata de una autorrecolección.	La higiene de manos previene la propagación de microorganismos.
8. Cerrar las cortinas alrededor de la cama y la puerta de la habitación, de ser posible.	Esto asegura la privacidad al paciente.

ACCIÓN	JUSTIFICACIÓN
9. Usar guantes estériles. Ayudar al paciente a ir al baño o a usar el cómodo u orinal. Instruir al paciente para que no defeque o tire papel sanitario hacia la orina.	Los guantes disminuyen la transmisión de microorganismos. Las heces o el papel sanitario pueden contaminar la muestra.
10. Instruir a las pacientes a separar los labios mayores a fin de limpiar la región genital y durante la recolección de orina. Las mujeres deberán usar paños o una toallita húmeda para limpiar cada lado del meato urinario y después el centro sobre el meato de adelante hacia atrás usando una nueva toallita o una zona limpia de la toalla en cada paso. **Indicar a las pacientes que mantengan los labios separados después de la limpieza y la recolección** (fig. 1). En los varones, se deberá usar una toallita para limpiar la punta del pene con movimientos circulares, alejándose de la uretra. Señalar al paciente no circuncidado que retraiga el prepucio antes de la limpieza y durante la recolección (fig. 2).	Limpiar la región perineal o el pene disminuye el riesgo de contaminación de la muestra. La separación de los labios mayores evita la contaminación por la piel perineal y el vello. La retracción del prepucio evita la contaminación de la piel.

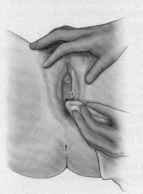

FIGURA 1 Limpieza del perineo femenino. Separación de los labios y limpieza de adelante atrás

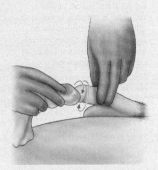

FIGURA 2 Limpieza del perineo masculino. Se limpia con un movimiento circular alejándose de la uretra

ACCIÓN	JUSTIFICACIÓN

11. **No dejar que el recipiente toque la piel del perineo o el vello durante la recolección. No tocar el interior del recipiente o su borde. Hacer que el paciente orine una pequeña cantidad (aproximadamente 30 mL) en la taza del sanitario, el cómodo o el orinal. El paciente deberá dejar de orinar brevemente, y después, continuar dentro del recipiente de recolección.** Recolectar la muestra de orina (basta con 10-20 mL) y después indicar al paciente que termine de orinar en la taza del sanitario, el cómodo o el orinal. Señalar al hombre no circuncidado que coloque nuevamente el prepucio en su lugar, una vez concluido el procedimiento.

La recolección de la muestra a la mitad del chorro asegura que se analiza una orina fresca. Se puede haber acumulado algo de orina en la uretra desde la última micción. Al orinar un poco antes de recolectar la muestra, ésta contendrá sólo orina fresca.

12. Colocar la tapa al recipiente. Si es necesario, transferir la muestra a los recipientes/tubos apropiados para la prueba, de acuerdo con la política institucional.

Colocar la tapa del recipiente ayuda a mantener la muestra limpia y evita derrames.

13. Ayudar al paciente a retirarse del sanitario, el cómodo o el orinal. Proveer cuidados perineales, según necesidad.

Los cuidados perineales promueven la comodidad e higiene del paciente.

14. Retirar los guantes y realizar la higiene de manos.

El retiro apropiado de los guantes disminuye el riesgo de transmisión de infecciones o contaminación de otros objetos. La higiene de manos previene la propagación de microorganismos.

15. Colocar una etiqueta en el recipiente, de acuerdo con las políticas de la institución. Anotar el método de recolección, según las políticas. Poner el recipiente en una bolsa de plástico sellable para materiales biológicos peligrosos.

El etiquetado correcto asegura el informe preciso de los resultados. Colocar el recipiente con la muestra en una bolsa para materiales biológicos peligrosos evita que la persona que lo transporta entre en contacto con la orina.

16. Retirar el EPP adicional, si se utilizó. Realizar higiene de manos.

El retiro adecuado del EPP disminuye el riesgo de transmisión de infecciones y la contaminación de otros objetos. La higiene de manos previene la propagación de microorganismos.

ACCIÓN	JUSTIFICACIÓN
17. Enviar la muestra al laboratorio tan pronto como sea posible. En caso contrario, refrigerarlo.	Si no se refrigera de inmediato, la orina puede actuar como medio de cultivo y permite que las bacterias proliferen, en detrimento de los resultados de las pruebas. La refrigeración previene la multiplicación de las bacterias.

EVALUACIÓN

- Se recolecta un muestra de orina sin contaminar y se envía rápidamente al laboratorio.
- El paciente demuestra conocer la técnica apropiada para recolectar la muestra y declara que disminuyó su ansiedad.

REGISTRO

- Documentar el envío de la muestra al laboratorio. Anotar el método de recolección y las características de la orina, incluyendo olor, cantidad (si se conoce), color y transparencia. Registrar cualquier valoración significativa del paciente, por ejemplo, las quejas de ardor o dolor al orinar.

VARIANTE EN LA TÉCNICA | Obtención de una muestra de orina para análisis de la bolsa de un lactante o niño pequeño

1. Verificar la orden de recolección de la muestra de orina en el expediente médico. Reunir el equipo necesario.
2. Realizar higiene de manos y ponerse el EPP, según indicación.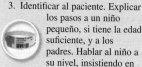
3. Identificar al paciente. Explicar los pasos a un niño pequeño, si tiene la edad suficiente, y a los padres. Hablar al niño a su nivel, insistiendo en que no va a sufrir dolor.
4. Cotejar la etiqueta de la muestra con la pulsera de identificación del paciente. La etiqueta deberá incluir el nombre y el número de iden-

tificación del paciente, la hora en que se recolectó la muestra, la identidad de la persona que la obtuvo y cualquier otra información requerida por las políticas de la institución.
5. Retirar el pañal o la ropa interior. Realizar un lavado perineal exhaustivo con limpiador cutáneo y agua: en las niñas, separar los labios y limpiar la región; en los niños, retraer el prepucio si está íntegro y limpiar el glande. Secar la piel a palmaditas.
6. Retirar el respaldo de papel de la placa frontal adhesiva. Aplicar la placa frontal sobre los labios o el pene. Empujarla suavemente de manera que selle sobre la piel (fig. A).

Obtención de una muestra de orina para análisis de la bolsa de un lactante o niño pequeño *continuación*

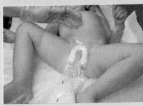

FIGURA A Aplicación de una bolsa de recolección de orina a un lactante

que se ordenó, de acuerdo con las políticas de la institución.

9. Realizar los cuidados perineales y volver a poner el pañal o la ropa interior.

10. Retirar los guantes. Realizar higiene de manos.

7. Poner un pañal o ropa interior limpia sobre la bolsa para ayudar a evitar su desconexión. Retirar los guantes y realizar higiene de manos. **Revisar la bolsa cada 15 min para verificar si hubo micción.**

8. Tan pronto como el paciente orine, realizar la higiene de manos y usar guantes no estériles. Retirar con suavidad la bolsa de la piel. Verter la orina a los recipientes/tubos apropiados para la prueba específica

11. Colocar la etiqueta en el recipiente, de acuerdo con las políticas institucionales. Introducir el recipiente en una bolsa de plástico sellable para materiales biológicos peligrosos.

12. Retirar el EPP adicional, si se utilizó. Realizar higiene de manos.

13. Enviar la muestra al laboratorio tan pronto como sea posible. Si no se puede hacer de inmediato, refrigerarla.

14. Si la bolsa de recolección se cae o no se adhiere por completo, retirarla, realizar la limpieza perineal y aplicar una nueva bolsa de recolección.

VARIANTE EN LA TÉCNICA	Obtención de un muestra de orina de una derivación urinaria
Equipo: solución de limpieza, con base en la política institucional; gasas estériles; agua o solución salina estéril, o solución de limpieza para el sitio del estoma (yodopovidona, clorhexidina), según la política institucional;	sonda recta o de doble luz (8-16F); lubricante estéril hidrosoluble si la sonda no está autolubricada; recipiente para la muestra estéril y los tubos de recolección de orina con base en las políticas de la institución; guantes estériles y

Continúa en la p. 622

no estériles; nueva aplicación de la urostomía; limpiador de piel; toallita o paño desechable y manta de baño.

1. Verificar la orden de recolección de una muestra de orina en el expediente médico. Reunir el equipo.

2. Realizar higiene de manos y ponerse el EPP, según indicación.

3. Identificar al paciente. Explicarle el procedimiento.

4. Comparar la etiqueta de la muestra con la identificación de la pulsera del paciente. Deberá incluir el nombre y número de identificación del paciente, la hora en que se tomó la muestra, la vía de realización, la identidad de la persona que lo obtuvo, y cualquier otra información requerida por la política institucional.

5. Preparar el equipo sobre una mesa puente al alcance de la mano. Abrir los artículos manteniendo la esterilidad de los que vienen así.

6. Usar guantes estériles. Retirar el dispositivo de urostomía. Si está colocado el sistema de una sola pieza, retirarlo todo. Si es de dos piezas, retirar sólo la bolsa de recolección, dejando la de aplicación con la placa anterior intacta sobre la piel.

7. Con un movimiento circular de la abertura del estoma hacia afuera, limpiar el sitio empleando agua o solución salina estériles u otra solución de limpieza, según la política institucional.

8. Retirar los guantes y usar unos estériles. Secar el estoma con gasa estéril.

9. Colocar el extremo abierto de la sonda urinaria en un recipiente de muestra. Lubricar la sonda y, si se usa una recta, introducirla con suavidad en el sitio del estoma y hacerla avanzar 5-7.5 cm. Si se usa una sonda de doble luz, insertar con suavidad su punta en el estoma y hacer avanzar 2.5-5 cm la interna. Sostener la sonda en su posición hasta que empiece a gotear orina. **Si hay resistencia, rotar con suavidad la sonda hasta que se deslice hacia adelante. No se debe forzar. Si aún existe resistencia, no se debe insistir en forzarla.** Si la orina no fluye a la sonda, pedir al paciente que cambie de posición o que tosa para movilizar la orina (Williams, 2012).

10. Recolectar aproximadamente 5-10 mL de orina antes de retirar la sonda, lo que puede necesitar 5-15 min. Después de retirar la sonda, tapar el recipiente de la muestra. Limpiar y secar el estoma y la piel circundante. Volver a colocar el dispositivo de urostomía. Véase la Competencia 64. De ser necesario, trasladar la muestra a los recipientes/tubos apropiados para la prueba específica ordenada, de acuerdo con la política institucional.

Obtención de una muestra de orina de una derivación urinaria / *continuación*

11. Retirar los guantes y realizar higiene de manos.

12. Colocar una etiqueta en el recipiente según la política institucional. Anotar el método de recolección de acuerdo con la política institucional. Poner el recipiente en una bolsa de plástico sellable para materiales biológicos peligrosos. Desechar el equipo con base en la política institucional.

13. Retirar el EPP adicional, si se utilizó. Realizar higiene de manos.

14. Trasladar la muestra al laboratorio tan pronto como sea posible. De lo contrario, refrigerarla de inmediato.

15. Como alternativa, una vez que se retira el dispositivo y se limpia el estoma, sostener el recipiente estéril para muestra bajo el estoma para recolectar la orina (Mahoney *et al.*, 2013; Williams, 2012).

COMPETENCIA 121 ASISTENCIA CON EL USO DEL ORINAL

Los pacientes del sexo masculino confinados a la cama con frecuencia prefieren utilizar el orinal para facilitar la micción. El uso del orinal estando de pie facilita el vaciamiento de la vejiga. Los pacientes que no pueden pararse se ven beneficiados por la asistencia con el uso del orinal, y también lo pueden emplear en la cama o el baño para facilitar la determinación del gasto urinario. A muchos pacientes les molesta usar el orinal. Es necesario promover la comodidad y naturalidad tanto como sea posible, con respeto de la privacidad del paciente. Se deben proveer cuidados cutáneos e higiene de la región perineal y de manos (después del uso del orinal) y mantener una conducta profesional.

CONSIDERACIONES AL DELEGAR

La asistencia a un paciente en el uso del orinal se puede delegar al personal de apoyo de enfermería (PAE) o al personal de apoyo con licencia (PASL), así como al personal de enfermería práctico/vocacional con licencia (PEPL/PEVL). La decisión de delegar debe basarse en el análisis minucioso de las necesidades y circunstancias del paciente, así como en las calificaciones del personal a quien se delega la tarea. Véanse las *Pautas de delegación* en el Apéndice A.

EQUIPO

- Orinal con cubierta (por lo general, acoplada)
- Papel sanitario
- Equipo de protección personal (EPP) adicional, según indicación

- Guantes limpios
- Paños desechables y limpiador de piel
- Toallitas húmedas, limpiador de piel y agua o desinfectante de manos

VALORACIÓN INICIAL

- Valorar los hábitos normales de micción del paciente. Determinar por qué necesita usar un orinal (p. ej., una orden médica de reposo estricto en cama o inmovilización).
- Evaluar el grado de limitación del paciente y su capacidad de ayudar en la actividad.
- Valorar las limitaciones para la actividad, como intervenciones quirúrgicas de cadera o lesiones de la columna vertebral, que contraindicarían ciertas acciones del paciente.
- Verificar la presencia de drenajes, apósitos, equipos/accesos i.v. o cualquier otro dispositivo que pudiera intervenir con la capacidad del paciente de ayudar con el procedimiento o que pudiese desalojarse.
- Valorar las características de la orina y la piel del paciente.

DIAGNÓSTICO DE ENFERMERÍA

- Deterioro de la movilidad física
- Deterioro de la eliminación urinaria
- Déficit de autocuidado: uso del inodoro

IDENTIFICACIÓN Y PLANIFICACIÓN DE RESULTADOS

- El paciente puede orinar con ayuda.
- El individuo mantiene la continencia urinaria.
- La persona muestra cómo usar el orinal.
- El paciente conserva su integridad cutánea.

IMPLEMENTACIÓN

ACCIÓN	JUSTIFICACIÓN
1. Revisar el expediente médico del paciente en cuanto a alguna limitación de la actividad física. Reunir el equipo.	Las limitaciones de la actividad pueden contraindicar ciertas acciones del paciente. Reunir el equipo permite realizar la tarea de manera ordenada.
2. Realizar higiene de manos y usar el EPP, según indicación.	La higiene de manos y el EPP previenen la propagación de microorganismos. El EPP será necesario según las precauciones epidemiológicas.
3. Identificar al paciente. 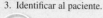	La identificación del paciente asegura que el paciente correcto reciba la intervención correcta y ayuda a evitar errores.

ACCIÓN	JUSTIFICACIÓN
4. Reunir el equipo sobre una mesa puente de fácil alcance.	Se recomienda colocar el equipo cerca: resulta práctico, ahorra tiempo y evita estiramientos y torsiones innecesarios del personal de enfermería.
5. Cerrar las cortinas alrededor de la cama y la puerta de la habitación, de ser posible. Comentar el procedimiento con el paciente y valorar su capacidad para ayudar a su ejecución, así como sus preferencias de higiene personal.	Esto asegura la privacidad del paciente. El diálogo favorece la motivación y provee conocimientos en cuanto al procedimiento, además de estimular la participación del paciente y permitir un cuidado de enfermería individualizado.
6. Usar guantes.	Los guantes previenen el contacto con sangre y líquidos corporales.
7. Ayudar al paciente a adoptar la posición apropiada, según necesidad: de pie al lado de la cama, acostado en decúbito lateral o dorsal, sentado en la cama con la cabeza elevada o sentado en la orilla de la cama.	Estas posiciones facilitan la micción y el vaciamiento de la vejiga.
8. Si el paciente permanece en cama, doblar las sábanas apenas lo suficiente para permitir la colocación apropiada del orinal.	Doblar la ropa de esta manera hace mínima la exposición innecesaria y todavía permite que el cuidador coloque el orinal.
9. Si el paciente no está de pie, pedirle que separe sus piernas ligeramente. **Sostener el orinal cerca del pene y colocar éste por completo en su interior. Mantener el fondo del orinal en una posición más baja que el pene. Si es necesario, ayudar al paciente a sostener el orinal en su lugar.**	La ligera separación de las piernas permite una posición apropiada del orinal. El colocar el pene completamente dentro del orinal y mantener su fondo más bajo que el órgano evita derrames de orina.
10. Cubrir al paciente con la ropa de cama.	Esto proporciona comodidad y abrigo.
11. Colocar el timbre de auxilio y el papel sanitario en la cercanía. Tener a la mano un recipiente, como una bolsa de plástico para residuos, para desechar el papel. Verificar que la cama se encuentre en la posición más baja. Dejar al paciente realizar la tarea, si esto es seguro. Utilizar apropiadamente los barandales laterales.	Se pueden prevenir caídas si el paciente no tiene que esforzarse para alcanzar los artículos que necesita. Colocar la cama en la posición más baja promueve su seguridad. Dejar solo al paciente, si es posible, promueve su autoestima y muestra respeto por la privacidad. Los barandales laterales ayudan al paciente a cambiar de posición.

ACCIÓN	JUSTIFICACIÓN

12. Retirarse los guantes y el EPP adicional, si se utilizó. Realizar higiene de manos.

El retiro adecuado del EPP previene la transmisión de microorganismos. La higiene de manos impide la diseminación de microorganismos.

Retiro del orinal

13. Realizar higiene de manos. Usar guantes y EPP adicional, según indicación.

La higiene de manos y el EPP previenen la propagación de microorganismos. Los guantes evitan el contacto con sangre y líquidos corporales. El EPP será necesario según las precauciones epidemiológicas.

14. Mover la ropa de cama del paciente apenas lo suficiente para tomar el orinal y retirarlo. Cubrir el extremo abierto del orinal. Colocarlo en la silla a un lado de la cama. Si el paciente necesita ayuda con la higiene, enrollar varias veces papel sanitario en la mano y secarlo. Colocar el papel en el recipiente para desechos. Utilizar una toalla húmeda desechable tibia y un limpiador de piel para limpiar la región perineal, según necesidad y a solicitud del paciente.

Cubrir el extremo del orinal ayuda a prevenir la diseminación de microorganismos. La limpieza del paciente después de haber utilizado el orinal previene olores desagradables e irritación cutánea.

15. Regresar al paciente a una posición cómoda y verificar que las ropas bajo él estén secas. Retirar los guantes y asegurarse de que el paciente esté cubierto.

La posición apropiada promueve la comodidad del paciente. El retiro de los guantes contaminados evita la propagación de microorganismos.

16. Asegurar que el timbre de llamado esté al alcance del paciente.

Promueve la seguridad del paciente.

17. Ofrecer al paciente suministros para que lave y seque sus manos con ayuda, según necesidad.

El lavado de manos después de usar el orinal previene la diseminación de microorganismos.

18. Usar guantes limpios. Vaciar y limpiar el orinal, midiendo la orina en el recipiente graduado, según necesidad. Desechar el recipiente de residuos con el papel sanitario usado de acuerdo con la política institucional.

Se requiere la medición del volumen urinario para el registro preciso de ingresos y egresos.

ACCIÓN	JUSTIFICACIÓN

19. Retirarse los guantes y el EPP adicional, si se utilizó. Realizar higiene de manos.

Los guantes previenen el contacto con sangre y líquidos corporales. El retiro adecuado del EPP disminuye el riesgo de transmisión de infecciones y de contaminación de otros objetos. La higiene de manos previene la diseminación de microorganismos.

EVALUACIÓN

- El paciente orina con el orinal.
- El individuo se mantiene seco.
- La persona no experimenta crisis de incontinencia.
- El paciente muestra capacidad para ayudar con el uso del orinal.
- El individuo no experimenta deterioro de la integridad cutánea.

REGISTRO

- Documentar la tolerancia a la actividad por parte del paciente. Registrar la cantidad de orina emitida en la hoja de ingresos y egresos, si corresponde. Incluir cualquier otra valoración, como características inusuales de la orina o alteraciones de la piel del paciente.

COMPETENCIA 122   RECAMBIO Y VACIADO DE BOLSA PARA OSTOMÍA

El término *ostomía* se refiere a una abertura formada mediante cirugía desde el interior de un órgano hacia el exterior. La mucosa intestinal se saca de la pared abdominal y se forma un *estoma*, la parte de la ostomía que se adhiere a la piel, al suturar la mucosa en la piel. Una *ileostomía* permite eliminar el contenido fecal líquido del íleon del intestino delgado por el estoma. Una *colostomía* hace posible que las heces formadas en el colon salgan por el estoma; se clasifica de forma adicional según la parte del colon de la cual se origina. La bolsa para ostomía se aplica en la abertura para recolectar heces y debe vaciarse de inmediato, normalmente cuando esté a un tercio de su capacidad o a la mitad. Si se llena, puede haber filtraciones o desprenderse de la piel. El equipo para ostomía está disponible en un sistema de una pieza (soporte de barrera ya adherida a la bolsa) o de dos piezas (bolsa separada que se fija al soporte de barrera). El equipo suele cambiarse cada 3 o 7 días, aunque puede ser con mayor frecuencia. Su aplicación adecuada reduce al mínimo el riesgo de dehiscencia de la piel alrededor del estoma. En esta competencia se describe cómo cambiar un equipo de una pieza, que consta de una bolsa con una sección integral adhesiva que se adhiere a la piel del paciente. La pestaña adhesiva por lo general está hecha de hidrocoloide. En la sección de "Variante en la técnica" se indica cómo cambiar un equipo de dos piezas.

CONSIDERACIONES AL DELEGAR

El vaciado de una bolsa para ostomía puede delegarse al personal de apoyo de enfermería (PAE) o al personal de apoyo sin licencia (PASL), así como al personal de enfermería práctico/vocacional con licencia (PEPL/PEVL). El recambio de dicho equipo puede delegarse al PEPL/PEVL. La decisión de delegar debe basarse en un análisis minucioso de las necesidades y circunstancias del paciente, así como en las calificaciones de la persona a quien se delega la tarea. Véanse las *Pautas de delegación* en el Apéndice A.

EQUIPO

- Lavabo o tarja con agua caliente
- Limpiador de piel, toalla
- Papel higiénico o toalla de papel
- Producto de silicón para quitar el esparadrapo
- Cuadritos de gasa
- Paño
- Protector de piel, como SkinPrep®
- Equipo para ostomía de una pieza
- Si es necesaria, abrazadera de cierre para el equipo

- Guía de medición para estoma
- Recipiente graduado, inodoro o cómodo
- Cinturón para ostomía (opcional)
- Guantes desechables
- Equipo de protección personal (EPP) adicional, según indicación
- Bolsa para residuos pequeña de plástico
- Protector desechable impermeable

VALORACIÓN INICIAL

- Revisar el equipo actual para ostomía, fijándose en el estilo del producto, la condición del equipo y el estoma (si la bolsa es transparente). Observar el tiempo que el equipo ha estado en su lugar.
- Determinar el conocimiento del paciente sobre los cuidados de la ostomía.
- Después de retirar el equipo, explorar el estoma y la piel circundante. Valorar las cicatrices abdominales si la cirugía se realizó hace poco.
- Evaluar cantidad, color, consistencia y olor de las heces obtenidas con la ostomía.

DIAGNÓSTICO DE ENFERMERÍA

- Riesgo de deterioro de la integridad cutánea
- Conocimiento deficiente
- Trastorno de la imagen corporal

IDENTIFICACIÓN Y PLANIFICACIÓN DE RESULTADOS

- El equipo de ostomía se aplica correctamente en la piel para permitir el libre drenaje de las heces.
- El paciente presenta un estoma rojo húmedo con la piel circundante intacta.
- El sujeto demuestra saber cómo aplicar el equipo.
- La persona muestra habilidades positivas para enfrentar su problema.
- El individuo elimina heces adecuadas en consistencia y cantidad, según la ubicación de la ostomía.
- El paciente expresa verbalmente una imagen positiva de sí mismo.

IMPLEMENTACIÓN

ACCIÓN	JUSTIFICACIÓN
1. Reunir el equipo sobre una mesa puente de fácil alcance.	La organización facilita el desempeño de la tarea.
2. Realizar higiene de manos y ponerse el EPP, según indicación.	La higiene de manos y el EPP evitan la propagación de microorganismos. El EPP será necesario según las precauciones epidemiológicas.
3. Identificar al paciente.	La identificación del paciente asegura que el sujeto correcto reciba la intervención correcta y ayuda a evitar errores.
4. Cerrar las cortinas alrededor de la cama y la puerta de la habitación, de ser posible.	Esto asegura la privacidad del paciente.
Explicar el procedimiento y su justificación al paciente. Alentarlo a observar o participar si es posible.	La explicación disminuye la ansiedad y facilita la cooperación. Hablar con el paciente permite que éste coopere y reduce su ansiedad. Permitir que el paciente observe o ayude fomenta su aceptación.
5. Reunir el equipo en la mesa puente al alcance de la mano.	Tener los elementos a la mano resulta práctico, ahorra tiempo y evita el estiramiento y torsión innecesarios de los músculos por parte del personal de enfermería.
6. Ayudar al paciente a sentarse o acostarse en una posición cómoda en la cama o a pararse o sentarse en el baño. Si el paciente está en cama, ajustarla a una altura de trabajo cómoda, por lo general a la altura del codo del profesional de la salud (VISN 8 Patient Safety Center, 2009). Colocar el protector impermeable por debajo del paciente en donde se encuentra el estoma.	Cualquiera de estas posiciones debe permitir que el paciente vea la preparación del procedimiento para aprender a realizarlo de forma independiente. Acostarse o sentarse derecho facilita la aplicación sin problemas del equipo. Tener la cama a la altura correcta evita la fatiga dorsal y muscular. Un protector impermeable protege la ropa de cama y al paciente contra la humedad.

Vaciado de la bolsa

7. Ponerse guantes desechables. Sacar la abrazadera y doblar el extremo de la bolsa hacia arriba como un mango.	Los guantes evitan el contacto con sangre, líquidos corporales y microorganismos. Formar un mango antes del vaciado evita más suciedad y olores.

ACCIÓN	JUSTIFICACIÓN
8. Vaciar el contenido en un cómodo, inodoro o aparato de medición.	El equipo no debe enjuagarse, pues la barrera contra olores puede debilitarse.
9. Limpiar los 5 cm inferiores de la bolsa con papel de baño o una toalla de papel.	Secar la parte inferior elimina cualquier materia fecal adicional; esto disminuye los olores.
10. Soltar el borde de la bolsa y colocar un sujetador o abrazadera o fijar con un cierre de velcro. Cerciorarse de que la curva de la abrazadera siga la curva del cuerpo del paciente. Quitarse los guantes. Ayudar al paciente a alcanzar a una posición cómoda.	El borde de la bolsa debe permanecer limpio. La abrazadera asegura el cierre. La higiene de manos evita la diseminación de microorganismos. Permite la comodidad del paciente.
11. Si el equipo no debe cambiarse, retirar el EPP adicional si se utilizó. Realizar higiene de manos.	El retiro adecuado del EPP reduce el riesgo de transmisión de infecciones y la contaminación de otros objetos. La higiene de manos evita la propagación de microorganismos.

Recambio de la bolsa

12. Colocar un protector desechable en la superficie de trabajo. Preparar el lavabo con agua caliente y los demás materiales. Tener una bolsa para residuos a la mano.	Proteger la superficie. La organización facilita el procedimiento.
13. Ponerse guantes limpios. Colocar el protector impermeable bajo el paciente en donde se encuentra el estoma. Vaciar el equipo según lo descrito antes.	Proteger la ropa de cama y al paciente contra la humedad. Vaciar los contenidos antes de la extracción evita el derrame accidental de materia fecal.
14. Comenzar en la parte superior del equipo y mantener la tensión en la piel del abdomen. Retirar suavemente de la piel la placa de recubrimiento de la bolsa, jalando la piel del equipo y no lo contrario. Aplicar un producto de silicón para quitar el esparadrapo rociando o limpiando con una toallita.	El cierre hermético entre la superficie de la placa de recubrimiento y la piel debe romperse antes de retirar dicha placa. La manipulación inadecuada del equipo puede dañar la piel e impedir que se forme un cierre hermético seguro a futuro. El producto de silicón permite quitar de forma rápida e indolora los esparadrapos y evita la abrasión cutánea (Rudoni, 2008; Stephen-Haynes, 2008).
15. Colocar el equipo en la bolsa de basura si es desechable. Si es reutilizable, apartarlo y lavarlo con agua tibia y jabón, y dejar secar con aire después de que el nuevo equipo esté en su lugar.	La limpieza profunda y la ventilación del equipo disminuyen los olores y evitan que se deteriore. Con fines estéticos y de control de infecciones, desechar las bolsas usadas de manera adecuada.

ACCIÓN	JUSTIFICACIÓN

16. Usar papel higiénico para eliminar los excesos de heces del estoma. Cubrir el estoma con un protector de gasa. Limpiar la piel alrededor del estoma con un limpiador cutáneo y agua o un producto de limpieza y un paño. Sacar todos los residuos de esparadrapo de la piel; usar un producto para quitar el esparadrapo, según necesidad. No aplicar loción en el área circundante al estoma.

El papel higiénico, utilizado de forma suave, no dañará el estoma. La gasa absorbe el drenaje del estoma mientras se prepara la piel. Limpiar la piel elimina secreciones y residuos de esparadrapos y protectores cutáneos. Las secreciones o la acumulación de otras sustancias pueden causar irritación y dañar la piel. La loción impedirá un cierre hermético del adhesivo.

17. Dar palmadas suaves en el área seca. **Verificar que la piel alrededor del estoma esté completamente seca.** Explorar el estoma y la condición de la piel circundante.

Un secado cuidadoso evita traumatismos en la piel y el estoma. Un dispositivo de recolección fecal intacto y bien aplicado protege la integridad de la piel. Cualquier cambio en el color y tamaño del estoma puede indicar problemas de circulación.

18. Aplicar protector de piel a un radio de 5 cm alrededor del estoma, y dejarlo secar por completo, lo cual tarda casi 30 seg.

Se debe proteger la piel del efecto de excoriación de las secreciones y el esparadrapo del equipo. La piel debe estar completamente seca antes de colocar el equipo para que se adhiera bien y evitar filtraciones.

19. Levantar los apósitos por un momento y medir la abertura del estoma con la guía de medición. Cambiar la gasa. Trazar la abertura del mismo tamaño en el centro posterior del equipo. Cortar la abertura 3 mm más grande que el tamaño del estoma. Pulir suavemente con el dedo los bordes de la oblea después de cortar.

El equipo debe encajar perfectamente alrededor del estoma, y sólo 3 mm de piel deben quedar visibles alrededor de la abertura. Si la abertura de una placa de recubrimiento es demasiado pequeña, puede causar traumatismos en el estoma. Si es demasiado grande, la piel expuesta se irritará con las heces. Los bordes de la oblea pueden estar disparejos después del corte y podrían causar irritación o presionar el estoma.

20. Quitar el soporte del papel de la placa de recubrimiento del equipo. Retirar rápidamente los apósitos y colocar el equipo sobre el estoma. Presionar suavemente sobre la piel mientras se pasa con cuidado por la superficie. Aplicar presión suave y uniforme al equipo por aproximadamente 30 seg.

El equipo sólo funciona si se coloca de forma correcta y se adhiere bien. La presión en la placa de recubrimiento del equipo permite moldearlo en la piel del paciente y mejorar el cierre hermético (Jones *et al.*, 2011).

ACCIÓN	JUSTIFICACIÓN
21. Cerrar la parte inferior del equipo o bolsa doblando el extremo hacia arriba y usando la abrazadera o sujetador que viene con el producto, o fijar con el cierre de velcro. Verificar que la curva de la abrazadera siga la curva del cuerpo del paciente.	Un dispositivo hermético no se filtrará ni causará momentos vergonzosos e incómodos al paciente.
22. Quitarse los guantes. Ayudar al paciente a alcanzar una posición cómoda. Tapar al paciente con la ropa de cama. Colocar la cama en la posición más baja.	Esto ofrece abrigo, así como comodidad y seguridad.
23. Ponerse guantes limpios. Retirar o desechar el equipo y valorar la respuesta del paciente al procedimiento.	Los guantes evitan el contacto con sangre, líquidos corporales y microorganismos que contaminan el equipo utilizado. La respuesta del paciente puede ser un indicio de la aceptación de la ostomía y de la necesidad de capacitación sobre salud.
24. Retirarse los guantes y el EPP adicional, si se utilizó. Realizar higiene de manos.	El retiro adecuado del EPP reduce el riesgo de transmisión de infecciones y la contaminación de otros objetos. La higiene de manos evita la propagación de microorganismos.

EVALUACIÓN

- Los resultados esperados se cumplen cuando el paciente logra tolerar el procedimiento sin dolor y la piel circundante al estoma permanece intacta sin excoriación.
- El olor se mantiene dentro del sistema cerrado.
- El paciente participa en los cuidados del equipo para ostomía, demuestra contar con habilidades positivas para enfrentar su problema y elimina las heces, que son adecuadas en consistencia y cantidad, según la ubicación de la ostomía.

REGISTRO

- Documentar la apariencia del estoma y el estado de la piel circundante a éste, las características del exudado (cantidad, color, consistencia y olor inusual), la reacción del paciente al procedimiento y, por último, cualquier capacitación pertinente.

Un equipo para colostomía de dos piezas se compone de una bolsa y una placa de recubrimiento adhesiva independiente. Dicha placa se deja en su lugar durante un tiempo, normalmente 3-7 días. Durante este período, cuando el equipo de colostomía necesita cambiarse, sólo debe sustituirse la bolsa. Los dos tipos principales de equipo de dos piezas son (1) los que "embonan" y (2) los que se "adhieren". La unión de tipo hermético, mediante embone, permite mayor seguridad, porque el paciente puede sentir cuando el equipo está seguro. Un problema con este tipo de sistema es que puede ser difícil poner el seguro en quienes tienen una destreza manual reducida. Otra desventaja es que es menos discreto, porque las piezas del equipo que embonan son más voluminosas que el sistema de una pieza. Los equipos de dos piezas con un sistema adhesivo tienen la ventaja de ser más discretos que los sistemas convencionales de dos piezas. También pueden ser más simples de usar en quienes tienen poca destreza manual. Una posible desventaja es que si el esparadrapo no es fijado correctamente y forma un pliegue, pueden filtrarse heces o ventosidades y causar mal olor y vergüenza. Independientemente del tipo de equipo de dos piezas que se utilice, el procedimiento para cambiarlo es prácticamente el mismo.

1. Reunir los suministros necesarios.
2. Realizar higiene de manos y ponerse el EPP, según indicación.

3. Identificar al paciente.

4. Cerrar las cortinas alrededor de la cama y la puerta de la habitación, de ser posible. Explicar el procedimiento y su justificación. Alentarlo a observar o participar si es posible.
5. Montar el equipo en la mesa puente al alcance de la mano.
6. Ayudar al paciente a sentarse o acostarse en una posición cómoda en la cama o a pararse o sentarse en el baño.
7. Colocar un protector desechable en la superficie de trabajo. Preparar el lavabo con agua caliente y los demás materiales. Colocar una bolsa de basura cerca.
8. Ponerse guantes. Colocar el protector impermeable por debajo del paciente en donde se encuentra el estoma. Vaciar el equipo según lo descrito anteriormente.
9. Comenzar en la parte superior del equipo, sacar suavemente la placa de recubrimiento de la bolsa, al mismo tiempo que se mantiene la tensión en la piel del abdomen. Aplicar un producto de silicón para quitar el esparadrapo rociando o limpiando con una toallita. Jalar la piel del equipo y no lo contrario.
10. Colocar el equipo en la bolsa de basura si es desechable. Si es reutilizable, apartarlo y lavarlo con agua tibia y jabón y dejar secar con aire después de

Continúa en la p. 634

que el nuevo equipo esté en su lugar.

11. Usar papel higiénico para eliminar los excesos de heces del estoma. Cubrir el estoma con un protector de gasa. Limpiar la piel alrededor del estoma con un limpiador de piel y agua o un producto de limpieza y un paño. Retirar todos los restos de esparadrapo de la piel; usar un producto para quitarlo, según necesidad. No aplicar loción en el área circundante del estoma.

12. Dar palmadas suaves en el área seca. Verificar que la piel alrededor del estoma esté completamente seca. Explorar el estoma y el estado de la piel circundante.

13. Aplicar protector de piel a un radio de 5 cm alrededor del estoma y dejarlo secar completamente, lo cual tarda casi 30 seg.

14. Levantar los cuadritos de gasa por un momento y medir la abertura del estoma con la guía de medición. Cambiar la gasa. Trazar la abertura del mismo tamaño en el centro posterior de la placa de recubrimiento del equipo. Cortar la abertura 3 mm más grande que el tamaño del estoma. Pulir suavemente con el dedo los bordes de la oblea después de cortar.

15. Quitar el soporte del papel de la placa de recubrimiento. Retirar rápidamente los cuadritos de gasa y colocar dicha placa sobre el estoma. Presionar

suavemente sobre la piel mientras se pasa suavemente por la superficie. Aplicar presión suave a la placa por aproximadamente 30 seg.

16. Colocar la bolsa del equipo en la placa según las instrucciones del fabricante. Si se utiliza un sistema de "embone", colocar el anillo en la bolsa sobre el anillo de la placa de recubrimiento. Pedir al paciente que tense los músculos del estómago si es capaz de hacerlo. Comenzando en un borde del anillo, tirar del anillo de la bolsa en el anillo de la placa de recubrimiento. Debe escucharse un "chasquido" cuando la bolsa esté fija en la placa.

17. Si se utiliza un sistema de "adhesión", quitar el soporte de papel de la placa de recubrimiento y la bolsa. Comenzando en un borde, hacer coincidir con cuidado el esparadrapo de la bolsa con el de la placa de recubrimiento. Presionar con fuerza y colocar suavemente la bolsa en la placa con cuidado para evitar doblarla.

18. Cerrar la parte inferior de la bolsa doblando el extremo hacia arriba y usando la abrazadera o sujetador que viene con el producto, o fijar con el cierre de velcro. Verificar que la curva de la abrazadera siga la curva del cuerpo del paciente.

19. Quitarse los guantes. Ayudar al paciente a llegar a una posición cómoda. Tapar al paciente con

---

Aplicación de un equipo de dos piezas *continuación*

la ropa de cama. Colocar la cama en la posición más baja.
20. Ponerse guantes limpios. Retirar o desechar el equipo y evaluar la respuesta del paciente al procedimiento.

21. Retirarse los guantes y el EPP adicional, si se utilizó. Realizar higiene de manos.

COMPETENCIA 123

ADMINISTRACIÓN DE OXÍGENO CON CÁMARA CEFÁLICA

La cámara cefálica suele utilizarse para administrar oxígeno a niños pequeños. Puede aportar una concentración de oxígeno de hasta 80-90 % (Kyle y Carman, 2013). Esta cámara, una cubierta de plástico transparente, se coloca sobre la cabeza y cuello del niño, y permite un fácil acceso al tórax y parte baja del cuerpo. La oximetría de pulso continua permite controlar la oxigenación y hacer ajustes según el estado del paciente (Perry *et al.*, 2010). El individuo debe ser retirado de la cámara cefálica para alimentarse; asimismo, debe obtenerse una solicitud de administración de oxígeno para usarse durante la hora de comer. La exploración del niño debe incluir el color de la piel. Si está pálido o cianótico, es posible que no esté recibiendo suficiente oxígeno. Se valoran las condiciones respiratorias del paciente, como frecuencia, ritmo, esfuerzo y ruidos pulmonares. La exploración también debe incluir la verificación de signos de dificultad respiratoria, como aleteo nasal, gruñidos o tiraje; los pacientes con poco oxígeno suelen presentar estos signos. El equipo adicional necesario incluye cámara cefálica, analizador de oxígeno y dispositivo de humidificación.

CONSIDERACIONES AL DELEGAR

La administración de oxígeno con cámara cefálica no se delega al personal de apoyo de enfermería (PAE) o al personal de apoyo sin licencia (PASL). El PAE o PASL puede volver a colocar la cámara cefálica de oxígeno durante las actividades de cuidados de enfermería, por ejemplo, al bañar al paciente. En función de la ley estatal de práctica de enfermería y las políticas y procedimientos institucionales, la administración de oxígeno con cámara cefálica puede delegarse al personal de enfermería práctico/vocacional con licencia (PEPL/PEVL). La decisión de delegar debe basarse en un análisis minucioso de las necesidades y circunstancias del paciente, así como de las calificaciones de la persona a quien se delega la tarea. Véanse las *Pautas de delegación* en el Apéndice A.

EQUIPO

- Caudalímetro conectado a aporte de oxígeno
- Humidificador con agua estéril destilada, si es necesario, según el tipo de máscara indicada
- Máscara, especificada por indicación médica
- Gasa para banda elástica de protección (opcional)
- Equipo de protección personal (EPP), según indicación
- Cámara cefálica, analizador de oxígeno y dispositivo de humidificación

VALORACIÓN INICIAL

- Evaluar el nivel de saturación de oxígeno del paciente antes de iniciar la terapia con oxígeno para tener un punto de referencia y determinar su eficacia. El médico de atención primaria determinará un punto de referencia para el oxímetro de pulso (es decir, administrar oxígeno para mantener la oximetría superior a 95 %).
- Explorar las condiciones respiratorias del paciente, como frecuencia, ritmo, esfuerzo y ruidos pulmonares. Observar todos los signos de dificultad respiratoria, como taquipnea, aleteo nasal, uso de músculos accesorios o disnea.

DIAGNÓSTICO DE ENFERMERÍA

- Deterioro del intercambio de gases
- Patrón respiratorio ineficaz
- Limpieza ineficaz de las vías aéreas

IDENTIFICACIÓN Y PLANIFICACIÓN DE RESULTADOS

- El paciente presenta un nivel de saturación de oxígeno dentro de parámetros aceptables.
- El paciente se mantiene sin signos ni síntomas de dificultad respiratoria.
- Las condiciones respiratorias del paciente, como frecuencia y profundidad, están dentro de un nivel normal según el grupo etario.
- La piel del paciente está seca y sin signos de dehiscencia.

IIMPLEMENTACIÓN

ACCIÓN	JUSTIFICACIÓN
1. Reunir el equipo necesario en la mesa puente o junto a la cama.	Reunir el equipo necesario ahorra tiempo y energía. Contar con los artículos al alcance de la mano es práctico, ahorra tiempo y evita estiramientos y torsiones musculares innecesarios del personal de enfermería.
2. Realizar higiene de manos y ponerse el EPP, según indicación.	La higiene de manos y el EPP evitan la propagación de microorganismos. El EPP será necesario según las precauciones epidemiológicas.

ACCIÓN

3. Identificar al paciente.

4. Cerrar las cortinas alrededor de la cama y la puerta de la habitación, de ser posible.

5. Explicar el procedimiento y su justificación al paciente y a los padres o tutores. Revisar las precauciones de seguridad necesarias cuando se utiliza oxígeno.

6. Calibrar el analizador de oxígeno según las instrucciones del fabricante.

7. Colocar la cámara cefálica en la cuna. Conectar el humidificador a la fuente de oxígeno en la pared. Conectar el tubo de oxígeno a la cámara cefálica. Ajustar el flujo según la indicación médica. Verificar que el oxígeno fluya en la cámara cefálica.

8. Encender el analizador. **Colocar la sonda del analizador de oxígeno en la cámara cefálica.**

9. Ajustar el flujo de oxígeno, según necesidad, con base en las lecturas del sensor. Una vez que los niveles de oxígeno alcancen la cantidad indicada, colocar la cámara sobre la cabeza del paciente (fig. 1). La cámara no

JUSTIFICACIÓN

La identificación del paciente garantiza que el individuo correcto reciba la intervención correcta y ayuda a evitar errores.

Esto asegura la privacidad del paciente.

La explicación reduce la ansiedad y facilita la cooperación. El oxígeno es un comburente: una pequeña chispa puede causar un incendio.

Esto permite realizar lecturas exactas y ajustes adecuados en la terapia.

El oxígeno forzado a través de una reserva de agua se humidifica antes de administrarlo al paciente, lo cual evita la deshidratación de las membranas mucosas.

El analizador dará una lectura exacta de la concentración de oxígeno en la cámara.

El paciente recibirá oxígeno una vez que es colocado debajo de la cámara cefálica. La presión e irritación pueden causar alteraciones en la integridad de la piel del niño.

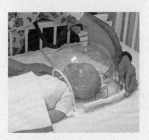

FIGURA 1 Colocación de cámara cefálica de oxígeno sobre la cabeza del niño

ACCIÓN	JUSTIFICACIÓN
debe hacer fricción con el cuello, mentón o los hombros del menor.	
10. **No bloquear el orificio de la parte superior de la cámara cefálica si lo hay.**	El orificio permite la salida de dióxido de carbono; si se bloquea, puede acumularse en la cámara.
11. Pedir a los familiares que no levanten los bordes de la cámara.	Cada vez que se levanta, se libera oxígeno.
12. Volver a explorar las condiciones respiratorias del paciente, como frecuencia, esfuerzo, saturación de oxígeno y ruidos pulmonares. Observar todos los signos de dificultad respiratoria, como taquipnea, aleteo nasal, gruñidos, tiraje o disnea.	Evaluar la eficacia de la terapia con oxígeno.
13. Quitarse el EPP, si se utilizó. 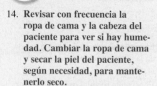 Realizar higiene de manos.	El retiro adecuado del EPP reduce el riesgo de transmisión de infecciones y la contaminación de otros objetos. La higiene de manos evita la propagación de microorganismos.
14. **Revisar con frecuencia la ropa de cama y la cabeza del paciente para ver si hay humedad. Cambiar la ropa de cama y secar la piel del paciente, según necesidad, para mantenerlo seco.**	La humidificación administrada en una cámara cefálica de oxígeno humedece la ropa, lo cual puede ser incómodo para el paciente y posiblemente baje la temperatura corporal.
15. **Controlar la temperatura corporal del paciente a intervalos regulares.**	La administración de oxígeno frío puede producir hipotermia.

EVALUACIÓN
- El paciente presenta un nivel de saturación de oxígeno dentro de parámetros aceptables.
- El paciente no muestra dificultad respiratoria y no utiliza los músculos accesorios, y tiene una frecuencia y profundidad respiratorias dentro de parámetros normales.

REGISTRO
- Documentar la cantidad de oxígeno aplicado, así como la frecuencia respiratoria, los niveles de saturación de oxígeno y la exploración antes y después de la intervención.

Existen varios dispositivos para administrar oxígeno al paciente. Cada uno tiene una función y concentración de oxígeno específica. La selección del dispositivo se basa en el estado del paciente y las necesidades de oxígeno. Una cánula nasal, también llamada *gafa, punta* o *vía aérea nasal*, es el dispositivo de administración de oxígeno más usado. La cánula es un dispositivo de plástico desechable con dos gafas protuberantes para introducirse en las fosas nasales. La cánula se conecta a una fuente de oxígeno con un caudalímetro y, muchas veces, un humidificador. Se emplea con frecuencia porque no impide comer o hablar y es de fácil uso en el hogar. Las desventajas de este sistema son que puede desprenderse fácilmente y secar las mucosas nasales. Además, si el paciente respira por la boca, es difícil determinar la cantidad de oxígeno que se recibe en realidad. La cánula nasal se utiliza para administrar 1-6 L/min de oxígeno.

CONSIDERACIONES AL DELEGAR

La administración de oxígeno con cánula nasal no se delega al personal de apoyo de enfermería (PAE) o al personal de apoyo sin licencia (PASL). El PAE o el PASL pueden volver a colocar la cánula nasal durante las actividades de cuidados de enfermería, como al bañar al paciente. Dependiendo de la ley estatal de práctica de enfermería y las políticas y procedimientos institucionales, la administración de oxígeno con cánula nasal puede delegarse al personal de enfermería práctico/vocacional con licencia (PEPL/PEVL). La decisión de delegar debe basarse en un análisis minucioso de las necesidades y circunstancias del paciente, así como en las calificaciones de la persona a quien se delega la tarea. Véanse las *Pautas de delegación* en el Apéndice A.

EQUIPO

- Caudalímetro conectado a aporte de oxígeno
- Humidificador con agua estéril destilada (opcional para el sistema de bajo flujo)
- Cánula nasal y tubo
- Gasa en tubo protector sobre orejas (opcional)
- Equipo de protección personal (EPP), según indicación

VALORACIÓN INICIAL

- Valorar el nivel de saturación de oxígeno del paciente antes de iniciar la terapia con oxígeno para tener un punto de referencia y determinar su eficacia.
- Explorar las condiciones respiratorias del paciente, como frecuencia, ritmo, esfuerzo y ruidos pulmonares. Observar todos los signos de dificultad respiratoria, como taquipnea, aleteo nasal, uso de músculos accesorios o disnea.

DIAGNÓSTICO DE ENFERMERÍA

- Deterioro del intercambio de gases
- Patrón respiratorio ineficaz
- Riesgo de intolerancia a la actividad

IDENTIFICACIÓN Y PLANIFICACIÓN DE RESULTADOS

- El paciente presenta un nivel de saturación de oxígeno dentro de parámetros aceptables.
- El paciente no tiene disnea.
- El paciente respira sin esfuerzo dentro de un nivel aceptable según el grupo etario sin manifestar aleteo nasal o el uso de músculos accesorios.

IMPLEMENTACIÓN

ACCIÓN	JUSTIFICACIÓN
1. Reunir el equipo sobre una mesa puente de fácil alcance.	Es recomendable tener el equipo a la mano, pues resulta práctico, ahorra tiempo y evita estiramientos y torsiones innecesarios de los músculos por parte del personal de enfermería.
2. Realizar higiene de manos y 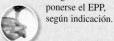 ponerse el EPP, según indicación.	La higiene de manos y el EPP evitan la propagación de microorganismos. El EPP será necesario según las precauciones epidemiológicas.
3. Identificar al paciente.	La identificación del paciente asegura que el individuo correcto reciba la intervención correcta y ayuda a evitar errores.
4. Cerrar las cortinas alrededor de la cama y la puerta de la habitación, de ser posible.	Esto asegura la privacidad del paciente.
5. Explicar el procedimiento y su justificación. Revisar las precauciones de seguridad necesarias cuando se utiliza oxígeno.	La explicación disminuye la ansiedad y facilita la cooperación. El oxígeno es un comburente: una pequeña chispa puede causar un incendio.
6. Conectar la cánula nasal al equipo de oxígeno con humidificación si se utiliza esta última. Ajustar el flujo como se indicó. Verificar que el oxígeno fluya por fuera de las gafas.	El oxígeno forzado a través de una reserva de agua se humidifica antes de administrarlo al paciente, lo cual evita la deshidratación de las membranas mucosas. El oxígeno de bajo flujo no necesita humidificación.
7. Colocar las gafas en las fosas nasales del paciente. Poner el tubo encima y detrás de las orejas, de manera que el ajustador quede cómodo por debajo del mentón. De forma alternativa,	La correcta colocación de las gafas y el cierre facilita la administración de oxígeno y la comodidad del paciente. El protector disminuye la irritación y presión, y protege la piel.

ACCIÓN	JUSTIFICACIÓN
puede colocarse alrededor de la cabeza del paciente con el ajustador en la parte posterior o base de ésta. Colocar protectores de gasa en las orejas por debajo del tubo, según necesidad.	
8. Ajustar la cánula, según necesidad. El tubo debe quedar ajustado pero sin apretar la piel.	Un ajuste adecuado mantiene a las gafas en la nariz del paciente. Una presión excesiva del tubo puede causar irritación y presionar la piel.
9. **Alentar al paciente a respirar por la nariz, con la boca cerrada.**	Respirar por la nariz permite la administración óptima de oxígeno al paciente. El porcentaje de oxígeno administrado puede disminuir en los pacientes que respiran por la boca.
10. Volver a explorar las condiciones respiratorias del paciente, como frecuencia, esfuerzo y ruidos pulmonares. Observar todos los signos de dificultad respiratoria, como taquipnea, aleteo nasal, uso de músculos accesorios o disnea.	Evaluar la eficacia de la terapia con oxígeno.
11. Retirarse el EPP, si se utilizó. Realizar higiene de manos.	El retiro adecuado del EPP reduce el riesgo de transmisión de infecciones y la contaminación de otros objetos. La higiene de manos evita la propagación de microorganismos.
12. Ponerse guantes limpios. Extraer y limpiar la cánula, así como explorar las fosas nasales al menos cada 8 h o según la política institucional. Revisar las fosas para ver signos de irritación o hemorragia.	La presencia continua de la cánula causa irritación y seca las membranas mucosas.

EVALUACIÓN

- El paciente tiene un nivel de saturación de oxígeno dentro de parámetros aceptables.
- El paciente no presenta ni disnea ni aleteo nasal y no utiliza los músculos accesorios; además, muestra una frecuencia y profundidad respiratorias dentro de parámetros normales.

REGISTRO

- Documentar la exploración antes y después de la intervención. Registrar la cantidad de oxígeno aplicado, así como la frecuencia respiratoria, la saturación de oxígeno y los ruidos pulmonares del paciente.

COMPETENCIA 125 ADMINISTRACIÓN DE OXÍGENO CON MÁSCARA

Cuando un paciente necesita una concentración mayor de oxígeno de lo que puede proporcionar una cánula o vía aérea nasofaríngea (concentración de oxígeno de 6 L o al 44 %), o es incapaz de mantener dicha cánula, o no está dispuesto a hacerlo, debe usar una máscara de oxígeno. Es necesario colocar la máscara con cuidado en la cara del paciente para evitar la filtración de oxígeno. La máscara debe quedar cómoda y sin apretar la cara. Existen máscaras desechables y reutilizables. Los tipos de máscaras usados con mayor frecuencia son la máscara simple, la máscara parcial de sistema de recirculación de aire y la máscara con reserva adicional de oxígeno, así como la máscara con sistema Venturi.

CONSIDERACIONES AL DELEGAR

La administración de oxígeno con máscara no se delega al personal de apoyo de enfermería (PAE) o al personal de apoyo sin licencia (PASL). El PAE o PASL puede volver a colocar la máscara durante las actividades de cuidados de enfermería, como al bañar al paciente. Dependiendo de la ley estatal de práctica de enfermería y las políticas y procedimientos institucionales, la administración de oxígeno con máscara puede delegarse al personal de enfermería práctico/vocacional con licencia (PEPL/PEVL). La decisión de delegar debe basarse en un análisis minucioso de las necesidades y circunstancias del paciente, así como en las calificaciones de la persona a quien se delega la tarea. Véanse las *Pautas de delegación* en el Apéndice A.

EQUIPO

- Caudalímetro conectado a aporte de oxígeno
- Máscara, especificada por indicación médica
- Gasa para banda elástica de protección (opcional)

- Humidificador con agua estéril destilada, si es necesario, según el tipo de máscara indicada
- Equipo de protección personal (EPP), según indicación

VALORACIÓN INICIAL

- Evaluar la saturación de oxígeno del paciente antes de iniciar la terapia con oxígeno para tener un punto de referencia y determinar la eficacia de la terapia.
- Valorar las condiciones respiratorias del paciente, como frecuencia, ritmo, esfuerzo y ruidos pulmonares. Observar todos los signos de dificultad respiratoria, como taquipnea, aleteo nasal, uso de músculos accesorios o disnea.

DIAGNÓSTICO DE ENFERMERÍA

- Deterioro del intercambio de gases
- Patrón respiratorio ineficaz
- Limpieza ineficaz de las vías aéreas

IDENTIFICACIÓN Y PLANIFICACIÓN DE RESULTADOS

- El paciente presenta un nivel de saturación de oxígeno dentro de parámetros aceptables.
- El paciente se mantiene sin signos ni síntomas de dificultad respiratoria.
- Las condiciones respiratorias del paciente, como frecuencia y profundidad, están dentro de un nivel aceptable según la edad.

IMPLEMENTACIÓN

ACCIÓN	JUSTIFICACIÓN
1. Reunir el equipo sobre una mesa puente de fácil alcance.	Es recomendable tener el equipo a la mano, pues resulta práctico, ahorra tiempo y evita estiramientos y torsiones innecesarias de los músculos por parte del personal de enfermería.
2. Realizar higiene de manos y ponerse el EPP, según indicación.	La higiene de manos y el EPP evitan la propagación de microorganismos. El EPP será necesario según las precauciones epidemiológicas.
3. Identificar al paciente.	Identificar al paciente garantiza que el individuo correcto reciba la intervención correcta y ayuda a evitar errores.
4. Cerrar las cortinas alrededor de la cama y la puerta de la habitación, de ser posible.	Esto asegura la privacidad del paciente.
5. Explicar el procedimiento y su justificación. Revisar las precauciones de seguridad necesarias cuando se utiliza oxígeno.	La explicación disminuye la ansiedad y facilita la cooperación. El oxígeno es un comburente: una pequeña chispa puede causar un incendio.
6. Fijar la máscara a la fuente de oxígeno (si corresponde, con humidificación en la máscara específica). Iniciar el flujo de oxígeno a la velocidad especificada. En el caso de una máscara con reserva, verificar que el oxígeno llene la bolsa antes de seguir con el próximo paso.	El oxígeno forzado a través de una reserva de agua se humidifica antes de administrarlo al paciente, lo cual evita la deshidratación de las membranas mucosas. Debe inflarse una bolsa de reserva con oxígeno, porque ésta es la fuente de aporte de oxígeno para el paciente.

ACCIÓN	JUSTIFICACIÓN
7. Colocar la máscara en la nariz y boca del paciente. Ajustar la banda elástica, de manera que la máscara quede bien puesta pero cómoda. Ajustar a la velocidad de flujo indicada.	Si la máscara está suelta o mal colocada, se perderá oxígeno y afectará su valor terapéutico. La máscara puede causar una sensación de ahogo, por lo que el paciente necesita atención frecuente y tranquilidad.
8. Si el paciente presenta irritación o enrojecimiento, deben usarse protectores de gasa por debajo de la banda elástica en puntos de presión para disminuir la irritación en orejas y cuero cabelludo.	El protector disminuye la irritación y presión, y protege la piel.
9. Volver a explorar las condiciones respiratorias del paciente, como frecuencia, esfuerzo y ruidos pulmonares. Observar todos los signos de dificultad respiratoria, como taquipnea, aleteo nasal, uso de músculos accesorios o disnea.	Esto permite determinar la eficacia de la terapia con oxígeno.
10. Quitarse el EPP, si se utilizó. Realizar higiene de manos.	El retiro adecuado del EPP reduce el riesgo de transmisión de infecciones y la contaminación de otros objetos. La higiene de manos evita la propagación de microorganismos.
11. **Retirar la máscara y secar la piel cada 2-3 h si el oxígeno fluye continuamente. No usar polvo alrededor de la máscara.**	Si la máscara quedó apretada y hay humedad por la condensación, puede irritarse la piel de la cara. Hay riesgo de inhalar polvo si se coloca en la máscara.

EVALUACIÓN

- El paciente muestra un nivel de saturación de oxígeno dentro de parámetros aceptables.
- El paciente no presenta dificultad respiratoria y no utiliza los músculos accesorios, y tiene una frecuencia y profundidad respiratorias dentro de parámetros aceptables.

REGISTRO

- Registrar el tipo de máscara y la cantidad de oxígeno utilizados, el nivel de saturación de oxígeno, los ruidos pulmonares, así como la frecuencia y el patrón respiratorios. Documentar la exploración antes y después de la intervención.

COMPETENCIA 126 — USO DE TIENDA DE OXÍGENO

La tienda de oxígeno se utiliza con frecuencia en niños que no pueden mantener una máscara o cánula nasal en su lugar. Este dispositivo le da al paciente la libertad de moverse en la cama o cuna mientras se administra oxígeno frío y altamente humidificado. Sin embargo, es difícil mantener la tienda cerrada porque el niño puede desear tener contacto con sus padres. También es complejo mantener un nivel constante de oxígeno y administrarlo a una tasa superior a 30-50 % (Kyle y Carman, 2013). Se requiere una evaluación frecuente de la temperatura y la piyama del niño, así como de la ropa de cama, porque la humidificación crea rápidamente humedad en la vestimenta y ropa de cama y puede causar hipotermia.

CONSIDERACIONES AL DELEGAR

La aplicación de la tienda de oxígeno no se delega al personal de apoyo de enfermería (PAE) o al personal de apoyo sin licencia (PASL). Dependiendo de la ley estatal de práctica de enfermería y las políticas y procedimientos institucionales, la aplicación de la tienda de oxígeno puede delegarse al personal de enfermería práctico/vocacional con licencia (PEPL/PEVL). La decisión de delegar debe basarse en un análisis minucioso de las necesidades y circunstancias del paciente, así como en las calificaciones de la persona a quien se delega la tarea. Véanse las *Pautas de delegación* en el Apéndice A.

EQUIPO

- Fuente de oxígeno
- Tienda de oxígeno
- Humidificador compatible con tienda
- Analizador de oxígeno
- Cobijas pequeñas para enrollarse
- Equipo de protección personal (EPP), según indicación

VALORACIÓN INICIAL

- Evaluar los ruidos pulmonares del paciente. Las secreciones pueden aumentar la necesidad de oxígeno del paciente.
- Valorar el nivel de saturación de oxígeno. Por lo general, habrá la indicación de un punto de referencia o meta para el nivel de saturación de oxígeno (es decir, administrar oxígeno para mantener una $SpO_2 \geq 95\%$).
- Observar el color de la piel. Si está pálido o cianótico, es posible que no esté recibiendo suficiente oxígeno.
- Valorar las condiciones respiratorias, como frecuencia, ritmo y esfuerzo.
- Explorar en busca de signos de dificultad respiratoria, como aleteo nasal, gruñidos o tiraje; los pacientes con poco oxígeno suelen presentar estos signos.

DIAGNÓSTICO DE ENFERMERÍA

- Deterioro del intercambio gaseoso
- Patrón respiratorio ineficaz
- Limpieza ineficaz de las vías aéreas
- Riesgo de deterioro de la integridad cutánea

IDENTIFICACIÓN Y PLANIFICACIÓN DE RESULTADOS

- El paciente presenta un nivel de saturación de oxígeno dentro de parámetros aceptables.
- El paciente se mantiene sin signos ni síntomas de dificultad respiratoria.
- Las condiciones respiratorias del paciente, como frecuencia y profundidad, están dentro de un nivel aceptable según la edad.
- La piel del paciente está abrigada, seca y sin signos de dehiscencia.

IMPLEMENTACIÓN

ACCIÓN	JUSTIFICACIÓN
1. Reunir el equipo sobre una mesa puente de fácil alcance.	Es recomendable tener el equipo a la mano, pues resulta práctico, ahorra tiempo y evita estiramientos y torsiones innecesarios de los músculos por parte del personal de enfermería.
2. Realizar higiene de manos y ponerse el EPP, según indicación.	La higiene de manos y el EPP evitan la propagación de microorganismos. El EPP será necesario según las precauciones epidemiológicas.
3. Identificar al paciente.	La identificación del paciente asegura que el individuo correcto reciba la intervención correcta y ayuda a evitar errores.
4. Cerrar las cortinas alrededor de la cama y la puerta de la habitación, de ser posible.	Esto asegura la privacidad del paciente.
5. Explicar el procedimiento y su justificación al paciente y a los padres o tutores. Revisar las precauciones de seguridad necesarias cuando se utiliza oxígeno.	La explicación disminuye la ansiedad y facilita la cooperación. El oxígeno es un comburente: una pequeña chispa puede causar un incendio.
6. Calibrar el analizador de oxígeno según las instrucciones del fabricante.	Esto garantiza lecturas exactas y ajustes adecuados en la terapia.
7. Colocar la tienda sobre la cuna o cama. Conectar el humidificador a la fuente de oxígeno en la pared, y el tubo de la tienda al humidificador. Ajustar el flujo según lo indicado por el médico de atención primaria. Verificar que el oxígeno fluya en la tienda.	El oxígeno forzado a través de un depósito de agua se humidifica antes de administrarlo al paciente, lo cual evita la deshidratación de las membranas mucosas.

ACCIÓN	JUSTIFICACIÓN
8. Encender el analizador. Colocar la sonda del analizador de oxígeno en la tienda, fuera del alcance del paciente.	El analizador dará una lectura exacta de la concentración de oxígeno en la cuna o cama.
9. Ajustar el flujo de oxígeno, según necesidad, con base en las lecturas del sensor. Después de que los niveles de oxígeno alcancen la cantidad indicada, colocar al paciente en la tienda.	El paciente recibirá oxígeno una vez que es colocado en la tienda.
10. Enrollar mantas pequeñas formando un rollo y doblar los bordes de la tienda por debajo de éstas, según necesidad.	La manta evita que los bordes de la solapa de la tienda se levanten y salga oxígeno.
11. **Indicar al paciente y los familiares que mantengan cerrada la solapa de la tienda.**	Cada vez que se abre la solapa, se libera oxígeno.
12. Volver a explorar las condiciones respiratorias del paciente, como frecuencia, esfuerzo y ruidos pulmonares. Observar todos los signos de dificultad respiratoria, como taquipnea, aleteo nasal, uso de músculos accesorios, gruñidos, tiraje o disnea.	Evaluar la eficacia de la terapia con oxígeno.
13. Retirarse el EPP, si se utilizó. Realizar higiene de manos.	El retiro adecuado del EPP reduce el riesgo de transmisión de infecciones y la contaminación de otros elementos. La higiene de manos previene la propagación de microorganismos
14. **Revisar con frecuencia la ropa de cama y la piyama del paciente para ver si hay humedad. Cambiarlos las veces necesarias para mantenerlo seco. Controlar la temperatura corporal del paciente a intervalos regulares.**	La gran cantidad de humidificación administrada en una tienda de oxígeno humedece rápidamente la ropa, lo cual puede ser incómodo para el paciente y afectar la regulación de la temperatura corporal. El ambiente frío puede causar hipotermia y estrés por frío (*Perry et al.*, 2010).

EVALUACIÓN

- El paciente presenta un nivel de saturación de oxígeno dentro de parámetros aceptables.
- El menor no presenta disnea, aleteo nasal ni gruñidos, y no usa los músculos accesorios al respirar.

• Las respiraciones del paciente se mantienen en parámetros normales según la edad, al igual que la temperatura corporal.

REGISTRO

• Documentar la cantidad de oxígeno aplicado, la frecuencia respiratoria, el ritmo, el esfuerzo, los niveles de saturación de oxígeno y la exploración antes y después de la intervención.

COMPETENCIA 127   USO DE OXIMETRÍA DE PULSO

La *oximetría de pulso* es una técnica no invasiva que mide la saturación de la oxihemoglobina arterial (SaO_2 o SpO_2) de la sangre arterial. El resultado informado es una relación, expresada como porcentaje, entre el contenido real de oxígeno de la hemoglobina y la capacidad de transporte de oxígeno máxima potencial de la hemoglobina (Van Leeuwen *et al.*, 2011). Un sensor o sonda utiliza un haz de luz roja e infrarroja que viaja a través de los tejidos y los vasos sanguíneos. Una parte del sensor emite la luz y la otra parte la recibe. El oxímetro calcula entonces la cantidad de luz que fue absorbida por la sangre arterial. La saturación de oxígeno se determina por medio de la cantidad absorbida de cada tipo de luz; la hemoglobina no oxigenada absorbe más luz roja y la hemoglobina oxigenada absorbe más luz infrarroja.

Los sensores están disponibles para uso en dedo de la mano, dedo del pie, pie (lactantes), lóbulo de la oreja, frente y puente de la nariz. Es importante utilizar el sensor apropiado para el sitio previsto; el uso del sensor en un sitio distinto del previsto puede dar como resultado lecturas inexactas o poco confiables (Johnson *et al.*, 2012). La circulación hacia el sitio del sensor debe ser adecuada para garantizar lecturas precisas. Los oxímetros de pulso también muestran la frecuencia del pulso valorado.

Es importante conocer la concentración de hemoglobina del paciente antes de evaluar la saturación de oxígeno, porque las medidas de prueba miden solamente el porcentaje de oxígeno transportado a través de la hemoglobina disponible. Por lo tanto, incluso un paciente con un contenido bajo de hemoglobina podría parecer que tiene una SpO_2 normal, ya que la mayor parte de la hemoglobina se encuentra saturada. Sin embargo, el paciente puede no tener suficiente oxígeno para satisfacer las necesidades del cuerpo. Además, es necesario tener en cuenta la presencia de alteraciones preexistentes, como la enfermedad pulmonar obstructiva crónica (EPOC). Los parámetros para las lecturas de saturación de oxígeno aceptables pueden ser diferentes para estos pacientes. Es necesario estar consciente de las órdenes médicas con respecto a los rangos aceptables o consultar con el médico de cabecera. Un intervalo de 95-100 % se considera una SpO_2 normal. Los valores ≤ 90 % son anómalos, lo que indica que la oxigenación de los tejidos es inadecuada. Es importante investigar estos valores bajos en caso de una posible hipoxia o un error técnico.

La oximetría de pulso es útil para el seguimiento de los pacientes que recibieron oxigenoterapia o terapia con titulación de oxígeno, para la monitorización de los pacientes en riesgo de hipoxia, para el seguimiento de los que están en riesgo de hipoventilación (el uso de opiáceos, riesgo neurológico) y los pacientes postoperatorios. La oximetría de pulso no reemplaza el análisis de gasometría arterial. La desaturación indica alteraciones del intercambio gaseoso (SpO_2 disminuida), y además se considera un signo tardío de riesgo respiratorio en los pacientes con una frecuencia y profundidad reducida de la respiración (Johnson *et al.*, 2011).

CONSIDERACIONES AL DELEGAR

La medición de la saturación de oxígeno se puede delegar al personal de apoyo de enfermería (PAE) o al personal de apoyo sin licencia (PASL), así como al personal de enfermería práctico/vocacional con licencia (PEPL/PEVL). La decisión de delegar debe tomarse con base en un análisis minucioso de las necesidades y circunstancias del paciente, así como en las calificaciones de la persona a quien se delega la tarea. Véanse las *Pautas de delegación* en el Apéndice A.

EQUIPO

- Oxímetro de pulso con el sensor o sonda apropiado
- Torunda(s) con alcohol o toallitas desechables
- Eliminador de esmalte (según necesidad)
- Equipo de protección personal (EPP), según indicación

VALORACIÓN INICIAL

- Valorar la temperatura y el color de la piel del paciente, incluido el color de los lechos ungueales. La temperatura es un buen indicador del flujo sanguíneo. La piel caliente indica una circulación adecuada. En un paciente bien oxigenado, la piel y los lechos ungueales suelen ser de color rosa. La piel con un tono azulado u oscuro (cianosis) indica hipoxia (cantidad inadecuada de oxígeno disponible para las células). Comprobar el llenado capilar; el relleno capilar prolongado indica una reducción en el flujo sanguíneo. Evaluar la calidad del pulso proximal al sitio de aplicación del sensor. Valorar en busca de edema del sitio del sensor. Evitar colocar un sensor sobre tejido edematoso; la presencia de edema puede interferir con las lecturas.
- Auscultar los pulmones. Tener en cuenta la cantidad de oxígeno y el método de suministro si el paciente está recibiendo oxígeno complementario.

DIAGNÓSTICO DE ENFERMERÍA

- Deterioro del intercambio de gases
- Limpieza ineficaz de las vías aéreas
- Intolerancia a la actividad

IDENTIFICACIÓN Y PLANIFICACIÓN DE RESULTADOS

- El paciente muestra saturación de oxígeno dentro de los parámetros aceptables, o mayores del 95 %.

IMPLEMENTACIÓN

ACCIÓN	JUSTIFICACIÓN
1. Revisar el expediente médico en busca de problemas de salud que pudieran afectar el estado de oxigenación del paciente.	Identificar los factores que influyen en la interpretación de resultados.
2. Reunir el equipo sobre una mesa puente de fácil alcance.	Es recomendable tener el equipo a la mano, pues resulta práctico, ahorra tiempo y evita estiramientos y torsiones innecesarios de los músculos por parte del personal de enfermería.
3. Realizar higiene de manos. Colocar el EPP, según indicación.	La higiene de manos y el EPP previenen la propagación de microorganismos. El EPP será necesario según las precauciones epidemiológicas.
4. Identificar al paciente.	La identificación asegura que el paciente correcto reciba la intervención correcta y ayuda a evitar errores.
5. Cerrar las cortinas alrededor de la cama y la puerta de la habitación, de ser posible. Explicar el procedimiento y su justificación.	Esto asegura la privacidad del paciente. La explicación reduce la ansiedad y facilita la cooperación.
6. Seleccionar el sitio adecuado para la aplicación del sensor.	La circulación inadecuada puede interferir con la lectura de saturación de oxígeno (SpO_2).
a. Utilizar el dedo índice, medio o anular del paciente.	Los dedos son fácilmente accesibles.
b. Comprobar el pulso proximal y el llenado capilar en el pulso más cercano al sitio.	El llenado capilar rápido y un pulso fuerte indican la circulación adecuada hacia el sitio.
c. Si la circulación hacia el sitio es inadecuada, se puede utilizar el lóbulo de la oreja, la frente o el puente de la nariz. Utilizar el sensor de oximetría apropiado para el lugar elegido.	Estos sitios alternativos representan opciones altamente vascularizadas. El uso correcto de los equipos adecuados es vital para obtener resultados precisos. El sensor de oximetría de oído apropiado debe utilizarse para obtener mediciones de la oreja de un paciente. El uso de un sensor de dedo debe limitarse exclusivamente al dedo (Johnson *et al.*, 2012).
d. Usar el dedo del pie si la circulación de la extremidad inferior no está en riesgo.	La enfermedad vascular periférica es frecuente en las extremidades inferiores.

ACCIÓN	JUSTIFICACIÓN

7. Seleccionar el equipo apropiado:

a. Si un dedo es demasiado grande para la sonda, utilizar otro más pequeño.

Pueden obtenerse lecturas inexactas si la sonda o el sensor no están conectados correctamente.

b. Usar sondas adecuadas para la edad y el tamaño del paciente. Utilizar una sonda pediátrica para un adulto pequeño, de ser necesario.

Las sondas vienen en tamaños para adultos, pediátricos y bebés.

c. Revisar si el paciente es alérgico al adhesivo. Se dispone de pinzas de dedo no adhesivas o un sensor de reflectancia.

Puede ocurrir una reacción si el paciente es alérgico a una sustancia adhesiva.

8. Preparar el sitio de monitorización. Limpiar el área seleccionada con la torunda con alcohol o la toallita de limpieza desechable. Dejar que el área se seque. Según necesidad, retirar el esmalte de uñas o las uñas postizas después de revisar las instrucciones del fabricante del oxímetro de pulso.

La grasa de la piel, la suciedad o la mugre en el sitio pueden interferir con el paso de las ondas de luz. Los resultados de las investigaciones no son claros con respecto al efecto del esmalte de uñas de color oscuro y las uñas postizas, pero es prudente retirar el esmalte de uñas (Hess *et al.*, 2012). Consultar la política de la institución y las instrucciones del fabricante del oxímetro de pulso en relación con el esmalte de uñas y las uñas postizas para obtener información adicional (Collins & Andersen, 2007; DeMeulenaere, 2007).

9. **Fijar la sonda a la piel. Verificar que el sensor emisor y el sensor receptor de luz estén alineados con el opuesto (no es necesario revisar si se colocan en la frente o en el puente de la nariz).**

La fijación segura y una alineación adecuada fomentan un funcionamiento satisfactorio de los equipos y un registro preciso de la SpO_2.

10. Conectar la sonda del sensor al oxímetro de pulso, encender este último y comprobar el funcionamiento del equipo (sonido audible, fluctuación de la barra de luz y forma de onda al frente del oxímetro).

La alarma audible representa el pulso arterial y la forma de onda o la barra de luz indican la intensidad del pulso. Una señal débil puede producir un registro incorrecto de la SpO_2. El tono del sonido refleja la lectura de la SpO_2. Si la SpO_2 cae, el tono es más bajo.

11. Establecer las alarmas en el oxímetro de pulso. Comprobar los límites de la alarma por parte del fabricante para la frecuencia de pulso alta y baja.

La alarma ofrece un dispositivo de seguridad adicional y suena si se han sobrepasado los límites altos y bajos.

ACCIÓN	JUSTIFICACIÓN
12. Revisar la saturación de oxígeno a intervalos regulares (de acuerdo con lo prescrito por el médico tratante), la evaluación de enfermería y las señales de alarma. Vigilar la concentración de hemoglobina.	Monitorizar la SpO$_2$ proporciona una evaluación continua del estado del paciente. Una concentración baja de hemoglobina puede estar saturada satisfactoriamente aunque no sea adecuado para satisfacer las necesidades de oxígeno del paciente.
13. Retirar el sensor de forma regular y verificar si hay irritación de la piel o señales de presión (cada 2 h para sensor de tensión por resorte o cada 4 h para sensor adhesivo para dedo o sensor para dedo del pie).	La presión prolongada puede conducir a la necrosis de los tejidos. El sensor adhesivo puede causar irritación de la piel.
14. Limpiar los sensores no desechables de acuerdo con las instrucciones del fabricante. Retirar el EPP, si se utilizó. Realizar higiene de manos.	El retiro adecuado del EPP reduce el riesgo de transmisión de la infección y la contaminación de otros objetos. La higiene de manos evita la propagación de microorganismos.

EVALUACIÓN

- El paciente muestra un nivel de saturación de oxígeno dentro de parámetros aceptables o mayor del 95 %, y una frecuencia cardíaca que se correlaciona con la medición del pulso.

REGISTRO

- El registro debe incluir el tipo de sensor y el lugar utilizado; la evaluación del pulso proximal y el llenado capilar; la lectura del oxímetro de pulso; la cantidad de oxígeno y el método de suministro si el paciente está recibiendo oxígeno complementario; la evaluación pulmonar, en su caso; y cualquier otra intervención pertinente necesaria como resultado de la lectura.

COMPETENCIA 128 CAPACITACIÓN PARA HACER EJERCICIOS DE PIERNAS

Durante la cirugía, el retorno de la sangre venosa desde las piernas se hace más lento. Además, algunas posiciones del paciente usadas durante la cirugía disminuyen el retorno venoso. La trombosis venosa profunda (TVP) y el riesgo de embolia son complicaciones potenciales de la estasis circulatoria en las piernas. Los ejercicios de las piernas aumentan el retorno venoso a través de la flexión y contracción de los músculos cuádriceps y gastrocnemios. Es importante individualizar los ejercicios para las piernas a las necesidades y condición física del paciente, la preferencia del médico y el protocolo institucional.

CONSIDERACIONES AL DELEGAR

La exploración y la capacitación preoperatorias no deben ser delegadas al personal de apoyo de enfermería (PAE) o al personal de apoyo sin licencia (PASL). Dependiendo de la ley estatal de práctica de enfermería y las políticas y procedimientos institucionales, la capacitación preoperatoria podrá ser delegada al personal de enfermería práctico/vocacional con licencia (PEPL/PEVL) tras la evaluación de las necesidades de capacitación a cargo del personal de enfermería titulado. La decisión de delegar debe basarse en el análisis minucioso de las necesidades y circunstancias del paciente, así como en las calificaciones de la persona a quien se delega la tarea. Véanse las *Pautas de delegación* en el Apéndice A.

EQUIPO

• Equipo de protección personal (EPP), según indicación

VALORACIÓN INICIAL

• Identificar a los pacientes que se consideran en mayor riesgo, como los que tienen enfermedades crónicas; individuos que son obesos o tienen enfermedad cardiovascular subyacente; personas con disminución de la movilidad, y las que están en riesgo de bajo cumplimiento de las actividades postoperatorias, como las que presentan alteraciones en la función cognitiva. Las exploraciones e intervenciones específicas serán obligatorias dependiendo del riesgo particular del paciente.
• Evaluar el nivel actual de conocimiento del paciente sobre los ejercicios para las piernas.

DIAGNÓSTICO DE ENFERMERÍA

• Conocimiento deficiente
• Riesgo de perfusión tisular cerebral ineficaz
• Deterioro de la movilidad

IDENTIFICACIÓN Y PLANIFICACIÓN DE RESULTADOS

• El paciente o su familiar expresan verbalmente que entienden las instrucciones y son capaces de demostrar la actividad.

IMPLEMENTACIÓN

ACCIÓN	JUSTIFICACIÓN
1. Revisar el expediente médico del paciente en busca del tipo de cirugía y revisar las indicaciones médicas. Reunir los suministros necesarios.	Esta revisión asegura que se proporcione la atención al paciente correcto y que se aborde cualquier capacitación específica basada en el tipo de cirugía. La preparación favorece el manejo eficiente y un abordaje organizado de la tarea.

ACCIÓN	JUSTIFICACIÓN

2. Realizar higiene de manos y colocarse el EPP, según indicación.

La higiene de manos y el EPP previenen la propagación de microorganismos. El EPP será necesario según las precauciones epidemiológicas.

3. Identificar al paciente.

La identificación asegura que el paciente correcto reciba la intervención correcta y ayuda a evitar errores.

4. Cerrar las cortinas alrededor de la cama y la puerta de la habitación, de ser posible. Explicar el procedimiento y su justificación. Reunir el equipo necesario en la mesa puente o junto a la cama.

Esto asegura la privacidad del paciente. La explicación reduce la ansiedad y facilita la cooperación. Llevar todos los suministros junto a la cama del paciente ahorra tiempo y energía. Contar con los artículos al alcance de la mano resulta práctico, ahorra tiempo y evita estiramientos y torsiones innecesarios de los músculos del personal de enfermería.

5. Identificar las necesidades de capacitación del paciente, así como su nivel de conocimiento de los ejercicios para las piernas. Si el paciente ha tenido una cirugía anteriormente, preguntarle sobre su experiencia.

La identificación del conocimiento inicial contribuye a una capacitación individualizada. La experiencia con cirugías previas puede afectar la atención preoperatoria/postoperatoria positiva o negativamente, dependiendo de esta experiencia.

6. Explicar por qué se realizan los ejercicios para las piernas.

La explicación reduce la ansiedad y facilita la cooperación. Comprender la justificación puede contribuir a un mayor cumplimiento.

7. Capacitar sobre los ejercicios para las piernas y explicar su propósito.

Los ejercicios para las piernas ayudan a prevenir la debilidad muscular, promueven el retorno venoso y disminuyen complicaciones relacionadas con la estasis venosa.

   a. Ayudar al paciente a sentarse, o pedirle que lo haga (posición de semi-Fowler), y explicarle que primero se hará una demostración, y que luego se enseñará cómo ejercitar una pierna a la vez.

ACCIÓN	JUSTIFICACIÓN
b. Estirar la rodilla del paciente, elevar el pie, extender la pierna y sostener esta posición durante unos pocos segundos. Bajar toda la pierna. Practicar este ejercicio con la otra pierna.	
c. Ayudar al paciente o pedirle que mueva los dedos de los pies de ambas piernas hacia la piecera de la cama, y que luego los relaje. Después, indicarle que mueva o que extienda los dedos hacia su barbilla.	
d. Ayudar al paciente o pedirle que mantenga las piernas extendidas y que haga círculos con ambos tobillos, primero hacia la izquierda y luego hacia la derecha. Indicar al paciente que repita estos ejercicios tres veces y que realice los ejercicios para las piernas cada 2-4 h cuando se despierte después de la cirugía.	
8. Validar que el paciente comprende la información. Pedirle que haga una demostración. Preguntarle si tiene alguna duda. Motivarlo a practicar las actividades y a hacer preguntas, en caso necesario.	La validación facilita que el paciente comprenda la información y la realización de las actividades.
9. Retirar el EPP, si se utilizó. Realizar higiene de manos.	El retiro adecuado del EPP reduce el riesgo de transmisión de infecciones y contaminación de otros objetos. La higiene de manos previene la propagación de microorganismos.

EVALUACIÓN

- El paciente o su familiar expresan verbalmente que entienden las instrucciones relacionadas con los ejercicios para las piernas y son capaces de demostrar la realización de las actividades.

REGISTRO

• Documentar los componentes de la capacitación relacionados con los ejercicios para las piernas que se revisaron con el paciente y su familia, si estaba presente. Registrar la capacidad del paciente para demostrar la realización de los ejercicios para las piernas y su respuesta a la capacitación; anotar si es necesario realizar alguna instrucción de seguimiento.

COMPETENCIA 129 | MEDICIÓN DE LA PRESIÓN ARTERIAL POR AUSCULTACIÓN DE LA ARTERIA HUMERAL

La *presión arterial* se refiere a la fuerza ejercida por la sangre contra las paredes arteriales. La *presión sistólica* es el punto máximo de presión sobre las paredes arteriales al momento de contraerse los ventrículos para impulsar la sangre por las arterias al comienzo de la sístole. Cuando el corazón reposa entre latidos durante la diástole, la presión baja. La presión mínima presente en las paredes arteriales durante la diástole se conoce como *presión diastólica* (Taylor *et al.*, 2015). La presión arterial, medida en milímetros de mercurio (mm Hg), se registra a manera de fracción. El numerador es la presión sistólica, mientras que el denominador es la presión diastólica.

Las mediciones de rutina se toman después de que el paciente ha reposado durante un mínimo de 5 min. Además, se debe confirmar que el paciente no haya ingerido cafeína o nicotina 30 min antes de tomar la presión arterial. Es indispensable el uso de un manguito del tamaño adecuado para el paciente, su colocación en la extremidad correcta, el uso de la tasa de salida de aire recomendada y la correcta interpretación de los ruidos cardíacos auscultados a fin de garantizar una medición precisa de la presión arterial (Hinkle & Cheever, 2014; Pickering *et al.*, 2004).

Se pueden usar varios sitios para tomar la presión arterial. Las arterias humeral y poplítea son las de uso más frecuente. Esta competencia trata sobre el uso de la arteria humeral para medir la presión arterial. Se comienza con la descripción del procedimiento para calcular la presión sistólica. El cálculo de la presión sistólica previene lecturas imprecisas en caso de una brecha auscultatoria (una pausa en los ruidos auscultados). A fin de identificar el primer ruido de Korotkoff de manera precisa, se debe inflar el manguito a una presión mayor a la que resulta posible sentir el pulso.

CONSIDERACIONES AL DELEGAR

La evaluación de la presión arterial mediante la auscultación de la arteria humeral puede delegarse al personal de apoyo de enfermería (PAE) o al personal de apoyo sin licencia (PASL), así como al personal de enfermería práctico/vocacional con licencia (PEPL/PEVL). La decisión de delegar debe tomarse con base en un análisis minucioso de las necesidades y circunstancias del paciente, así como en las calificaciones de la persona a quien se delega la tarea. Véanse las *Pautas de delegación* del Apéndice A.

EQUIPO

- Estetoscopio
- Esfigmomanómetro
- Manguito de presión arterial del tamaño adecuado
- Lápiz o bolígrafo, papel o tabla
- Torunda de algodón con alcohol
- Equipo de protección personal (EPP), según indicación

VALORACIÓN INICIAL

- Evaluar el pulso braquial o el pulso adecuado para el sitio utilizado.
- Buscar sitios de acceso i.v. o evidencia de cirugía mamaria o axilar en el lado del brazo que será utilizado para la toma de presión. Observar si hay yesos, derivaciones (*shunt*) arteriovenosas o una extremidad lesionada o enferma. De estar presente cualquiera de estas situaciones, no se debe usar el brazo afectado para tomar la presión arterial.
- Valorar el tamaño de la extremidad para poder utilizar un manguito del tamaño adecuado. El manguito idóneo debe tener una cámara con un largo que cubra el 80% de la circunferencia del brazo y un ancho que cubra al menos el 40% (proporción largo:ancho de 2:1).
- Evaluar la presencia de factores que puedan afectar la toma de presión arterial, como edad del paciente, ejercicio previo, posición, peso, equilibrio hídrico, tabaquismo y medicamentos.
- Registrar las mediciones iniciales y anteriores de presión arterial. Valorar la presencia de dolor en el paciente.
- Si el paciente informa dolor, se administran medicamentos según la prescripción antes de tomar la presión arterial. Si se toma la presión arterial mientras el paciente experimenta dolor, es necesario hacer una nota en caso de que presente una presión elevada.

DIAGNÓSTICO DE ENFERMERÍA

- Disminución del gasto cardíaco
- Gestión ineficaz de la propia salud
- Riesgo de caídas

IDENTIFICACIÓN Y PLANIFICACIÓN DE RESULTADOS

- La presión arterial del paciente se mide con precisión y sin producir lesiones.

IMPLEMENTACIÓN

ACCIÓN

1. Revisar la orden médica o el plan de atención de enfermería para saber la frecuencia con la que deberá tomarse la presión arterial. Podría ser pertinente una medición más frecuente según el juicio del personal de enfermería.

JUSTIFICACIÓN

Esto proporciona seguridad al paciente.

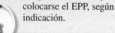

2. Realizar higiene de manos y colocarse el EPP, según indicación.

La higiene de manos y el EPP previenen la propagación de microorganismos. El EPP será necesario según las precauciones epidemiológicas.

3. Identificar al paciente.

La identificación garantiza que el individuo correcto reciba la intervención correcta y ayuda a prevenir errores.

4. Cerrar las cortinas alrededor de la cama, así como la puerta de la habitación, de ser posible. Comentar el procedimiento con el paciente y valorar su capacidad para ayudar con el proceso. Confirmar que el paciente se encuentra relajado desde hace varios minutos.

Esto asegura la privacidad del paciente. La explicación reduce la ansiedad y facilita la cooperación. Las actividades llevadas a cabo justo antes de la toma de presión pueden dar lugar a resultados imprecisos.

5. Ponerse guantes, según la indicación.

Los guantes previenen el contacto con sangre y líquidos corporales. En general, no es necesario utilizar guantes para tomar la presión arterial, a menos de que se espere entrar en contacto con sangre o líquidos corporales.

6. Elegir el brazo adecuado para la colocación del manguito.

La toma de presión arterial puede impedir temporalmente la circulación hacia la extremidad utilizada.

7. Pedirle al paciente que asuma una posición cómoda, ya sea recostado o sentado con el antebrazo apoyado a nivel del corazón y la palma de la mano viendo hacia arriba. Si se toma la presión en posición supina, apoyar el brazo sobre una almohada. En posición sedente, el brazo se debe apoyar sobre el miembro del personal de enfermería que realiza el procedimiento o sobre la mesa puente. Si el paciente se encuentra sentado, pedirle que se recargue para que la silla soporte su espalda. Además, verificar que el paciente no tenga las piernas cruzadas.

La posición del brazo puede influir de manera importante en la toma de presión arterial; si el brazo se encuentra debajo de la aurícula derecha, las lecturas serán demasiado elevadas, y si se encuentra arriba del corazón, serán demasiado bajas (Pickering *et al.*, 2004). Si la espalda no se encuentra recargada, la presión diastólica puede estar falsamente elevada, y si las piernas están cruzadas, lo mismo puede ocurrir con la presión sistólica (Pickering *et al.*, 2004). Esta posición acomoda a la arteria humeral en la cara interna del codo para que la campana o diafragma del estetoscopio pueda colocarse con facilidad. La posición sedente garantiza la precisión de la toma.

ACCIÓN	JUSTIFICACIÓN

8. Exponer la arteria humeral quitando cualquier prenda que la cubra, o retraer la manga si no ejerce demasiada presión sobre la región donde se pondrá el manguito.

La presencia de indumentaria sobre la arteria afecta la capacidad de auscultar los ruidos y da lugar a lecturas imprecisas de la presión arterial. Si la manga ejerce demasiada presión, puede causar congestión sanguínea y llevar a lecturas imprecisas.

9. Palpar la localización de la arteria humeral. **Centrar la cámara del manguito sobre la arteria humeral, aproximadamente a la mitad del brazo, de modo que el borde inferior del manguito se ubique 2.5-5 cm por arriba de la cara interna del codo. Alinear la marca de la arteria en el manguito con la arteria humeral del paciente.** Los tubos deben extenderse desde el borde del manguito más cercano al codo del paciente (fig. 1).

La presión del manguito ejercida directamente sobre la arteria ofrece las lecturas más precisas. Si el manguito entra en contacto con el estetoscopio, es probable que las lecturas sean inexactas. Si el manguito se pone al revés y los tubos quedan en dirección a la cabeza del paciente, puede haber lecturas falsas.

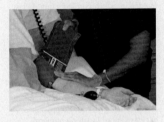

FIGURA 1 Colocación del manguito de presión arterial (fotografía de B. Proud)

10. Envolver el brazo con el manguito de manera suave y cómoda, y abrocharlo. No permitir que la indumentaria interfiera con la colocación correcta del manguito.

La colocación suave y cómoda del manguito brinda una presión uniforme que facilita la obtención de lecturas precisas. Un manguito demasiado suelto da lugar a lecturas imprecisas.

11. Revisar que la aguja del barómetro aneroide marque cero. En caso de usar un manómetro de mercurio, revisar que se encuentre en posición vertical y que el mercurio marque cero a nivel del ojo.

Si la aguja no marca cero, la lectura puede ser imprecisa. La inclinación del manómetro, una calibración inexacta o la altura inadecuada para leer el aparato pueden producir errores al momento de medir la presión.

ACCIÓN	JUSTIFICACIÓN

Cálculo de la presión sistólica

12. Palpar el pulso en la arteria humeral o radial presionando suavemente con la punta de los dedos.

La palpación permite tomar la medida aproximada de la presión sistólica.

13. Cerrar la válvula de la pera de goma (bomba de aire).

La cámara del manguito no se inflará si la válvula está abierta.

14. **Inflar el manguito al mismo tiempo que se palpa la arteria. Observar el valor de la aguja al momento en el que desaparece el pulso.**

El momento en el que desaparece el pulso proporciona una medida estimada de la presión sistólica. Para identificar el primer ruido de Korotkoff de manera precisa, se debe inflar el manguito a una presión mayor a la que resulta posible sentir el pulso.

15. Desinflar el manguito y esperar 1 min.

Hacer una pequeña pausa antes de continuar permite que la sangre vuelva a circular por el brazo.

Obtención de la presión arterial

16. Colocarse a no más de 90 cm del barómetro.

Las distancias mayores de 90 cm pueden interferir con la lectura de las cifras del barómetro.

17. Introducir las olivas del estetoscopio en los oídos. Dirigir las olivas hacia el conducto, o hacia el oído mismo.

La colocación en el lugar correcto impide la aparición de ruidos extraños y permite al sonido viajar con mayor claridad.

18. Colocar la campaña o diafragma del estetoscopio con firmeza, pero con la menor presión posible, sobre la arteria humeral. No permitir que el estetoscopio toque la indumentaria del paciente o el manguito.

Tener la campana o diafragma directamente sobre la arteria permite realizar lecturas más precisas. La presión excesiva sobre la arteria humeral distorsiona la forma de la arteria y los ruidos. No dejar que el diafragma toque la indumentaria ni el manguito evita la aparición de ruidos que no permitirían percibir el sonido que aparece por el flujo de la sangre a través de la arteria.

19. Llevar la presión 30 mm Hg por arriba del punto en el que se palpó y calculó la presión sistólica. Abrir la válvula del manómetro y permitir que el aire salga lentamente (el barómetro desciende 2-3 mm/seg).

Aumentar la presión por arriba del punto en el que desaparece el pulso garantiza que habrá un lapso antes de que se escuche el primer ruido que corresponde a la presión sistólica. Esto evita malinterpretar los ruidos de la fase II como ruidos de la fase I.

ACCIÓN	JUSTIFICACIÓN

20. Registrar el momento en el que la aguja coincide con la aparición del primer ruido débil pero claro, que luego aumenta lentamente de intensidad. Esta cifra se registra como la presión sistólica. Leer la presión más cercana al rango de los 2 mm Hg.

La presión sistólica es el punto en el que la sangre de la arteria es capaz de forzar su camino por el vaso por primera vez a una presión similar ejercida por la cámara del manguito. El primer sonido es la fase I de los ruidos de Korotkoff.

21. No se debe volver a inflar el manguito una vez liberado el aire para revisar la lectura de la presión sistólica.

Volver a inflar el manguito mientras se obtiene la presión arterial resulta incómodo para el paciente y puede dar lugar a lecturas imprecisas. Reinflar el manguito causa congestión sanguínea en el antebrazo, reduciendo la intensidad de los ruidos de Korotkoff.

22. Registrar el momento en el que el ruido desaparece por completo. Esta cifra se registra como la presión diastólica. Leer la presión más cercana al rango de los 2 mm Hg.

El punto en el que desaparecen los ruidos corresponde al comienzo de la fase V de los ruidos de Korotkoff, y suele considerarse el punto de lectura de la presión diastólica (Pickering *et al.*, 2004).

23. Dejar que el resto del aire salga con rapidez. Repetir toda lectura que parezca sospechosa, pero se debe esperar al menos 1 min. Desinflar completamente el manguito entre cada intento de tomar la presión arterial.

Las probabilidades de tener lecturas falsas aumentan en caso de congestión sanguínea en la extremidad mientras se obtienen varias lecturas.

24. Al terminar de hacer las mediciones, retirar el manguito. Quitarse los guantes, si se utilizaron. Tapar al paciente y ayudarle a regresar a una posición confortable.

El retiro adecuado del EPP reduce el riesgo de infección y contaminación de otros objetos. Esto promueve la comodidad del paciente.

25. Limpiar el diafragma del estetoscopio con un algodón con alcohol. Limpiar y guardar el esfigmomanómetro según las políticas institucionales.

La limpieza adecuada previene la transmisión de microorganismos. El equipo debe quedar listo para utilizarse nuevamente.

26. Retirar el EPP adicional, si fue utilizado. Realizar higiene de manos.

El retiro adecuado del EPP reduce el riesgo de infección y la contaminación de otros objetos. La higiene de manos previene la propagación de microorganismos.

EVALUACIÓN

• La presión arterial del paciente se mide con precisión y sin producirle lesiones, reduciendo las molestias al mínimo.

REGISTRO

• Documentar los hallazgos en una hoja de papel, una tabla o en un registro digital. Informar todo hallazgo anómalo al profesional de la salud correspondiente. Identificar el brazo utilizado, así como los sitios evaluados en caso de no haber empleado el brazo.

COMPETENCIA 130 — MEDICIÓN DE LA PRESIÓN ARTERIAL POR ECOGRAFÍA DOPPLER

La presión arterial se puede medir con un equipo de ecografía Doppler, que amplifica el sonido. Resulta particularmente útil si los ruidos de Korotkoff no se pueden distinguir o si son inaudibles al estetoscopio. Este método ofrece sólo un estimado de la presión arterial sistólica.

CONSIDERACIONES AL DELEGAR

La evaluación de la presión arterial de la arteria humeral puede delegarse al personal de apoyo de enfermería (PAE) o al personal de apoyo sin licencia (PASL), así como al personal de enfermería práctico/vocacional con licencia (PEPL/PEVL). La decisión de delegar debe tomarse con base en un análisis minucioso de las necesidades y circunstancias del paciente, así como en las calificaciones de la persona a quien se delega la tarea. Véanse las *Pautas de delegación* del Apéndice A.

EQUIPO

• Estetoscopio
• Esfigmomanómetro
• Manguito de presión arterial del tamaño adecuado
• Lápiz o bolígrafo, papel o tabla

• Torunda de algodón con alcohol
• Equipo de protección personal (EPP), según indicación.
• Equipo de ecografía Doppler

VALORACIÓN INICIAL

• Evaluar el pulso braquial o el pulso adecuado para el sitio utilizado.
• Buscar sitios de acceso i.v. o evidencia de cirugía mamaria o axilar en el lado del brazo que se utilizará para la toma de presión. Observar si hay yesos, derivaciones (*shunt*) arteriovenosas, o una extremidad lesionada o enferma. De estar presente cualquiera de estas situaciones, no se debe usar el brazo afectado para tomar la presión arterial.
• Valorar el tamaño de la extremidad para poder utilizar un manguito del tamaño adecuado. El manguito idóneo debe tener una cámara con un largo que cubra el 80 % de la circunferencia del brazo y un ancho que cubra al menos el 40 % (proporción largo:ancho de 2:1).

- Evaluar la presencia de factores que puedan afectar la toma de la presión arterial, como edad del paciente, ejercicio previo, posición, peso, equilibrio hídrico, tabaquismo y medicamentos. Valorar la presencia de dolor en el paciente.
- Evaluar la situación para determinar la pertinencia y necesidad de usar un equipo de ecografía Doppler para medir la presión arterial sistólica.

DIAGNÓSTICO DE ENFERMERÍA

- Disminución del gasto cardíaco
- Gestión ineficaz de la propia salud
- Riesgo de caídas

IDENTIFICACIÓN Y PLANIFICACIÓN DE RESULTADOS

- La presión arterial sistólica del paciente se mide con precisión y sin producir lesiones.

IMPLEMENTACIÓN

ACCIÓN	JUSTIFICACIÓN
1. Revisar la orden médica o el plan de atención de enfermería para saber con qué frecuencia se medirá la presión arterial. Las mediciones más frecuentes pueden ser pertinentes según el juicio del personal de enfermería. Evaluar la situación para determinar la idoneidad y necesidad de usar un equipo de ecografía Doppler para medir la presión arterial sistólica.	Esto promueve la seguridad del paciente. El uso del equipo Doppler únicamente permite medir la presión arterial sistólica, y suele usarse sólo en situaciones de emergencia.
2. Realizar higiene de manos y colocarse el EPP, según indicación.	La higiene de manos y el EPP previenen la diseminación de microorganismos. El EPP será necesario según las precauciones epidemiológicas.
3. Identificar al paciente.	La identificación garantiza que el individuo correcto reciba la intervención correcta y ayuda a prevenir errores.
4. Cerrar las cortinas alrededor de la cama y la puerta de la habitación, de ser posible. Comentar el procedimiento con el paciente y valorar su capacidad para ayudar. Confirmar que el paciente se encuentra relajado desde hace varios minutos.	Ello garantiza la privacidad del paciente. La explicación reduce la ansiedad y facilita la cooperación. Las actividades llevadas a cabo justo antes de la toma de presión pueden producir resultados imprecisos.

ACCIÓN	JUSTIFICACIÓN
5. Ponerse los guantes, según indicación.	Los guantes previenen el contacto con sangre y líquidos corporales. Por lo general no es necesario utilizar guantes para tomar la presión arterial, a menos de que se espere entrar en contacto con sangre o líquidos corporales.
6. Elegir el brazo adecuado para la colocación del manguito.	La toma de presión arterial puede impedir temporalmente la circulación hacia la extremidad utilizada.
7. Pedirle al paciente que asuma una posición cómoda, ya sea recostado o sentado con el antebrazo apoyado a nivel del corazón y la palma de la mano viendo hacia arriba. Si se toma la presión en posición supina, apoyar el brazo sobre una almohada. En la posición sedente, apoyar el brazo sobre usted mismo o sobre la mesa de cama.	La posición del brazo puede influir de manera importante en la toma de presión arterial; si el brazo se encuentra debajo de la aurícula derecha, las lecturas pueden ser demasiado elevadas, y si se encuentra arriba del corazón, las lecturas serán demasiado bajas (Pickering *et al.*, 2004).
8. Exponer la arteria humeral quitando cualquier prenda que la cubra, o retraer la manga si no ejerce demasiada presión sobre la región donde se pondrá el manguito.	La presencia de indumentaria sobre la arteria afecta la capacidad de auscultar los ruidos y da lugar a lecturas imprecisas de la presión arterial. Si la manga ejerce demasiada presión, puede causar congestión sanguínea y llevar a lecturas imprecisas.
9. Palpar la localización de la arteria humeral. **Centrar la cámara del manguito sobre la arteria humeral, aproximadamente a la mitad del brazo, de modo que el borde inferior del manguito se ubique 2.5-5 cm por arriba de la cara interna del codo. Alinear la marca arterial en el manguito con la arteria humeral del paciente.** Los tubos deben extenderse desde el borde del manguito más cercano al codo del paciente.	La presión del manguito ejercida directamente sobre la arteria ofrece lecturas más precisas. Si el manguito interfiere con el estetoscopio, es probable que las lecturas sean imprecisas. Si el manguito se pone al revés y los tubos quedan en dirección a la cabeza del paciente, puede haber lecturas falsas.
10. Envolver el brazo con el manguito de manera suave y cómoda, y abrocharlo. No permitir que la indumentaria interfiera con la colocación correcta del manguito.	La colocación suave y cómoda del manguito brinda una presión uniforme que facilita la obtención de lecturas precisas. Un manguito demasiado suelto da lugar a lecturas inexactas.

ACCIÓN	JUSTIFICACIÓN
11. Revisar que la aguja del barómetro aneroide marque cero. Si se usa un manómetro de mercurio, revisar que se encuentre en posición vertical y que el mercurio marque cero a nivel del ojo.	Si la aguja no marca cero, la lectura puede ser imprecisa. La inclinación del manómetro, una calibración inexacta o la altura inadecuada para leer el aparato pueden producir errores al momento de medir la presión.
12. Poner un poco de gel de conducción sobre la arteria.	El gel es necesario para conducir el sonido de la arteria al equipo Doppler.
13. Sostener el equipo Doppler con la mano no dominante. Con la mano dominante, se coloca la punta del transductor sobre el gel. Luego se ajusta el volumen según la necesidad. Mover el transductor del Doppler hasta escuchar el pulso.	Ello permite localizar el pulso arterial para realizar la medición.
14. Una vez que se localiza el pulso con el Doppler, cerrar la válvula del esfigmomanómetro. Cerrar la válvula de la pera de goma (bomba de aire). **Inflar el manguito al tiempo que se coloca el Doppler sobre la arteria. Observar el valor de la aguja al momento en el que desaparece el pulso (fig. 1).**	El momento en el que desaparece el pulso da una medida de la presión sistólica.

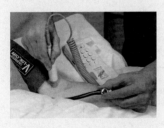

FIGURA 1 Inflar el manguito mientras se escuchan las pulsaciones arteriales (fotografía de B. Proud)

15. Abrir la válvula del manómetro y dejar que el aire salga rápidamente. Repetir toda lectura que parezca sospechosa, pero se debe esperar al menos 1 min entre lecturas para permitir que la circulación normal regrese a la extremidad. Desinflar por completo el manguito entre cada lectura.	Hacer una pequeña pausa antes de seguir permite que la sangre vuelva a circular por el brazo.

ACCIÓN	JUSTIFICACIÓN
16. Retirar de forma adecuada el transductor y apagar el equipo Doppler. Limpiar cualquier exceso de gel que esté en la piel del paciente utilizando un pañuelo desechable. Retirar el manguito.	Retirar el gel de la piel del paciente promueve su comodidad.
17. Limpiar el gel remanente del transductor utilizando un pañuelo. Limpiar el equipo Doppler con base en las políticas institucionales o de acuerdo con las recomendaciones del fabricante.	La limpieza adecuada previene la transmisión de microorganismos. El equipo debe quedar listo para utilizarse nuevamente.
18. Quitarse los guantes, si se utilizaron. Tapar al paciente y ayudarle a regresar a una posición confortable.	El retiro adecuado del EPP reduce el riesgo de infección y contaminación de otros objetos. Tapar al paciente promueve su comodidad.
19. Retirar el EPP adicional, si fue utilizado. Realizar higiene de manos.	El retiro adecuado del EPP reduce el riesgo de infección y contaminación de otros objetos. La higiene de manos previene la propagación de microorganismos.
20. Regresar el equipo Doppler al cargador, según necesidad, y guardarlo de acuerdo con lo señalado en la política institucional.	El equipo debe quedar listo para utilizarse nuevamente.

EVALUACIÓN

• La presión arterial sistólica se mide con precisión y sin producir lesiones al paciente, reduciendo las molestias al mínimo.

REGISTRO

• Docmentar todos los hallazgos en una hoja de papel, una tabla o en un registro digital. Informar cualquier hallazgo anómalo al profesional de la salud correspondiente. Identificar el brazo utilizado, así como los sitios evaluados en caso de no haber empleado el brazo.

MEDICIÓN DE LA PRESIÓN ARTERIAL CON EL USO DE MONITOR ELECTRÓNICO AUTOMATIZADO

Con frecuencia se utiliza un equipo electrónico automatizado para monitorizar la presión arterial en situaciones de cuidados intensivos, durante la anestesia, en el postoperatorio y cuando se requieren monitorizaciones frecuentes. Este dispositivo determina la presión arterial analizando los ruidos del flujo sanguíneo o midiendo sus oscilaciones. La máquina se puede configurar para tomar y registrar las lecturas de presión arterial a intervalos establecidos con anticipación. La irregularidad de la frecuencia cardíaca, el exceso de movimiento por parte del paciente y los ruidos ambientales pueden interferir con las lecturas. Como el equipo electrónico es más sensible a las interferencias externas, sus lecturas son más susceptibles al error. El manguito se coloca del mismo modo que en el método auscultatorio; el micrófono o sensor de presión se coloca directamente sobre la arteria. Al utilizar un monitor automatizado de presión arterial para obtener lecturas seriadas, se debe revisar con frecuencia la extremidad utilizada. La salida de aire incompleta del manguito entre mediciones puede dar lugar a una inadecuada perfusión arterial y drenaje venoso, comprometiendo la circulación de la extremidad (Bern *et al.*, 2007; Pickering *et al.*, 2004).

CONSIDERACIONES AL DELEGAR

La evaluación de la presión arterial con un monitor electrónico puede delegarse al personal de apoyo de enfermería (PAE) o al personal de apoyo sin licencia (PASL), así como al personal de enfermería práctico/vocacional con licencia (PEPL/PEVL). La decisión de delegar debe tomarse con base en un análisis minucioso de las necesidades y circunstancias del paciente, así como de las calificaciones de la persona a quien se delega la tarea. Véanse las *Pautas de delegación* del Apéndice A.

EQUIPO

- Estetoscopio
- Esfigmomanómetro
- Manguito de presión arterial del tamaño adecuado
- Lápiz o bolígrafo, papel o tabla

- Torunda de algodón con alcohol
- Equipo de protección personal (EPP), según indicación
- Monitor electrónico automatizado de presión arterial

VALORACIÓN INICIAL

- Evaluar el pulso braquial o el pulso adecuado para el sitio utilizado.
- Buscar sitios de acceso i.v. o evidencia de cirugía mamaria o axilar en el lado del brazo que será utilizado para la toma de presión. Observar si hay yesos, derivaciones (*shunt*) arteriovenosas o una extremidad lesionada o enferma. De estar presente cualquiera de estas situaciones, no se debe usar el brazo afectado para tomar la presión arterial.
- Valorar el tamaño de la extremidad para poder utilizar un manguito del tamaño adecuado. El manguito idóneo debe tener una cámara con un largo que cubra el 80 % de la circunferencia del brazo y un ancho que cubra al menos el 40 % (proporción largo:ancho de 2:1).

- Evaluar la presencia de factores que puedan afectar la toma de la presión arterial, como edad del paciente, ejercicio previo, posición, peso, equilibrio hídrico, tabaquismo y medicamentos.
- Registrar las mediciones iniciales y anteriores de presión arterial. Valorar la presencia de dolor en el paciente.
- Si el paciente informa dolor, se administran medicamentos según prescripción antes de tomar la presión arterial. Si se toma la presión arterial mientras el paciente experimenta dolor, se hace una nota en caso de que presente una presión elevada.

DIAGNÓSTICO DE ENFERMERÍA

- Disminución del gasto cardíaco
- Gestión ineficaz de la propia salud
- Riesgo de caídas

IDENTIFICACIÓN Y PLANIFICACIÓN DE RESULTADOS

- La presión arterial del paciente se mide con precisión y sin producir lesiones.

IMPLEMENTACIÓN

ACCIÓN	JUSTIFICACIÓN
1. Revisar la orden médica o el plan de atención de enfermería para saber la frecuencia con la que deberá tomarse la presión arterial. Podría ser pertinente una medición más frecuente según el juicio del personal de enfermería.	Ello favorece la seguridad del paciente.
2. Realizar higiene de manos y colocar el EPP, según indicación.	La higiene de manos y el EPP previenen la diseminación de microorganismos. El EPP será necesario según las precauciones epidemiológicas.
3. Identificar al paciente.	Identificar al paciente garantiza que el individuo correcto recibe la intervención correcta y ayuda a prevenir errores.
4. Cerrar las cortinas alrededor de la cama y la puerta de la habitación, de ser posible. Comentar el procedimiento con el paciente y valorar su capacidad para ayudar con el proceso. Confirmar que el paciente se encuentra relajado desde hace varios minutos.	Esto garantiza la privacidad del paciente. La explicación reduce la ansiedad y facilita la cooperación. Realizar actividades justo antes de la toma de presión pueden producir resultados imprecisos.

ACCIÓN	JUSTIFICACIÓN
5. Elegir el brazo adecuado para la colocación del manguito.	La toma de la presión arterial puede impedir temporalmente la circulación hacia la extremidad utilizada.
6. Pedirle al paciente que asuma una posición cómoda, ya sea recostado o sentado con el antebrazo apoyado a nivel del corazón y la palma de la mano viendo hacia arriba. Si se toma la presión en posición supina, apoyar el brazo sobre una almohada. En la posición sedente, apoyar el brazo sobre sí mismo o sobre la mesa puente. Si el paciente se encuentra sentado, pedirle que se recargue para que la silla soporte su espalda. Además, verificar que el paciente no tenga cruzadas las piernas.	La posición del brazo puede influir de manera importante en la toma de presión arterial; si el brazo se encuentra debajo del nivel de la aurícula derecha, las lecturas pueden ser demasiado elevadas, y si se encuentra arriba del corazón, las lecturas serán demasiado bajas (Pickering *et al.*, 2004). Si la espalda no se encuentra recargada, la presión diastólica puede estar falsamente elevada, y si las piernas están cruzadas, lo mismo puede ocurrir con la presión sistólica (Pickering *et al.*, 2004). Esta posición acomoda la arteria humeral en la cara interna del codo para que la campana o diafragma del estetoscopio pueda colocarse con facilidad. La posición sedente garantiza la precisión de la toma.
7. Exponer la arteria humeral quitando cualquier prenda que la cubra o retraer la manga si no ejerce demasiada presión sobre la región donde se pondrá el manguito.	La presencia de ropa sobre la arteria afecta la capacidad de auscultar los ruidos y da lugar a lecturas imprecisas de la presión arterial. Si la manga ejerce demasiada presión, puede causar congestión sanguínea y llevar a lecturas imprecisas.
8. Palpar la localización de la arteria humeral. **Centrar la cámara del manguito sobre la arteria humeral, aproximadamente a la mitad del brazo, de modo que el borde inferior del manguito se ubique 2.5-5 cm por arriba de la cara interna del codo. Alinear la marca arterial en el manguito con la arteria humeral del paciente.** Las mangueras deben extenderse desde el borde del manguito más cercano al codo del paciente.	La presión del manguito ejercida directamente sobre la arteria ofrece las lecturas más precisas. Si el manguito interfiere con el estetoscopio, probablemente las lecturas sean imprecisas. Si el manguito se pone al revés y las mangueras quedan en dirección a la cabeza del paciente, puede haber lecturas falsas.

ACCIÓN	JUSTIFICACIÓN
9. Envolver el brazo con el manguito de manera cuidadosa y ajustada, y abrocharlo. No permitir que la indumentaria interfiera con la colocación correcta del manguito (fig. 1).	La colocación cuidadosa y ajustada del manguito brinda una presión uniforme que facilita la obtención de lecturas precisas. Un manguito demasiado suelto da lugar a lecturas inexactas.

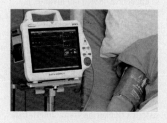

FIGURA 1 Monitor electrónico de presión arterial (fotografía de B. Proud)

10. Encender la máquina. **Si la máquina tiene modalidades diferentes para lactantes, niños y adultos, elegir la modalidad adecuada.** Presionar el botón de encendido. Indicar al paciente que no mueva la extremidad.	Encender la máquina permite medir la presión arterial. El uso de una modalidad incorrecta en el equipo y el movimiento de la extremidad pueden producir errores al momento de medir la presión.
11. Esperar hasta que la máquina emita un pitido y aparezca la lectura de presión arterial. Retirar el manguito de la extremidad, y limpiar y guardar el equipo.	El monitor emite una señal cuando termina la medición. La limpieza adecuada previene la transmisión de microorganismos.
12. Retirar el EPP adicional, si se utilizó. Realizar higiene de manos.	El retiro adecuado del EPP reduce el riesgo de infección y de contaminación de otros objetos. La higiene de manos previene la transmisión de microorganismos.

EVALUACIÓN

- La presión arterial del paciente se mide con precisión y sin producirle lesiones, reduciendo las molestias al mínimo.

REGISTRO

- Documentar los hallazgos en una hoja de papel, una tabla o en un registro digital. Informar todo hallazgo anómalo al profesional de la salud correspondiente. Identificar el brazo utilizado, así como los sitios evaluados en caso de no haber empleado el brazo.

El *equipo de protección personal* (EPP) se refiere a la indumentaria o el equipo especializado utilizado por un empleado para protegerse frente a materiales infecciosos. El EPP se usa en los entornos de atención médica para mejorar la seguridad del personal mediante su empleo adecuado (CDC, 2004). Este equipo incluye guantes limpios (es decir, no estériles), guantes estériles, batas/delantales impermeables, máscaras quirúrgicas y de alta eficiencia contra partículas (HEPA, de *high efficiency particle arrestance*), máscaras N95 desechables, máscaras protectoras y gafas o lentes protectores.

Es necesario comprender los riesgos de contaminación relacionados con el diagnóstico del paciente, así como las condiciones y las políticas institucionales que regulan el uso del EPP. El tipo de EPP utilizado variará dependiendo del tipo de exposición anticipada y la categoría de precauciones: estándar y las basadas en la transmisión, incluyendo precauciones para prevenir la diseminación por contacto, por gotitas o por vía aérea. Es responsabilidad del personal de enfermería supervisar el uso correcto del EPP de los profesionales de la salud al momento de atender a un paciente.

CONSIDERACIONES AL DELEGAR

La aplicación y uso del EPP está indicado para todos los profesionales de la salud.

EQUIPO

- Guantes
- Máscara (quirúrgica o respirador contra partículas)
- Bata impermeable
- Gafas protectoras (no incluye anteojos comunes)

Nota: el EPP puede variar dependiendo de las políticas institucionales.

VALORACIÓN INICIAL

- Valorar la situación para determinar la necesidad del EPP.
- Verificar el expediente médico del paciente en busca de información sobre infecciones sospechadas o diagnosticadas o enfermedades transmisibles.
- Determinar la probabilidad de exponerse a sangre y líquidos corporales e identificar el equipo necesario para evitar el contacto. Consultar el manual de control de infecciones proporcionado por la institución.

DIAGNÓSTICO DE ENFERMERÍA

- Riesgo de infección
- Protección ineficaz
- Diarrea

IDENTIFICACIÓN Y PLANIFICACIÓN DE RESULTADOS

- Se previene la transmisión de microorganismos.
- El paciente y el personal no se exponen a microorganismos posiblemente infecciosos.
- El paciente comprende los motivos que justifican el uso del EPP.

IMPLEMENTACIÓN

ACCIÓN	JUSTIFICACIÓN
1. Verificar en el expediente médico y el plan de atención de enfermería el tipo de precauciones necesarias, y luego revisarlas en el manual de control de infecciones.	El modo de transmisión de microorganismos determina el tipo de precauciones requeridas.
2. Planear las actividades de enfermería antes de entrar a la habitación del paciente.	La organización facilita la realización de tareas y el cumplimiento de las precauciones.
3. Realizar higiene de manos.	La higiene de manos previene la diseminación de microorganismos.
4. Proporcionar instrucciones sobre las precauciones al paciente, los miembros de la familia y los visitantes.	La explicación fomenta la cooperación del paciente y de la familia y reduce la aprehensión sobre los procedimientos de precaución.
5. Colocar bata, máscara, gafas protectoras y guantes con base en el tipo de exposición anticipada y la categoría de precauciones de aislamiento.	El uso del EPP corta la cadena de infección y protege al paciente y al personal de enfermería. La bata debe proteger el uniforme completo. Los guantes protegen las manos y las muñecas de los microorganismos. Las máscaras protegen al personal de enfermería o al paciente de los núcleos goticulares y los aerosoles de partículas grandes. Las gafas protegen las membranas mucosas del ojo de salpicaduras.
a. Colocar la bata con la abertura hacia atrás. Atarla firmemente en el cuello y la cintura.	La bata debe cubrir completamente el torso desde el cuello hasta la rodilla y de los brazos al extremo de las muñecas, y envolver la espalda.
b. Colocar la máscara o respirador sobre nariz, boca y mentón. Ajustar las cintas o bandas elásticas a la mitad de la cabeza y el cuello. Si se utiliza el respirador, realizar una prueba de ajuste. Al inhalar, el respirador debe colapsar, y al exhalar, el aire no debe escaparse.	Las máscaras protegen al personal de enfermería o al paciente de los núcleos goticulares y aerosoles de partículas grandes. La máscara debe ajustarse firmemente para ofrecer protección.

ACCIÓN	JUSTIFICACIÓN
c. Colocar las gafas sobre los ojos y ajustarlas. Como alternativa, se puede usar un protector facial o careta que tome el lugar de la máscara y las gafas.	Las gafas y los accesorios protegen las membranas mucosas del ojo de salpicaduras. Debe ajustarse perfectamente para proporcionar protección.
d. Colocar los guantes limpios desechables. Explicar el procedimiento al paciente. Continuar con la atención del paciente, según corresponda.	Los guantes protegen las manos y las muñecas de los microorganismos.
6. Identificar al paciente y explicarle el procedimiento. Continuar con la atención al paciente, según corresponda.	La identificación del paciente valida que se realice el procedimiento correcto al paciente correcto. Comentar y explicar ayuda a calmar la ansiedad y prepara al paciente con respecto a lo que puede esperar.

Retiro del EPP

7. Retirar el EPP: salvo el respirador, será necesario retirar el EPP en la puerta de la habitación o en una antesala. **Retirar el respirador después de salir de la habitación del paciente y cerrar la puerta.**	El retiro adecuado del EPP previene el contacto y la propagación de microorganismos. El retiro del respirador fuera de la habitación del paciente evita el contacto con microorganismos en el aire.
a. Si la bata impermeable se ató al frente del cuerpo a la altura de la cintura, desatar las cintas antes de retirar los guantes.	La cara anteroexterior del equipo se considera contaminada. El interior, la cara posteroexterior y las cintas que se atan en cabeza y espalda se consideran limpios. Son las áreas del EPP que no tienen posibilidad de entrar en contacto con los microorganismos infecciosos. El frente de la bata, incluyendo las cintas en la cintura, están contaminadas. Si se ata al frente del cuerpo, las cintas deben desatarse antes de retirar los guantes.
b. Tomar la parte exterior del guante con la mano enguantada opuesta y desprenderlo; voltear el guante con la parte interna hacia afuera. Sostener el guante que se retiró en la mano enguantada.	Por fuera los guantes se encuentran contaminados.

ACCIÓN	JUSTIFICACIÓN

c. Deslizar los dedos de la mano desenguantada bajo el otro guante a la altura de la muñeca. **Tener cuidado de no tocar la superficie externa del guante.**

La mano desenguantada está limpia y no debe tocar las áreas contaminadas.

d. Retirar el segundo guante por encima del primero, colocando uno dentro del otro. Se desecha en el contenedor apropiado.

Desechar de forma apropiada evita la transmisión de microorganismos.

e. Para retirar las gafas o la mascarilla, sostenerlas por la diadema o los auriculares. Colocarlas lejos del rostro. Ponerlas en un recipiente designado para su reprocesamiento o eliminación, según corresponda.

El exterior de las gafas o la mascarilla está contaminado. **No se debe tocar.** Su manipulación desde la diadema o los auriculares y colocarlos lejos de la cara previene la transmisión de microorganismos, así como su eliminación adecuada.

f. Para retirar la bata, desatar las cintas si están en el cuello y la espalda. Dejar que la bata caiga de los hombros. **Tocando solamente el interior,** separarla del torso. Con las manos en la superficie interna de la bata, sacar los brazos. Voltearla para que quede al revés y doblar o enrollar la bata en un bulto y desecharla.

El frente de la bata y las mangas están contaminados. Tocar solamente el interior de la bata y separarla del torso evita la transmisión de microorganismos, así como desecharla de forma apropiada.

g. Para retirar la máscara o el respirador: sostener las cintas o elásticos del cuello, después las superiores, y retirarlas. **Evitar tocar el frente de la máscara o el respirador.** Desechar en el contenedor de desperdicios. Si se utiliza un respirador, guardarlo para uso futuro en el área designada.

El frente de la máscara o respirador están contaminados. **No se deben tocar.** Evitar el contacto con el frente y desecharlos de la manera correcta previene la transmisión de microorganismos.

8. Realizar higiene de manos inmediatamente después de retirar todo el EPP.

La higiene de manos previene la diseminación de microorganismos.

EVALUACIÓN

- Se previene la transmisión de microorganismos.
- El paciente y el personal no se exponen a microorganismos posiblemente infecciosos.
- El paciente refiere comprender los motivos que justifican el uso del EPP.

REGISTRO

- Por lo general, no es necesario documentar el uso de determinados artículos del EPP ni cada una de sus aplicaciones. Sin embargo, se debe documentar la implementación y continuación de las precauciones basadas en la transmisión específica como parte de la atención del paciente.

COMPETENCIA 133

VALORACIÓN DEL PULSO APICAL MEDIANTE AUSCULTACIÓN

El pulso apical se ausculta (se escucha) sobre el vértice (o ápice) del corazón, mientras éste late. El *corazón* es una bomba muscular en forma de cono, dividido en cuatro cámaras huecas. Las cámaras superiores, las *aurículas*, reciben sangre de las venas (la vena cava superior e inferior y las venas pulmonares derecha e izquierda). Las cámaras inferiores, los *ventrículos*, expulsan la sangre del corazón a través de las arterias (las arterias pulmonares derecha e izquierda y la aorta). Las válvulas unidireccionales que dirigen el flujo sanguíneo a través del corazón se encuentran en la entrada (válvulas tricúspide y mitral) y salida (válvulas pulmonar y aórtica) de cada ventrículo. Los ruidos cardíacos, que se producen por el cierre de las válvulas del corazón, se caracterizan con la onomatopeya "pu-pum". El pulso apical es el resultado del cierre de las válvulas mitral y tricúspide ("pu") y las válvulas aórtica y pulmonar ("pum"). La combinación de los dos ruidos se cuenta como un latido. La frecuencia del pulso se mide en latidos por minuto. El pulso normal de los adolescentes y los adultos oscila entre 60 y 100 latidos por minuto. El ritmo del pulso también se evalúa; se refiere al patrón de los latidos y las pausas entre ellos. El ritmo del pulso por lo general es regular, es decir, los latidos y las pausas entre latidos ocurren a intervalos regulares. Un ritmo del pulso irregular se produce cuando los latidos y pausas entre latidos se presentan a intervalos desiguales.

El pulso apical se evalúa cuando se administra un medicamento que altera la frecuencia y el ritmo cardíacos. Además, si se vuelve difícil evaluar con precisión el pulso periférico de un paciente debido a que es irregular, débil o extremadamente rápido, se debe evaluar la frecuencia apical. En los adultos, la frecuencia apical se cuenta durante 1 min completo, auscultando con el estetoscopio sobre el vértice del corazón. La medición del pulso apical también es el método preferido de evaluación del pulso en los niños menores de 10 años de edad (Jarvis, 2012).

CONSIDERACIONES AL DELEGAR

La evaluación del pulso apical no se delega al personal de apoyo de enfermería (PAE) o al personal de apoyo sin licencia (PASL), pero puede delegarse al personal de enfermería práctico/vocacional con licencia (PEPL/PEVL). La decisión de delegar debe tomarse con base en un análisis minucioso de las necesidades y circunstancias del paciente, así como en las calificaciones de la persona a quien se delega la tarea. Véanse las *Pautas de delegación* en el Apéndice A.

EQUIPO

- Reloj con segundero o lectura digital
- Estetoscopio
- Torundas con alcohol
- Lápiz o bolígrafo, papel y hoja de registro del paciente, registro electrónico

- Guantes no estériles, si corresponde, y equipo de protección personal (EPP) adicional, según indicación

VALORACIÓN INICIAL

- Evaluar los factores que podrían afectar la frecuencia y ritmo del pulso apical, tales como edad del paciente, cantidad de ejercicio, equilibrio hídrico y medicamentos.
- Considerar los valores de referencia o mediciones del pulso apical anteriores.

DIAGNÓSTICO DE ENFERMERÍA

- Disminución del gasto cardíaco
- Déficit del volumen de líquidos

IDENTIFICACIÓN Y PLANIFICACIÓN DE RESULTADOS

- El pulso del paciente se evalúa con precisión y sin lesiones.
- El paciente experimenta molestias mínimas.

IMPLEMENTACIÓN

ACCIÓN	JUSTIFICACIÓN
1. Revisar la orden médica o el plan de atención de enfermería con respecto a la frecuencia de la evaluación del pulso. Puede indicarse una medición más frecuente con base en el juicio del personal de enfermería. Identificar la necesidad de obtener una medición del pulso apical.	Ofrece seguridad para el paciente y asegura que se proporcionen los cuidados apropiados.
2. Realizar higiene de manos. Colocar el EPP, según indicación.	La higiene de manos y el uso de EPP previenen la propagación de microorganismos. El EPP será necesario según las precauciones epidemiológicas.

ACCIÓN	**JUSTIFICACIÓN**
3. Identificar al paciente.	La identificación del paciente asegura que el individuo correcto reciba la intervención correcta y ayuda a evitar errores.
4. Cerrar las cortinas alrededor de la cama y la puerta de la habitación, de ser posible. Comentar el procedimiento con el paciente y evaluar su capacidad para ayudar con éste.	Esto garantiza la privacidad del paciente. La explicación reduce la ansiedad y facilita la cooperación.
5. Colocarse guantes, según la indicación.	Por lo general no se usan guantes para obtener una medición del pulso, a menos que se anticipe el contacto con sangre o líquidos corporales. Los guantes evitan el contacto con estas sustancias.
6. Utilizar una torunda con alcohol para limpiar el diafragma del estetoscopio. Hay que usar otra torunda para limpiar los auriculares, de ser necesario.	La limpieza con alcohol elimina la transmisión de microorganismos.
7. Ayudar al paciente a sentarse o reclinarse y exponer el área del tórax.	Esta posición facilita la identificación del sitio para colocar el estetoscopio.
8. Mover la ropa del paciente para exponer solamente el sitio apical.	El sitio debe exponerse para la evaluación del pulso. Exponer solamente el sitio apical mantiene al paciente abrigado y conserva su dignidad.
9. Sostener el diafragma del estetoscopio contra la palma de la propia mano durante algunos segundos.	Calentar el diafragma fomenta la comodidad del paciente.
10. **Palpar el espacio entre la quinta y sexta costilla (quinto espacio intercostal) y moverse a la línea clavicular media izquierda.** Colocar el diafragma del estetoscopio sobre el vértice del corazón (figs 1 y 2).	Colocar el estetoscopio sobre el vértice del corazón, donde se ausculta mejor el latido cardíaco.

ACCIÓN	JUSTIFICACIÓN

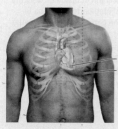

Área del vértice
Colocar el diafragma aquí

FIGURA 1 Localizar el pulso apical: área del vértice

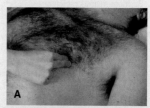

A

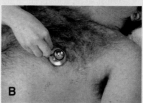

B

FIGURA 2 El pulso apical generalmente se encuentra en (**A**) el quinto espacio intercostal, justo dentro de la línea media clavicular, y se puede auscultar (**B**) sobre el vértice del corazón

11. Auscultar los ruidos cardíacos ("pu-pum"). Cada "pu-pum" cuenta como un latido.

Estos ruidos ocurren mientras se cierran las válvulas del corazón.

12. Con el reloj con segundero, contar los latidos del corazón durante 1 min.

Contar durante 1 min completo aumenta la precisión de la evaluación.

13. Cuando se concluye la medición, se cubre al paciente y se le ayuda a colocarse en una posición cómoda.

Garantiza la comodidad del paciente.

14. Limpiar el diafragma del estetoscopio con una torunda con alcohol.

La limpieza con alcohol elimina la transmisión de microorganismos.

15. Retirar los guantes y el EPP adicional, si se utilizó. Realizar higiene de manos.

Retirar el EPP de forma adecuada reduce el riesgo de transmisión de infecciones y contaminación de otros objetos. La higiene de manos previene la propagación de microorganismos.

EVALUACIÓN

- Se cumplen los resultados esperados cuando el pulso apical del paciente se evalúa con precisión y sin lesiones y cuando el paciente experimenta mínimas molestias.

REGISTRO

- Registrar la frecuencia y el ritmo del pulso en papel, la hoja de registro del paciente o en un registro electrónico. Informar los hallazgos anómalos a la persona adecuada. Identificar el sitio de evaluación.

COMPETENCIA 134 · VALORACIÓN DE PULSO PERIFÉRICO MEDIANTE ECÓGRAFO DOPPLER PORTÁTIL

La frecuencia del pulso se mide en latidos por minuto. El pulso normal para adolescentes y adultos oscila entre 60 y 100 latidos por minuto. El *ritmo del pulso* es el patrón de las pulsaciones y las pausas entre ellas; suele ser regular, pues éstas se producen a intervalos constantes. Un ritmo del pulso irregular se produce cuando las pulsaciones y las pausas entre los latidos se presentan a intervalos desiguales.

El pulso se puede evaluar mediante la palpación de las arterias periféricas (Competencia 135), la auscultación del pulso apical con un estetoscopio, o el uso de un ecógrafo Doppler portátil. El ecógrafo Doppler amplifica el sonido; resulta especialmente útil si el pulso es débil o para evaluar el estado circulatorio durante una cirugía o en el sitio de la herida. La ecografía Doppler se utiliza para valorar los pulsos periféricos. Para evaluar el pulso con precisión, se requiere saber qué sitio elegir y qué método es el más adecuado para el paciente.

CONSIDERACIONES AL DELEGAR

La evaluación de los pulsos periféricos radial y braquial se puede delegar al personal de apoyo de enfermería (PAE) o al personal de apoyo sin licencia (PASL). La evaluación de los pulsos periféricos en general puede delegarse al personal de enfermería práctico/vocacional con licencia (PEPL/PEVL). La decisión de delegar debe tomarse con base en un análisis minucioso de las necesidades y circunstancias del paciente, así como en las calificaciones de la persona a quien se delega la tarea. Véanse las *Pautas de delegación* en el Apéndice A.

EQUIPO

- Reloj con segundero o lectura digital
- Ecógrafo Doppler portátil
- Gel conductor
- Bolígrafo, papel y hoja de registro del paciente, registro electrónico
- Guantes no estériles, si corresponde, equipo de protección personal (EPP) adicional, según indicación

VALORACIÓN INICIAL

- Elegir un sitio para evaluar el pulso. Para un paciente adulto, adolescente o niño mayor, el sitio más frecuente para obtener un pulso periférico es la arteria radial. La medición del pulso apical es el método preferido para los lactantes y niños menores de 2 años de edad (Jarvis, 2012). El sitio puede determinarse por otros problemas de salud del paciente, como una cirugía arteriovenosa o lesión reciente.
- Evaluar los factores que pueden afectar las características del pulso, como edad del paciente, cantidad de ejercicio, equilibrio hídrico y fármacos. Considerar los valores de referencia o las mediciones del pulso apical anteriores.

DIAGNÓSTICO DE ENFERMERÍA

- Disminución del gasto cardíaco
- Perfusión tisular periférica ineficaz
- Dolor agudo

IDENTIFICACIÓN Y PLANIFICACIÓN DE RESULTADOS

- El pulso del paciente se evalúa con precisión y sin lesiones.
- El paciente experimenta molestias mínimas.

IMPLEMENTACIÓN

ACCIÓN	JUSTIFICACIÓN
1. Revisar la orden médica o el plan de atención de enfermería con respecto a la frecuencia de la evaluación del pulso. Puede evaluarse con mayor frecuencia con base en el juicio del personal de enfermería. Determinar la necesidad de usar un ecógrafo Doppler para la medición del pulso.	La evaluación y medición de las constantes vitales a intervalos apropiados proporciona datos importantes sobre el estado de salud del paciente.
2. Reunir el equipo necesario en la mesa puente o junto a la cama.	La organización facilita el desempeño de la tarea.
3. Realizar higiene de manos. Colocarse el EPP, según indicación.	La higiene de manos y el EPP previenen la diseminación de microorganismos. El EPP será necesario según las precauciones epidemiológicas.
4. Identificar al paciente.	La identificación del paciente valida que se atienda al individuo correcto con el procedimiento correcto y ayuda a evitar errores.

ACCIÓN	JUSTIFICACIÓN
5. Cerrar las cortinas alrededor de la cama y la puerta de la habitación, de ser posible. Comentar el procedimiento con el paciente y evaluar su capacidad para ayudar con éste.	Esto garantiza la privacidad del paciente. La explicación reduce la ansiedad y facilita la cooperación.
6. Colocarse guantes, según indicación.	Generalmente, no se usan guantes para obtener una medición del pulso a menos que se anticipe el contacto con sangre o líquidos corporales. Los guantes evitan el contacto con sangre y líquidos corporales.
7. Seleccionar el sitio periférico apropiado con base en los datos de valoración.	Garantiza la seguridad y precisión de la medición.
8. Mover la ropa del paciente para exponer solamente el sitio elegido.	El sitio debe exponerse para la evaluación del pulso. Exponer solamente el sitio mantiene al paciente abrigado y conserva su dignidad.
9. Retirar el ecógrafo Doppler del cargador y encenderlo. Verificar que el volumen esté configurado en el nivel bajo.	El retiro del cargador y encender el dispositivo lo preparan para su uso. El ajuste de volumen bajo evita ruidos innecesarios.
10. Aplicar el gel conductor al sitio donde se va a auscultar el pulso.	El gel conductor facilita la transmisión del sonido de la arteria al ecógrafo.
11. Sostener la base del ecógrafo en la mano no dominante. Con la mano dominante, colocar la punta de la sonda del ecógrafo sobre el gel. Ajustar el volumen, según necesidad. Mover la punta del ecógrafo alrededor hasta que se escuche el pulso (fig. 1). **Con un reloj con segundero, contar los latidos durante 1 min.**	De esta manera se localiza el pulso arterial para tomar la lectura. Garantiza la precisión de las mediciones y la evaluación.

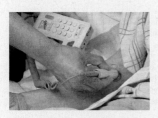

FIGURA 1 Mover la punta del ecógrafo hasta que se escuche el pulso

ACCIÓN	JUSTIFICACIÓN
12. Observar la frecuencia del pulso.	Proporciona datos adicionales de la evaluación con respecto al estado cardiovascular del paciente.
13. Retirar la punta del ecógrafo y apagarlo. Limpiar el exceso de gel de la piel del paciente con un pañuelo desechable. Después, se coloca con marcador indeleble una cruz pequeña sobre el punto donde se localizó el pulso, según las políticas institucionales.	Retirar el gel de la piel del paciente fomenta su comodidad. Marcar el sitio permite una evaluación más rápida a futuro. También puede facilitar la palpación del pulso, ya que se conoce la ubicación exacta de éste.
14. Limpiar cualquier residuo de gel en la sonda del ecógrafo con un pañuelo desechable. Limpiar la sonda según la política institucional o según las recomendaciones del fabricante.	La limpieza adecuada elimina la propagación de microorganismos. El equipo debe quedar listo para usarse.
15. Retirarse los guantes, si se utilizaron. Cubrir al paciente y ayudarlo a colocarse en una posición cómoda.	El retiro adecuado del EPP reduce el riesgo de transmisión de infecciones y de contaminación de otros objetos. Garantiza la comodidad del paciente.
16. Retirarse el EPP adicional, si se utilizó. Realizar higiene de manos.	El retiro adecuado del EPP reduce el riesgo de transmisión de infecciones y de contaminación de otros objetos. La higiene de manos previene la propagación de microorganismos.
17. Regresar el ecógrafo Doppler al cargador de batería.	El equipo debe dejarse listo para usarse.
18. Registrar la frecuencia, el ritmo y el sitio del pulso, y el hecho de que se obtuvieron con el ecógrafo Doppler.	

EVALUACIÓN

- El pulso del paciente se evalúa con precisión y sin lesiones.
- El paciente experimenta molestias mínimas.

REGISTRO

- Documentar la frecuencia, la amplitud y el ritmo del pulso en un papel, la hoja de registro del paciente o en un registro electrónico. Identificar el sitio de evaluación y el hecho de que se obtuvo con un ecógrafo Doppler. Informar los hallazgos anómalos al médico tratante.

COMPETENCIA 135

El *pulso* es una sensación punzante que se puede palpar sobre una arteria periférica, como la arteria radial o la carótida. Los pulsos *periféricos* son el resultado de una ola de sangre que se bombea dentro de la circulación arterial mediante la contracción del ventrículo izquierdo. Cada vez que se contrae el ventrículo izquierdo para expulsar la sangre en una aorta completamente llena, las paredes arteriales en el sistema cardiovascular se expanden para compensar el aumento en la presión de la sangre. Las características del pulso, incluyendo la frecuencia, la calidad o la amplitud y el ritmo, proporcionan información acerca de la eficacia del corazón como bomba y la adecuación del flujo de sangre periférico.

La frecuencia del pulso se mide en latidos por minuto. El pulso normal de adolescentes y adultos oscila entre 60 y 100 latidos por minuto. La *calidad (amplitud)* del pulso describe al pulso en términos de su expansión (plenitud), ya sea fuerte o débil; y se evalúa con la sensación del flujo de sangre a través de los vasos sanguíneos. El *ritmo* de pulso es el patrón de las pulsaciones y las pausas entre ellas; suele ser regular, pues las pulsaciones y las pausas entre ellas se producen a intervalos constantes. Un ritmo de pulso irregular se produce cuando las pulsaciones y las pausas entre los latidos se presentan a intervalos desiguales.

El pulso se puede evaluar mediante la palpación de arterias periféricas, auscultando el pulso apical con un estetoscopio, o usando un ecógrafo Doppler portátil (véase Competencia 134). Para evaluar el pulso con precisión, se requiere saber qué sitio elegir y qué método es el más adecuado para el paciente. Se deben colocar los dedos sobre la arteria de manera que sus extremos queden planos contra la piel del paciente cuando se están palpando los pulsos periféricos. Se evita presionar solamente con la punta de los dedos.

CONSIDERACIONES AL DELEGAR

La evaluación de los pulsos periféricos radial y humeral no se delega al personal de apoyo de enfermería (PAE) o al personal de apoyo sin licencia (PASL). La evaluación de los pulsos periféricos puede delegarse al personal de enfermería práctico/vocacional con licencia (PEPL/PEVL). La decisión de delegar debe tomarse con base en un análisis minucioso de las necesidades y circunstancias del paciente, así como en las calificaciones de la persona a quien se delega la tarea. Véanse las *Pautas de delegación* en el Apéndice A.

EQUIPO

- Reloj con segundero o lectura digital
- Lápiz o bolígrafo, papel y hoja de registro del paciente, registro electrónico

- Guantes no estériles, si corresponde, equipo de protección personal (EPP) adicional, según indicación

VALORACIÓN INICIAL

- Elegir un sitio para evaluar el pulso. Para un paciente adulto, adolescente o niño mayor, el sitio más frecuente para obtener un pulso periférico es la arteria radial. La medición del pulso apical es el método preferido para los bebés y niños menores de 2 años de edad (Jarvis, 2012).

- Evaluar los factores que pueden afectar las características del pulso, como edad del paciente, cantidad de ejercicio, equilibrio hídrico y medicamentos. Considerar los valores de referencia o las mediciones del pulso apical anteriores.

DIAGNÓSTICO DE ENFERMERÍA

- Disminución del gasto cardíaco
- Perfusión tisular periférica ineficaz
- Dolor agudo

IDENTIFICACIÓN Y PLANIFICACIÓN DE RESULTADOS

- El pulso del paciente se evalúa con precisión y sin lesiones.
- El paciente experimenta molestias mínimas.

IMPLEMENTACIÓN

ACCIÓN	JUSTIFICACIÓN
1. Revisar la orden médica o el plan de atención de enfermería con respecto a la frecuencia de evaluación del pulso. Puede evaluarse con mayor frecuencia con base en el juicio del personal de enfermería.	La evaluación y medición de las constantes vitales a intervalos apropiados proporciona datos importantes sobre el estado de salud del paciente.
2. Realizar higiene de manos. Colocar el EPP, según indicación.	La higiene de manos y el EPP previenen la diseminación de microorganismos. El EPP será necesario según las precauciones epidemiológicas.
3. Identificar al paciente.	La identificación del paciente asegura que el individuo correcto reciba la intervención correcta y ayuda a evitar errores.
4. Cerrar las cortinas alrededor de la cama y la puerta de la habitación, de ser posible. Comentar el procedimiento con el paciente y evaluar su capacidad para ayudar con el procedimiento.	Esto garantiza la privacidad del paciente. La explicación reduce la ansiedad y facilita la cooperación.
5. Colocarse los guantes, según la indicación.	Generalmente no se usan guantes para obtener una medición del pulso a menos que se anticipe el contacto con sangre o líquidos corporales. Los guantes evitan el contacto con estas sustancias.

ACCIÓN	JUSTIFICACIÓN

6. Seleccionar el sitio periférico apropiado con base en los datos de valoración.

Garantiza la seguridad y precisión de la medición.

7. Mover la ropa del paciente para exponer solamente el sitio elegido.

El sitio debe exponerse para la evaluación del pulso. Exponer solamente el sitio mantiene al paciente abrigado y conserva su dignidad.

8. Colocar tres dedos sobre la arteria (fig. 1). **Oprimir ligeramente la arteria para que se puedan contar y sentir las pulsaciones.**

Las puntas de los dedos pueden sentir las pulsaciones de la arteria.

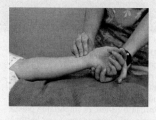

FIGURA 1 Palpación del pulso radial

9. Con un reloj con segundero, contar el número de pulsaciones que se puedan sentir durante 30 seg. Multiplicar este número por 2 para calcular la frecuencia durante 1 min. **Si la frecuencia, el ritmo o la amplitud del pulso resultan anómalos en cualquier sentido, palpar y contar el pulso durante 1 min.**

Garantiza la precisión de la medición y la evaluación.

10. Observar el ritmo y la amplitud del pulso.

Proporciona datos adicionales de la evaluación con respecto al estado cardiovascular del paciente.

11. Cuando se concluye la medición, se cubre al paciente y se le ayuda a colocarse en una posición cómoda.

Garantiza la comodidad del paciente.

12. Retirar los guantes y el EPP adicional, si se utilizó. Realizar higiene de manos.

El retiro adecuado del EPP reduce el riesgo de transmisión de infecciones y la contaminación de otros objetos. La higiene de manos previene la propagación de microorganismos.

EVALUACIÓN

- El pulso del paciente se evalúa con precisión y sin lesiones.
- El paciente experimenta incomodidad mínima.

REGISTRO

- Registrar la frecuencia, la amplitud y el ritmo del pulso en papel, la hoja de registro del paciente o en un registro electrónico. Identificar el sitio de evaluación. Informar los hallazgos anómalos al médico tratante.

COMPETENCIA 136 | REALIZACIÓN DE EJERCICIOS DE RANGO O AMPLITUD DE MOVIMIENTO

El *rango* o *amplitud de movimiento* (RDM) es el grado completo de movimiento del cual es capaz de producir una articulación en condiciones normales. Cuando una persona realiza actividades rutinarias de la vida diaria (ARVD), utiliza grupos de músculos que ayudan a mantener muchas articulaciones en un rango efectivo de movimiento. Cuando todas o algunas de las ARVD normales se tornan imposibles debido a una enfermedad o lesión, es importante prestar atención a las articulaciones que no se están utilizando o cuyo uso es limitado. Si el paciente realiza ejercicio por sí mismo, se hace referencia al *rango activo de movimiento*. A los ejercicios realizados por el personal de enfermería sin la participación del paciente se les denomina *rango pasivo de movimiento*. Los ejercicios deben ser tan activos como lo permita la condición física del paciente, y se debe permitir que éste realice tanta actividad individual como su estado lo permita. Es necesario iniciar los ejercicios de RDM tan pronto como sea posible, ya que se pueden presentar cambios en el cuerpo después de sólo 3 días de movilidad deteriorada.

CONSIDERACIONES AL DELEGAR

La capacitación del paciente con respecto a los ejercicios de rango de movimiento no debe delegarse al personal de apoyo de enfermería (PAE) o al personal de apoyo sin licencia (PASL). El refuerzo o la implementación de los ejercicios de RDM pueden delegarse al PAE o al PASL, así como al personal de enfermería práctico/vocacional con licencia (PEPL/PEVL). La decisión de delegar debe tomarse con base en un análisis minucioso de las necesidades y circunstancias del paciente, así como en las calificaciones de la persona a quien se delega la tarea. Véanse las *Pautas de delegación* en el Apéndice A.

EQUIPO

No son necesarios equipos o suministros especiales para realizar los ejercicios de RDM. Utilizar guantes no estériles u otros equipos de protección personal (EPP), según corresponda.

VALORACIÓN INICIAL

- Revisar los registros médicos y el plan de atención de enfermería en busca de cualquier alteración u orden que limite la movilidad.
- Realizar una evaluación del dolor antes de llevar a cabo los ejercicios. Si el paciente informa dolor, administrar el medicamento prescrito con el tiempo suficiente para permitir el efecto total del analgésico.
- Evaluar la capacidad del paciente para realizar ejercicios de RDM.
- Revisar y palpar las articulaciones en busca de eritema, sensibilidad, dolor, hinchazón o deformidades.

DIAGNÓSTICO DE ENFERMERÍA

- Deterioro de la movilidad física
- Fatiga
- Conocimientos deficientes

IDENTIFICACIÓN Y PLANIFICACIÓN DE RESULTADOS

- El paciente mantiene la movilidad de las articulaciones.
- El individuo mejora o mantiene la fuerza muscular.
- Se previenen la atrofia muscular y las contracturas.

IMPLEMENTACIÓN

ACCIÓN	JUSTIFICACIÓN
1. Revisar la orden médica o el plan de atención de enfermería con respecto a la actividad del paciente. Identificar cualquier limitación a los movimientos.	Revisar la orden valida que se trata del procedimiento y el paciente correctos. La identificación de las limitaciones previene lesiones.
2. Realizar higiene de manos. Colocar el EPP, según indicación. 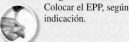	La higiene de manos y el EPP previenen la diseminación de microorganismos. El EPP será necesario según las precauciones epidemiológicas.
3. Identificar al paciente y explicarle el procedimiento.	La identificación del paciente asegura que el paciente correcto reciba la intervención correcta y ayuda a evitar errores. La explicación reduce la ansiedad y prepara al paciente con respecto a lo que puede esperar.
4. Cerrar las cortinas alrededor de la cama y la puerta de la habitación, de ser posible. Ajustar la cama a una altura de trabajo cómoda, por lo general a la altura del codo del profesional de la salud (VISN 8, 2009). Ajustar la	Cerrar las cortinas o la puerta proporciona privacidad al paciente. Colocar la cama a la altura adecuada reduce el dolor y la tensión muscular mientras se realiza el procedimiento.

ACCIÓN	JUSTIFICACIÓN

cabecera de la cama a una posición plana o la más baja que el paciente pueda tolerar.

5. Pararse del lado de la cama donde se van a ejercitar las articulaciones. Bajar el barandal lateral en ese lado, si está colocado. Destapar solamente la extremidad que se utilizará durante el ejercicio.

Pararse del lado que se va a ejercitar y bajar el barandal lateral previene la fatiga dorsal del personal de enfermería. Tapar al paciente proporciona intimidad y abrigo.

6. Realizar los ejercicios despacio y con cuidado, proporcionando apoyo al sostener las áreas proximal y distal a la articulación. Repetir cada ejercicio dos a cinco veces, moviendo cada articulación de manera suave y rítmica. **Detener el movimiento si el paciente refiere dolor o siente resistencia.**

Los movimientos lentos y suaves, con apoyo, previenen espasmos musculares y molestias resultantes de los movimientos bruscos. El movimiento repetido de los músculos y las articulaciones mejora la flexibilidad y aumenta la circulación hacia la parte específica del cuerpo. El dolor puede indicar que los ejercicios están causando daño.

7. Durante la realización de los ejercicios, comenzar en la cabeza y moverse hacia abajo de un lado del cuerpo a la vez. **Animar al paciente a realizar la mayor cantidad posible de ejercicios de manera independiente.**

Proceder de la cabeza a los pies, de un lado a la vez, permite administrar el tiempo de forma eficiente y realizar la tarea de manera ordenada. Tanto el ejercicio activo como el pasivo mejoran la movilidad articular e incrementan la circulación hacia la parte afectada, pero sólo el ejercicio activo aumenta la masa, el tono y la fuerza muscular y optimiza el funcionamiento cardíaco y respiratorio.

8. Mover el mentón hacia abajo para descansarlo sobre el pecho. Regresar la cabeza a una posición vertical normal. Inclinar la cabeza tan lejos como sea posible hacia cada hombro.

Estos movimientos permiten la flexión, extensión y flexión lateral de la cabeza y el cuello.

9. Mover la cabeza de lado a lado, y llevar el mentón hacia cada hombro.

Estos movimientos proporcionan rotación del cuello.

10. Comenzar con el brazo del lado del paciente y levantarlo hacia adelante por encima de la cabeza. Regresar el brazo a la posición inicial a un lado del cuerpo.

Estos movimientos permiten la flexión y extensión del hombro.

ACCIÓN	JUSTIFICACIÓN
11. Con el brazo de nuevo en el costado del paciente, moverlo de manera lateral a una posición vertical por encima de la cabeza, y, luego, volver a la posición original. Mover el brazo a lo largo del cuerpo lo más lejos posible.	Estos movimientos proporcionan abducción y aducción del hombro.
12. Levantar el brazo que se encuentra en el costado hasta que la parte superior del brazo esté en línea con el hombro. Doblar el codo en un ángulo de 90° y mover el antebrazo hacia arriba y hacia abajo; a continuación, regresar el brazo a uno de los costados.	Estos movimientos proporcionan rotación interna y externa del hombro.
13. Doblar el codo y mover la parte inferior del brazo y de la mano hacia arriba, en dirección al hombro. Regresar el antebrazo y la mano a la posición original, mientras se endereza el codo.	Estos movimientos permiten la flexión y extensión del codo.
14. Girar la parte inferior del brazo y de la mano para que la palma quede hacia arriba. Rotar la parte inferior del brazo y de la mano para que la palma de la mano quede hacia abajo.	Estos movimientos proporcionan supinación y pronación del antebrazo.
15. Mover la mano hacia abajo, hacia la cara interna del antebrazo. Regresar la mano a una posición neutra, incluyendo el antebrazo. A continuación, mover la parte dorsal de la mano hacia atrás tanto como sea posible.	Estos movimientos proporcionan flexión, extensión e hiperextensión de la muñeca.
16. Doblar los dedos para formar un puño, y luego enderezarlos. Extender los dedos y volver a juntarlos. Tocar con el pulgar cada dedo de la mano.	Estos movimientos permiten la flexión, extensión, abducción y aducción de los dedos.
17. Extender la pierna y levantarla hacia arriba. Regresar la pierna a la posición original al lado de la otra pierna.	Estos movimientos permiten la flexión y extensión de las caderas.

ACCIÓN	JUSTIFICACIÓN
18. Llevar la pierna lateralmente hacia fuera del cuerpo del sujeto. Regresar la pierna hacia la otra pierna y tratar de extenderla más allá de la línea media.	Estos movimientos proporcionan abducción y aducción de las caderas.
19. Girar el pie y la pierna hacia la pierna opuesta para rotarla internamente. Girar el pie y la pierna hacia afuera, lejos de la pierna opuesta para rotar externamente.	Estos movimientos proporcionan rotación interna y externa de las caderas.
20. Doblar la pierna y llevar el talón hacia la parte posterior de la pierna. Regresar la pierna a una posición recta.	Estos movimientos permiten la flexión y extensión de las rodillas.
21. En el tobillo, mover el pie hacia arriba y hacia atrás hasta que los dedos de los pies estén en posición vertical. Mover los pies con los dedos de los pies apuntando hacia abajo.	Estos movimientos proporcionan dorsiflexión y flexión plantar de los tobillos.
22. Girar la planta del pie hacia la línea media. Girar la planta del pie hacia el exterior.	Estos movimientos proporcionan inversión y eversión de los tobillos.
23. Doblar los dedos de los pies hacia abajo y después estirarlos de nuevo.	Estos movimientos permiten la flexión, extensión, abducción y aducción de los dedos de los pies.
24. Repetir estos ejercicios con el otro lado del cuerpo. Animar al paciente a realizar la mayor cantidad de ejercicio posible de manera independiente.	La repetición de movimientos en el otro lado del cuerpo permite ejercitar todo el organismo. Se fomenta la autoestima, el autocuidado y la independencia cuando el paciente realiza los ejercicios por sí solo.
25. Cuando se hayan terminado de realizar los ejercicios, verificar que el paciente esté cómodo, los barandales laterales estén arriba y la cama en la posición más baja. Colocar el timbre y otros elementos de primera necesidad al alcance de la mano.	La posición correcta con barandales laterales elevados y la altura de la cama adecuada ofrecen comodidad y seguridad al paciente. Tener el timbre de llamado y otros artículos de primera necesidad al alcance de la mano fomenta la seguridad.
26. Retirar los guantes y cualquier otro EPP, si se utilizó. Realizar higiene de manos.	El retiro de los guantes de forma adecuada minimiza el riesgo de transmisión de infecciones y la contaminación de otros objetos. La higiene de manos reduce la propagación de microorganismos.

EVALUACIÓN

- El paciente mantiene la movilidad de las articulaciones, mejora o mantiene la fuerza muscular y previene la atrofia y las contracturas de los músculos.

REGISTRO

- Documentar los ejercicios realizados, cualquier observación significativa y la reacción del paciente a las actividades.

COMPETENCIA 137 — REALIZACIÓN DE REANIMACIÓN CARDIOPULMONAR

La reanimación cardiopulmonar (RCP), también conocida como *soporte vital básico*, se utiliza en cualquier situación de ausencia de respiración, palpitación cardíaca o ambas. Consiste en una combinación de compresiones del tórax que promueven la circulación sanguínea, y respiración de boca a boca para suministrar oxígeno a los pulmones. El cerebro puede sufrir hipoxia y daños irreversibles después de 4-6 min sin oxígeno. La prontitud en el inicio de la RCP aumenta la posibilidad de supervivencia.

Ante la carencia de respiración y palpitaciones cardíacas, se ha de evaluar la respuesta del paciente, activar el sistema de respuesta de urgencia, conseguir un desfibrilador externo automatizado (DEA), o el que esté disponible, e iniciar la RCP con la secuencia C-A-B (compresiones, abrir las vías aéreas, respiración [*breathing*]) y desfibrilación (American Heart Association [AHA], 2011).

En el ámbito hospitalario, es imprescindible que el personal conozca la voluntad expresa del paciente sobre ser reanimado. Esto debe estar claramente documentado en el expediente médico del paciente.

El aprendizaje de la RCP convencional continúa siendo recomendado en intervenciones de urgencia realizadas fuera de los centros de salud. Sin embargo, la recomendación de la AHA ante el colapso repentino en un adolescente o un adulto es llamar al número de urgencias (para activar el sistema de respuesta de urgencia) y presionar fuerte y rápido en el centro del pecho de la víctima. Algunos estudios sobre urgencias reales en el hogar, el trabajo o lugares públicos, demuestran que estos dos pasos, conocidos como "*RCP sólo con las manos*", pueden ser tan eficaces como la RCP convencional. Proporcionar la *RCP sólo con las manos* a un adulto colapsado por un fallo cardíaco repentino puede aumentar a más del doble sus probabilidades de supervivencia (AHA, 2012).

CONSIDERACIONES AL DELEGAR

Iniciar y proporcionar la reanimación cardiopulmonar es una competencia general de todos los proveedores de atención médica.

EQUIPO

- Equipo de protección personal (EPP), protector facial o mascarilla de válvula unidireccional y guantes, cuando estén disponibles

- Bolsa de reanimación manual o bolsa autoinflable y oxígeno, cuando estén disponibles

VALORACIÓN INICIAL

- Evaluar las constantes vitales del paciente y determinar el nivel de consciencia.
- Verificar si hay obstrucción parcial o completa.
- Evaluar la falta o ineficacia de la respiración.
- Determinar la ausencia de signos de circulación y pulsos.

DIAGNÓSTICO DE ENFERMERÍA

- Disminución del gasto cardíaco
- Deterioro del intercambio de gases
- Deterioro de la ventilación espontánea

IDENTIFICACIÓN Y PLANIFICACIÓN DE RESULTADOS

- La RCP se realiza con eficacia y sin efectos adversos para el paciente.
- El paciente recupera el pulso y la respiración.
- Corazón y pulmones mantienen la función adecuada para sostener la vida.
- Se inicia el apoyo vital cardíaco avanzado.
- El paciente no experimenta daños.

IMPLEMENTACIÓN

ACCIÓN	JUSTIFICACIÓN
1. Evaluar la capacidad de respuesta. Buscar la respiración. Si el paciente no responde y no respira o no lo hace normalmente, pedir ayuda, presionar el botón de alarma y llamar al número de urgencias de las instalaciones. Solicitar el DEA o el que esté disponible.	Evaluar la capacidad de respuesta evita emprender la RCP en un paciente consciente. Activar el sistema de respuesta de urgencia inicia una respuesta rápida.
2. Ponerse los guantes, si están disponibles. Colocar al paciente en decúbito dorsal o boca arriba sobre una superficie firme y plana, con los brazos junto al cuerpo. Si el paciente está en cama, colocar una tabla u otra superficie rígida bajo el paciente (a menudo la piecera de la cama). Colocarse a un lado del paciente.	Los guantes previenen el contacto con sangre y líquidos corporales. La posición supina se requiere para la reanimación y una evaluación eficaz. La tabla proporciona una superficie firme sobre la cual aplicar las compresiones. Cuando sea necesario rodar al paciente, se deberá hacer sin torcerlo, sino como una unidad, de manera que la cabeza, los hombros y el torso se muevan simultáneamente.
3. **Proporcionar desfibrilación lo más pronto posible, tan rápido como se disponga de un DEA.** Véanse las Competencias 45 y 46.	El intervalo desde el colapso hasta la desfibrilación es uno de los más importantes determinantes de la supervivencia después de un paro cardíaco súbito (AHA, 2011).

ACCIÓN	JUSTIFICACIÓN

4. Comprobar el pulso, palpando el pulso carotídeo. Esta evaluación debe tomar al menos 5 seg y no más de 10 seg. Si definitivamente no se siente un pulso en 10 seg, iniciar la RCP con una relación de compresión/ventilación de 30 compresiones/2 respiraciones, empezando con compresiones de tórax (secuencia CAB).

La determinación del pulso evalúa la función cardíaca. Los retrasos en las compresiones deben ser mínimos, de forma que el médico no tome más de 10 seg en comprobar un pulso. Si no se siente dentro de ese tiempo, deben iniciarse las compresiones en tórax (Neumar *et al.*, 2010).

5. Colocar la eminencia tenar de una mano en el centro del pecho entre los pezones, directamente sobre la parte inferior media del esternón. Colocar la eminencia tenar de la otra mano directamente encima de la primera mano. Extender o entrelazar los dedos para mantenerlos sobre el pecho. Enderezar los brazos y colocar los hombros directamente sobre las manos.

La colocación apropiada de las manos garantiza que la fuerza de compresión recaiga sobre el esternón, reduciendo así el riesgo de fracturas costales, punción del pulmón o laceración del hígado.

6. Presionar de manera fuerte y rápida. Las compresiones del pecho deben presionar el esternón unos 5 cm. Empujar hacia abajo sobre el esternón del paciente. Realizar 30 compresiones a un ritmo de 100 por minuto, contando "uno, dos, etc." hasta 30, manteniendo los codos bloqueados, los brazos rectos y los hombros directamente sobre las manos. Permitir el retroceso completo del tórax (que vuelva a expandirse) después de cada compresión. Los tiempos de compresión y retroceso del pecho deben ser aproximadamente iguales.

La compresión cardíaca directa y la presión de la manipulación intratorácica promueven la irrigación sanguínea durante la RCP. La compresión de 5 cm evita que sea demasiado profunda y proporciona un flujo de sangre adecuado. El retroceso completo del pecho permite el adecuado retorno venoso al corazón.

7. Dar dos insuflaciones (como se describe abajo) después de cada serie de 30 compresiones. Completar cinco ciclos de 30 compresiones y dos ventilaciones.

La respiración y las compresiones simulan la función cardiopulmonar, proporcionando oxígeno y circulación.

ACCIÓN	JUSTIFICACIÓN

8. Utilizar la maniobra de inclinación de la cabeza y elevación del mentón para abrir la vía aérea. Colocar una mano en la frente del paciente, y aplicar presión hacia atrás con la palma para inclinar la cabeza hacia atrás. Colocar los dedos de la otra mano bajo la parte ósea de la mandíbula inferior cerca del mentón y levantar la mandíbula hacia arriba para traer el mentón hacia delante y los dientes casi a la oclusión.

La maniobra de inclinación de la cabeza y elevación del mentón levanta la lengua y termina con la obstrucción de la vía aérea por la lengua en una persona inconsciente.

9. Si existe o se sospecha traumatismo en cabeza o cuello, utilizar la maniobra de tracción mandibular para abrir la vía aérea. Colocar una mano en cada lado de la cabeza del paciente. Descansar los codos sobre la superficie plana bajo el paciente. Sujetar el ángulo de la mandíbula del paciente y levantar con las dos manos.

La maniobra de tracción mandibular puede reducir el movimiento del cuello y de la columna vertebral.

10. Sellar la boca y nariz del paciente con la careta, máscara de válvula unidireccional o bolsa de Ambu (bolsa de reanimación manual), si están disponibles. De lo contrario, sellar la boca del paciente con la propia boca.

Sellar la boca y la nariz del paciente impide que el aire escape. El uso de dispositivos (caretas) reduce el riesgo de transmisión de infecciones.

11. Instilar dos respiraciones, cada una de 1 seg de duración, causando que el pecho se infle.

Dar respiración al paciente proporciona oxígeno a sus pulmones. La hiperventilación provoca un aumento en la presión positiva del tórax y disminuye el retorno venoso. El flujo de sangre a los pulmones durante la RCP es sólo 25-33 % de lo normal; el paciente necesita menos ventilación para proporcionar oxígeno y eliminar dióxido de carbono. Las respiraciones más prolongadas reducen la cantidad de sangre que llena el corazón, disminuyendo el flujo sanguíneo generado por la compresión. Proporcionar respiraciones grandes

ACCIÓN	JUSTIFICACIÓN
	y enérgicas puede provocar inflación y distensión gástrica.
12. Si no se logra ventilar o el pecho no se eleva durante la ventilación, reposicionar la cabeza del paciente e intentar de nuevo la ventilación. Si sigue sin ventilar, reanudar la RCP. Cada vez que la vía aérea se abra para administrar las respiraciones, buscar si hay algún objeto. Si es visible algún objeto en la boca, retirarlo; de lo contrario, continuar con la RCP.	La incapacidad para ventilar indica que puede estar obstruida la vía aérea. Las maniobras de reposicionamiento pueden ser suficientes para abrir las vías respiratorias y promover la respiración espontánea. Es fundamental minimizar las interrupciones en las compresiones del pecho, para mantener la perfusión circulatoria.
13. Después de cinco ciclos completos de RCP, verificar el pulso carotídeo, evaluando al mismo tiempo si hay respiración, tos o movimiento. Esta evaluación debe tomar al menos 5 seg y no más de 10 seg.	La exploración del pulso evalúa la función cardíaca.
14. Si el paciente tiene pulso, pero sigue sin respiración espontánea, continuar con el rescate respiratorio, sin compresiones. Administrar el rescate respiratorio a un ritmo de una respiración cada 5-6 seg, con una tasa de 10-12 respiraciones por minuto.	El rescate respiratorio mantiene la oxigenación adecuada.
15. Si se reanuda la respiración espontánea, colocar al paciente en posición de recuperación.	Evita la obstrucción de las vías respiratorias.
16. En caso contrario, continuar la RCP hasta que asuman el control profesionales expertos, el paciente comience a moverse, ya no se tengan fuerzas para continuar o un médico decida interrumpir la RCP.	Una vez iniciada, la RCP debe continuar hasta que una de estas condiciones se cumpla. En un entorno hospitalario, la ayuda debe llegar en pocos minutos.
17. Retirarse los guantes, si se utilizaron. Realizar higiene de manos.	El retiro adecuado del EPP reduce el riesgo de transmisión de infecciones y la contaminación de otros artículos. La higiene de manos evita la propagación de microorganismos.

EVALUACIÓN

- La RCP se realiza con eficacia sin efectos adversos para el paciente.
- El paciente recupera el pulso y la respiración.
- El corazón y los pulmones del paciente mantienen la función adecuada para sostener la vida.
- Se inicia el apoyo vital cardíaco avanzado.
- El paciente no experimenta lesiones graves.

REGISTRO

- Documentar la hora en la que se descubrió que el paciente no respondía y se inició la RCP. La intervención continua, como la del equipo de urgencias, normalmente se documenta en un formato de urgencia, que identifica las acciones y fármacos proporcionados en el episodio. Incluir un resumen de estos eventos en el expediente médico del paciente.

COMPETENCIA 138 USO DE BOLSA Y MÁSCARA DE REANIMACIÓN MANUAL

Si el paciente no está respirando a una frecuencia y profundidad adecuada, o si ha perdido el ritmo o impulso respiratorio, se puede usar una bolsa y máscara para suministrar oxígeno hasta que se haya reanimado al paciente o pueda intubarse con un tubo endotraqueal. Con frecuencia se hace referencia a los dispositivos de bolsa y máscara como bolsas Ambu (de *air mask bag unit* o "unidad de bolsa y máscara de aire") o BVM (de *bag-valve-mask device* o "dispositivo bolsa-válvula-máscara"). Las bolsas vienen en tamaños para bebé, niño y adulto; constan de un reservorio o tanque de oxígeno (comúnmente conocido como "cola"), vías para el oxígeno, la bolsa en sí y una válvula unidireccional para evitar que las secreciones entren a la bolsa, un puerto de exhalación, un codo para que la válvula quede situada sobre el tórax del paciente y una máscara.

CONSIDERACIONES AL DELEGAR

El uso de una bolsa BVM puede delegarse al personal de apoyo de enfermería (PAE) o al personal de apoyo sin licencia (PASL), así como al personal de enfermería práctico/vocacional con licencia (PEPL/PEVL). La decisión de delegar debe tomarse con base en un análisis minucioso de las necesidades y circunstancias del paciente, así como en las calificaciones de la persona a quien se delega la tarea. Véanse las *Pautas de delegación* en el Apéndice A.

EQUIPO

- Dispositivo de reanimación manual con máscara
- Fuente de oxígeno
- Guantes desechables
- Mascarilla facial o gafas y máscara
- Equipo de protección personal (EPP), según indicación

VALORACIÓN INICIAL

- Valorar el esfuerzo y la frecuencia o impulso respiratorio del paciente. Si el paciente está respirando menos de 10 respiraciones por minuto, su respiración es demasiado superficial, o si no está respirando en absoluto, puede ser necesaria la asistencia con la BVM.
- Evaluar el nivel de saturación de oxígeno. Los pacientes con menor esfuerzo e impulso respiratorio también pueden tener menor saturación de oxígeno.
- Valorar la frecuencia y el ritmo cardíacos. Puede haber bradicardia ante una disminución del nivel de saturación de oxígeno, lo que conduce a una arritmia cardíaca.
- Con frecuencia se utiliza una BVM en situaciones de crisis. La ventilación manual también se usa durante la aspiración de las vías respiratorias.

DIAGNÓSTICO DE ENFERMERÍA

- Patrón respiratorio ineficaz
- Deterioro del intercambio gaseoso

IDENTIFICACIÓN Y PLANIFICACIÓN DE RESULTADOS

- El paciente muestra signos y síntomas de saturación de oxígeno adecuada.
- La persona recibe el volumen adecuado de respiraciones con la BVM.
- El paciente mantiene un ritmo sinusal.

IMPLEMENTACIÓN

ACCIÓN	JUSTIFICACIÓN
1. Si no se trata de una crisis, realizar higiene de manos.	La higiene de manos previene la diseminación de microorganismos.
2. Colocar el EPP, según la indicación.	El uso de EPP previene la propagación de microorganismos. El EPP será necesario según las precauciones epidemiológicas.
3. Si no se trata de una crisis, identificar al paciente.	La identificación del paciente asegura que el individuo correcto reciba la intervención correcta y ayuda a evitar errores.
4. Explicar al paciente el procedimiento y su justificación, incluso si no parece estar alerta.	La explicación reduce temores. Aun si el paciente parece inconsciente, el personal de enfermería debe explicarle lo que está ocurriendo.
5. Colocarse guantes desechables, así como mascarilla facial o gafas y máscara.	El uso de gafas evita la diseminación de microorganismos. El EPP protege al personal de enfermería frente a los patógenos.

ACCIÓN	JUSTIFICACIÓN

6. **Verificar que la máscara se encuentre conectada al dispositivo de la bolsa, la línea de oxígeno a la fuente de oxígeno, y que ésta se encuentre encendida a una velocidad de flujo de 10-15 L/min.** Esto puede verificarse observando o escuchando el extremo abierto del reservorio, tanque o cola; si se escucha que fluye el aire, la línea de oxígeno está conectada y encendida.

Es posible no alcanzar los resultados esperados si la línea de oxígeno no está conectada y encendida.

7. Iniciar la reanimación cardiopulmonar (RCP), según indicación.

Comenzar la RCP en toda situación en la que se encuentren ausentes la respiración o el latido cardíaco. El cerebro es sensible a la hipoxia y sufrirá daño irreversible después de 4-6 min sin oxígeno. Entre más rápido se inicie la RCP, mayores serán las posibilidades de supervivencia.

8. De ser posible, colocarse detrás de la cabecera de la cama y retirarla. **Sobreextender ligeramente el cuello (a menos que esté contraindicado). Si no puede hacerse, utilizar la maniobra de tracción de mandíbula para abrir las vías respiratorias.**

Pararse detrás de la cama facilita colocar la máscara en la cara. Sobreextender el cuello abre las vías respiratorias.

9. Colocar la máscara sobre el rostro del paciente con la abertura sobre la cavidad bucal. Si la máscara tiene forma de gota, la parte angosta debe colocarse sobre el puente de la nariz.

Esto ayuda a garantizar un sello hermético para que el oxígeno pueda forzarse a entrar en los pulmones.

10. **Con la mano dominante, colocar tres dedos sobre la mandíbula, manteniendo la cabeza ligeramente sobreextendida. Colocar el pulgar y un dedo en posición de "C" alrededor de la máscara, y oprimir lo suficientemente fuerte para formar un sello alrededor del rostro del paciente (fig. 1).**

Esto ayuda a garantizar que se forme un sello hermético para que el oxígeno pueda forzarse a entrar en los pulmones.

ACCIÓN	JUSTIFICACIÓN

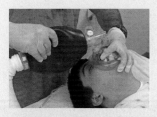

FIGURA 1 Crear un sello entre la máscara y el rostro del paciente

11. Con la mano no dominante, apretar la bolsa suave y lentamente (durante 2-3 seg), observando el tórax en busca de una elevación simétrica. Si hay dos médicos disponibles, una persona debe mantener el sello con las dos manos mientras la otra aprieta la bolsa para suministrar ventilación y oxigenación.

El volumen de aire necesario se basa en el tamaño del paciente. Se ha suministrado suficiente aire si el tórax se eleva. Si el aire se introduce rápidamente, puede entrar al estómago.

12. Suministrar las respiraciones con el propio esfuerzo inspiratorio del paciente, si está presente. Evitar suministrar respiraciones cuando el paciente exhala. Suministrar un respiro cada 5 seg si el impulso respiratorio del paciente está ausente. Continuar suministrando respiraciones hasta que el impulso del paciente regrese o hasta que éste sea intubado y conectado a ventilación mecánica.

Después de que que las vías respiratorias del paciente se han estabilizado o esté respirando por sí mismo, se puede interrumpir el suministro de la bolsa y máscara.

13. Desechar el equipo de forma apropiada.

Reduce el riesgo de transmisión de microorganismos y contaminación de otros objetos.

14. Retirar la mascarilla facial o las gafas y máscara. Retirar los guantes y el EPP adicional, si se utilizó. Realizar higiene de manos.

El retiro adecuado del EPP reduce el riesgo de transmisión de infecciones y la contaminación de otros objetos. La higiene de manos previene la propagación de microorganismos.

EVALUACIÓN

• El paciente presenta mejoría en el color de la piel y el lecho ungueal sin evidencia de cianosis; los niveles de saturación de oxígeno se encuentran dentro de los parámetros aceptables y el ritmo sinusal es evidente.

- El paciente mantiene las vías áreas permeables y presenta respiraciones espontáneas.

REGISTRO

- Documentar el incidente, incluyendo el esfuerzo respiratorio del paciente antes de iniciar las respiraciones de la bolsa-máscara, ruidos pulmonares, saturación de oxígeno, simetría torácica y resolución del incidente (p. ej., intubación o si regresó el impulso respiratorio del paciente).

COMPETENCIA 139 VALORACIÓN DE LA RESPIRACIÓN

Bajo condiciones normales, los adultos sanos respiran alrededor de 12-20 veces por minuto. Los bebés y los niños respiran más rápidamente. La intensidad de la respiración varía normalmente de superficial a profunda. El ritmo de la respiración por lo general es regular, con cada inspiración/espiración y las pausas entre ellas a intervalos regulares. Un ritmo respiratorio irregular ocurre cuando el ciclo de inspiración/espiración y las pausas entre ellas se presentan a intervalos desiguales.

Es necesario evaluar la frecuencia, profundidad y ritmo de la respiración por medio de una exploración (observar y escuchar) o escuchando por medio del estetoscopio, así como determinar la frecuencia respiratoria contando el número de respiraciones por minuto. Si las respiraciones son muy superficiales y existen dificultades para detectarlas, observar la horquilla esternal, donde la respiración resulta más aparente. Cuando se trata de un bebé o niño pequeño, las respiraciones deben evaluarse antes de tomar la temperatura para evitar que el niño esté llorando, lo que podría alterar el estado respiratorio.

Se recomienda cambiar inmediatamente de la valoración del pulso al conteo de la frecuencia respiratoria para evitar que el paciente se dé cuenta que se están contando las respiraciones. Los pacientes no deben darse cuenta de la valoración respiratoria, puesto que si están conscientes del procedimiento, pueden alterar sus patrones de respiración o la frecuencia respiratoria.

CONSIDERACIONES AL DELEGAR

La evaluación de la respiración puede delegarse al personal de apoyo de enfermería (PAE) o al personal de apoyo sin licencia (PASL), así como al personal de enfermería práctico/vocacional con licencia (PEPL/PEVL). La decisión de delegar debe tomarse con base en un análisis minucioso de las necesidades y circunstancias del paciente, así como en las calificaciones de la persona a quien se delega la tarea. Véanse las *Pautas de delegación* del Apéndice A.

EQUIPO

- Reloj con segundero o lectura digital
- Lápiz o pluma, papel u hoja de registro clínico del paciente, o registro electrónico

- Equipo de protección personal (EPP), según necesidad

VALORACIÓN INICIAL

- Explorar al paciente en busca de factores que puedan afectar las respiraciones, como ejercicio, medicamentos, tabaquismo, enfermedades o estados crónicos, lesiones neurológicas, dolor y ansiedad.
- Observar los valores de referencia o mediciones respiratorias previas.
- Valorar al paciente en busca de signos de dificultad respiratoria, los cuales incluyen retracción, aleteo nasal, roncus, ortopnea (respirar con mayor facilidad en posición recta) o taquipnea (respiraciones rápidas).

DIAGNÓSTICO DE ENFERMERÍA

- Patrón respiratorio ineficaz
- Deterioro del intercambio de gases
- Riesgo de intolerancia a la actividad
- Limpieza ineficaz de las vías aéreas

IDENTIFICACIÓN Y PLANIFICACIÓN DE RESULTADOS

- Las respiraciones del paciente se valoran de forma precisa sin lesiones.
- El paciente experimenta mínimas molestias.

IMPLEMENTACIÓN

ACCIÓN	JUSTIFICACIÓN
1. **Mientras los dedos se encuentran aún en el sitio de medición del pulso, después de contar la frecuencia del pulso, observar las respiraciones del paciente.**	El paciente puede alterar la frecuencia de las respiraciones si él o ella están conscientes de que se están contando sus respiraciones.
2. Observar la elevación y el descenso del tórax del paciente.	Un ciclo completo de una inspiración y una espiración conforman una respiración.
3. Utilizar un reloj con segundero para contar el número de respiraciones durante 30 seg. Multiplicar esta cifra por 2 para calcular la frecuencia respiratoria por minuto.	Es necesario contar con tiempo suficiente para observar la frecuencia, profundidad y otras características.
4. **Si de algún modo las respiraciones son anómalas, se deben contar durante al menos 1 min completo.**	Incrementar el tiempo permite detectar un período desigual entre respiraciones.
5. Observar la profundidad y el ritmo de las respiraciones.	Esto proporciona datos de valoración adicionales con respecto al estado respiratorio del paciente.

ACCIÓN	JUSTIFICACIÓN
6. Al concluir la medición, retirar los guantes, si se utilizaron. Cubrir al paciente para ayudarlo a colocarse en una posición cómoda.	El retiro adecuado de los guantes reduce el riesgo de transmisión de infecciones y la contaminación de otros objetos. Garantiza la comodidad del paciente.
7. Retirar el EPP adicional, si se utilizó. Realizar higiene de manos.	El retiro adecuado del EPP reduce el riesgo de transmisión de infecciones y la contaminación de otros objetos. La higiene de manos previene la propagación de microorganismos.

EVALUACIÓN

- Las respiraciones del paciente se evalúan de forma precisa sin lesiones.
- El paciente experimenta mínimas molestias.

REGISTRO

- Documentar la frecuencia, la profundidad y el ritmo de la respiración en papel, en una hoja de registro clínico del paciente o registros digitales. Informar cualquier hallazgo anómalo a la persona apropiada.

COMPETENCIA 140

OBTENCIÓN DE MUESTRA DE SANGRE VENOSA PARA HEMOCULTIVO Y ANTIBIOGRAMA

Aunque generalmente se encuentra libre de bacterias, la sangre es susceptible a las infecciones originadas en las vías intravenosas así como por tromboflebitis, drenajes quirúrgicos, derivaciones infectadas y endocarditis bacteriana por el reemplazo de válvulas cardíacas protésicas. Las bacterias también pueden entrar al torrente sanguíneo por el sistema linfático debido a la infección de un sitio del cuerpo cuando el sistema inmunitario del individuo no puede contener la infección desde su fuente, como la vejiga o los riñones en caso de infección urinaria. Los pacientes con un sistema inmunitario comprometido tienen mayor riesgo de sufrir septicemia.

Se realizan hemocultivos para detectar invasiones bacterianas (*bacteriemia*) o micóticas (*fungemia*), así como la diseminación sistémica de dichas infecciones (*septicemia*) por el torrente sanguíneo. En este procedimiento, se obtienen dos muestras de sangre venosa por venopunción en dos recipientes (unidos en un solo conjunto), uno con un medio anaerobio y el otro con un medio aerobio. Se incuban los recipientes, buscando que los microorganismos presentes en la muestra se desarrollen en el medio. Idealmente, ambos conjuntos de cultivos deben obtenerse de dos sitios de venopunción distintos. Antes se obtenían varios cultivos a diferentes intervalos, pero hoy en día la mejor práctica consiste en extraer sangre una sola vez, obteniendo al menos 30 mL (en adultos) en dos sitios de venopunción distintos. En general, no se deben recolectar más de dos o tres conjuntos de muestras de sangre en un período de 24 h (Malarkey & McMorrow, 2012; Myers III & Reyes, 2011).

El problema principal de los hemocultivos es que la muestra se puede contaminar fácilmente con bacterias provenientes del ambiente. Se debe cuidar que la piel se encuentre desinfectada en el sitio de venopunción para prevenir la contaminación con la flora de la piel, y se debe emplear una técnica aséptica durante el procedimiento. Además, los puertos de acceso de los recipientes de cultivo deben desinfectarse correctamente antes de su uso.

Véase la Competencia 142 para conocer otros aspectos que deben tomarse en cuenta para la venopunción y la obtención de muestras de sangre.

CONSIDERACIONES AL DELEGAR

La venopunción para la obtención de muestras para hemocultivos puede delegarse al personal de apoyo de enfermería (PAE) o al personal de apoyo sin licencia (PASL) en algunos contextos, así como al personal de enfermería práctico/vocacional con licencia (PEPL/PEVL). La decisión de delegar debe tomarse con base en un análisis minucioso de las necesidades y circunstancias del paciente, así como en las calificaciones de la persona a quien se delega la tarea. Véanse las *Pautas de delegación* del Apéndice A.

EQUIPO

- Torniquete
- Guantes no estériles
- Equipo de protección personal (EPP) adicional, según indicación
- Desinfectantes como clorhexidina, según las políticas institucionales, para desinfectar la piel y los tapones de los recipientes para cultivo
- Adaptador de aguja para Vacutainer® (sistema de extracción con vacío)
- Aguja mariposa estéril, de calibre apropiado para el paciente y las necesidades de la muestra, de preferencia el más pequeño posible, con tubo de extensión
- Dos recipientes para recolección de hemocultivos por cada conjunto que se vaya a obtener: uno aerobio y el otro anaerobio
- Etiquetas para muestras adecuadas, según las políticas y procedimientos institucionales
- Bolsa para desecho de residuos biológicos peligrosos
- Gasas no estériles (5 × 5 cm)
- Gasas estériles (5 × 5 cm)
- Cinta adhesiva

VALORACIÓN INICIAL

- Revisar los antecedentes y el expediente médico del paciente para saber el número y tipo de hemocultivos que se requieren.
- Confirmar que se haya llenado la solicitud digital de laboratorio necesaria.
- Valorar al paciente en busca de signos y síntomas de infección, incluyendo constantes vitales, y ver si ha tenido antibioticoterapia reciente.
- Inspeccionar cualquier sitio de inserción para monitorización o de incisión invasiva en busca de signos de infección.
- Valorar al paciente en busca de alergias, sobre todo al antimicrobiano tópico utilizado para desinfectar la piel.

- Evaluar la posible presencia de alteraciones o uso de medicamentos que prolonguen el tiempo de sangrado, y que requieran la aplicación de presión adicional en el sitio de punción.
- Preguntar al paciente sobre acontecimientos en pruebas de laboratorio anteriores que se haya realizado, incluyendo la aparición de complicaciones como problemas con la venopunción, desmayos, mareos o náuseas.
- Evaluar el grado de ansiedad del paciente y su comprensión de los motivos por los que se solicita la prueba de sangre.
- Valorar la permeabilidad de las venas en ambos miembros superiores.
- Palpar las venas para evaluar el estado de los vasos; las venas deben ser rectas, suaves, cilíndricas y rebotar si se presionan suavemente. Los vasos propicios para la prueba se comprimen sin moverse y se llenan rápidamente tras presionarlos (Scales, 2008). Evitar las venas sensibles a la palpación, esclerosadas, trombosadas, fibrosas o duras.

DIAGNÓSTICO DE ENFERMERÍA

- Conocimientos deficientes
- Ansiedad
- Riesgo de lesión
- Riesgo de infección

IDENTIFICACIÓN Y PLANIFICACIÓN DE RESULTADOS

- La muestra no contaminada se obtiene sin que el paciente experimente ansiedad excesiva e infecciones.

IMPLEMENTACIÓN

ACCIÓN	JUSTIFICACIÓN
1. Reunir el material necesario. Revisar las fechas de caducidad de los productos. Identificar el número de conjuntos de hemocultivos solicitados y elegir los recipientes para recolección de muestra adecuados (al menos uno anaerobio y otro aerobio). **Si se solicitan pruebas adicionales a los hemocultivos, obtener las muestras para hemocultivo antes que las otras muestras.**	La organización facilita una ejecución eficiente del procedimiento. El uso de productos que no han caducado garantiza el funcionamiento adecuado del equipo. El uso de los tubos correctos asegura un muestreo de sangre preciso.
2. Realizar higiene de manos y colocar EPP, según indicación.	La higiene de manos y el EPP previenen la transmisión de microorganismos. El EPP será necesario según las precauciones epidemiológicas.

ACCIÓN	JUSTIFICACIÓN

3. Identificar al paciente.

La identificación del paciente garantiza que el individuo correcto recibe la intervención correcta y ayuda a prevenir errores.

4. Explicar el procedimiento. Permitir al paciente que formule preguntas y exprese sus preocupaciones sobre el procedimiento de venopunción.

La explicación da tranquilidad y promueve la cooperación.

5. Revisar que la etiqueta de la muestra coincida con la pulsera de identificación del paciente. La etiqueta debe incluir el nombre y número de identificación del paciente, la hora a la que se obtuvo la muestra, la vía de recolección, los datos de identificación del personal que obtuvo la muestra y toda información requerida por las políticas institucionales.

La confirmación de la identidad del paciente garantiza que la muestra sea etiquetada correctamente con la información el individuo indicado.

6. Reunir el equipo sobre la mesa puente para que esté al alcance de la mano.

Ordenar los artículos necesarios resulta más práctico, ahorra tiempo y evita estiramientos y torsiones musculares innecesarios por parte del personal de enfermería.

7. Cerrar las cortinas alrededor de la cama, así como la puerta de la habitación, de ser posible.

Cerrar la puerta y las cortinas ofrece privacidad al paciente.

8. Obtener la iluminación necesaria. Se recomienda la iluminación artificial. Colocar el recipiente para residuos al alcance de la mano.

Una buena iluminación es necesaria para realizar el procedimiento de manera adecuada. Tener el recipiente a la mano permite desechar los materiales contaminados con seguridad.

9. Ayudar al paciente a asumir una posición cómoda, ya sea sentado o recostado. Si el paciente está recostado, elevar la altura de la cama para trabajar con mayor comodidad, generalmente a la altura del codo del profesional de la salud (VISN 8 Patient Safety Center, 2009).

La posición adecuada del paciente ofrece un acceso fácil al sitio de punción y promueve la comodidad y seguridad del paciente. Trabajar con una altura adecuada de la cama reduce la fatiga de la espalda al realizar el procedimiento.

ACCIÓN	JUSTIFICACIÓN
10. Determinar el sitio preferido por el paciente para realizar el procedimiento según sus experiencias previas. Exponer el brazo, extendiéndolo sobre una superficie rígida, como una mesa puente. Colocarse del mismo lado que eligió el paciente para realizar el procedimiento. Aplicar un torniquete en el brazo del lado elegido, alrededor de 7.5-10 cm por arriba del posible sitio de punción. Aplicar presión suficiente para detener la circulación venosa, pero no el flujo de sangre arterial.	Las preferencias del paciente promueven su participación en el tratamiento y le ofrece al personal de enfermería información que puede ayudar en la selección del sitio de acceso (Lavery & Ingram, 2005). Colocarse cerca del sitio elegido reduce la fatiga dorsal. El uso del torniquete incrementa la presión venosa y la distensión para ayudar a la identificación de la vena. El torniquete debe permanecer colocado por un lapso no mayor de 60 seg para evitar lesiones, estasis y hemoconcentración, que pueden alterar los resultados (Fischbach & Dunning, 2009).
11. Colocarse los guantes no estériles. Valorar las venas mediante inspección visual y palpación para determinar el mejor sitio de punción. Véase la sección de "Valoración inicial".	Los guantes reducen la transmisión de microorganismos. El uso del mejor sitio disminuye el riesgo de lesión del paciente. La palpación permite distinguir entre otras estructuras, como tendones y arterias, a fin de evitar lesiones en la región.
12. **Liberar el torniquete. Confirmar que la vena se ha descomprimido.**	Liberar el torniquete reduce el tiempo que está colocado. El torniquete debe permanecer colocado por un lapso no mayor de 60 seg para evitar lesiones, estasis y hemoconcentración, que pueden alterar los resultados (Fischbach & Dunning, 2009).
	Las venas trombosadas permanecen duras y palpables, y no se deben usar para la venopunción (Lavery & Ingram, 2005).
13. Conectar el tubo de extensión de la aguja mariposa al Vacutainer.	Esta conexión se realiza como preparativo para usar el equipo.
14. Colocar los recipientes de recolección cerca del brazo, en posición vertical sobre la mesa puente.	Los recipientes deben estar lo suficientemente cerca para alcanzarlos con el tubo de extensión de la aguja mariposa, para llenarlos al terminar la venopunción. Los recipientes deben estar en posición vertical para prevenir el flujo retrógrado hacia el paciente.

ACCIÓN	JUSTIFICACIÓN

15. **Desinfectar la piel del paciente en el sitio de punción elegido con el antimicrobiano, según las políticas institucionales.Si se usa clorhexidina, tallar varias veces o usar el procedimiento recomendado por el fabricante. No limpiar ni esparcir. Permitir que se seque por completo.**

La limpieza de la piel del paciente reduce el riesgo de transmisión de microorganismos. Permitir que se seque la piel aumenta al máximo la acción antimicrobiana y previene el contacto de sustancias con la aguja al momento de la punción, con lo que se disminuye el riesgo asociado con esta maniobra.

16. En pacientes en los que aparecen equimosis con facilidad, con riesgo de sangrado o de piel frágil, otra posibilidad consiste en **aplicar clorhexidina sin tallarla durante al menos 30 seg. Permitir que se seque por completo. No limpiar ni desperdigar.**

Evitar el tallado reduce los riesgos de lesión. La aplicación durante un lapso mínimo de 30 seg es necesaria para que sea eficaz la clorhexidina (Hadaway, 2006). Los microorganismos de la piel pueden introducirse a los tejidos o el torrente sanguíneo con la aguja.

17. Con una nueva torunda de algodón remojada en el desinfectante, limpiar los topes de los recipientes de cultivo con el agente antimicrobiano adecuado, según las políticas institucionales. Cubrir el tapón del recipiente con gasa estéril, de acuerdo con las políticas institucionales.

La limpieza de los topes de los recipientes de cultivo reduce el riesgo de transmisión de microorganismos en el recipiente. Cubrir el tapón disminuye el riesgo de contaminación.

18. Volver a colocar el torniquete alrededor de 7.5-10 cm por arriba del sitio identificado de punción. Aplicar presión suficiente para detener la circulación venosa pero no el flujo de sangre arterial. **Tras la desinfección, no se debe palpar el sitio de la venopunción a menos que se estén utilizando guantes estériles.**

El uso del torniquete incrementa la presión venosa para ayudar a la identificación de la vena. El torniquete debe permanecer colocado por un lapso no mayor de 60 seg para evitar lesiones, estasis y hemoconcentración, que pueden alterar los resultados. La palpación es la principal causa posible de contaminación del hemocultivo (Fischbach & Dunning, 2009).

19. Sostener el brazo del paciente en dirección descendente con su mano no dominante. Alinear la aguja mariposa con la vena seleccionada, sosteniéndola con la mano dominante. Usar el pulgar de la mano no dominante para

Aplicar presión ayuda a inmovilizar y anclar la vena. Tensar la piel en el sitio de entrada ayuda a facilitar la introducción de la aguja. Evitar el contacto con el sitio de inserción ayuda a prevenir la contaminación. La palpación es la principal causa posible de contaminación

ACCIÓN	JUSTIFICACIÓN

aplicar presión y tracción a la piel justo debajo del sitio identificado de punción. **No tocar el sitio de inserción.**

del hemocultivo (Myers III & Reyes, 2011; Fischbach & Dunning, 2009).

20. **Informar al paciente que va a sentir un piquete.** Con el bisel de la aguja dirigido hacia arriba, introducir la aguja en la vena en un ángulo de 15° respecto de la piel (Malarkey & McMorrow, 2012). Deberá verse un chorro de sangre en el tubo de extensión cerca de la aguja al puncionar la vena.

Advertir al paciente evita que reaccione con sorpresa. Colocar la aguja en el ángulo adecuado reduce el riesgo de atravesar la vena. El chorro de sangre indica que se ha entrado a la vena.

21. Tomar la aguja mariposa con firmeza para estabilizarla en la vena con la mano no dominante, y empujar el Vacutainer hacia el primer recipiente de recolección (anaerobio), hasta puncionar el tope de goma del recipiente. Se puede sentir cómo el recipiente es empujado hasta su lugar en el dispositivo de punción. La sangre fluye hacia el recipiente de manera automática.

El recipiente de recolección se encuentra al vacío; la presión negativa del recipiente retrae la sangre hacia éste.

22. **Retirar el torniquete tan pronto como la sangre fluya de forma adecuada hacia el recipiente.**

El retiro del torniquete reduce la presión venosa y restaura el retorno venoso para ayudar a prevenir sangrados y equimosis (Van Leeuwen *et al.*,. 2011; Scales, 2008).

23. Continuar sosteniendo la aguja mariposa en su lugar en la vena. Una vez que se ha llenado el recipiente, retirarlo del Vacutainer e introducir el segundo recipiente. Tras obtener las muestras para el hemocultivo, continuar el llenado de los tubos adicionales necesarios, retirando uno mientras se introduce el otro. Rotar cada recipiente y tubo con suavidad conforme se va retirando.

Llenar la cantidad de recipientes necesaria garantiza la precisión de la muestra. La rotación suave ayuda a mezclar los aditivos del tubo con la muestra de sangre.

ACCIÓN	JUSTIFICACIÓN

24. Después de extraer todas las muestras de sangre necesarias, retirar el último tubo del Vacutainer. **Colocar la gasa sobre el sitio de punción y retirar la aguja de la vena de manera lenta y suave. Poner la protección de la aguja. No aplicar presión al sitio hasta haber retirado por completo la aguja.**

La extracción lenta y suave de la aguja previene la lesión de la vena. Liberar el vacío antes de la extracción de la aguja previene la lesión de la vena y la formación de hematomas. El uso de la protección de la aguja previene lesiones por punciones accidentales.

25. Aplicar presión leve en el sitio de punción durante 2-3 min o hasta que se detenga el sangrado.

Aplicar presión al sitio tras la extracción de la aguja ayuda a prevenir lesiones, sangrados y extravasaciones al tejido circundante, que pueden causar hematomas.

26. Cuando termine el sangrado, aplicar la cinta adhesiva.

La cinta protege el sitio y ayuda a ejercer presión.

27. Retirar el equipo y regresar al paciente a una posición confortable. Subir los barandales y bajar la cama.

El reposicionamiento ayuda a la comodidad del paciente. Subir los barandales promueve la seguridad.

28. Desechar el Vacutainer y la aguja mariposa en recipientes para objetos punzocortantes.

La eliminación correcta del equipo reduce la transmisión de microorganismos.

29. Retirarse los guantes y realizar higiene de manos.

El retiro adecuado de los guantes reduce el riesgo de infección y contaminación de otros objetos. La higiene de manos previene la transmisión de microorganismos.

30. Colocar la etiqueta sobre el contenedor, según las políticas institucionales. Poner los contenedores en una bolsa para residuos biológicos peligrosos de plástico sellable. Consultar las políticas institucionales sobre el uso de bolsas para residuos biológicos peligrosos separados para las muestras de hemocultivo y las otras muestras.

El etiquetado correcto garantiza la obtención de resultados precisos. Guardar las muestras en bolsas de residuos biológicos peligrosos previene que la persona que transporta el contenedor entre en contacto con sangre y líquidos corporales. Algunas políticas exigen guardarlos en bolsas separadas.

31. Recolectar sangre para un segundo conjunto de cultivos de un sitio distinto con la misma técnica.

La mejor práctica consiste en extraer sangre una sola vez, obteniendo al menos 30 mL de sangre (en adultos) en dos sitios de venopunción distintos (Malarkey & McMorrow, 2012; Myers III & Reyes, 2011).

ACCIÓN	JUSTIFICACIÓN
32. Revisar los sitios de venopunción para ver si se ha desarrollado un hematoma.	El desarrollo de hematomas requiere intervenciones adicionales.
33. Retirar los otros EPP, si fueron utilizados. Realizar higiene de manos.	El retiro adecuado del EPP reduce el riesgo de infección y contaminación de otros objetos. La higiene de manos previene la transmisión de microorganismos.
34. Llevar las muestras al laboratorio inmediatamente. Si no es posible el transporte inmediato, consultar al personal de laboratorio o los manuales de procedimientos sobre el manejo adecuado.	El transporte expedito garantiza la obtención de resultados precisos.

EVALUACIÓN

- Se obtienen muestras de sangre no contaminada para hemocultivo sin episodios adversos.
- El paciente conoce las razones para realizar los hemocultivos.
- El individuo refiere molestias menores o ausentes por dolor en el sitio de venopunción.
- El paciente informa sentir menos ansiedad.
- El sujeto no presenta signos ni síntomas de lesión en el sitio de venopunción.

REGISTRO

- Registrar la fecha, la hora y el sitio de las venopunciones; el nombre de la(s) prueba(s); la hora a la que se envió la muestra al laboratorio; la cantidad de sangre obtenida, según necesidad; y toda valoración significativa de las reacciones del paciente.

COMPETENCIA 141 OBTENCIÓN DE MUESTRA DE SANGRE MEDIANTE CATÉTER ARTERIAL

La obtención de muestras de sangre arterial requiere de una punción percutánea de las arterias humeral, radial o femoral. Sin embargo, también se puede obtener de un catéter arterial. Los catéteres arteriales se utilizan para monitorización hemodinámica, gasometría arterial y obtención de muestras de sangre. Un sistema de monitorización de presión transmite las presiones del espacio intravascular o las cámaras del corazón por medio de un catéter y vías o líneas llenas de líquido a un transductor de presión, que convierte la señal fisiológica del paciente en un trazado de la presión y un valor digital. La permeabilidad del sistema y la prevención del flujo retrógrado de sangre por el catéter y las vías se mantiene mediante un lavado continuo de solución a presión (Morton & Fontaine, 2013).

El siguiente procedimiento describe la obtención de una muestra de un sistema abierto de llave de paso. Si requiere información sobre cómo obtener una muestra de un sistema cerrado de reservorio, véase «Variante en la técnica» al final de esta competencia.

CONSIDERACIONES AL DELEGAR

La obtención de la muestra de sangre mediante un catéter arterial no puede delegarse al personal de apoyo de enfermería (PAE), el personal de apoyo sin licencia (PASL) ni al personal de enfermería práctico/vocacional con licencia (PEPL/PEVL).

EQUIPO

- Jeringa para gasometría arterial con cánula sin aguja, tapón de goma para la jeringa y bolsa o vaso con hielo, en caso de ordenarse una gasometría arterial
- Guantes
- Gafas protectoras
- Equipo de protección personal (EPP) adicional, según indicación
- Sistema de extracción con vacío (Vacutainer) con adaptadores Luer sin agujas y tubos de recolección adecuados según pruebas solicitadas
- Dos tubos de recolección adicionales, para volumen de desecho
- Torundas con alcohol o clorhexidina, según las políticas institucionales
- Protector impermeable
- Tapón estéril para catéter arterial con llave de paso
- Etiqueta con información de identificación
- Etiquetas en blanco (2)
- Bolsa para desecho de residuos biológicos peligrosos
- Manta de baño

VALORACIÓN INICIAL

- Revisar los antecedentes médicos y el plan de atención del paciente en busca de información sobre las razones por las que se requieren las muestras de sangre arterial.
- Evaluar el estado cardíaco del paciente, incluyendo frecuencia cardíaca, presión arterial y auscultación de los ruidos cardíacos.
- Valorar el estado respiratorio del paciente, incluyendo frecuencia respiratoria, fluctuaciones, ruidos pulmonares y uso de oxígeno, según indicación médica.
- Revisar la permeabilidad y el funcionamiento del catéter arterial.
- Evaluar la comprensión del paciente sobre la necesidad de obtener la muestra.

DIAGNÓSTICO DE ENFERMERÍA

- Deterioro del intercambio de gases
- Disminución del gasto cardíaco
- Exceso de volumen de líquidos

IDENTIFICACIÓN Y PLANIFICACIÓN DE RESULTADOS

- La muestra se obtiene sin comprometer la permeabilidad del catéter arterial.
- El paciente experimenta molestias y ansiedad en grado mínimo.
- El paciente se mantiene libre de infecciones.
- El paciente muestra comprender la necesidad de obtener la muestra.

IMPLEMENTACIÓN

ACCIÓN	JUSTIFICACIÓN
1. Confirmar la orden de las pruebas de laboratorio en el expediente médico del paciente.	Esto garantiza que la intervención correcta se realice en el paciente correcto.
2. Reunir todo el equipo necesario.	Juntar el equipo permite abordar la tarea de manera ordenada.
3. Realizar higiene de manos y colocar el EPP, según indicación.	La higiene de manos y el EPP previenen la diseminación de microorganismos. El EPP será necesario según las precauciones epidemiológicas.
4. Identificar al paciente.	La identificación del paciente garantiza que el individuo correcto recibe la intervención correcta y ayuda a prevenir errores.
5. Cerrar las cortinas alrededor de la cama, así como la puerta de la habitación, de ser posible. Explicar el procedimiento al paciente.	Esto garantiza la privacidad del paciente. Las explicaciones reducen la ansiedad y facilitan la cooperación.
6. Reunir el equipo sobre la mesa puente para que esté al alcance de la mano.	Ordenar los artículos necesarios resulta práctico, ahorra tiempo y evita estiramientos y torsiones musculares innecesarios por parte del personal de enfermería.
7. Comparar la etiqueta de la muestra con la pulsera de identificación del paciente. La etiqueta debe incluir el nombre y número de identificación del paciente, la hora en la que se obtuvo la muestra, la vía de recolección, los datos de identificación del personal que obtuvo la muestra, y toda información requerida por las políticas institucionales.	Confirmar la identidad del paciente permite validar que el individuo correcto recibe el procedimiento correcto, y que la muestra se etiqueta adecuadamente.
8. Usar las etiquetas en blanco para identificar los dos tubos de recolección de volumen de desecho de sangre y solución de lavado.	El etiquetado de los tubos de desecho previene confusiones accidentales con los tubos donde irán las muestras de sangre.

ACCIÓN	JUSTIFICACIÓN
9. Ayudar al paciente a asumir una posición cómoda que ofrezca acceso al sitio de obtención de la muestra. Utilizar una manta de baño para cubrir cualquier área expuesta que no sea el sitio de obtención de la muestra. Poner un protector impermeable debajo del sitio de punción.	El posicionamiento del paciente y el uso de una manta de baño brindan abrigo y comodidad. El protector impermeable protege las superficies subyacentes.
10. Ponerse los guantes y las gafas o máscara de protección.	Los guantes y gafas (o máscara) previenen el contacto con sangre y líquidos corporales.
11. Apagar temporalmente las alarmas del monitor de presión arterial.	Se está alterando la integridad del sistema, lo que causa que se active la alarma. Las políticas institucionales pueden requerir que se deje encendida la alarma.
12. Localizar la llave más cercana al sitio de inserción de la línea arterial. Retirar el tapón de vacío de la llave. Usar el alcohol o la clorhexidina para limpiar el puerto de muestreo de la llave. Permitir que se seque al aire.	El retiro del tapón de la llave da acceso para obtener la muestra de sangre. La limpieza del puerto de muestreo reduce el riesgo de contaminación.
13. Unir el adaptador Luer sin aguja al Vacutainer. Conectar el adaptador sin aguja del Vacutainer al puerto de muestreo de la llave. Cerrar la llave para detener el flujo de la solución de lavado. Introducir el tubo etiquetado para volumen de desecho en el Vacutainer. Seguir las políticas institucionales en cuanto al volumen de muestreo que deba obtenerse (generalmente 5-10 mL).	Es necesario extraer suficiente volumen de desecho antes de obtener la muestra que será estudiada en el laboratorio. Este volumen se desecha porque se encuentra diluido con solución de lavado, lo que podría dar lugar a resultados imprecisos. Si se extrae un volumen de desecho insuficiente, la muestra puede estar diluida y contaminada con solución de lavado. Si se extrae un volumen de desecho excesivo, el paciente puede experimentar una pérdida de sangre iatrógena (inducida por el tratamiento).
14. Extraer la jeringa para volumen de desecho y eliminarla según las políticas institucionales.	La eliminación adecuada reduce el riesgo de una exposición accidental a la sangre y de transmisión de microorganismos.

15. Introducir cada tubo de recolección de muestras en el Vacutainer con la llave cerrada a la solución de lavado. Repetir el procedimiento para cada muestra adicional necesaria. Si la orden incluye pruebas de coagulación, la sangre obtenida con este propósito se toma de la muestra final. Colocar el tapón de goma a la jeringa para gasometría arterial, según necesidad.

Cerrar el paso a la solución de lavado permite obtener las muestras y previene la dilución por el lavado. El Vacutainer es un sistema al vacío, lo que previene el flujo retrógrado de la sangre al paciente. La obtención de las muestras para las pruebas de coagulación al final previene la dilución por el sistema de lavado. El tapón de goma de la jeringa para gasometría arterial evita la entrada de aire a la muestra de sangre.

16. Tras obtener la última muestra de sangre, cerrar la llave al Vacutainer. Activar el dispositivo de lavado en línea.

El cierre de la llave y el lavado en línea depuran las líneas a fin de mantener la integridad del sistema y prevenir la coagulación y las infecciones.

17. Cerrar la llave que va al paciente. Colocar un tubo de volumen de desecho etiquetado en el Vacutainer. Activar el dispositivo de lavado en línea.

El cierre de la llave y el lavado en línea depuran el puerto de muestreo de la llave a fin de mantener la integridad del sistema y prevenir la coagulación y las infecciones.

18. Cerrar la llave que va al puerto de muestreo. Retirar el Vacutainer. Colocar un nuevo tapón de vacío estéril sobre el puerto de muestreo de la llave.

Tapar el puerto mantiene la integridad del sistema y reduce el riesgo de contaminación e infección.

19. Quitarse los guantes. Reactivar las alarmas del monitor. Registrar la fecha y hora a la que se obtuvieron las muestras en las etiquetas, así como la información necesaria para identificar al personal que tomó las muestras. Si se tomó muestra para gasometría arterial, registrar la velocidad de flujo de oxígeno (o aire) en la etiqueta. Aplicar las etiquetas a las muestras, según las políticas institucionales. Colocarlas en bolsas para residuos biológicos peligrosos; poner la muestra para gasometría arterial en la bolsa con hielo.

El retiro adecuado de los guantes reduce el riesgo de infección y contaminación de otros objetos. Reactivar el sistema asegura que siga funcionando de manera adecuada. El etiquetado correcto previene el surgimiento de errores. El registro de la velocidad de flujo del oxígeno garantiza una interpretación precisa de los resultados de la gasometría arterial. El uso de bolsas para residuos biológicos peligrosos previene el contacto con la sangre y los líquidos corporales. El hielo mantiene la integridad de la muestra.

20. Revisar en el monitor si ya se reactivaron las ondas arteriales y las lecturas de presión.

Esto garantiza el funcionamiento adecuado y la integridad del sistema.

ACCIÓN	JUSTIFICACIÓN
21. Ayudar al paciente a asumir una posición cómoda. Bajar la cama, según necesidad y ajustar la cabecera hasta una posición cómoda.	El reposicionamiento ayuda a la comodidad del paciente. Bajar la cama promueve la seguridad del paciente.
22. Quitarse las gafas y otros EPP, si fueron utilizados. Realizar higiene de manos. Enviar las muestras al laboratorio de manera inmediata.	El retiro adecuado del EPP reduce el riesgo de infección y contaminación de otros objetos. La higiene de manos previene la transmisión de microorganismos. Las muestras deben procesarse oportunamente para garantizar su confiabilidad.

EVALUACIÓN

- La muestra se obtiene sin comprometer la permeabilidad del catéter arterial.
- El paciente experimenta molestias y ansiedad en grado mínimo.
- El individuo se mantiene libre de infecciones.
- El paciente muestra comprender la necesidad de obtener la muestra.

REGISTRO

- Documentar toda observación pertinente, las muestras de laboratorio obtenidas, la fecha y hora de obtención de las muestras, así como su desecho.

VARIANTE EN LA TÉCNICA	Obtención de muestra de sangre de un sistema cerrado de reservorio

1. Confirmar la orden de las pruebas de laboratorio en la historia clínica del paciente. Reunir todo el equipo (incluyendo jeringas adicionales para toma de muestras).
2. Realizar higiene de manos. Colocar el EPP, según indicación.
3. Revisar la identidad del paciente. Reunir el equipo sobre la mesa puente para que esté al alcance de la mano. Comparar la etiqueta de la muestra con la identificación del paciente.
4. Explicar el procedimiento al paciente. Cerrar las cortinas alrededor de la cama, así como la puerta de la habitación, de ser posible.
5. Si la cama es ajustable, elevarla para trabajar de manera confortable.
6. Ayudar al paciente a asumir una posición cómoda que ofrezca acceso al sitio de obtención de la muestra. Utilizar una manta de baño para

Continúa en la p. 716

cubrir cualquier área expuesta que no sea el sitio de obtención de la muestra. Poner un protector impermeable debajo del sitio de punción.

7. Ponerse los guantes y las gafas o máscara de protección.

8. Localizar el reservorio cerrado y el sitio de obtención de la muestra. Apagar temporalmente las alarmas del monitor de presión arterial.

9. Limpiar el sitio de obtención de la muestra con alcohol o clorhexidina.

10. Sosteniendo el reservorio en posición vertical, tomar las flexuras y llenarlo lentamente con sangre durante un lapso de 3-5 seg. De sentir resistencia, reposicionar la extremidad y revisar el sitio de acceso del catéter en busca de problemas evidentes (p. ej., ángulo de las líneas). Continuar con la extracción de la sangre.

11. Cerrar la válvula unidireccional que se dirige hacia el reservorio dando vueltas al asa perpendicular a las líneas. Usar una jeringa con cánula anexa; introducir la cánula al sitio de muestreo. Llenar la jeringa lentamente. Tomar la cánula cerca del sitio de muestreo y extraer la jeringa y la cánula al unísono. Repetir el procedimiento, según necesidad, para llenar la cantidad requerida de jeringas. Si se solicitaron pruebas de coagulación, obtener la sangre necesaria de la última jeringa.

12. Tras llenar las jeringas, girar la válvula unidireccional a su posición original, en paralelo a las mangueras. Presionar uniformemente sobre el émbolo hasta que las flexuras queden fijas en su lugar en una posición completamente cerrada y todo el líquido haya sido reinfundido. El líquido debe ser reinfundido en un lapso de 3-5 seg. Activar el lavado rápido.

13. Limpiar el sitio de obtención de la muestra con alcohol o clorhexidina. Reactivar las alarmas del monitor. Transferir las muestras de sangre a los tubos adecuados, de ser necesario. Registrar la fecha y hora a la que se obtuvieron las muestras en las etiquetas, así como la información necesaria para identificar al personal que tomó las muestras. Aplicar las etiquetas a las muestras, según las políticas institucionales. Colocarlas en bolsas para residuos biológicos peligrosos; poner la muestra para gasometría arterial en la bolsa con hielo. Quitarse los guantes.

14. Revisar en el monitor si ya se reactivaron las ondas arteriales y las lecturas de presión.

15. Retirar el equipo restante. Quitarse las gafas y otros EPP, 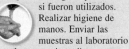 si fueron utilizados. Realizar higiene de manos. Enviar las muestras al laboratorio de manera inmediata.

La venopunción implica la perforación de una vena con una aguja para extraer una muestra de sangre venosa, recolectada en una jeringa o tubo de ensayo. Con tal propósito, suelen usarse las venas superficiales del brazo en la fosa antecubital (Malarkey & McMorrow, 2012), incluyendo la basílica, la cubital media y la cefálica (fig. 1). Sin embargo, la venopunción puede realizarse sobre una vena en el dorso del antebrazo o de la mano, o en otro sitio accesible. Al realizar la venopunción, debe tomarse en cuenta lo siguiente:

- No utilizar la cara interna de la muñeca por el riesgo elevado de daño a las estructuras subyacentes.
- Evitar las áreas edematosas, paralizadas, quemadas, cicatriciales, con tatuajes o que se encuentren del mismo lado de una mastectomía, derivación (*shunt*) arteriovenosa o injerto.
- Evitar las extremidades afectadas por ictus y las áreas de infección o con anomalías cutáneas.
- No extraer sangre de la misma extremidad utilizada para administrar medicamentos, soluciones i.v. o transfusiones. Algunos centros permiten el uso de estos sitios como "último recurso" si la infusión se ha tenido que demorar por cierto tiempo. De ser necesario, elegir un sitio distal al sitio de acceso intravenoso. Revisar las políticas y los procedimientos institucionales (Infusion Nurses Society [INS], 2011; Van Leeuwen, *et al.*, 2011).

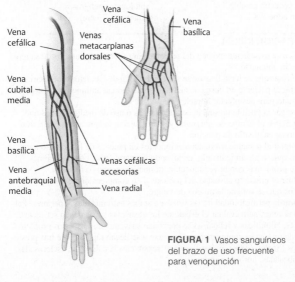

FIGURA 1 Vasos sanguíneos del brazo de uso frecuente para venopunción

Tanto la explicación como la comunicación con los pacientes sobre la necesidad de la venopunción puede reducir la ansiedad. Es importante explicar con cuidado la información relativa a la necesidad de algunas pruebas de sangre para garantizar la comprensión del paciente.

Las precauciones epidemiológicas son parte importante del procedimiento de venopunción. La higiene de manos, la técnica aséptica, el uso de equipo de protección personal (EPP) y el desecho seguro de objetos punzocortantes resultan fundamentales para realizar una venopunción segura (Adams, 2012; Lavery & Ingram, 2005).

CONSIDERACIONES AL DELEGAR

La venopunción para obtener de muestras de sangre puede delegarse al personal de apoyo de enfermería (PAE) o al personal de apoyo sin licencia (PASL) en algunos contextos, así como al personal de enfermería práctico/vocacional con licencia (PEPL/PEVL). La decisión de delegar debe tomarse con base en un análisis minucioso de las necesidades y circunstancias del paciente, así como en las calificaciones de la persona a quien se delega la tarea. Véanse las *Pautas de delegación* del Apéndice A.

EQUIPO

- Torniquete
- Guantes no estériles
- Equipo de protección personal (EPP) adicional, según indicación
- Desinfectante antimicrobiano, como clorhexidina o alcohol
- Aguja estéril, de calibre apropiado para el paciente y las necesidades de la muestra, de preferencia el más pequeño posible
- Cinta adhesiva

- Adaptador de aguja para Vacutainer® (sistema de extracción con vacío)
- Tubos de recolección de muestras adecuados para las pruebas solicitadas
- Etiquetas adecuadas para muestras, según las políticas y procedimientos institucionales
- Bolsa para desecho de residuos biológicos peligrosos
- Gasas (5×5 cm)

VALORACIÓN INICIAL

- Revisar el expediente médico del paciente para saber qué muestras de sangre deberán obtenerse.
- Confirmar que se haya llenado la solicitud digital de laboratorio necesaria.
- Valorar al paciente en busca de alergias, sobre todo al antimicrobiano tópico utilizado para desinfectar la piel.
- Investigar la posible presencia de alteraciones o uso de medicamentos que prolonguen el tiempo de sangrado, y que requieran la aplicación de presión adicional en el sitio de punción.
- Preguntar al paciente sobre acontecimientos en pruebas de laboratorio anteriores que se hayan realizado, incluyendo la aparición de complicaciones como problemas con la venopunción, desmayos, mareos o náuseas.
- Evaluar el grado de ansiedad del paciente y su comprensión de los motivos por los que se solicita la prueba de sangre.
- Valorar la permeabilidad de las venas en ambas extremidades superiores. Palpar las venas para evaluar el estado de los vasos; las venas deben ser rectas, suaves, cilíndricas y rebotar si se presionan suavemente. Los vasos propicios para la prueba se comprimen sin moverse y se llenan rápidamente tras presionarlos (Scales, 2008). Evitar las venas sensibles a la palpación, esclerosadas, trombosadas, fibrosas o duras.

DIAGNÓSTICO DE ENFERMERÍA

- Conocimientos deficientes
- Ansiedad
- Riesgo de lesión
- Riesgo de infección

IDENTIFICACIÓN Y PLANIFICACIÓN DE RESULTADOS

- La muestra no contaminada se obtiene sin que el paciente experimente ansiedad excesiva, lesiones o infecciones.

IMPLEMENTACIÓN

ACCIÓN	JUSTIFICACIÓN
1. Reunir los suministros necesarios. Revisar las fechas de caducidad. Identificar las pruebas solicitadas y elegir los tubos de recolección de sangre adecuados.	La organización facilita una ejecución eficiente del procedimiento. El uso de productos que no han caducado garantiza el funcionamiento adecuado del equipo. El uso de los contenedores correctos asegura un muestreo de sangre preciso.
2. Realizar higiene de manos y colocar el EPP, según indicación.	La higiene de manos y el EPP previenen la propagación de microorganismos. El EPP será necesario según las precauciones epidemiológicas.
3. Identificar al paciente.	La identificación del paciente garantiza que el individuo correcto reciba la intervención correcta y ayuda a prevenir errores.
4. Explicar el procedimiento al paciente. Permitirle que formule preguntas y exprese sus preocupaciones sobre el procedimiento de venopunción.	La explicación reduce la ansiedad y facilita la cooperación.
5. Revisar que la etiqueta de la muestra coincida con la pulsera de identificación del paciente. La etiqueta debe incluir el nombre y número de identificación del paciente, la hora a la que se obtuvo la muestra, la vía de recolección, los datos de identificación del personal que obtuvo la muestra y toda información requerida por la política institucional.	La confirmación de la identidad del paciente garantiza que la muestra sea etiquetada correctamente en el paciente indicado.

|

6. Reunir el equipo y los suministros al alcance de la mano, en una mesa puente.

Es recomendable tener el equipo a la mano, pues resulta práctico, ahorra tiempo y evita estiramientos y torsiones innecesarios de los músculos por parte del personal de enfermería.

7. Cerrar las cortinas alrededor de la cama, así como la puerta de la habitación, de ser posible.

Esto asegura la privacidad del paciente.

8. Obtener la iluminación necesaria. Se recomienda la iluminación artificial. Colocar el recipiente para residuos al alcance de la mano.

Una buena iluminación es necesaria para realizar el procedimiento de manera adecuada. Tener el recipiente a la mano permite desechar los materiales contaminados con seguridad.

9. Ayudar al paciente a asumir una posición cómoda, ya sea sentado o recostado. Si el paciente está recostado, elevar la altura de la cama para trabajar con mayor comodidad, por lo general a la altura del codo del profesional de la salud (VISN 8 Patient Safety Center, 2009).

El posicionamiento adecuado del paciente ofrece un acceso fácil al sitio de punción y promueve su comodidad y seguridad. Tener la cama a la altura adecuada previene fatiga dorsal y muscular.

10. Determinar el sitio preferido por el paciente para realizar el procedimiento según sus experiencias previas. Exponer el brazo, extendiéndolo sobre una superficie rígida, como una mesa puente. Colocarse del mismo lado que eligió el paciente para realizar el procedimiento. Aplicar un torniquete en el brazo del lado elegido, alrededor de 7.5-10 cm por arriba del posible sitio de punción. Aplicar presión suficiente para detener la circulación venosa pero no el flujo de sangre arterial.

Las preferencias del paciente promueven su participación en el tratamiento y le ofrece al personal de enfermería información que puede ayudar en la selección del sitio de acceso (Lavery & Ingram, 2005). Colocarse cerca del sitio elegido reduce la fatiga dorsal. El uso del torniquete incrementa la presión venosa para ayudar a la identificación de la vena. El torniquete debe permanecer colocado por un lapso no mayor de 60 seg para evitar lesiones (Fischbach & Dunning, 2009).

11. Ponerse los guantes. Valorar las venas mediante inspección visual y palpación para determinar el mejor sitio de punción. Véase la sección de "Valoración inicial".

Los guantes previenen la propagación de microorganismos. El uso del mejor sitio disminuye el riesgo de lesión del paciente. La observación y la palpación permiten distinguir entre otras estructuras, como tendones y arterias, a fin de evitar lesiones en la región.

ACCIÓN	JUSTIFICACIÓN
12. **Liberar el torniquete. Confirmar que la vena se ha descomprimido.**	Liberar el torniquete reduce el tiempo que está colocado (Lavery & Ingram, 2005). El torniquete debe permanecer colocado por un lapso no mayor de 60 seg para evitar lesiones, estasis y hemoconcentración, que pueden alterar los resultados (Fischbach & Dunning, 2009). Las venas trombosadas permanecen duras y palpables y no se deben usar para la venopunción (Lavery & Ingram, 2005).
13. Introducir la aguja en el Vacutainer. Colocar el primer tubo de recolección en el Vacutainer, sin estar conectado al dispositivo de punción de dicho equipo.	Se prepara el equipo para garantizar que trabaje de manera eficiente.
14. **Desinfectar la piel del paciente en el sitio de punción elegido con el antimicrobiano. Si se usa clorhexidina, tallar varias veces o usar el procedimiento recomendado por el fabricante. Si se utiliza alcohol, realizar movimientos circulares que aumenten progresivamente. Permitir que la piel se seque antes de realizar la venopunción. No limpiar ni esparcir. Permitir que se seque por completo.**	La limpieza de la piel del paciente reduce el riesgo de transmisión de microorganismos. Permitir que se seque la piel aumenta al máximo la acción antimicrobiana y previene el contacto de sustancias con la aguja al momento de la punción, por lo que se disminuye el riesgo asociado con esta maniobra.
15. En los pacientes en los que aparecen equimosis con facilidad, con riesgo de sangrado o de piel frágil, otra alternativa consiste en **aplicar clorhexidina sin tallarla durante al menos 30 seg. Permitir que se seque por completo. No limpiar ni esparcir.**	Evitar el tallado reduce los riesgos de lesión. La aplicación durante un lapso mínimo de 30 seg es necesario para que sea eficaz la clorhexidina (Hadaway, 2006). Los microorganismos de la piel pueden introducirse a los tejidos o el torrente sanguíneo con la aguja.
16. Volver a aplicar el torniquete alrededor de 7.5-10 cm por encima del sitio identificado de punción. Aplicar presión suficiente para detener la circulación venosa pero no el flujo de sangre arterial. **Después de la desinfección, no palpar el sitio de la**	El uso del torniquete incrementa la presión venosa para ayudar a la identificación de la vena. El torniquete debe permanecer colocado por un lapso no mayor de 60 seg para evitar lesiones, estasis y hemoconcentración, que pueden alterar los resultados (Fischbach & Dunning, 2009).

ACCIÓN	JUSTIFICACIÓN

venopunción, a menos de que se estén utilizando guantes estériles.

17. Sostener el brazo del paciente en dirección descendente con la mano no dominante. Alinear la aguja y el Vacutainer con la vena elegida, sosteniendo el equipo y la aguja con su mano dominante. Usar el pulgar de la mano no dominante para aplicar presión y tracción a la piel justo debajo del sitio identificado de punción.

Aplicar presión ayuda a inmovilizar y anclar la vena. Tensar la piel en el sitio de entrada ayuda a facilitar la introducción de la aguja.

18. **Informar al paciente que sentirá un piquete.** Con el bisel de la aguja dirigido hacia arriba, introducir la aguja en la vena en un ángulo de 15° respecto de la piel (Malarkey & McMorrow, 2012) (fig. 2).

Advertir al paciente evita que reaccione con sorpresa. Colocar la aguja en el ángulo adecuado reduce el riesgo de atravesar la vena.

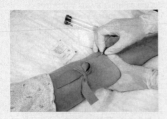

FIGURA 2 Introducir la aguja en la vena en un ángulo de 15° con el bisel viendo hacia arriba

19. Tomar el Vacutainer con firmeza para estabilizarlo en la vena usando la mano no dominante, y empujar el primer tubo de recolección hacia el dispositivo de punción en dirección al Vacutainer, hasta puncionar el tope de goma del tubo. Se puede sentir cómo el tubo es empujado hasta su lugar en el dispositivo de punción. La sangre fluye hacia el tubo de manera automática.

El tubo de recolección está al vacío; la presión negativa del tubo retrae la sangre hacia éste.

ACCIÓN	JUSTIFICACIÓN
20. **Retirar el torniquete tan pronto como la sangre fluya de forma adecuada hacia el tubo.**	El retiro del torniquete reduce la presión venosa y restaura el retorno venoso para ayudar a prevenir sangrados y equimosis (Van Leeuwen *et al.*, 2011; Scales, 2008).
21. Continuar sosteniendo el Vacutainer en su lugar en la vena y seguir llenando la cantidad de tubos necesaria, sacando uno y poniendo el que sigue. Rotar cada tubo suavemente conforme se va retirando.	Llenar la cantidad de tubos necesaria garantiza la precisión de la muestra. La rotación suave ayuda a mezclar los aditivos del tubo con la muestra de sangre.
22. Después de extraer todas las muestras de sangre necesarias, retirar el último tubo del Vacutainer. **Colocar la gasa sobre el sitio de punción y retirar la aguja de la vena de manera lenta y suave. Poner la protección de la aguja. No aplicar presión al sitio hasta haber retirado completamente la aguja.**	La extracción lenta y suave de la aguja previene la lesión de la vena. Liberar el vacío antes de la extracción de la aguja previene la lesión de la vena y la formación de hematomas. El uso de la protección de la aguja previene lesiones por punciones accidentales.
23. Aplicar una presión leve en el sitio de punción durante 2-3 min o hasta que se detenga el sangrado.	Aplicar presión al sitio tras la extracción de la aguja ayuda a prevenir lesiones, sangrados y extravasaciones al tejido circundante, que pueden causar hematomas.
24. Cuando termina el sangrado, aplicar la cinta adhesiva.	La cinta protege el sitio y ayuda a ejercer presión.
25. Retirar el equipo y regresar al paciente a una posición cómoda. Subir los barandales y bajar la cama.	El reposicionamiento ayuda a la comodidad del paciente. Subir los barandales promueve la seguridad.
26. Desechar el Vacutainer y la aguja en recipientes para objetos punzocortantes.	La eliminación correcta del equipo reduce la transmisión de microorganismos.
27. Retirarse los guantes y realizar higiene de manos.	El retiro adecuado de los guantes reduce el riesgo de infección y contaminación de otros objetos.

ACCIÓN	JUSTIFICACIÓN
28. Colocar la etiqueta sobre el contenedor según la política institucional. Poner el contenedor en una bolsa para residuos biológicos peligrosos de plástico sellable.	Etiquetar de la manera correcta garantiza que se obtendrán resultados precisos. Guardar las muestras en bolsas para residuos biológicos peligrosos previene que la persona que traslada el contenedor entre en contacto con sangre y otros líquidos corporales.
29. Revisar el sitio de venopunción para ver si se ha desarrollado un hematoma.	El desarrollo de hematomas requiere intervenciones adicionales.
30. Retirar los otros EPP, si fueron utilizados. Realizar higiene de manos.	El retiro adecuado del EPP disminuye el riesgo de infección y contaminación de otros objetos. La higiene de manos previene la propagación de microorganismos.
31. Trasladar las muestras al laboratorio de manera inmediata. Si no es posible realizar el traslado inmediatamente, se debe consultar con el personal de laboratorio o en los manuales de procedimientos para saber si la refrigeración está o no contraindicada.	El traslado expedito garantiza la obtención de resultados precisos.

EVALUACIÓN

- Se obtiene una muestra de sangre no contaminada sin episodios adversos durante el procedimiento.
- El paciente conoce las razones para realizar la prueba de sangre.
- El individuo refiere molestias menores o ausentes por dolor en el sitio de venopunción y una ansiedad mínima.
- El paciente no presenta signos ni síntomas de lesión en el sitio donde se llevó a cabo la venopunción.

REGISTRO

- Registrar la fecha, la hora y el sitio de la venopunción; nombre de la(s) prueba(s); la hora a la que se envió la muestra al laboratorio; la cantidad de sangre obtenida, según necesidad, y toda valoración significativa de las reacciones del paciente.

COMPETENCIA 143

La gasometría arterial se obtiene para saber si la oxigenación y la ventilación son adecuadas, evaluar el estado ácido-base y monitorizar la eficacia de distintos tratamientos. El sitio más frecuente para obtener muestras de sangre arterial es la arteria radial. Es posible usar otras arterias, pero puede ser necesaria la intervención de un especialista para obtener la muestra del sitio alterno.

La gasometría arterial evalúa la ventilación midiendo el pH sanguíneo, la presión parcial de oxígeno arterial (PaO_2) y la presión parcial de dióxido de carbono arterial ($PaCO_2$). Las mediciones del pH sanguíneo revelan el equilibrio ácido-base de la sangre. El PaO_2 indica la cantidad de oxígeno que llevan los pulmones a la sangre y el $PaCO_2$ la capacidad de los pulmones para eliminar dióxido de carbono. Las muestras para gasometría arterial también permiten analizar el contenido y la saturación de oxígeno, así como las concentraciones de bicarbonato. Un técnico en respiración o un miembro del personal de enfermería especializado pueden tomar la mayoría de las muestras para esta prueba, pero si se requiere una muestra de la arteria femoral, generalmente la obtiene un profesional más avanzado, según las políticas institucionales. Siempre se debe realizar una prueba de Allen antes de usar la arteria radial para determinar si la arteria cubital lleva suficiente sangre a manos y dedos, en caso de daño a la arteria radial durante la extracción de la muestra.

CONSIDERACIONES AL DELEGAR

La obtención de una muestra de sangre arterial para gasometría arterial no se delega al personal de apoyo de enfermería (PAE) ni al personal de apoyo sin licencia (PASL). Según la ley estatal de práctica de enfermería y las políticas y procedimientos institucionales, el procedimiento se puede delegar al personal de enfermería práctico/vocacional con licencia (PEPL/PEVL). La decisión de delegar debe tomarse con base en un análisis minucioso de las necesidades y circunstancias del paciente, así como en las calificaciones de la persona a quien se delega la tarea. Véanse las *Pautas de delegación* del Apéndice A.

EQUIPO

- Equipo de gasometría arterial, o jeringa de autollenado heparinizada de 10 mL con aguja de 22 G (0.7 mm) y 1 pulg.
- Tapón hermético para jeringa
- Gasa 5 × 5 cm
- Cinta adhesiva
- Desinfectante antimicrobiano, como clorhexidina
- Manta de baño enrollada

- Bolsa para desecho de residuos biológicos peligrosos
- Etiquetas para muestras adecuadas, según las políticas y procedimientos institucionales
- Bolsa o recipiente con hielo y agua
- Guantes no estériles
- Equipo de protección personal (EPP) adicional, según indicación

VALORACIÓN INICIAL

- Revisar la historia clínica y el plan de atención del paciente en busca de las razones por las que se requieren las muestras para gasometría arterial.
- Evaluar el estado cardíaco del paciente, incluyendo frecuencia cardíaca, presión arterial y auscultación de los ruidos cardíacos.
- Valorar el estado respiratorio del paciente, incluyendo frecuencia respiratoria, fluctuaciones, ruidos pulmonares y uso de oxígeno (cantidad utilizada), según indicación médica.
- Determinar la suficiencia del flujo sanguíneo periférico de la extremidad que se va a utilizar mediante una prueba de Allen (se detalla más adelante). Si la prueba de Allen muestra circulación colateral reducida o ausente hacia la mano, no se debe realizar la punción arterial en la arteria en cuestión. Valorar el pulso radial del paciente. Si no se logra palpar el pulso radial, considerar el uso de la otra muñeca.
- Evaluar la comprensión del paciente sobre la necesidad de obtener la muestra.
- Preguntar al paciente si ha presentado algún desmayo, sudoración excesiva o náuseas cada vez que le extraen sangre.

DIAGNÓSTICO DE ENFERMERÍA

- Deterioro del intercambio de gases
- Riesgo de lesión
- Limpieza ineficaz de las vías aéreas
- Ansiedad
- Disminución del gasto cardíaco

IDENTIFICACIÓN Y PLANIFICACIÓN DE RESULTADOS

- Se obtiene la muestra de sangre de la arteria sin dañar ésta.
- El paciente experimenta dolor y ansiedad en grado mínimo durante el procedimiento.
- El paciente demuestra comprender la necesidad de obtener la muestra para gasometría arterial.

IMPLEMENTACIÓN

ACCIÓN	JUSTIFICACIÓN
1. Reunir el material necesario. Revisar las fechas de caducidad. Identificar la orden del análisis de la gasometría arterial. Revisar el expediente médico para asegurarse de que el paciente no ha sido aspirado en los últimos 20-30 min. Consultar las políticas o procedimientos institucionales en busca de pautas para la administración de anestesia local para las punciones arteriales.	La organización facilita una realización eficiente del procedimiento. El uso de productos que no han caducado garantiza el funcionamiento adecuado del equipo. La aspiración puede cambiar la saturación de oxígeno, pero se trata de un cambio temporal que no debe confundirse con el valor inicial del paciente. La punción arterial produce dolor y molestias.

ACCIÓN

JUSTIFICACIÓN

Administrar el anestésico y permitir que transcurra un lapso suficiente para que surta efecto y pueda comenzarse el procedimiento.

La inyección intradérmica de lidocaína cerca del sitio de punción reduce la incidencia y gravedad del dolor localizado si se utiliza antes de la punción arterial (AACN, 2011).

2. Realizar higiene de manos y colocarse el EPP, según indicación.

La higiene de manos y el EPP previenen la propagación de microorganismos. El EPP será necesario según las precauciones epidemiológicas.

3. Identificar al paciente.

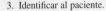

La identificación del paciente asegura que el individuo correcto reciba la intervención correcta y ayuda a prevenir errores.

4. Explicar el procedimiento y su justificación. Decir al paciente que se requiere extraer una muestra de sangre arterial y que la aguja producirá algunas molestias, pero que deberá evitar moverse durante el procedimiento.

La explicación reduce la ansiedad y facilita la cooperación.

5. Revisar que la etiqueta de la muestra coincida con la pulsera de identificación del paciente. La etiqueta debe incluir el nombre y número de identificación del paciente, la hora a la que se obtuvo la muestra, la vía de recolección, los datos de identificación del personal que obtuvo la muestra, la cantidad de oxígeno que recibe el paciente, el tipo de dispositivo de administración de oxígeno, la temperatura corporal del paciente y toda información requerida por la política institucional.

La confirmación de la identidad del paciente garantiza que la muestra sea etiquetada correctamente para el individuo indicado. La información sobre el oxígeno y la temperatura corporal del paciente es necesaria para realizar un análisis preciso.

6. Reunir el equipo sobre una mesa puente de fácil alcance.

Es recomendable tener el equipo a la mano, pues resulta práctico, ahorra tiempo y evita estiramientos y torsiones innecesarios de los músculos por parte del personal de enfermería.

7. Cerrar las cortinas alrededor de la cama, así como la puerta de la habitación, de ser posible.

Esto asegura la privacidad del paciente.

ACCIÓN	JUSTIFICACIÓN

8. Obtener la iluminación necesaria. Se recomienda la iluminación artificial. Colocar el recipiente para residuos al alcance de la mano.

Una buena iluminación es necesaria para realizar el procedimiento de manera adecuada. Tener el recipiente a la mano permite desechar los materiales contaminados con seguridad.

9. Si el paciente está reposando en cama, pedirle que se coloque en posición supina, con la cabeza ligeramente elevada y los brazos a los costados. Si se trata de un paciente ambulatorio, pedirle que se siente en una silla y que apoye el brazo en el apoyabrazos o la mesa puente. Poner un protector impermeable debajo del sitio de punción y una manta de baño enrollada bajo la muñeca.

Poner al paciente en una posición cómoda ayuda a reducir la ansiedad al mínimo. El uso de la manta para baño enrollada bajo la muñeca permite un fácil acceso al sitio de inserción.

10. **Realizar la prueba de Allen (fig. 1) antes de obtener la muestra de la arteria radial.**

La prueba de Allen permite evaluar la permeabilidad de las arterias cubital y radial.

   a. Pedir al paciente que cierre el puño para reducir al mínimo el flujo de sangre hacia la mano.

   b. Con el índice y el dedo medio, presionar sobre las arterias radial y cubital (fig. 1A). Mantener esta posición durante algunos segundos.

   c. Sin retirar sus dedos de las arterias, pedir al paciente que abra el puño y que mantenga la mano en una posición relajada (fig. 1B). La palma se tornará pálida porque la presión de sus dedos impide el flujo de sangre normal.

   d. Dejar de presionar sobre la arteria cubital (fig. 1C). Si la mano se pone roja (lo que indica que la sangre está llenando los vasos), es seguro continuar con la punción de la arteria radial. Se considera que la prueba es positiva. Si la mano no se ruboriza, realizar la prueba en la otra mano.

ACCIÓN	JUSTIFICACIÓN

11. Colocarse los guantes no estériles. Localizar la arteria radial y palparla suavemente en busca de un pulso intenso.

Los guantes previenen la propagación de microorganismos. Si se presiona con demasiada firmeza durante la palpación, la arteria radial se oblitera y se vuelve difícil de palpar.

12. **Desinfectar la piel del paciente en el sitio de punción con el desinfectante antimicrobiano, según la política institucional. Si se usa clorhexidina, tallar suavemente varias veces o usar el procedimiento recomendado por el fabricante. No limpiar ni desperdigar. Permitir que se seque por completo. Tras la desinfección, no palpar el sitio a menos de que se estén utilizando guantes estériles.**

La desinfección del sitio evita que la flora potencialmente infecciosa de la piel sea introducida al vaso durante el procedimiento. La palpación después de la desinfección contamina el área.

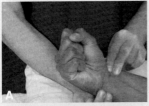 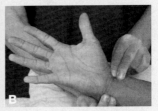

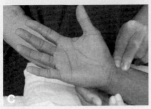

FIGURA 1 Realización de la prueba de Allen. (A) Presionar las arterias mientras el paciente cierra el puño. (B) Mantener la presión mientras el paciente abre el puño. (C) Presionar únicamente la arteria radial

13. En los pacientes en los que aparecen equimosis con facilidad, con riesgo de sangrado o de piel frágil, otra posibilidad consiste en **aplicar clorhexidina sin tallarla durante al menos 30 seg. Permitir que se seque por completo. No limpiar ni desperdigar.**

Evitar el tallado reduce los riesgos de lesión. La aplicación durante un lapso mínimo de 30 seg es necesario para que la clorhexidina sea eficaz (Hadaway, 2006). Los microorganismos de la piel pueden introducirse a los tejidos o el torrente sanguíneo con la aguja.

ACCIÓN	JUSTIFICACIÓN
14. Estabilizar la mano con la muñeca extendida sobre la manta de baño enrollada, con la palma hacia arriba. Palpar la arteria sobre el sitio de punción con el índice y el dedo medio de la mano no dominante mientras se sostiene la jeringa sobre el sitio de punción con la mano dominante. **No tocar directamente el área que se va a puncionar.**	Estabilizar la mano del paciente y la palpación de la arteria con una mano mientras se sostiene la jeringa con la otra, facilita el acceso a la arteria. Palpar la región que se va a puncionar puede contaminar el área desinfectada.
15. Mantener el bisel de la aguja a un ángulo de 45-60° en el sitio de máximo impulso del pulso, con la cánula paralela a la trayectoria de la arteria.	El ángulo de inserción adecuado garantiza el correcto acceso a la arteria. La arteria es superficial y no requiere de un ángulo mayor para ser penetrada.
16. Puncionar la piel y la arteria en una sola maniobra. Vigilar el flujo retrógrado de sangre hacia la jeringa. La sangre pulsante fluirá hacia la jeringa. No tirar del émbolo. Llenar la jeringa hasta la marca de los 5 mL.	La sangre deberá entrar automáticamente a la jeringa gracias a la presión arterial.
17. Tras obtener la muestra, extraer la jeringa al tiempo que la mano no dominante comienza a presionar cerca del sitio de inserción con una gasa de 5 × 5 cm. **Presionar la gasa con firmeza sobre el sitio de punción hasta que se detenga el sangrado (durante al menos 5 min). Si el paciente recibe terapia anticoagulante o ha presentado discrasias sanguíneas, presionar durante 10-15 min; según necesidad, pedir a un colega que mantenga la gasa en su lugar mientras se prepara la muestra para trasladarla al laboratorio, pero nunca se pide al paciente que sostenga la gasa.**	Si no se aplica suficiente presión, puede formarse un hematoma grande y doloroso, que afecta la capacidad a futuro de puncionar la arteria en este sitio.
18. Cuando se detenga el sangrado y haya transcurrido el lapso necesario, aplicar la cinta adhesiva o un pequeño apósito a presión	La aplicación del vendaje previene hemorragias y extravasaciones arteriales hacia el tejido circundante, que pueden producir hematomas.

ACCIÓN	JUSTIFICACIÓN
(doblar una gasa de 5 × 5 cm en cuartos y aplicar cinta adhesiva a presión, estirando la piel).	
19. Una vez que se obtiene la muestra, revisar si la jeringa presenta burbujas de aire. En caso afirmativo, retirarlas sosteniendo la jeringa en posición vertical y expulsando lentamente parte de la sangre en una gasa de 5 × 5 cm.	Las burbujas pueden afectar los resultados de laboratorio.
20. Colocar el protector de la aguja y quitarla de la jeringa. Poner el tapón hermético a la jeringa. Girar lentamente la jeringa y evitar agitarla.	El uso del protector de la aguja previene lesiones por punciones accidentales. El uso del tapón hermético previene filtraciones de la muestra y mantiene a la jeringa libre de aire, ya que la sangre seguirá absorbiendo oxígeno, por lo que producirán lecturas falsas si se le permite entrar en contacto con el aire. La rotación de la jeringa garantiza que la heparina que incluye se mezcle con la muestra; la heparina evita que la sangre se coagule. Una agitación enérgica puede producir hemólisis.
21. Colocar la etiqueta sobre la jeringa según las políticas institucionales. Poner la jeringa en una bolsa para residuos biológicos peligrosos de plástico sellable. Introducir la jeringa en una bolsa o recipiente con hielo.	Las etiquetas garantizan que la muestra correcta pertenezca a su paciente correspondiente. Guardar las muestras en bolsas de residuos biológicos peligrosos previene que la persona que transporta las muestras entre en contacto con sangre y líquidos corporales. El hielo evita la degradación de la sangre.
22. Desechar la aguja en el recipiente para objetos punzocortantes. Retirarse los guantes y realizar higiene de manos.	La eliminación correcta del equipo previene lesiones accidentales y reduce la transmisión de microorganismos. El retiro adecuado de los guantes reduce el riesgo de infección y contaminación de otros objetos. La higiene de manos reduce la transmisión de microorganismos.
23. Retirar los otros EPP, si fueron utilizados. Realizar higiene de manos.	El retiro adecuado del EPP reduce el riesgo de infección y contaminación de otros objetos. La higiene de manos previene la propagación de microorganismos.

ACCIÓN	JUSTIFICACIÓN
24. Llevar las muestras al laboratorio de manera inmediata.	El traslado inmediato garantiza que se obtendrán resultados precisos.

EVALUACIÓN

* Se obtiene la muestra de sangre arterial y el paciente informa dolor mínimo durante el procedimiento.
* El sitio permenece libre de lesiones y sin evidencia de la formación de hematomas.
* El paciente menciona que comprende las razones por las cuales se obtiene la muestra.

REGISTRO

* Documentar los resultados de la prueba de Allen, el tiempo de extracción de la muestra, el sitio de punción arterial, la cantidad de presión aplicada para controlar el sangrado, el tipo y la cantidad de oxigenoterapia que recibió el paciente, los valores de oximetría de pulso, la frecuencia respiratoria, el esfuerzo respiratorio, la temperatura corporal y cualquier otro dato pertinente.

COMPETENCIA 144 — ADMINISTRACIÓN DE TRANSFUSIÓN DE SANGRE

Una *transfusión sanguínea* es la infusión de sangre entera o un hemoderivado, como plasma, eritrocitos, crioprecipitado o plaquetas, en la circulación venosa del paciente. La transfusión de productos sanguíneos se lleva acabo cuando un individuo presenta una reducción de eritrocitos, plaquetas o factores de coagulación hasta concentraciones que comprometen su salud. Antes de que un paciente reciba sangre, ésta debe ser tipificada para asegurar que sea compatible. Si no se lleva a cabo, podría presentarse una reacción grave a la transfusión con aglutinación y hemólisis eritrocitaria de consecuencias letales. Los miembros del personal de enfermería deben verificar la velocidad de la infusión con base en la política institucional o la prescripción médica. Resulta indispensable trabajar de acuerdo con las políticas y directrices para determinar si la transfusión debe ser administrada por medio de un dispositivo electrónico o uno de infusión por gravedad.

CONSIDERACIONES AL DELEGAR

La administración de una transfusión de sangre no se delega al personal de apoyo de enfermería (PAE), el personal de apoyo sin licencia (PASL) o el personal de enfermería práctico/vocacional con licencia (PEPL/PEVL).

EQUIPO

- Producto sanguíneo
- Sistema de administración de sangre (vías con filtro en línea, o filtro adicional, y para administración de solución salina)
- Solución salina normal al 0.9 % para infusión i.v.
- Portasueros
- Acceso venoso; si es en un sitio periférico, iniciar de preferencia con un catéter de calibre 20 o mayor
- Torundas con alcohol u otro desinfectante
- Guantes limpios
- Equipo de protección personal (EPP) adicional, según indicación
- Cinta (hipoalergénica)
- Otro miembro del personal de enfermería (u otro profesional de la salud, p. ej., un médico) para verificar la información del producto sanguíneo y del paciente

VALORACIÓN INICIAL

- Obtener una valoración inicial del paciente, incluyendo constantes vitales, auscultación de ruidos cardíacos y pulmonares, así como diuresis.
- Revisar los valores de laboratorio más recientes, en particular, la biometría hemática completa.
- Preguntar al paciente sobre cuántas veces ha recibido una transfusión y las reacciones que ha experimentado durante éstas.
- Inspeccionar el sitio de inserción i.v., teniendo en cuenta el calibre del catéter. La sangre o los hemoderivados se pueden transfundir por medio de un dispositivo de acceso venoso periférico de calibre 14-24. La transfusión para neonatos o pacientes pediátricos se realiza por lo general mediante dispositivos de acceso venoso periférico de calibre 22-24 (INS, 2011).

DIAGNÓSTICO DE ENFERMERÍA

- Riesgo de lesión
- Exceso de volumen de líquido
- Perfusión tisular periférica ineficaz

IDENTIFICACIÓN Y PLANIFICACIÓN DE RESULTADOS

- El paciente no deberá presentar lesiones ni complicaciones i.v.
- El dispositivo de acceso venoso tapado mantiene la permeabilidad.

IMPLEMENTACIÓN

ACCIÓN

1. Revisar la orden médica para la transfusión de un producto sanguíneo. Confirmar que el consentimiento informado está en el registro médico. Verificar si existe alguna indicación médica farmacológica previa a la transfusión. Si está indicado, administrar los medicamentos al menos 30 min antes de iniciar la transfusión.

JUSTIFICACIÓN

La verificación de la orden asegura que cada paciente reciba la intervención correcta. En ocasiones se administra premedicación para disminuir el riesgo de reacciones febriles o alérgicas en pacientes que han recibido múltiples transfusiones previas.

ACCIÓN	JUSTIFICACIÓN
2. Reunir los suministros necesarios.	La preparación fomenta la administración eficiente del tiempo y un abordaje ordenado de la tarea.
3. Lavarse las manos y utilizar el EPP, según indicación.	La higiene de manos y el EPP evitan la propagación de microorganismos. El EPP se requiere según las precauciones epidemiológicas.
4. Identificar al paciente.	La identificación asegura que el paciente correcto reciba la intervención correcta y ayuda a evitar errores.
5. Cerrar las cortinas alrededor de la cama y la puerta de la habitación, de ser posible. Explicar el procedimiento y su justificación. Preguntar al paciente sobre sus experiencias previas con una transfusión y las reacciones que haya tenido. Alentarlo a que informe si siente escalofríos, ardor, urticaria o síntomas inusuales.	Esto asegura la privacidad del paciente. La explicación reduce la ansiedad y facilita la cooperación. Las reacciones previas pueden aumentar el riesgo de que se presente alguna complicación durante la transfusión. La presentación de cualquier reacción amerita la inmediata suspensión de la transfusión y la valoración de la situación.
6. Preparar el equipo de administración de sangre con la solución salina normal i.v. Véase la Competencia 80.	Para la administración de productos sanguíneos se utiliza la solución salina normal. Las soluciones con dextrosa pueden producir aglutinación de los eritrocitos y hemólisis.
7. Ponerse los guantes. Si el paciente no cuenta con un sitio de acceso a la vena, iniciar el acceso venoso periférico (véase la Competencia 5). Conectar el equipo de administración al dispositivo de acceso venoso mediante el tubo de extensión (véase la Competencia 5). Infundir la solución salina normal de acuerdo con las políticas institucionales.	Los guantes evitan el contacto con la sangre y los líquidos corporales del paciente. La infusión de líquido a través del acceso venoso mantiene la permeabilidad hasta que es administrado el producto sanguíneo. Iniciar la vía i.v. antes de obtener el producto sanguíneo en caso de que el comienzo del procedimiento tome un tiempo mayor de 30 min. La sangre debe almacenarse a una temperatura cuidadosamente controlada (4 °C) y la transfusión debe iniciar 30 min después de obtenido el producto del banco de sangre.

ACCIÓN	JUSTIFICACIÓN

8. Obtener el hemoderivado del banco de sangre de acuerdo con la política institucional. Leer los códigos de barra de los hemoderivados si así se requiere.

En la actualidad se están implementando los códigos de barra del producto sanguíneo en algunas agencias para identificar, dar seguimiento y asignar datos a las transfusiones como una medida de seguridad adicional.

9. Dos miembros del personal de enfermería comparan y validan la siguiente información frente al registro médico, pulsera de identificación del paciente y etiqueta del hemoderivado:

   • Orden médica para transfusión del producto sanguíneo

   • Consentimiento informado

   • Número de identificación del paciente

   • Nombre del paciente

   • Grupo y tipo sanguíneo (hemotipo)

   • Fecha de caducidad

   • Inspección del producto sanguíneo para detectar coágulos, aglutinación, burbujas de gas

La mayoría de los estados y agencias requieren que dos miembros del personal de enfermería titulados verifiquen la siguiente información: que coincidan los números de la unidad, que el hemotipo corresponda y la fecha de caducidad (después de 35 días los eritrocitos empiezan a deteriorarse). La sangre nunca se debe administrar a un paciente que no cuente con una pulsera de identificación. Cuando haya coágulos o signos de contaminación (aglutinación, burbujas de gas), regresar la sangre al banco de sangre.

10. **Obtener la serie de valores de referencia de las constantes vitales antes de iniciar la transfusión.**

Cualquier cambio en las constantes vitales durante la transfusión podría indicar una reacción.

11. Ponerse los guantes. Si se utiliza un dispositivo electrónico de infusión, colocarlo en "pausa". Cerrar la pinza rodante más cercana a la cámara de goteo en la parte de la solución salina del equipo de administración. Cerrar la pinza rodante en el equipo de administración debajo del dispositivo de infusión. De lo contrario, si la infusión es por gravedad, cerrar la pinza en el equipo de administración.

Los guantes evitan el contacto con la sangre y los líquidos corporales del paciente. Detener la infusión evita que la sangre se infunda al paciente antes de terminar los preparativos. Cerrar la pinza de la solución salina permite que el producto sanguíneo sea infundido a través del dispositivo electrónico de infusión.

ACCIÓN	JUSTIFICACIÓN

12. Cerrar la pinza rodante más cercana a la cámara de goteo en la parte del hemoderivado del equipo de administración. Retirar la tapa de protección del puerto de acceso en el recipiente de sangre. Retirar la tapa de la punta de acceso en el equipo de administración. Con un movimiento de presión y torsión, insertar la punta en el puerto de acceso del recipiente de sangre, teniendo cuidado de no contaminar la punta. Colgar el recipiente de sangre en el portasueros. Abrir la pinza rodante en la parte de la sangre del equipo de administración. Presionar la cámara de goteo hasta que el filtro de la línea de entrada esté saturado. Retirarse los guantes.

El llenado de la cámara de goteo evita que el aire entre al equipo de administración. El filtro del equipo de administración de sangre elimina las partículas que se forman durante el almacenamiento de la sangre. Si el equipo de administración se contamina, el equipo completo se deberá desechar y reemplazar.

13. **Comenzar lentamente la administración (no más de 25-50 mL durante los primeros 15 min). Permanecer con el paciente los primeros 5-15 min de la transfusión.**

Las reacciones a la transfusión ocurren, por lo general, durante este período y una velocidad lenta reduce el volumen de eritrocitos infundidos.

Abrir la pinza rodante y el equipo de administración debajo del dispositivo de infusión. Establecer la velocidad de flujo y empezar la transfusión. Otra opción consiste en iniciar el flujo de la solución abriendo la pinza y contando las gotas. Ajustar hasta alcanzar la velocidad de goteo correcta. Determinar el flujo de la sangre y el funcionamiento del dispositivo de infusión. Verificar si hay signos de infiltración en el sitio de inserción.

Verificar la velocidad y los valores establecidos del dispositivo asegura que el paciente reciba el volumen de solución correcto. Si el catéter o la aguja se salen de la vena, la sangre se acumulará (infiltrará) en el tejido circundante.

14. Observar si el paciente presenta rubor, disnea, ardor, prurito, urticaria o cualquier otra respuesta anómala.

Estos signos y síntomas pueden ser una indicación temprana de una reacción a la transfusión.

ACCIÓN	JUSTIFICACIÓN
15. Después del período de observación (5-15 min), aumentar la velocidad de infusión al valor calculado para completarla dentro del marco de tiempo prescrito, no mayor a 4 h.	Si no aparecen eventos adversos durante este tiempo, la velocidad de infusión se incrementa. Si se presentan complicaciones, éstas se pueden observar y la transfusión se detiene inmediatamente. Verificar la velocidad y los valores establecidos del dispositivo asegura que el paciente reciba el volumen correcto de líquido. La transfusión debe haberse completado en 4 h debido al potencial de crecimiento bacteriano en el producto sanguíneo a temperatura ambiente.
16. Revisar las constantes vitales después de 15 min. Obtener las constantes vitales otra vez de acuerdo con la política institucional y la exploración del personal de enfermería.	Las constantes vitales deben ser determinadas como parte de la monitorización que se realiza para prevenir reacciones adversas. La política institucional y el criterio de enfermería determinarán la frecuencia.
17. Mantener la velocidad de flujo prescrita según lo indicado o estimada para el estado general del paciente, según los límites apropiados de una administración segura. La supervisión continua del procedimiento durante todo el tiempo que tome la transfusión sanguínea resulta crucial para identificar de forma oportuna cualquier reacción adversa.	Se debe mantener un atento control de la velocidad y una vigilancia frecuente sobre las reacciones del paciente.
18. **Durante la transfusión, mantener una vigilancia constante de las reacciones al procedimiento que puedan presentarse. Detener la transfusión sanguínea si se sospecha de una reacción. Reemplazar rápidamente la línea de sangre con un nuevo equipo de administración preparado con solución salina normal para infusión i.v. Iniciar una infusión de solución salina a una velocidad abierta, por lo general de 40 mL/h. Obtener las constantes vitales. Notificar al médico de atención primaria y al banco de sangre.**	Si se sospecha de una reacción a la transfusión, ésta debe detenerse. No realizar la infusión de solución salina normal a través de la línea de sangre porque podría significar un ingreso mayor de sangre al cuerpo del paciente y dar lugar a complicaciones. Además de una reacción grave de carácter letal de la transfusión sanguínea, existe el riesgo de hipervolemia en los pacientes mayores y en personas con insuficiencia cardíaca.

ACCIÓN	JUSTIFICACIÓN
19. Cuando la transfusión ha terminado, cerrar la pinza rodante en la parte de la sangre del equipo de administración y abrir la de solución salina normal. Iniciar la infusión de solución salina. Cuando toda la sangre haya sido infundida en el paciente, cerrar las pinzas del equipo de administración. Obtener las constantes vitales. Ponerse los guantes. Tapar el sitio de acceso o reanudar la infusión i.v. previa (véanse las Competencias 5 y 6). Desechar el equipo de transfusión sanguínea o regresarlo al banco de sangre de acuerdo con la política institucional.	La solución salina evita la hemólisis de los eritrocitos y despeja el resto de la sangre de la línea i.v. La disposición adecuada del equipo previene la propagación de microorganismos y el riesgo de contacto con la sangre y los líquidos corporales.
20. Retirar el equipo. Asegurarse de que el paciente se sienta cómodo. Retirarse los guantes. Bajar la cama, si no se encuentra en su posición más baja.	Promueve la comodidad y la seguridad del paciente. Retirarse los guantes de la manera apropiada reduce el riesgo de transmisión de infecciones y de contaminación de otros artículos.
21. Retirarse el EPP adicional, si se utilizó. Realizar higiene de manos.	El retiro adecuado del EPP disminuye el riesgo de transmisión de infecciones, así como la contaminación de otros objetos. La higiene de manos previene la propagación de microorganismos.
22. Vigilar y evaluar al paciente durante la hora siguiente a la transfusión para verificar si hay algún signo o síntoma de reacción retardada a la transfusión. Capacitar al paciente con relación a los signos y síntomas de una reacción retardada a la transfusión.	Asegurar la detección temprana y la intervención oportuna. Las reacciones retardadas a la transfusión pueden presentarse de uno a varios días después de la transfusión.

EVALUACIÓN

- El paciente recibe la transfusión sanguínea sin que haya evidencia de reacción o complicaciones a causa del procedimiento.
- El individuo muestra signos y síntomas de un equilibrio hídrico, un aumento en el gasto cardíaco y una mejor perfusión del tejido periférico.
- El dispositivo de acceso venoso mantiene su permeabilidad.

REGISTRO

* Documentar que el paciente ha recibido la transfusión sanguínea; incluir el tipo de producto sanguíneo. Registrar el estado del paciente a lo largo de la transfusión, incluyendo los datos pertinentes, tales como constantes vitales, ruidos pulmonares y la respuesta subjetiva del paciente al procedimiento. Incluir todas las complicaciones y reacciones o si el paciente recibió la transfusión sin problemas. Consignar la exploración del sitio de acceso i.v. y de todos los demás líquidos que se infundieron durante el procedimiento. Documentar el volumen de transfusión y el total de líquidos ingresados por vía i.v. en el registro de ingresos y egresos del paciente.

COMPETENCIA 145 | COLOCACIÓN DE SONDA/CATÉTER CONDÓN

Cuando no resulte posible el control voluntario de la micción para los pacientes masculinos, una alternativa a la sonda a permanencia es la sonda o catéter condón externa. Esta vaina o sonda suave, flexible, hecha de silicona, se aplica en el exterior del pene. La mayoría de los dispositivos son autoadhesivos. La sonda condón está conectada al tubo de drenaje y a una bolsa de recolección, que puede ser una bolsa en la pierna. El riesgo de infección urinaria (IU) con una sonda condón es menor que el asociado con la sonda urinaria a permanencia. La atención de enfermería de un paciente con sonda condón incluye el cuidado continuo de la piel para evitar la excoriación. Esto implica el retiro del aparato todos los días, lavar el pene con agua y limpiador cutáneo y secar cuidadosamente e inspeccionar si se observa irritación cutánea. En climas calientes y húmedos, puede ser necesario hacer cambios más frecuentes. Seguir siempre las instrucciones del fabricante para aplicar el dispositivo, ya que existen diversas presentaciones. En todos los casos, asegurarse de sujetar el condón con la firmeza suficiente para evitar filtraciones, pero no tan fuerte como para constreñir los vasos sanguíneos en el área. Además, el extremo del tubo debe mantenerse a una distancia de 2.5-5 cm del glande para evitar la irritación de la región.

Mantener el drenaje urinario libre es otra prioridad del personal de enfermería. Se deben instituir medidas para evitar que el tubo se doble y la orina regrese, lo cual puede producir excoriaciones del glande; por lo tanto, es necesario colocar el tubo que recoge la orina del condón de forma tal que lo aleje del pene.

Deben utilizarse siempre las pautas de medidas suministradas por el fabricante para asegurar que se usa el tamaño correcto de condón. Aplicar barreras cutáneas en el pene, como Cavilon® o Skin Prep® (o la que se elija, de acuerdo con la política institucional) para protegerlo de irritaciones y lesiones.

CONSIDERACIONES AL DELEGAR

La aplicación de una sonda condón externa podrá ser delegada al personal de apoyo de enfermería (PAE) o al personal de apoyo sin licencia (PASL), así como al personal de enfermería práctico/vocacional con licencia (PEPL/PEVL). La decisión de delegar debe basarse en el análisis minucioso de las necesidades y circunstancias del paciente, así como en las calificaciones de la persona a quien se delega la tarea. Véanse las *Pautas de delegación* en el Apéndice A.

EQUIPO

- Condón del tamaño adecuado
- Protector cutáneo, como Cavilon o Skin Prep
- Correa de velcro para la pierna, dispositivo de fijación de la sonda o cinta
- Manta de baño
- Bolsa reutilizable para la pierna con un tubo o drenaje urinario

- Recipiente con agua tibia y limpiador cutáneo
- Guantes desechables
- Equipo de protección personal (EPP) adicional, según indicación
- Toalla de manos
- Tijeras

VALORACIÓN INICIAL

- Evaluar el conocimiento del paciente sobre la necesidad del sondaje.
- Preguntar al paciente acerca de alergias, sobre todo al látex o al adhesivo de la cinta.
- Evaluar el tamaño del pene del paciente para garantizar que se utiliza la sonda condón del tamaño apropiado.
- Inspeccionar la piel en la ingle y el área escrotal, tomando nota de todas las zonas de eritema, irritación o lesiones.

DIAGNÓSTICO DE ENFERMERÍA

- Deterioro de la micción
- Incontinencia urinaria funcional
- Riesgo de deterioro de la integridad cutánea

IDENTIFICACIÓN Y PLANIFICACIÓN DE RESULTADOS

- Se mantiene la eliminación urinaria del paciente, con una diuresis de por lo menos 30 mL/h y sin dilatación de la vejiga.
- La piel del paciente se mantiene limpia, seca e intacta, sin evidencia de irritación o lesiones.

IMPLEMENTACIÓN

ACCIÓN	JUSTIFICACIÓN
1. Reunir el equipo.	Reunir el equipo y los suministros permite tener un abordaje ordenado de la tarea.
2. Realizar higiene de manos y ponerse el EPP, según indicación.	La higiene de manos y ponerse el EPP previenen la propagación de microorganismos. El EPP será necesario según las precauciones epidemiológicas.

ACCIÓN	JUSTIFICACIÓN

3. Identificar al paciente.

La identificación del paciente asegura que la persona correcta recibe la intervención correcta y ayuda a evitar errores.

4. Cerrar las cortinas alrededor de la cama y la puerta de la habitación, de ser posible. Explicar el procedimiento y su justificación. Preguntar al paciente si tiene alguna alergia, especialmente al látex.

Esto asegura la privacidad del paciente. La explicación reduce la ansiedad y facilita la cooperación. El diálogo fomenta la participación del paciente y permite individualizar los cuidados de enfermería. Algunas sondas condón están hechas de látex.

5. Reunir el equipo sobre una mesa puente de fácil alcance.

Es recomendable tener el equipo a la mano, pues resulta práctico, ahorra tiempo y evita estiramientos y torsiones innecesarios de los músculos por parte del personal de enfermería.

6. Ajustar la cama a una altura cómoda de trabajo, por lo general a la altura del codo del personal de enfermería (VISN 8 Patient Safety, Center, 2009). El personal de enfermería diestro debe pararse del lado derecho del paciente, o del lado izquierdo si es zurdo.

Tener la cama a la altura adecuada previene la fatiga dorsal y muscular. El posicionamiento del lado de la mano dominante facilita la aplicación de la sonda.

7. Preparar el equipo de drenaje urinario o una bolsa en la pierna reutilizable para la fijación en la envoltura del condón.

La preparación favorece el manejo eficiente y un abordaje ordenado de la tarea.

8. Colocar al paciente sobre su espalda con los muslos ligeramente separados. Cubrir al individuo de forma tal que sólo el área alrededor del pene quede expuesta. Deslizar el protector impermeable debajo del paciente.

La posición correcta permite el acceso al sitio. Cubrir al paciente evita la exposición innecesaria y promueve el abrigo. El protector impermeable protege la ropa de cama de la humedad.

9. Ponerse guantes desechables. Recortar todo vello púbico largo que esté en contacto con el pene.

El uso de guantes evita el contacto con sangre y líquidos corporales. Recortar el vello púbico evita que éste sea jalado con el adhesivo, sin el riesgo de infecciones asociadas con el afeitado.

ACCIÓN	JUSTIFICACIÓN
10. Limpiar la región genital con agua caliente, limpiador cutáneo y paño. Si el paciente es incircunciso, retraer el prepucio y limpiar el glande. Recolocar el prepucio. Limpiar la punta del pene en primer lugar, y mover el paño en un movimiento circular del meato hacia afuera. Lavar el cuerpo del pene con trazos hacia abajo hacia el pubis. Enjuagar y secar. Retirarse los guantes. Realizar higiene de manos otra vez.	El lavado elimina orina, secreciones y microorganismos. El pene debe estar limpio y seco para minimizar la irritación de la piel. Si se deja el prepucio retraído, puede provocar congestión venosa en el glande, produciendo edema.
11. Aplicar el protector cutáneo al pene y dejar que seque.	El protector cutáneo minimiza el riesgo de irritación de la piel por la humedad y el adhesivo y aumenta la capacidad de adhesión de este último.
12. Enrollar la envoltura del condón hacia fuera en sí misma. Tomar el pene firmemente con la mano no dominante. **Aplicar la envoltura del condón enrollándola sobre el pene con la mano dominante (fig. 1). Dejar 2.5-5 cm de espacio entre la punta del pene y el extremo de la envoltura del condón.**	Enrollar la envoltura del condón hacia fuera facilita su aplicación. El espacio evita la irritación de la punta del pene y permite el libre drenaje de la orina.

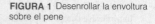

FIGURA 1 Desenrollar la envoltura sobre el pene

13. **Aplicar presión a la envoltura en la base del pene durante 10-15 seg.**	La aplicación de presión asegura la correcta adherencia del adhesivo con la piel.
14. Conectar la envoltura del condón al equipo de drenaje. Evitar que el tubo de drenaje se doble o tuerza.	El dispositivo de recolección mantiene al paciente seco. Los tubos torcidos favorecen el reflujo de la orina.

ACCIÓN	JUSTIFICACIÓN
15. Retirarse los guantes. Fijar el tubo de drenaje a la parte interna del muslo del paciente usando la correa de velcro o cinta. Dejar cierta holgura en la tubería para el movimiento de las piernas.	La conexión adecuada evita la tensión en la envoltura y una posible desconexión inadvertida.
16. Ayudar al paciente a colocarse en una posición cómoda. Cubrir al paciente con ropa de cama. Colocar la cama en la posición más baja.	El posicionamiento correcto y cubrir al paciente le proporcionan abrigo y comodidad. Contar con la cama a la altura adecuada previene la fatiga dorsal y muscular del personal de enfermería.
17. Fijar la bolsa de drenaje por debajo del nivel de la vejiga. Verificar que el tubo de drenaje no esté doblado y que el movimiento de los barandales laterales no interfiera con la bolsa de drenaje.	Facilita el drenaje de la orina y evita el reflujo de ésta.
18. Retirar el equipo. Quitarse los guantes y el EPP adicional, si se utilizó. Realizar higiene de manos.	El retiro adecuado de los equipos evita la propagación de microorganismos. Quitarse el EPP de la forma correcta reduce el riesgo de transmisión de infecciones y de contaminación de otros objetos. La higiene de manos evita la diseminación de patógenos.

EVALUACIÓN

- La sonda/catéter condón se aplica sin efectos adversos.
- Se mantiene la eliminación urinaria del paciente, con una diuresis de por lo menos 30 mL/h.
- La piel del paciente se mantiene limpia, seca e intacta, sin evidencia de irritación o lesiones.

REGISTRO

- Documentar los datos de la exploración que fundamenten la decisión de emplear una sonda/catéter condón, su aplicación y el estado de la piel del paciente. Asimiso, registrar el gasto urinario en el registro de ingresos y egresos.

La sonda nasogástrica (NG) se introduce por la nariz hasta llegar al estómago. Este tipo de equipo permite que el paciente reciba alimento a través de una sonda de alimentación utilizando el estómago como reserva natural de alimento. Otro de los propósitos de la sonda NG es descomprimir o drenar líquido no deseado y aire del estómago. También se puede usar para permitir que el tubo digestivo descanse y promueva la cicatrización después de una cirugía intestinal. La sonda NG puede emplearse, además, para controlar hemorragias en el tubo digestivo, eliminar sustancias indeseables (lavado), como sustancias tóxicas, o ayudar a tratar una obstrucción intestinal.

CONSIDERACIONES AL DELEGAR

La inserción de una sonda NG no se delega al personal de apoyo de enfermería (PAE) o al personal de apoyo sin licencia (PASL). Dependiendo de la ley estatal de práctica de enfermería y las políticas y procedimientos institucionales, la inserción de una sonda NG puede delegarse al personal de enfermería práctico/vocacional con licencia (PEPL/PEVL). La decisión de delegar debe basarse en un análisis minucioso de las necesidades y circunstancias del paciente, así como en las calificaciones de la persona a quien se delega la tarea. Véanse las *Pautas de delegación* en el Apéndice A.

EQUIPO

- Sonda NG de tamaño apropiado (8-18 Fr)
- Estetoscopio
- Lubricante soluble en agua
- Solución salina normal o agua estéril, para el lavado, según la política institucional
- Abatelenguas o depresor lingual
- Equipo de lavado, que incluye Toomey (20-50 mL)
- Linterna
- Cinta hipoalergénica (1 pulg. de ancho)
- Pañuelos de papel
- Vaso de agua con pajilla o popote

- Lidocaína tópica en atomizador o gel como anestésico (opcional)
- Abrazadera o pinza
- Equipo de aspiración (si se solicita)
- Toalla de baño o desechable
- Riñonera
- Pasador y banda de goma
- Guantes no estériles desechables
- Equipo de protección personal (EPP) adicional, según indicación
- Cinta métrica u otro aparato de medición
- Barrera cutánea
- Papel pH

VALORACIÓN INICIAL

- Explorar la permeabilidad de las fosas nasales del paciente pidiéndole ocluir una y respirar normalmente por la otra. Seleccionar la fosa nasal por la que el aire pasa sin dificultad.
- Revisar el expediente médico del paciente con respecto a traumatismos faciales, pólipos, obstrucciones o cirugías recientes. Un paciente con fracturas o cirugías faciales presenta un mayor riesgo de colocación errónea de la sonda en el cerebro. Muchas instituciones exigen que un médico coloque las sondas NG en estos casos.

• Examinar la distensión y rigidez abdominales; auscultar los ruidos abdominales o el peristaltismo y palpar la distensión y dolor referido del abdomen. En caso de distensión abdominal, medir el perímetro abdominal en el ombligo para establecer un punto de comparación.

DIAGNÓSTICO DE ENFERMERÍA

• Desequilibrio nutricional: ingesta inferior a las necesidades corporales
• Deterioro de la deglución
• Riesgo de aspiración

IDENTIFICACIÓN Y PLANIFICACIÓN DE RESULTADOS

• La sonda se introduce en el estómago del paciente sin complicaciones.
• El individuo presenta aumento de peso, lo que indica una mejor alimentación.
• La persona no presenta signos ni síntomas de broncoaspiración.
• El paciente considera que el dolor disminuye desde antes de la inserción.
• El individuo expresa verbalmente que comprende el motivo de la inserción de la sonda NG.

IMPLEMENTACIÓN

ACCIÓN	JUSTIFICACIÓN
1. Verificar la orden médica de inserción de una sonda NG. Reunir el equipo, que incluye la selección de la sonda NG adecuada.	Garantizar que el paciente reciba el tratamiento correcto. El montaje del equipo permite un abordaje ordenado de la tarea. Las sondas NG deben ser radiopacas, contener marcas de medición claramente visibles y pueden tener varios puertos de aspiración.
2. Realizar higiene de manos y colocarse el EPP, según indicación.	La higiene de manos y el EPP evitan la propagación de microorganismos. El EPP será necesario según las precauciones epidemiológicas.
3. Identificar al paciente.	La identificación del paciente asegura que el individuo correcto reciba la intervención correcta y ayuda a evitar errores.
4. Explicar el procedimiento y su justificación. En este punto conviene comentar acerca de las molestias asociadas que pueden tenerse y las posibles intervenciones que en ocasiones ayudan	La explicación reduce la ansiedad y facilita la cooperación. En algunas encuestas a pacientes se indica que, de todos los procedimientos rutinarios, la inserción de una sonda NG se considera el más doloroso. La lidocaína

ACCIÓN	JUSTIFICACIÓN
a aliviarlos. Responder todas las preguntas, según necesidad.	en gel o atomizador representa una opción para disminuir el malestar durante la inserción de una sonda NG.
5. Reunir el equipo y los suministros al alcance de la mano, en una mesa puente.	Se recomienda tener el equipo a la mano, pues resulta práctico, ahorra tiempo y evita estiramientos y torsiones innecesarios de los músculos por parte del personal de enfermería.
6. Cerrar la cortina o puerta cerca de la cama del paciente. Elevar la cama a una posición de trabajo cómoda, normalmente a la altura del codo del cuidador (VISN 8, 2009). Ayudar al paciente a llegar a la posición de Fowler o elevar la cabecera de la cama 45° si el paciente es incapaz de mantenerse en posición vertical. Cubrir el pecho con una toalla de baño o desechable. Tener a la mano una riñonera y pañuelos de papel.	Cerrar las cortinas o la puerta permite que el paciente tenga privacidad. Tener la cama a la altura adecuada previene la fatiga dorsal y muscular. La posición vertical es más natural para deglutir y evita la aspiración bronquial si el paciente vomita. La inserción de la sonda puede estimular las náuseas y el lagrimeo de los ojos.
7. **Medir la distancia para insertar la sonda colocando su punta en la fosa nasal del paciente y extendiéndola hacia la punta del lóbulo y luego hacia la punta del xifoides.** Marcar la sonda con un marcador indeleble.	La medición garantiza que la sonda será lo suficientemente larga para introducirse en el estómago del paciente.
8. Ponerse guantes. Lubricar la punta de la sonda (por lo menos 2-4 pulg.) con lubricante hidrosoluble. Aplicar anestesia local en la fosa nasal y bucofaringe, según corresponda.	La lubricación reduce la fricción y facilita la inserción de la sonda en el estómago. El lubricante hidrosoluble no provocará neumonía si la sonda entra accidentalmente en los pulmones. La anestesia tópica actúa a nivel local y disminuye el malestar. Consultar con el médico la solicitud de anestesia local, como lidocaína en gel o atomizador si es necesario.
9. Después de seleccionar la fosa nasal adecuada, pedir al paciente que flexione la cabeza levemente hacia atrás contra la almohada.	Seguir el contorno normal de la fosa nasal al insertar la sonda reduce la irritación y la probabilidad de lesión en la mucosa.

ACCIÓN	JUSTIFICACIÓN

Insertar la sonda con cuidado dentro de la fosa nasal mientras se dirige hacia arriba y hacia atrás a lo largo del suelo de la nariz. El paciente puede sentir náuseas cuando la sonda llegue a la faringe. Proporcionar pañuelos si hay lagrimeo. Dar comodidad y tranquilidad al paciente.

La sonda estimula fácilmente el reflejo nauseoso. Las lágrimas son una respuesta natural cuando la sonda pasa por la nasofaringe. Muchos pacientes informan que las náuseas y las molestias en la garganta pueden causar más dolor que la sonda cuando pasa por las fosas nasales.

10. Cuando se llegue a la faringe, pedir al paciente que se toque desde la barbilla hasta el pecho. Alentarlo a tomar sorbos de agua con una pajilla o popote, o tragar incluso si no se permiten los líquidos. Hacer avanzar la sonda hacia abajo y hacia atrás cuando el paciente trague. Detenerse cuando el paciente respire. **Si persisten el reflejo nauseoso y la tos, detener el avance de la sonda y verificar su colocación con un abatelenguas y linterna.** Si la sonda está curvada, enderezarla y tratar de hacerla avanzar de nuevo. Seguir avanzando la sonda hasta llegar a la marca hecha con el marcador. **No usar la fuerza.** Girar la sonda si se encuentra resistencia.

Llevar la cabeza hacia adelante ayuda a cerrar la tráquea y abrir el esófago. Tragar facilita el avance de la sonda, pues hace que la epiglotis cubra la apertura de la tráquea y ayuda a eliminar el reflejo nauseoso y la tos. Pueden producirse tos excesiva y náuseas si la sonda se curva en la parte posterior de la garganta. Forzar la sonda puede lesionar las membranas mucosas.

11. **Suspender el procedimiento y sacar la sonda si hay signos de malestar, como jadeo, tos, cianosis e incapacidad para hablar o pronunciar.**

La sonda se encuentra en las vías respiratorias si el paciente muestra signos de malestar y no puede hablar o pronunciar. Si después de tres intentos la inserción de la sonda NG es infructuosa, puede intentarlo alguien más del personal de enfermería o el paciente debe ser derivado a otro profesional de la salud.

12. Fijar la sonda en la nariz o mejilla sin apretar demasiado hasta que se determine que está en el estómago del paciente:

La cinta estabiliza la sonda mientras se determina la posición.

a. Colocar la jeringa en el extremo de la sonda y aspirar

La sonda está en el estómago si puede aspirarse su contenido: luego puede

ACCIÓN	JUSTIFICACIÓN
una pequeña cantidad de contenido estomacal.	hacerse una prueba en el pH del aspirado para determinar la colocación en el intestino. Si no puede obtenerse una muestra, volver a colocar al paciente en posición y purgar la sonda con 30 mL de aire. Es posible que deba realizarse varias veces. En publicaciones actuales se recomienda que el personal de enfermería garantice la correcta colocación de la sonda NG basándose en varios métodos y no en uno solo.
b. Determinar el pH del líquido aspirado con un papel pH o un medidor de pH. Colocar una gota de las secreciones gástricas en el papel pH o una pequeña cantidad en un vaso de plástico y sumergirlo. A los 30 seg, comparar el color en el papel con la tabla de colores del fabricante.	Algunas investigaciones actuales demuestran que el uso del pH predice una colocación correcta. El pH del contenido gástrico es ácido (menos de 5.5). Si el paciente está tomando un antiácido, el intervalo puede ser de 4.0 a 6.0. El pH del líquido intestinal es de 7.0 o mayor. El pH del líquido pleural es de 6.0 o mayor. Con este método no se diferenciará bien entre ambos líquidos.
c. Visualizar los contenidos aspirados y verificar el color y la consistencia.	El líquido intestinal puede ser verde con partículas, blanquecino o café si hay residuos de sangre. El aspirado intestinal suele verse transparente o de un color de amarillo claro a oscuro y dorado. Además, puede ser café verdoso si se tiñe de bilis. El líquido pleural o traqueobronquial suele ser de blanquecino a café claro y puede teñirse de moco. Inmediatamente después de la inserción de una sonda NG, puede observarse una pequeña cantidad de líquido teñido de sangre.
d. Obtener una radiografía de la colocación de la sonda, según la política institucional (y de lo solicitado por un médico).	La radiografía se considera el método más confiable para determinar la posición de la sonda NG.
13. Aplicar una barrera cutánea en toda la nariz y dejar que seque. Retirarse los guantes y fijar la sonda con un dispositivo	La barrera cutánea mejora la adhesión y protege la piel. La presión constante de la sonda contra la piel y las membranas mucosas puede causar lesiones

preparado a nivel comercial (seguir las instrucciones del fabricante) o colocar una cinta en la nariz del paciente. Para fijar con cinta adhesiva:

a. Cortar un trozo de cinta de 10 cm y dividir la parte inferior en 5 cm o usar una cinta para de nariz para sondas NG.

b. Colocar el extremo sin dividir sobre el puente de la nariz del paciente.

c. Envolver los extremos divididos por debajo y alrededor de la sonda NG. **Tener cuidado para no tirar de la sonda con demasiada fuerza contra la nariz.**

14. Ponerse los guantes. Sujetar la sonda con una pinza o abrazadera y retirar la jeringa. Tapar la sonda o conectarla a la aspiración según las indicaciones médicas.

15. Medir la longitud de la sonda expuesta. Reforzar la marca de la sonda en la fosa nasal con tinta indeleble. Pedir al paciente que gire la cabeza hacia el lado opuesto de la fosa en la que se inserta la sonda. Fijar la sonda a la bata del paciente con una banda de goma o cinta y pasador de seguridad. Para tener más soporte, colocar un trozo de cinta en la sonda sobre la mejilla del paciente. **Si se utiliza una sonda de doble lumen (p. ej., Salem-Sump), asegurar el conducto de ventilación a la altura del estómago.** Fijar a la altura de los hombros.

en los tejidos. Fijar la sonda evita que migre hacia dentro y hacia afuera.

La aspiración permite la descompresión del estómago y el drenaje de contenido gástrico.

Debe verificarse la longitud de la sonda y compararse con esta medición inicial, junto con la medición de pH y una exploración visual del aspirado. Un aumento en la longitud de la sonda expuesta puede indicar un desplazamiento (AACN, 2010b; Bourgault *et al.*, 2007; Hinkle & Cheever, 2014). La sonda debe marcarse con un marcador indeleble en la fosa nasal. Esta marca debe examinarse cada vez que se utiliza la sonda para verificar que no se haya desplazado. Fijar la sonda evita que exista tensión y que se jale. Cuando el paciente gira la cabeza, permite una holgura adecuada en la sonda para evitar que haya tensión. Fijar la sonda de doble lumen a la altura del estómago evita la filtración

ACCIÓN	JUSTIFICACIÓN
	de contenido gástrico y mantiene al lumen despejado para expulsar aire.
16. Ayudar con la higiene bucal o proporcionarla en intervalos regulares de 2-4 h. Lubricar los labios generosamente y limpiar las fosas nasales y lubricarlas, según corresponda. Ofrecer caramelos analgésicos o anestesia en atomizador para la irritación de la garganta, en caso de ser necesario.	La higiene bucal mantiene la boca limpia y húmeda, permite mayor comodidad y disminuye la sed.
17. Retirar el equipo y colocar al paciente en una posición cómoda. Quitarse los guantes. Levantar el barandal y bajar la cama.	Permite que el paciente se encuentre más cómodo y seguro. El retiro adecuado de los guantes reduce el riesgo de transmisión de infecciones y la contaminación de otros elementos.
18. Retirar el EPP adicional, si se utilizó. Realizar higiene de manos.	El retiro adecuado del EPP reduce el riesgo de transmisión de infecciones, así como la contaminación de otros objetos. La higiene de las manos previene la propagación de microorganismos.

EVALUACIÓN

- El paciente tiene una sonda NG en el estómago sin ninguna complicación.
- El individuo presenta aumento de peso, lo que indica una mejor alimentación.
- La persona se mantiene libre de signos y síntomas de aspiración.
- El paciente considera que el dolor disminuyó desde antes de la inserción.
- El individuo expresa verbalmente que comprende el motivo que justifica la inserción de la sonda NG.

REGISTRO

- Documentar el tamaño y el tipo de sonda NG que se insertó y la medición desde la punta de la nariz hasta el extremo de la sonda expuesta. Además, registrar los resultados de la radiografía tomada para confirmar la posición de la sonda, si procede. Hacer un registro en el que se describa el contenido gástrico, incluido su pH. Consignar la descripción de la fosa nasal donde se colocó la sonda, así como la respuesta del paciente al procedimiento. Incluir los datos de la exploración, tanto subjetivos como objetivos, relacionados con el abdomen. Registrar la capacitación proporcionada al paciente.

COMPETENCIA 147

La sonda nasogástrica (NG) puede introducirse para descomprimir o drenar el estómago de líquidos o contenidos no deseados, tales como sustancias tóxicas, medicamentos o aire, y cuando se presentan condiciones en las cuales no hay peristaltismo, por ejemplo, íleo paralítico y obstrucción intestinal por tumor o hernia. La sonda NG también se utiliza para permitir que el tubo gastrointestinal descanse antes o después de una cirugía abdominal para facilitar el proceso de cicatrización, y se introduce para controlar la hemorragia gastrointestinal. Históricamente, la sonda NG se ha utilizado con frecuencia como parte rutinaria de la atención tras una cirugía abdominal mayor para el descanso del tubo digestivo y favorecer la cicatrización. Sin embargo, algunas investigaciones han indicado la posibilidad de que el uso regular de una sonda NG después de la cirugía abdominal no tiene un fin práctico y que, en realidad, puede retrasar el avance del paciente al prolongar el tiempo necesario para que se produzcan flatulencias y al aumentar las complicaciones pulmonares (Lafon y Lawson, 2012). Se recomienda que la descompresión selectiva se reserve para los pacientes con náuseas, vómitos y distensión abdominal durante el período postoperatorio (Brennan, 2008; Gannon, 2007; Nelson *et al.*, 2007). La sonda suele conectarse a aspiración (intermitente o continua) cuando se emplea por estos motivos o también puede sujetarse con una pinza. La sonda debe permanecer permeable y, por lo general, se lava cada 4 o 6 h.

Para mejorar la seguridad del paciente al infundir soluciones por medio de una sonda NG, debe verificarse su colocación antes de administrar líquidos o medicamentos. A fin de confirmar la colocación de la sonda NG, es necesario obtener una radiografía, medir el pH del aspirado y realizar una exploración visual de este último, medir la longitud y marca de la sonda, así como controlar el dióxido de carbono. A excepción de la radiografía, el uso de varias de estas técnicas, en conjunto con las demás, aumenta las probabilidades de colocar la sonda correctamente. Una antigua técnica de auscultación del aire que se inyecta en una sonda NG ha demostrado ser poco confiable y puede causar consecuencias trágicas si se utiliza como un indicador de colocación de la sonda (AACN, 2010; Best, 2005; Khair, 2005). Por lo tanto, no debe emplearse para confirmar la colocación de la sonda NG.

CONSIDERACIONES AL DELEGAR

El lavado de una sonda NG no se delega al personal de apoyo de enfermería (PAE) o al personal de apoyo sin licencia (PASL). Dependiendo de la ley estatal de práctica de enfermería y las políticas y procedimientos institucionales, el lavado de una sonda NG puede delegarse al personal de enfermería práctico/vocacional con licencia (PEPL/PEVL). La decisión de delegar debe basarse en un análisis minucioso de las necesidades y circunstancias del paciente, así como en las calificaciones de la persona a quien se delega la tarea. Véanse las *Pautas de delegación* en el Apéndice A.

EQUIPO

- Sonda NG conectada a aspiración continua o intermitente
- Agua o solución salina normal para el lavado (según la política institucional)
- Guantes no estériles
- Equipo de protección personal (EPP) adicional, según indicación
- Equipo de lavado o purga (o una jeringa con punta de catéter de

60 mL y vaso para la solución de irrigación)
- Pinza o abrazadera
- Protector desechable impermeable o manta de baño
- Riñonera
- Cinta métrica u otro aparato de medición
- Papel pH y escala de medición

VALORACIÓN INICIAL

- Explorar el abdomen para verificar la presencia de distensión, auscultar ruidos y palpar la rigidez o dolor referido. En caso de distensión abdominal, se mide el perímetro abdominal a la altura del ombligo. Si el paciente tiene dolor referido o náuseas o presenta rigidez o dureza abdominal, se consulta con el médico de atención primaria.
- Si la sonda NG está conectada a aspiración, explorar esta última para verificar que funciona en la presión indicada.
- Revisar el drenaje de la sonda NG en cuanto a color, consistencia y cantidad.

DIAGNÓSTICO DE ENFERMERÍA

- Desequilibrio nutricional: ingesta inferior a las necesidades corporales
- Riesgo de lesión
- Riesgo de déficit de volumen de líquidos

IDENTIFICACIÓN Y PLANIFICACIÓN DE RESULTADOS

- La sonda mantiene la permeabilidad con el lavado.
- El paciente no presenta traumatismos ni lesiones.

IMPLEMENTACIÓN

ACCIÓN	JUSTIFICACIÓN
1. Reunir el equipo. Verificar la orden médica o las políticas y procedimientos institucionales en cuanto a frecuencia de lavado, tipo de solución y cantidad de irrigante. Revisar la fecha de caducidad de la solución de irrigación y el equipo de lavado.	El montaje del equipo permite un abordaje ordenado de la tarea. La verificación garantiza que el paciente recibe la intervención correcta. La política institucional impone un intervalo seguro para la reutilización de equipos.
2. Realizar higiene de manos y ponerse el EPP, según indicación.	La higiene de manos y el EPP evitan la propagación de microorganismos. El EPP será necesario según las precauciones epidemiológicas.

ACCIÓN	JUSTIFICACIÓN
3. Identificar al paciente.	La identificación del paciente asegura que el individuo correcto reciba la intervención correcta y ayuda a evitar errores.
4. Explicar el procedimiento y su justificación. Responder todas las preguntas, según la necesidad. Realizar las exploraciones abdominales clave como se ha descrito anteriormente.	La explicación reduce la ansiedad y facilita la cooperación. Debido a los posibles cambios en el estado del paciente, la exploración es vital antes de iniciar la intervención.
5. Reunir el equipo sobre una mesa puente de fácil alcance.	La organización facilita el desempeño de la tarea.
6. Cerrar las cortinas alrededor de la cama y la puerta de la habitación, de ser posible. Elevar la cama a una posición de trabajo cómoda, normalmente a la altura del codo del cuidador (VISN 8 Patient Safety Center, 2009). Ayudar al paciente a llegar a una posición de 30-45°, a menos que esté contraindicada. Verter la solución irrigante en el recipiente.	Esto asegura la privacidad del paciente. Una altura de trabajo adecuada permite mayor comodidad y una mecánica corporal correcta para el personal de enfermería. Esta posición reduce al mínimo el riesgo de broncoaspiración. La preparación del lavado permite un abordaje ordenado de la tarea.
7. Ponerse guantes. Colocar un protector impermeable en el pecho del paciente, en conexión con la sonda NG y la sonda de aspiración. **Verificar la colocación de la sonda NG** (véase la Competencia 146).	Los guantes evitan el contacto con los líquidos corporales. El protector impermeable protege la ropa del paciente y la ropa de cama de la filtración accidental de líquido intestinal. Es necesario revisar la colocación antes de infundir el líquido para evitar la irrigación accidental en las vías respiratorias si la sonda se ha desplazado.
8. Extraer 30 mL de la solución de lavado (o la cantidad indicada en la orden o según la política institucional) con la jeringa.	Así se obtiene una cantidad medida del irrigante a través de la sonda. Puede utilizarse solución salina (isotónica) para compensar los electrólitos perdidos a través del drenaje NG.
9. Sujetar con una pinza rodante la sonda NG cerca del lugar de conexión. Desconectar la sonda del equipo de aspiración y conectar en el protector desechable o toalla, o mantener ambas sondas en posición vertical en la mano no dominante.	La sujeción con pinza rodante evita la filtración de líquido intestinal.

ACCIÓN	JUSTIFICACIÓN
10. Poner la punta de la jeringa en la sonda. **Si se usa una sonda Salem-Sump o de doble lumen, cerciorarse de que la punta de la jeringa se coloque en el puerto de drenaje y no en el conducto de ventilación azul.** Sujetar la jeringa en posición vertical e introducir con cuidado el irrigante (o permitir que la solución fluya por gravedad según la política institucional o la orden médica). **No forzar la solución en la sonda.**	La inserción cuidadosa de solución salina (o inserción por gravedad) es menos traumática para la mucosa gástrica. El conducto de ventilación azul actúa para disminuir la presión ejercida en el estómago cuando la sonda Salem-Sump se conecta a aspiración. No debe utilizarse para el lavado.
11. **Si no resulta posible lavar la sonda, volver a colocar al paciente en posición e intentarlo otra vez. Inyectar 10-20 mL de aire y aspirar nuevamente. Si después de varios intentos no puede lavarse la sonda, consultar con un médico de atención primaria o seguir la política institucional.**	Es posible que la sonda se haya colocado contra la mucosa gástrica, lo cual dificulta el lavado. Una inyección de aire puede volver a posicionar el extremo de la sonda.
12. Después de infundir el irrigante, sujetar el extremo de la sonda NG sobre la bandeja de lavado o riñonera. Observar el flujo de retorno del drenaje NG en el recipiente disponible. Como alternativa, es posible volver a conectar la sonda NG a aspiración y observar el drenaje de retorno a medida que se drena en el recipiente de aspiración.	El flujo de retorno puede recolectarse en una bandeja de lavado o en otro recipiente disponible y medirse. Esta cantidad deberá restarse del irrigante para registrar el drenaje NG real. Un segundo método implica restar el irrigante total del turno del drenaje NG total vaciado en todo el turno para determinar el drenaje NG real. Revisar las directrices de la política institucional.
	La observación determina la permeabilidad de la sonda y el correcto funcionamiento del equipo de aspiración.
13. Si aún no se ha hecho, volver a conectar el puerto de drenaje a aspiración si así se solicita.	Permite la eliminación continua de contenido gástrico, según se solicite.
14. Inyectar aire en el conducto de ventilación azul después de haber realizado el lavado. Colocar el	Después del lavado, el conducto de ventilación azul se inyecta con aire para mantenerlo despejado. Colocar el

ACCIÓN	JUSTIFICACIÓN
conducto de ventilación azul sobre el estómago del paciente.	conducto de ventilación azul sobre el estómago evita la filtración de contenido gástrico de la sonda NG.

15. Sacarse los guantes. Bajar la cama y levantar el barandal, según corresponda. Ayudar al paciente a colocarse en una posición cómoda. Realizar higiene de manos.

Bajar la cama y ayudar al paciente a llegar a una posición cómoda permite tener mayor seguridad y comodidad.

16. Ponerse guantes. Medir la solución devuelta si se recolecta fuera del equipo de aspiración. Enjuagar el equipo si se va a reutilizar. Etiquetar con fecha, nombre del paciente, número de habitación y propósito (para la sonda NG y lavado).

Los guantes evitan el contacto con sangre y líquidos corporales. El irrigante colocado en la sonda se considera como ingreso; la solución devuelta se registra como egreso. Registrar en la hoja de equilibrio hídrico. El enjuague permite mayor limpieza y control de infecciones, y prepara al equipo para el próximo lavado.

17. Retirarse los guantes y el EPP adicional, si se utilizó. Realizar higiene de manos.

El retiro adecuado del EPP reduce el riesgo de transmisión de infecciones y la contaminación de otros elementos. La higiene de manos previene la propagación de microorganismos.

EVALUACIÓN

- El paciente tiene una sonda NG permeable y en funcionamiento.
- El individuo no presenta malestar con el lavado.
- La persona se mantiene libre de signos y síntomas de lesión o traumatismos.

REGISTRO

- Documentar la exploración abdominal del paciente. Registrar si la sonda NG del paciente se sujeta con pinza o se conecta a aspiración, lo cual incluye el tipo de aspiración. Incluir el color y consistencia del drenaje NG. Consignar el tipo de solución y la cantidad utilizada para lavar la sonda NG, y si hubo dificultades con el lavado o relacionadas con el procedimiento. Registrar la cantidad de irrigante devuelto si se recolecta fuera del equipo de aspiración. Como alternativa, documentar la cantidad de irrigante de manera tal que pueda restarse de la cantidad de drenaje NG total al final del turno. Describir la respuesta del paciente al procedimiento y los puntos de capacitación pertinentes que se revisaron, por ejemplo, las instrucciones para que el paciente se ponga en contacto con el personal de enfermería si presenta náuseas, meteorismo o dolor abdominal.

Cuando la sonda nasogástrica (NG) deje de ser necesaria para el tratamiento, el médico de atención primaria solicitará su extracción. La sonda NG se retira con el mismo cuidado con el que se introduce para proporcionar la mayor comodidad posible al paciente y evitar complicaciones. Cuando se extrae la sonda, el paciente debe aguantar la respiración para no aspirar secreciones o líquidos que hayan quedado en la sonda cuando se extrae.

CONSIDERACIONES AL DELEGAR

El retiro de una sonda NG no se delega al personal de apoyo de enfermería (PAE) o al personal de apoyo sin licencia (PASL). Dependiendo de la ley estatal de práctica de enfermería y las políticas y procedimientos institucionales, la extracción de una sonda NG puede delegarse al personal de enfermería práctico/vocacional con licencia (PEPL/PEVL). La decisión de delegar debe basarse en un análisis minucioso de las necesidades y circunstancias del paciente, así como en las calificaciones de la persona a quien se delega la tarea. Véanse las *Pautas de delegación* en el Apéndice A.

EQUIPO

- Pañuelos de papel
- Jeringa de 50 mL
- Guantes no estériles
- Equipo de protección personal (EPP) adicional, según indicación
- Estetoscopio

- Bolsa de plástico desechable
- Toalla de baño o protector desechable
- Solución salina normal para lavado (opcional)
- Riñonera

VALORACIÓN INICIAL

- Explorar el abdomen para buscar la presencia de distensión, auscultar ruidos y palpar la rigidez o dolor referido. En caso de distensión abdominal, se mide el perímetro abdominal a la altura del ombligo. Si el paciente tiene dolor referido o náuseas o presenta rigidez o dureza con distensión y no hay ruidos, se consulta con el médico antes de extraer la sonda NG.
- Explorar todas las secreciones de la sonda NG y registrar la cantidad, el color y la consistencia.

DIAGNÓSTICO DE ENFERMERÍA

- Disposición para mejorar la nutrición
- Riesgo de aspiración

IDENTIFICACIÓN Y PLANIFICACIÓN DE RESULTADOS

- La sonda se extrae con mínimas molestias para el paciente, quien mantiene un consumo adecuado de alimentos.
- El abdomen se mantiene sin distensión ni dolor referido.

IMPLEMENTACIÓN

ACCIÓN	JUSTIFICACIÓN
1. Revisar la orden de extracción de la sonda NG en la historia clínica del paciente.	Revisar la orden valida que se trata del procedimiento y el paciente correctos.

2. Realizar higiene de manos y ponerse el EPP, según indicación.

La higiene de manos y el EPP evitan la propagación de microorganismos. El EPP será necesario según las precauciones de transmisión.

3. Identificar al paciente.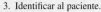

La identificación del paciente asegura que el paciente correcto reciba la intervención correcta y ayuda a evitar errores.

4. Explicar el procedimiento y su justificación. Comentar que producirá incomodidad pero que será breve. Realizar las exploraciones abdominales clave como se describió anteriormente.

La explicación reduce la ansiedad y facilita la cooperación. Debido a los cambios en el estado de un paciente, la exploración es vital antes de iniciar la intervención.

5. Cerrar las cortinas alrededor de la cama y la puerta de la habitación, de ser posible. Elevar la cama a una posición de trabajo cómoda, por lo general a la altura del codo del cuidador (VISN 8, 2009). Ayudar al paciente a llegar a una posición de 30-45°. Colocar una toalla o protector desechable en el pecho del paciente. Darle pañuelos de papel y una riñonera.

Esto asegura la privacidad del paciente. Una altura de trabajo adecuada permite mayor comodidad y una mecánica corporal correcta para el personal de enfermería. Una toalla o protector evita el contacto del paciente con secreciones gástricas. La riñonera será útil si el paciente vomita o tiene náuseas. Los pañuelos son necesarios si el paciente desea limpiar su nariz cuando se extrae la sonda.

6. Ponerse guantes. Detener la aspiración y separar la sonda del equipo de aspiración. Quitar la sonda de la bata del paciente y retirar con cuidado la cinta adhesiva de su nariz.

Los guantes evitan el contacto con sangre y líquidos corporales. Desconectar la sonda del equipo de aspiración y del paciente permite su extracción sin dificultad.

7. Verificar la colocación (como se describe en la Competencia 146), fijar la jeringa y **enjuagar con 10 mL de agua o solución salina normal (opcional), o purificar con 30-50 mL de aire.**

El aire o la solución salina retira secreciones, alimentos o desechos de la sonda.

ACCIÓN	JUSTIFICACIÓN
8. Sujetar la sonda con los dedos doblándola sobre sí misma. **Pedir al paciente que inhale profundamente y que aguante la respiración. Extraer con rapidez y cuidado la sonda mientras el paciente aguanta la respiración.** Enrollar la sonda con el protector desechable a medida que se extrae del paciente.	Sujetar la sonda evita el drenaje de contenido gástrico hacia la faringe y el esófago. El paciente aguanta la respiración para evitar la aspiración accidental de secreción gástrica en la sonda. Una extracción cuidadosa reduce al mínimo los traumatismos y molestias para el paciente. Cubrir la sonda con una toalla durante la extracción evita filtraciones hacia el paciente.
9. Desechar la sonda según la política institucional. Retirarse los guantes. Realizar higiene de manos.	Esto evita la contaminación con microorganismos.
10. Ofrecer atención bucal al paciente y pañuelos para limpiarse la nariz. Bajar la cama y ayudar al paciente a llegar a una posición cómoda, según necesidad.	Estas intervenciones ayudan a la comodidad del paciente.
11. Sacar el equipo, levantar el barandal y bajar la cama.	Permite que el paciente esté más cómodo y seguro.
12. Ponerse los guantes y medir la cantidad de drenaje NG en el dispositivo de recolección y registrarla en la hoja de secreciones, restando los líquidos irrigantes si es necesario. Agregar un solidificante al drenaje NG y desecharlo de acuerdo con la política institucional.	Los líquidos de irrigación se consideran como ingreso. Para obtener el drenaje NG real, la cantidad de líquido irrigante se resta del drenaje NG total. El drenaje NG se registra como parte del egreso de líquidos del paciente. Los solidificantes añadidos al drenaje NG líquido facilitan la eliminación segura de residuos de riesgo biológico.
13. Retirarse el EPP adicional, si se utilizó. Realizar higiene de manos.	El retiro adecuado del EPP reduce el riesgo de transmisión de infecciones y la contaminación de otros objetos. La higiene de manos previene la propagación de microorganismos.

EVALUACIÓN

- El paciente siente molestias y dolor mínimos durante la extracción de la sonda NG.
- El paciente no presenta ni distensión abdominal ni dolor referido, y expresa verbalmente medidas para mantener un consumo adecuado de alimentos.

REGISTRO

- Documentar la exploración abdominal. Si se obtuvo una lectura del perímetro abdominal, registrar esta medición. Consignar la extracción de la sonda NG de la fosa nasal donde se colocó. Indicar si hay irritación en la piel de la fosa nasal. Registrar la cantidad de drenaje NG del recipiente de aspiración en la hoja de equilibrio hídrico del paciente, así como el color del drenaje. Incluir la capacitación pertinente, por ejemplo, instrucciones para el paciente de notificar al personal de enfermería si presenta náuseas, dolor abdominal o meteorismo.

COMPETENCIA 149   SONDAJE DE LA VEJIGA URINARIA FEMENINA

El *sondaje urinario* es la introducción de una sonda en la vejiga a través de la uretra para fines de extracción de la orina. Las infecciones urinarias (IU) relacionadas con el sondaje son las de adquisición hospitalaria más frecuente en Estados Unidos y uno de los motivos por los que debe evitarse esta maniobra siempre que sea posible. Cuando se considere necesaria, deberá hacerse usando una técnica aséptica estricta y dejando la sonda colocada por el tiempo más breve posible (Hooton *et al.*, 2010). La duración del sondaje es el factor de riesgo más importante para la presentación de una infección urinaria (Bernard *et al.*, 2012).

Las sondas uretrales rectas o de uso intermitente se usan por períodos más breves (5-10 min) para vaciar la vejiga. Si el sondaje va a permanecer en su lugar para drenaje continuo, se usa una sonda uretral a permanencia y se denomina *de retención* o *de Foley*. La sonda uretral a permanencia está diseñada para no deslizarse fuera de la vejiga. Se infla un globo para asegurar que permanezca dentro del órgano una vez que se introduce la sonda. El sondaje uretral intermitente deberá considerarse como una alternativa al de permanencia, a corto o largo plazo, para disminuir las IU vinculadas con el procedimiento (Hooton *et al.*, 2012). El sondaje intermitente se está convirtiendo en el estándar ideal de manejo de las disfunciones en la micción y después de intervenciones quirúrgicas. Ciertas ventajas del sondaje intermitente, incluyendo los riesgos menores de IU asociada y otras complicaciones, pueden convertirlo en una opción más deseable y segura que el sondaje a permanencia (Herter & Wallace Kazer, 2010, p. 343-344).

En el siguiente procedimiento se aborda la introducción de una sola sonda a permanencia. Posteriormente, el sondaje intermitente se describe como una "Variante en la técnica".

CONSIDERACIONES AL DELEGAR

El sondaje de la vejiga urinaria femenina no se delega al personal de apoyo de enfermería (PAE) o al personal de apoyo sin licencia (PASL). Dependiendo de la ley de práctica de enfermería y las políticas y procedimientos de la institución, esta tarea se puede delegar al personal de enfermería práctico/vocacional con licencia (PEPL/PEVL). La decisión de delegar debe basarse en el análisis minucioso de las necesidades y circunstancias de la paciente, así como en las calificaciones de la persona a quien se delega la tarea. Véanse las *Pautas de delegación* en el Apéndice A.

EQUIPO

Equipo de sondaje estéril que contiene:
- Guantes estériles
- Campos estériles (uno de ellos fenestrado)
- Sonda estéril (se debe usar la de calibre más pequeño apropiado, por lo general 14-16F con un globo de 5-10 mL [Newman, 2008])
- Solución antiséptica de limpieza y torundas de algodón o cuadros de gasa; hisopos antisépticos
- Lubricante
- Pinzas
- Jeringa precargada con agua estéril (suficiente para inflar el globo de la sonda a permanencia)
- Riñonera estéril (con frecuencia la base del equipo sirve como tal)

- Recipiente estéril para muestra (si se requiere tomar una)
- Linterna o lámpara
- Cojinete desechable impermeable
- Bolsa de recolección de orina desechable y tubos de drenaje estériles (se pueden conectar a la sonda en el equipo de sondaje)
- Cinta de velcro para pierna, dispositivo de fijación de la sonda o cinta adhesiva
- Guantes desechables
- Equipo de protección personal (EPP) adicional, según indicación
- Paño, limpiador de piel y agua tibia para realizar la higiene de la región perineal antes y después del sondaje

VALORACIÓN INICIAL

- Valorar los hábitos de micción normales de la paciente.
- Evaluar el grado de limitaciones de la paciente y su capacidad para ayudar con la actividad.
- Valorar las limitaciones de la actividad, por ejemplo, intervención quirúrgica de cadera o lesión raquídea, que contraindicarían ciertas acciones de la paciente.
- Revisar la presencia de cualquier otra circunstancia que pudiese interferir o contraindicar la introducción de la sonda, como las estenosis uretrales o el cáncer de vejiga.
- Verificar la presencia de drenajes, apósitos, equipos/accesos intravenosos, dispositivos de tracción o cualquier otro que pudiese interferir con la capacidad de la paciente para ayudar con el procedimiento o que pudiese desalojarlos.
- Valorar la plenitud vesical antes de realizar el procedimiento, ya sea por palpación o por un transductor ecográfico vesical de mano.
- Preguntar a la paciente en cuanto a alergias, en especial al látex o yodo.
- Indagar si alguna vez se le puso una sonda. Si fue objeto de sondaje a permanencia, preguntarle por qué y durante cuánto tiempo. La paciente puede tener estenosis uretrales que pudiesen dificultar la inserción de la sonda.
- Valorar las características de la orina y la piel de la paciente.

DIAGNÓSTICO DE ENFERMERÍA

- Deterioro de la eliminación urinaria
- Retención urinaria
- Riesgo de infección

IDENTIFICACIÓN Y PLANIFICACIÓN DE RESULTADOS

- Se mantiene la eliminación urinaria de la paciente con un gasto de al menos 30 mL de orina/h y su vejiga no se distiende.
- La piel de la paciente se mantiene limpia, seca e íntegra, sin evidencia de irritación o pérdida de continuidad.
- La paciente refiere comprender el propósito del sondaje y los cuidados que requiere.

IMPLEMENTACIÓN

ACCIÓN	JUSTIFICACIÓN
1. Revisar el expediente médico de la paciente en cuanto a alguna limitación de la actividad física. Confirmar la orden médica de inserción de una sonda a permanencia.	Las limitaciones físicas pueden requerir adaptaciones para la realización de la competencia. Revisar la orden valida que se trata del procedimiento y el paciente correctos.
2. Reunir el equipo. Obtener la ayuda de otro miembro del personal de enfermería, según necesidad.	Disponer del equipo permite realizar la tarea de manera ordenada. Puede requerirse la asistencia de otra persona para realizar la intervención con seguridad.
3. Realizar higiene de manos y colocarse el EPP, según indicación.	La higiene de manos y el EPP previenen la propagación de microorganismos. El EPP será necesario con base en las precauciones epidemiológicas.
4. Identificar a la paciente.	La identificación asegura que la paciente correcta reciba la intervención correcta y ayuda a prevenir errores.
5. Cerrar las cortinas alrededor de la cama y la puerta de la habitación, de ser posible. Comentar el procedimiento con la paciente y valorar su capacidad para ayudar a su realización. Preguntarle si presenta alguna alergia, en especial al látex o yodo.	Esto asegura la privacidad de la paciente. El diálogo promueve la motivación y provee conocimientos en cuanto al procedimiento, además de fomentar la participación de la paciente y permitir un cuidado de enfermería individualizado. Algunas sondas y guantes de los equipos se fabrican con látex. Algunas soluciones antisépticas contienen yodo.
6. Proporcionar buena iluminación. Se recomienda la luz artificial (el uso de una linterna requiere de un ayudante para sostenerla	Una buena iluminación es necesaria para observar claramente el meato urinario. Un recipiente para desechos fácilmente disponible permite la

ACCIÓN	JUSTIFICACIÓN

y dirigirla). Colocar un recipiente de desechos a la mano.

eliminación rápida de los materiales usados y disminuye el riesgo de contaminar el campo estéril.

7. Reunir el equipo sobre la mesa puente, al alcance de la mano.

Tener el equipo a la mano resulta práctico, ahorra tiempo y evita el estiramiento y torsión innecesarios de los músculos del personal de enfermería.

8. Ajustar la cama a una altura de trabajo cómoda, por lo general la altura del codo del profesional de la salud (VISN 8 Patient Safety Center, 2009). El cuidador debe permanecer de pie a la derecha de la paciente si es diestro, o a la izquierda si es zurdo.

Tener la cama a la altura adecuada previene la fatiga dorsal y muscular. Tal posición permite utilizar la mano dominante para la inserción fácil de la sonda.

9. Ayudar a la paciente a adoptar una posición de decúbito dorsal con las rodillas flexionadas, los pies separados aproximadamente 60 cm y las piernas en abducción. Vestir a la paciente. Como alternativa, se puede usar la posición de Sims o el decúbito lateral. Colocar las nalgas de la paciente cerca del borde de la cama, con sus hombros en el borde opuesto y las rodillas flexionadas hacia el tórax. Permitir que la paciente se acueste de lado, dependiendo de qué posición sea más fácil para el personal de enfermería y de mayor comodidad para ella. Deslizar un cojinete impermeable bajo la paciente.

La posición apropiada permite la visualización adecuada del meato urinario. La vergüenza, el frío y la tensión pueden interferir con la inserción de la sonda; vestir a la paciente promoverá su comodidad y relajación. La posición de Sims puede permitir una mejor visualización y ser más cómoda para la paciente, en especial si tiene dificultad para los movimientos de cadera y rodilla. Una superficie más pequeña de exposición también es menos estresante para la paciente. El cojinete impermeable protegerá la ropa de cama de la humedad.

10. Usar guantes limpios. Limpiar la región perineal con un paño, limpiador de piel y agua tibia, utilizando una esquina diferente del paño en cada paso. Limpiar de arriba del orificio hacia el sacro (de adelante hacia atrás). Enjuagar y secar. Retirar los guantes. Realizar nuevamente la higiene de manos.

Los guantes disminuyen el riesgo de exposición a la sangre y los líquidos corporales. La limpieza disminuye los microorganismos cerca del meato uretral y provee una oportunidad de visualizar el perineo y los puntos de referencia anatómicos antes del procedimiento. La higiene de manos disminuye la diseminación de microorganismos.

ACCIÓN	JUSTIFICACIÓN
11. Preparar el equipo de drenaje de orina si no se va a utilizar un sistema de recolección separado. Fijarlo al armazón de la cama, de acuerdo con las instrucciones del fabricante.	Esto facilita la conexión de la sonda al sistema de drenaje y provee un fácil acceso.
12. Abrir el equipo de sondaje estéril sobre una mesa puente limpia utilizando técnica estéril.	Colocar equipo cerca del sitio de trabajo aumenta la eficacia. La técnica estéril protege al paciente y evita la transmisión de microorganismos.
13. Usar guantes estériles. Sujetarlos de la esquina superior del campo y desplegarlos sin tocar las zonas no estériles. Doblar hacia atrás una esquina de cada lado para formar un manguito sobre las manos enguantadas. Pedir a la paciente que eleve sus nalgas para deslizar un campo estéril debajo con los guantes protegidos por el doblez del campo.	El campo provee una zona estéril cerca del meato. La cobertura de las manos enguantadas ayudará a mantenerlas estériles mientras se coloca el campo.
14. Con base en la política institucional, colocar el campo estéril fenestrado sobre la región perineal con exposición de los labios mayores.	El campo amplía la zona estéril y protege contra la contaminación. El uso de un campo fenestrado puede limitar la visualización y algunos médicos o políticas institucionales lo consideran opcional.
15. Colocar la bandeja estéril sobre el campo entre los muslos de la paciente.	Provee un fácil acceso a los artículos.
16. Abrir todo el equipo y el paquete de hisopos antisépticos. Como alternativa, tener torundas de algodón en la bandeja antes de verter solución antiséptica encima. Abrir el recipiente para muestras, si se va a obtener una.	Es necesario para revisar todos los artículos y prepararse para el procedimiento mientras ambas manos permanecen estériles.
17. Lubricar 2.5-5 cm de la punta de la sonda.	La lubricación facilita la inserción de la sonda y disminuye el traumatismo tisular.

ACCIÓN	JUSTIFICACIÓN

18. Con el pulgar y otro dedo de la mano no dominante, separar los labios e identificar el meato. **Es necesario prepararse para mantener la separación de los labios con una mano hasta que se inserte la sonda y fluya orina de manera continua.** Si la paciente está en decúbito lateral, elevar la nalga superior y separar los labios para exponer el meato urinario.

Exponer la zona inmediatamente circundante al meato ayuda a visualizarlo. Dejar que los labios vuelvan a su posición puede contaminar la zona alrededor del meato y la sonda. La mano no dominante ahora está contaminada.

19. Usar la mano dominante para tomar el hisopo con antiséptico o las pinzas para asir una torunda de algodón. **Limpiar un pliegue labial de arriba abajo (desde encima del meato urinario en dirección del recto) y después desechar la torunda. Con una nueva torunda/hisopo para cada paso, limpiar a continuación el otro pliegue labial, y después directamente sobre el meato urinario.**

Moverse de una zona donde puede haber menos contaminación a una donde es mayor, ayuda a prevenir la propagación de microorganismos. La limpieza del meato permite disminuir la posibilidad de introducir microorganismos a la vejiga.

20. Con la mano dominante no contaminada, colocar el extremo de drenaje de la sonda en el recipiente. Si la sonda está preacoplada con tubos estériles y un recipiente de drenaje (sistema de drenaje cerrado), se debe colocar con el resto del equipo y al alcance sobre el campo estéril. Verificar que la pinza de la bolsa de drenaje esté cerrada.

Esto facilita el drenaje de la orina y disminuye al mínimo el riesgo de contaminar el equipo estéril.

21. **Con la mano dominante, sostener la sonda a 5-7 cm de distancia de la punta e introducirla lentamente en la uretra. Avanzar la sonda hasta que haya salida de orina (alrededor de 5-7 cm). Una vez que drene orina, hacer avanzar la sonda otros 5-7 cm. No forzar la sonda a través de la uretra en dirección a la vejiga.** Pedir

La uretra femenina mide de 3.6 a 6 cm de longitud. La aplicación de fuerza a la sonda puede lesionar las membranas mucosas. Cuando la paciente se relaja, el esfínter uretral también lo hace y la sonda puede ingresar a la vejiga con facilidad. El avance de una sonda a permanencia 5-7 cm adicionales asegura su colocación dentro de la vejiga y facilita el inflado del globo sin dañar la uretra.

ACCIÓN	JUSTIFICACIÓN
a la paciente que respire profundamente y que gire con suavidad la sonda si se encuentra ligera resistencia al alcanzar el esfínter interno.	
22. Sostener la sonda con seguridad en el meato utilizando la mano no dominante. Emplear la mano dominante para inflar el globo de la sonda. Inyectar todo el volumen de agua estéril provisto en la jeringa precargada.	La contracción vesical o del esfínter puede expulsar la sonda. El globo ancla la sonda en su lugar dentro de la vejiga. El fabricante provee una cantidad apropiada de agua estéril para el tamaño de la sonda en el equipo; en consecuencia, se debe usar todo el contenido provisto en la jeringa.
23. Tirar suavemente de la sonda después de que se infle el globo, hasta percibir resistencia.	El inflado inapropiado puede causar malestar a la paciente y una posición anómala de la sonda.
24. Acoplar la sonda al sistema de drenaje si no se hizo antes.	El sistema de drenaje cerrado disminuye al mínimo el riesgo de introducción de microorganismos a la vejiga.
25. Retirar el equipo y desecharlo de acuerdo con las políticas de la institución. Desechar la jeringa en un recipiente de objetos punzocortantes. Lavar y secar la región perineal, según necesidad.	La eliminación apropiada de los artículos usados previene la propagación de microorganismos. La colocación de la jeringa en un recipiente de artículos punzocortantes evita que se reutilicen. La limpieza promueve la comodidad e higiene personal adecuada.
26. Retirar los guantes. **Fijar el tubo de la sonda a la cara interna del muslo de la paciente con una cinta velcro, un dispositivo de fijación de la sonda o cinta adhesiva.** Dar cierta holgura a la sonda para no limitar el movimiento de la extremidad.	La colocación apropiada impide traumatismos de la uretra y del meato por tensión en los tubos. Fijar con cinta los tubos del drenaje por arriba o debajo de la extremidad dependerá de la fuerza de gravedad, la movilidad de la paciente y su comodidad.
27. Ayudar a la paciente a adoptar una posición cómoda. Cubrirla con la ropa de cama. Colocar la cama en la posición más baja.	La posición y cobertura proveen abrigo y comodidad.
28. Asegurar la bolsa de drenaje por debajo de la vejiga. Verificar que el tubo de drenaje no esté doblado y que el movimiento del barandal no interfiera con la sonda o la bolsa de drenaje.	Esto facilita el drenaje de orina e impide el flujo retrógrado.

ACCIÓN	JUSTIFICACIÓN
29. Usar guantes limpios. Obtener una muestra de orina de inmediato, si se requiere, de la bolsa de drenaje. Etiquetar la muestra y enviarla al laboratorio rápidamente o refrigerarla.	El sistema de sondaje se encuentra estéril. La obtención inmediata de la muestra permite el acceso al sistema estéril. Mantener la orina a temperatura ambiente puede causar que los microorganismos, de estar presentes, proliferen y alteren los resultados de laboratorio.
30. Retirar los guantes y el EPP adicional, si se utilizó. Realizar higiene de manos.	El retiro adecuado del EPP disminuye el riesgo de transmisión de microorganismos y de contaminación de otros objetos. La higiene de manos previene la propagación de microorganismos.

EVALUACIÓN

- El catéter se introduce con el uso de técnica estéril, da como resultado el flujo inmediato de orina y la vejiga no se distiende.
- La paciente no experimenta traumatismos.
- La persona informa de poco o ningún dolor por la inserción de la sonda.
- La región perineal de la paciente se mantiene limpia y seca.

REGISTRO

- Documentar el tipo y tamaño de la sonda insertada y su globo, así como la cantidad de líquido usado para distenderlo. Registrar la tolerancia de la paciente a la actividad. Consignar la cantidad de orina obtenida por la sonda y cualquier muestra que se haya tomado. Incluir cualquier otra valoración, como características inusuales de la orina o alteraciones de la piel de la paciente. Registrar la cantidad de orina en la hoja de ingresos y egresos, según corresponda.

VARIANTE EN LA TÉCNICA	Sondaje intermitente de la uretra femenina
1. Revisar el expediente médico de la paciente en cuanto a la orden de sondaje uretral intermitente y alguna limitación de la capacidad física. Reunir el equipo. Obtener ayuda de otro miembro del personal de enfermería si es necesario.	2. Realizar higiene de manos. Usar el EPP según indicación, con base en las precauciones epidemiológicas. 3. Identificar a la paciente. Comentar el procedimiento con ella y valorar su capacidad para

ayudar a su realización. Preguntar a la paciente si presenta alguna alergia, en especial al látex o el yodo.

4. Cerrar las cortinas alrededor de la cama y la puerta de la habitación, de ser posible.

5. Proporcionar una buena iluminación. Se recomienda la luz artificial (el uso de una linterna requiere un ayudante para sostenerla y dirigirla). Colocar un recipiente para residuos a la mano.

6. Colocar el equipo sobre una mesa puente al alcance de la mano.

7. Elevar la cama a una altura de trabajo cómoda. El cuidador deberá pararse a la derecha de la paciente si es diestro, a la izquierda si es zurdo.

8. Usar guantes desechables. Ayudar a la paciente a adoptar la posición de decúbito dorsal con las rodillas flexionadas, los pies casi 60 cm separados y los miembros inferiores en abducción. Cubrir a la paciente al terminar. Como alternativa, usar la posición de Sims o de decúbito lateral. Colocar las nalgas de la paciente cerca del borde de la cama con sus hombros en el borde opuesto y las rodillas plegadas hacia el tórax. Deslizar un lienzo impermeable bajo la paciente.

9. Usar guantes limpios. Limpiar la región perineal con un paño, limpiador de piel y agua tibia, utilizando una esquina diferente del paño en cada paso. Recorrer de arriba del orificio uretral hacia abajo en dirección al sacro (de delante atrás). Enjuagar y secar. Retirar los

guantes. Realizar nuevamente la higiene de manos.

10. Abrir la bandeja de sondaje estéril sobre una mesa puente limpia, utilizando la técnica estéril.

11. Usar guantes estériles. Sujetar las esquinas superiores del campo y desplegarlo sin tocar las zonas no estériles. Plegar hacia atrás cada esquina a cada lado para formar una cubierta sobre las manos enguantadas. Pedir a la paciente que levante las nalgas, y deslizar el campo estéril debajo con los guantes protegidos por el doblez. Colocar un campo estéril fenestrado sobre la región perineal, con exposición de los labios mayores, si corresponde.

12. Colocar una bandeja estéril sobre el campo entre los muslos de la paciente.

13. Abrir todo el contenido del equipo. Abrir el empaque de hisopos antisépticos.

14. Como alternativa, contar con torundas de algodón en la bandeja antes de verter solución antiséptica encima. Abrir el recipiente de muestra, si se va a obtener una.

15. Lubricar 2.5-5 cm de la punta de la sonda.

16. Con el pulgar y otro dedo de la mano no dominante, separar los labios e identificar el meato urinario. Si la paciente está en decúbito lateral, levantar la nalga y el labio mayor superiores para exponer el meato urinario. **Prepararse para mantener los labios separados con una mano hasta que se inserte la sonda y la orina esté fluyendo bien y de manera continua.**

Continúa en la p. 768

Sondaje intermitente de la uretra femenina *continuación*

17. Tomar una torunda de algodón con la mano no dominante. **Limpiar un pliegue labial de arriba hacia abajo (de encima del meato hacia abajo en dirección al recto) y después desechar la torunda. Usar una nueva para cada paso. Continuar limpiando el otro pliegue labial y, después, directamente sobre el meato.**

18. Con la mano dominante no contaminada, colocar el extremo de la sonda en el recipiente. Si se requiere una muestra, colocar el extremo dentro del contenedor de la muestra en el recipiente.

19. **Con la mano dominante, sostener la sonda a 5-7.5 cm de la punta e introducirla lentamente en la uretra. Avanzar la sonda hasta que haya salida de orina (alrededor de 5-7.5 cm). No forzar la sonda a través de la uretra hacia la vejiga.** Pedir a la paciente que respire profundamente y girar la sonda con suavidad si se encuentra ligera resistencia al alcanzar el esfínter externo.

20. Sostener la sonda con seguridad en el meato con la mano no dominante mientras se vacía la vejiga. Si se va a recolectar una muestra, retirar el extremo de drenaje del tubo del recipiente de muestra después de obtener la cantidad requerida y dejar que la orina fluya al interior del recipiente. Colocar el recipiente para muestras a un lado y taparlo.

21. Dejar que la vejiga se vacíe. Extraer la sonda lenta y suavemente después de que se haya detenido el flujo de orina. Retirar el equipo y desecharlo, de acuerdo con las políticas de la institución. Descartar la jeringa en un recipiente para objetos punzocortantes a fin de prevenir su reutilización. Lavar y secar la región perineal, según la necesidad.

22. Retirarse los guantes. Ayudar a la paciente a adoptar una posición cómoda. Cubrirla con ropa de cama. Colocar la cama en la posición más baja posible.

23. Usar guantes limpios, asegurar la tapa del recipiente y etiquetar la muestra. Enviar oportunamente la muestra al laboratorio o refrigerarla.

24. Retirarse los guantes y el EPP adicional, si se utilizó. Realizar higiene de manos.

Nota: el sondaje intermitente en casa se realiza utilizando técnica limpia. La resistencia natural de la vejiga a los microorganismos que normalmente se encuentran en el hogar hace innecesaria la técnica estéril. Las sondas se lavan, secan y almacenan para su uso repetido. La técnica limpia implica el uso de sondas reutilizables limpias, el lavado de manos con jabón y agua, y el lavado diario del perineo, o más a menudo sólo cuando haya residuos fecales o de otro tipo presentes (Newman, 2008, según se citó en Herter & Wallace, 2010). Se recomienda enérgicamente la limpieza de la región perineal para disminuir las bacterias en el área circundante (Newman, 2008, como se citó en Herter & Wallace, 2010).

El *sondaje vesical* corresponde a la introducción de un tubo en la vejiga a través de la uretra con el fin de retirar la orina. La infección más frecuente de las vías urinarias de adquisición nosocomial en Estados Unidos tiene relación con el sondaje vesical y es un motivo por el que deberá evitarse siempre que sea posible. Cuando se considere necesario, deberá hacerse con uso de una técnica aséptica estricta y dejarse la sonda colocada por la duración más breve posible (Hooton *et al.*, 2010). La duración del sondaje es el factor de riesgo más importante para la aparición de una infección urinaria (Bernard *et al.*, 2012).

Las sondas uretrales rectas o de uso intermitente son útiles para drenar la vejiga durante períodos más breves. Si una sonda va a permanecer colocada para drenaje continuo, se usa la uretral a permanencia. Las sondas uretrales a permanencia también se llaman *sondas de retención* o *de Foley*. Están diseñadas de manera que no se deslicen hacia el exterior, para lo cual se distiende un globo a fin de asegurar que la sonda permanezca dentro de la vejiga una vez que se inserta.

Deberá considerarse el sondaje intermitente como alternativa del uretral a corto o largo plazos, para disminuir las infecciones urinarias vinculadas con el procedimiento (Hooton *et al.*, 2012). El sondaje intermitente se está convirtiendo en el estándar de referencia para el tratamiento de las disfunciones del vaciamiento vesical y después de intervenciones quirúrgicas. Ciertas ventajas del sondaje intermitente, incluidos los menores riesgos de infección urinaria y complicaciones asociadas, pueden hacerla una opción más deseable y segura que el sondaje a permanencia (Herter & Wallace Kazer, 2010, p. 343-344). En la siguiente competencia se describe la introducción de una sonda a permanencia en la vejiga urinaria masculina. El procedimiento para el sondaje intermitente en el varón se incluye más adelante, como "Variante en la técnica".

CONSIDERACIONES AL DELEGAR

El sondaje de la vejiga urinaria masculina no se delega al personal de apoyo en enfermería (PAE) o al personal de apoyo sin licencia (PASL). Dependiendo de la ley estatal de práctica de enfermería y las políticas y procedimientos institucionales, esta tarea puede delegarse al personal de enfermería práctico/vocacional con licencia (PEPL/PEVL). La decisión de delegar debe basarse en el análisis minucioso de las necesidades y circunstancias del paciente, así como en las calificaciones de la persona quien se delega la tarea. Véanse las *Pautas de delegación* en el Apéndice A.

EQUIPO

- El equipo de sondaje estéril contiene:
  - Guantes estériles
  - Campos estériles (uno fenestrado)
  - Sonda estéril (usar la del tamaño más pequeño apropiado, por lo general 14-16F con globo de 5-10 mL [Newman, 2008])
  - Solución antiséptica para limpieza y torundas de algodón, gasas o hisopos con antiséptico

- Jeringa precargada con agua estéril (suficiente para distender el globo de la sonda)
- Palangana estéril (la base del equipo de sondaje sirve para tal fin)
- Lubricante
- Recipiente para muestra estéril (si se requiere)
- Pinzas
- Linterna o lámpara

- Bolsa de recolección de orina y tubo de drenaje desechables estériles (pueden estar conectados a la sonda en el equipo)
- Protector desechable impermeable
- Guantes desechables
- Equipo de protección personal (EPP) adicional, según indicación

- Cinta velcro para pierna, dispositivo de fijación de la sonda o cinta adhesiva
- Toallita, limpiador de piel y agua tibia para hacer la higiene perineal, antes de y después del sondaje

VALORACIÓN INICIAL

- Determinar los hábitos normales de micción del paciente.
- Evaluar el grado de limitación del paciente y su capacidad para participar en la actividad.
- Valorar las limitaciones de actividad, como intervenciones quirúrgicas de cadera o lesiones raquídeas, que contraindicarían ciertas acciones a realizar por el paciente.
- Evaluar la presencia de cualquier otro trastorno que pudiese interferir con el paso de la sonda o contraindicar su inserción, como estenosis uretrales o cáncer vesical.
- Revisar en cuanto a la presencia de drenajes, apósitos, equipo de inyección de soluciones intravenosas y sus sitios de ingreso, dispositivo de tracción o cualquier otro que pudiese interferir con la capacidad del paciente para ayudar con el procedimiento o desalojarse.
- Valorar la plenitud vesical antes del procedimiento, ya sea por palpación o con un ecógrafo manual vesical y preguntar al paciente en cuanto a alergias, en especial al látex o al yodo.
- Preguntar al paciente si alguna vez fue objeto de sondaje. Si antes le fue colocada una sonda a permanencia, consultar por qué y durante cuánto tiempo se usó. El paciente puede presentar estenosis uretrales que dificultarían la inserción de la sonda.
- Si el paciente tiene 50 años o más, preguntarle si ha presentado problemas prostáticos. El crecimiento de la próstata, por lo general, se presenta cerca de los 50 años de edad.
- Valorar las características de la orina y la piel del paciente.

DIAGNÓSTICO DE ENFERMERÍA

- Deterioro de la micción
- Riesgo de infección
- Retención urinaria

IDENTIFICACIÓN Y PLANIFICACIÓN DE RESULTADOS

- Se mantiene la eliminación urinaria del paciente con un gasto de, al menos, 30 mL de orina/h, sin distensión vesical.
- La piel del paciente se mantiene seca, limpia e intacta, sin datos de irritación o pérdida de la continuidad.
- El paciente refiere comprender el procedimiento para el sondaje y los cuidados relacionados, según corresponda.

IMPLEMENTACIÓN

ACCIÓN	JUSTIFICACIÓN

1. Revisar el expediente en cuanto a limitaciones de la actividad física. Confirmar la orden médica de inserción de una sonda uretral a permanencia.

   Las limitaciones físicas pueden requerir adaptaciones para realizar la tarea. Verificar la orden médica asegura que se aplique la intervención correcta al paciente correcto.

2. Reunir el equipo. Obtener ayuda de otro miembro del personal, según necesidad.

   Reunir el equipo permite realizar la tarea de manera ordenada. Puede requerirse la ayuda de otra persona para llevar a cabo la intervención con seguridad.

3. Realizar higiene de manos y usar el EPP, según indicación.

   La higiene de manos y el EPP previenen la diseminación de microorganismos. El EPP será necesario con base en las precauciones epidemiológicas.

4. Identificar al paciente.

   La identificación del paciente asegura que el individuo correcto reciba la intervención correcta y ayuda a evitar errores.

5. Cerrar las cortinas alrededor de la cama y la puerta de la habitación, de ser posible. Comentar el procedimiento con el paciente y valorar su capacidad para ayudar en su ejecución. Preguntar si ha tenido alguna alergia, en especial al látex o al yodo.

   Esto asegura la privacidad del paciente. El diálogo promueve la motivación y la confianza, y provee conocimiento en cuanto al procedimiento, además de alentar la participación del paciente y permitir una atención de enfermería individualizada. Algunas sondas y guantes de los equipos están fabricados con látex, y ciertas soluciones antisépticas contienen yodo.

6. Obtener buena iluminación. Se recomienda la luz artificial (el uso de una linterna requiere de un asistente para sostenerla y ubicarla). Colocar un recipiente para residuos al alcance de la mano.

   Se necesita buena iluminación para observar con claridad el meato urinario. Un recipiente para residuos fácilmente disponible permite desechar rápido los artículos usados y disminuye el riesgo de contaminar el campo quirúrgico.

7. Disponer el equipo sobre la mesa puente, a la mano.

   Es recomendable tener el equipo a la mano, pues resulta práctico, ahorra tiempo y evita estiramientos y torsiones innecesarios de los músculos por parte del personal de enfermería.

ACCIÓN	JUSTIFICACIÓN
8. Ajustar la cama a una altura de trabajo cómoda, por lo general la altura del codo del profesional de la salud (VISN 8 Patient Safet Center, 2009). El personal de enfermería debe pararse a la derecha del paciente si es diestro, a la izquierda si es zurdo.	Colocar la cama a la altura apropiada evita la fatiga dorsal y muscular. La posición permite el fácil uso de la mano dominante para la inserción de la sonda.
9. Colocar al paciente sobre su espalda, con los muslos ligeramente separados. Cubrir al paciente de manera que se exponga sólo el área alrededor del pene. Deslizar un protector impermeable debajo del paciente.	Esto evita la exposición innecesaria y promueve el abrigo. El protector impermeable protege las ropas de cama de la humedad.
10. Usar guantes limpios. Limpiar la región genital con una toallita, limpiador de piel y agua tibia. Limpiar primero la punta del pene, deslizando la toallita en dirección circular desde el meato hacia afuera. Lavar el cuerpo del pene con uso de recorridos descendentes hacia el área púbica. Enjuagar y secar. Retirar los guantes. Realizar higiene de manos.	Los guantes disminuyen el riesgo de exposición a sangre y líquidos corporales. La limpieza del pene reduce los microorganismos cerca del meato uretral. La higiene de manos disminuye la diseminación de microorganismos.
11. Preparar el equipo de drenaje de orina si se va a usar un sistema de recolección separado. Fijarlo al armazón de la cama, según las instrucciones del fabricante.	Esto facilita la conexión de la sonda al sistema de drenaje y provee un fácil acceso.
12. Abrir la bandeja de sondaje estéril sobre una mesa puente limpia utilizando técnica estéril.	La colocación del equipo cerca del sitio de trabajo aumenta la eficacia. La técnica estéril protege al paciente y evita la diseminación de microorganismos.
13. Usar guantes estériles. Abrir un campo estéril y colocarlo sobre los muslos del paciente. Colocar un campo fenestrado con la abertura a través del pene.	Esto mantiene un área de trabajo estéril.

ACCIÓN	JUSTIFICACIÓN
14. Colocar la sonda sobre las piernas del paciente o cerca, encima de un campo estéril.	Deberá disponerse el equipo estéril de manera que el dorso del personal de enfermería no esté enfrente, y tampoco deberá salir de su campo de visión.
15. Abrir el equipo, así como el paquete de hisopos antisépticos. Como alternativa, colocar torundas de algodón en una bandeja antes de verter solución antiséptica encima. Abrir el recipiente de muestra, en caso de que se vaya a obtener una. Retirar la tapa de la jeringa precargada con lubricante.	Es necesario abrir todos los equipos y prepararlos para el procedimiento con ambas manos estériles.
16. Colocar el extremo de drenaje de la sonda en el recipiente. Si la sonda se encuentra previamente unida a tubos estériles y un recipiente para el drenaje (sistema de drenaje cerrado), se pone junto con sus aditamentos al alcance de la mano sobre un campo estéril. Verificar que esté cerrada una pinza sobre la bolsa de drenaje.	Esto facilita el drenaje de la orina y disminuye al mínimo el riesgo de contaminar el equipo estéril.
17. Elevar el pene con la mano no dominante. Retraer el prepucio del paciente no circuncidado. **Es necesario estar preparado para mantener la mano en esa posición hasta que se inserte la sonda y fluya orina sin obstáculos y de manera continua. Se usa la mano dominante para asir un hisopo con antiséptico o pinzas para tomar una torunda de algodón. Con un movimiento circular, limpiar el pene dirigiéndose del meato hacia el glande. Repetir este movimiento de limpieza dos veces más con una nueva torunda de algodón o hisopo por cada paso; desecharlos después de usarse una vez.**	La mano que toca el pene se contamina. La limpieza alrededor del meato y bajo el prepucio en el paciente no circuncidado ayuda a prevenir infecciones. El movimiento desde el meato hacia la base del pene previene llevar microorganismos al primero.

ACCIÓN	JUSTIFICACIÓN
18. Sostener el pene con ligera tensión ascendente y perpendicular al cuerpo del paciente. Usar la mano dominante para tomar la jeringa con lubricante. **Insertar con suavidad la punta de la jeringa con lubricante en la uretra e inyectar los 10 mL que contiene.**	El lubricante hace que la uretra se distienda ligeramente y facilita el paso de la sonda sin traumatizar su revestimiento (Society of Urologic Nurses and Associates, 2005c). Si el equipo preenvasado no contiene una jeringa con lubricante, el personal de enfermería puede requerir ayuda para llenar una jeringa mientras conserva estéril el lubricante. En algunas instituciones se utiliza gel de lidocaína para la lubricación antes de la inserción de la sonda, que viene preenvasada en una jeringa estéril y sirve para lubricar y desensibilizar la uretra. Se necesita una prescripción médica para el uso del gel con lidocaína.
19. Usar la mano dominante para tomar la sonda y sostenerla a 2.5-5 cm de la punta. Pedir al paciente que puje como si estuviese orinando. **Insertar la punta de la sonda en el meato urinario; pedir al paciente que haga varias respiraciones profundas. Hacer avanzar la sonda hasta la bifurcación o nivel de "Y" de los puertos. No utilizar fuerza para introducir la sonda.** Si la sonda muestra resistencia al ingresar, pedir al paciente que respire profundamente y hacerla girar con cuidado.	El pujo facilita el paso de la sonda a través de la uretra. En el hombre, la uretra tiene casi 20 cm de longitud. Pedir al paciente que haga respiraciones profundas o girar la sonda ligeramente puede ayudar a vencer la resistencia de los esfínteres. El avance de una sonda a permanencia hasta la bifurcación asegura su colocación dentro de la vejiga y facilita la distensión del globo sin dañar la uretra.
20. Sostener la sonda con seguridad dentro del meato con la mano no dominante. Usar la mano dominante para distender el globo de la sonda. **Inyectar todo el volumen de agua estéril provisto en la jeringa precargada. Una vez distendido el globo, puede jalarse la sonda con suavidad hasta que quede en su lugar. Recolocar el prepucio sobre la sonda.** Soltar el pene.	La contracción de la vejiga o el esfínter puede impulsar la sonda al exterior. El globo ancla la sonda en su lugar dentro de la vejiga. El fabricante provee una cantidad apropiada de solución para el tamaño de la sonda en el equipo; por lo tanto, se debe usar la totalidad del contenido incluido en la jeringa.

ACCIÓN	JUSTIFICACIÓN
21. Hacer tracción suave de la sonda después de distender el globo, hasta percibir resistencia.	El inflado inadecuado puede causar malestar al paciente y una colocación anómala de la sonda.
22. Acoplar la sonda al sistema de drenaje, según necesidad.	El sistema de drenaje cerrado disminuye al mínimo el riesgo de introducir microorganismos a la vejiga.
23. Retirar el equipo y desecharlo de acuerdo con las políticas de la institución. Descartar la jeringa en un recipiente para objetos punzocortantes. Lavar y secar la región perineal, según necesidad.	La eliminación apropiada evita la diseminación de microorganismos. Colocar la jeringa en un recipiente de objetos punzocortantes previene su reutilización. Promueve la comodidad y la higiene personal adecuada.
24. Retirar los guantes. Fijar el tubo de la sonda a la cara interna del muslo del paciente o la porción inferior del abdomen (con el pene dirigido hacia el tórax) con una cinta velcro para miembro inferior, un dispositivo de fijación de la sonda o cinta adhesiva. Dejar algo de holgura en la sonda para permitir el movimiento de la extremidad.	La sujeción apropiada previene traumatismos de la uretra y el meato urinario por tensión sobre el tubo. La colocación del tubo de drenaje por arriba o debajo de la extremidad pélvica depende del flujo por gravedad, la movilidad del paciente y su comodidad.
25. Ayudar al paciente a adoptar una posición cómoda. Cubrir al sujeto con ropa de cama. Colocar la cama en la posición más baja.	La posición y la cobertura proveen abrigo y promueven la comodidad.
26. Asegurar la bolsa de drenaje por debajo del nivel de la vejiga. Verificar que el tubo de drenaje no esté doblado y que el movimiento de los barandales laterales de la cama no interfiera con la sonda o la bolsa de drenaje.	Esto facilita el drenaje de orina y evita su retroceso.
27. Usar guantes limpios. Obtener una muestra de orina de inmediato, si se requiere, de la bolsa de drenaje. Etiquetarla y enviarla rápidamente al laboratorio o refrigerarla.	El sistema de sondaje se encuentra estéril. Obtener la muestra de inmediato permite el acceso a un sistema estéril. Mantener la orina a temperatura ambiente puede causar que los microorganismos, de estar presentes, proliferen y alteren los resultados de laboratorio.
28. Retirar los guantes y el EPP adicional, si se utilizó. Realizar higiene de manos.	El retiro apropiado del EPP disminuye el riesgo de transmisión de infecciones y contaminación de otros objetos. La higiene de manos previene la diseminación de microorganismos.

EVALUACIÓN

- La sonda se inserta con uso de la técnica estéril, lo que da como resultado un flujo inmediato de orina sin distensión vesical.
- El paciente no experimenta traumatismos, refiere poco o ningún dolor con la inserción de la sonda, y la región perineal se mantiene limpia y seca.

REGISTRO

- Documentar el tipo y tamaño de la sonda y el globo que se colocaron, así como la cantidad de líquido usado para distender el globo. Incluir la tolerancia de la actividad por el paciente. Registrar la cantidad de orina obtenida por la sonda y cualquier muestra que se haya tomado. Consignar cualquier otra valoración, como las características inusuales de la orina y las alteraciones de la piel del paciente. Registrar la cantidad de orina en la hoja de ingresos y egresos, según corresponda.

VARIANTE EN LA TÉCNICA	Sondaje intermitente de la uretra masculina

1. Buscar en el expediente médico la orden de sondaje uretral intermitente. Revisar el expediente del paciente respecto a limitaciones de la actividad física. Reunir el equipo. Buscar ayuda de otro miembro del personal, según necesidad.
2. Realizar higiene de manos. Ponerse el EPP según indicación, con base en las precauciones epidemiológicas.
3. Identificar al paciente. Comentar el procedimiento y valorar su capacidad para ayudar en su ejecución. Preguntarle si presenta alguna alergia, en especial al látex o al yodo.
4. Cerrar las cortinas alrededor de la cama y la puerta de la habitación, de ser posible.
5. Proveer buena iluminación. Se recomienda usar luz artificial (el uso de una linterna requiere que un asistente la sostenga y ubique). Colocar un recipiente para residuos al alcance de la mano.
6. Reunir el equipo sobre la mesa puente, al alcance de la mano.
7. Elevar la cama a una altura de trabajo cómoda. Pararse a la derecha del paciente si es diestro, a la izquierda si es zurdo.
8. Colocar al paciente sobre su espalda con los muslos ligeramente separados. Vestirlo de manera que sólo se exponga la región alrededor del pene. Deslizar un protector impermeable bajo el paciente.
9. Usar guantes limpios. Limpiar 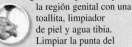 la región genital con una toallita, limpiador de piel y agua tibia. Limpiar la punta del pene en primer término, con un movimiento circular de la toallita, del meato hacia afuera. Lavar el cuerpo del pene con movimientos descendentes en dirección a la región púbica. Enjuagar y secar. Retirar los

Sondaje intermitente de la uretra masculina   *continuación*

guantes. Realizar nuevamente la higiene de manos.

10. Abrir la bandeja de sondaje estéril sobre una mesa puente limpia utilizando técnica estéril.

11. Usar guantes estériles. Abrir el equipo estéril y ponerlo sobre los muslos del paciente. Colocar un campo fenestrado con el pene a través de su abertura.

12. Colocar el equipo de sondaje sobre las piernas del paciente, o a un lado sobre un campo estéril.

13. Abrir todos los artículos y el paquete de hisopos antisépticos. Como alternativa, colocar torundas de algodón en la bandeja antes de verter solución antiséptica encima. Abrir el recipiente para muestra, si se va a obtener una.

14. Retirar la tapa de la jeringa precargada con lubricante.

15. Elevar el pene con la mano no dominante. Retraer el prepucio del paciente no circuncidado. **Prepararse para mantener la mano en esa posición hasta insertar la sonda y que la orina fluya bien y de manera continua.**

16. **Usar la mano dominante para asir un hisopo antiséptico o usar pinzas para tomar una torunda de algodón. Con un movimiento circular, limpiar el pene dirigiéndose del meato hacia el glande. Repetir esta limpieza dos veces más, utilizando una nueva torunda de algodón/hisopo en cada paso; desecharlos después de un uso.**

17. Sostener el pene con ligera tensión ascendente y perpendicular al cuerpo del paciente. Utilizar la mano dominante para tomar la jeringa con lubricante. **Insertar con suavidad la punta de la jeringa con lubricante en la uretra e inyectar los 10 mL que contiene.**

18. Con la mano dominante no contaminada, colocar el extremo de drenaje de la sonda en el recipiente. Si se requiere tomar una muestra de la orina, colocar el extremo de drenaje de la sonda dentro del recipiente para muestra.

19. Usar la mano no dominante para tomar la sonda y sostenerla a 2.5-5 cm de la punta. Pedir al paciente que puje como si fuera a orinar. Insertar la sonda en el meato urinario. Solicitarle que haga respiraciones profundas conforme usted avanza la sonda 14-19 cm, o hasta que fluya orina.

20. Sostener la sonda con seguridad dentro del meato urinario con la mano no dominante mientras se vacía la vejiga. Si se va a recolectar una muestra, retirar el extremo de drenaje de la sonda del recipiente correspondiente después de obtener la cantidad requerida y dejar que la orina fluya al recipiente. Colocar a un lado el recipiente de la muestra.

21. Permitir el vaciamiento de la vejiga. Retirar la sonda lentamente y con suavidad después de que deje de fluir orina. Retirar el equipo y desecharlo, de acuerdo con las políticas de la institución. Desechar la jeringa en un recipiente para objetos punzocortantes a fin de prevenir

Continúa en la p. 778

Sondaje uretral intermitente masculino *continuación*

su reutilización. Lavar y secar el área genital, según necesidad. Volver a colocar el prepucio en su posición, si es necesario.

22. Retirar los guantes. Ayudar al paciente a adoptar una posición cómoda. Cubrirlo con ropa de cama. Colocar la cama en la posición más baja.

23. Usar guantes limpios. Cubrir la muestra y etiquetarla. Enviarla al laboratorio con rapidez o refrigerarla.

24. Retirar los guantes y el EPP adicional, si se utilizó. Realizar higiene de manos.

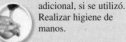

Nota: el sondaje intermitente en el domicilio se realiza utilizando técnica limpia. La resistencia natural de la vejiga a los microorganismos que normalmente se encuentran en casa hace innecesaria la técnica estéril. Las sondas se lavan, secan y almacenan para su uso repetido. La técnica limpia implica el uso de sondas reutilizables previamente lavadas, el lavado de manos con jabón y agua, y la limpieza diaria del perineo, o más a menudo sólo cuando haya residuos fecales o de otro tipo (Newman, 2008, citado en Herter & Wallace Kazer, 2010). Se recomienda ampliamente la limpieza de la región perineal para disminuir las bacterias en la zona circundante (Herter & Wallace Kazer, 2010).

COMPETENCIA 151 | RETIRO DE SONDA URINARIA A PERMANENECIA

El retiro de una sonda urinaria a permanencia se hace con técnica limpia. Se debe tener cuidado de prevenir traumatismos de la uretra durante el procedimiento, así como eliminar por completo la distensión del globo de la sonda antes de su retiro para evitar la irritación y el daño de la uretra y el meato urinario. El paciente puede experimentar ardor o irritación en las primeras ocasiones que orine después de su retiro, por daño uretral. Si la sonda estuvo colocada más de unos cuantos días, la disminución del tono muscular de la vejiga y el edema de la uretra pueden hacer que el paciente experimente dificultad miccional o incapacidad para orinar. Se debe vigilar al paciente en cuanto a retención urinaria. Es importante alentar una ingestión adecuada de líquidos para lograr un gasto urinario suficiente. Es necesario verificar las políticas de la institución en cuanto al tiempo que se debe dar al paciente para tener una micción exitosa después del retiro de la sonda.

CONSIDERACIONES AL DELEGAR

El retiro de una sonda a permanencia no se delega al personal de apoyo de enfermería (PAE) o al personal de apoyo sin licencia (PASL). Dependiendo de la ley estatal de práctica de enfermería y las políticas y procedimientos institucionales, esta tarea puede delegarse al personal de enfermería práctico/vocacional con licencia (PEPL/PEVL). La decisión de delegar debe basarse en el análisis minucioso de las necesidades y circunstancias del paciente, así como en las calificaciones de la persona a quien se delega la tarea. Para mayor información véanse las *Pautas de delegación* en el Apéndice A.

EQUIPO

- Una jeringa suficientemente grande para alojar el volumen de la solución usada para distender el globo (el tamaño del globo/volumen de distensión están impresos en la válvula, en la bifurcación de la sonda)
- Protector impermeable desechable
- Guantes desechables
- Equipo de protección personal (EPP) adicional, según indicación
- Toallita, limpiador de piel y agua tibia para hacer la higiene perineal después del retiro de la sonda

VALORACIÓN INICIAL

- Revisar el expediente médico en cuanto a la orden de retirar la sonda.
- Valorar la presencia exudados o de costras alrededor del meato uretral.
- Evaluar el gasto urinario, incluyendo el color y la cantidad actual en la bolsa de drenaje.

DIAGNÓSTICO DE ENFERMERÍA

- Deterioro de la micción
- Riesgo de lesión
- Retención urinaria

IDENTIFICACIÓN Y PLANIFICACIÓN DE RESULTADOS

- La sonda se retira sin dificultad y con malestar mínimo para el paciente.
- El paciente orina sin molestias después del retiro de la sonda.
- El individuo orina un mínimo de 250 mL en 6-8 h después de retirar la sonda.
- La piel del paciente se mantiene limpia, seca e intacta, sin datos de irritación o pérdida de continuidad.
- El paciente refiere comprender la necesidad de mantener una ingestión adecuada de líquidos, según corresponda.

IMPLEMENTACIÓN

ACCIÓN	JUSTIFICACIÓN
1. Confirmar la orden de retiro de la sonda en el expediente médico. Reunir el equipo.	Verificar la orden médica asegura que se aplique la intervención correcta al individuo correcto. La preparación favorece el manejo eficiente y un abordaje ordenado de la tarea.
2. Realizar higiene de manos y usar el EPP, según indicación.	La higiene de manos y el EPP previenen la diseminación de microorganismos. El EPP será necesario con base en las precauciones epidemiológicas.

ACCIÓN	JUSTIFICACIÓN
3. Identificar al paciente.	La identificación del paciente asegura que el paciente correcto reciba la intervención correcta y ayuda a evitar errores.
4. Cerrar las cortinas alrededor de la cama y la puerta de la habitación, de ser posible. Comentar el procedimiento con el paciente y evaluar su capacidad para participar en el proceso.	Esto asegura la privacidad del paciente. La explicación da seguridad y provee conocimientos acerca del procedimiento, promueve la participación del paciente y proporciona una atención de enfermería individualizada.
5. Ajustar la cama a una altura de trabajo cómoda, por lo general la altura del codo del profesional de la salud (VISN 8 Patient Safety Center, 2009). El personal de enfermería deberá pararse a la derecha del paciente si es diestro, a la izquierda si es zurdo.	Tener la cama a la altura adecuada previene la fatiga dorsal y muscular. La posición permite el fácil uso de la mano dominante para la inserción de la sonda.
6. Colocar al paciente para la inserción de la sonda. Vestirlo de manera que sólo la zona alrededor de la sonda esté expuesta. Deslizar un protector impermeable entre las piernas o sobre los muslos del paciente.	La posición apropiada permite el acceso al sitio. La cobertura evita la exposición innecesaria y promueve el abrigo. El protector impermeable resguarda la ropa de cama de la humedad y servirá como recipiente para la sonda después de su retiro.
7. Retirar la cinta, banda de pierna u otro dispositivo usado para fijar la sonda al muslo o abdomen del paciente.	Esta acción permite retirar la sonda.
8. Introducir la jeringa en el puerto de distensión del globo. Permitir la salida del agua por gravedad. Como alternativa, aspirar la cantidad total de agua estéril usada para distender el globo (fig. 1). Consultar las instrucciones del fabricante para eliminar la distensión del globo. **No cortar el puerto de distensión.**	Retirar el agua estéril elimina la distensión del globo para permitir la extracción de la sonda. Toda el agua estéril debe retirarse para prevenir lesionar al paciente. La aspiración mediante tracción del émbolo de la jeringa puede causar colapso de la luz del conducto de distensión; contribuir a la formación de surcos, crestas o dobleces en la zona del globo; y el aumento del diámetro del globo al eliminar su distensión produce dificultad para el retiro de la sonda y traumatismo uretral.

ACCIÓN	JUSTIFICACIÓN

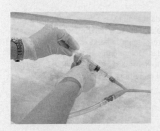

FIGURA 1 Retiro del líquido del globo

9. Pedir al paciente hacer varias respiraciones profundas. **Retirar con lentitud y suavidad la sonda.** Colocarla y envolverla en el protector impermeable.

La respiración profunda repetida ayuda a relajar el músculo esfínter. El retiro suave y lento evita traumatizar la uretra. El uso de un protector impermeable evita el contacto con la sonda.

10. Lavar y secar la región perineal, según necesidad.

La limpieza promueve la comodidad y la higiene personal apropiada.

11. Retirarse los guantes. Ayudar al paciente a adoptar una posición cómoda y cubrirlo con ropa de cama. Colocar la cama en la posición más baja.

Estas acciones proveen abrigo y promueven la comodidad y seguridad del paciente.

12. Usar guantes limpios. Retirar el equipo y desecharlo, de acuerdo con las políticas de la institución. Anotar las características y la cantidad de orina en la bolsa de drenaje.

La eliminación apropiada de los materiales evita la diseminación de microorganismos. La observación de las características de la orina asegura su documentación precisa.

13. Retirarse los guantes y el EPP adicional, si se utilizó. Realizar la higiene de manos.

El retiro adecuado del EPP disminuye el riesgo de transmisión de infecciones y la contaminación de otros objetos. La higiene de manos evita la diseminación de microorganismos.

EVALUACIÓN

- La sonda se retira sin dificultad y con mínimas molestias para el paciente.
- El paciente orina sin molestias después del retiro de la sonda.
- La persona expulsa un mínimo de 250 mL de orina en las 6-8 h que siguen al retiro de la sonda.
- La piel del paciente se mantiene limpia, seca e íntegra, sin datos de irritación o pérdida de la continuidad.

- El paciente refiere comprender la necesidad de mantener una ingestión adecuada de líquidos, según corresponda.

REGISTRO

- Documentar el tipo y tamaño de la sonda retirada y la cantidad de líquido extraída del globo; también incluir la tolerancia al procedimiento del paciente. Anotar la cantidad de orina presente en la bolsa de drenaje. Consignar la hora en que el paciente debe orinar. Documentar cualquier otra valoración, como características inusuales de la orina o alteraciones de la piel. También se registra la cantidad de orina en la hoja de ingresos y egresos, según corresponda.

COMPETENCIA 152 CUIDADOS DE SONDA URINARIA SUPRAPÚBICA

Se puede usar una sonda urinaria suprapúbica para el drenaje continuo de la orina a largo plazo, que es de inserción quirúrgica a través de una pequeña incisión en la región púbica. El drenaje vesical suprapúbico desvía la orina de la uretra en aquellos casos en los que una lesión, estenosis, obstrucción por la próstata e intervención quirúrgica ginecológica o abdominal, ha comprometido el flujo de la orina a través de la uretra. A menudo se prefiere una sonda suprapúbica respecto de una a permanencia para el drenaje urinario a largo plazo, pues conlleva un menor riesgo de contaminación por microorganismos de la materia fecal, la imposibilidad del daño uretral, una mayor tasa de satisfacción del paciente y un menor riesgo de infecciones urinarias relacionadas con el uso de sondas. El tubo de drenaje se fija con puntos de sutura o cinta adhesiva. El cuidado del paciente con una sonda suprapúbica incluye el de la piel alrededor del sitio de inserción; el correspondiente del tubo de drenaje y la bolsa es el mismo que para una sonda a permanencia.

CONSIDERACIONES AL DELEGAR

Los cuidados de una sonda urinaria suprapúbica en el período postoperatorio no se delegan al personal de apoyo de enfermería (PAE) o el personal de apoyo sin licencia (PASL) (en el contexto de los cuidados intensivos). Los cuidados del sitio de colocación de una sonda suprapúbica ya cicatrizado, en algunos contextos, se pueden delegar tanto al PAE como al PASL, con la capacitación apropiada, después de su valoración por el personal de enfermería titulado. Dependiendo de la ley estatal de práctica de enfermería y las políticas y procedimientos institucionales, el cuidado de una sonda urinaria suprapúbica se puede delegar al personal de enfermería práctico/vocacional con licencia (PEPL/PEVL). La decisión al delegar debe basarse en el análisis minucioso de las necesidades y circunstancias del paciente, así como en las calificaciones de la persona a quien se delega la tarea. Véanse las *Pautas de delegación* del Apéndice A.

EQUIPO

- Toallita
- Limpiador de piel y agua
- Guantes desechables
- Equipo de protección personal (EPP) adicional, según indicación
- Sujetador de tubo de velcro o cinta adhesiva para fijarlo
- Apósito para drenaje, según necesidad
- Bolsa de plástico para residuos
- Aplicadores estériles con punta de algodón y solución salina estéril (si el paciente tiene una nueva sonda suprapúbica)

VALORACIÓN INICIAL

- Valorar la sonda suprapúbica y la bolsa, observando el estado de la sonda y la bolsa de drenaje conectada, así como el estilo del producto.
- Evaluar el apósito que cubre al drenaje, de haber uno en el sitio de inserción.
- Inspeccionar el sitio que circunda la sonda suprapúbica en busca de exudado, eritema o excoriación.
- Valorar el método usado para fijar la sonda en su lugar. Si hay suturas, evaluar su integridad.
- Evaluar las características de la orina en la bolsa de drenaje.
- Valorar el conocimiento del paciente respecto de los cuidados de una sonda suprapúbica.

DIAGNÓSTICO DE ENFERMERÍA

- Deterioro de la micción
- Riesgo de infección
- Conocimiento deficiente

IDENTIFICACIÓN Y PLANIFICACIÓN DE RESULTADOS

- La piel del paciente se mantiene limpia, seca e íntegra, sin datos de irritación o pérdida de continuidad.
- El paciente expresa comprensión del propósito de la sonda y sus cuidados, según corresponda.
- Se mantiene la eliminación de orina del paciente con un gasto de al menos 30 mL/h, sin distensión vesical.

IMPLEMENTACIÓN

ACCIÓN	JUSTIFICACIÓN
1. Reunir el equipo.	Reunir el equipo permite un abordaje ordenado de la tarea.
2. Realizar higiene de manos y usar el EPP, según indicación.	La higiene de manos y el EPP evitan la diseminación de microorganismos. El EPP será necesario con base en las precauciones epidemiológicas.

3. Identificar al paciente.

La identificación del paciente asegura que el individuo correcto reciba la intervención correcta y ayuda a evitar errores.

4. Cerrar las cortinas alrededor de la cama y la puerta de la habitación, de ser posible. Explicar al paciente el procedimiento y su justificación. Alentarlo a observar o participar en el procedimiento, de ser posible.

Asegura la privacidad del paciente. La explicación reduce la ansiedad y facilita la cooperación. El diálogo promueve la cooperación y ayuda a disminuir al mínimo la ansiedad. Que el paciente observe o ayude promueve su autoaceptación.

5. Reunir el equipo sobre una mesa puente al alcance de la mano.

Tener los artículos a la mano resulta práctico, ahorra tiempo y evita estiramientos y giros innecesarios de los músculos del personal de enfermería.

6. Ajustar la cama a una altura de trabajo cómoda, por lo general la altura del codo del profesional de la salud (VISN 8 Patient Safety Center, 2009). Ayudar al paciente a adoptar la posición supina. Colocar un protector impermeable bajo el paciente en el sitio de ingreso de la sonda.

Poner la cama a la altura apropiada evita la fatiga dorsal y muscular. La posición supina suele ser la mejor para tener acceso a una sonda urinaria suprapúbica. El protector impermeable resguarda la ropa de cama y al paciente de la humedad.

7. Usar guantes limpios. Retirar suavemente los apósitos antiguos, si los hay, y colocarlos en la bolsa de residuos. Retirar los guantes. Realizar higiene de manos.

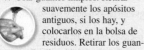

Los guantes protegen al personal de enfermería del contacto con sangre, líquidos corporales y microorganismos. Desechar apropiadamente el apósito contaminado y la higiene de manos evitan la diseminación de microorganismos.

8. Valorar el sitio de inserción y la piel circundante.

Cualquier cambio en la valoración puede indicar una posible infección.

9. Humedecer la toallita con agua tibia y aplicar el limpiador cutáneo. **Limpiar con suavidad alrededor del sitio de salida suprapúbico.** Retirar cualquier costra. Si se trata de una nueva sonda suprapúbica, utilizar aplicadores con punta de algodón y solución salina estéril para limpiar el sitio hasta que haya cicatrizado la herida. Humedecer los aplicadores con solución

El uso de un limpiador cutáneo suave ayuda a proteger la piel. El sitio de salida es la zona más frecuente de irritación cutánea ante una sonda suprapúbica. Si se dejan las costras sobre la piel, constituyen un medio para la proliferación de bacterias y una zona de irritación cutánea.

ACCIÓN	JUSTIFICACIÓN
salina. **Limpiar con un movimiento circular desde el sitio de inserción hacia afuera.**	
10. Enjuagar el área de todo limpiador. Secar con palmaditas.	Es necesario mantener la piel seca para prevenir cualquier irritación.
11. Si el sitio de salida ha estado drenando, colocar una pequeña gasa de drenaje alrededor de la sonda para absorber cualquier exudado. Se debe estar preparado para cambiar esta gasa durante el día, dependiendo de la cantidad de drenaje. No se debe cortar una gasa de 10 × 10 cm para improvisar un apósito de drenaje.	Es normal una pequeña cantidad de exudado del sitio de salida de la sonda. Es necesario cambiar la gasa cuando se ensucie, para prevenir la irritación y pérdida de continuidad de la piel. Las fibras de una gasa de 10 × 10 cm cortada pueden ingresar al sitio de salida y causar irritación o infección.
12. Retirar los guantes. Formar un asa con el tubo y anclarla al abdomen del paciente.	El anclaje de la sonda y el tubo evita cualquier tirón y previene la tensión e irritación de la piel o la vejiga.
13. Ayudar al paciente a adoptar una posición cómoda. Cubrirlo con ropa de cama. Colocar la cama en la posición más baja.	La posición del paciente y su cobertura proveen abrigo y promueven la comodidad. La cama en la posición más baja fomenta la seguridad del paciente.
14. Usar guantes limpios. Retirar o desechar el equipo y valorar la respuesta del paciente al procedimiento.	Los guantes evitan el contacto con la sangre y los líquidos corporales. La respuesta del paciente puede indicar la aceptación de la sonda o la necesidad de instrucción sanitaria.
15. Retirar los guantes y el EPP adicional si se utilizó. Realizar la higiene de manos.	El retiro apropiado del EPP disminuye el riesgo de transmisión de infecciones y contaminación de otros objetos. La higiene de manos previene la diseminación de microorganismos.

EVALUACIÓN

- La piel del paciente se mantiene limpia, seca e íntegra, sin datos de irritación o pérdida de continuidad.
- El paciente refiere comprender el propósito de la sonda y sus cuidados, según corresponda.
- Se mantiene la diuresis del paciente, con un gasto de al menos 30 mL/h.
- No se distiende la vejiga del paciente.

REGISTRO

- Registrar el aspecto del sitio de salida de la sonda y la piel circundante, la cantidad de orina y sus características, y la reacción del paciente al procedimiento.

El lavado vesical no se recomienda a menos de que se anticipe una obstrucción, como podría pasar con el sangrado después de la cirugía de próstata o vejiga (SUNA, 2010, p. 9). El lavado de la sonda debe evitarse a menos que sea necesario para corregir o prevenir una obstrucción (Herter & Wallace Kazer, 2010). Si se anticipa una obstrucción, se sugiere el lavado continuo para prevenirla (SUNA) (véase Competencia 175). Sin embargo, en ocasiones se prescribe el lavado intermitente para restablecer o mantener la permeabilidad del sistema de drenaje. Algunos sedimentos y desechos, así como coágulos de sangre, pueden bloquear la sonda, impidiendo el flujo de orina. Los lavados también pueden utilizarse para infundir medicamentos que actúen directamente sobre la pared vesical. Se prefiere el lavado mediante sonda a través de un sistema cerrado, pues al abrir la sonda puede haber contaminación e infecciones.

CONSIDERACIONES AL DELEGAR

El lavado de sonda intermitente con sistema cerrado no se delega al personal de apoyo de enfermería (PAE) o al personal de apoyo sin licencia (PASL). Según la ley estatal de práctica de enfermería y las políticas y procedimientos institucionales, el lavado mediante este método podrá ser delegado a personal de enfermería práctico/vocacional con licencia (PEPL/PEVL). La decisión de delegar debe basarse en el análisis minucioso de las necesidades y circunstancias del paciente, así como en las calificaciones de la persona a quien se delega la tarea. Véanse las *Pautas de delegación* en el Apéndice A.

EQUIPO

- Recipiente estéril
- Solución de lavado estéril (a temperatura ambiente o calentada a la temperatura del cuerpo)
- Jeringa de 30-60 mL (con aguja calibre 18 o 19 de punta roma, si el puerto de acceso de la sonda no es un sistema sin aguja)
- Pinza para el tubo de drenaje
- Manta de baño
- Guantes desechables
- Equipo de protección personal (EPP) adicional, según indicación
- Protector impermeable
- Algodón con alcohol u otro desinfectante

VALORACIÓN INICIAL

- Revisar en el expediente la orden médica del lavado de la sonda con sistema cerrado, incluyendo tipo y cantidad de solución que se debe utilizar.
- Antes de realizar el procedimiento, evaluar el drenaje de la sonda y la cantidad de orina en la bolsa de drenaje.
- Evaluar la plenitud de la vejiga, ya sea por palpación o con un dispositivo manual para ecografía vesical.
- Valorar signos de efectos adversos, que pueden incluir dolor, espasmo, distensión o plenitud de vejiga, o falta de drenaje de la sonda.

DIAGNÓSTICO DE ENFERMERÍA

- Deterioro en la eliminación urinaria
- Riesgo de infección

IDENTIFICACIÓN Y PLANIFICACIÓN DE RESULTADOS

- El paciente presenta un libre flujo de la orina a través de la sonda.
- La vejiga del paciente no se distiende.
- El paciente permanece sin dolor y libre de signos y síntomas de infección.

IMPLEMENTACIÓN

ACCIÓN	JUSTIFICACIÓN
1. Confirmar la orden para el lavado de la sonda en el expediente médico.	Verificar la orden médica asegura que la intervención correcta sea administrada al paciente correcto.
2. Reunir el equipo.	La preparación del equipo permite un abordaje ordenado de la tarea.
3. Realizar higiene de manos y colocarse el EPP, según indicación.	La higiene de manos y el uso del EPP evitan la diseminación de microorganismos. El EPP será necesario según las precauciones epidemiológicas.
4. Identificar al paciente.	La identificación del paciente asegura que el paciente correcto recibe la intervención correcta y ayuda a evitar errores.
5. Cerrar las cortinas alrededor de la cama y la puerta de la habitación, de ser posible. Explicar el procedimiento al paciente.	Esto asegura la privacidad del paciente. La explicación reduce la ansiedad y facilita la cooperación. El diálogo fomenta la participación del paciente y permite el cuidado individualizado de enfermería.
6. Reunir el equipo al alcance de la mano en una mesa puente.	Tener el equipo a la mano resulta práctico, ahorra tiempo y evita estiramientos innecesarios y torsiones musculares del personal de enfermería.
7. Ajustar la cama a una altura de trabajo cómoda, por lo general a la altura del codo del profesional de la salud (VISN 8 Patient Safety Center, 2009).	Tener la cama a la altura adecuada previene la fatiga dorsal y muscular.

ACCIÓN	JUSTIFICACIÓN
8. Colocarse los guantes. Vaciar la bolsa de drenaje de la sonda y registrar la cantidad y propiedades de la orina. Retirarse los guantes.	Los guantes previenen el contacto con sangre y líquidos corporales. Vaciar la bolsa de drenaje permite la evaluación precisa del líquido después de que es infundida la solución de lavado. La evaluación de la orina proporciona una base para la comparación futura. El retiro adecuado del EPP previene la transmisión de microorganismos.
9. Ayudar al paciente a colocarse en una posición cómoda y exponer el puerto de acceso de la sonda. Colocar el protector impermeable debajo de la sonda y del puerto de aspiración. Retirar la sonda del dispositivo o cubrir con cinta para anclar la sonda al paciente.	Esto proporciona una visualización adecuada. El protector impermeable protege al paciente y la ropa de cama de derrames. Retirar la sonda del dispositivo o colocar cinta de anclaje permite la manipulación de la sonda.
10. Abrir los suministros utilizando una técnica aséptica. Verter solución estéril en el recipiente estéril. Aspirar la cantidad indicada de la solución de lavado (normalmente 30-60 mL) en una jeringa estéril. Ponerse los guantes.	El uso de una técnica aséptica asegura la esterilidad del líquido de lavado y evita la diseminación de microorganismos. Los guantes evitan el contacto con la sangre y los líquidos corporales.
11. **Limpiar el puerto de acceso de la sonda con una torunda con desinfectantes antimicrobianos.**	La limpieza del puerto reduce el riesgo de introducción de organismos en el sistema urinario cerrado.
12. Pinzar o doblar los tubos de la sonda por debajo del puerto de acceso.	Esto dirige la solución de lavado hacia la vejiga, evitando el flujo a la bolsa de drenaje.
13. Acoplar la jeringa al puerto de acceso de la sonda con un movimiento de torsión (fig. 1). **Infundir lentamente la solución en la sonda.**	El lavado suave previene el daño al revestimiento de la vejiga. La infusión de líquido desaloja el material que está bloqueando la sonda.

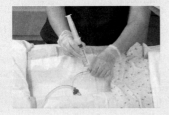

FIGURA 1 Colocación de la jeringa en el puerto de acceso con movimiento de torsión

ACCIÓN	JUSTIFICACIÓN
14. Retirar la jeringa del puerto de acceso. **Soltar o desdoblar los tubos y permitir que la solución de lavado y la orina fluyan a la bolsa de drenaje.** Repetir cuantas veces sea necesario.	La gravedad ayuda al drenaje de la orina y la solución de lavado desde la vejiga.
15. Retirarse los guantes. Fijar la línea de la sonda a la cara interna del muslo del sujeto o la parte inferior del abdomen (si es un paciente masculino) con dispositivo de anclaje o cinta. Dejar cierta holgura en la sonda para el movimiento de las piernas.	La sujeción adecuada evita lesiones a la uretra y al meato debidas a la tensión en las líneas. Colocar el tubo de drenaje sobre o debajo de la pierna depende del flujo por gravedad y de la movilidad y la comodidad del paciente.
16. Ayudar al paciente a colocarse en una posición cómoda. Cubrirlo con ropa de cama. Colocar la cama en la posición más baja.	Posicionar y cubrir al paciente le dan comodidad. Bajar la cama contribuye a su seguridad.
17. Fijar la bolsa de drenaje por debajo del nivel de la vejiga. Comprobar que el tubo de drenaje no esté doblado y que el movimiento de los barandales laterales no interfiera con la sonda ni con la bolsa de drenaje.	Esto facilita el drenaje de la orina y evita su reflujo.
18. Retirar el equipo y desechar la jeringa en el recipiente adecuado. Quitarse los guantes y el EPP adicional, si se utiliza. Realizar higiene de manos.	La disposición adecuada de los materiales evita la transmisión de microorganismos. El retiro adecuado del EPP reduce el riesgo de transmisión de infecciones y la contaminación de otros objetos. La higiene de manos evita la transmisión de microorganismos.
19. Evaluar la respuesta del paciente al procedimiento y la calidad y cantidad del drenaje después del lavado.	Esto proporciona una evaluación precisa de la respuesta del paciente al procedimiento.

EVALUACIÓN

- El paciente exhibe libre flujo de la orina a través de la sonda.
- La solución de lavado y la orina son devueltos a la bolsa de drenaje.
- La vejiga del paciente no está distendida.
- El paciente permanece sin dolor y libre de signos y síntomas de infección.

REGISTRO

• Documentar la evaluación inicial del paciente. Registrar la cantidad y tipo de solución utilizada y la cantidad y características del drenaje devuelto después del procedimiento. Incluir la facilidad del lavado y la tolerancia del paciente al procedimiento. Consignar la cantidad de orina vaciada de la bolsa de drenaje antes del procedimiento y la cantidad de lavado utilizado en el registro de ingresos y egresos. Restar la cantidad de lavado de la de orina cuando se calcule el total de egresos para proporcionar un registro preciso del gasto urinario.

COMPETENCIA 154 ADMINISTRACIÓN DE UN SUPOSITORIO RECTAL

Los supositorios rectales se utilizan principalmente por su acción local, como laxantes y ablandadores fecales. También se pueden lograr efectos sistémicos con el uso de supositorios rectales. Es importante verificar que el supositorio se coloca más allá del esfínter anal interno y contra la mucosa rectal.

CONSIDERACIONES AL DELEGAR

La administración de medicamentos en forma de supositorios rectales no se delega al personal de apoyo de enfermería (PAE) o al personal de apoyo sin licencia (PASL). Dependiendo de la ley estatal de práctica de enfermería y las políticas y procedimientos institucionales, la administración de supositorios se puede delegar al personal de enfermería práctico/vocacional con licencia (PEPL/PEVL). La decisión de delegar debe basarse en un análisis minucioso de las necesidades y circunstancias del paciente, así como en las calificaciones de la persona a quien se delega la tarea. Véanse las *Pautas de delegación* en el Apéndice A.

EQUIPO

• Supositorio (rectal)
• Lubricante hidrosoluble
• Guantes desechables, que no sean de látex
• Registro electrónico de administración de medicamentos (REAM) o registro de administración de medicamentos (RAM)
• Equipo de protección personal (EPP) adicional, según las indicaciones

---

VALORACIÓN INICIAL

• Explorar la región rectal en busca de cualquier alteración en la integridad. No administrar supositorios a los pacientes que se han sometido a cirugía rectal o de próstata de manera reciente.
• Evaluar los valores de laboratorio recientes, especialmente los recuentos plaquetarios y leucocitarios. A los pacientes trombocitopénicos o neutropénicos no se les deben administrar supositorios rectales.
• No administrar supositorios rectales a los pacientes en riesgo de arritmias cardíacas.

- Evaluar los sistemas del cuerpo relevantes para el medicamento particular que se va a administrar.
- Indagar con el paciente la presencia de alergias.
- Verificar nombre del paciente, dosis, vía y hora de administración.
- Evaluar el conocimiento del medicamento y el procedimiento por parte del paciente. Si tiene un déficit de conocimientos sobre el medicamento, éste puede ser un momento adecuado para empezar la capacitación.
- Evaluar la capacidad del paciente para cooperar con el procedimiento.

DIAGNÓSTICO DE ENFERMERÍA

- Ansiedad
- Riesgo de lesión
- Estreñimiento

IDENTIFICACIÓN Y PLANIFICACIÓN DE RESULTADOS

- El medicamento se administra con éxito en el recto.
- El paciente entiende la justificación de la administración rectal.
- El individuo no experimenta respuestas alérgicas.
- La mucosa y la piel del paciente se mantienen intactos.
- El paciente no experimenta dolor o éste es mínimo.
- La persona muestra ansiedad mínima.

IMPLEMENTACIÓN

ACCIÓN	JUSTIFICACIÓN
1. Reunir el equipo. Comparar la indicación del medicamento contra la orden original en el expediente médico, de acuerdo con la política institucional. Aclarar cualquier incongruencia. Revisar la ficha del paciente con respecto a alergias.	Esta comparación ayuda a identificar los errores que puedan haber ocurrido durante la transcripción de las órdenes. La indicación del médico tratante es el registro legal de la prescripción de medicamentos para cada institución.
2. Conocer las acciones, consideraciones especiales de enfermería, rangos seguros de dosis, objetivo de la administración y efectos adversos del fármaco que se va a administrar. Considerar la idoneidad del medicamento para este paciente.	Este conocimiento ayuda al personal de enfermería en la evaluación del efecto terapéutico del medicamento en relación con la enfermedad del paciente y los efectos del fármaco, y también se puede usar para capacitar al paciente sobre el medicamento.
3. Realizar higiene de manos. Colocarse el EPP, según indicación.	La higiene de manos y el EPP previenen la diseminación de microorganismos. El EPP será necesario según las precauciones epidemiológicas.

ACCIÓN	JUSTIFICACIÓN
4. Llevar el carrito de medicamentos fuera de la habitación del paciente o preparar la administración en el área de medicamentos.	La organización facilita una administración libre de errores y ahorra tiempo.
5. Abrir el carrito o cajón de medicamentos. Ingresar el código de acceso y pasar por el lector la identificación de empleado, si es requerido.	Cerrar con llave el carrito o cajón resguarda el suministro de medicamentos de cada paciente. Las organizaciones que acreditan a los hospitales requieren que los carritos de medicamentos estén cerrados cuando no se usan. Ingresar el código de acceso y pasar la identificación por el lector permiten que sólo el personal autorizado acceda al sistema e identifica al usuario para la documentación digital.
6. **Preparar el medicamento para un paciente a la vez.**	Esto previene errores en la administración de medicamentos.
7. Leer el REAM/RAM y elegir el fármaco adecuado del almacén o del cajón de medicamentos del paciente.	Este es el *primer* punto de verificación de la etiqueta.
8. Comparar la etiqueta con el REAM/RAM. Revisar las fechas de caducidad y realizar los cálculos de dosis, según necesidad. Pasar el código de barras en el envase por el lector, si es requerido.	Este es el *segundo* punto de verificación de la etiqueta. Revisar los cálculos de dosis con otro miembro del personal de enfermería para garantizar la seguridad, según necesidad.
9. Según la política institucional, el tercer punto de verificación de la etiqueta puede producirse en este momento. De ser así, cuando se hayan preparado todos los medicamentos de un paciente, se vuelven a comparar las etiquetas con el REAM/RAM antes de administrarlos al paciente.	La *tercera* verificación garantiza la exactitud y ayuda a prevenir errores. *Nota:* muchas instituciones requieren que la tercera verificación ocurra a un lado de la cama, después de identificar al paciente y antes de la administración del medicamento.
10. Cerrar con llave el carrito de medicamentos antes de dejarlo.	Cerrar el carrito o el cajón de medicamentos protege el suministro del paciente. Las organizaciones que acreditan a los hospitales requieren que los carritos de medicamentos estén cerrados con llave cuando no se encuentren en uso.

ACCIÓN	JUSTIFICACIÓN
11. Transportar los medicamentos con cuidado a la cabecera de la cama del paciente, manteniéndolos a la vista en todo momento.	El manejo cuidadoso y la observación continua impiden el desacomodo accidental o deliberado de medicamentos.
12. Verificar que el paciente reciba el medicamento en el momento correcto.	Revisar la política de la institución, la cual podría permitir la administración dentro de un período de 30 min antes o después de la hora designada.

11. **Transportar los medicamentos con cuidado a la cabecera de la cama del paciente, manteniéndolos a la vista en todo momento.**

El manejo cuidadoso y la observación continua impiden el desacomodo accidental o deliberado de medicamentos.

12. **Verificar que el paciente reciba el medicamento en el momento correcto.**

Revisar la política de la institución, la cual podría permitir la administración dentro de un período de 30 min antes o después de la hora designada.

13. Realizar higiene de manos y colocar el EPP, según indicación.

La higiene de manos y el EPP previenen la diseminación de microorganismos. El EPP será necesario según las precauciones epidemiológicas.

14. **Identificar al paciente.** Comparar la información con el REAM/RAM. El paciente debe identificarse usando al menos dos métodos distintos (The Joint Commission, 2013):

La identificación del paciente asegura que el individuo y la intervención sean correctos y ayuda a prevenir errores. El número de la habitación del paciente o su ubicación física no deben utilizarse como método de identificación (The Joint Commission, 2013). Volver a colocar la pulsera de identificación si es que falta o presenta cualquier imprecisión.

a. Verificar el nombre en la pulsera de identificación del paciente.

b. Verificar el número de identidad en la pulsera de identificación del paciente.

c. Verificar la fecha de nacimiento en la pulsera de identificación del paciente.

d. Solicitar al paciente que indique su nombre y fecha de nacimiento, de acuerdo con la política de la institución.

Esto requiere que el paciente pueda responder, pero la enfermedad y encontrarse en un entorno extraño con frecuencia causan que esté confundido.

15. **Completar las evaluaciones necesarias antes de administrar los medicamentos. Revisar la pulsera de alergias del paciente o preguntarle acerca de éstas. Explicar al paciente el propósito y la acción de cada medicamento.**

La valoración es un requisito previo para la administración de medicamentos.

ACCIÓN	JUSTIFICACIÓN
16. Pasar por el lector el código de barras en la pulsera de identificación del paciente, si es requerido.	Esto proporciona una verificación adicional para asegurar que el medicamento es administrado al paciente correcto.
17. **Con base en la política de la institución, el tercer punto de verificación de la etiqueta puede ocurrir en este momento. De ser así, volver a cotejar las etiquetas con el REAM/RAM antes de la administración de los medicamentos.**	Muchas instituciones requieren que la *tercera* verificación ocurra al lado de la cama del paciente, después de identificarlo y antes de la administración. Si la política institucional exige la tercera verificación en este momento, ésta garantiza la precisión y ayuda a prevenir errores
18. Colocarse los guantes.	Los guantes protegen al personal de enfermería del posible contacto con contaminantes y líquidos corporales.
19. Ayudar al paciente a colocarse sobre su lado izquierdo en la posición de Sims. Cubrirlo como corresponde, exponiendo solamente las nalgas.	La posición de Sims permite un fácil acceso a la región anal. El costado izquierdo disminuye las posibilidades de que el paciente expulse el supositorio. Cubrir apropiadamente al paciente mantiene su privacidad.
20. Retirar el supositorio de su empaque. Aplicar lubricante sobre el extremo redondeado y el dedo índice de la mano dominante del personal de enfermería.	El lubricante reduce la fricción durante la administración y aumenta la comodidad del paciente.
21. Separar las nalgas con la mano no dominante e indicar al paciente que respire lenta y profundamente por la boca mientras se introduce el supositorio.	Las respiraciones lentas y profundas ayudan a relajar el esfínter anal y reducen la incomodidad del paciente.
22. Con el dedo índice, insertar el supositorio, primero el extremo redondo, a lo largo de la pared rectal. Introducirlo aproximadamente 7.5-10 cm (adulto).	El supositorio debe entrar en contacto con la mucosa rectal para que se produzca la absorción.
23. Utilizar papel higiénico para limpiar heces o lubricante alrededor del ano. Soltar las nalgas. Alentar al paciente a permanecer sobre su costado durante al menos 5 min y	Previene la irritación de la piel. Evita la expulsión accidental del supositorio y asegura la absorción del medicamento.

ACCIÓN	JUSTIFICACIÓN

a retener el supositorio por la cantidad apropiada de tiempo según el medicamento específico.

24. Retirar el EPP adicional, si se utilizó. Realizar higiene de manos.

El retiro adecuado del EPP reduce el riesgo de transmisión de infecciones, así como la contaminación de otros objetos. La higiene de manos previene la transmisión de microorganismos.

25. Documentar la administración del medicamento inmediatamente después de la administración. Consultar la sección "Registro".

El registro oportuno ayuda a garantizar la seguridad del paciente.

26. Evaluar la respuesta del paciente al medicamento dentro del lapso apropiado.

El paciente debe ser evaluado en busca de los efectos tanto terapéuticos como adversos derivados del medicamento.

EVALUACIÓN

- El medicamento se administra con éxito en el recto.
- El paciente entiende la justificación de la administración rectal.
- El individuo no experimenta efectos adversos.
- La mucosa y la piel del paciente se mantienen intactos.
- El paciente experimenta ansiedad mínima.

REGISTRO

- Documentar la administración del medicamento inmediatamente después de que se lleva a cabo, incluyendo la fecha, la hora, la dosis y la vía de administración en el REAM/RAM o en el registro utilizando el formato requerido. En caso de que se emplee un sistema de código de barras, la administración de medicamentos se registra automáticamente al pasar el código por el lector. Los medicamentos por razón necesaria (PRN) requieren que se documente el motivo de la administración. El registro oportuno evita la posibilidad de repetir accidentalmente la administración del fármaco. Documentar las evaluaciones y la respuesta del paciente al tratamiento, según corresponda. Si el medicamento fue rechazado u omitido, registrarlo en el área correspondiente en el registro de medicamentos y notificar al médico. Así se identifica la razón por la cual el fármaco fue omitido y asegura que el médico tenga conocimiento del estado del paciente.

Se utiliza la sutura para conjuntar tejidos y piel. El material de sutura puede ser de seda negra, sintético o de alambre delgado. Las suturas quirúrgicas se retiran cuando ya hay fuerza de tensión suficiente para sostener los labios de la herida juntos durante la cicatrización. El período correspondiente varía dependiendo de la edad del paciente, su estado de nutrición y la localización de la herida. Con frecuencia, después de que se retiran las suturas de la piel, se aplican tiras de cinta adhesiva para el cierre de la herida con el fin de dar un soporte adicional conforme continúa su cicatrización. El retiro de las suturas puede ser realizado por el proveedor de atención primaria o por el personal de enfermería con una orden médica.

CONSIDERACIONES AL DELEGAR

El retiro de las suturas quirúrgicas no se delega al personal de apoyo de enfermería (PAE) o al personal de apoyo sin licencia (PASL). Dependiendo de la ley estatal de práctica de enfermería y de las políticas y procedimientos de la institución, el retiro de puntos puede delegarse al personal de enfermería práctico/vocacional con licencia (PEPL/PEVL). La decisión de delegar debe basarse en el análisis minucioso de las necesidades y circunstancias del paciente, así como de las calificaciones de la persona a quien se delega la función. Véanse las *Pautas de delegación* en el Apéndice A.

EQUIPO

- Equipo de retiro de sutura o pinzas y tijeras
- Gasa
- Agente para la limpieza de heridas, de acuerdo con la política institucional

- Guantes limpios desechables
- Equipo de protección personal (EPP) adicional, según indicación
- Cinta adhesiva para cierre de la herida
- Toallitas protectoras de la piel

VALORACIÓN INICIAL

- Hacer una inspección de la incisión quirúrgica y el tejido circundante. Valorar el aspecto de la herida para la aproximación de sus labios, su color y el de la zona circundante; la presencia de exudado con señalamiento de color, volumen y olor, así como de signos de dehiscencia. Revisar la etapa del proceso de cicatrización y las características de cualquier exudado.
- Valorar la piel circundante en cuanto a color, temperatura y presencia de edema, maceración o equimosis.

DIAGNÓSTICO DE ENFERMERÍA

- Conocimiento deficiente
- Riesgo de infección
- Deterioro de la integridad cutánea

IDENTIFICACIÓN Y PLANIFICACIÓN DE RESULTADOS

- Las suturas se retiran sin contaminar la zona de incisión, causar traumatismo a la herida ni producir dolor o malestar en el paciente.
- La persona se mantiene sin complicaciones que retrasen su recuperación.
- El individuo expresa la comprensión del procedimiento.

IMPLEMENTACIÓN

ACCIÓN	JUSTIFICACIÓN
1. Revisar las órdenes médicas para el retiro de las suturas. Reunir el equipo necesario.	Revisar las órdenes y el plan de atención de enfermería valida que se trata del procedimiento y el paciente correctos. La preparación favorece el manejo eficiente y un abordaje ordenado de la tarea.
2. Realizar higiene de manos y ponerse el EPP, según indicación.	La higiene de manos y el EPP previenen la diseminación de microorganismos. El EPP será necesario según las precauciones epidemiológicas.
3. Identificar al paciente.	La identificación del paciente asegura que el individuo correcto reciba la intervención correcta y ayuda a evitar errores.
4. Preparar el equipo sobre una mesa puente de fácil alcance.	La organización facilita el desempeño de la tarea.
5. Cerrar las cortinas alrededor de la cama y la puerta de la habitación, de ser posible. Explicar al paciente el procedimiento y su justificación. Describir la sensación del retiro de puntos de sutura como una experiencia de tracción o ligeramente molesta.	Esto asegura la privacidad del paciente. La explicación reduce la ansiedad y facilita la cooperación.
6. Valorar al paciente para identificar la necesidad de intervenciones no farmacológicas para aliviar el dolor o de uso de analgésicos antes de iniciar el procedimiento. Administrar el analgésico apropiado o prescrito. Esperar el tiempo suficiente para que el analgésico alcance su eficacia, antes de iniciar el procedimiento.	El dolor es una experiencia subjetiva con influencia de vivencias pasadas. Los cuidados de la herida y el cambio de apósitos pueden producir dolor en algunos pacientes.

ACCIÓN	JUSTIFICACIÓN
7. Colocar un recipiente de residuos en una localización que resulte práctica para su uso durante el procedimiento.	Contar con un recipiente de residuos a la mano significa que se pueden descartar con facilidad los materiales sucios sin diseminar microorganismos.
8. Ajustar la cama a una altura de trabajo cómoda, por lo general la altura del codo del profesional de la salud (VISN 8, 2009).	Tener la cama a la altura adecuada previene la fatiga dorsal y muscular.
9. Ayudar al paciente a adoptar una posición cómoda que provea un fácil acceso a la zona de incisión. Utilizar una manta de baño para cubrir cualquier zona expuesta diferente a la incisión. Colocar un protector impermeable bajo el sitio de la incisión.	La correcta posición del paciente y usar una manta de baño le brindan comodidad y abrigo. Un protector impermeable protege las superficies subyacentes.
10. Usar guantes limpios. Retirar los apósitos sucios cuidadosamente y con suavidad. Si hay resistencia, utilizar un eliminador de adhesivo basado en silicona para ayudar a retirar la cinta adhesiva. Si alguna parte de los apósitos se adhiere a la piel subyacente, utilizar pequeñas cantidades de solución salina estéril para ayudar a soltarlas y retirarlas. Hacer una inspección de la zona de incisión.	Los guantes protegen al personal de enfermería de manejar vestimenta contaminada. Retirar con cuidado todo apósito es más cómodo para el paciente y asegura que no se desaloje algún tubo de drenaje. El eliminador de adhesivo permite el retiro fácil, rápido e indoloro del material, sin los problemas vinculados de rasgado de la piel (Denyer, 2011; Benbow, 2011). Humedecer el apósito con solución salina para retirarlo lo hace más fácil y disminuye al mínimo el dolor.
11. Limpiar la incisión con uso de un limpiador de heridas y gasa, de acuerdo con las políticas y procedimientos institucionales.	La limpieza de la incisión evita la diseminación de microorganismos y la contaminación de la herida.
12. Con pinzas, sujetar el nudo de la primera sutura y levantarlo suavemente, alejándolo de la piel.	El elevar el nudo de la sutura impide una lesión accidental a la herida o la piel cuando se corta.
13. Con las tijeras, cortar un lado de la sutura debajo del nudo, cerca de la piel. Sujetar el nudo con las pinzas y hacer tracción sobre la sutura cortada a través de la piel. **Evitar la tracción de la porción visible de la sutura a través del tejido subyacente.**	La tracción de la sutura cortada a través de la piel ayuda a disminuir el riesgo de contaminación de la zona de incisión y la infección resultante.

ACCIÓN	JUSTIFICACIÓN

14. Retirar los puntos alternos para asegurarse de que los labios de la herida hayan cicatrizado. Si están unidos, retirar los puntos restantes, según prescripción. Desechar las suturas de acuerdo con las políticas institucionales.

El retiro de puntos alternos permite la inspección de la herida, mientras deja las suturas necesarias en su lugar para permitir que continúe la cicatrización si los labios no están por completo aproximados. Seguir las *precauciones estándar* para desechar las suturas.

15. Si se van a usar tiras de cinta adhesiva para cerrar la herida, aplicar un protector cutáneo en la piel circundante de la incisión. **No se aplica en la incisión.** Realizar el cierre de la herida con tiras de cinta adhesiva. Se debe tener cuidado de manejar las tiras por su respaldo de papel.

Un protector cutáneo ayuda a pegar las tiras de cinta adhesiva y previene la irritación cutánea. Las tiras de cinta adhesiva para el cierre de la herida proveen respaldo adicional para que continúe su cicatrización. El manejo a través del respaldo de papel evita la contaminación.

16. Aplicar un apósito, dependiendo de las órdenes médicas y las políticas de la institución.

Un nuevo apósito protege la herida. En algunas instituciones se recomienda dejar la zona sin cubrir.

17. Retirar los guantes y desecharlos. Quitarse todo equipo restante; colocar al paciente en una posición cómoda con los barandales laterales arriba y la cama en la posición más baja.

El retiro apropiado de los guantes impide la diseminación de microorganismos. Una posición apropiada del paciente y la cama promueve la seguridad y comodidad.

18. Retirarse el EPP adicional, si se utilizó. Realizar la higiene de manos.

El retiro apropiado del EPP disminuye el riesgo de transmisión de infecciones y la contaminación de otros objetos. La higiene de las manos previene la diseminación de microorganismos.

19. Valorar todas las heridas en cada cambio de turno. Pueden requerirse revisiones más frecuentes si la herida es más compleja.

La revisión de la herida y los apósitos asegura que se realice la valoración de los cambios en el estado de un paciente y la intervención oportuna para prevenir complicaciones.

EVALUACIÓN

- El paciente muestra una zona de incisión limpia, seca, intacta y sin suturas.
- La zona de incisión está libre de traumatismos e infecciones.
- El paciente refiere poco o ningún dolor o malestar durante el retiro de los puntos.
- El paciente expresa comprender el procedimiento.

REGISTRO

- Documentar la localización de la incisión y la valoración del sitio. Incluir el aspecto de la piel circundante. Documentar la limpieza del sitio y el retiro de la sutura. Registrar cualquier cuidado cutáneo, la aplicación de tiras adhesivas para el cierre de la herida y apósitos, si es apropiado. Anotar toda instrucción pertinente provista al paciente y su familia, y cualquier reacción de la persona a este procedimiento, incluyendo el grado de dolor y la eficacia de la intervención no farmacológica o analgésica, si se efectúa.

COMPETENCIA 156 | VALORACIÓN DE LA TEMPERATURA CORPORAL

La *temperatura corporal* corresponde a la diferencia entre la cantidad de calor producida por el cuerpo y la cantidad de calor perdida hacia el ambiente medida en grados. La temperatura corporal normal es de 35.9-38 °C, dependiendo de la vía usada para su determinación (Jensen, 2011). Para obtener una medición precisa, es necesario elegir un sitio apropiado, el equipo correcto y la herramienta adecuada de acuerdo con el estado del paciente. Si se obtiene una lectura de temperatura por una vía diferente a la oral, se debe documentar junto con la cifra obtenida. Si no se menciona sitio alguno en la documentación en general, se asume que se tomó por vía oral.

CONSIDERACIONES AL DELEGAR

La valoración de la temperatura corporal puede delegarse al personal de apoyo de enfermería (PAE) o al personal de apoyo sin licencia (PASL), así como al personal de enfermería práctico/vocacional con licencia (PEPL/PEVL). La decisión de delegar debe basarse en el análisis minucioso de las necesidades y circunstancias del paciente, así como en las calificaciones de la persona a quien se delega la tarea. Véanse las *Pautas de delegación* en el Apéndice A.

EQUIPO

- Termómetro digital, de vidrio o electrónico, apropiado para el sitio donde se medirá la temperatura
- Cubiertas desechables
- Lubricante hidrosoluble en caso de que se haga la determinación rectal de temperatura

- Guantes no estériles, si es apropiado
- Equipo de protección personal (EPP) adicional, según indicación
- Papel sanitario, de ser necesario, pluma o lápiz, hoja de papel o de cálculo, registro digital

---

VALORACIÓN INICIAL

- Observar las determinaciones de la temperatura basal o previa.
- Valorar al paciente para verificar que su funcionamiento cognitivo está intacto.
- Evaluar si el paciente puede cerrar sus labios alrededor del termómetro. Determinar si tiene una enfermedad de la cavidad bucal, otalgia o secreción ótica significativa, o si presenta cicatrización de la membrana timpánica.

- Determinar si el paciente ha sido objeto de intervención quirúrgica de nariz, boca o recto; si tiene diarrea o enfermedades rectales; o tejido cicatricial, lesiones abiertas o abrasiones en las áreas temporales.
- Verificar si el paciente presenta neutropenia o trombocitopenia.
- Preguntar al individuo si recientemente fumó, mascó chicle o estuvo comiendo o bebiendo.

Al tomar la temperatura de la arteria temporal, retirar cualquier objeto que cubra la cabeza, como sombrero, cabello, peluca o vendaje, pues la aislaría produciendo lecturas falsamente altas. Si un paciente está en decúbito lateral, tomar la lectura sólo en el lado de la cabeza expuesta al ambiente. No se debe determinar la temperatura de la arteria temporal sobre tejido cicatricial, lesiones abiertas o abrasiones.

DIAGNÓSTICO DE ENFERMERÍA

- Hipertermia
- Hipotermia
- Riesgo de desequilibrio de la temperatura corporal
- Termorregulación ineficaz

IDENTIFICACIÓN Y PLANIFICACIÓN DE RESULTADOS

- La temperatura del paciente se valora apropiadamente sin causar lesiones.
- El paciente experimenta mínimas molestias.

IMPLEMENTACIÓN

ACCIÓN

1. Revisar las órdenes médicas o el plan de atención de enfermería en cuanto a la frecuencia de la determinación de la temperatura y la vía. Se puede tomar la temperatura con mayor frecuencia con base en el juicio del personal de enfermería.

2. Realizar higiene de manos y ponerse el EPP, según indicación.

3. Identificar al paciente.

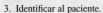

JUSTIFICACIÓN

La valoración y determinación de las constantes vitales a intervalos apropiados provee datos importantes acerca del estado de salud del paciente.

La higiene de manos y el EPP previenen la diseminación de microorganismos. El EPP será necesario con base en las precauciones epidemiológicas.

La identificación del paciente asegura que el individuo correcto reciba la intervención correcta y ayuda a prevenir errores.

ACCIÓN	JUSTIFICACIÓN
4. Cerrar las cortinas alrededor de la cama y la puerta de la habitación, de ser posible. Comentar el procedimiento con el paciente y valorar su capacidad para ayudar a su realización.	Esto asegura la privacidad del paciente. La explicación reduce la ansiedad y facilita la cooperación. El diálogo alienta la participación del paciente y permite una atención de enfermería individualizada.
5. Reunir el equipo sobre la mesa puente al alcance de la mano.	La organización facilita el desempeño de la tarea.
6. Asegurarse de que el termómetro electrónico digital esté en condiciones de uso.	Un termómetro que funciona inapropiadamente puede dar una lectura imprecisa.
7. Ponerse los guantes, según indicación.	Los guantes evitan el contacto con sangre y líquidos corporales. Por lo general, no se requieren para las determinaciones bucal, axilar o timpánica de la temperatura, a menos que se prevea el contacto con sangre o líquidos corporales. Deberán usarse guantes para la determinación de la temperatura rectal.
8. Seleccionar el sitio apropiado con base en los datos de las valoraciones previas.	Esto garantiza la seguridad y precisión de la toma de temperatura.
9. Seguir los pasos que se describen a continuación para el tipo apropiado de termómetro.	
10. Cuando concluya la determinación, retirar los guantes, si se utilizaron. Quitarse el EPP adicional, si se empleó. Realizar higiene de manos.	El retiro apropiado del EPP disminuye el riesgo de transmisión de infecciones y la contaminación de otros objetos. La higiene de manos evita la diseminación de microorganismos.

Determinación de la temperatura oral

11. Retirar la unidad electrónica de su cargador y la sonda de la unidad de registro.	Deberá llevarse la unidad electrónica a la habitación del paciente para determinar su temperatura. En algunos modelos, al retirar la sonda del aparato, éste se activa automáticamente.
12. Cubrir la sonda del termómetro con una cubierta desechable y deslizarla hasta que produzca un clic al llegar a su lugar.	El uso de una cubierta previene la contaminación de la sonda del termómetro.

ACCIÓN	JUSTIFICACIÓN

13. **Colocar la sonda bajo la lengua del paciente, en el espacio sublingual posterior. Pedirle que cierre sus labios alrededor de la sonda.**

Cuando la sonda se ubica profundamente en el espacio sublingual posterior, está en contacto con los vasos sanguíneos cercanos a la superficie.

14. Continuar sosteniendo la sonda hasta que se escuche un pitido. Anotar la lectura de temperatura.

Si se deja sin apoyo, el peso de la sonda tiende a alejarla de la localización correcta. La señal indica que la medición ha concluido. El termómetro electrónico provee una imagen digital de la temperatura medida.

15. Retirar la sonda de la boca del paciente. Desechar su cobertura sujetándola sobre un recipiente apropiado y presionando el botón de liberación.

Desechar la cubierta de la sonda asegura que no se vuelva a utilizar accidentalmente en otro paciente. Su eliminación apropiada evita la diseminación de microorganismos.

16. Regresar la sonda del termómetro al sitio de almacenamiento dentro de la unidad. Retornar la unidad electrónica al cargador, si corresponde.

Es necesario recargar el termómetro para su uso futuro. En ese caso, deberá mantenerse en el cargador, de manera que esté listo para utilizarse en todo momento.

Medición de la temperatura en la membrana timpánica

17. Si es necesario, pulsar el botón ON [Encendido] y esperar a ver la señal READY [Listo] de la unidad.

Para su funcionamiento adecuado, el termómetro debe encenderse y calentarse.

18. Deslizar la cubierta desechable sobre la sonda timpánica.

El uso de una cubierta desechable impide la diseminación de microorganismos.

19. **Introducir la sonda bien ajustada en el oído externo con una presión suave, pero firme, inclinando el instrumento hacia la línea mandibular del paciente. Hacer tracción de la oreja hacia arriba y atrás para enderezar el conducto auditivo en un adulto.**

Si la sonda no se introduce correctamente, se puede observar una temperatura menor que la normal del paciente.

20. Activar la unidad pulsando el botón de encendido. La lectura es inmediata (por lo general, en 2 seg); anotar la cifra.

El termómetro digital debe activarse para registrar la temperatura.

ACCIÓN	JUSTIFICACIÓN
21. Desechar la cubierta de la sonda en el recipiente apropiado pulsando el botón de liberación de la sonda o usando el borde de la cubierta para retirarla. Regresar el termómetro a su cargador, si corresponde.	Desechar la cobertura de la sonda asegura que no se reutilice por accidente en otro paciente. Eliminarla apropiadamente evita la diseminación de microorganismos. Si es necesario, el termómetro deberá permanecer en el cargador de manera que esté listo para usarse en todo momento.

Determinación de la temperatura en la arteria temporal

22. Cepillar el cabello del paciente, retirándolo del área de la arteria temporal si la está cubriendo.	Cualquier cobertura del área, con sombrero, cabello, peluca o vendajes, la aislaría, produciendo una lectura de cifras altas falsas. Determinar la temperatura sólo en el lado de la cabeza expuesto al ambiente.
23. Aplicar una cubierta de sonda.	Utilizar una cubierta previene la contaminación de la sonda del termómetro.
24. Sostener el termómetro como un aparato de control remoto con el pulgar sobre el botón rojo de encendido. Colocar la sonda alineada en el centro de la frente con el cuerpo del instrumento de lado (no vertical ni hacia abajo), de manera que no se ubique sobre la cara del paciente.	Permite el uso fácil del dispositivo y la lectura de la pantalla. Sostener el instrumento de forma vertical y hacia abajo puede ser intimidante para el paciente, particularmente en los jóvenes o aquellos con alteraciones del estado mental.
25. Oprimir el botón de encendido y mantenerlo oprimido durante la medición.	
26. Deslizar lentamente la sonda de forma recta a través de la frente, por la línea media hasta la línea del cabello. El termómetro hará un clic, que cuando es rápido indica un aumento a una temperatura mayor; un clic lento indica que el instrumento aún está buscando, pero sin encontrar, cualquier temperatura mayor.	En la línea media de la frente, la arteria temporal se encuentra menos de 2 mm debajo de la piel; a un lado de la cara, la arteria temporal es mucho más profunda. La medición en este último sitio daría como resultado cifras falsamente bajas.
27. Cepillar el cabello a un lado si está cubriendo el oído para exponer la zona del cuello bajo el lóbulo auricular. Elevar la sonda	El sudor causa enfriamiento por evaporación de la piel sobre la frente, lo que puede llevar a una lectura falsamente baja. Durante la diaforesis, la zona

ACCIÓN	JUSTIFICACIÓN
desde la frente y ponerla en contacto con el cuello detrás del lóbulo auricular en la depresión apenas debajo de la hipófisis mastoides.	de la cabeza detrás del lóbulo auricular muestra un flujo sanguíneo elevado, necesario para la determinación arterial; representa una doble verificación del termómetro (Exergen, 2007).
28. Liberar el botón y leer la cifra en el termómetro.	
29. Sostener el termómetro sobre el recipiente para residuos. Presionar suavemente la cubierta de la sonda con el dedo pulgar sobre el borde para retirarla.	Desechar la cubierta de la sonda asegura que no se vuelva a usar accidentalmente en otro paciente.
30. El instrumento se apagará automáticamente en 30 seg, o presionar y liberar el botón de encendido, según corresponda.	Apagar el termómetro.

Determinación de la temperatura axilar

31. Retirar la ropa del paciente para exponer sólo la axila.	La axila debe exponerse para la colocación del termómetro. Exponer sólo la axila conserva la temperatura del paciente y respeta su dignidad.
32. Retirar la sonda de la unidad de registro del termómetro electrónico. Colocar una cubierta desechable a la sonda por deslizamiento hasta percibir un clic cuando se fije.	El uso de una cubierta impide la contaminación de la sonda del termómetro.
33. **Colocar el extremo de la sonda en el centro de la axila. Pedir al paciente que haga descender el brazo y lo cierre contra el cuerpo.**	La zona más profunda de la axila provee la medición más precisa. Rodear el bulbo con la superficie cutánea provee una medición más confiable.
34. Sostener la sonda en su lugar hasta que se escuche un pitido y después retirarla con cuidado.	Los termómetros axilares deben sujetarse en su lugar para obtener una lectura adecuada de la temperatura.
35. Anotar la lectura de temperatura. Cubrir al paciente y ayudarlo a adoptar una posición cómoda.	Asegura la comodidad del paciente.
36. Desechar la cubierta de la sonda sujetándola sobre un recipiente de residuos apropiado y pulsando el botón de liberación.	Descartar la cubierta de la sonda asegura que no se reutilice por accidente en otro paciente.

ACCIÓN	JUSTIFICACIÓN
37. Colocar la cama en la posición más baja y subir los barandales, según necesidad. Dejar al paciente limpio y cómodo.	Una posición baja de la cama y la elevación de los barandales laterales provee seguridad al paciente.
38. Retornar el termómetro electrónico a la unidad de carga.	El termómetro necesita recargarse para su uso futuro.

Determinación de la temperatura rectal

ACCIÓN	JUSTIFICACIÓN
39. Ajustar la cama a una altura de trabajo cómoda, por lo general a la altura del codo del profesional de la salud (VISN 8 Patient Safety Center, 2009). Ponerse guantes no estériles.	Tener la cama a la altura adecuada previene la fatiga dorsal y muscular. Los guantes previenen el contacto con contaminantes y líquidos corporales.
40. Ayudar al paciente a adoptar el decúbito lateral. Retirar las cubiertas lo suficiente para exponer sólo las nalgas.	La posición de decúbito lateral permite al personal de enfermería visualizar las nalgas. Exponer sólo las nalgas mantiene la temperatura del paciente y respeta su dignidad.
41. Retirar la sonda rectal de la unidad de registro del termómetro electrónico. Envolver la sonda con una cubierta desechable y deslizarla hasta que se perciba un clic, lo cual indica su ubicación correcta.	El uso de una cubierta evita la contaminación del termómetro.
42. **Cubrir alrededor de 2.5 cm de la sonda con un lubricante hidrosoluble.**	La lubricación disminuye la fricción y facilita la inserción, reduciendo al mínimo el riesgo de irritación o lesión de las membranas mucosas rectales.
43. Tranquilizar al paciente. Separar las nalgas hasta que sea visible el esfínter anal.	Si no se coloca directamente sobre la abertura anal, la sonda del termómetro puede lesionar tejidos adyacentes o causar molestias.
44. **Insertar la sonda del termómetro en el ano, casi 4 cm en un adulto y no más de 2.5 cm en un niño.**	La profundidad de inserción debe ajustarse con base en la edad del paciente. Normalmente, no se toman temperaturas rectales en un lactante, pero pudiera estar indicado.
45. Sujetar la sonda en su lugar hasta que se escuche un pitido y después retirarla con cuidado. Anotar la lectura de temperatura que se muestra en la pantalla.	Si se deja sin sostén, el movimiento de la sonda dentro del recto puede causar lesiones o molestias. La señal indica que la medición terminó. El termómetro electrónico muestra la lectura de la temperatura medida en la pantalla de forma digital.

ACCIÓN	JUSTIFICACIÓN
46. Desechar la cubierta de la sonda sujetándola sobre un recipiente para residuos apropiado y presionando el botón de liberación.	Desechar apropiadamente la cubierta de la sonda disminuye el riesgo de transmisión de microorganismos.
47. Con papel sanitario, limpiar el ano de cualquier residuo de heces o exceso de lubricante. Desechar el papel. Retirar los guantes y desecharlos.	La limpieza promueve la higiene. Desechar el papel sanitario evita la transmisión de microorganismos.
48. Cubrir al paciente y ayudarlo a adoptar una posición cómoda.	Asegura la comodidad del paciente.
49. Colocar la cama en la posición más baja; subir los barandales según necesidad.	Estas acciones proveen seguridad al paciente.
50. Regresar el termómetro a la unidad de carga.	Es necesario recargar el termómetro para su uso futuro.

EVALUACIÓN

- La temperatura del paciente se determina con precisión y sin causarle lesiones.
- El paciente experimenta mínimas molestias.

REGISTRO

- Anotar la temperatura en una hoja de papel o de cálculo o un registro digital. Informar de datos anómalos a la persona apropiada. Identificar el sitio de la toma si es diferente a la boca.

COMPETENCIA 157   REGULACIÓN DE LA TEMPERATURA CON CALENTADOR RADIANTE

Los neonatos, los lactantes expuestos al estrés o al enfriamiento (p. ej., por ser sometidos a numerosos procedimientos) y aquellos bebés con un trastorno subyacente que interfiere con la termorregulación (p. ej., prematurez), son altamente susceptibles a la pérdida de calor. Por lo tanto, se usan calentadores radiantes en los que presentan problemas para mantener la temperatura corporal. Además, el uso de estos aparatos disminuye al mínimo el oxígeno y las calorías que gastaría el lactante para mantener su temperatura corporal, y por lo mismo, reducen los efectos de los cambios en la temperatura corporal sobre la actividad metabólica.

Un calentador radiante hace uso de luz infrarroja para aumentar la temperatura del lactante. Se calienta la piel del bebé, lo que produce un aumento de la irrigación sanguínea que incrementa la temperatura tanto de la sangre subyacente como de las superficies tisulares, y este calor se transfiere de la sangre y los tejidos al resto del cuerpo (Dondelinger, 2010). El calentador se ajusta para mantener una temperatura de 36.5 °C en la piel abdominal anterior, y de al menos 36 °C con el uso de un termostato automático (Dondelinger, 2010; Sinclair, 2002).

CONSIDERACIONES AL DELEGAR

La valoración de la temperatura corporal de un lactante en un calentador radiante no se delega al personal de apoyo de enfermería (PAE) o al personal de apoyo sin licencia (PASL). Dependiendo de la ley estatal de práctica de enfermería y las políticas y procedimientos institucionales, la determinación de la temperatura corporal de un lactante en un calentador radiante puede delegarse al personal de enfermería práctico/vocacional con licencia (PEPL/PEVL). La decisión de delegar debe basarse en el análisis minucioso de las necesidades y circunstancias del paciente, así como en las calificaciones de la persona a quien se delega la tarea. Véanse las *Pautas de delegación* en el Apéndice A.

EQUIPO

- Calentador radiante
- Sonda de temperatura
- Cubierta de hoja de aluminio para la sonda

- Termómetro auxiliar o rectal, con base en las políticas institucionales
- Equipo de protección personal (EPP), según indicación

VALORACIÓN INICIAL

- Determinar la temperatura corporal del paciente mediante el uso de la vía especificada por las políticas de la institución, así como sus ingresos y egresos de líquidos.

DIAGNÓSTICO DE ENFERMERÍA

- Hipertermia
- Hipotermia
- Riesgo de desequilibrio de la temperatura corporal
- Termorregulación ineficaz
- Riesgo de desequilibrio del volumen de líquidos

IDENTIFICACIÓN Y PLANIFICACIÓN DE RESULTADOS

- Se mantiene la temperatura del lactante dentro de los límites normales sin producir lesiones.

IMPLEMENTACIÓN

ACCIÓN	JUSTIFICACIÓN
1. Revisar la orden médica o el plan de atención de enfermería para el uso de un calentador radiante.	Provee al paciente seguridad y la atención apropiada.

ACCIÓN	JUSTIFICACIÓN

2. Realizar higiene de manos y usar el EPP, según indicación.

La higiene de manos y el uso de EPP previenen la diseminación de microorganismos. El EPP será necesario según las precauciones epidemiológicas.

3. Identificar al paciente.

La identificación del paciente asegura que el individuo correcto reciba la intervención correcta y ayuda a evitar errores.

4. Cerrar las cortinas alrededor de la cama y la puerta de la habitación, de ser posible. Comentar el procedimiento con los familiares del paciente.

Esto asegura la privacidad del paciente. La explicación aminora la aprehensión de la familia y motiva su cooperación.

5. Conectar el calentador y encenderlo en la variante manual. Dejar que las mantas se calienten antes de ubicar al lactante en el aparato.

El dejar que las mantas se calienten antes de colocar al lactante en el calentador previene su pérdida de calor por conducción. Al colocar el calentador en ajuste manual, se mantendrá a una temperatura establecida, sin importar qué tanto se calienten las mantas.

6. **Ajustar el calentador en automático. Determinar en el calentador la temperatura cutánea abdominal deseada, por lo general, 36.5 °C.**

El ajuste automático asegura que el calentador regule la cantidad de calor radiante, dependiendo de la temperatura de la piel del lactante. Esto deberá ajustarse de manera que el lactante no esté muy caliente o muy frío.

7. Colocar al lactante en el calentador. Acoplar la sonda a su piel abdominal y la parte media del epigastrio, a la mitad del trayecto del apéndice xifoides al ombligo. Tapar con una cubierta de hoja de aluminio.

La cubierta de hoja de aluminio previene el calentamiento directo de la sonda, lo que permite que ésta lea sólo la temperatura del lactante.

8. Cuando la temperatura de la piel abdominal alcance el punto deseado de ajuste, revisarla con la vía especificada en las políticas de la institución para asegurarse que se encuentre dentro de límites normales.

Mediante la vigilancia de la temperatura del lactante, se buscan signos de hipertermia o hipotermia.

ACCIÓN	JUSTIFICACIÓN
9. Ajustar ligeramente el calentador, según necesidad, si la temperatura del paciente es anómala. No cambiar la configuración si la temperatura es normal.	Mediante la vigilancia de la temperatura del lactante, es posible percatarse de los signos de hipertermia o hipotermia. Esto previene que el lactante se caliente o se enfríe demasiado.
10. Retirar el EPP adicional, si se utilizó. Realizar higiene de manos.	El retiro adecuado del EPP disminuye el riesgo de transmisión de infecciones y la contaminación de otros objetos. La higiene de manos previene la diseminación de microorganismos.
11. Verificar frecuentemente para asegurarse de que la sonda mantenga el contacto con la piel del paciente. Continuar vigilando la temperatura y otras constantes vitales.	El mal contacto causará sobrecalentamiento. El atrapamiento de la sonda bajo el brazo o entre el lactante y el colchón causará subcalentamiento. La vigilancia de las constantes vitales permite valorar el estado del paciente.

EVALUACIÓN

• Se coloca al paciente en el calentador radiante.
• La temperatura del lactante se controla adecuadamente.
• El lactante no experimenta lesiones.

REGISTRO

• Documentar la valoración inicial del lactante, incluyendo su temperatura corporal, su colocación en el calentador radiante y la configuración del aparato. Registrar la temperatura del aire de la incubadora, así como las temperaturas subsiguientes de piel, axila o recto, y otras determinaciones de las constantes vitales.

COMPETENCIA 158 TENDIDO DE CAMA DESOCUPADA

Generalmente, la ropa de cama se cambia después del baño, pero algunas instituciones sólo la cambian en caso de que se ensucie. Si el paciente puede salir de la cama, el personal de enfermería deberá tenderla mientras se encuentre desocupada para reducir el esfuerzo del paciente y el personal. La siguiente descripción explica cómo tender la cama con una sábana ajustable o de cajón en la parte inferior. Algunas instituciones no ofrecen este tipo de sábanas o en ocasiones no se encuentran disponibles. De ser el caso, véase la sección de "Variante en la técnica" para el uso de sábanas planas o sin elástico, en lugar de las sábanas ajustables.

CONSIDERACIONES AL DELEGAR

El tendido de una cama desocupada puede delegarse al personal de apoyo de enfermería (PAE) o al personal de apoyo sin licencia (PASL), así como al personal de enfermería práctico/vocacional con licencia (PEPL/PEVL). La decisión sobre delegar debe tomarse con base en un análisis minucioso de las necesidades y circunstancias del paciente, así como en las calificaciones de la persona a quien se le delega la tarea. Véanse las *Pautas de delegación* del Apéndice A.

EQUIPO

- Sábana plana grande
- Sábana ajustable o de cajón
- Sábana protectora o entremetida (opcional)
- Cobertores
- Colcha o cubrecama
- Fundas para almohada

- Cesto o bolsa de lavandería
- Silla
- Protector impermeable (opcional)
- Guantes desechables
- Equipo de protección personal (EPP) adicional, según indicación

VALORACIÓN INICIAL

- Evaluar las preferencias del paciente sobre el cambio de la ropa de cama.
- Valorar cualquier limitación a la actividad física.
- Revisar que la cama no tenga pertenencias del paciente que hayan sido dejadas por error, como anteojos o paños.

DIAGNÓSTICO DE ENFERMERÍA

- Riesgo de deterioro de la integridad cutánea
- Riesgo de intolerancia a la actividad
- Deterioro de la movilidad física

IDENTIFICACIÓN Y PLANIFICACIÓN DE RESULTADOS

- Se cambia la ropa de cama sin lesión del paciente o del personal de enfermería.

IMPLEMENTACIÓN

ACCIÓN	JUSTIFICACIÓN
1. Realizar higiene de manos. Colocarse el EPP, según indicación.	La higiene de manos y el EPP previenen la diseminación de microorganismos. El EPP será necesario según las precauciones epidemiológicas.
2. Explicar las acciones que se van a realizar y su justificación, si el paciente se encuentra en la habitación.	Las explicaciones incrementan la cooperación.
3. Reunir el equipo necesario junto a la cama o sobre la mesa puente.	Tener los artículos a la mano resulta práctico, ahorra tiempo y evita estiramientos y torsiones musculares innecesarios del personal de enfermería.

ACCIÓN	JUSTIFICACIÓN
4. Ajustar la cama a una altura de trabajo cómoda, por lo general a la altura del codo del profesional de la salud (VISN 8 Patient Safety Center, 2009). Bajar el barandal de la cama.	Tener la cama a la altura adecuada previene la fatiga dorsal y muscular. Mantener abajo los barandales reduce la fatiga del personal de enfermería mientras realiza su labor.
5. Apartar el timbre o las vías i.v. de la ropa de cama.	Desconectar los aparatos es una medida eficaz para prevenir que se dañen.
6. Colocarse los guantes. Aflojar la ropa de cama desplazándose alrededor de ésta, desde el lado más lejano de la cabecera hacia el lado más próximo.	Los guantes previenen la transmisión de microorganismos. Aflojar la ropa de cama evita los jalones bruscos y la posibilidad de romperla; hacerlo moviéndose alrededor de ésta sistemáticamente reduce la fatiga causada por estirarse al otro lado de la cama.
7. Doblar en cuartos la ropa que se pueda reutilizar, como sábanas, cobertores o colchas, primero apoyándose sobre la cama y luego colgándola sobre el respaldo de una silla.	Doblar la ropa reutilizable ahorra tiempo y energía al tender la cama, y reduce la fatiga de los brazos del personal de enfermería. Algunas instituciones sólo cambian la ropa de cama si se ensucia.
8. Enrollar toda la ropa de cama sucia dentro de la sábana inferior y colocarla directamente en el cesto de lavandería. **Evitar ponerla sobre el suelo, así como el contacto entre la ropa de cama sucia y el uniforme.**	Enrollar la ropa de cama sucia y colocarla directamente en el cesto previene la transmisión de microorganismos. El suelo se encuentra muy contaminado; la ropa de cama sucia puede contaminar el mobiliario, así como el uniforme del personal de enfermería, con el riesgo de diseminar microrganismos a otros pacientes.
9. De ser posible, desplazar el colchón hasta la cabecera de la cama. Si el colchón está sucio, limpiarlo y secarlo, según las políticas institucionales, antes de poner las sábanas limpias.	Esto le da mayor espacio en los pies al paciente.
10. Quitarse los guantes, a menos de que se encuentren indicados como parte de las precauciones epidemiológicas. Colocar la sábana inferior con el doblez central al centro de la cama. Abrir la sábana y desdoblarla a manera de acordeón desde el centro.	Los guantes no son necesarios para el manejo de la ropa de cama limpia. El retiro adecuado de los guantes reduce el riesgo de infección y contaminación de otros objetos. Abrir las sábanas sobre la cama reduce la fatiga de los brazos del personal de enfermería y limita la transmisión de microorganismos. Centrar las sábanas garantiza

ACCIÓN	JUSTIFICACIÓN

<table>
<tr><td></td><td>que puedan cubrirse ambos lados del colchón.</td></tr>
</table>

11. Tirar de la sábana inferior para meterla debajo de las esquinas tanto de la cabecera como de la piecera del colchón (véase la sección "Variante en la técnica" para el uso de sábanas planas en lugar de sábanas ajustables).

Tender la cama de un lado y luego trasladarse al otro lado para tender la otra mitad permite ahorrar tiempo. Verificar que las sábanas inferiores se encuentren libres de arrugas reduce las molestias del paciente.

12. Si se va a utilizar, colocar la sábana protectora o entremetida con su doblez central en el centro de la cama, puesta de forma tal que se encuentre bajo la sección media del paciente. Abrir la sábana protectora y desdoblarla en acordeón desde el centro del colchón. En caso de usar un protector, colocarlo sobre la sábana protectora en la zona adecuada y abrirlo hacia los bordes centrales de la cama. No todas las instituciones emplean las sábanas protectoras de manera habitual. El personal de enfermería decidirá si las usa. En algunas instituciones, el protector funciona como sábana entremetida. Meter los bordes de la sábana protectora debajo del colchón.

Si el paciente ensucia la cama, se pueden cambiar la sábana protectora y el protector sin tener que cambiar las sábanas interiores y superiores. Tener todas las sábanas inferiores en su lugar antes de meterlas debajo del colchón evita realizar movimientos innecesarios alrededor de la cama. Además, la sábana protectora puede ayudar a mover al paciente en la cama.

13. Trasladarse al lado contrario de la cama para meter las sábanas inferiores debajo del colchón. Tirar de la sábana inferior para meterla con firmeza debajo de las esquinas tanto de la cabecera como de la piecera del colchón. Jalar la sábana protectora y meter los extremos debajo del colchón.

Esto permite eliminar las arrugas de las sábanas inferiores, que pueden producirle molestias al paciente y causar pérdida de integridad de la piel.

14. Poner la sábana superior con el doblez central al centro de la cama y el borde alineado a la cabecera. Desdoblarla. Seguir el mismo procedimiento con el cobertor o colcha, colocando el extremo superior a 15 cm de la cabecera.

Abrir las sábanas sacudiéndolas produce la diseminación de microorganismos vía las corrientes de aire. Asimismo, abrir las sábanas extendiéndolas a nivel de la cabeza fatiga los brazos del personal de enfermería.

ACCIÓN	JUSTIFICACIÓN
15. Introducir la sábana superior y los cobertores debajo del colchón a nivel de la piecera en el lado más cercano, haciendo que coincidan las esquinas (véase la sección "Variante en la técnica").	Esto ahorra tiempo y energía, y mantiene las sábanas y cobertores superiores en su lugar.
16. Doblar los 15 cm superiores de la sábana para tapar el cobertor a manera de dobladillo.	Esto le facilita al paciente la labor de meterse a la cama y jalar los cobertores.
17. Trasladarse al otro lado de la cama y repetir el mismo procedimiento para meter las sábanas superiores bajo la piecera y hacer el dobladillo.	Trabajar de cada lado de la cama ahorra energía y resulta más eficiente.
18. Poner las almohadas en la cama. Abrir la funda del mismo modo en el que se abrieron las sábanas. Llevar la almohada hacia el fondo de la funda abierta. Tomar la almohada desde dentro de la funda, sostener la almohada y tirar de la funda para cubrirla. Poner las almohadas en la cabecera de la cama.	Abrir las sábanas sacudiéndolas produce el transporte de microorganismos vía las corrientes de aire. Cubrir la almohada mientras ésta reposa sobre la cama reduce la fatiga de los brazos y la espalda del personal de enfermería.
19. Doblar a manera de acordeón la sábana superior y los cobertores.	Abrir las sábanas y cobertores le facilita al paciente la labor de meterse a la cama.
20. Sujetar el timbre a la cama según las políticas institucionales.	El paciente podrá pedir ayuda de ser necesario. Esto promueve la comodidad y seguridad del paciente.
21. Subir los barandales y bajar la cama.	Esto promueve la comodidad y seguridad del paciente.
22. Desechar la ropa de cama sucia de acuerdo con las políticas institucionales.	Previene la transmisión de microorganismos.
23. Retirar otros EPP, si fueron utilizados. Realizar higiene de manos.	El retiro adecuado del EPP reduce el riesgo de infección y la contaminación de otros objetos. La higiene de las manos previene la transmisión de microorganismos.

EVALUACIÓN

• Se cambia la ropa de cama sin lesión del paciente o el personal de enfermería.

REGISTRO

El cambio de la ropa de cama no requiere registro. El uso de una cama especializada o de equipo para cama, como un marco de Balkan o un cabestrillo para pie, debe documentarse.

VARIANTE EN LA TÉCNICA	Tendido de cama con sábana plana en la parte inferior

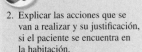

1. Realizar higiene de manos y colocarse el EPP, según indicación.

2. Explicar las acciones que se van a realizar y su justificación, si el paciente se encuentra en la habitación.

3. Reunir el equipo necesario junto a la cama o sobre la mesa puente. Se requieren dos sábanas planas o sin elástico grandes.

4. Elevar la cama para trabajar en una postura más cómoda, generalmente a la altura del codo del profesional de la salud (VISN 8 Patient Safety Center, 2009). Apartar el timbre o las vías i.v. de la ropa de cama.

5. Colocarse los guantes. Aflojar la ropa de cama desplazándose alrededor de ésta, desde el lado más lejano de la cabecera hacia el lado más próximo.

6. Doblar en cuartos la ropa que se pueda reutilizar, como sábanas, cobertores o colchas, primero apoyándose sobre la cama y luego colgándola sobre el respaldo de una silla.

7. Enrollar toda la ropa de cama sucia dentro de la sábana inferior y colocarla directamente en el cesto de lavandería. Evitar

ponerla sobre el suelo, así como el contacto entre la ropa sucia y el uniforme.

8. De ser posible, desplazar el colchón hasta la cabecera de la cama.

9. Quitarse los guantes. Colocar el doblez central de la sábana inferior al centro de la cama, a una altura que permita meterla bajo la cabecera del colchón. Abrir la sábana y desdoblarla a manera de acordeón hacia el extremo central.

10. Si se utiliza, colocar el doblez central de la sábana protectora o entremetida al centro de la cama, puesta de forma tal que se encuentre bajo la sección media del paciente. Abrir la sábana protectora y desdoblarla en acordeón hacia el extremo central del colchón. En caso de usar un protector, colocarlo sobre la sábana protectora en la zona adecuada y abrirlo hacia el extremo central.

11. Meter con firmeza la sábana inferior bajo la cabecera del colchón de un lado de la cama, formando una esquina. Por lo general las esquinas se hacen coincidir. Tomar la orilla lateral de la sábana, aproximadamente a 45 cm del extremo superior del colchón (fig. A). Doblar

Continúa en la p. 816

Tendido de cama con sábana plana en la parte inferior *continuación*

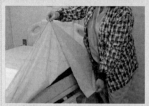

FIGURA A Tomar la orilla lateral de la sábana y levantarla para formar un triángulo

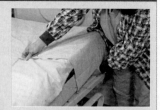

FIGURA C Meter la sábana debajo del colchón

la sábana sobre el colchón para formar un doblez plano y triangular (fig. B). Introducir la parte colgante de la sábana bajo el colchón sin tirar del pliegue triangular (fig. C). Tomar la punta del doblez triangular y sostenerla sobre el costado del colchón (fig. D). Meter la parte suelta de la sábana bajo el colchón. Seguir metiendo el resto de la sábana inferior y la sábana protectora bajo el colchón (fig. E). Desplazarse al otro lado de la cama para meter las sábanas inferiores. Jalar las sábanas al extremo del colchón desde el centro. Introducir la parte inferior de la sábana bajo la cabecera y unir la esquina. Tirar con firmeza del resto de

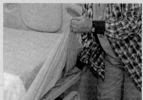

FIGURA D Sostener la parte superior del triángulo sobre el costado del colchón

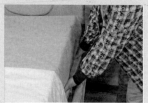

FIGURA E Meter el extremo del doblez triangular bajo el colchón para completar la unión de las esquinas

la sábana inferior y la sábana protectora y meterlas debajo del colchón, empezando por la cabecera y continuando en dirección a la piecera (fig. F).
12. Colocar la sábana superior con el doblez central al centro de la cama y el borde alineado con la cabecera. Desdoblar la sábana superior. Seguir el mismo procedimiento con el

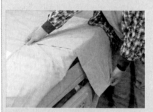

FIGURA B Colocar la sábana sobre la cama formando un doblez plano y triangular

Tendido de cama con sábana plana en la parte inferior   *continuación*

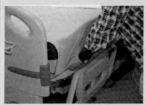

FIGURA F   Meter las sábanas de modo que queden ajustadas bajo el colchón

cobertor o la colcha, colocando el extremo superior a 15 cm de la cabecera.

13. Meter la sábana superior y los cobertores debajo del colchón a nivel de la piecera en el lado más cercano. Hacer que coincidan las esquinas.

14. Doblar los 15 cm superiores de la sábana para tapar el cobertor a manera de dobladillo.

15. Trasladarse al lado contrario de la cama y repetir el mismo procedimiento para meter las sábanas superiores bajo la piecera y hacer el dobladillo.

16. Poner las almohadas en la cama. Abrir la funda del mismo modo en el que se abrieron las sábanas. Llevar la almohada hacia el fondo de la funda abierta. Tomar la almohada desde dentro de la funda, sostener la almohada y jalar la funda para cubrirla. Poner las almohadas en la cabecera de la cama.

17. Doblar a manera de acordeón la sábana superior y los cobertores. Quitarse los guantes.

18. Sujetar el timbre a la cama de acuerdo con las políticas institucionales.

19. Bajar la cama y subir los barandales.

20. Desechar la ropa de cama sucia según las políticas institucionales. Realizar higiene de manos.

COMPETENCIA 159   TENDIDO DE CAMA OCUPADA

Si el paciente se encuentra postrado en cama, es posible que ésta tenga que tenderse mientras está ocupada por el individuo. Lo anterior se conoce como "cama ocupada". La siguiente sección explica cómo tender la cama con una sábana ajustable o de cajón en la parte inferior. Algunas instituciones no ofrecen este tipo de sábanas o en ocasiones no se encuentran disponibles. De ser el caso, véase la sección de "Variante en la técnica" para el uso de sábanas planas o sin elástico, al final de la Competencia 158.

CONSIDERACIONES AL DELEGAR

El tendido de una cama ocupada puede delegarse al personal de apoyo de enfermería (PAE) o al personal de apoyo sin licencia (PASL), así como al personal de enfermería práctico/vocacional con licencia (PEPL/PEVL). La decisión de delegar debe tomarse con base en un análisis minucioso de las necesidades y circunstancias del paciente, así como en las calificaciones de la persona a quien se delega la tarea. Véanse las *Pautas de delegación* del Apéndice A.

EQUIPO

- Sábana plana grande (superior)
- Sábana ajustable o de cajón (inferior)
- Sábana protectora o entremetida (opcional)
- Cobertores
- Colcha o cubrecama
- Fundas para almohada
- Cesto o bolsa para ropa de cama
- Silla
- Protector
- Guantes desechables
- Equipo de protección personal (EPP) adicional, según indicación

VALORACIÓN INICIAL

- Evaluar las preferencias del paciente sobre el cambio de la ropa de cama.
- Valorar las medidas precautorias o restricciones a la actividad del paciente.
- Revisar que la cama no tenga pertenencias del paciente que hayan caído o sido colocadas por error, como anteojos o paños.
- Observar la presencia y posición de las vías i.v. o drenajes que tenga el paciente.

DIAGNÓSTICO DE ENFERMERÍA

- Riesgo de deterioro de la integridad cutánea
- Deterioro de la movilidad física
- Deterioro de la movilidad en la cama

IDENTIFICACIÓN Y PLANIFICACIÓN DE RESULTADOS

- Se coloca la ropa de cama sin lesionar al paciente o al personal de enfermería.
- El paciente participa moviéndose de lado a lado.
- El paciente refiere verbalmente su sensación de mayor comodidad.

IMPLEMENTACIÓN

ACCIÓN	JUSTIFICACIÓN
1. Revisar los antecedentes médicos en busca de limitaciones a la actividad física del paciente.	Esto fomenta la cooperación del paciente, determina su nivel de actividad y promueve su seguridad.
2. Realizar higiene de manos. Colocar el EPP, según indicación.	La higiene de manos y el EPP previenen la diseminación de microorganismos. El EPP será necesario según las precauciones epidemiológicas.

ACCIÓN	JUSTIFICACIÓN

3. Identificar al paciente. Explicar las acciones que se van a realizar.

La identificación del paciente asegura que se atiende al individuo correcto con el procedimiento correcto. La discusión y explicación ayudan a reducir la ansiedad y orientan al paciente sobre lo que puede esperar.

4. Reunir el equipo sobre la mesa puente para que esté al alcance de la mano.

La organización facilita la realización de la tarea.

5. Cerrar las cortinas alrededor de la cama, así como la puerta de la habitación, de ser posible.

Esto garantiza la privacidad del paciente.

6. Modificar la altura de la cama para trabajar en una postura más cómoda, por lo general a la altura del codo del profesional de la salud (VISN 8 Patient Safety Safety Center, 2009).

Tener la cama a la altura adecuada previene la fatiga muscular y dorsal.

7. Bajar el barandal más cercano y dejar arriba el del lado contrario. Poner la cama en posición plana a menos de que esté contraindicado.

Si el colchón está plano resulta más fácil garantizar que al final se encuentre libre de arrugas.

8. Colocarse los guantes. Revisar la cama en busca de artículos personales del paciente. **Apartar el timbre, las vías i.v. o mangueras de la ropa de cama.**

Los guantes previenen la transmisión de microorganismos. Resulta costoso y molesto perder artículos personales. Apartar las vías de la ropa de cama evita molestias y desconexiones accidentales.

9. Cubrir al paciente con una manta de baño. Solicitar al paciente que sostenga la manta de baño al mismo tiempo que retira la sábana superior. Dejar la sábana superior en caso de no contar con una manta de baño. Doblar toda la ropa de cama que se vaya a reutilizar y colgarla sobre el respaldo de una silla. Tirar la ropa sucia en la bolsa o cesto de lavandería. **Evitar ponerla sobre el suelo, así como el contacto entre la ropa sucia y el uniforme.**

El cobertor ofrece abrigo y privacidad. Colocar la ropa de cama directamente en el cesto previene la transmisión de microorganismos. El suelo suele estar muy contaminado; la ropa sucia puede contaminar el mobiliario, así como el uniforme del personal de enfermería, con el riesgo de diseminar microorganismos a otros pacientes.

10. Si es posible, y si se cuenta con ayuda de otra persona, tomar el colchón con firmeza y desplazarlo hacia la cabecera de la cama.

Esto le da mayor espacio en los pies al paciente.

ACCIÓN	JUSTIFICACIÓN
11. Ayudar al paciente a voltearse al lado contrario de la cama y reubicar la almohada bajo su cabeza.	Esto permite tender la cama del lado desocupado.
12. Sacar las sábanas inferiores a nivel de la cabecera, piecera y costados de la cama.	Esto permite el retiro de la ropa de cama.
13. Doblar o enrollar la ropa de cama sucia tan cerca del paciente como sea posible.	Esto facilita el retiro de la ropa de cama cuando el paciente voltee al otro lado.
14. Tomar al ropa de cama limpia y tender el lado más cercano de la cama. Colocar el doblez central de la sábana inferior al centro de la cama. Abrir la sábana y desdoblarla a manera de acordeón hacia el centro, colocándola debajo de las sábanas sucias. Jalar la sábana inferior limpia hacia las esquinas en dirección a la cabecera y piecera del colchón.	Abrir las sábanas estando sobre la cama reduce la fatiga de los brazos del personal de enfermería y reduce la transmisión de microorganismos. Centrar las sábanas garantiza que puedan cubrirse ambos lados del colchón. Colocar las sábanas limpias bajo las sucias facilita su posterior retiro.
15. De estar disponible, colocar la sábana protectora con su doblez central al centro de la cama, puesta de forma tal que se encuentre bajo la sección media del paciente. Abrir la sábana protectora y desdoblarla como acordeón hacia los extremos centrales del colchón. Meter los bordes de la sábana protectora debajo del colchón. En caso de usar un protector, colocarlo sobre la sábana protectora en la zona adecuada y abrirlo hacia el centro. No todas las instituciones emplean las sábanas protectoras de manera habitual. El personal de enfermería decidirá si las utiliza.	Si el paciente ensucia la cama, se pueden cambiar la sábana protectora y el protector sin cambiar las sábanas inferiores y superiores sobre la cama. Además, la sábana protectora puede ayudar a mover al paciente en la cama.
16. Subir el barandal. Ayudar al paciente a rodar sobre las sábanas dobladas al centro de la cama en dirección hacia usted. Reposicionar la almohada y la manta de baño o sábana superior. Trasladarse al lado contrario de la cama y bajar el barandal.	Esto garantiza la seguridad del paciente. Esta maniobra permite tender la cama del lado contrario. La manta de baño ofrece abrigo y privacidad.

ACCIÓN	JUSTIFICACIÓN
17. Aflojar y sacar las sábanas inferiores. Tirar la ropa sucia en la bolsa o cesto de lavandería. **Evitar ponerla sobre el suelo, así como el contacto entre la ropa sucia y el uniforme.**	Colocar la ropa de cama directamente en el cesto previene la transmisión de microorganismos. El suelo suele estar muy contaminado; la ropa sucia puede contaminar el mobiliario, así como el uniforme del personal de enfermería, con el riesgo de diseminar microorganismos a otros pacientes.
18. Estirar las sábanas limpias por debajo del paciente. Tirar de la sábana inferior hasta que quede tensa y cubra las esquinas de la cabecera y piecera del colchón. Estirar la sábana protectora hasta que quede lisa. Meter los bordes de la sábana protectora debajo del colchón.	Esto elimina las arrugas y los pliegues de la ropa de cama, que producen molestias al recostarse sobre ellos.
19. Asistir al paciente para que regrese al centro de la cama. Retirar la almohada y cambiar la funda. Abrir la funda del mismo modo en el que se abrieron las sábanas. Llevar la almohada hacia el fondo de la funda abierta. Tomar la almohada desde dentro de la funda, sostenerla y jalar la funda. Poner la almohada debajo de la cabeza del paciente.	Abrir las sábanas sacudiéndolas produce la diseminación de microorganismos vía las corrientes de aire.
20. Colocar la sábana superior, el cobertor y una colcha (si así se desea) de forma que queden centrados. Doblar la ropa de cama a la altura de los hombros del paciente. Pedir al paciente que sostenga los cobertores al mismo tiempo que retira la manta de baño.	Esto hace posible meter los extremos inferiores debajo del colchón y ofrece privacidad.
21. Meter los cobertores bajo la piecera del colchón y las esquinas (véase "Variante en la técnica" en la Competencia 158). Aflojar los cobertores a la altura de los pies del paciente jalándolos con cuidado en dirección a la piecera.	Esto da un aspecto de orden y limpieza. Aflojar la ropa de cama en la zona de los pies da mayor libertad de movimiento a los pacientes.

ACCIÓN	JUSTIFICACIÓN
22. Regresar al paciente a una posición cómoda. Quitarse los guantes. Subir los barandales y bajar la cama. Volver a conectar el timbre.	Esto promueve la comodidad y seguridad del paciente. El retiro adecuado de los guantes reduce el riesgo de infección y la contaminación de otros objetos.
23. Tirar la ropa de cama sucia según las políticas institucionales.	Previene la transmisión de microorganismos.
24. Retirar otros EPP, si fueron utilizados. Realizar higiene de manos.	El retiro adecuado del EPP reduce el riesgo de infección y la contaminación de otros objetos. La higiene de manos previene la transmisión de microorganismos.

EVALUACIÓN

- Se cambia la ropa de cama y el paciente y el personal de enfermería se encuentran libres de lesión.
- El paciente ayuda moviéndose de lado a lado.
- El individuo refiere verbalmente una sensación de mayor comodidad.

REGISTRO

- El cambio de la ropa de cama no requiere registro. El uso de una cama especializada o de equipo para cama, como un marco de Balkan o un cabestrillo para pie, debe documentarse. Registrar toda observación o comunicación importante.

COMPETENCIA 160   UNIDAD TENS: APLICACIÓN Y CUIDADOS DEL PACIENTE

La *estimulación nerviosa eléctrica transcutánea* (TENS, de *transcutaneous electrical nerve stimulation*) es una técnica no invasiva para aliviar el dolor, que implica la estimulación eléctrica de fibras de gran diámetro para inhibir la transmisión de los impulsos dolorosos transportados en fibras de diámetro pequeño. El equipo de TENS consta de una unidad portátil alimentada por batería, alambres de derivación y cojinetes de electrodos cutáneos que se aplican en la zona dolorosa y alrededor. Es de máximo beneficio cuando se usa para tratar un dolor localizado y requiere de una orden del proveedor primario de atención de la salud. La unidad TENS puede aplicarse de manera intermitente durante el día o utilizarse por períodos amplios.

CONSIDERACIONES AL DELEGAR

La aplicación y los cuidados de una unidad TENS no se delegan al personal de apoyo de enfermería (PAE) o al personal de apoyo sin licencia (PASL). Dependiendo de la ley estatal de práctica de enfermería y las políticas y procedimientos institucionales, la aplicación y los cuidados de una unidad TENS pueden delegarse al personal de enfermería práctico/vocacional con licencia (PEPL/PEVL). La decisión de delegar debe basarse en el análisis minucioso de las necesidades y circunstancias del paciente, así como en las calificaciones de la persona a quien se delega la tarea. Véanse las *Pautas de delegación* en el Apéndice A.

EQUIPO

- Unidad TENS
- Electrodos
- Gel para electrodo (si éstos no tienen una aplicación previa)
- Cinta (si los electrodos no son autoadhesivos)
- Herramienta de valoración y escala de dolor
- Limpiador de piel y agua
- Toalla y toallita
- Equipo de protección personal (EPP), según indicación

VALORACIÓN INICIAL

- Revisar el expediente médico del paciente y planificar la atención de acuerdo con las instrucciones específicas relacionadas con el tratamiento por TENS, incluyendo la orden y las indicaciones de la necesidad de tratamiento.
- Revisar los antecedentes del paciente en cuanto a condiciones que pudiesen contraindicar el tratamiento, como la inserción de un marcapasos, la vigilancia cardíaca por medios electrónicos o la electrocardiografía.
- Determinar dónde se colocará el electrodo en consulta con el médico que ordenó el tratamiento y el informe del dolor por el paciente.
- Valorar la comprensión del paciente sobre el tratamiento de TENS y el motivo para utilizarlo.
- Inspeccionar la piel del área designada para la colocación del electrodo en cuanto a irritación, eritema o pérdida de continuidad.
- Valorar el dolor del paciente y su grado de malestar con el uso de una herramienta apropiada. Determinar las características de cualquier dolor que se presente. Evaluar otros síntomas que a menudo se presentan junto con el dolor, como cefalea o inquietud. Preguntar al paciente qué intervenciones han tenido éxito en el pasado para eliminar las molestias y aliviar el dolor.
- Determinar las constantes vitales del paciente.
- Revisar el registro de administración de medicamentos del paciente respecto de la hora a la que se administró por última vez un analgésico. Valorar la respuesta del paciente a una intervención particular, para precisar su eficacia y la presencia de cualquier efecto adverso.
- Revisar la unidad para asegurarse de su funcionamiento apropiado y las instrucciones del fabricante para su uso.

DIAGNÓSTICO DE ENFERMERÍA

- Dolor agudo
- Dolor crónico
- Conocimientos deficientes

IDENTIFICACIÓN Y PLANIFICACIÓN DE RESULTADOS

- El paciente expresa menores molestias y dolor sin experimentar lesión, irritación o pérdida de continuidad cutánea.
- El paciente muestra disminución de la ansiedad, mejores habilidades de afrontamiento y comprensión del tratamiento y del motivo de su uso.

IMPLEMENTACIÓN

ACCIÓN	JUSTIFICACIÓN
1. Realizar higiene de manos y usar el EPP, según indicación.	La higiene de manos y el uso de EPP previenen la diseminación de microorganismos. El EPP será necesario con base en las precauciones epidemiológicas.
2. Identificar al paciente.	La identificación del paciente asegura que el individuo correcto recibe la intervención correcta y ayuda a evitar errores.
3. Mostrarle el dispositivo y explicarle su función y el motivo de su uso.	La explicación alienta la comprensión y cooperación del paciente y disminuye su aprehensión.
4. Valorar el dolor del paciente con el uso de una herramienta y escala de medición apropiada.	La valoración precisa es necesaria para guiar las intervenciones de tratamiento y alivio, y valorar la eficacia de las medidas del control del dolor.
5. Revisar la zona donde se van a colocar los electrodos. Tratar la piel del paciente con un limpiador y agua. Secar la zona exhaustivamente.	La inspección asegura que los electrodos se apliquen a la piel íntegra. La limpieza y el secado ayudan a garantizar que se adhieran los electrodos.
6. Retirar el respaldo adhesivo de los electrodos y aplicarlos en el lugar especificado. Si no vienen preparados con gel, poner una pequeña cantidad a la parte baja de cada uno. Si los electrodos no son autoadherentes, fijarlos con cinta en su lugar.	Su aplicación en el lugar apropiado aumenta el éxito del tratamiento. Se requiere gel para promover la conducción de la corriente eléctrica.
7. **Revisar la colocación de los electrodos; dejar un espacio de 5 cm (casi el ancho de un electrodo) entre ellos.**	Se requiere el espaciamiento apropiado para disminuir el riesgo de quemadura por la proximidad de los electrodos.

ACCIÓN	JUSTIFICACIÓN
8. **Revisar los controles de la unidad TENS para asegurarse de que esté apagada.** Conectar los alambres a los electrodos (si no están ya conectados) y a la unidad.	El apagar los controles previene el flujo de la electricidad. Esta conexión completa el circuito eléctrico necesario para estimular las fibras nerviosas.
9. Encender la unidad, ajustarla a la intensidad más baja y determinar si el paciente puede sentir una sensación de zumbido, ardor u hormigueo. Después, ajustar la intensidad al grado prescrito o al que sea más cómodo para el paciente. Fijar la unidad al paciente.	Usar el ajuste mínimo al principio introduce al paciente a las sensaciones que percibirá. Es necesario el ajuste de la intensidad para proveer el grado adecuado de estimulación.
10. Ajustar el ancho del pulso (duración de cada pulsación), como se indica o recomienda.	El ancho del pulso determina la profundidad y amplitud de la estimulación.
11. Valorar el grado del dolor del paciente durante el tratamiento.	La valoración del dolor ayuda a precisar la eficacia del tratamiento.
a. Si se ordena su uso intermitente, apagar la unidad después de la duración especificada de tratamiento y retirar los electrodos. Proporcionar cuidados cutáneos a la zona.	Puede ordenarse el tratamiento con TENS para uso intermitente o continuo. Los cuidados de la piel disminuyen el riesgo de irritación y pérdida de su continuidad.
b. Si se ordena su uso continuo, retirar los electrodos periódicamente de la piel (después de apagar la unidad) para revisar la zona y limpiarla, de acuerdo con las políticas de la institución. Volver a aplicar los electrodos y continuar el tratamiento. Cambiar los electrodos según las instrucciones del fabricante.	El retiro periódico de los electrodos permite valorar la piel. Los cuidados cutáneos aminoran el riesgo de irritación y pérdida de continuidad. La reaplicación de los electrodos asegura la continuidad del tratamiento.
12. Cuando se termine el tratamiento, apagar la unidad y retirar los electrodos. Limpiar la piel del paciente y la unidad, y reemplazar las baterías.	Apagar la unidad y retirar los electrodos cuando se termina el tratamiento disminuye el riesgo de lesión del paciente. La limpieza de la unidad y el reemplazo de las baterías aseguran que quede lista para su uso futuro.

ACCIÓN	JUSTIFICACIÓN
13. Retirar el EPP, si se utilizó. Realizar higiene de manos.	El retiro adecuado del EPP disminuye el riesgo de infecciones y la contaminación de otros objetos. La higiene de manos previene la transmisión de microorganismos.

EVALUACIÓN

- El paciente expresa alivio del dolor.
- El individuo se mantiene sin signos ni síntomas de irritación cutánea o pérdida de la continuidad y lesiones de la piel.
- El paciente informa una disminución de la ansiedad y un aumento de su capacidad de enfrentar el dolor.
- La persona tratada refiere información relacionada con el funcionamiento de la unidad y los motivos para su uso.

REGISTRO

- Documentar la fecha y hora de aplicación; la evaluación del dolor inicial del paciente; la valoración de la piel; la localización de los electrodos colocados; la intensidad y el ancho del pulso; la duración del tratamiento; las evaluaciones del dolor durante el tratamiento y la respuesta del paciente; la hora de retiro o discontinuación del tratamiento.

COMPETENCIA 161 APLICACIÓN DE TERAPIA DE PRESIÓN NEGATIVA

La terapia de presión negativa (TPN) (o presión negativa tópica [PNT]) favorece la cicatrización y cierre de una herida mediante la aplicación de presión negativa uniforme en el lecho de la herida. La TPN permite reducir las bacterias de la herida y extraer el exceso de líquido de ésta, al mismo tiempo que propicia un ambiente húmedo para la cicatrización. La presión negativa produce tensión mecánica en los tejidos de la herida al estimular la proliferación celular, la circulación sanguínea hacia la herida y el crecimiento de nuevos vasos sanguíneos. En la herida, se aplica un apósito de espuma de celda abierta o gasa. Un tubo fenestrado se conecta a la espuma, lo cual permite aplicar la presión negativa. El apósito y el tubo distal se cubren con un apósito transparente, oclusivo y permeable al aire que forma un cierre hermético, lo cual permite aplicar la presión negativa. El exceso de líquido de la herida se extrae mediante un tubo en un recipiente de recolección. La TPN también actúa para juntar los bordes de la herida.

Asimismo, se emplea para tratar diversos tipos de heridas agudas o crónicas, con drenaje abundante y heridas que no cicatrizan o que lo hacen de manera lenta. Ejemplos de dichas heridas incluyen úlceras de decúbito, como úlceras arteriales, venosas y diabéticas; heridas quirúrgicas dehiscentes; heridas infectadas; zonas con injertos de piel y quemaduras. La TPN no se aplica en presencia de hemorragia activa; heridas con vasos sanguíneos, órganos o nervios expuestos; tumor maligno en tejido cicatricial; y tejido seco o necrótico o con fístulas de origen desconocido (Hess, 2013; Martindell, 2012; Preston, 2008; Thompson, 2008). Se indica precaución si hay presión continua, terapia anticoagulante, un mal estado de nutrición y terapia con inmunodepresores (Martindell; Preston). Los candidatos deben someterse a una evaluación de trastornos hemorrágicos preexistentes, uso de anticoagulantes y otros medicamentos, o uso de suplementos que prolonguen los tiempos de hemorragia, como ácido acetilsalicílico o *Ginkgo biloba* (Malli, 2005; Preston). Los apósitos de la TPN se cambian cada 48 o 72 h, según las especificaciones del fabricante y las indicaciones médicas. Puede ser necesario cambiar el apósito de heridas infectadas cada 12 o 24 h. En la siguiente competencia, se describe el procedimiento de la terapia VAC (*vacuum-assisted closure*, cierre asistido por vacío) (KCI), como ejemplo de TPN. Existen diversos fabricantes de sistemas de TPN. **El personal de enfermería debe conocer los componentes del sistema específico utilizado, y los procedimientos relacionados con éste, para cada paciente en particular.**

CONSIDERACIONES AL DELEGAR

La aplicación de la TPN no se delega al personal de apoyo de enfermería (PAE) o al personal de apoyo sin licencia (PASL). Dependiendo de la ley estatal de práctica de enfermería y las políticas y procedimientos institucionales, la aplicación de la TPN puede delegarse al personal de enfermería práctico/vocacional con licencia (PEPL/PEVL). La decisión de delegar debe basarse en un análisis minucioso de las necesidades y circunstancias del paciente, así como en las calificaciones de la persona a quien se delega la tarea. Véanse las *Pautas de delegación* en el Apéndice A.

EQUIPO

- Unidad de presión negativa (VAC ATS)
- Recipiente de evacuación o recolección
- Apósito de espuma VAC
- Paño quirúrgico VAC
- Protector TRAC®
- Toallitas protectoras de piel
- Esponja de gasa estéril
- Equipo de lavado estéril, que incluye una tina y un recipiente y jeringa de lavado
- Tijeras estériles

- Solución de lavado estéril, según indicación, calentada a temperatura corporal
- Recipiente para desechar materiales contaminados
- Guantes estériles (dos pares)
- Guantes desechables limpios
- Bata, máscara y protección ocular
- Equipo de protección personal (EPP) adicional, según indicación
- Protector impermeable y manta de baño

VALORACIÓN INICIAL

- Confirmar la indicación médica para la aplicación de TPN.
- Revisar la historia clínica del paciente y preguntarle acerca de los tratamientos actuales y medicamentos que puedan estar contraindicados para la aplicación.
- Analizar la situación para determinar la necesidad de cambiar el apósito.
- Confirmar las indicaciones médicas pertinentes al cuidado de la herida y todos los cuidados incluidos en el plan de atención de enfermería.
- Evaluar el nivel de comodidad del paciente y la necesidad de analgésicos antes de atender la herida. Determinar si el paciente sintió dolor relacionado

con cambios previos del apósito y la eficacia de las intervenciones empleadas para reducir al mínimo el malestar.

- Valorar el apósito actual para determinar si está intacto. Evaluar el exceso de drenaje, hemorragia o saturación del apósito.
- Inspeccionar la herida y el tejido circundante. Evaluar la ubicación y apariencia de la herida, su etapa (si corresponde) y la presencia de exudado, así como los tipos de tejido presentes. Medir la herida. Observar la etapa del proceso de cicatrización y las características del material drenado. Explorar en la piel circundante color, temperatura, edema, equimosis o maceración.

DIAGNÓSTICO DE ENFERMERÍA

- Ansiedad
- Dolor agudo
- Deterioro de la integridad tisular
- Imagen corporal distorsionada
- Conocimientos deficientes

IDENTIFICACIÓN Y PLANIFICACIÓN DE RESULTADOS

- La terapia se realiza sin contaminar la zona de la herida, provocar traumatismos en ésta ni dolor o malestar en el paciente.
- El dispositivo de presión negativa funciona correctamente.
- Se mantiene una presión adecuada e indicada durante toda la terapia.
- La herida presenta un avance en la cicatrización.

IMPLEMENTACIÓN

ACCIÓN	JUSTIFICACIÓN
1. Revisar la orden médica para la aplicación de TPN, que incluye el ajuste de presión indicado para el dispositivo. Reunir los materiales necesarios.	Revisar la orden valida que se trata del procedimiento y el paciente correctos. La preparación favorece el manejo eficiente y un abordaje ordenado de la tarea.
2. Realizar higiene de manos y ponerse el EPP, según indicación.	La higiene de manos y el EPP evitan la diseminación de microorganismos. El EPP será necesario según las precauciones epidemiológicas.
3. Identificar al paciente. 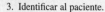	La identificación del paciente asegura que el individuo correcto reciba la intervención correcta y ayuda a evitar errores.
4. Reunir el equipo en la mesa puente al alcance de la mano.	La organización facilita la tarea.

ACCIÓN	JUSTIFICACIÓN

5. Cerrar las cortinas alrededor de la cama y la puerta de la habitación, de ser posible. Explicar el procedimiento y su justificación al paciente.

Esto asegura la privacidad del paciente. La explicación reduce la ansiedad y facilita la cooperación.

6. Examinar al paciente para determinar la necesidad de intervenciones no farmacológicas para reducir el dolor o analgésicos antes de cambiar el apósito de la herida. Administrar el analgésico prescrito correspondiente. Esperar suficiente tiempo para que el analgésico haga efecto antes de comenzar el procedimiento.

El dolor es subjetivo y se ve influenciado por vivencias anteriores. El cuidado de la herida y los cambios de apósito pueden causar dolor en algunos pacientes.

7. Ajustar la cama a una posición de trabajo cómoda, por lo general a la altura del codo del profesional de la salud (VISN 8, 2009).

Tener la cama a la altura adecuada previene la fatiga dorsal y muscular.

8. Ayudar al paciente a colocarse en una posición cómoda que permita un fácil acceso a la zona de la herida. Acomodar al paciente de manera que la solución de lavado fluya desde el extremo limpio de la herida hacia el extremo sucio. Dejar expuesta la zona y cubrir al paciente con una manta de baño, según necesidad. Colocar un protector impermeable debajo de la zona de la herida.

Acomodar al paciente y cubrirlo le brinda comodidad y abrigo. La gravedad dirige el flujo de líquido desde la zona menos contaminada hasta la más contaminada. El protector impermeable protege al paciente y la ropa de cama.

9. Poner una bolsa o recipiente para residuos al alcance de la mano para usarse durante el procedimiento.

Tener un recipiente para residuos a la mano facilita la eliminación de apósitos y materiales sucios, lo cual evita la diseminación de microorganismos.

10. Mediante una técnica estéril, preparar un campo estéril e incluir todos los materiales estériles necesarios para el procedimiento en el campo. Verter la solución estéril precalentada para irrigación en el recipiente estéril.

Una preparación adecuada permite que los materiales estén al alcance de la mano y que se mantenga la esterilidad. La solución precalentada puede ayudar a causar menos malestar.

ACCIÓN	JUSTIFICACIÓN
11. Colocarse una bata, máscara y protección ocular.	El uso de EPP es parte de las *precauciones estándar*. La bata evita que se contamine la ropa si hay salpicaduras. La protección ocular evita que las membranas mucosas de los ojos entren en contacto con el irrigante.
12. Ponerse guantes limpios. Quitar el apósito con cuidado. Si hay resistencia, usar un producto de silicón para retirar la cinta. **Observar la cantidad de trozos de espuma que se sacan de la herida. Comparar con la cantidad registrada durante el cambio de apósito anterior.**	Los guantes evitan que el personal de enfermería manipule apósitos contaminados. Un producto de silicón para quitar la cinta permite un retiro sencillo, rápido e indoloro sin los problemas asociados de abrasión cutánea (Denyer, 2011; Benbow, 2011). Contar los trozos de espuma garantiza que se saque toda la espuma colocada durante el cambio de apósito anterior.
13. Desechar los apósitos en el recipiente correspondiente. Retirarse los guantes y colocarlos en el recipiente.	El desecho adecuado de apósitos y guantes usados evita la diseminación de microorganismos.
14. Colocarse guantes estériles. Mediante una técnica estéril, lavar la herida (véase Competencia 77).	El lavado elimina exudados y residuos.
15. Limpiar la zona que circunda la herida con solución salina normal. Secar la piel circundante con una esponja de gasa estéril.	La humedad propicia un medio para el crecimiento de microorganismos.
16. Evaluar la herida en cuanto a su apariencia, etapa, presencia de escara, formación de tejido granular, epitelización, destrucción o invasión de tejido, necrosis, trayecto fistuloso y exudado. Inspeccionar la apariencia del tejido circundante. Medir la herida.	Esta información permite evaluar el proceso de cicatrización de la herida o la presencia de infecciones.
17. **Limpiar la piel intacta alrededor de la herida con una toallita con protector de piel y dejarla secar bien.**	El protector de piel proporciona una barrera contra la irritación y dehiscencia.
18. **Con tijeras estériles, cortar la espuma con la forma y medida de la herida. No cortar espuma sobre la herida.** Puede necesitarse más de un trozo de espuma	Una técnica aséptica mantiene la esterilidad de los materiales que entran en contacto con la herida. La espuma debe cubrir la herida pero no la piel intacta circundante. Pueden caer

ACCIÓN	JUSTIFICACIÓN

si el primero se corta demasiado pequeño. Colocar con cuidado la espuma en la herida. **Si es necesario más de un trozo de espuma, permitir el contacto entre todos. Observar la cantidad de trozos de espuma que se colocan en la herida.**

fragmentos de espuma en la herida si el corte se realiza sobre esta última. El contacto entre todos los trozos de espuma permite una distribución uniforme de la presión negativa. Registrar la cantidad de trozos de espuma garantiza el retiro de toda la espuma con el siguiente cambio de apósito.

19. Recortar y colocar el paño quirúrgico VAC para cubrir el apósito de espuma y un borde adicional de 3-5 cm de tejido intacto alrededor de la herida. El paño quirúrgico VAC puede cortarse en varios trozos para una mejor manipulación.

El paño quirúrgico oclusivo permeable al aire VAC forma un cierre hermético, lo cual permite aplicar la presión negativa.

20. Elegir una zona adecuada para aplicar el protector TRAC.

El protector TRAC debe colocarse en la zona en la cual se anticipe el mayor flujo de líquido y un drenaje óptimo. Evitar colocar sobre protuberancias óseas o dentro de pliegues en el tejido.

21. Pinchar el paño quirúrgico y cortar un orificio de 2 cm a través de éste. Aplicar el protector TRAC. Sacar el recipiente VAC del envase e introducir en la unidad de terapia VAC hasta que se cierre en su lugar. Conectar el tubo del protector TRAC al tubo del recipiente y verificar que las abrazaderas de ambos tubos estén abiertas. Encender la unidad de terapia VAC y seleccionar la configuración recomendada para la terapia.

Un orificio en el paño quirúrgico permite la extracción de líquido o exudado. El recipiente constituye una cámara de recolección de drenaje.

22. **Explorar el apósito para garantizar la integridad del cierre hermético. El apósito deberá estar doblado, encogiéndose hacia la espuma y la piel.**

El encogimiento confirma un cierre hermético adecuado, lo cual permite una aplicación adecuada de la presión y el tratamiento.

23. Quitarse y desechar los guantes.

La eliminación adecuada de los guantes evita la diseminación de microorganismos.

ACCIÓN	JUSTIFICACIÓN
24. Etiquetar el apósito con la fecha y hora. Retirar todo el equipo restante; colocar al paciente en una posición cómoda con el barandal arriba y la cama totalmente abajo.	Registrar la fecha y hora ofrece información importante y demuestra el cumplimiento del plan de atención. Una posición adecuada del paciente y la cama brindan mayor seguridad y comodidad.
25. Retirar el EPP si se utilizó. Realizar higiene de manos.	El retiro adecuado del EPP disminuye el riesgo de transmisión de infecciones, así como la contaminación de otros objetos. La higiene de manos evita la diseminación de microorganismos.
26. Revisar cada uno de los apósitos de la herida en cada turno. Puede ser necesario llevar a cabo revisiones más frecuentes cuando la herida sea más compleja o los apósitos se saturen rápidamente.	Revisar los apósitos permite explorar los cambios en el estado del paciente y una intervención oportuna para evitar complicaciones.

EVALUACIÓN

- La aplicación de terapia de presión negativa se realiza sin contaminar la zona de la herida, ni provocar traumatismos en ésta, ni dolor o malestar en el paciente.
- El dispositivo de presión negativa funciona correctamente.
- Se mantiene la presión adecuada e indicada durante toda la terapia.
- La herida presenta un avance en la cicatrización.

REGISTRO

- Documentar la valoración de la herida, que incluye las pruebas de formación de tejido granular, la presencia de tejido necrótico y la etapa (si corresponde), además de las características del exudado. Debe incluirse la apariencia del tejido circundante. Consignar la limpieza o lavado de la herida que se haya realizado y la solución empleada. Registrar la aplicación de la terapia de presión negativa y observar los ajustes de presión, permeabilidad y cierre hermético del apósito. Describir el color y las características del exudado en la cámara de recolección. Registrar la debida capacitación del paciente y su familia y todas las reacciones que tuvo al procedimiento, tal como presencia de dolor y eficacia o ineficacia de intervenciones para disminuirlo.

COMPETENCIA 162

La *tracción* es la aplicación de una fuerza para tirar de una parte del cuerpo. Se utiliza a fin de reducir fracturas, tratar luxaciones, corregir o prevenir deformidades, mejorar o corregir contracturas, o aliviar espasmos musculares. Debe aplicarse en la dirección y magnitud correctas para obtener los efectos terapéuticos deseados.

Con la tracción se inmoviliza la parte afectada del cuerpo al jalarlo con fuerza equivalente en cada extremo de la zona lesionada, combinando la tracción con la contratracción. Las pesas proveen la fuerza de tracción. El uso de pesas adicionales o la posición del peso corporal del paciente contra la fuerza de tracción proporcionan la contratracción. Se aplica tracción cutánea directamente a la piel ejerciendo una tracción indirecta sobre los huesos. La fuerza se puede aplicar utilizando tracción con cinta, adhesiva o no, o una bota, un cinturón o un dogal. La tracción cutánea inmoviliza intermitentemente una parte corporal. Los tipos de tracción cutánea para adultos incluyen la de extensión de Buck (pierna), de dogal y de cinturón pélvico. Los cuidados de enfermería para la tracción cutánea incluyen ajustar la acción, aplicarla, vigilar su aplicación y la respuesta del paciente, así como prevenir complicaciones por el tratamiento y la inmovilidad.

CONSIDERACIONES AL DELEGAR

La aplicación de tracción cutánea a un paciente y los cuidados correspondientes no pueden delegarse al personal de apoyo de enfermería (PAE) o al personal de apoyo sin licencia (PASL). Dependiendo de la ley estatal de práctica de enfermería y las políticas y procedimientos institucionales, estos cuidados pueden delegarse al personal de enfermería práctico/vocacional con licencia (PEPL/PEVL). La decisión debe basarse en el análisis minucioso de las necesidades y circunstancias del paciente, así como en las calificaciones del personal a quien se delega la tarea. Véanse las *Pautas de delegación* en el Apéndice A.

EQUIPO

- Cama con armadura de tracción y trapecio
- Pesas
- Cintas velcro o de otro tipo
- Cuerdas y poleas
- Tobilleras de compresión graduada, según corresponda

- Bota con pedal
- Guantes no estériles u otro equipo de protección personal (EPP), según indicación
- Provisiones para la limpieza de la piel

VALORACIÓN INICIAL

- Valorar el expediente médico del paciente y el plan de atención de enfermería para determinar el tipo de tracción por utilizar, su peso y la línea que seguirá.
- Evaluar el equipo de tracción para asegurar su funcionamiento apropiado, incluida la revisión de las cuerdas en cuanto a deshilachado y su colocación adecuada.
- Valorar la alineación del cuerpo del paciente.
- Realizar valoraciones cutáneas y neurovasculares.

- Evaluar las posibles complicaciones por inmovilidad, incluidas las alteraciones en la función respiratoria, la integridad cutánea, la eliminación urinaria y la evacuación intestinal, así como debilidad muscular, contracturas, tromboflebitis, embolia pulmonar y fatiga.

DIAGNÓSTICO DE ENFERMERÍA

- Riesgo de lesión
- Deterioro de la movilidad física
- Déficit de autocuidado (uso del inodoro, alimentación, vestido o baño)
- Riesgo de deterioro de la integridad cutánea

IDENTIFICACIÓN Y PLANIFICACIÓN DE RESULTADOS

- La tracción se mantiene con un contrapeso apropiado y el paciente está libre de complicaciones por la inmovilidad.
- El individuo mantiene una alineación apropiada del cuerpo.
- La persona informa de un mayor grado de comodidad.
- El paciente no presenta lesiones.

IMPLEMENTACIÓN

ACCIÓN

1. Revisar el expediente médico y el plan de atención de enfermería para determinar el tipo de tracción que se va a utilizar y los cuidados para la parte corporal afectada.

2. Realizar higiene de manos. Colocarse el EPP, según indicación.

3. Identificar al paciente. Explicarle el procedimiento haciendo énfasis en la importancia de mantener el contrapeso, la alineación y la posición.

4. Realizar una valoración del dolor y los espasmos musculares. Administrar los medicamentos prescritos con un tiempo suficiente para permitir que alcancen su efecto completo de analgésico o relajante muscular.

JUSTIFICACIÓN

La revisión del expediente médico y el plan de atención valida que se trata del procedimiento y el paciente correctos.

La higiene de manos y el EPP previenen la propagación de microorganismos. El EPP será necesario según las precauciones epidemiológicas.

La identificación del paciente asegura que el paciente correcto reciba la intervención correcta y ayuda a evitar errores. La explicación reduce la ansiedad y facilita la cooperación.

La valoración del dolor y la administración de analgésicos promueven la comodidad del paciente.

ACCIÓN	JUSTIFICACIÓN
5. Cerrar las cortinas alrededor de la cama y la puerta de la habitación, de ser posible. Colocar la cama a una altura de trabajo apropiada y cómoda, por lo general la altura del codo del profesional de la salud (VISN 8 Patient Safety Center, 2009).	Cerrar la puerta o las cortinas provee privacidad. La altura apropiada de la cama evita fatiga del dorso y los músculos.

Aplicación de la tracción cutánea

ACCIÓN	JUSTIFICACIÓN
6. Verificar que el aparato de tracción esté acoplado con seguridad a la cama. Valorar la configuración de la tracción.	Valorar la configuración de la tracción y los pesos promueve la seguridad.
7. Verificar que las cuerdas se muevan libremente a través de las poleas. Revisar que todos los nudos estén apretados y lejos de las poleas. Las poleas deberán estar libres de ropa.	El revisar las cuerdas y poleas asegura que el peso se aplique correctamente, promoviendo un contraequilibrio preciso y la función de tracción.
8. Colocar al paciente en posición supina con los pies de la cama ligeramente elevados. La cabeza del paciente deberá estar cerca de la cabecera de la cama y alineada.	La posición apropiada del paciente mantiene un contraequilibrio apropiado y promueve la seguridad.
9. Limpiar la zona afectada. Poner las tobilleras elásticas en la extremidad afectada, según corresponda.	Los cuidados cutáneos ayudan a prevenir la pérdida de continuidad de la piel. El uso de tobilleras de compresión graduada evita el edema y las complicaciones neurovasculares.
10. Colocar la bota de tracción en la pierna del paciente. Asegurar que su talón se encuentre en el correspondiente de la bota y ajustarla con las cintas.	La bota provee un medio para acoplar la tracción; la aplicación correcta asegura la tracción apropiada.
11. Acoplar el cordón de tracción a la placa de la suela de la bota. Hacer pasar la cuerda sobre la polea fija al extremo de la cama. Acoplar una pesa al gancho de la cuerda, por lo general, de 2.5-5 kg para un adulto. **Dejar bajar lentamente la pesa, que deberá colgar libremente sin tocar la cama o el piso.**	El acoplamiento del peso ejerce tracción. La liberación suave del peso evita tirar con rapidez de la extremidad y su posible lesión y dolor. Una pesa que cuelga apropiadamente y corrige la posición del paciente asegura el contraequilibrio preciso y la función de tracción.

ACCIÓN	JUSTIFICACIÓN
12. **Verificar la alineación del paciente con la tracción.**	Se requiere una alineación adecuada para tener un contraequilibrio apropiado y garantizar la seguridad del paciente.
13. **Revisa la colocación y alineación de la bota. Asegurar que la línea de tracción sea paralela a la cama y no tenga un ángulo descendente.**	La alineación defectuosa produce una tracción ineficaz y puede interferir con la cicatrización. Una bota colocada apropiadamente evita presiones sobre el talón.
14. Colocar la cama en la posición más baja que todavía permita que la pesa cuelgue libremente. Asegurar que el timbre de llamado y otros objetos esenciales se encuentren al alcance del paciente.	La posición apropiada de la cama asegura una aplicación eficaz de la tracción sin lesionar al paciente. Contar con un timbre de alarma y otros objetos a la mano contribuye a la seguridad del paciente.
15. Retirar el EPP si se utilizó. Realizar higiene de manos.	El retiro apropiado del EPP disminuye el riesgo de transmisión de infecciones y de contaminación de otros objetos. La higiene de manos previene la propagación de microorganismos.

Cuidados de un paciente con tracción cutánea

ACCIÓN	JUSTIFICACIÓN
16. Valorar la tracción cutánea de acuerdo con la política institucional. Esta valoración incluye revisar el equipo de tracción, la parte corporal afectada, mantener la alineación corporal y realizar las valoraciones de la piel y neurovascular.	La valoración provee información para determinar la aplicación y la alineación apropiadas, disminuyendo así el riesgo de lesiones. La alineación defectuosa causa una tracción ineficaz y puede interferir con la curación.
17. Retirar las correas cada 4 h por orden del médico o de acuerdo con la política institucional. Verificar las prominencias óseas en cuanto a pérdida de continuidad de la piel, abrasiones y zonas de presión. Retirar la bota por orden médica cada 8 h o según las políticas institucionales. Usar guantes y lavar, enjuagar y secar exhaustivamente la piel.	El retiro de las correas provee información para la valoración y detección tempranas, y la intervención rápida ante complicaciones potenciales, si surgen. El lavado de la zona aumenta la circulación cutánea; el secado exhaustivo previene su fragmentación. El uso de guantes impide la propagación de microorganismos.

ACCIÓN	JUSTIFICACIÓN
18. Valorar la extremidad distal a la tracción en cuanto a edema y pulsos periféricos. Evaluar la temperatura, el color y el llenado capilar, y compararlos con los de la extremidad no afectada. Verificar dolor, incapacidad de movimiento de partes corporales distales a la tracción, palidez y sensaciones anómalas. Buscar la presencia de signos de trombosis venosa profunda, incluyendo hipersensibilidad y edema de la pantorrilla.	Ello ayuda a detectar signos de función neurovascular anómala y permite una intervención oportuna. La valoración del estado neurovascular determina la oxigenación y circulación de los tejidos. La presión dentro de la bota de tracción puede aumentar por la presencia de edema.
19. Reinstituir la tracción; retirarse los guantes y desecharlos apropiadamente.	Es necesario reemplazar la tracción para proveer inmovilización y facilitar la cicatrización. La eliminación adecuada de los guantes previene la transmisión de microorganismos.
20. Verificar la bota en cuanto a su colocación y alineación. **Asegurar que la línea de tracción sea paralela a la cama y no con ángulo descendente.**	La alineación defectuosa causa tracción ineficaz y puede interferir con la cicatrización. Una bota en posición apropiada evita las presiones sobre el talón.
21. **Asegurar que el paciente se encuentre en una posición al centro de la cama con la pierna afectada alineada con el tronco. Verificar la alineación total del cuerpo del paciente.**	La alineación defectuosa interfiere con la eficacia de la tracción y puede dar lugar a complicaciones.
22. Revisar las pesas y el sistema de poleas. **Las pesas deben colgar libremente, lejos del piso y la cama. Los nudos deberán ser seguros y las cuerdas moverse libremente a través de las poleas, y éstas no deben ser obstruidas por los nudos.**	La revisión de las pesas y el sistema de poleas asegura la aplicación apropiada de la tracción y disminuye el riesgo de lesión del paciente.
23. Realizar ejercicios de amplitud de movimiento de todas las áreas articulares no afectadas, a menos que esté contraindicado. Recomendar al paciente toser y respirar profundamente cada 2 h.	Los ejercicios de amplitud de movimiento conservan la función articular. La tos y la respiración profunda ayudan a disminuir el riesgo de complicaciones respiratorias relacionadas con la inmovilidad.

ACCIÓN	JUSTIFICACIÓN
24. Subir los barandales laterales. Colocar la cama en la posición más baja que aún permita que la pesa cuelgue libremente. Asegurar que el timbre de llamado y otros objetos esenciales se encuentren fácilmente al alcance.	Elevar los barandales laterales promueve la seguridad del paciente. Una posición apropiada de la cama asegura la aplicación eficaz de la tracción sin lesionar al paciente. Tener un timbre de llamado y otros objetos al alcance contribuye a la seguridad del paciente.
25. Retirar el EPP, si se utilizó. Realizar higiene de manos.	El retiro apropiado del EPP disminuye el riesgo de transmisión de infecciones y la contaminación de otros objetos. La higiene de manos previene la propagación de microorganismos.

EVALUACIÓN

- El paciente muestra alineación corporal apropiada con la tracción aplicada y se mantiene con un contrapeso adecuado.
- El individuo expresa alivio con una calificación baja de dolor.
- El sujeto se mantiene sin lesionarse.

REGISTRO

- Documentar hora, fecha, tipo y cantidad del peso utilizado, y el sitio donde se aplicó la tracción. Incluir la valoración cutánea y la atención provista antes de su aplicación. Registrar la respuesta del paciente a la tracción y el estado neurovascular de su extremidad.

COMPETENCIA 163 — CUIDADOS DEL PACIENTE CON TRACCIÓN ESQUELÉTICA

La tracción esquelética permite tirar de una parte corporal acoplando peso directamente al hueso mediante el uso de tornillos, clavos, alambres o tenacillas. Se utiliza para inmovilizar una parte corporal durante períodos prolongados. Este método de tracción se usa para el tratamiento de las fracturas de fémur, tibia y columna cervical. Las responsabilidades de enfermería relacionadas con la tracción esquelética incluyen mantener ésta y la alineación del cuerpo, vigilar el estado neurovascular, promover el ejercicio, evitar complicaciones por el tratamiento y la inmovilidad, y prevenir infecciones por el cuidado apropiado del sitio de ingreso o salida de los clavos o tornillos. Cada vez más pruebas respaldan el tratamiento eficaz de estos sitios, pero no hay un consenso claro (Walker, 2012; Lagerquist *et al.*, 2012) y su cuidado a menudo varía según la política institucional o el profesional de la salud. Con frecuencia, se aplican apósitos durante las primeras 48-72 h, y después se pueden dejar los sitios abiertos en contacto con el aire. Los cuidados de los sitios de ingreso o emergencia de los clavos o tornillos se pueden realizar frecuentemente en las primeras 48-72 h que siguen a su aplicación, cuando el drenaje puede ser cuantioso; otras pruebas sugieren que esos cuidados deberían empezar después de las primeras 48-72 h y se pueden realizar diariamente o de forma semanal (Timms /Pugh, 2012; Lagerquist *et al*.). Refiérase a las órdenes médicas específicas del paciente y las guías institucionales.

CONSIDERACIONES AL DELEGAR

Los cuidados de un paciente bajo tracción esquelética no pueden delegarse al personal de apoyo de enfermería (PAE) o al personal de apoyo sin licencia (PASL). Dependiendo de la ley estatal de práctica de enfermería y las políticas y procedimientos institucionales, el cuidado de estos pacientes podrá delegarse al personal de enfermería práctico/vocacional con licencia (PEPL/PEVL). La decisión de delegar debe basarse en el análisis minucioso de las necesidades y circunstancias del paciente, así como en las calificaciones de la persona a quien se delega la tarea. Véanse las *Pautas de delegación* en el Apéndice A.

EQUIPO

- Guantes estériles
- Aplicadores estériles
- Agente de limpieza para realizar los cuidados de clavos o tornillos, por lo general solución salina estéril normal o clorhexidina, por orden del médico de atención primaria o según la política institucional
- Recipiente estéril
- Analgésico, según prescripción
- Ungüento antimicrobiano por orden del médico de atención primaria o de acuerdo con la política institucional
- Gasa o apósito estéril, por orden del médico de atención primaria o de acuerdo con la política institucional
- Guantes estériles para el cuidado de los clavos o tornillos, según la política institucional
- Equipo de protección personal (EPP) adicional, según indicación

VALORACIÓN INICIAL

- Revisar el expediente médico del paciente y el plan de atención de enfermería para determinar el tipo de tracción, el peso y la línea que seguirá.
- Valorar el equipo de tracción para asegurar el funcionamiento adecuado, incluyendo la inspección de las cuerdas en cuanto al deshilachado y su posición apropiada.
- Valorar la alineación del cuerpo del paciente.
- Evaluar la presencia de dolor en el paciente y su necesidad de analgesia, antes de proveer los cuidados.
- Realizar valoraciones cutáneas y neurovasculares.
- Hacer una inspección de los sitios de inserción o de clavos o tornillos en cuanto a inflamación e infecciones, como edema, secreción nebulosa o fétida, dolor o eritema.
- Valorar las complicaciones de la inmovilidad, incluyendo alteraciones en la función respiratoria, estreñimiento, afectación de la integridad cutánea, alteraciones de la eliminación urinaria y debilidad muscular, contracturas, tromboflebitis, embolia pulmonar y fatiga.

DIAGNÓSTICO DE ENFERMERÍA

- Déficit de autocuidado (uso del inodoro, baño o vestido)
- Ansiedad

- Conocimiento deficiente
- Riesgo de infección

IDENTIFICACIÓN Y PLANIFICACIÓN DE RESULTADOS

- La tracción se mantiene apropiadamente.
- El paciente está libre de complicaciones de la inmovilidad e infecciones.
- El individuo mantiene una alineación apropiada del cuerpo.
- La persona informa de un mayor grado de comodidad.
- El paciente no presenta lesiones.

IMPLEMENTACIÓN

ACCIÓN	JUSTIFICACIÓN
1. Revisar el expediente médico y el plan de atención de enfermería para determinar el tipo de tracción utilizada y los cuidados prescritos.	Revisar el expediente médico y el plan de atención valida que el procedimiento y el paciente son correctos.
2. Realizar higiene de manos. Usar el EPP, según indicación.	La higiene de manos y el EPP previenen la propagación de microorganismos. El EPP será necesario según las precauciones epidemiológicas.
3. Identificar al paciente. Explicar el procedimiento destacando la importancia de mantener un contrapeso, la alineación y la posición.	La identificación asegura que el paciente correcto reciba la intervención correcta. La explicación reduce la ansiedad y facilita la cooperación.
4. Realizar una valoración del dolor y del espasmo muscular. Administrar los medicamentos prescritos con un tiempo suficiente para permitir su efecto analgésico o relajante muscular completo.	Valorar en cuanto a dolor y administrar analgésicos para promover la comodidad del paciente.
5. Cerrar las cortinas alrededor de la cama y la puerta de la habitación, de ser posible. Colocar la cama a una altura de trabajo cómoda, por lo general la altura del codo del profesional de la salud (VISN 8 Pateen Safety Center, 2009).	Esto asegura la privacidad del paciente. Tener la cama a la altura adecuada previene la fatiga dorsal y muscular.
6. Asegurar que el aparato de tracción esté acoplado con seguridad a la cama. Valorar la configuración de la tracción, incluida la aplicación de la cantidad de peso ordenada. **Verificar que las pesas cuelguen libremente sin tocar la cama o el piso.**	La aplicación apropiada de la tracción disminuye el riesgo de lesiones por promoción de un contraequilibrio preciso y por el funcionamiento de la tracción.

ACCIÓN	JUSTIFICACIÓN
7. **Verificar que las cuerdas se muevan libremente a través de las poleas. Revisar que todos los nudos estén bien apretados y lejos de las poleas, que deben estar libres de cualquier ropa.**	Las cuerdas y poleas libres aseguran un contrapeso preciso y la función de tracción.
8. Revisar la alineación del cuerpo del paciente, según prescripción.	La alineación apropiada mantiene una línea de tracción eficaz y previene lesiones.
9. Hacer una valoración de la piel. Prestar atención a los puntos de presión, incluyendo las tuberosidades isquiáticas, los huecos poplíteos, los tendones calcáneos, el sacro y los talones.	La valoración cutánea provee una intervención temprana en caso de irritación, alteración de la perfusión tisular y otras complicaciones.
10. Hacer una valoración neurovascular. Evaluar la extremidad distal a la tracción, en cuanto a edema y pulsos periféricos. Valorar la temperatura y el color y compararlos con los de la extremidad no afectada. Verificar la presencia de dolor, incapacidad para mover partes corporales distales a la tracción, palidez y sensaciones anómalas. Valorar la presencia de signos de trombosis venosa profunda, incluyendo hipersensibilidad de la pantorrilla y edema.	La valoración neurovascular ayuda a la identificación temprana y permite una intervención pronta si hubiese afección de la circulación y oxigenación de los tejidos.
11. Valorar el sitio de los clavos o tornillos y la zona circundante en cuanto a eritema, edema y olor. Evaluar la presencia de abombamiento cutáneo, secreción purulenta prolongada, aumento de la temperatura en el sitio de inserción del clavo o tornillo y su encorvamiento o doblez.	Los sitios de ingreso de los clavos son lugares por donde pueden entrar los microorganismos. La inspección cutánea permite la detección temprana e intervención rápida si aparecen complicaciones.
12. Proveer los cuidados del sitio de punción.	Proporcionar cuidados en el sitio de los clavos evita la formación de costras que pueden llevar a acumulación de líquido, infección y osteomielitis.
a. Con técnica estéril, abrir el paquete de aplicadores y verter el agente de limpieza en el recipiente estéril.	Usar una técnica estéril disminuye el riesgo de propagación de microorganismos.

ACCIÓN	JUSTIFICACIÓN

b. Usar guantes estériles.

Los guantes previenen el contacto con sangre o líquidos corporales.

c. Colocar los aplicadores dentro de la solución.

d. **Limpiar el sitio del clavo o tornillo en dirección de su inserción o emergencia hacia afuera** (fig. 1).

La limpieza del centro hacia afuera asegura dirigirse desde el área de menos contaminación a la más contaminada.

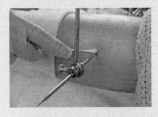

FIGURA 1 Limpieza alrededor de los sitios de inserción o emergencia de clavos o tornillos con solución salina y un aplicador

e. **Usar cada aplicador una sola vez. Utilizar un nuevo aplicador para cada sitio de inserción o emergencia de clavo o tornillo.**

Utilizar un aplicador sólo una vez disminuye el riesgo de propagación de microorganismos.

13. Dependiendo de la orden médica y la política institucional, aplicar ungüento antimicrobiano y un apósito en los sitios de inserción o emergencia de los clavos o tornillos. Retirar los guantes y desecharlos apropiadamente.

El ungüento antimicrobiano ayuda a disminuir el riesgo de infección. Un apósito ayuda a proteger los sitios de punción o emergencia del clavo o tornillo de la contaminación y a contener cualquier exudado. Desechar los guantes reduce el riesgo de propagación de microorganismos.

14. Hacer ejercicios de amplitud de movimiento de todas las zonas articulares, a menos de que esté contraindicado. Alentar al paciente a toser y respirar profundamente cada 2 h.

Los ejercicios de amplitud de movimiento promueven la movilidad articular. La tos y la respiración profunda disminuyen el riesgo de complicaciones respiratorias relacionadas con la inmovilidad.

15. Colocar la cama en la posición más baja que permita que la pesa cuelgue libremente. Verificar que el timbre de llamado y otros objetos esenciales se encuentren al alcance del paciente.

Una posición apropiada en la cama asegura la aplicación eficaz de la tracción sin lesionar al paciente. Contar con el timbre de llamado y otros objetos al alcance contribuye a la seguridad del paciente.

ACCIÓN	JUSTIFICACIÓN
16. Retirar el EPP, si se utilizó. Realizar higiene de manos.	El retiro adecuado del EPP disminuye el riesgo de transmisión de infecciones y la contaminación de otros objetos. La higiene de manos previene la propagación de microorganismos.

EVALUACIÓN

- El paciente muestra mantenimiento de la tracción esquelética, con los sitios de inserción de los clavos sin infección.
- El sujeto mantiene una alineación apropiada del cuerpo y la función articular.
- La persona expresa alivio del dolor.
- El paciente manifiesta conocimiento de los signos y síntomas que debe informar.
- El sujeto se mantiene sin lesiones.

REGISTRO

- Documentar hora, fecha, tipo de tracción y cantidad de peso utilizado. Incluir valoraciones de la piel y el sitio de inserción, o de los clavos o tornillos, así como sus cuidados. Registrar la respuesta del paciente a la tracción y el estado neurovascular de la extremidad.

COMPETENCIA 164 — CUIDADOS DEL PACIENTE CON TRACCIÓN CON HALO

La tracción con halo provee inmovilización a los pacientes con lesiones de la médula espinal. Consiste en un anillo metálico que se ajusta sobre la cabeza, conectado con tornillos y barras metálicas al cráneo, que lo enlazan a su vez con un chaleco que distribuye el peso del dispositivo sobre el tórax. Inmoviliza la cabeza y el cuello después de lesiones traumáticas de las vértebras cervicales y permite una movilización temprana. También se usa para aplicar tracción raquídea.

Las responsabilidades del personal de enfermería incluyen sostener el dispositivo, alentar al paciente y vigilar su estado neurovascular y respiratorio, promover el ejercicio, evitar complicaciones por el tratamiento, prevenir infecciones mediante el cuidado de los sitios de inserción o emergencia de tornillos o clavos, y dar instrucciones para asegurar el cumplimiento y el autocuidado. Cada vez más pruebas respaldan el tratamiento eficaz de estos sitios, pero no hay un consenso claro (Walker, 2012; Lagerquist *et al.*, 2012; Sarro *et al.*, 2010). El cuidado de los sitios de tornillos o clavos varía a menudo, según el médico de atención primaria y la política institucional. Con frecuencia se aplican apósitos durante las primeras 48-72 h y después se pueden dejar los sitios abiertos en contacto con el aire. Se aplican cuidados en los sitios, con frecuencia en las primeras 48-72 h después de la aplicación de los clavos o tornillos, cuando el drenaje puede ser cuantioso; otras pruebas sugieren que estos cuidados deben iniciarse después de las primeras

48-72 h y, a continuación, pueden repetirse de forma diaria o semanal (Timms & Pugh, 2012; Lagerquist *et al.*, 2012). El personal de enfermería debe revisar las órdenes médicas específicas del paciente y la política institucional.

CONSIDERACIONES AL DELEGAR

Los cuidados de un paciente con tracción con halo no pueden delegarse al personal de apoyo de enfermería (PAE) o al personal de apoyo sin licencia (PASL). Dependiendo de la ley estatal de práctica de enfermería y las políticas y procedimientos institucionales, estos pacientes se pueden delegar al personal de enfermería práctico/vocacional con licencia (PEPL/PEVL). La decisión de delegar debe basarse en el análisis minucioso de las necesidades y circunstancias del paciente, así como en las calificaciones de la persona a quien se delega la tarea. Véanse las *Pautas de delegación* en el Apéndice A.

EQUIPO

- Tina con agua tibia
- Mantas de baño
- Limpiador de piel con base en las políticas institucionales
- Ungüento antimicrobiano por orden del médico de atención primaria o según la política institucional
- Aplicadores estériles
- Solución de limpieza, por lo general salina normal o clorhexidina, por orden del médico de atención primaria o de acuerdo con la política institucional

- Gasa o apósitos estériles por orden del médico de atención primaria o de acuerdo con las políticas institucionales
- Analgésicos, por orden médica
- Guantes limpios, si corresponde, para el baño debajo del chaleco
- Guantes estériles para los cuidados de los clavos o tornillos, dependiendo de la política institucional
- Equipo de protección personal (EPP) adicional, según indicación

VALORACIÓN INICIAL

- Revisar el expediente médico del paciente, las órdenes médicas y el plan de atención de enfermería para determinar el tipo de dispositivo que se va a utilizar y los cuidados prescritos.
- Valorar el dispositivo de tracción de halo para asegurar su funcionamiento y posición apropiados.
- Realizar la valoración respiratoria, neurológica y de la piel.
- Revisar los sitios de inserción de clavos o tornillos en cuanto a inflamación o infección, incluyendo edema, secreciones turbias o de mal aroma, dolor o eritema.
- Valorar los conocimientos del paciente acerca del dispositivo y sus actividades y responsabilidades de autocuidado, así como su percepción con relación al tratamiento.

DIAGNÓSTICO DE ENFERMERÍA

- Trastorno de la imagen corporal
- Déficit del autocuidado (uso del inodoro, baño, vestido)
- Trastorno del patrón de sueño
- Riesgo de infección

IDENTIFICACIÓN Y PLANIFICACIÓN DE RESULTADOS

Los resultados esperados pueden incluir:
- El paciente mantiene la alineación cervical.
- El individuo no muestra datos de infección.
- La persona se encuentra libre de complicaciones, como alteraciones respiratorias, hipotensión ortostática y pérdida de continuidad de la piel.
- El paciente experimenta alivio del dolor.
- El individuo está libre de lesiones.

IMPLEMENTACIÓN

ACCIÓN	JUSTIFICACIÓN
1. Revisar el expediente médico y el plan de atención de enfermería para definir el tipo de dispositivo usado y los cuidados prescritos.	Revisar el expediente médico y el plan de atención valida aplicar el procedimiento correcto al paciente correcto.
2. Reunir los suministros necesarios.	La preparación favorece el manejo eficiente y un abordaje ordenado de la tarea.
3. Realizar higiene de manos y usar el EPP, según indicación.	La higiene de manos y el EPP previenen la propagación de microorganismos. El EPP será necesario según las precauciones epidemiológicas.
4. Identificar al paciente.	La identificación del paciente asegura que el individuo correcto reciba la intervención correcta y ayuda a prevenir errores.
5. Cerrar las cortinas alrededor de la cama y la puerta de la habitación, de ser posible. Explicar al paciente el procedimiento y su justificación.	Esto asegura la privacidad del paciente. La explicación reduce la ansiedad y facilita la cooperación.
6. Reunir el equipo sobre una mesa puente de fácil alcance.	Es recomendable tener el equipo a la mano, pues resulta práctico, ahorra tiempo y evita estiramientos y torsiones innecesarias de los músculos por parte del personal de enfermería.
7. Valorar al paciente en cuanto a la necesidad de intervenciones no farmacológicas para disminuir el dolor o medicamentos analgésicos antes de iniciar. Administrar el analgésico prescrito apropiado. Dar suficiente tiempo para que el analgésico surta su efecto antes de iniciar el procedimiento.	El dolor es una experiencia subjetiva con influencia de las vivencias previas. Los cuidados de los clavos o tornillos pueden causar dolor a algunos pacientes.

ACCIÓN	JUSTIFICACIÓN
8. Colocar un recipiente de residuos en una ubicación conveniente para su uso durante el procedimiento.	Tener un recipiente para residuos a la mano indica que se pueden desechar con facilidad los apósitos sucios sin diseminación de microorganismos.
9. Ajustar la cama a una altura de trabajo cómoda, por lo general la altura del codo del profesional de la salud, si el paciente permanecerá en ella (VISN 8 Patient Safety Center, 2009). Como alternativa, pedir al paciente que se siente, si es apropiado.	Tener la cama a la altura adecuada previene la fatiga dorsal y muscular.
10. Ayudar al paciente a adoptar una posición cómoda que permita acceder fácilmente a la cabeza. Colocar un protector impermeable bajo la cabeza si el paciente está acostado.	La posición del paciente debe ser cómoda. El cojinete impermeable protege las superficies subyacentes.
11. Vigilar las constantes vitales y hacer una valoración neurológica, incluyendo nivel de consciencia, función motora y sensibilidad, de acuerdo con las políticas institucionales. Esto suele hacerse al menos cada 2 h durante las 24 h del día o posiblemente cada hora durante las primeras 48 h.	Los cambios en la valoración neurológica pueden indicar un traumatismo de la médula espinal que requeriría intervención inmediata.
12. Revisar la unidad de halo y chaleco cada 8 h en cuanto a estabilidad, conexiones seguras y posición. Verificar que la cabeza del paciente se centre en el halo, sin flexión o extensión del cuello. Revisar cada tuerca en cuanto a aflojamientos.	La valoración asegura la función correcta del dispositivo y la seguridad del paciente. Las tuercas flojas requieren atención por un profesional médico de práctica avanzada para mantener su posición y alineamiento apropiados y la estabilidad de la unidad.
13. Verificar el ajuste del chaleco. Con el paciente en posición supina, se debe poder insertar uno o dos dedos en el chaleco a la altura del hombro y el tórax.	Al revisar el ajuste se previene la compresión del tórax, que pudiese interferir con la función respiratoria.
14. Usar guantes no estériles, de ser adecuado. Retirar la camisa o bata del paciente. Lavar el tórax y el dorso cada día. Aflojar las cintas de velcro inferiores. Cubrir el revestimiento del chaleco con un protector impermeable.	Los guantes previenen el contacto con sangre y líquidos corporales. El retiro de la ropa del tronco permite visualizar y acceder a áreas apropiadas. La limpieza diaria evita la fragmentación de la piel y permite su valoración. El aflojamiento de las cintas permite

ACCIÓN	JUSTIFICACIÓN
	acceder al tórax y la espalda. Un cojinete impermeable mantiene seco el revestimiento del chaleco y previene la irritación y la pérdida de continuidad cutáneas.
15. Enrollar una manta de baño humedecida con agua tibia (y limpiador cutáneo, dependiendo de la política institucional). Desplazar la manta de baño hacia atrás y adelante con un movimiento de secado bajo la parte frontal.	El uso de una manta de baño muy mojada podría llevar a la maceración y pérdida de continuidad de la piel.
16. Secar exhaustivamente la piel de la misma forma con una manta de baño seca. Revisar la piel en cuanto a zonas hipersensibles con eritema o puntos de presión. No utilizar talco o loción bajo el chaleco.	El secado evita la irritación y fragmentación cutáneas. Los talcos y las lociones pueden causar irritación.
17. Girar al paciente sobre un costado menos de 45° si está en posición supina y repetir el proceso con la espalda. Retirar el cojinete impermeable del revestimiento del chaleco. Cerrar las cintas de velcro. Ayudar al paciente a ponerse una nueva camisa, si lo desea.	Esto previene la pérdida de continuidad de la piel. Los limpiadores y las lociones pueden causar irritación.
18. Realizar la valoración respiratoria. Buscar alteraciones, como ausencia de ruidos, presencia de ruidos accesorios, disminución del esfuerzo inspiratorio o disnea.	El chaleco con halo limita la expansión del tórax, lo que pudiese llevar a alteraciones de la función respiratoria. La embolia pulmonar es una complicación frecuente de las lesiones de la médula espinal.
19. Valorar los sitios en cuanto a eritema, abombamiento de la piel, secreción prolongada o purulenta, edema y encorvamiento, flexión o aflojamiento de los clavos o tornillos. Vigilar la temperatura corporal.	Los sitios de ingreso o emergencia de los clavos o tornillos proveen una entrada a los microorganismos. La valoración permite detectar los problemas a tiempo e intervenir si surgen.
20. Realizar los cuidados del sitio de los tornillos (véanse las Competencias 67 y 163).	Los cuidados de los sitios de ingreso o emergencia de los clavos o los tornillos disminuyen el riesgo subsiguiente de infecciones y osteomielitis.

ACCIÓN	JUSTIFICACIÓN
21. Dependiendo de la orden médica y la política institucional, aplicar ungüento antimicrobiano a los sitios de los clavos o tornillos y un apósito.	El ungüento antimicrobiano ayuda a prevenir infecciones. El apósito protege y ayuda a contener cualquier secreción.
22. Retirar los guantes y desecharlos apropiadamente. Elevar los barandales según corresponda y colocar la cama en la posición más baja posible. Ayudar al paciente a adoptar una posición cómoda.	Desechar los guantes previene la propagación de microorganismos. Los barandales ayudan a que el paciente adopte una posición apropiada, y la altura correcta de la cama garantiza su seguridad.
23. Retirar el EPP adicional, si se utilizó. Realizar la higiene de manos.	El retiro adecuado del EPP disminuye el riesgo de transmisión de infecciones y la contaminación de otros objetos. La higiene de manos evita la propagación de microorganismos.

EVALUACIÓN
- El paciente mantiene la alineación cervical.
- El individuo no muestra datos de infección.
- La persona está libre de complicaciones, como problemas respiratorios, hipotensión ortostática y pérdida de continuidad de la piel.
- El paciente experimenta alivio del dolor.
- El individuo está libre de lesiones.

REGISTRO
- Documentar la hora, la fecha y el tipo de dispositivo colocado; incluir la valoración de la piel, la higiene personal y los cuidados del sitio de ingreso o emergencia de los clavos o los tornillos. Registrar la respuesta del paciente al dispositivo y su valoración neurológica y respiratoria.

COMPETENCIA 165 | CUIDADOS DE LA TRAQUEOSTOMÍA

El personal de enfermería se encarga de sustituir una cánula interna desechable o limpiar una no desechable. Dicha cánula requiere que se sustituya o se limpie para prevenir la acumulación de secreciones que interfieran con la respiración y ocluyan las vías aéreas. Debido a que los apósitos para traqueostomía sucios ponen al paciente en riesgo presentar pérdida de continuidad e infección de la piel, es necesario cambiarlos de forma regular, así como el collar o las cintas de traqueostomía. Se deben utilizar apósitos de gasa que no estén llenos de algodón para prevenir la aspiración de cuerpos extraños (p. ej., pelusa o tiras de algodón hacia la tráquea). Será necesario limpiar la piel alrededor de la traqueostomía para prevenir la acumulación de secreciones secas y la pérdida de continuidad de la piel. Se debe tener cuidado al cambiar el collar o las cintas de la traqueostomía para prevenir la pérdida de canulación o expulsión accidental del tubo. Solicitar que un ayudante sostenga el tubo en su lugar durante el cambio de un collar. Cuando se cambia una cinta de traqueostomía, se requiere mantener la que está sucia en su lugar hasta que la limpia se encuentre sujeta con seguridad. Las políticas institucionales y el estado del paciente determinan los procedimientos y horarios específicos, pero una traqueostomía de reciente colocación puede requerir atención cada 1-2 h. Debido a que las vías respiratorias son estériles y la traqueostomía proporciona una abertura directa, se requiere cuidado meticuloso cuando se usa la técnica aséptica. Una vez que el sitio de traqueostomía cicatriza, en el contexto domiciliario y otros basados en la comunidad, se usa la técnica limpia, ya que el paciente no está expuesto a los microorganismos patógenos que se pueden encontrar en instalaciones de atención sanitaria, como los hospitales.

CONSIDERACIONES AL DELEGAR

Los cuidados de una traqueostomía no se delegan al personal de apoyo de enfermería (PAE) o al personal de apoyo sin licencia (PASL). Dependiendo de la ley estatal de práctica de enfermería y las políticas y procedimientos institucionales, los cuidados de un tubo de traqueostomía en circunstancias estables, como los cuidados a largo plazo y otros contextos de atención basados en la comunidad, se pueden delegar al personal de enfermería práctica/vocacional con licencia (PEPL/PEVL). La decisión de delegar debe basarse en el análisis minucioso de las necesidades y circunstancias del paciente, así como en las calificaciones de la persona a quien se delega la tarea. Véanse las *Pautas de delegación* en el Apéndice A.

EQUIPO

- Guantes desechables
- Guantes estériles
- Gafas, mascarilla o escudo facial
- Equipo de protección personal (EPP) adicional, según indicación
- Solución salina normal estéril
- Taza o recipiente estéril
- Aplicadores estériles con punta de algodón
- Gasas estériles
- Bolsa desechable de plástico
- Cánula de traqueostomía interna desechable de tamaño apropiado para el paciente
- Sonda de aspiración estéril y guantes
- Apósitos para traqueostomía o drenaje de preparación comercial
- Sujetador comercial para traqueostomía
- Personal de enfermería adicional

VALORACIÓN INICIAL

- Valorar en busca de signos y síntomas sobre la necesidad de realizar cuidados de traqueostomía, que incluyen apósitos y sujetadores o cintas sucios, secreciones en el tubo y disminución del flujo de aire a través de la traqueostomía, o según la política institucional.
- Evaluar el sitio de inserción en cuanto a eritema o drenaje purulento; si está presente, puede tratarse de una infección.
- Valorar al paciente en cuanto a dolor. Si la traqueostomía es reciente, pueden requerirse analgésicos antes de realizar los cuidados.

- Evaluar los ruidos pulmonares y el grado de saturación de oxígeno. Los ruidos deben ser equivalentes en todos los lóbulos pulmonares, con un grado de saturación de oxígeno mayor del 93 %. Si el tubo de traqueostomía se desaloja, los ruidos pulmonares y el grado de saturación de oxígeno disminuirán.
- Inspeccionar el área en la parte posterior del cuello para detectar cualquier pérdida de continuidad de la piel producida por irritación o presión del sujetador o las cintas de traqueostomía.

DIAGNÓSTICO DE ENFERMERÍA

- Deterioro de la integridad cutánea
- Riesgo de infección
- Limpieza ineficaz de las vías aéreas
- Riesgo de aspiración

IDENTIFICACIÓN Y PLANIFICACIÓN DE RESULTADOS

- El paciente muestra un tubo y un sitio de traqueostomía sin drenaje, secreciones, irritación o pérdida de continuidad de la piel.
- Los grados de saturación de oxígeno están dentro de parámetros aceptables.
- El paciente no presenta datos de insuficiencia respiratoria.

IMPLEMENTACIÓN

ACCIÓN	JUSTIFICACIÓN
1. Reunir el equipo necesario en la mesa puente o junto a la cama.	Reunir el equipo necesario ahorra tiempo y energía. Tener los artículos a la mano resulta práctico, ahorra tiempo y evita estiramientos y torsiones musculares innecesarios del personal de enfermería.
2. Realizar higiene de manos y colocarse el EPP, según indicación.	La higiene de manos y el uso de EPP previenen la propagación de microorganismos.
3. Identificar al paciente.	La identificación del paciente asegura que el individuo correcto reciba la intervención correcta y ayuda a prevenir errores.
4. Cerrar las cortinas alrededor de la cama y la puerta de la habitación, de ser posible.	Esto asegura la privacidad del paciente.
5. Determinar la necesidad de implementar cuidados de traqueostomía. **Valorar el dolor**	Si la traqueostomía es reciente, pueden requerirse analgésicos antes de dar atención a la traqueostomía.

ACCIÓN	JUSTIFICACIÓN

del paciente y administrar analgésicos, según indicación.

6. Explicar el procedimiento y su justificación, incluso si el paciente no parece alerta. Tranquilizarlo diciendo que se interrumpirá el procedimiento si menciona que presenta dificultad respiratoria.

La explicación reduce la ansiedad y facilita la cooperación. Incluso si el paciente parece inconsciente, el personal de enfermería deberá explicarle lo que sucede. Cualquier procedimiento que comprometa la respiración es atemorizante.

7. Ajustar la cama a una posición de trabajo cómoda, por lo general a la altura del codo del profesional de la salud (VISN 8 Patient Safety Center, 2009). Bajar el barandal lateral más cercano. **Si el paciente está consciente, colocarlo en posición de semi-Fowler. De lo contrario, ponerlo en decúbito lateral frente a usted.** Movilizar la mesa puente cerca de su área de trabajo y elevar la cama hasta la altura de la cintura. Colocar un recipiente para residuos al alcance del área de trabajo.

Colocar la cama a la altura apropiada previene la fatiga dorsal y muscular. La posición sedente ayuda al paciente a toser y facilita la respiración. La fuerza de gravedad también facilita la inserción del tubo. El decúbito lateral previene la obstrucción de la vía aérea y promueve el drenaje de las secreciones. La mesa puente provee una superficie de trabajo y mantiene la esterilidad de los objetos ahí colocados. Tener el recipiente para residuos a la mano evita estirarse sobre el campo estéril o darle la espalda para tirar los residuos.

8. Ponerse un escudo facial o gafas y mascarilla. Aspirar la traqueostomía si es necesario, e inmediatamente retirar los apósitos sucios del sitio y desecharlos antes de retirarse los guantes usados para la aspiración.

El EPP previene el contacto con contaminantes. La aspiración retira las secreciones para prevenir la oclusión de la cánula externa mientras se extrae la interna.

Limpieza de la traqueostomía: cánula interna desechable

Véase la "Variante en la técnica" acompañante para los pasos de la limpieza de una cánula interna no desechable.

9. Abrir con cuidado el paquete con la cánula interna desechable nueva, teniendo cuidado de no contaminarla o el interior del empaque. Abrir cuidadosamente el paquete con los aplicadores

La cánula interna debe mantenerse estéril. Se utiliza solución salina y aplicadores de algodón para limpiar el sitio de la traqueostomía. Se emplea una bolsa de plástico desechable para descartar la cánula interna retirada.

estériles con punta de algodón, teniendo cuidado de no contaminarlos. Abrir la taza o recipiente estéril y llenarlo con solución salina hasta una altura de 2 cm. Abrir la bolsa de plástico desechable y colocarla al alcance sobre la superficie de trabajo.

10. Usar guantes desechables.

Los guantes protegen contra la exposición a sangre y líquidos corporales.

11. Retirar la fuente de oxígeno, si hay una presente. Fijar la cánula externa y la placa frontal de la traqueostomía con la mano no dominante. Sujetar el mecanismo del cierre de la cánula interna con la mano dominante. Presionar las lengüetas y liberar el cierre (fig. 1). Retirar con suavidad la cánula interna y tirarla en la bolsa de desechos; si no se ha retirado aún, quitar el apósito del sitio y desecharlo.

La estabilización de la placa frontal evita traumatismos del estoma y el dolor secundario. La liberación del cierre permite retirar la cánula interna.

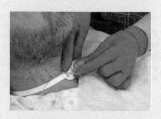

FIGURA 1 Liberación del cierre de la cánula interna

12. Retirarse los guantes y usar unos estériles; tomar la cánula interna con la mano dominante; sujetar la placa frontal con la mano no dominante e insertar con suavidad la nueva cánula interna en la externa. Presionar las lengüetas para permitir que el cierre sujete la cánula externa (fig. 2). Reaplicar la fuente de oxígeno, según necesidad.

Se requieren guantes estériles para prevenir la contaminación de la nueva cánula interna. El cierre de la cánula externa asegura que la interna está en su lugar. Mantiene el aporte de oxígeno al paciente.

| ACCIÓN | JUSTIFICACIÓN |

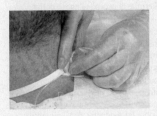

FIGURA 2 Cierre de la nueva cánula interna en su lugar

Aplicación de un apósito y sujetador limpios

(Véanse las secciones "Variante en la técnica" acompañantes para los pasos a seguir en el uso de un apósito en sitio alterno, si no se dispone de uno comercial, y para fijar la traqueostomía con cintas en lugar de collar).

13. Retirar la fuente de oxígeno según necesidad. Sumergir el aplicador con punta de algodón o la gasa en la taza o recipiente con solución salina estéril y limpiar el estoma bajo la placa frontal. Utilizar cada aplicador o gasa una sola vez, trasladándolo del sitio del estoma hacia afuera.

La solución salina no es irritante para los tejidos. La limpieza del estoma hacia afuera y usar cada aplicador una sola vez promueven la técnica séptica.

14. Secar la piel con una gasa seca de 10 × 10 cm.

Con la gasa se retira el exceso de humedad.

15. Deslizar el apósito de traqueostomía comercial, o uno de 10 × 10 cm preplegado sin algodón, bajo la placa frontal.

La pelusa o fibra de una gasa cortada llena de algodón puede aspirarse hacia la tráquea y causar insuficiencia respiratoria, o incrustarse en el estoma y producir infección o irritación.

16. Cambiar el sujetador del tubo de traqueostomía:

Sujetar el tubo de traqueostomía en su lugar asegura que no se expulse inadvertidamente si el paciente tose o se mueve.

a. Obtener ayuda de un segundo individuo para sujetar el tubo de traqueostomía en su lugar mientras se retira el collar antiguo y se coloca el nuevo.

Esto permite sujetar un lado de la placa frontal.

ACCIÓN	JUSTIFICACIÓN
b. Abrir el paquete del nuevo collar de traqueostomía.	Permite el acceso al nuevo collar.
c. Ambos miembros del personal de enfermería deberán usar guantes limpios.	Los guantes evitan el contacto con sangre, líquidos corporales y contaminantes.
d. Uno sujeta la placa frontal mientras el otro atrae las lengüetas de velcro. Retirar el collar con suavidad.	Sujetar el tubo de traqueostomía en su lugar asegura que la traqueostomía no se expulse inadvertidamente si el paciente tose o se mueve. La tracción sobre las lengüetas de velcro afloja el collar.
e. El primer miembro del personal de enfermería continúa sujetando la placa frontal de la traqueostomía.	Previene la extubación accidental.
f. El otro mimbro del personal coloca el collar al paciente e introduce la primera lengüeta, después la otra en las aberturas de la placa frontal, y asegura las cintas de velcro en el sujetador de traqueostomía (fig. 3).	El asegurar las lengüetas de velcro fija la traqueostomía en su lugar y previene la expulsión accidental del tubo.

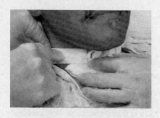

FIGURA 3 Fijación de las lengüetas de velcro sobre el sujetador de la traqueostomía

ACCIÓN	JUSTIFICACIÓN
g. Revisar el ajuste del collar de traqueostomía. Se debe poder acomodar un dedo entre el cuello y el collar. Verificar que el paciente flexione el cuello cómodamente. Reaplicar la fuente de oxígeno, según necesidad.	Dejar un espacio de un dedo bajo el collar permite que la flexión del cuello sea cómoda y asegura que el collar no afecte la circulación de la zona. Mantiene el aporte de oxígeno al paciente.

ACCIÓN	JUSTIFICACIÓN
17. Retirar los guantes, el escudo facial o las gafas y mascarilla. Ayudar al paciente a adoptar una posición cómoda. Subir el barandal de la cama y colocarla en la posición más baja.	El retiro adecuado del EPP disminuye el riesgo de transmisión de infecciones y la contaminación de otros objetos. Asegura la comodidad del paciente. La posición apropiada con barandales elevados y una altura adecuada de la cama proveen comodidad y seguridad al paciente.
18. Revalorar el estado respiratorio del paciente, incluyendo frecuencia, esfuerzo, saturación de oxígeno y ruidos pulmonares.	Las valoraciones permiten determinar la eficacia de las intervenciones e indagar la presencia de complicaciones.
19. Retirar el EPP adicional, si se utilizó. Realizar higiene de manos.	El retiro adecuado del EPP disminuye el riesgo de transmisión de infecciones y contaminación de otros objetos. La higiene de manos previene la propagación de microorganismos.

EVALUACIÓN

- El paciente muestra un tubo de traqueostomía sin drenaje, secreciones, irritación o pérdida de continuidad de la piel.
- El grado de saturación de oxígeno del paciente se encuentra dentro de parámetros aceptables.
- El individuo no tiene manifestaciones de insuficiencia respiratoria.
- El sujeto expresa que no hay dolor en el sitio de la traqueostomía y no muestra datos de pérdida de la continuidad de la piel en la parte posterior del cuello.

REGISTRO

- Documentar sus valoraciones antes y después de las intervenciones, incluyendo el sitio de la traqueostomía, la presencia de dolor, los ruidos pulmonares y el grado de saturación de oxígeno. Registrar la pérdida de continuidad de la piel, que pudiese ser producto de irritación o presión por el collar de traqueostomía. Consignar los cuidados proporcionados.

VARIANTE EN LA TÉCNICA	Limpieza de una cánula interna no desechable
En algunas traqueostomías se usan cánulas internas no desechables que requieren que las limpie el personal de enfermería. Se mantiene la técnica aséptica durante el procedimiento.	Se puede usar una técnica limpia, más bien que estéril, en el contexto domiciliario. El equipo adicional incluye lo siguiente: equipo estéril de limpieza de la traqueostomía, equipo

Continúa en la p. 856

Limpieza de una cánula interna no desechable *continuación*

de limpieza de la traqueostomía, de estar disponible, o tres recipientes estériles; limpiadores de cepillo/manguera estériles; y soluciones de limpieza estériles (de peróxido de hidrógeno y salina normal).

1. Llevar el equipo necesario al mueble al lado de la cama o la mesa puente.

2. Realizar higiene de manos y usar el EPP, según indicación.

3. Identificar al paciente.

4. Cerrar las cortinas alrededor de la cama y la puerta de la habitación, de ser posible.

5. Determinar la necesidad de realizar cuidados de traqueostomía. **Valorar el dolor del paciente y administrar un analgésico, según indicación.** Explicar el procedimiento y su justificación, incluso si no parece estar alerta. Informar que se interrumpirá el procedimiento si manifiesta dificultad respiratoria.

6. Ajustar la cama a una posición de trabajo cómoda, por lo general a la altura del codo del profesional de la salud (VISN 8 Patient Safety Center, 2009). Bajar el barandal más cercano. **Si el paciente está consciente, colocarlo en posición de semi-Fowler. De lo contrario, ponerlo en decúbito lateral frente** **a quien realiza el procedimiento.** Desplazar la mesa puente cerca de su área de trabajo y elevar la cama hasta la altura de la cintura. Colocar un recipiente para residuos al alcance del área de trabajo. Usar escudo facial o gafas y mascarilla.

7. Aspirar la traqueostomía, según necesidad. Inmediatamente después, retirar el apósito sucio del sitio y desecharlo antes de quitarse los guantes usados para la aspiración.

8. Preparar los suministros: abrir el equipo de cuidados de traqueostomía y los recipientes separados tocando sólo los bordes. Si no se dispone de tal equipo, abrir tres recipientes estériles. Llenar un recipiente a 2 cm de altura respecto del fondo con peróxido de hidrógeno o una solución 50:50 de peróxido de hidrógeno y salina, con base en las políticas institucionales. Llenar otros dos recipientes hasta 2 cm de altura con solución salina. Abrir los limpiadores de cepillo o manguera estériles, los aplicadores de punta de algodón y las gasas si aún no están disponibles en el equipo de limpieza.

9. Usar guantes desechables.

10. Retirar la fuente de oxígeno si hay una presente. Si no se ha hecho todavía, retirar el apósito del sitio y tirarlo en el recipiente para residuos. Fijar la cánula externa y la placa frontal de la traqueostomía con la mano no dominante. Hacer

Limpieza de una cánula interna no desechable   *continuación*

girar la cánula interna en dirección contraria a las manecillas del reloj con la mano dominante para liberar el cierre (fig. A).

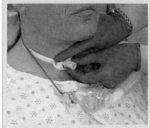

FIGURA A Rotación de la cánula interna mientras se sujeta la externa

11. Continuar sujetando la placa frontal. Retirar con suavidad la cánula interna y colocarla cuidadosamente en el recipiente con peróxido de hidrógeno. Volver a colocar la fuente de oxígeno sobre la cánula externa.

12. Desechar los guantes y usar otros estériles. Retirar la cánula interna de la solución en la que está sumergida. Hidratar el limpiador de cepillo o manguera con solución salina e insertarlo al interior del tubo con un movimiento de vaivén para limpiar.

13. Agitar la cánula dentro de la solución salina. Retirar y gol-

pear contra la cara interna del recipiente. Colocar sobre una gasa estéril. Si se han acumulado secreciones en la cánula externa durante la limpieza de la interna, aspirar la primera con técnica estéril.

14. Fijar la cánula externa y la placa frontal con la mano no dominante. Colocar nuevamente la cánula interna al interior de la externa con la mano dominante (fig. B). Girarla en el sentido de las manecillas del reloj y revisar que la cánula interna esté segura; volver a aplicar la fuente de oxígeno, según necesidad.

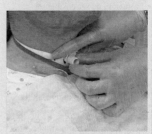

FIGURA B Sustitución de la cánula interna

15. Continuar con los cuidados del sitio, como se señaló antes.

VARIANTE EN LA TÉCNICA	Uso de un apósito alterno en el sitio si no se dispone de uno comercial
Si no se dispone de un apósito o gasa comercial para drenaje, no se debe cortar un apósito de gasa para	usarlo en el sitio de la traqueostomía, pues puede soltar fibras que se alojen en la abertura de la

Continúa en la p. 858

traqueostomía y causar irritación o infección. Las fibras sueltas pueden también inhalarse hacia la tráquea y causar insuficiencia respiratoria.

1. Reunir el equipo necesario al lado de la cama o en la mesa puente.
2. Realizar higiene de manos y usar el EPP, según indicación.

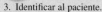

3. Identificar al paciente.

4. Cerrar las cortinas alrededor de la cama y la puerta de la habitación, de ser posible.
5. Determinar la necesidad de realizar cuidados de traqueostomía. **Valorar el dolor del paciente y administrar analgésicos, según indicación.**
6. Explicar el procedimiento y su justificación, incluso si el paciente no parece alerta. Informar al paciente que se interrumpirá el procedimiento si se manifiesta dificultad respiratoria.
7. Ajustar la cama a una posición cómoda de trabajo, por lo

general a la altura del codo del profesional de la salud (VISN 8 Patient Safety Center, 2009). Bajar el barandal más cercano. **Si el paciente está consciente, ubicarlo en posición de semi-Fowler. De lo contrario, colocarlo en decúbito lateral frente a quien realiza el procedimiento.** Mover la mesa puente cerca del área de trabajo y elevar la cama hasta la altura de la cintura. Colocar un recipiente para residuos al alcance del área del trabajo.
8. Retirar la fuente de oxígeno. Sumergir el aplicador de punta de algodón con la gasa en un segundo recipiente con solución salina estéril y limpiar el orificio de la traqueostomía bajo la placa frontal. Utilizar cada aplicador o gasa sólo una vez, avanzando del sitio de la abertura hacia afuera.
9. Palmear suavemente la piel con una gasa seca de 10 × 10 cm.
10. Plegar dos gasas en diagonal para formar triángulos. Deslizar un triángulo bajo la placa frontal a cada lado del orificio de la traqueostomía con el cateto más largo sobre el tubo.

Se puede fijar una traqueostomía en su lugar con cordones o cinta de sarga. Si la enfermera o enfermero trabaja solo, deberá colocar siempre los nuevos cordones de traqueostomía en su lugar antes de

retirar los antiguos, para prevenir una extubación accidental. Si es necesario retirar primero los cordones antiguos, pedir la ayuda de una segunda persona para sujetar el tubo de traqueostomía en su lugar mien-

Sujeción de un tubo de traqueostomía con cordones/cinta   *continuación*

tras se retira el cordón antiguo y se coloca el nuevo.

1. Reunir el equipo necesario al lado de la cama o en la mesa puente.

2. Realizar higiene de manos y colocarse el EPP, según indicación.

3. Identificar al paciente.

4. Cerrar las cortinas alrededor de la cama y la puerta de la habitación, de ser posible.

5. Determinar la necesidad de cuidados de traqueostomía. **Valorar el dolor del paciente y administrar analgésicos, según indicación.** Explicarle el procedimiento y su justificación, incluso si no parece alerta. Informar que interrumpirá el procedimiento si presenta dificultad respiratoria.

6. Ajustar la cama a una posición de trabajo cómoda, por lo general a la altura del codo del profesional de la salud (VISN 8 Patient Safety Center, 2009). Bajar el barandal más cercano. **Si el paciente está consciente, colocarlo en posición de semi-Fowler. De lo contrario, ponerlo en decúbito lateral frente a quien realizará el procedimiento.** Desplazar la mesa puente cerca de su área de trabajo, y elevar la cama hasta la altura de la cintura. Colocar un recipiente para residuos al alcance del área de trabajo.

7. Usar guantes limpios. Si hay otra persona apoyándolo, los dos deberán utilizar guantes limpios.

8. Cortar una pieza de la cinta del doble más 10 cm de la longitud de la circunferencia del cuello. Cortar los extremos de la cinta en diagonal.

9. Insertar un extremo de la cinta a través de la abertura de la placa frontal al lado del cordón antiguo. Hacer tracción hasta que ambos extremos tengan longitud semejante (fig. C).

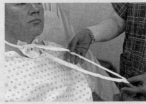

FIGURA C Tracción de la cinta a través de la abertura de la placa frontal, al lado de la antigua.

10. Deslizar ambos extremos de la cinta bajo el cuello del paciente e insertar un extremo por la abertura restante, del otro lado de la placa frontal. Ajustar por tracción de los extremos y hacer un nudo cuadrado doble. Deberá ser posible introducir un dedo entre el cuello y los cordones. Evitar colocar el nudo en el dorso del cuello del paciente, ya que esto puede causar presión excesiva y pérdida de continuidad de la piel. Además, los cordones podrían confundirse con los de la bata del paciente y anudarse de manera errónea. Verificar que el paciente pueda flexionar su cuello con comodidad.

Continúa en la p. 860

Sujeción de un tubo de traqueostomía con cordones/cinta *continuación*	
11. Cortar con cuidado y retirar los cordones antiguos. Volver a aplicar el aporte de oxígeno, según necesidad.	12. Continuar con los cuidados, como se ha detalldo en líneas previas.

COMPETENCIA 166
ASPIRACIÓN MEDIANTE TRAQUEOSTOMÍA: SISTEMA ABIERTO

La aspiración a través de una traqueostomía está indicada para mantener la permeabilidad de las vías aéreas. Sin embargo, puede causar hipoxemia, disritmias cardíacas, traumatismos, atelectasia, infección, hemorragia y dolor. Por lo tanto, es imperativo ser diligente para mantener la técnica aséptica y seguir las pautas y procedimientos de la institución a fin de prevenir posibles riesgos. En el contexto domiciliario y otros basados en la comunidad se usa la técnica limpia, ya que el paciente no está expuesto a los microorganismos patógenos que pueden encontrarse en contextos de atención sanitaria, como los hospitales. La frecuencia de la aspiración puede basarse en la valoración clínica para determinar su necesidad.

El propósito de la aspiración es retirar las secreciones que no están accesibles o evaden la acción ciliar, por lo que se recomienda introducir la sonda únicamente tan lejos como el extremo del tubo de traqueostomía. El contacto con la sonda y la aspiración causan daño a la mucosa traqueal, pérdida de los cilios, edema y fibrosis, y aumentan el riesgo de infección y hemorragia del paciente. La inserción de la sonda de aspiración hasta una distancia predeterminada, a no más de 1 cm más allá de la longitud del tubo de traqueostomía, evita el contacto con la tráquea y la carina, lo que reduce los efectos del daño de la mucosa traqueal (Hahn, 2011; Ireton, 2007; Pate, 2004 Pate & Zapata, 2002).

Nota: se dispone de sistemas cerrados de aspiración diseñados para aspirar pacientes con ventilación mecánica. Usar un sistema cerrado de aspiración por sonda puede evitar algunos de los aspectos del control de infecciones y otras complicaciones vinculadas con las técnicas abiertas de aspiración. El procedimiento de aspiración cerrada es el mismo para los pacientes con tubos de traqueostomía y tubos endotraqueales conectados a ventilación mecánica. Véase la Competencia 170.

CONSIDERACIONES AL DELEGAR

La aspiración de una traqueostomía no se delega al personal de apoyo de enfermería (PAE) o al personal de enfermería de apoyo sin licencia (PASL). Dependiendo de la ley estatal de práctica de enfermería y las políticas y procedimientos de la institución, la aspiración de la traqueostomía en una situación estable, como la atención a largo plazo y otros contextos de cuidados basados en la comunidad, se puede delegar al personal de enfermería práctico/vocacional con licencia (PEPL/PEVL). La decisión de delegar debe basarse en el análisis minucioso de las necesidades y circunstancias del paciente, así como en las calificaciones del personal a quien se delega la tarea. Véanse las *Pautas de delegación* en el Apéndice A.

EQUIPO

- Unidad de aspiración portátil o de pared con tubos
- Un equipo de aspiración de preparación comercial con una sonda de tamaño adecuado o
- Sonda de aspiración estéril con puerto en "Y" de tamaño apropiado
- Recipiente estéril desechable

- Guantes estériles
- Protector impermeable o manta de baño
- Equipo de protección personal (EPP) adicional, según indicación
- Gafas y mascarilla o escudo facial
- Guantes desechables limpios
- Bolsa de reanimación conectada a oxígeno al 100%

VALORACIÓN INICIAL

- Valorar los ruidos pulmonares. Los pacientes que necesitan aspiración pueden presentar sibilancias, estertores o gorgoteo.
- Evaluar el grado de saturación de oxígeno. Suele disminuir cuando un paciente necesita aspiración.
- Valorar la frecuencia y profundidad respiratorias. Los pacientes pueden presentar taquipnea cuando necesitan aspiración. Son indicaciones adicionales de aspiración a través de un tubo de traqueostomía, la presencia de secreciones en su interior, la insuficiencia respiratoria aguda y la tos frecuente o sostenida.
- Evaluar en busca de dolor y el riesgo de causarlo durante la intervención. Realizar un tratamiento individualizado del dolor en respuesta a las necesidades del paciente (Arroyo-Novoa *et al.*, 2008). Administrar analgésicos, según prescripción, antes de la aspiración.
- Valorar la profundidad adecuada de la sonda de aspiración.
- Evaluar las características y la cantidad de las secreciones mientras se aspiran.

DIAGNÓSTICO DE ENFERMERÍA

- Limpieza ineficaz de las vías aéreas
- Riesgo de aspiración
- Deterioro del intercambio de gases

IDENTIFICACIÓN Y PLANIFICACIÓN DE RESULTADOS

- El paciente muestra mejores ruidos respiratorios y una vía aérea permeable limpia.
- El individuo presenta un grado de saturación de oxígeno dentro de parámetros aceptables.
- El sujeto muestra una frecuencia y profundidad respiratorias dentro de un rango aceptable.
- El paciente se mantiene sin signos de insuficiencia respiratoria.

IMPLEMENTACIÓN

ACCIÓN	JUSTIFICACIÓN
1. Reunir el equipo sobre una mesa puente de fácil alcance.	Es recomendable tener el equipo a la mano, pues resulta práctico, ahorra tiempo y evita estiramientos y torsiones innecesarios de los músculos por parte del personal de enfermería.
2. Realizar higiene de manos y usar el EPP, según indicación.	La higiene de manos y el EPP previenen la propagación de microorganismos. El EPP será necesario según las precauciones epidemiológicas.
3. Identificar al paciente.	La identificación del paciente asegura que el individuo correcto reciba la intervención correcta y ayuda a prevenir errores.
4. Cerrar las cortinas alrededor de la cama y la puerta de la habitación, de ser posible.	Esto asegura la privacidad del paciente.
5. Determinar la necesidad de aspiración. Verificar la orden de aspiración en el expediente médico del paciente. **Valorar en busca de dolor o el potencial de causarlo. Administrar analgésicos, según prescripción, antes de la aspiración.**	Para disminuir al mínimo el traumatismo de la mucosa de las vías aéreas, sólo deberá aspirarse cuando se han acumulado secreciones o se ausculten ruidos respiratorios accesorios. La aspiración puede causar dolor moderado a intenso en los pacientes. Es imperativo el tratamiento individualizado del dolor (Arroyo-Novoa *et al.*, 2008). La aspiración estimula la tos, que es dolorosa para los pacientes con incisiones quirúrgicas.
6. Explicar el procedimiento y su justificación, incluso si el paciente no parece estar alerta. Alentarlo en el sentido de que, si manifiesta dificultad respiratoria, se interrumpirá el procedimiento.	La explicación reduce la ansiedad y facilita la cooperación. Incluso si el paciente parece inconsciente, el personal de enfermería deberá explicar lo que está pasando. Cualquier procedimiento que comprometa la respiración es atemorizante para el paciente.
7. Ajustar la cama a una altuar de trabajo cómoda, por lo general a la altura del codo del profesional de la salud (VISN 8 Patient Safety Center, 2009).	Tener la cama a la altura adecuada previene la fatiga dorsal y muscular. La posición sedente ayuda al paciente a toser y facilita la respiración. La fuerza de gravedad también facilita la inserción de la sonda.

ACCIÓN	JUSTIFICACIÓN
Bajar el barandal más cercano. **Si el paciente está consciente, colocarlo en posición de semi-Fowler; de lo contrario, en decúbito lateral frente a quien realiza el procedimiento.** Desplazar la mesa puente cerca del área de trabajo y elevar la cama a la altura de la cintura.	El decúbito lateral previene la obstrucción de la vía aérea y promueve el drenaje de las secreciones. La mesa puente provee una superficie de trabajo y mantiene la esterilidad de los objetos sobre ella.

8. Colocar una manta de baño o cojinete impermeable sobre el tórax del paciente.

   Esto protege la ropa de cama y al paciente.

9. Activar la aspiración a una presión apropiada.

   Las presiones mayores pueden causar traumatismo excesivo, hipoxemia y atelectasia. El guante previene el contacto con la sangre y los líquidos corporales. La revisión de la presión asegura que el equipo esté trabajando apropiadamente. Esto permite trabajar de manera ordenada.

   • Para una unidad de pared de adulto: 100-150 mm Hg; en neonatos: 60-80 mm Hg; en lactantes: 80-125 mm Hg; en niños: 80-125 mm Hg; en adolescentes: 80-150 mm Hg (Hess *et al.*, 2012).

   • Para una unidad portátil, en un adulto: 10-15 cm Hg; en neonatos: 6-8 cm Hg; en lactantes: 8-10 cm Hg; en niños: 8-10 cm Hg; en adolescentes: 8-15 cm Hg.

   Ponerse un guante desechable limpio y ocluir el extremo del tubo conector para verificar la presión de aspiración. Colocar el tubo conector en una localización práctica. Si se utiliza, poner la bolsa de reanimación conectada al oxígeno al alcance, a una distancia conveniente.

10. Abrir el paquete de aspiración estéril con técnica aséptica. La envoltura abierta o el recipiente se convierte en un campo estéril donde se pueden colocar otros objetos. Retirar con cuidado el recipiente estéril tocando sólo su superficie externa. Colocarlo sobre la superficie de trabajo y verter solución salina estéril.

    Se usa solución salina normal o agua estéril para lubricar el exterior de la sonda y disminuir al mínimo la irritación de la mucosa durante su introducción. También se usa para limpiar la sonda entre intentos de aspiración.

ACCIÓN	JUSTIFICACIÓN
11. Usar escudo facial o gafas y mascarilla, además de guantes estériles. **La mano dominante manipulará la sonda y debe permanecer estéril. La mano no dominante se considera limpia (no estéril) y controlará la válvula de aspiración (puerto en "Y") de la sonda.**	El manejo de la sonda estéril con un guante estéril ayuda a prevenir la introducción de microorganismos al aparato respiratorio; el guante limpio protege al personal de enfermería de los microorganismos.
12. Con la mano dominante enguantada, tomar la zona estéril. Sostener el tubo conector con la mano no dominante y conectarlo con la sonda de aspiración.	Se mantiene la esterilidad de la sonda de aspiración.
13. Humedecer la sonda sumergiéndola en el recipiente con solución salina estéril, a menos que se trate de una sonda de silicona. Ocluir el tubo en "Y" para verificar la aspiración.	La lubricación del interior de la sonda con solución salina ayuda a desplazar las secreciones contenidas. Las sondas de silicona no requieren lubricación. La verificación asegura que el equipo funciona apropiadamente.
14. Utilizando la mano no dominante y una bolsa de reanimación manual, hiperventilar al paciente con 3-6 respiraciones o usar el mecanismo de suspiro en un ventilador mecánico.	La hiperoxigenación y la hiperventilación ayudan a prevenir la hipoxemia durante la aspiración.
15. Abrir el adaptador en el tubo de ventilación mecánica o retirar el ajuste de aporte de oxígeno con la mano no dominante.	Esto expone el tubo de traqueostomía sin contaminar la mano con el guante estéril.
16. Con la mano dominante, insertar la sonda de manera suave y rápida en la tráquea. **Hacer avanzar la sonda hasta la longitud predeterminada. No ocluir el puerto en "Y" cuando se introduzca la sonda.**	El contacto y la aspiración con la sonda causan daño de la mucosa traqueal, pérdida de cilios, edema y fibrosis, y aumentan el riesgo de infección y hemorragia del paciente. La inserción de la sonda de aspiración hasta una distancia determinada, no más de 1 cm después del extremo del tubo endotraqueal, evita el contacto con la tráquea y la carina, reduciendo los efectos de daño de la mucosa traqueal (Hahn, 2010; Ireton, 2007; Pate, 2004; Pate & Zapata, 2002). Si se encuentra resistencia, ha habido contacto con la carina o la mucosa traqueal.

ACCIÓN	JUSTIFICACIÓN
	Retirar la sonda al menos 1.25 cm antes de aplicar la aspiración, pues si se hace cuando se inserta la sonda, aumenta el riesgo de traumatismo de la mucosa de las vías respiratorias y el de hipoxemia.
17. Aplicar aspiración por oclusión intermitente del puerto en "Y" de la sonda con el pulgar de la mano no dominante y hacer girar la sonda con suavidad conforme la retira (fig. 1). **No aspirar durante más de 10-15 seg por ocasión.**	Girar la sonda mientras se retira disminuye al mínimo el traumatismo de la mucosa. La aspiración durante más de 10-15 seg priva al aparato respiratorio de oxígeno, lo que puede causar hipoxemia. La aspiración muy rápida puede ser ineficaz para la eliminación de todas las secreciones.

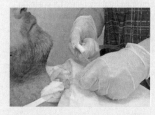

FIGURA 1 Aplicación de aspiración intermitente mientras se retira la sonda

ACCIÓN	JUSTIFICACIÓN
18. Hiperventilar al paciente utilizando la mano no dominante y una bolsa de reanimación manual, con 3-6 compresiones. Volver a colocar el dispositivo de aporte de oxígeno, si corresponde, con su mano no dominante, y pedir al paciente que haga varias respiraciones profundas. Si está bajo ventilación mecánica, cerrar el adaptador en los tubos y usar el mecanismo de suspiro del aparato.	La aspiración retira aire de las vías respiratorias aéreas del paciente y puede causar hipoxemia. La hiperventilación puede ayudar a prevenir la hipoxemia inducida por la aspiración.
19. Irrigar la sonda con solución salina. Verificar la eficacia de la aspiración y repetir, según la necesidad y de acuerdo con la tolerancia del paciente. Colocar la sonda de aspiración alrededor de su mano dominante entre un intento y otro.	La irrigación limpia la sonda y la lubrica para la siguiente inserción. La revaloración determina la necesidad de aspiración adicional y previene la contaminación inadvertida de la sonda.

20. **Dejar transcurrir al menos un intervalo de 30 seg-1 min si se necesita aspiración adicional. No hacer más de tres pasos de aspiración por ocasión. Alentar al paciente a toser y respirar profundamente entre los intentos de aspiración.** Aspirar la bucofaringe después de hacer lo propio con la tráquea. No reinsertar el tubo de traqueostomía después de aspirar la boca.

El intervalo permite la reventilación y reoxigenación de las vías aéreas. Los pasos de aspiración excesivos contribuyen a las complicaciones. Limpia la boca de secreciones. Suele haber más microorganismos en la boca, por lo que se aspira al último para prevenir la transmisión de contaminantes.

21. Cuando se concluya la aspiración, retirar el guante de la mano dominante sobre la sonda enrollada, con tracción de adentro hacia afuera. Retirar el guante de la mano no dominante y desecharlo junto con la sonda y el recipiente con solución en el contenedor adecuado. Ayudar al paciente a adoptar una posición cómoda. Elevar el barandal de la cama y colocarla en la posición más baja.

Esta técnica disminuye la transmisión de microorganismos. Asegura la comodidad del paciente. La posición apropiada con los barandales laterales arriba y una altura adecuada de la cama provee comodidad y seguridad al paciente.

22. Inactivar la aspiración. Retirar el oxígeno complementario aplicado para la aspiración, si corresponde. Retirar el escudo facial o las gafas y mascarilla. Realizar higiene de manos.

El retiro adecuado del EPP disminuye el riesgo de transmisión de infecciones y contaminación de otros objetos. La higiene de manos evita la propagación de microorganismos.

23. Ofrecer higiene bucal después de la aspiración.

Las secreciones respiratorias que se dejan acumular en la boca son irritantes para las membranas mucosas y desagradables para el paciente.

24. Revalorar la frecuencia y el esfuerzo respiratorios, la saturación de oxígeno y los ruidos pulmonares del paciente.

Valora la eficacia de la aspiración y la presencia de complicaciones.

25. Retirar el EPP adicional, si se utilizó. Realizar higiene de manos.

El retiro adecuado del EPP disminuye el riesgo de transmisión de infecciones y la contaminación de otros objetos. La higiene de manos previene la propagación de microorganismos.

EVALUACIÓN

- El paciente muestra mejores ruidos respiratorios y una vía aérea limpia y permeable.
- El grado de saturación de oxígeno del paciente se encuentra dentro de parámetros aceptables.
- El paciente no muestra signos ni síntomas de insuficiencia respiratoria o complicaciones.

REGISTRO

- Documentar la hora de aspiración, sus valoraciones antes y después de la intervención, el motivo de la aspiración y las características y cantidad de las secreciones.

COMPETENCIA 167 TRASLADO DEL PACIENTE DE LA CAMA A LA CAMILLA

En el hospital, se suele trasladar a los pacientes en una camilla entre diferentes zonas para la realización de pruebas o procedimientos. Debe tenerse cuidado considerable cuando se traslada a alguien de una cama a una camilla o viceversa, para prevenir lesiones del paciente y el personal. Véase la figura 1, algoritmo 2, de "Manejo seguro del paciente", para ayudar a tomar decisiones en cuanto a su manejo y movilización seguros. La utilización de asistencia, dispositivos apropiados de elevación y cambios de posición, una buena mecánica corporal y la técnica correcta, son importantes para evitar lesiones del personal y el paciente. Durante cualquier tarea de manejo de un paciente, si se requiere que un profesional de la salud levante más de 16 kg del peso de un paciente, se debe considerar que éste es totalmente dependiente y debe usar dispositivos de asistencia (Waters, 2007). Es necesario familiarizarse con la forma apropiada para usar los dispositivos de ayuda lateral, con base en las instrucciones del fabricante.

CONSIDERACIONES AL DELEGAR

La movilización de un paciente de la cama a una camilla puede delegarse al personal de apoyo de enfermería (PAE) o al personal de apoyo sin licencia (PASL), así como al personal de enfermería práctico/vocacional con licencia (PEPL/PEVL). La decisión de delegar debe basarse en el análisis minucioso de las necesidades y circunstancias del paciente, así como en las calificaciones de la persona a quien se delega la tarea. Véanse las *Pautas de delegación* en el Apéndice A.

EQUIPO

- Camilla de transporte
- Sábana de baja fricción
- Dispositivo de asistencia lateral, como un tablero de traslado, un tablero rotativo, o un dispositivo mecánico de asistencia lateral, si se encuentra disponible
- Manta de baño
- Frazada convencional
- Al menos dos ayudantes, dependiendo del estado del paciente
- Guantes no estériles u otro equipo de protección personal (EPP), según indicación

Algoritmo 2: Movilización lateral hacia y desde: cama a camilla, carrito

Notas generales:
- Las superficies deberán estar lisas para todos los movimientos laterales del paciente.
- En los pacientes con úlceras por presión de etapa 3 o 4, debe tenerse cuidado de evitar fuerzas de cizallamiento.
- Durante cualquier tarea de movilización de un paciente, si se requiere que un profesional de la salud levante más de 16 kg del peso del paciente, deberá considerarse a éste totalmente dependiente y usar dispositivos de asistencia para su traslado.

FIGURA 1 Procedimiento paso a paso o algoritmo usado para describir la técnica correcta de movilización de un paciente de la cama a una camilla. El primer punto de decisión en este algoritmo corresponde a si el paciente puede o no ayudar. Si tiene capacidad parcial o nula y pesa menos de 91 kg, colocar una sábana de baja fricción y recurrir a tres cuidadores. Si el paciente puede ayudar, no se necesita más, pero los cuidadores deberán estar presentes por seguridad (tomada de: VISN 8 Patient Safety Center. (2009). *Safe patient handling and movement algorithms*. Tampa, FL: Author. Disponible en: http://www.visn8.va.gov/visn8/patientsafetycenter/safePtHandling/default.asp).

VALORACIÓN INICIAL

- Revisar el expediente médico y el plan de atención de enfermería en cuanto a circunstancias que pudiesen influir en la capacidad del paciente de movilizarse o ser transferido.
- Valorar tubos, accesos i.v., incisiones o equipo que pudiesen obstaculizar el proceso de traslado.
- Evaluar el nivel de consciencia del paciente, su capacidad para comprender y seguir instrucciones, y la de ayudar con el traslado.
- Medir el peso del paciente y la fuerza del cuidador para determinar si se requiere un cuarto individuo (o más) para ayudar con la actividad. Determinar la necesidad de utilizar equipo bariátrico.
- Valorar el grado de comodidad del paciente; según la necesidad, administrar analgésicos de acuerdo con la prescripción.

DIAGNÓSTICO DE ENFERMERÍA

- Intolerancia a la actividad
- Riesgo de lesión
- Deterioro de la habilidad para la traslación

IDENTIFICACIÓN Y PLANIFICACIÓN DE RESULTADOS

- El paciente se traslada sin lesiones personales o del personal de enfermería.

IMPLEMENTACIÓN

ACCIÓN	JUSTIFICACIÓN
1. Revisar el expediente médico y el plan de atención de enfermería en cuanto a circunstancias que pueden influir en la capacidad del paciente para movilizarse o cambiar de posición. Valorar la presencia de tubos, accesos i.v., incisiones o equipos que pudiese obstaculizar el procedimiento de cambio de posición. Identificar cualquier limitación del movimiento. **Consultar el algoritmo de manejo del paciente, si está disponible, a fin de planear un abordaje apropiado para su movilización.**	La revisión del expediente médico y el plan de atención de enfermería valida que se trata del procedimiento y el paciente correctos. La inspección de los equipos que obstaculicen el paso ayuda a disminuir el riesgo de lesiones. La identificación de limitaciones y la capacidad del paciente, junto con el uso de un algoritmo, ayuda a prevenir lesiones y a determinar el mejor plan de movilización.
2. Realizar higiene de manos y usar el EPP, según indicación.	La higiene de manos y el EPP previenen la propagación de microorganismos. El EPP será necesario según las precauciones epidemiológicas.
3. Identificar al paciente. Explicar el procedimiento y su justificación.	La identificación del paciente valida que el individuo correcto reciba la intervención correcta. La explicación reduce la ansiedad y facilita la cooperación.
4. Cerrar las cortinas alrededor de la cama y la puerta de la habitación, de ser posible. Ajustar la cabecera a una posición plana o tan baja como el paciente pueda tolerar. Elevar la cama a una altura que corresponda con la de la camilla de transporte (VISN 8 Patient Safety Center, 2009). Bajar los barandales laterales si se encuentran arriba.	Esto asegura la privacidad del paciente. La altura adecuada de la cama y el bajar los barandales laterales facilitan la movilización y disminuyen el riesgo de lesiones.

ACCIÓN	JUSTIFICACIÓN
5. Colocar la manta de baño sobre el paciente y retirar las cubiertas superiores de abajo.	La manta de baño provee privacidad y abrigo.
6. Si no se cuenta con una sábana de traslado de baja fricción debajo del paciente, colocar una en la parte media de su cuerpo. Hacer que el paciente flexione sus brazos sobre el tórax y dirija el mentón hacia éste. Usar la sábana de baja fricción para trasladar al paciente al lado de la cama, donde se colocará la camilla. Como alternativa, poner un dispositivo de asistencia lateral bajo el paciente. Seguir las instrucciones del fabricante para su uso.	La sábana de baja fricción soporta el peso del paciente, disminuye el roce durante su levantamiento y provee una sujeción segura. La posición con el mentón sobre el tórax y los brazos plegados provee ayuda, disminuye la fricción y previene la hiperextensión del cuello. Un tablero de traslado u otro dispositivo de asistencia lateral facilitan la movilización del paciente y disminuyen al mínimo el riesgo de lesiones para éste y el personal de enfermería.
7. Colocar la camilla al lado de la cama (de forma paralela). **Activar los frenos de las ruedas de la camilla y la cama.**	El equipo de movilización facilita el transporte y disminuye el riesgo de lesiones. El frenar las ruedas ayuda a que no se muevan la cama y la camilla.
8. Dos cuidadores deberán pararse del lado de la cama donde se encuentra la camilla. Un tercer cuidador deberá pararse en el lado de la cama sin camilla.	La coordinación del equipo da seguridad al paciente durante el traslado.
9. Usar la sábana de baja fricción para rodar al paciente alejándose de la camilla. Colocar el tablero de traslado en el espacio entre la camilla y la cama, parcialmente debajo del paciente (fig. 2). Girar al paciente hacia su espalda, de manera que se encuentre parcialmente sobre el tablero de traslado.	El tablero de traslado u otro dispositivo de asistencia lateral disminuyen la fricción y reducen la carga de trabajo para movilizar al paciente.

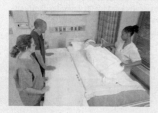

FIGURA 2 Colocación del tablero de traslado bajo el paciente

ACCIÓN	JUSTIFICACIÓN

10. El cuidador en el lado de la cama sin camilla deberá sujetar la sábana de baja fricción en la región cefálica y torácica del paciente. Un cuidador en el lado donde está la camilla deberá sujetar la sábana de baja fricción en la región cefálica y torácica, y el otro en ese lado sujetará la sábana de baja fricción en las zonas de tórax y pierna.

La sujeción de la sábana de baja fricción en estos sitios sostiene de manera uniforme al paciente.

11. **Ante una señal determinada por uno de los cuidadores, los ubicados en el lado donde está la camilla tiran de la sábana de baja fricción. Al mismo tiempo, el o los cuidadores en el otro lado empujan transfiriendo el peso del paciente hacia el tablero de traslado y lo impulsan de la cama a la camilla** (fig. 3).

El trabajo al unísono distribuye el trabajo de movilización del paciente y facilita su traslado.

12. Una vez que el paciente es movilizado a la camilla, retirar el tablero de traslado y asegurarlo hasta que se eleven los barandales laterales (fig. 4). Para garantizar la comodidad, se cubre al paciente con la frazada y se retira la manta de baño que se encuentra debajo. Dejar en su lugar la sábana de baja fricción para el traslado de regreso. Verificar que el timbre y otros artículos necesarios estén fácilmente al alcance del paciente.

Los barandales laterales promueven la seguridad. La frazada provee comodidad y abrigo. Tener un timbre de llamado y los artículos esenciales fácilmente disponibles ayuda a promover la seguridad.

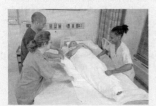

FIGURA 3 Traslado del paciente a la camilla

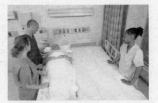

FIGURA 4 Aseguramiento del paciente en la camilla

ACCIÓN	JUSTIFICACIÓN
13. Limpiar los dispositivos de traslado según la política institucional, si no están indicados para el uso por un solo paciente. Retirar los guantes y cualquier otro EPP, si se utilizó. Realizar higiene de manos. 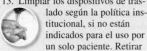	La limpieza apropiada del equipo entre los usos por diferentes pacientes previene la propagación de microorganismos. El retiro adecuado del EPP disminuye el riesgo de transmisión de infecciones y la contaminación de otros objetos. La higiene de manos evita la propagación de microorganismos.

EVALUACIÓN

Se cumple el resultado esperado cuando el paciente se traslada a la camilla sin lesiones para él o el personal de enfermería.

REGISTRO

Documentar la hora y el método de traslado, así como el destino del paciente, según la política institucional. Registrar el uso de dispositivos de traslado y el número de personas requeridas.

COMPETENCIA 168 TRASLADO DEL PACIENTE DE LA CAMA A LA SILLA

Con frecuencia, el traslado de un paciente de la cama a una silla ayuda a que comience a tener actividad física. Además, el cambio de posición le ayuda a evitar las complicaciones relacionadas con la inmovilidad. La seguridad y la comodidad son preocupaciones clave cuando se ayuda a un paciente a salir de la cama. La valoración de su respuesta a la actividad es una responsabilidad importante de enfermería. Antes de hacer el traslado, es necesario identificar cualquier restricción relacionada con el estado del paciente y determinar cómo se puede afectar su grado de actividad. Con la figura 1, algoritmo 1, del "Manejo seguro del paciente", se puede ayudar a la toma de decisiones en cuanto al manejo y la movilización segura del paciente. El uso de ayuda, dispositivos apropiados de elevación y cambios de posición, una buena mecánica corporal y la técnica correcta, son importantes para evitar las lesiones del paciente y el personal de enfermería. Durante cualquier tarea de manejo de pacientes, si se requiere que algún profesional de la salud levante más de 16 kg de peso, se debe considerar que el paciente es totalmente dependiente y se deben utilizar dispositivos de asistencia (Waters, 2007).

CONSIDERACIONES AL DELEGAR

La movilización de un paciente de la cama a una silla puede delegarse al personal de apoyo de enfermería (PAE) o al personal de apoyo sin licencia (PASL), así como al personal de enfermería práctico/vocacional con licencia (PEPL/PEVL). La decisión de delegar debe basarse en el análisis minucioso de las necesidades y circunstancias del paciente, así como en las calificaciones de la persona a quien se delega la tarea. Véanse las *Pautas de delegación* en el Apéndice A.

EQUIPO

- Silla normal o de ruedas
- Cinturón para caminar
- Dispositivo auxiliar para caminar, si está disponible
- Adicionalmente, un integrante del personal para ayudar

- Frazada para cubrir al paciente en la silla
- Guantes no estériles u otro equipo de protección personal (EPP), según indicación

VALORACIÓN INICIAL

- Valorar la situación para determinar la necesidad de sacar al paciente de la cama.
- Revisar el expediente médico y el plan de atención de enfermería en cuanto a las circunstancias que pueden influir en la capacidad del paciente para moverse o ser transferido.
- Revisar los tubos, los accesos i.v., las incisiones o el equipo, que pueden requerir que el procedimiento de traslado se modifique.
- Valorar el nivel de consciencia del paciente, su capacidad para comprender y seguir instrucciones y la de ayudar a la movilización.
- Medir el peso del paciente y su fortaleza para determinar si puede requerir ayuda adicional.
- Determinar la necesidad de contar con equipo bariátrico.
- Valorar el grado de comodidad del paciente; si se necesitan, administrar los analgésicos prescritos.
- Considerar la ayuda de un segundo integrante del personal si el paciente puede sostener sólo parte de su peso. Si el paciente no puede soportar siquiera parcialmente el peso o no coopera, utilizar una grúa de elevación de cuerpo completo para trasladarlo.

DIAGNÓSTICO DE ENFERMERÍA

- Intolerancia a la actividad
- Riesgo de caídas
- Deterioro de la movilidad física

IDENTIFICACIÓN Y PLANIFICACIÓN DE RESULTADOS

- Se logra la transferencia sin lesiones del paciente o el personal de enfermería.
- El paciente se mantiene sin complicaciones de la inmovilidad.

Algoritmo 1: Movilización del paciente de la cama a la silla, de la silla al sanitario, de una silla a otra, o de un carrito a una silla

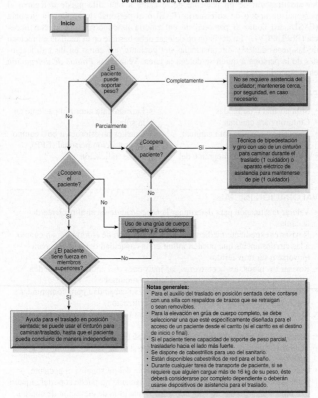

FIGURA 1 Procedimiento paso por paso o algoritmo usado para describir técnicas seguras de traslado de un paciente de la cama a una silla y viceversa. (De: VISN 8 Patient Safety Center. (2009). Safe patient handling and movement algorithms. Tampa, FL: Autor. Disponible en http://www.visn8.va.gov/visn8/patientsafetycenter/safePtHandling/default.asp)

IMPLEMENTACIÓN

ACCIÓN	JUSTIFICACIÓN

1. Revisar el expediente médico y el plan de atención de enfermería en cuanto a trastornos que pueden influir en la capacidad del paciente para moverse o cambiar de posición. Valorar la presencia de tubos, accesos i.v., incisiones o equipos, que pudiesen alterar el procedimiento de cambio de posición. Identificar cualquier limitación de movilidad. **Consultar el algoritmo de manejo del paciente si está disponible, a fin de planear un abordaje apropiado para su movilización.**

La revisión del expediente médico y el plan de atención valida que el procedimiento y el paciente son correctos. La identificación de las limitaciones y la capacidad y el uso del algoritmo ayudan a prevenir lesiones y a determinar el mejor plan de movilización para el paciente.

2. Realizar higiene de manos y usar el EPP, según indicación.

La higiene de manos y el EPP previenen la propagación de microorganismos. El EPP será necesario según las precauciones epidemiológicas.

3. Identificar al paciente. Explicar el procedimiento y su justificación.

La identificación del paciente valida que se aplique el procedimiento correcto al individuo correcto. La discusión y la explicación ayudan a reducir la ansiedad y preparan al paciente en cuanto a qué esperar.

4. Si es necesario, mover los equipos para dar espacio a una silla. Cerrar las cortinas alrededor de la cama y la puerta de la habitación, de ser posible.

Una vía libre de la cama a la silla facilita la movilización. Cerrar la puerta o la cortina asegura la privacidad del paciente.

5. Colocar la cama en la posición más baja posible. Elevar la cabecera a una posición de sentado, o tan alta como pueda tolerar el paciente.

La altura apropiada de la cama y la posición facilitan el traslado. La cantidad de energía necesaria para la movilización desde la posición sedente o la elevación hasta ella disminuye.

6. **Asegurar que los frenos de la cama estén activados. Poner la silla al lado de la cama. De ser posible, poner los frenos a la silla. Si la silla no tiene frenos, se debe apoyar contra un objeto seguro.**

Activar los frenos o sujetar la silla evita movimientos durante el traslado y aumenta la estabilidad y seguridad del paciente.

ACCIÓN	JUSTIFICACIÓN
7. Alentar al paciente para hacer uso de un dispositivo de asistencia para la bipedestación, ya sea libre o unido al lado de la cama, si está disponible, para movilizarse hacia el lado de la cama y a una posición de decúbito lateral frente al lado donde se sentará.	Favorece la independencia, disminuye la fatiga del personal y reduce el riesgo de lesiones del paciente.
8. Bajar el barandal lateral, según la necesidad, y pararse cerca de la cadera del paciente. Pararse con las piernas separadas hasta el ancho de sus hombros, con un pie cerca de la cabecera, ligeramente frente al otro.	El centro de gravedad del cuidador está cerca del mayor peso del paciente para ayudarle, con seguridad, a sentarse.
9. Alentar al paciente a usar el dispositivo de asistencia para la bipedestación. Ayudarlo a sentarse en el lado de la cama, y pedirle que desplace sus piernas al lado de ésta. Al mismo tiempo, girar la pierna trasera para levantar el tronco y los hombros del paciente. Mantener su espalda recta evitando que gire.	La fuerza de gravedad hace descender las piernas del paciente al lado de la cama. El cuidador transfiere el peso en dirección del movimiento y protege su espalda de lesiones.
10. **Pararse frente al paciente y valorar cualquier problema de equilibrio o manifestación de mareo. Dejar que las piernas del paciente cuelguen algunos minutos antes de continuar.**	Pararse enfrente del paciente evita que éste caiga o se lesione por hipotensión ortostática. La posición sedente facilita la movilización hacia la silla y permite que el sistema circulatorio se ajuste al cambio de posición.
11. Ayudar al paciente a ponerse una bata, según necesidad, y calzado antideslizante.	La bata provee abrigo y privacidad. Las suelas antideslizantes disminuyen el riesgo de caídas.
12. Enrollar el cinturón para caminar a la cintura del paciente según la necesidad y de acuerdo con la política institucional.	Los cinturones para caminar mejoran la sujeción del cuidador, por lo que reducen el riesgo de lesiones musculoesqueléticas del personal de enfermería y el paciente. Permite una sujeción más firme del cuidador si el paciente pierde el equilibrio.
13. Pararse de frente al paciente. Separar los pies hasta la altura de sus hombros y flexionar sus caderas y rodillas.	Esta posición brinda estabilidad y permite un movimiento suave con el uso de los grandes grupos musculares de las piernas.

ACCIÓN	JUSTIFICACIÓN

14. Pedir al paciente que deslice sus nalgas hasta la orilla de la cama y que los pies toquen el piso. Ubicarse tan cerca como sea posible del paciente, con los pies colocados por fuera de los de él. Si un segundo miembro del personal de enfermería apoya el procedimiento, pedirle que adopte una posición similar. Sujetar el cinturón para caminar (fig. 2).

Esto proporciona equilibrio y soporte.

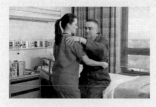

FIGURA 2 La enfermera se para cerca del paciente y sujeta su cinturón para caminar

15. Alentar al paciente a usar el dispositivo de asistencia para la bipedestación. De ser necesario, hacer que otro miembro del personal de enfermería sujete el cinturón para caminar en el lado opuesto. Balancearse hacia adelante y atrás mientras se cuenta hasta tres. **Al llegar a tres, con el cinturón para caminar y las piernas (no la espalda), ayudar al paciente a adoptar la posición de bipedestación.** Según la indicación, apoyar en la rodilla la extremidad débil del paciente conforme éste se pare. Valorar el equilibrio y la fuerza de las piernas. Si el individuo se encuentra débil o inestable, es necesario regresarlo a la cama.

Sujetar el cinturón para caminar evita que el paciente se lesione. Apoyar en su rodilla una extremidad débil evita que el paciente caiga. La valoración del equilibrio y la fuerza ayuda a identificar la necesidad de asistencia adicional para prevenir caídas.

16. Girar sobre su pie posterior y ayudar al paciente a rotar hasta que sienta que la silla está en contacto con sus piernas.

Esta acción asegura la posición correcta del paciente antes de que se siente.

ACCIÓN	JUSTIFICACIÓN
17. Pedir al paciente que use su brazo para estabilizarse sobre el apoyabrazos de la silla mientras baja lentamente hasta quedar sentado. Seguir apoyando las rodillas del paciente con las del personal de enfermería y sujetar el cinturón para caminar. Flexionar las caderas y rodillas cuando se ayude al paciente a sentarse en la silla.	El paciente utiliza su brazo para recargarse y obtener estabilidad. La flexión de las caderas y rodillas emplea los grupos musculares mayores para ayudar al movimiento y disminuir la fatiga dorsal del personal de enfermería.
18. Valorar la alineación del paciente en la silla. Retirar el cinturón para caminar si se desea; dependiendo de la comodidad del paciente, podría dejarse en su lugar para cuando regrese a la cama. Cubrirlo con una frazada según necesidad. Verificar que el timbre de llamado y otros artículos indispensables estén fácilmente al alcance.	La valoración promueve la comodidad; la frazada proporciona abrigo y privacidad; contar con un timbre de llamado y otros artículos indispensables fácilmente disponibles ayuda a promover la seguridad.
19. Limpiar los dispositivos de traslado de acuerdo con las políticas de la institución, si no están indicados para el uso de un solo paciente. Retirar los guantes y cualquier otro EPP, si se utilizaron. Realizar higiene de manos.	La limpieza apropiada del equipo entre sus usos por diferentes pacientes previene la diseminación de microorganismos. El retiro adecuado del EPP disminuye el riesgo de transmisión de infecciones y la contaminación de otros objetos. La higiene de manos previene la propagación de microorganismos.

EVALUACIÓN

- El paciente se traslada de la cama a la silla sin presentar lesiones.
- El individuo no muestra signos ni síntomas de problemas o complicaciones relacionados con la inmovilidad.
- El personal de enfermería se mantiene sin lesiones durante la movilización del paciente.

REGISTRO

- Documentar la actividad realizada, incluyendo el tiempo en que el paciente estuvo sentado en la silla, cualquier otra observación pertinente y su tolerancia y reacción a la actividad. Registrar el uso de dispositivos de asistencia a la movilización y el número de integrantes del personal requerido para el traslado.

TUBO ENDOTRAQUEAL: ASPIRACIÓN CON SISTEMA ABIERTO

El propósito de la aspiración es mantener la vía aérea permeable y retirar secreciones pulmonares, sangre, vómito o material extraño de la vía aérea. Al aspirar a través de un tubo endotraqueal, el objetivo es extraer las secreciones que no son accesibles para los cilios y que son desviadas por el tubo mismo. La aspiración traqueal puede llevar a hipoxemia, disfunción cardíaca, arritmias, traumatismos, atelectasia, infección, hemorragia y dolor. Por lo tanto, es imperativo mantener una técnica aséptica y seguir la política y procedimientos institucionales para prevenir posibles riesgos. La frecuencia de aspiración se basa en la exploración clínica.

Como la aspiración retira las secreciones accesibles a los cilios anulados, la recomendación es insertar la sonda sólo hasta el extremo distal del tubo endotraqueal. El contacto y la aspiración de la sonda pueden causar daño a la mucosa traqueal, pérdida de cilios, edema y fibrosis, y aumentar el riesgo de infección y sangrado para el paciente. El acto de insertar la sonda de aspiración hasta una distancia predeterminada, no más 1 cm más allá del tubo endotraqueal, evita el contacto con la tráquea y la carina, reduciendo los efectos del daño a la mucosa traqueal (Hahn, 2010; Ireton, 2007; Pate, 2004; Pate & Zapata, 2002).

Algunos consideran que la aspiración con un sistema abierto es la forma más eficiente de aspirar un tubo endotraqueal, argumentando que no hay limitaciones para el movimiento de la sonda de aspiración mientras ésta se realiza. Sin embargo, el personal de enfermería puede contaminar inadvertidamente un sistema abierto durante el procedimiento. Además, con un sistema abierto, el paciente debe ser desconectado del ventilador durante la aspiración.

CONSIDERACIONES AL DELEGAR

La aspiración de un tubo endotraqueal no debe ser delegada al personal de apoyo de enfermería (PAE) o personal de apoyo sin licencia (PASL). Dependiendo de la ley estatal de práctica de enfermería y de las políticas y procedimientos institucionales, la aspiración de un tubo endotraqueal en una situación estable, como la atención de largo plazo y otros contextos basados en la comunidad, puede ser delegada al personal de enfermería práctico/vocacional con licencia (PEPL/PEVL). La decisión de delegar debe basarse en el análisis minucioso de las necesidades y circunstancias del paciente, así como en las calificaciones de la persona a quien se delega la tarea. Véanse las *Pautas de delegación* en el Apéndice A.

EQUIPO

- Unidad de aspiración portátil o de pared con tuberías
- Un equipo de aspiración preparado comercialmente con un tamaño de sonda adecuado (véase "Consideraciones generales") o
- Sonda de aspiración estéril con un puerto en "Y" de tamaño adecuado
- Contenedor estéril desechable
- Guantes estériles
- Protector impermeable o manta de baño
- Gafas y máscara protectora
- Equipo de protección personal (EPP) adicional, según indicación
- Guantes desechables limpios
- Bolsa de reanimación conectada a oxígeno al 100%
- Asistente (opcional)

VALORACIÓN INICIAL

- Auscultar los ruidos respiratorios. Los pacientes que necesitan aspiración pueden tener sibilancias, estertores o borboteo.
- Evaluar el nivel de saturación de oxígeno. La saturación de oxígeno disminuye habitualmente cuando un paciente necesita aspiración.
- Valorar el estado respiratorio, incluyendo la frecuencia y profundidad de la respiración. Los pacientes presentan taquipnea cuando necesitan aspiración.
- Explorar al paciente en busca de signos de dificultad respiratoria, como aleteo nasal, retracción costal o gruñidos.
- Algunas indicaciones adicionales de la aspiración a través de un tubo endotraqueal incluyen secreciones en el tubo, dificultad respiratoria aguda y tos frecuente o continua.
- Explorar en busca de dolor y el potencial de causarlo durante la intervención. Realizar el manejo individualizado del dolor en respuesta a las necesidades del paciente (Arroyo-Novoa *et al.*, 2008). Administrar analgésicos, según prescripción, antes de la aspiración.
- Evaluar la profundidad adecuada de la sonda de aspiración. Valorar las características y la cantidad de las secreciones mientras se aspira.

DIAGNÓSTICO DE ENFERMERÍA

- Limpieza ineficaz de las vías aéreas
- Riesgo de aspiración
- Riesgo de infección
- Deterioro del intercambio gaseoso

IDENTIFICACIÓN Y PLANIFICACIÓN DE RESULTADOS

- El paciente muestra mejores ruidos respiratorios, así como una vía aérea limpia y permeable.
- El sujeto presenta un nivel de saturación de oxígeno dentro de parámetros aceptables.
- El individuo muestra una frecuencia y profundidad respiratorias dentro de parámetros aceptables.
- El paciente se mantiene libre de cualquier signo de dificultad respiratoria.

IMPLEMENTACIÓN

ACCIÓN	JUSTIFICACIÓN
1. Reunir el equipo necesario en la mesa puente o junto a la cama.	Reunir el equipo necesario ahorra tiempo y energía. Contar con el equipo al alcance de la mano resulta práctico, ahorra tiempo y evita estiramientos innecesarios y torsiones musculares del personal de enfermería.
2. Realizar higiene de manos y colocarse el EPP, según indicación.	La higiene de manos y el EPP previenen la diseminación de microorganismos. El EPP será necesario según las precauciones epidemiológicas.

ACCIÓN	JUSTIFICACIÓN
3. Identificar al paciente.	La identificación del paciente asegura que el individuo correcto recibe la intervención correcta y ayuda a prevenir errores.
4. Cerrar las cortinas alrededor de la cama y la puerta de la habitación, de ser posible.	Esto asegura la privacidad del paciente.
5. Determinar la necesidad de realizar la aspiración. Verificar la indicación de aspiración en el expediente médico del paciente. **Evaluar en busca de dolor o posibles causas de éste. Administrar medicamentos para el dolor, según prescripción, antes de la aspiración.**	Para reducir el traumatismo a la mucosa de la vía aérea, la aspiración debe realizarse sólo cuando las secreciones se han acumulado o los ruidos respiratorios accesorios son audibles. La aspiración puede causar dolor moderado a intenso. El manejo individualizado del dolor es imperativo (Arroyo-Novoa *et al.*, 2008). La aspiración estimula la tos, lo cual es doloroso para los pacientes con heridas quirúrgicas.
6. Explicar el procedimiento y su justificación, incluso si el paciente no parece estar consciente. Confirmar al individuo que se interrumpirá el procedimiento si refiere dificultad respiratoria.	La explicación reduce el temor. Incluso si el paciente parece estar inconsciente, el personal de enfermería debe explicar lo que está sucediendo. Cualquier procedimiento que compromete la respiración es atemorizante para el paciente.
7. Ajustar la cama hasta una altura de trabajo cómoda, habitualmente la altura del codo del profesional de la salud (VISN 8 Patient Safety Center, 2009). Bajar el barandal más cercano. **Si el paciente está consciente, colocarlo en posición de semi-Fowler. De lo contrario, situarlo en posición de decúbito lateral, de frente.** Mover la mesa puente cerca del área de trabajo y elevarla hasta la altura de la cintura.	Tener la cama a la altura adecuada previene la fatiga dorsal y muscular. La posición sedente ayuda al paciente a toser y facilita la respiración. La gravedad también ayuda a la inserción de la sonda. El decúbito lateral previene la obstrucción de la vía aérea y promueve el drenaje de las secreciones. La mesa puente proporciona una superficie de trabajo y mantiene la esterilidad de los objetos.
8. Colocar la manta de baño o protector impermeable en el pecho del paciente.	Esto protege la ropa de cama y al paciente.

ACCIÓN	JUSTIFICACIÓN

9. Ajustar la aspiración a la presión adecuada:

- Para una unidad de pared para un adulto: 100-150 mm Hg; neonatos: 60-80 mm Hg; lactantes: 80-125 mm Hg; niños: 80-125 mm Hg; adolescentes: 80-150 mm Hg (Hess *et al.*, 2012).

- Para una unidad portátil para un adulto: 10-15 cm Hg; neonatos: 6-8 cm Hg; lactantes 8-10 cm Hg; niños: 8-10 cm Hg; adolescentes: 8-15 cm Hg.

Las presiones mayores pueden producir traumatismo excesivo, hipoxemia y atelectasia.

10. Ponerse guantes limpios desechables y obstruir el extremo de las vías recolectoras para revisar la presión de aspiración. Colocar la vía de conexión en un lugar práctico. Poner la bolsa de reanimación conectada al oxígeno al alcance de la mano si se utiliza.

Los guantes previenen el contacto con sangre y líquidos corporales. Revisar la presión asegura que el equipo está trabajando adecuadamente. Poner la bolsa de reanimación al alcance de la mano permite realizar la tarea de manera ordenada.

11. Abrir el paquete de aspiración estéril usando técnica aséptica. La envoltura abierta se convierte en un campo estéril para colocar otros suministros. Retirar cuidadosamente el contenedor estéril, tocando sólo la superficie exterior. Colocarlo en la superficie de trabajo y verter solución salina estéril.

La solución salina normal o agua estéril se usa para lubricar el exterior de la sonda, minimizando la irritación de la mucosa durante la introducción. También se usa para limpiar la sonda entre los intentos de aspiración.

12. Colocarse gafas o mascarilla de protección, además de guantes estériles. **La mano dominante manipulará la sonda y debe conservarse estéril. La mano no dominante se considera limpia, no estéril, y controla la válvula de aspiración (puerto en "Y") de la sonda.**

Manipular la sonda estéril utilizando guantes estériles ayuda a prevenir la introducción de microorganismos en la vía aérea; el guante limpio protege al personal de enfermería de los microorganismos.

13. Con la mano dominante enguantada, levantar la sonda estéril. Sostener las vías de conexión con la mano no dominante y conectar la vía y la sonda de aspiración.

Se conserva la esterilidad de la sonda de aspiración.

ACCIÓN	JUSTIFICACIÓN
14. Humedecer la sonda sumergiéndola en el contenedor de solución salina estéril, a menos que se trate de una sonda de silicona. Ocluir el tubo en "Y" para revisar la aspiración.	Lubricar el interior de la sonda con solución salina ayuda a mover las secreciones en la sonda. Las sondas de silicona no requieren lubricación. Revisar la aspiración asegura que el equipo trabaja de forma adecuada.
15. Hiperventilar al paciente usando la mano no dominante y la bolsa de reanimación manual, y administrar 3-6 respiraciones o usar el mecanismo de suspiro en un ventilador mecánico.	La hiperventilación y la hiperoxigenación ayudan a prevenir la hipoxemia durante la aspiración.
16. Abrir el adaptador en la vía del ventilador mecánico o retirar la bolsa de reanimación manual con la mano no dominante.	Esto expone el tubo endotraqueal sin contaminar la mano enguantada estéril.
17. Con la mano dominante, introducir suave y rápidamente la sonda hacia la tráquea (fig. 1). **Avanzar la sonda hasta la longitud predeterminada. No ocluir el puerto en "Y" al insertar la sonda.**	El contacto y aspiración de la sonda pueden causar daño de la mucosa de la tráquea, pérdida de cilios, edema y fibrosis, y aumentar el riesgo de infección y hemorragia para el paciente. La inserción de la sonda de aspiración hasta una distancia predeterminada, no más de 1 cm más allá del tubo endotraqueal, evita el contacto con la tráquea y la carina, reduciendo los efectos del daño a la mucosa traqueal (Hahn, 2010; Ireton, 2007; Pate, 2004; Pate & Zapata, 2002). Si se encuentra resistencia, se ha topado con la carina o la mucosa traqueal. Retirar la sonda al menos 1.25 cm antes de aplicar presión. Ocluir el puerto en "Y" (es decir, aspirar) al introducir la sonda aumenta el riesgo de traumatizar la mucosa de la vía aérea y de hipoxemia.

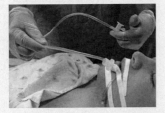

FIGURA 1 Introducción de la sonda de aspiración en el tubo endotraqueal

18. Aplicar aspiración obstruyendo intermitentemente el puerto en "Y" de la sonda con el pulgar de la mano no dominante, y rotar libremente la sonda a medida que se van retirando (fig. 2). **No realizar aspiración durante más de 10-15 seg a la vez.**

Girar la sonda a medida que se retira reduce el traumatismo en la mucosa. Aspirar por más de 10-15 seg roba oxígeno de las vías respiratorias, lo cual puede producir hipoxemia. Aspirar demasiado rápido puede evitar que se aclaren todas las secreciones de manera eficaz.

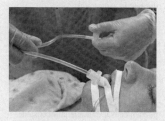

FIGURA 2 Retirar la sonda de aspiración y ocluir intermitentemente el puerto en "Y" con el pulgar para aplicar aspiración

19. Hiperventilar al paciente usando la mano no dominante y una bolsa de reanimación manual y entregar 3-6 respiraciones. Colocar nuevamente el dispositivo de entrega de oxígeno, si corresponde, utilizando la mano no dominante y hacer que el individuo realice varias respiraciones profundas. Si el paciente es ventilado mecánicamente, cerrar el adaptador de la vía del ventilador mecánico o reemplazarla y usar el mecanismo de suspiro del ventilador.

La aspiración retira aire de la vía aérea del paciente y puede causar hipoxemia. La hiperventilación y la hiperoxigenación pueden prevenir la hipoxemia inducida por la aspiración.

20. Lavar la sonda con solución salina. Evaluar la eficacia de la aspiración y repetir, según necesidad, de acuerdo con la tolerancia del paciente. Cubrir la sonda de aspiración tomándola con la mano dominante entre los intentos.

El lavado da permeabilidad a la sonda y la lubrica para la próxima inserción. La revaloración permite determinar si es necesario aplicar más aspiración. Cubrir la sonda previene su contaminación accidental.

21. **Permitir un intervalo de al menos 30 seg a 1 min si se**

El intervalo permite la reventilación y refrigeración de la vía aérea. Los pases

ACCIÓN	JUSTIFICACIÓN

requiere aspiración adicional. No hacer más de tres pases de aspiración por episodio. La bucofaringe se aspira después de la tráquea. No reinsertar el tubo endotraqueal después de aspirar la boca.

de aspiración excesivos pueden producir complicaciones. Aspirar la bucofaringe limpia la boca de secreciones. Suele haber más microorganismos en la boca, de manera que ésta es aspirada al final para prevenir la transmisión de contaminantes.

22. Cuando la aspiración esté completa, retirarse los guantes de la mano dominante sobre la sonda enroscada, tirando de adentro hacia fuera. Quitarse el guante de la mano no dominante y desechar ambos, la sonda y el contenedor con solución en el recipiente adecuado. Ayudar al paciente a colocarse en una posición cómoda. Subir los barandales de la cama y colocarla en la posición más baja.

Esta técnica de retiro de los guantes y desecho del equipo previene la propagación de microorganismos. La posición adecuada con los barandales elevados y la altura de la cama adecuada proporcionan comodidad y seguridad al paciente.

23. Apagar la aspiración. Retirarse la máscara o gafas de protección. Realizar higiene de manos.

El retiro adecuado de la máscara o gafas de protección reduce el riesgo de transmisión de infecciones y de contaminación de otros objetos. La higiene de manos previene la propagación de microorganismos.

24. Realizar la higiene bucal después de la aspiración.

Las secreciones respiratorias que se dejan acumular en la boca son irritantes para las membranas mucosas e incómodas para el paciente.

25. Explorar nuevamente el estado respiratorio del paciente, incluyendo la frecuencia y el esfuerzo respiratorio, la saturación de oxígeno y los ruidos respiratorios.

Esto evalúa la eficacia de la aspiración y la presencia de complicaciones.

26. Retirar el EPP adicional, si se utilizó. Realizar higiene de manos.

El retiro adecuado del EPP reduce el riesgo de transmisión de infecciones y la contaminación de otros objetos. La higiene de manos previene la diseminación de microorganismos.

EVALUACIÓN

- El paciente muestra mejores ruidos respiratorios y una vía aérea limpia y permeable.

- El nivel de saturación de oxígeno del paciente está dentro de los parámetros aceptables.
- El individuo no muestra signos ni síntomas de dificultad respiratoria o complicaciones.

REGISTRO

- Documentar la hora de aspiración, las evaluaciones antes y después de las intervenciones, la razón de la aspiración, los niveles de saturación de oxígeno y las características y cantidad de las secreciones.

COMPETENCIA 170 — TUBO ENDOTRAQUEAL: ASPIRACIÓN CON SISTEMA CERRADO

El propósito de la aspiración es mantener la vía aérea permeable y extraer secreciones pulmonares, sangre, vómito o cuerpos extraños. Cuando la aspiración se realiza mediante un tubo endotraqueal, el objetivo consiste en retirar las secreciones que no son accesibles a los cilios atravesados por el tubo mismo. La aspiración traqueal puede llevar a hipoxemia, disritmias cardíacas, traumatismos, atelectasia, infección, sangrado y dolor. Es imperativo tener cuidado de mantener la técnica aséptica y seguir la política y los procedimientos institucionales para evitar posibles riesgos. La frecuencia de aspiración se basa en la evaluación clínica para determinar su necesidad.

La aspiración elimina secreciones no accesibles a los cilios, por lo que la recomendación es introducir la sonda sólo hasta el final del tubo endotraqueal. La aspiración y el contacto de la sonda causan daño en la mucosa traqueal, pérdida de cilios, edema y fibrosis, y aumentan el riesgo de infección y de sangrado para el paciente. La inserción de la sonda de aspiración a una distancia predeterminada, no mayor de 1 cm más allá de la longitud del tubo endotraqueal, evita el contacto con la tráquea y la carina, reduciendo los efectos del daño de la mucosa traqueal (Hahn, 2010; Ireton, 2007; Pate, 2004; Pate & Zapata, 2002).

La aspiración mediante sistema cerrado puede utilizarse de manera rutinaria o cuando el paciente debe recibir aspiración rápida y con frecuencia por un exceso de secreciones, dependiendo de la política institucional. Una desventaja de la aspiración cerrada es el estorbo que representa la funda de protección cuando se rota el catéter de aspiración al retirarlo.

CONSIDERACIONES AL DELEGAR

La aspiración por tubo endotraqueal no se delega al personal de apoyo de enfermería (PAE) ni al personal de apoyo sin licencia (PASL). De acuerdo con la ley estatal de práctica de enfermería y la política y procedimientos institucionales, la aspiración por tubo endotraqueal en una situación estable, como el cuidado a largo plazo y otros contextos de atención comunitaria, puede ser delegada al personal de enfermería práctico/vocacional con licencia (PEPL/PEVL). La decisión de delegar debe basarse en el análisis minucioso de las necesidades y circunstancias del paciente, así como en las calificaciones de la persona a quien se delega la tarea. Véanse las *Pautas de delegación* en el Apéndice A.

EQUIPO

- Unidad de aspiración portátil o de pared con tubos correspondientes
- Dispositivo cerrado de aspiración de tamaño adecuado para el paciente
- 3-5 mL de solución salina normal en jeringa
- Guantes estériles
- Equipo de protección personal (EPP) adicional, según indicación

VALORACIÓN INICIAL

- Auscultar los ruidos pulmonares. Los pacientes que necesitan aspiración presentan sibilancias, estertores o gorgoteos.
- Valorar el nivel de saturación de oxígeno, que por lo general disminuye cuando el paciente necesita la aspiración.
- Evaluar el estado respiratorio, incluyendo la profundidad y frecuencia respiratorias. Los pacientes pueden volverse taquipneicos cuando necesitan la aspiración. Explorar al individuo para detectar signos de insuficiencia respiratoria, tales como aleteo nasal, retracciones o gruñidos.
- Algunas indicaciones adicionales para la aspiración por tubo endotraqueal incluyen secreciones en el tubo, insuficiencia respiratoria aguda y tos frecuente o constante.
- Evaluar el dolor y el riesgo de causarlo durante la intervención. Ofrecer un manejo del dolor individualizado en respuesta a las necesidades del paciente (Arroyo Novoa *et al.*, 2008). Administrar analgésicos, según prescripción, antes de aspirar.
- Valorar la profundidad adecuada de la sonda de aspiración.
- Evaluar las características y cantidad de secreciones durante la aspiración.

DIAGNÓSTICO DE ENFERMERÍA

- Limpieza ineficaz de las vías aéreas
- Riesgo de aspiración
- Riesgo de infección
- Deterioro del intercambio gaseoso

IDENTIFICACIÓN Y PLANIFICACIÓN DE RESULTADOS

- El paciente presenta mejoría en los ruidos respiratorios y una vía aérea despejada y permeable.
- El sujeto muestra un nivel de saturación de oxígeno dentro de los parámetros aceptables.
- El individuo exhibe frecuencia y profundidad respiratorias dentro de los parámetros aceptables para la edad.
- El paciente se mantiene libre de cualquier signo de insuficiencia respiratoria.

IMPLEMENTACIÓN

ACCIÓN	JUSTIFICACIÓN
1. Reunir el equipo necesario en la mesa puente.	Tener los artículos al alcance de la mano resulta práctico, ahorra tiempo y evita estiramientos y torsiones

ACCIÓN	JUSTIFICACIÓN
	musculares innecesarios del personal de enfermería.
2. Realizar higiene de manos y ponerse el EPP, según indicación.	La higiene de manos y el EPP previenen la propagación de microorganismos. El EPP será necesario según las precauciones epidemiológicas.
3. Identificar al paciente. 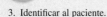	La identificación del paciente asegura que la persona correcta reciba la intervención correcta y ayuda a evitar errores.
4. Cerrar las cortinas alrededor de la cama y la puerta de la habitación, de ser posible.	Esto asegura la privacidad del paciente.
5. Determinar la necesidad de aspiración. Verificar la orden de aspiración en el expediente médico del paciente. **Evaluar el dolor o el riesgo de causarlo. Administrar analgésicos, según prescripción médica, antes de aspirar.**	Para reducir el traumatismo de la mucosa respiratoria, la aspiración debe hacerse sólo si las secreciones se acumularon o si los ruidos respiratorios accesorios son audibles. La aspiración puede causar un dolor moderado a intenso. El manejo del dolor individualizado es imprescindible (Arroyo Novoa *et al.*, 2008). La aspiración estimula la tos, que es dolorosa para los pacientes con incisiones quirúrgicas.
6. Explicar el procedimiento y su justificación, incluso si el paciente parece no estar alerta. Tranquilizar al individuo aclarando que se interrumpirá el procedimiento si siente que hay insuficiencia respiratoria.	La explicación reduce la ansiedad y facilita la cooperación. Incluso si el paciente parece inconsciente, el personal de enfermería debe explicar lo que está sucediendo. Cualquier procedimiento que comprometa la respiración resulta aterrador para el paciente.
7. Ajustar la cama a una posición de trabajo cómoda, por lo general a la altura del codo del profesional de la salud (VISN 8 Patient Safety Center, 2009). Bajar el barandal del lado en el que se está trabajando. **Si está consciente, colocar al paciente en posición de semi-Fowler; de lo contrario, colocarlo en posición lateral, frente a quien realiza el procedimiento.** Mover la mesa puente cerca del área de trabajo y elevarla a la altura de la cintura.	Tener la cama a la altura adecuada previene la fatiga dorsal y muscular. Estar sentado ayuda al paciente a toser y facilita la respiración. La fuerza de gravedad también facilita la inserción de la sonda. La posición lateral impide la obstrucción de la vía aérea y favorece el drenaje de las secreciones. La mesa puente ofrece una superficie de trabajo y mantiene la esterilidad de los objetos colocados en ella.

ACCIÓN	JUSTIFICACIÓN

8. Activar la aspiración a la presión adecuada:

   • Para una unidad de pared para adulto: 100-150 mm Hg; neonatos: 60-80 mm Hg; niños: 80-125 mm Hg; niños: 80-125 mm Hg; adolescentes: 80-150 mm Hg (Hess *et al.*, 2012).

   • Para una unidad portátil para adulto: 10-15 cm Hg; neonatos: 6-8 cm Hg; lactantes: 8-10 cm Hg; niños: 8-10 cm Hg; adolescentes: 8-15 cm Hg.

Las presiones más altas pueden causar atelectasia, hipoxemia y traumatismo excesivo.

9. Abrir el paquete del dispositivo de aspiración cerrada usando técnica aséptica. Verificar que el dispositivo siga siendo estéril.

El dispositivo debe permanecer estéril para evitar una infección nosocomial

10. Ponerse guantes estériles.

Los guantes frenan la proliferación de microorganismos.

11. Con la mano no dominante, desconectar el ventilador del tubo endotraqueal. Colocar el tubo del ventilador en un lugar conveniente para que su interior se mantenga estéril o continuar sosteniendo el tubo en la mano no dominante.

Esto da acceso al tubo endotraqueal manteniendo una mano estéril. El interior del tubo del ventilador debe permanecer estéril para evitar una infección nosocomial.

12. **Con la mano dominante y el dispositivo estéril, conectar el dispositivo de aspiración cerrada de forma tal que la sonda de aspiración esté en línea con el tubo endotraqueal.**

Mantener el dispositivo estéril disminuye el riesgo de una infección nosocomial.

13. **Mantener estéril el interior del tubo del ventilador; fijarlo al puerto perpendicular al tubo endotraqueal.** Acoplar el tubo de aspiración a la sonda de aspiración.

El interior del tubo del ventilador debe permanecer estéril para evitar una infección nosocomial. Al conectar el tubo del ventilador al puerto, no es necesario desconectar al paciente del ventilador para aspirarlo.

14. Abrir la tapa de la jeringa con solución salina normal estéril. Abrir el conector al puerto con la sonda de aspiración e introducir la jeringa.

La solución salina ayuda a limpiar la sonda entre aspiraciones.

ACCIÓN	JUSTIFICACIÓN

15. Hiperventilar al paciente mediante el botón de suspiro en el ventilador antes de aspirar. Girar la tapa de seguridad en el botón de aspiración de la sonda para que el botón se pueda accionar fácilmente.

Hiperoxigenar e hiperventilar antes de la aspiración ayuda a disminuir los efectos de la eliminación de oxígeno durante la aspiración. El botón de seguridad protege al paciente de que sea presionado accidentalmente y disminuya la saturación de oxígeno.

16. Tomar la sonda de aspiración a través de su funda de protección, a aproximadamente 15 cm del tubo endotraqueal. Insertar con suavidad la sonda en el tubo endotraqueal (fig. 1). Soltar la sonda mientras se sostiene la funda de protección. Mover la mano hacia la sonda. **Sujetar la sonda a través de la funda de protección y repetir la maniobra, avanzando la sonda hasta la longitud predeterminada. No ocluir el puerto en "Y" al insertar la sonda.**

La funda de protección mantiene estéril la sonda de aspiración. La aspiración y el contacto de la sonda causan daño de la mucosa traqueal, pérdida de cilios, edema y fibrosis, y aumentan el riesgo de infección y sangrado del paciente. La inserción de la sonda de aspiración a una distancia predeterminada, no mayor de 1 cm más allá de la longitud del tubo endotraqueal, evita el contacto con la tráquea y la carina, reduciendo los efectos del daño de la mucosa traqueal (Hahn, 2011; Ireton, 2007; Pate, 2004; Pate & Zapata, 2002). Si se encuentra resistencia, singnifica que se ha topado con la carina o la mucosa traqueal. Retirar la sonda al menos 1.25 cm antes de aplicar la aspiración. La aspiración al insertar la sonda aumenta el riesgo de traumatizar la mucosa respiratoria y de hipoxemia.

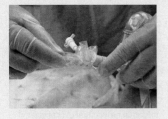

FIGURA 1 Inserción de la sonda a través de la funda de protección y en el tubo endotraqueal

17. Aplicar aspiración intermitente presionando el botón de aspiración con el pulgar de la mano no dominante. Girar suavemente la sonda con el pulgar y el dedo índice de la mano dominante

Girar la sonda mientras se retira ayuda a limpiar las superficies de la vía aérea y evita lesionar la mucosa traqueal. La aspiración por más de 10-15 seg roba el oxígeno de la vía respiratoria, lo cual puede producir hipoxemia.

ACCIÓN	**JUSTIFICACIÓN**

mientras se retira. **No mantener la aspiración durante más de 10-15 seg por vez.** Hiperoxigenar o hiperventilar con el botón de suspiro del ventilador, según indicación.

Aspirar demasiado rápido puede ser ineficaz para despejar todas las secreciones. La hiperoxigenación y la hiperventilación reoxigenan los pulmones.

18. Una vez que se retira la sonda en la funda de protección (fig. 2), se oprime el botón de aspiración mientras se exprime suavemente la jeringa con solución salina normal hasta que la sonda esté limpia. **Esperar por intervalos de al menos 30 seg a 1 min si se requiere mayor aspiración. No deben realizarse más de tres pases de aspiración por episodio.**

El lavado a chorro limpia y purga la sonda y la lubrica para la siguiente inserción. Esperar durante el intervalo señalado y cambiar la configuración de la descarga de oxígeno ayudan a compensar la hipoxia inducida por la aspiración. La aspiración excesiva contribuye a la aparición de complicaciones.

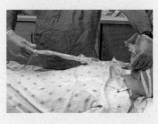

FIGURA 2 Retiro de la sonda de aspiración tirándola hacia la funda de protección

19. Cuando se haya completado el procedimiento, **verificar que se retira la sonda por medio de la funda de protección,** y girar el botón de seguridad. Quitar la jeringa con solución salina normal y cerrar el puerto con el tapón.

Al girar el botón de seguridad, la aspiración se bloquea en la sonda para no extraer el oxígeno del tubo endotraqueal.

20. Aspirar la cavidad bucal con una sonda diferente de un solo uso y desechable, y realizar la higiene bucal. Retirarse los guantes. Apagar la aspiración.

La aspiración de la cavidad bucal elimina las secreciones que puedan quedar estancadas en la boca y la faringe, reduciendo el riesgo de infección. La higiene bucal ofrece comodidad al paciente. El retiro adecuado del EPP reduce el riesgo de transmisión de infecciones y de contaminación de otros objetos.

ACCIÓN	JUSTIFICACIÓN
21. Ayudar al paciente a colocarse en una posición cómoda. Levantar el barandal de la cama y colocarla en la posición más baja.	Asegura la comodidad del paciente. Colocar de forma adecuada los barandales laterales y la cama proporciona seguridad y comodidad al paciente.
22. Evaluar el estado respiratorio del paciente, incluyendo frecuencia respiratoria, esfuerzo, saturación de oxígeno y ruidos pulmonares.	Esto permite valorar la eficacia de la aspiración y la presencia de complicaciones.
23. Retirarse el EPP adicional, si se utilizó. Realizar higiene de manos.	El retiro adecuado del EPP disminuye el riesgo de transmisión de infecciones, así como la contaminación de otros objetos. La higiene de manos previene la propagación de microorganismos.

EVALUACIÓN

- El paciente presenta mejoría en los ruidos respiratorios y una vía aérea despejada y permeable.
- La saturación de oxígeno del paciente está dentro de parámetros aceptables.
- El paciente no muestra signos ni síntomas de insuficiencia respiratoria ni complicaciones.

REGISTRO

- Documentar el tiempo de aspiración, las evaluaciones antes y después de la intervención, la justificación de la aspiración, los niveles de saturación de oxígeno y las características y cantidad de las secreciones.

COMPETENCIA 171 FIJACIÓN DE TUBO ENDOTRAQUEAL

Los tubos endotraqueales proporcionan una vía aérea para los pacientes que no pueden mantenerla por cuenta propia. Se pasa un tubo a la tráquea a través de la boca o la nariz. Los pacientes con tubo endotraqueal tienen un alto riesgo de dehiscencia cutánea relacionada con la fijación del dispositivo, agravado por un mayor riesgo de producir secreciones. El tubo endotraqueal debe ser fijado con cinta cada 24 h para evitar las dehiscencias y para verificar que el aparato esté colocado correctamente. La fijación con cinta requiere de dos personas. Sin embargo, existen otras maneras de fijar un tubo endotraqueal además de la cinta; para colocarlo con otro dispositivo, se siguen las recomendaciones del fabricante. No obstante, la bibliografía médica sugiere que usar la cinta puede ser el mejor método para fijar el tubo endotraqueal (Shimizu *et al.*, 2011; Carlson *et al.*, 2007).

A continuación, se proporciona un ejemplo de fijación de un tubo endotraqueal con cinta, pero esta competencia puede ser realizada de forma diferente en distintas instituciones. Siempre se debe consultar la política institucional específica.

CONSIDERACIONES AL DELEGAR

La fijación del tubo endotraqueal no se delega al personal de apoyo de enfermería (PAE) o al personal de apoyo sin licencia (PASL). De acuerdo con la ley estatal de práctica de enfermería y las políticas y procedimientos institucionales, la fijación de un tubo endotraqueal en una situación estable, como el cuidado a largo plazo y otros contextos de atención comunitaria, puede delegarse al personal de enfermería práctico/vocacional con licencia (PEPL/PEVL). La decisión de delegar debe basarse en el análisis minucioso de las necesidades y circunstancias del paciente, así como en las calificaciones de la persona a quien se delega la tarea. Véanse las *Pautas de delegación* en el Apéndice A.

EQUIPO

- Ayudante (personal de enfermería o terapeuta respiratorio)
- Unidad de aspiración portátil o de pared con tubería
- Catéter de aspiración estéril con puerto en "Y"
- Cinta de 2.5 cm de ancho (cinta adhesiva o impermeable)
- Guantes desechables
- Mascarilla y antiparras protectoras o careta
- Equipo de protección personal (EPP) adicional, según indicación
- Equipo de aspiración estéril
- Catéter de aspiración oral
- Dos jeringas de 3 mL o abatelenguas/depresor lingual
- Tijeras
- Paño y limpiador
- Barrera cutánea (p. ej., 3M® o SkinPrep®)
- Hisopo con eliminador de adhesivo
- Manta de baño
- Máquina de afeitar (opcional)
- Crema de afeitar (opcional)
- Solución salina estéril o agua
- Calibrador de presión portátil

VALORACIÓN INICIAL

- Determinar la necesidad de renovar la cinta de fijación, que puede incluir cintas flojas o sucias, presión sobre las membranas mucosas, o cambiar la posición del tubo.
- Evaluar la longitud del tubo endotraqueal. El tubo tiene marcas en el lado para que no se mueva al renovar la cinta de fijación. Observar la marca en centímetros (cm) en el labio o la nariz del paciente.
- Auscultar los ruidos pulmonares para obtener valores de referencia. Verificar que los ruidos todavía se escuchen a lo largo de los lóbulos. Evaluar el nivel de saturación de oxígeno. En caso de cambio de posición del tubo, puede modificarse el nivel de saturación de oxígeno. Evaluar si el tórax sube y baja de manera simétrica durante la respiración. Si el tubo se movió de su posición, la subida y bajada del tórax cambiará.
- Evaluar la necesidad de administrar analgésico o sedación al paciente. Valorar el dolor. El paciente debe estar tranquilo, libre de dolor y relajado al cambiar la cinta de fijación, para no mover y producir una extubación accidental.
- Revisar el área en la parte posterior del cuello para detectar si hay alguna alteración cutánea resultante de la irritación o la presión de la cinta o el soporte del tubo endotraqueal.

DIAGNÓSTICO DE ENFERMERÍA

- Riesgo de deterioro de la integridad cutánea
- Deterioro de la mucosa bucal
- Riesgo de infección
- Riesgo de lesión

IDENTIFICACIÓN Y PLANIFICACIÓN DE RESULTADOS

- El tubo endotraqueal permanece en su lugar.
- El paciente mantiene ruidos pulmonares bilaterales simétricos y claros.
- El individuo demuestra que comprende la justificación del uso del tubo endotraqueal.
- La piel del paciente permanece intacta.
- La saturación de oxígeno del individuo se mantiene dentro de parámetros aceptables, o mayores del 95 %.
- El tórax del paciente se eleva simétricamente y la vías respiratorias siguen despejadas.

IMPLEMENTACIÓN

ACCIÓN	JUSTIFICACIÓN
1. Reunir el equipo necesario en la mesa puente.	Colocar las herramientas al alcance de la mano resulta práctico, ahorra tiempo y evita estiramientos y torsiones musculares innecesarios del personal de enfermería.
2. Realizar higiene de manos y ponerse el EPP, según indicación.	La higiene de manos y el EPP evitan la propagación de microorganismos. El uso de EPP será necesario según las precauciones epidemiológicas.
3. Identificar al paciente.	La identificación del paciente asegura que la persona correcta reciba la intervención correcta y ayuda a evitar errores.
4. Cerrar las cortinas alrededor de la cama y la puerta de la habitación, de ser posible.	Esto asegura la privacidad del paciente.
5. Evaluar la necesidad de cambiar la cinta de fijación del tubo endotraqueal. **Administrar analgésicos o sedación, según prescripción, antes de intentar cambiar la cinta de fijación del tubo endotraqueal.** Explicar el	Cambiar la cinta de fijación del tubo endotraqueal puede estimular la tos, lo cual puede ser doloroso para los pacientes, en particular para los que presentan incisiones quirúrgicas. La explicación reduce la ansiedad, facilita cooperación y proporciona

ACCIÓN	JUSTIFICACIÓN

procedimiento y su justificación, incluso si el paciente no parece estar alerta.

seguridad al paciente. Todo procedimiento que pueda comprometer la respiración resulta aterrador para el sujeto. Incluso si el individuo parece inconsciente, el personal de enfermería debe explicar lo que está sucediendo.

6. Pedir ayuda a otro miembro del personal de enfermería para sujetar el tubo endotraqueal en su lugar mientras se retira la cinta vieja y se coloca la nueva.

Esto evita la extubación accidental.

7. Ajustar la cama a una posición de trabajo cómoda, por lo general a la altura del codo del profesional de la salud (VISN 8 Patient Safety Center, 2009). Bajar el barandal del lado donde se va a trabajar. **Si está consciente, colocar al paciente en posición de semi-Fowler; de lo contrario, colocarlo en la posición lateral, frente a quien va a realizar la tarea.** Mover la mesa puente cerca del área de trabajo y elevarla a la altura de la cintura. Colocar un recipiente para residuos cerca del área de trabajo.

Tener la cama a la altura adecuada evita la fatiga dorsal y muscular. Sentarse ayuda al paciente a toser y facilita la respiración. La fuerza de gravedad también facilita la inserción del catéter. La posición lateral impide la obstrucción de la vía aérea y favorece el drenaje de las secreciones. La mesa puente sobre la cama ofrece una superficie de trabajo y mantiene la esterilidad de los objetos colocados en ésta. Tener el recipiente para residuos a la mano permite realizar la tarea de manera ordenada.

8. Ponerse visera o antiparras, y máscara. Realizar la aspiración del paciente como se describe en las Competencias 169 o 170.

El equipo de protección evita la exposición a los contaminantes. La aspiración disminuye la probabilidad de que el paciente tosa al cambiar la cinta de fijación del tubo endotraqueal. Si el paciente tose, el tubo puede moverse de posición.

9. Medir un trozo de cinta de la longitud necesaria para rodear el cuello del paciente hasta la boca más 20 cm. Cortar la cinta. Colocar el lado adhesivo hacia arriba sobre la mesa.

La longitud adicional es necesaria para que la cinta se pueda envolver alrededor del tubo endotraqueal.

10. Cortar otro fragmento de cinta lo suficientemente largo para ir desde un lado de la mandíbula por la parte posterior del cuello hasta el otro. Colocar esta pieza

Esto evita que la cinta se adhiera al pelo del paciente y a la parte posterior del cuello.

ACCIÓN	JUSTIFICACIÓN
en el centro de la porción más larga sobre la mesa puente, haciendo coincidir los lados del adhesivo de las cintas.	
11. Tomar una jeringa de 3 mL o abatelenguas y envolver cinta adhesiva alrededor de ella hasta llegar al área que no tiene adhesivo. Hacer lo mismo para el otro lado.	Esto ayuda al personal de enfermería o terapeuta respiratorio a manipular la cinta sin que se pegue a las sábanas o al pelo del paciente.
12. Tomar una de las jeringas de 3 mL o abatelenguas y pasarla bajo el cuello del paciente para que haya una jeringa de 3 mL a cada lado de la cabeza del paciente.	Esto permite tomar la cinta con mayor facilidad cuando se deba cambiar en el tubo.
13. Ponerse guantes desechables. Hacer que el asistente también se ponga guantes.	Los guantes protegen las manos de la exposición a los contaminantes.
14. Dar cuidados bucales, incluida la aspiración de la cavidad bucal.	Esto ayuda a disminuir las secreciones en la cavidad bucal y en la región faríngea.
15. Registrar las marcas de posición en centímetros del tubo. Se comienza a desenrollar la cinta vieja del tubo endotraqueal. Después de desenrollar un lado, hacer que el asistente mantenga el tubo endotraqueal tan cerca de los labios o narinas como sea posible para ofrecer estabilidad.	El asistente debe sostener el tubo para evitar la extubación accidental. Sujetar el tubo cerca de los labios o narinas evita la extubación accidental.
16. Retirar con cuidado la cinta restante del tubo endotraqueal. **Luego, hacer que el asistente mueva suave y lentamente el tubo (si el paciente está intubado por vía oral) hacia el otro lado de la boca. Revisar si hay alguna herida en la mucosa oral. Antes de aplicar la cinta nueva, asegurarse de que las marcas en el tubo endotraqueal están en el mismo lugar que cuando inició el procedimiento de cambio de cinta.**	Con el tiempo, el tubo endotraqueal puede causar úlceras por presión si se deja en el mismo lugar. Al mover el tubo se reduce el riesgo de aparición de úlceras.

ACCIÓN	JUSTIFICACIÓN
17. Retirar la cinta vieja de las mejillas y del lado de la cara. Usar eliminador para retirar el exceso de adhesivo. Limpiar la cara y el cuello con paño y limpiador. Si el paciente tiene vello facial, considerar el afeitado de las mejillas. Palmear las mejillas en seco con la manta de baño.	Para evitar heridas de la piel, retirar el adhesivo viejo. El afeitado ayuda a disminuir el dolor cuando se quita la cinta. Las mejillas deben estar secas antes de aplicar la nueva cinta para asegurar que se adhiera.
18. Aplicar la barrera cutánea en la cara del paciente (bajo la nariz, mejillas y labio inferior) donde se colocará la cinta. Desenrollar un lado de la cinta. Revisar que la porción no adhesiva de la cinta esté detrás del cuello del paciente mientras se tira con firmeza sobre la cinta. Poner la parte adhesiva de la cinta contra la mejilla del paciente. Mantener ubicado el balón piloto del tubo endotraqueal para evitar que quede pegado con la cinta a la cara del sujeto. Dividir la cinta a la mitad desde la comisura de la boca.	La barrera cutánea protege contra las lesiones por el retiro de la cinta y ayuda a que ésta se adhiera mejor a la piel. La cinta debe quedar ajustada al lado de la cara del paciente para evitar la extubación accidental.
19. Colocar la mitad superior del fragmento de cinta bajo la nariz del paciente (fig. 1). Envolver la mitad inferior alrededor del tubo en una dirección, por ejemplo, sobre y alrededor del tubo. Doblar una pestaña en el extremo de la cinta.	Al colocar un pedazo de cinta adhesiva en el labio y el otro en el tubo, éste último permanece fijo. La pestaña facilita el retiro de la cinta.

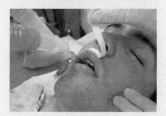

FIGURA 1 Colocación de cinta nueva

20. Desenvolver el segundo lado de la cinta. Partir hacia la comisura de la boca. Colocar la mitad	Alternar la colocación de las piezas superior e inferior de la cinta proporciona mayor anclaje al tubo.

ACCIÓN	JUSTIFICACIÓN

inferior del fragmento de cinta a lo largo del labio inferior del paciente. Envolver la mitad superior alrededor del tubo en la dirección opuesta, por debajo y alrededor del tubo. Doblar una pestaña en el extremo de la cinta. Verificar que la cinta está fija (fig. 2). Retirarse los guantes.

Envolver la cinta de manera alterna asegura que no se desenrolle accidentalmente.

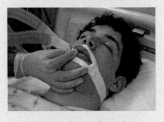

FIGURA 2 Fijar la cinta estabiliza con firmeza el tubo

21. **Auscultar los ruidos pulmonares. Evaluar la presencia de cianosis, saturación de oxígeno, simetría del tórax y estabilidad del tubo endotraqueal. Volver a revisar para asegurarse de que el tubo está a la profundidad correcta.**

Si el tubo ha sido movido del lugar original, pueden cambiar los ruidos pulmonares, así como la simetría del tórax y la saturación de oxígeno. El tubo debe estar fijo y no deberá moverse ante cada ciclo de respiración.

22. **Si el tubo endotraqueal tiene manguito, revisar la presión del balón colocando un manómetro de mano en el balón piloto del tubo endotraqueal.**

Se cree que la presión del manguito se debe mantener a menos de 25 cm H_2O para evitar una presión excesiva en la pared de la mucosa traqueal y las estructuras circundantes (Sultan *et al.*, 2011). Las presiones máximas del manguito no deben exceder 24-30 cm H_2O para evitar la isquemia y la necrosis traqueal.

23. Ayudar al paciente a colocarse en una posición cómoda. Levantar el barandal de la cama y colocarla en la posición más baja.

Asegura la comodidad del paciente. La colocación adecuada de los barandales laterales y la altura de la cama brindan seguridad y comodidad al paciente.

24. Retirarse la máscara o antiparras y la mascarilla. Quitarse el EPP adicional, si se utilizó. Realizar higiene de manos.

El retiro adecuado del EPP reduce el riesgo de transmisión de infecciones y de contaminación de otros objetos. La higiene de manos evita la propagación de microorganismos.

EVALUACIÓN

- La cinta del tubo endotraqueal se renueva sin desprendimiento ni cambios de profundidad del tubo.
- Los ruidos pulmonares del paciente se mantienen iguales.
- No se observan úlceras por presión.
- La vía aérea del paciente sigue despejada.
- La saturación de oxígeno sigue dentro de los parámetros aceptables, o mayor del 95%, el tórax se eleva simétricamente y la piel permanece acianótica.
- La presión en el manguito del tubo endotraqueal se mantiene en 20-25 cm H_2O.

REGISTRO

- Documentar el procedimiento, incluyendo la profundidad del tubo endotraqueal a partir de los dientes o los labios; la cantidad, consistencia y color de las secreciones aspiradas; la presencia de cambios o úlceras por presión en la piel o membranas mucosas, y las exploraciones previas y posteriores al procedimiento, incluyendo ruidos pulmonares, saturación de oxígeno, color de la piel, manguito de presión y simetría de tórax.

COMPETENCIA 172 ASISTENCIA CON EL RETIRO DE TUBO TORÁCICO

Los tubos o cánulas torácicas para toracostomía se retiran después de que el pulmón se extiende nuevamente y el drenaje es mínimo. Por lo general, un especialista retira el tubo torácico. El médico determina cuándo está listo para el retiro al evaluar la radiografía de tórax y con base en la exploración del paciente y la cantidad de drenaje que sale por el tubo.

CONSIDERACIONES AL DELEGAR

La asistencia con el retiro del tubo torácico no se delega al personal de apoyo de enfermería (PAE) o al personal de apoyo sin licencia (PASL). De acuerdo con la ley estatal de práctica de enfermería y las políticas y procedimientos institucionales, la asistencia en el procedimiento puede delegarse al personal de enfermería práctico/vocacional con licencia (PEPL/PEVL). La decisión de delegar debe basarse en el análisis minucioso de las necesidades y circunstancias del paciente, así como en las calificaciones de la persona a quien se delega la tarea. Véanse las *Pautas de delegación* en el Apéndice A.

EQUIPO

- Guantes desechables
- Equipo de protección personal (EPP) adicional, según indicación
- Equipo de extracción de suturas (pinzas y tijeras)
- Gasa estéril impregnada de vaselina y apósitos de gasa de 10 × 10 cm u otros apósitos oclusivos, según la política institucional
- Cinta oclusiva, por ejemplo, cinta adhesiva de espuma

VALORACIÓN INICIAL

- Evaluar el estado respiratorio del paciente, incluyendo la frecuencia respiratoria y el nivel de saturación de oxígeno. Lo anterior proporciona una base para la comparación después de retirar el tubo. Si el paciente comienza a tener insuficiencia respiratoria, habitualmente estará taquipneico e hipóxico.
- Auscultar los ruidos pulmonares del paciente, que pueden disminuir en el sitio a causa del tubo torácico.
- Valorar el grado de dolor del paciente. Muchos pacientes refieren dolor en el sitio de inserción del tubo torácico y piden analgésicos. Si el paciente no ha recibido analgésicos, deberá hacerlo antes del retiro del tubo torácico para disminuir el dolor sentido con el procedimiento y reducir su ansiedad (Bauman & Handley, 2011).

DIAGNÓSTICO DE ENFERMERÍA

- Conocimiento deficiente
- Dolor agudo
- Riesgo de lesiones

IDENTIFICACIÓN Y PLANIFICACIÓN DE RESULTADOS

- El paciente se mantiene libre de insuficiencia respiratoria.
- El sitio de inserción se conserva limpio y seco sin evidencia de infección.
- La persona muestra un control adecuado del dolor durante el retiro del tubo torácico.
- Los ruidos pulmonares del paciente son claros e iguales bilateralmente.
- El paciente es capaz de aumentar la tolerancia a la actividad poco a poco.

IMPLEMENTACIÓN

ACCIÓN	JUSTIFICACIÓN
1. Reunir los suministros necesarios.	La preparación favorece el manejo eficiente y un abordaje ordenado de la tarea.
2. Realizar higiene de manos y ponerse el EPP, según indicación.	La higiene de manos y el EPP previenen la propagación de microorganismos. El EPP será necesario según las precauciones epidemiológicas.
3. Identificar al paciente.	La identificación asegura que el paciente correcto reciba la intervención correcta y ayuda a evitar errores.
4. Administrar analgésicos según prescripción. **Premedicar al paciente antes del retiro del**	La mayoría de los pacientes informan molestias durante el retiro del tubo torácico.

ACCIÓN	JUSTIFICACIÓN
tubo torácico en un lapso suficiente para permitir que el medicamento surta efecto, con base en la prescripción.	
5. Cerrar las cortinas alrededor de la cama y la puerta de la habitación, de ser posible.	Esto asegura la privacidad del paciente.
6. Explicar al paciente el procedimiento y su justificación. Describir toda intervención no farmacológica del dolor que el paciente pueda utilizar para disminuir el malestar durante el retiro del tubo.	La explicación reduce la ansiedad y facilita la cooperación. Se ha demostrado que las intervenciones no farmacológicas del dolor, como los ejercicios de relajación, ayudan a disminuir el dolor durante el retiro del tubo torácico (Ertüg & Ülker, 2011; Friesner *et al.*, 2006).
7. Enseñar al paciente cómo hacer la maniobra de Valsalva. Pedirle que respire profundamente, mantenga la boca cerrada y trate de espirar a la fuerza mientras mantiene la boca y la nariz cerradas. Mantener los músculos abdominales contraídos puede ayudarle con el proceso.	El tubo torácico debe retirarse durante la retención de la respiración o la espiración para evitar que el aire vuelva a entrar al espacio pleural (Bauman & Handley, 2011; Crawford, 2011). La maniobra de Valsalva puede estar contraindicada en personas con problemas cardiovasculares y otras enfermedades.
8. Ponerse guantes limpios.	Los guantes evitan el contacto con líquidos corporales y contaminantes.
9. Proporcionar al paciente seguridad mientras el médico retira el apósito y luego el tubo.	Retirar el apósito y el tubo torácico puede aumentar el nivel de ansiedad del paciente. Ofrecer seguridad ayudará al paciente a sentirse más confiado y a disminuir la ansiedad.
10. Después de que el médico ha retirado el tubo y asegurado el apósito oclusivo y ausculta los ruidos pulmonares del paciente, valorar las constantes vitales, la saturación de oxígeno y el nivel de dolor.	En la mayoría de las instituciones, son los especialistas quienes retiran los tubos torácicos; en otras, se capacita al personal de enfermería para hacerlo. Una vez retirado el tubo, se deberá evaluar el estado respiratorio del paciente para asegurar que no haya insuficiencia respiratoria.
11. Prever una orden para radiografía de tórax.	La radiografía de tórax se pide para evaluar el estado de los pulmones después del retiro del tubo torácico, para verificar que el pulmón se infla por completo.

ACCIÓN	JUSTIFICACIÓN
12. Desechar correctamente los materiales usados.	Esto reduce el riesgo de transmisión de microorganismos y la contaminación de otros objetos.
13. Retirarse los guantes y el EPP adicional, si se ha utilizado. Realizar higiene de manos.	El retiro adecuado del EPP reduce el riesgo de transmisión de infecciones y de contaminación de otros objetos. La higiene de manos evita la propagación de microorganismos.
14. Continuar la vigilancia del estado cardiopulmonar del paciente y de su nivel de comodidad. Monitorizar el drenaje en el sitio.	La vigilancia continua permite evaluar una posible insuficiencia respiratoria si el pulmón no permanece inflado. La revisión de los apósitos garantiza la evaluación de los cambios en el estado del paciente y permite la intervención oportuna para evitar complicaciones.

EVALUACIÓN

- El paciente no muestra signos ni síntomas de insuficiencia respiratoria después de que se retira el tubo.
- El individuo manifiesta un control adecuado del dolor.
- Los ruidos pulmonares del sujeto son claros y homogéneos.
- El paciente aumenta gradualmente su nivel de actividad.

REGISTRO

- Registrar frecuencia respiratoria, saturación de oxígeno, ruidos pulmonares, salida total del tubo torácico y estado del sitio de inserción y del apósito.

COMPETENCIA 173 CUIDADOS DE LAS UÑAS

El cuidado de las uñas es importante para prevenir el dolor y las infecciones. Las uñas largas, ásperas, que no han sido recortadas o limadas pueden aumentar la incidencia de lesiones traumáticas de las uñas, como daños que pueden provocar desprendimiento de la uña del lecho ungueal (Malkin y Berridge, 2009). El mal cuidado de las uñas del pie puede llevar a una mala movilidad. El personal de enfermería debe documentar e informar al médico cualquier cambio en el color de las uñas, como decoloración de la uña entera o una raya oscura debajo de la uña; cambios en la forma de las uñas, como uñas rizadas; adelgazamiento o engrosamiento de las uñas; separación de la uña de la piel circundante; sangrado alrededor de las uñas, y eritema, edema o dolor alrededor de las uñas (Mayo Foundation for Medical Education and Research, 2011c).

CONSIDERACIONES AL DELEGAR

Dependiendo de la política y los procedimientos institucionales, el cuidado de las uñas de un paciente puede ser delegado al personal de apoyo de enfermería (PAE) o al personal de apoyo sin licencia (PASL) después de la evaluación por parte del personal de enfermería titulado. Asimismo, el cuidado de las uñas puede delegarse al personal de enfermería práctico/vocacional con licencia (PEPL/PEVL). La decisión de delegar debe basarse en un análisis minucioso de las necesidades y circunstancias del paciente, así como en las calificaciones de la persona a quien se delega la tarea. Véanse las *Pautas de delegación* en el Apéndice A.

EQUIPO

- Lima de uñas
- Cortauñas
- Tijeras para cutícula
- Palito de naranjo o un palo para cutícula
- Emoliente
- Protector impermeable desechable
- Manta de baño
- Lebrillo y limpiador de piel o sistema para baño preparado comercialmente
- Guantes desechables
- Equipo de protección personal (EPP) adicional, según indicación

VALORACIÓN INICIAL

- Evaluar las preferencias de cuidado de las uñas del paciente: frecuencia, hora del día y tipo de productos.
- Valorar en busca de cualquier limitación de la actividad física.
- Explorar en busca de alteraciones que pueden poner al paciente en alto riesgo de problemas en las uñas, como diabetes o enfermedad vascular periférica.
- Valorar el color y la temperatura de los dedos de manos y pies. Observar los pulsos en la zona y el llenado capilar. Explorar la piel de los dedos de manos y pies en busca de resequedad, grietas o inflamación.
- Explorar las uñas y la piel circundante en busca de cambios en el color o la forma de las uñas, adelgazamiento o engrosamiento, separación de las uñas de la piel circundante, y sangrado, eritema, edema o dolor alrededor de las uñas. Éstas deben estar intactas, suaves, firmemente unidas al lecho ungueal, de color rosado y con la media luna blanca visible en la base. Las rayas oscuras que corren a lo largo de las uñas son una variante normal en los pacientes con tonos de piel más oscuros.
- Evaluar la capacidad del paciente para el autocuidado de las uñas o ayudar con el procedimiento.

DIAGNÓSTICO DE ENFERMERÍA

- Riesgo de lesión
- Déficit de autocuidado: baño
- Deterioro de la movilidad física

IDENTIFICACIÓN Y PLANIFICACIÓN DE RESULTADOS

- Las uñas están recortadas y limpias, con bordes lisos y cutículas intactas, sin evidencia de traumatismos en las uñas o la piel circundante.
- El paciente refiere sentirse con mejor autoestima.

IMPLEMENTACIÓN

ACCIÓN	JUSTIFICACIÓN
1. Revisar el expediente médico en busca de limitaciones en la actividad física o contraindicaciones para el procedimiento. Confirmar la presencia de la orden médica para el cuidado de uñas, si así lo requiere la política institucional.	Identificar limitaciones evita molestias y lesiones en el paciente. En algunas instituciones, se requiere una orden médica para el cuidado de las uñas, sobre todo para un paciente con ciertos problemas de salud.
2. Realizar higiene de manos. Colocarse el EPP, según indicación.	La higiene de manos y el EPP previenen la propagación de microorganismos. El EPP será necesario con base en las precauciones epidemiológicas.
3. Identificar al paciente y explicarle el procedimiento.	La identificación del paciente asegura que el individuo correcto recibe la intervención correcta y ayuda a prevenir errores. La explicación facilita la cooperación.
4. Reunir el equipo en la mesa puente dentro de su alcance.	La organización facilita la realización de la tarea.
5. Cerrar las cortinas alrededor de la cama y la puerta de la habitación, de ser posible.	Esto asegura la privacidad del paciente.
6. Levantar la cama hasta una posición de trabajo cómoda, generalmente la altura del codo del profesional de la salud (VISN 8, Patient Safety Center, 2009). Bajar el barandal lateral. Colocar una manta de baño o un protector impermeable bajo la mano o el pie del paciente.	Tener la cama a la altura adecuada previene la fatiga dorsal y muscular. El protector impermeable cubre la ropa de cama y las superficies circundantes.
7. Ponerse guantes. Lavar las manos o los pies, dependiendo de los cuidados que se vayan a proporcionar.	Los guantes previenen la propagación de microorganismos. El lavado elimina la suciedad superficial y suaviza las uñas y la piel, lo que facilita el corte y el cuidado de las cutículas (Mayo Foundation for Medical Education and Research, 2011c).
8. Limpiar suavemente debajo de las uñas utilizando el palito de naranjo o palo para cutícula. Lavar la mano o el pie.	El lavado elimina los desechos y la suciedad provenientes de debajo de las uñas.

ACCIÓN	JUSTIFICACIÓN

9. Cortar las uñas, según necesidad. Evitar cortar toda la uña en un solo intento. Utilizar la punta del cortauñas y hacer pequeños cortes (Malkin y Berridge, 2009). Cortar las uñas en línea recta. No recortar tan profundo que pueda lesionar la piel y la cutícula. **Sólo limar, no cortar, las uñas de los pacientes con diabetes o problemas circulatorios.**

Cortar la uña entera en un solo intento puede llevar a la partición de la uña. Prevenir las lesiones en las uñas, cutículas y dedos reduce el riesgo de onicocriptosis (Mayo Foundation for Medical Education and Research, 2011a; Mayo Foundation for Medical Education and Research, 2011c; Malkin y Berridge, 2009).

10. Limar la uña de forma recta, y luego en torno a la punta en una curva suave, para darle forma. No limar tan profundo que pueda lesionar la piel y la cutícula. **Sólo limar, no cortar, las uñas de pacientes con diabetes o problemas circulatorios.**

Suaviza la uña. Previene lesiones en las uñas, cutículas y dedos de manos o pies y reduce el riesgo de onicocriptosis (Mayo Foundation for Medical Education and Research, 2011a; Mayo Foundation for Medical Education and Research, 2011c; Malkin y Berridge, 2009).

11. Quitar los padrastros, que son partes rotas de la cutícula, recortándolos cuidadosamente con tijeras para cutícula. Evitar lesionar los tejidos con las tijeras.

Elimina la cutícula muerta. Reduce la formación de padrastros. Tirar del padrastro puede causar lesiones a los tejidos vivos.

12. Empujar suavemente las cutículas hacia atrás, fuera de la uña, con el palito de naranjo, o una manta de baño.

Mantiene las cutículas y las uñas limpias y previene el agrietamiento y el secado de las cutículas.

13. Secar las manos o pies minuciosamente, con cuidado de secar entre los dedos de las manos o los pies. Aplicar un emoliente a la mano o el pie, frotando en las uñas y las cutículas. No hidratar entre los dedos de los pacientes con arteriopatía periférica.

El secado minucioso reduce el riesgo de maceración, el daño producido por la piel excesiva y constantemente húmeda. La maceración aumenta el riesgo de lesiones por roce o fricción y de infecciones micóticas y bacterianas. La hidratación entre los dedos de los pacientes con arteriopatía periférica puede fomentar la aparición de micosis (Mayo Foundation for Medical Education and Research, 2012).

14. Repetir los pasos 7 a 13 para la otra extremidad o extremidades.

15. Retirar el equipo y regresar al paciente a una posición cómoda. Quitarse los guantes. Levantar el barandal lateral y bajar la cama.

Promueve la comodidad y seguridad del paciente. El retiro adecuado de los guantes reduce el riesgo de transmisión de infecciones y la contaminación de otros objetos.

ACCIÓN	JUSTIFICACIÓN
16. Retirarse el EPP adicional, si se utilizó. Realizar higiene de manos.	El retiro adecuado del EPP reduce el riesgo de transmisión de infecciones y la contaminación de otros objetos. La higiene de manos previene la propagación de microorganismos.

EVALUACIÓN

- Las uñas del pacientes están cortas y limpias, con bordes lisos y cutículas intactas, y sin evidencia de traumatismos en las uñas o la piel circundante.
- El paciente refiere sentirse mejor y muestra una mejor autoestima.

REGISTRO

- Documentar la exploración, las observaciones significativas y los hallazgos inusuales, como uñas rotas o inflamación. Registrar cualquier capacitación realizada. Consignar el procedimiento y la respuesta del paciente. El cuidado de las uñas con frecuencia se registra en la hoja de rutina.

COMPETENCIA 174 — ADMINISTRACIÓN DE CREMA VAGINAL

Se pueden aplicar cremas, espumas y comprimidos en el interior de la vagina con el uso de un aplicador tubular estrecho con émbolo incluido. También se administran supositorios por inserción vaginal, que se funden al exponerse a la temperatura corporal (véase "Variante en la técnica"). Es necesario refrigerar los supositorios para su almacenamiento y programar la administración para permitir a la paciente recostarse después, con el propósito de retener el medicamento.

CONSIDERACIONES AL DELEGAR

La administración de un medicamento en forma de crema vaginal no se delega al personal de apoyo de enfermería (PAE) o al personal de apoyo sin licencia (PASL). Dependiendo de la ley estatal de práctica de enfermería y las políticas y procedimientos institucionales, es posible delegar la administración de una crema vaginal al personal de enfermería práctico/vocacional con licencia (PEPL/PVEL). La decisión de delegar debe basarse en el análisis minucioso de las necesidades y circunstancias de la paciente, así como en las calificaciones de la persona a quien se delega la tarea. Véanse las *Pautas de delegación* del Apéndice A.

EQUIPO

- Medicamento con aplicador, si corresponde
- Lubricante hidrosoluble
- Cojinete perineal
- Toallita, limpiador de piel y agua tibia
- Guantes
- Equipo de protección personal (EPP) adicional, según indicación
- Registro electrónico de administración de medicamentos (REAM) o registro de administración de medicamentos (RAM)

VALORACIÓN INICIAL

- Revisar los genitales externos y el conducto vaginal en cuanto a eritema, edema, drenaje o hipersensibilidad.
- Indagar las alergias de la paciente.
- Verificar nombre de la paciente, dosis, vía y hora de administración.
- Evaluar el conocimiento de la paciente sobre el medicamento y el procedimiento. Si le hacen falta conocimientos respecto del medicamento, este puede ser un momento apropiado para empezar la capacitación al respecto.
- Valorar la capacidad de la paciente para cooperar con el procedimiento.

DIAGNÓSTICO DE ENFERMERÍA

- Conocimiento deficiente
- Riesgo de respuesta alérgica
- Ansiedad

IDENTIFICACIÓN Y PLANIFICACIÓN DE RESULTADOS

- Se administra exitosamente el medicamento en la vagina.
- La persona comprende el motivo de la aplicación vaginal.
- La paciente no presenta respuesta alérgica.
- La piel de la paciente permanece intacta.
- La paciente experimenta dolor mínimo o nulo.
- La persona muestra mínima ansiedad.

IMPLEMENTACIÓN

ACCIÓN	JUSTIFICACIÓN
1. Reunir el equipo. Comparar la orden del medicamento con la indicación original en el expediente médico, de acuerdo con la política institucional. Aclarar cualquier incongruencia. Revisar el expediente de la paciente en cuanto a alergias.	Esta comparación ayuda a identificar los errores que hayan ocurrido durante la transcripción de las órdenes. La indicación del médico es el registro legal de la prescripción de medicamentos en cada institución.

ACCIÓN	JUSTIFICACIÓN
2. Conocer las acciones, en especial las consideraciones de enfermería, los rangos seguros de dosis, el propósito de la administración y los efectos adversos del medicamento que se va a aplicar. Considerar qué tan apropiado es el medicamento para esta paciente.	Este conocimiento ayuda al personal de enfermería a valorar el efecto terapéutico del medicamento con relación al trastorno de la paciente y también puede usarse para capacitarla al respecto.
3. Realizar la higiene de manos.	La higiene de manos previene la propagación de microorganismos.
4. Llevar el carrito de medicamentos al exterior de la habitación de la paciente, o preparar su administración en el área correspondiente.	La organización facilita una administración sin errores y ahorra tiempo.
5. Abrir el carrito o cajón de medicamentos. Ingresar el código de acceso y pasar la identificación por el lector, si se requiere.	Cerrar el carrito o cajón de medicamentos salvaguarda el suministro de cada paciente. Las organizaciones que acreditan a los hospitales requieren que los carritos de medicamentos estén cerrados cuando no estén en uso. El ingreso del código de acceso y la identificación permite que sólo los usuarios autorizados entren al sistema y los identifica para su documentación digital.
6. **Preparar los medicamentos para una paciente a la vez.**	Esto previene errores en la administración de medicamentos.
7. Leer el REAM/RAM y seleccionar el medicamento apropiado de las reservas de la unidad o el cajón de medicamentos de la paciente.	Este es el *primer* punto de verificación de la etiqueta.
8. Comparar la etiqueta con el REAM/RAM. Verificar las fechas de caducidad y hacer los cálculos según necesidad. Pasar el código de barras del envase sobre el lector, si se requiere.	Este es el *segundo* punto de verificación de la etiqueta. Se revisan los cálculos con otro miembro del personal de enfermería para garantizar la seguridad, según necesidad.
9. **Según la política institucional, en este momento se puede hacer la tercera verificación**	La *tercera* verificación asegura la prevención y ayuda a evitar errores. *Nota*: en muchas instituciones se requiere

ACCIÓN	JUSTIFICACIÓN
de la etiqueta. **En tal caso, cuando se han preparado ya todos los medicamentos para una paciente, comparar las etiquetas contra el REAM/RAM antes de llevárselos.**	que la tercera verificación se realice al lado de la cama, después de identificar a la paciente y antes de la administración del fármaco.
10. Cerrar el carrito de medicamentos antes de dejarlo.	El cierre del carrito o cajón de medicamentos salvaguarda el suministro de la paciente. Las organizaciones que acreditan a los hospitales obligan a que los carritos de medicamentos estén cerrados cuando no se encuentren en uso.
11. Trasladar con cuidado los medicamentos al lado de la cama de la paciente y mantenerlos a la vista en todo momento.	El manejo cuidadoso y la observación estrecha previenen el desacomodo accidental o deliberado de los medicamentos.
12. **Verificar que la paciente reciba los medicamentos a la hora correcta.**	Revisar la política institucional, que puede permitir la administración dentro de un período de 30 min antes o después de la hora asignada.
13. Realizar higiene de manos y ponerse el EPP, según indicación.	La higiene de manos y el EPP previenen la propagación de microorganismos. El EPP será necesario con base en las precauciones epidemiológicas.
14. **Identificar a la paciente. Comparar la información con el REAM/RAM. Se deberá identificar a la paciente con al menos dos métodos distintos** (The Joint Commission, 2013):	La identificación de la paciente asegura que el individuo correcto reciba la intervención correcta y ayuda a prevenir errores. El número de la habitación de la paciente o su ubicación física no se usan como métodos de identificación (The Joint Commission, 2013). Restituir la pulsera de identificación si la paciente no la tiene o si hay alguna imprecisión.
a. Verificar el nombre de la paciente en la pulsera de identificación.	
b. Verificar el número de identidad de la paciente en su pulsera de identificación.	
c. Verificar la fecha de nacimiento en la pulsera de identificación de la paciente.	

ACCIÓN	JUSTIFICACIÓN
d. Pedir a la paciente que mencione su nombre y su fecha de nacimiento, según la política institucional.	Esto requiere que la paciente sea capaz de responder, pero la enfermedad y el hecho de encontrarse en un entorno extraño a menudo la pueden confundir.
15. **Completar las valoraciones necesarias antes de administrar los medicamentos. Verificar la pulsera en cuanto a alergias o preguntar a la paciente al respecto. Explicar el propósito y la acción de cada medicamento.**	La valoración es un requisito previo en la administración de medicamentos.
16. Pasar el código de barras que está en la pulsera de identificación de la paciente por el lector, si se requiere.	Provee una verificación adicional para asegurar que el medicamento se administre a la paciente correcta.
17. **Según la política institucional, la tercera verificación de la etiqueta puede hacerse en este momento. En tal caso, comparar las etiquetas con el REAM/RAM antes de administrar el medicamento a la paciente.**	En muchas instituciones se requiere que la *tercera* verificación se haga al lado de la cama, después de identificar a la paciente y antes de administrar el medicamento. Si la política institucional ordena la tercera verificación en este momento, se asegura la precisión y ayuda a prevenir errores.
18. Pedir a la paciente orinar antes de introducir el medicamento.	Vacía la vejiga y ayuda a disminuir la presión y las molestias durante la administración.
19. Ponerse los guantes.	Los guantes protegen al personal de enfermería del posible contacto con contaminantes y líquidos corporales.
20. Colocar a la paciente de manera que descanse sobre su espalda con las piernas flexionadas. Mantener su privacidad con paños que la cubran. Proveer una luz adecuada para visualizar la abertura vaginal.	La posición provee acceso al conducto vaginal y ayuda a retener los medicamentos en su interior. Los campos limitan la exposición de la paciente y promueven el abrigo y la privacidad. Una iluminación adecuada facilita la administración.
21. Separar los labios mayores con los dedos y limpiar la zona del orificio vaginal con agua tibia y una toallita, utilizando una esquina diferente en cada paso. Recorrer desde arriba en dirección al sacro, de adelante atrás.	Estas técnicas evitan la contaminación del orificio vaginal por los detritos que rodean el ano.
22. Retirar los guantes y usar unos nuevos.	Esto evita la propagación de microorganismos.

ACCIÓN	JUSTIFICACIÓN
23. Llenar el aplicador vaginal con la cantidad prescrita de crema (véase la "Variante en la técnica" acompañante para la administración de un supositorio vaginal).	Esto asegura la administración de la dosis correcta del medicamento.
24. Lubricar el aplicador, según necesidad.	Por lo general, no se necesita lubricación, pero puede usarse para disminuir la fricción al insertar el aplicador.
25. Separar los labios mayores con la mano no dominante e introducir suavemente el aplicador con la dominante de manera rotatoria, mientras se dirige hacia abajo y atrás.	Esto sigue el contorno de la vagina en toda su longitud normal.
26. Después de colocar correctamente el aplicador, se puede dejar que los labios vuelvan a su lugar, según necesidad, para liberar su mano a fin de manipular el émbolo. Empujar el émbolo en toda su longitud y después retirar suavemente el aplicador con el émbolo en su interior.	Impulsar el émbolo llevará suavemente la crema hacia la vagina.
27. **Pedir a la paciente que permanezca en posición supina durante 5-10 min después de la inserción.** Ofrecerle una toalla sanitaria para recolectar cualquier drenaje.	Esto da tiempo para que el medicamento se absorba en la cavidad vaginal. Conforme el medicamento aumenta su temperatura, una parte puede escurrir del orificio vaginal.
28. Desechar el aplicador en un recipiente adecuado o limpiarlo, cuando no sea desechable, de acuerdo con las instrucciones del fabricante.	Su eliminación evita la transmisión de microorganismos. La limpieza prepara ese aplicador para su uso futuro por la misma paciente a fin de continuar el tratamiento.
29. Retirar los guantes y el EPP adicional, si se utilizó. Realizar higiene de manos.	El retiro adecuado del EPP disminuye el riesgo de transmisión de infecciones y la contaminación de otros objetos. La higiene de manos previene la propagación de microorganismos.
30. Documentar la administración del medicamento de inmediato. Véase la sección de "Registro".	La documentación oportuna ayuda a garantizar la seguridad de la paciente.
31. Valorar las respuestas de la paciente al medicamento dentro de un período apropiado.	La paciente necesita evaluación en cuanto a los efectos terapéuticos y adversos del medicamento.

EVALUACIÓN

- La paciente recibe el medicamento por vía vaginal.
- La persona comprende el motivo de la administración del medicamento.
- La paciente no experimenta respuesta alérgica alguna.
- La paciente presenta molestias mínimas o nulas.
- La persona experimenta ansiedad mínima o nula.

REGISTRO

- Registrar la administración del medicamento de inmediato, incluyendo fecha, hora, dosis y vía de administración en el REAM/RAM, o anotar los datos en el formato requerido. El registro oportuno evita la posibilidad de repetir accidentalmente la administración del fármaco. Si se usó un sistema de código de barras, la administración del medicamento se registra de manera automática cuando el código se pasa por el lector. Los medicamentos por razón necesaria (PRN) requieren documentar el motivo de su administración. Registrar la valoración, las características de cualquier drenaje y la respuesta de la paciente al tratamiento, si se considera apropiado. Si se rehusó o se omitió el fármaco, se debe registrar en el lugar apropiado del expediente de medicamentos y notificarlo al médico tratante, lo que identifica el motivo por el que se omitió el medicamento y asegura que el médico esté al tanto del estado de la paciente.

| VARIANTE EN LA TÉCNICA | **Administración de un supositorio vaginal** |

Preparar los medicamentos como se describe en los pasos 1-12 anteriores (Competencia 174).

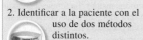

1. Realizar higiene de manos y usar el EPP, según indicación.

2. Identificar a la paciente con el uso de dos métodos distintos.

3. Cerrar la puerta de la habitación o correr la cortina al lado de la cama.

4. **Concluir las valoraciones necesarias antes de administrar los medicamentos. Revisar las alergias en la** pulsera o preguntar a la paciente al respecto. Explicar el objetivo y la acción del medicamento.

5. Pasar el código de barras de la pulsera de identificación de la paciente por el lector, si se requiere.

6. Pedir a la paciente que orine antes de introducir el medicamento.

7. **Con base en las políticas de la institución, en este punto puede hacerse la tercera verificación de la etiqueta. En tal caso, comparar las etiquetas con el REAM/RAM antes de administrar los medicamentos a la paciente.**

Administración de un supositorio vaginal *continuación*

8. Ponerse los guantes. Situar a la paciente de manera que quede acostada sobre su espalda con las piernas flexionadas. Mantener su privacidad con paños que la cubran. Se deberá contar con una luz adecuada para visualizar la abertura vaginal.

9. Separar los labios mayores con los dedos y limpiar el orificio vaginal con agua tibia y una toallita, utilizando diferentes esquinas en cada paso. Pasar la toallita desde arriba del orificio vaginal hacia abajo en dirección al sacro (de adelante atrás).

10. Retirar los guantes y usar unos nuevos.

11. Sacar el supositorio de su envoltura y bañar el extremo redondeado con el lubricante hidrosoluble. Lubricar el dedo índice enguantado de la mano dominante.

12. Separar los labios mayores con cuidado usando la mano no dominante.

13. Insertar el extremo redondeado del supositorio hacia la cara posterior del conducto vaginal e introducirlo en toda la longitud de su dedo.

14. Retirar los guantes.

15. **Pedir a la paciente que permanezca en posición supina durante 5-10 min después de la inserción.**

16. Ofrecer a la paciente una toalla sanitaria para recolectar cualquier drenaje.

17. Retirar el EPP adicional si se utilizó. Realizar la higiene de manos.

18. Documentar la administración del medicamento de manera inmediata en el REAM/RAM, una vez concluida.

19. Valorar la respuesta de la paciente al medicamento en un período apropiado.

20. Ayudar a la paciente a colocarse en una posición cómoda después de los 5-10 min requeridos de permanencia en posición supina.

El lavado o irrigación vesical no se recomienda a menos de que se anticipe alguna obstrucción, como puede ocurrir por el sangrado causado por una cirugía de próstata o vejiga (SUNA, 2010, p. 9). Los sedimentos y detritos, así como los coágulos, pueden bloquear la sonda, evitando la salida de orina. Las sondas a permanencia en ocasiones requieren una irrigación continua con solución o mantener la permeabilidad del sistema de drenaje. El lavado de la sonda deberá evitarse a menos de que sea necesario para corregir o prevenir una obstrucción (Herter & Wallace Kazer, 2010). Si se espera que aparezca una obstrucción, se sugiere una irrigación continua para prevenirla (SUNA).

Estos lavados también pueden servir para infundir medicamentos que actúan directamente sobre la pared vesical. Se prefiere la irrigación de la sonda mediante un sistema cerrado en lugar de abrir la sonda, ya que esta última opción puede causar contaminación e infección. Se utiliza una sonda de triple lumen para realizar la irrigación continua a fin de mantener el sistema cerrado.

CONSIDERACIONES AL DELEGAR

La administración de un lavado vesical cerrado continuo no se delega al personal de apoyo de enfermería (PAE) ni al personal de apoyo sin licencia (PASL). Según la ley estatal de práctica de enfermería y las políticas y procedimientos institucionales, su administración puede ser delegada al personal de enfermería práctico/vocacional con licencia (PEPL/PEVL). La decisión de delegar debe tomarse con base en un análisis minucioso de las necesidades y circunstancias del paciente, así como en las calificaciones de la persona a quien se delega la tarea. Véanse las *Pautas de delegación* del Apéndice A.

EQUIPO

- Solución estéril para lavado (a temperatura ambiente o calentada a temperatura corporal)
- Vías o líneas estériles con cámara de goteo y pinza para conectar la solución para lavado
- Portasueros
- Bomba i.v. (si la vejiga va a ser irrigada con una solución medicada)

- Sonda a permanencia colocada en la vejiga del paciente
- Equipo de drenaje de sonda a permanencia (tubos y bolsa recolectora)
- Alcohol u otro desinfectante
- Manta de baño
- Guantes desechables
- Equipo de protección personal (EPP) adicional, según indicación

VALORACIÓN INICIAL

- Revisar la sonda para verificar que cuente con un puerto de irrigación (si el paciente ya tiene colocada la sonda a permanencia).
- Evaluar las características de la orina presente en los tubos y la bolsa de drenaje.
- Valorar los antecedentes médicos del paciente y preguntarle si ha tenido alergias a medicamentos.
- Evaluar la capacidad de llenado de la vejiga ya sea por palpación o por ecografía vesical.

- Buscar signos de efectos adversos, incluyendo dolor, espasmos vesicales, distensión/plenitud vesical o falta de drenaje de la sonda.

DIAGNÓSTICO DE ENFERMERÍA
- Deterioro de la eliminación urinaria
- Riesgo de infección

IDENTIFICACIÓN Y PLANIFICACIÓN DE RESULTADOS
- La sonda del paciente muestra orina que circula libremente. Inicialmente, se pueden observar coágulos y detritos, que deberán reducirse con el paso del tiempo hasta que la orina del paciente se encuentre libre de ellos.
- El lavado vesical continuo se mantiene sin efectos adversos.
- El drenaje es mayor a la cantidad de solución de lavado infundida cada hora en la vejiga del paciente.
- El paciente no presenta signos ni síntomas de infección.

IMPLEMENTACIÓN

ACCIÓN	JUSTIFICACIÓN
1. Confirmar la orden de lavado por sonda en el expediente médico, incluyendo el tipo y la cantidad de solución y los parámetros de infusión. Si el lavado se administra mediante infusión por gravedad, se calcula la frecuencia de goteo. A menudo, la orden incluye infundir la solución de forma tal que la orina quede libre de sangre.	Revisar la orden valida que se trata del procedimiento y el paciente correctos. La solución debe infundirse por gravedad a la frecuencia prescrita.
2. Reunir el equipo necesario.	Reunir el equipo permite un abordaje ordenado de la tarea.
3. Realizar higiene de manos y colocarse el EPP, según indicación.	La higiene de manos y el EPP previenen la diseminación de microorganismos. El EPP será necesario según las precauciones epidemiológicas.
4. Identificar al paciente.	La identificación del paciente asegura que el individuos correcto reciba la intervención correcta y ayuda a prevenir errores.
5. Cerrar las cortinas alrededor de la cama y la puerta de la habitación, de ser posible. Explicar el procedimiento y su justificación.	Esto asegura la privacidad del paciente. La explicación reduce la ansiedad y facilita la cooperación.

ACCIÓN	JUSTIFICACIÓN
6. Reunir el equipo y los suministros al alcance de la mano, en una mesa puente.	Es recomendable tener el equipo a la mano, pues resulta práctico, ahorra tiempo y evita estiramientos y torsiones innecesarios de los músculos por parte del personal de enfermería.
7. Ajustar la cama a una altura de trabajo cómoda, por lo general a la altura del codo del profesional de la salud (VISN 8 Patient Safety Center, 2009).	Tener la cama a la altura adecuada previene la fatiga dorsal y muscular.
8. Vaciar la bolsa de drenaje de la sonda y medir la cantidad de orina contenida, registrando su volumen y características.	Vaciar la bolsa de drenaje permite realizar una evaluación precisa tras infundir la solución de lavado. La valoración de la orina ofrece información de base para realizar comparativos más adelante.
9. Ayudar al paciente a asumir una posición cómoda de modo que quede expuesto el puerto de irrigación de la sonda. Situar el protector impermeable debajo de la sonda y del puerto de aspiración.	Esto permite una observación correcta. El protector cubre al paciente y la cama contra posibles derrames.
10. Preparar una bolsa de irrigación estéril según las instrucciones del fabricante. Marcar de manera legible la solución como «Lavado vesical». Incluir la fecha y la hora en la etiqueta. Colgar la bolsa en el portasueros a 75-90 cm por encima de la vejiga del paciente. Cerrar la pinza e introducir la vía estéril con cámara de goteo en la bolsa con técnica aséptica. Abrir la pinza y retirar la cubierta protectora al final de la vía sin contaminarla. Permitir que la solución lave la vía y retire el aire. Cerrar la vía y reemplazar la cubierta al final.	El etiquetado correcto ofrece información precisa a los cuidadores. Toda solución estéril no utilizada dentro de las 24 h después de abrirla se deberá eliminar. La técnica aséptica previene la contaminación del sistema de irrigación. Preparar las vías antes de conectar el sistema de irrigación elimina el aire atrapado que pudiera causar distensión vesical.
11. Ponerse los guantes. **Limpiar el puerto de irrigación de la sonda usando una torunda con alcohol. Con técnica aséptica, conectar las vías de irrigación al puerto de irrigación de la sonda a permanencia de tres lúmenes.**	La técnica aséptica previene la propagación de microorganismos hacia la vejiga.

ACCIÓN	JUSTIFICACIÓN
12. Revisar el tubo de drenaje para ver que la pinza esté cerrada, si corresponde.	La apertura de la pinza previene la acumulación de solución en la vejiga.
13. **Abrir la pinza de la vía de irrigación y regular el flujo a la frecuencia de goteo determinada, según prescripción.** Si el lavado vesical va a incluir una solución medicada, utilizar un dispositivo electrónico de infusión para regular el flujo.	Esto permite un lavado suave y continuo sin causarle molestias al paciente. Los dispositivos electrónicos de infusión regulan el flujo del medicamento.
14. Quitarse los guantes. Ayudar al paciente a asumir una posición cómoda. Cubrir al paciente con la ropa de cama. Colocar la cama en la posición más baja posible.	Reposicionar y tapar al paciente le proporcionan abrigo, comodidad y seguridad.
15. Evaluar la respuesta del paciente al procedimiento, así como las cualidades y la cantidad de exudado.	La evaluación es necesaria para determinar la eficacia de la intervención y detectar los efectos adversos.
16. Retirar el equipo. Quitarse los guantes y otros EPP, si fueron utilizados. Realizar higiene de manos.	El desecho correcto del equipo previene la transmisión de microorganismos. El retiro adecuado del EPP reduce el riesgo de infección y contaminación de otros objetos. La higiene de manos previene la propagación de microorganismos.
17. Cuando la bolsa con solución de lavado esté por vaciarse, cerrar la línea de administración. No permitir que se vacíe la cámara de goteo. Desconectar la bolsa vacía y conectar una nueva con solución de lavado.	Esto termina con la necesidad de separar las vías de la sonda y extraerles el aire. La abertura del sistema de drenaje le da una puerta de entrada a los microorganismos.
18. Ponerse guantes y vaciar la bolsa de drenaje cada vez que se cuelgue y registre una nueva bolsa de solución de lavado.	Los guantes protegen contra la exposición a la sangre, los líquidos corporales y los microorganismos.

EVALUACIÓN

- La orina fluye libremente a través de la sonda.
- El paciente debe presentar una orina transparente, sin evidencia de coágulos o detritos.

- El lavado vesical continuo se administra sin efectos adversos.
- El drenaje es mayor a la cantidad de solución de lavado infundida cada hora en la vejiga del paciente.
- El paciente no presenta signos ni síntomas de infección.

REGISTRO

- Documentar la evaluación inicial del paciente. Registrar el tipo y la cantidad de solución de lavado utilizada y la tolerancia del paciente al procedimiento. Incluir la cantidad de orina vaciada de la bolsa de drenaje antes del procedimiento y la cantidad de solución de lavado utilizada en el registro de ingresos y egresos. Consignar la cantidad de orina y de solución de lavado vaciada de la bolsa de drenaje. **Restar la cantidad de solución de drenaje infundida del volumen de drenaje total con el fin de conocer el volumen de gasto urinario.**

COMPETENCIA 176

EVALUACIÓN DEL VOLUMEN DE LA VEJIGA MEDIANTE ECOGRAFÍA VESICAL

Los ecógrafos vesicales portátiles son dispositivos precisos, confiables y no invasivos que permiten medir el volumen de la vejiga. Estos ecógrafos no aumentan el riesgo de desarrollar una infección urinaria, a diferencia del sondaje intermitente, que también se emplea para determinar el volumen vesical. Se utilizan en caso de polaquiuria, diuresis ausente o disminuida, distensión vesical o deterioro de la micción, y al iniciar programas de sondaje intermitente. Se pueden determinar protocolos para orientar la decisión de sondar al paciente. Algunos ecógrafos tienen la capacidad de imprimir los resultados con fines de documentación.

Los resultados son más precisos si el paciente se encuentra en posición supina durante el estudio. El dispositivo se debe programar según el sexo del paciente presionando el botón correspondiente. Si una paciente tuvo una histerectomía, se activa la opción de paciente masculino (Altschuler & Diaz, 2006). Un volumen residual posmiccional (VRP) menor de 50 mL indica un vaciado adecuado de la vejiga. A menudo se recomienda un VRP mayor de 150 mL como pauta para realizar el sondaje, pues los volúmenes residuales de orina mayores de 100 mL se han asociado con el desarrollo de infecciones urinarias (NKUDIC, 2012).

CONSIDERACIONES AL DELEGAR

La medición del volumen de la vejiga mediante ecógrafo vesical no se delega al personal de apoyo de enfermería (PAE) ni al personal de apoyo sin licencia (PASL). Según la ley estatal de práctica de enfermería y la política y procedimientos institucionales, este procedimiento se puede delegar al personal de apoyo de enfermería práctico/vocacional con licencia (PEPL/PEVL). La decisión de delegar debe tomarse con base en un análisis minucioso de las necesidades y circunstancias del paciente, así como en las calificaciones de la persona a quien se delega la tarea. Véanse las *Pautas de delegación* del Apéndice A.

EQUIPO

- Ecógrafo vesical
- Gel para ecografía
- Desinfectante basado en alcohol u otro recomendado por el fabricante o las políticas institucionales

- Guantes limpios
- Equipo de protección personal (EPP) adicional, según indicación
- Toalla de papel

VALORACIÓN INICIAL

- Evaluar la necesidad de medir el volumen vesical del paciente, incluyendo signos de retención urinaria, medición del VRP, confirmación de que la vejiga se encuentra vacía, identificación de oclusión en una sonda a permanencia y evaluación en busca de distensión vesical para determinar si se requiere sondaje.

DIAGNÓSTICO DE ENFERMERÍA

- Deterioro de la eliminación urinaria
- Retención urinaria

IDENTIFICACIÓN Y PLANIFICACIÓN DE RESULTADOS

- El volumen de orina en la vejiga es medido de manera correcta.
- La diuresis del paciente se mantiene, con un gasto urinario de por lo menos 30 mL/h.
- La vejiga del paciente no está distendida.

IMPLEMENTACIÓN

ACCIÓN	JUSTIFICACIÓN
1. Verificar la orden médica, según la política institucional. Muchas instituciones permiten el uso del ecógrafo vesical con base en el juicio del personal de enfermería. Revisar los antecedentes médicos del paciente para saber si hay limitaciones a la actividad física. Reunir el equipo.	La evaluación de los antecedentes médicos y el plan de atención valida que se atienda al paciente correcto con el procedimiento correcto. Las limitaciones físicas pueden exigir adaptaciones al momento de realizar la técnica. Reunir el equipo permite llevar a cabo la tarea de forma ordenada.
2. Realizar higiene de manos y colocarse el EPP, según indicación.	La higiene de manos y el EPP previenen la propagación de microorganismos. El EPP será necesario según las precauciones epidemiológicas.
3. Identificar al paciente.	La identificación del paciente asegura que el individuo correcto reciba la intervención correcta y ayuda a prevenir errores.

ACCIÓN	JUSTIFICACIÓN
4. Cerrar las cortinas alrededor de la cama, así como la puerta de la habitación, de ser posible. Explicar el procedimiento y su justificación, y valorar su capacidad para ayudar con el proceso, así como sus preferencias de higiene personal.	Esto asegura la privacidad del paciente. La explicación reduce la ansiedad y facilita la cooperación, y permite brindar una atención de enfermería personalizada.
5. Ajustar la altura de la cama para trabajar con comodidad, generalmente a la altura del codo del profesional de la salud (VISN 8 Patient Safety Center, 2009). Poner al paciente en posición supina. Cubrir al paciente. Si el personal es diestro, se pone del lado derecho del paciente, y si es zurdo, del lado izquierdo.	Tener la cama a la altura adecuada previene la fatiga dorsal y muscular. La posición adecuada permite una medición correcta del volumen vesical. Mantener al paciente cubierto lo más posible promueve su comodidad y privacidad. La posición correcta permite usar la mano dominante, lo que facilita la realización del procedimiento.
6. Ponerse los guantes limpios.	Los guantes previenen el contacto con la sangre y los líquidos corporales.
7. Presionar el botón ON [Encendido]. Esperar a que se caliente el aparato. Presionar el botón de SCAN [Visualización] para encender la pantalla de visualización.	Muchos aparatos requieren de varios minutos para preparar sus programas internos.
8. Presionar el botón según el sexo correspondiente. El ícono de masculino o femenino aparecerá en pantalla.	Se debe programar el dispositivo de acuerdo con el sexo del paciente presionando el botón correspondiente. Si una paciente fue sometida a una histerectomía, se acciona el botón de paciente masculino (Altschuler & Diaz, 2006).
9. Limpiar el transductor con el producto adecuado.	La limpieza del transductor previene la transmisión de microorganismos.
10. Palpar suavemente la sínfisis del pubis del paciente. Aplicar una cantidad considerable de gel para ecografía sobre la línea media del abdomen del paciente, 2.5-4 cm por arriba de la sínfisis del pubis.	La palpación permite identificar la ubicación correcta y corregir la posición del transductor sobre la vejiga del paciente.

ACCIÓN	JUSTIFICACIÓN

11. Poner el transductor sobre el gel, con el ícono direccional del transductor orientado hacia la vejiga del paciente (fig. 1). Apuntar el transductor hacia la vejiga (dirigirlo levemente en dirección caudal, hacia el cóccix) (Patraca, 2005). Presionar y soltar el botón de visualización.

La colocación correcta permite hacer una medición precisa de la cantidad de orina en la vejiga.

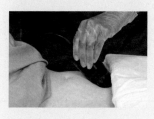

FIGURA 1 Posicionar el transductor con el ícono direccional orientado hacia la vejiga del paciente

12. Observar la imagen en pantalla. Ajustar el transductor para centrar la imagen de la vejiga respecto del plano cartesiano de la pantalla (fig. 2).

Esto permite hacer una medición precisa de la cantidad de orina en la vejiga.

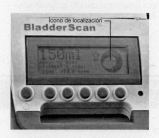

FIGURA 2 Centrar la imagen respecto del plano cartesiano (de: Patraca, K. [2005]. *Measure bladder volume without catheterization.* Nursing, 35(4), 4)

13. Mantener presionado el botón DONE [Fin] hasta que emita un sonido. Leer la medición del volumen de la pantalla. Imprimir los resultados, de ser necesario, presionando el botón PRINT [Imprimir].

Esto permite una documentación precisa de la medición.

ACCIÓN	JUSTIFICACIÓN
14. Usar una manta de baño para limpiar el gel remanente de la piel del paciente. Ayudarle a asumir una posición cómoda. Quitarse los guantes y verificar que esté tapado.	Limpiar el gel promueve la comodidad del paciente. Quitarse los guantes sucios previene la propagación de microorganismos.
15. Bajar la cama y ajustar la cabecera hasta una posición cómoda. Volver a conectar el timbre, de ser necesario.	Estas medidas promueven la seguridad del paciente.
16. Retirar el EPP adicional, si se utilizó. Realizar higiene de manos.	El retiro adecuado del EPP reduce el riesgo de infección y la contaminación de otros objetos. La higiene de manos previene la propagación de microorganismos.

EVALUACIÓN

- El volumen de orina en la vejiga se mide de manera correcta.
- La diuresis del paciente se mantiene con un gasto urinario de por lo menos 30 mL/h.
- La vejiga del paciente no está distendida.

REGISTRO

- Documentar los datos de la exploración que llevaron al uso del ecógrafo vesical, los síntomas relevantes, el volumen de orina medido y la respuesta del paciente.

COMPETENCIA 177   APLICACIÓN DE VENDAJE EN OCHO

Los vendajes son útiles para aplicar presión sobre un área, inmovilizar una parte del cuerpo, prevenir o reducir el edema y mantener inmovilizadores y apósitos en su sitio. Pueden ser elásticos y estar hechos de gasa, franela o muselina. En general, los vendajes delgados se usan para envolver pies, parte baja de piernas, manos y brazos, y los más anchos para muslos y tronco. Un vendaje enrollable es una tira continua de tela que se enreda para formar un rollo. El extremo libre se sujeta y se hace pasar o se enrolla alrededor de la parte del cuerpo afectada, manteniendo la misma presión en cada vuelta. Luego se desenrolla gradualmente, según necesidad. El vendaje debe empalmarse o sobreponerse de manera uniforme aproximadamente a la mitad o las dos terceras partes de su ancho. La técnica de aplicación "en ocho" consiste en realizar una sobreposición oblicua del vendaje que sube y baja de forma alterna. Se utiliza alrededor de rodillas, codos, tobillos y muñecas.

CONSIDERACIONES AL DELEGAR

La aplicación del vendaje en ocho no se puede delegar al personal de apoyo de enfermería (PAE) ni al personal de apoyo sin licencia (PASL), pero sí al personal de enfermería práctico/vocacional con licencia (PEPL/PEVL). La decisión de delegar debe tomarse con base en un análisis minucioso de las necesidades y circunstancias del paciente, así como en las competencias de la persona a quien se delega la tarea. Véanse las *Pautas de delegación* del Apéndice A.

EQUIPO

- Vendajes elásticos o de otro tipo del ancho adecuado
- Cintas, seguros o broches
- Gasas

- Guantes no estériles y otros equipos de protección personal (EPP), según indicación

VALORACIÓN INICIAL

- Revisar los antecedentes médicos y el plan de atención de enfermería, y valorar la situación para determinar la necesidad de aplicar un vendaje.
- Evaluar la extremidad afectada en busca de dolor y edema.
- Realizar una valoración neurovascular de la extremidad afectada. Valorar las partes distales de la región afectada en busca de cianosis, palidez, enfriamiento, entumecimiento, parestesias e hinchazón, así como pulsos ausentes o disminuidos. Evaluar la circulación distal de la extremidad después de colocar el vendaje en su lugar y por lo menos cada 4 h después de su aplicación.

DIAGNÓSTICO DE ENFERMERÍA

- Deterioro de la movilidad física
- Riesgo de perfusión tisular periférica ineficaz
- Riesgo de deterioro de la integridad cutánea

IDENTIFICACIÓN Y PLANIFICACIÓN DE RESULTADOS

- El vendaje se aplica correctamente y sin lesiones o complicaciones.
- El paciente mantiene la circulación en la parte afectada y no presenta complicaciones neurovasculares.

IMPLEMENTACIÓN

ACCIÓN	JUSTIFICACIÓN
1. Revisar los antecedentes médicos y el plan de atención de enfermería y determinar la necesidad de aplicar un vendaje en ocho.	La evaluación de los antecedentes médicos y el plan de atención valida que se trata del procedimiento y el paciente correctos y reduce el riesgo de lesión.
2. Realizar higiene de manos. Colocar el EPP, según indicación.	La higiene de manos y el EPP previenen la propagación de microorganismos. El EPP será necesario según las precauciones epidemiológicas.

ACCIÓN	JUSTIFICACIÓN
3. Identificar al paciente. Explicar el procedimiento y su justificación.	La identificación del paciente valida que el individuo correcto reciba la intervención correcta. La explicación reduce la ansiedad y facilita la cooperación.
4. Cerrar las cortinas alrededor de la cama, así como la puerta de la habitación, de ser posible. Ajustar la cama a una altura de trabajo cómoda, por lo general la altura del codo del profesional de la salud (VISN 8 Patient Safety Center, 2009).	Cerrar la puerta y las cortinas asegura la privacidad del paciente. Tener la cama a la altura adecuada previene la fatiga dorsal y muscular.
5. Ayudar al paciente a colocarse en una posición cómoda, con la parte afectada en una postura de funcionamiento normal.	Mantener la parte afectada en la posición de funcionamiento normal promueve la circulación y previene deformaciones y molestias.
6. Sostener el vendaje con la parte del rollo viendo hacia arriba con una mano, mientras se sujeta el extremo libre con la otra. Asegurarse de detener el vendaje de forma tal que esté cerca de la parte afectada del cuerpo.	El manejo adecuado de los vendajes permite la aplicación de una presión uniforme.
7. Enrollar la extremidad dos veces, debajo de la articulación, con el fin de fijar el vendaje (fig. 1).	Fijar el vendaje garantiza que permanecerá en su sitio.

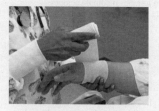

FIGURA 1 Envolver la extremidad dos veces, debajo de la articulación, con el fin de fijar el vendaje

8. Usar giros ascendentes y descendentes de manera alterna para formar un ocho (fig. 2). La sobreposición del vendaje en cada giro debe ocupar alrededor de la mitad a dos tercios del ancho de la tira (fig. 3).	Esta maniobra permite garantizar que el vendaje permanecerá en su sitio a pesar del movimiento de la parte afectada.

ACCIÓN	JUSTIFICACIÓN

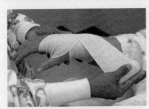

FIGURA 2 Dar giros ascendentes y descendentes de manera alterna para formar un ocho

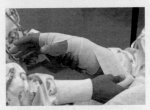

FIGURA 3 La sobreposición del vendaje en cada giro debe ocupar aproximadamente de la mitad a dos tercios del ancho de la tira

9. El vendaje se debe desenrollar sólo conforme se envuelve la parte afectada, nunca antes.

Desenrollar el vendaje conforme se envuelve el área afectada evita que haya una presión desigual, que puede afectar la circulación sanguínea.

10. **Envolver de manera firme, pero de modo que no apriete. Evaluar la comodidad del paciente conforme se envuelve la parte afectada. Si el paciente refiere parestesias, prurito, entumecimiento o dolor, aflojar el vendaje.**

Se requiere una envoltura firme para dar soporte y prevenir lesiones, pero el exceso de presión afecta la circulación. Las quejas del paciente son indicadores útiles de un posible compromiso circulatorio.

11. Después de cubrir el área, rodear la extremidad dos veces, arriba de la articulación, con el propósito de fijar el vendaje. Sujetar el extremo del vendaje con cintas, seguros o broches. Evitar los broches metálicos.

Sujetar el extremo garantiza que el vendaje permanecerá en su sitio. Los broches de metal pueden producir lesiones.

12. Colocar la cama en la posición más baja posible, con los barandales arriba. Garantizar que el timbre y otros elementos importantes se encuentren al alcance del paciente.

El reposicionamiento de la cama y disponer de los distintos elementos necesarios garantizan la seguridad del paciente.

13. Retirarse el EPP, si se utilizó. Realizar higiene de manos.

El retiro adecuado del EPP reduce el riesgo de infección y la contaminación de otros objetos. La higiene de manos previene la propagación de microorganismos.

14. Elevar la extremidad vendada durante 15-30 min tras la aplicación del vendaje.

La elevación promueve el retorno venoso y reduce el edema.

ACCIÓN	JUSTIFICACIÓN
15. Evaluar la circulación distal después de colocar el vendaje.	El elástico puede apretarse conforme se envuelve la parte afectada. La evaluación frecuente de la circulación distal garantiza la seguridad del paciente y previene lesiones.
16. Levantar el extremo distal del vendaje y valorar color, temperatura e integridad de la piel. Evaluar el dolor y realizar una valoración neurovascular de la extremidad afectada después colocar el vendaje al menos cada 4 h o según la política institucional.	Las valoraciones ayudan a detectar de forma oportuna las alteraciones circulatorias y permiten la intervención temprana si hay irritación cutánea y otras complicaciones.

EVALUACIÓN

- El paciente tiene un vendaje aplicado correctamente, que no le causa lesión ni compromiso neurovascular.
- El sujeto muestra una alineación adecuada del vendaje respecto de la parte afectada.
- El individuo está libre de complicaciones.
- El paciente muestra comprender los signos y síntomas a fin de informarlos de manera inmediata.

REGISTRO

- Documentar hora, fecha y lugar de aplicación del vendaje, así como su tamaño. Incluir la valoración de la piel y los cuidados ofrecidos antes de la aplicación. Registrar la respuesta del paciente al vendaje y el estado neurovascular de la extremidad afectada.

COMPETENCIA 178 · VENDAJES Y CURACIONES: CAMBIO DE ACCESO VENOSO PERIFÉRICO

El sitio de acceso i.v. es un punto de entrada potencial de microorganismos en el torrente sanguíneo. Para evitarlo, se usan apósitos i.v. sellados para ocluir el sitio y evitar complicaciones. Por lo general, se utilizan apósitos de membrana semipermeable transparente (MST) para proteger el sitio de inserción. Los apósitos MST (p. ej., Tegaderm® u OpSite IV®) permiten una inspección fácil del sitio i.v. y la evaporación de la humedad que se acumula debajo del apósito. También puede usarse gasa estéril para cubrir el catéter. Se recomienda un apósito de gasa si el paciente está diaforético o si el sitio presenta sangrado o drenaje. Sin embargo, la gasa debe reemplazarse con un MST una vez que esto se resuelva (O'Grady *et al.*, 2011). Las políticas institucionales específicas determinan el tipo de vendaje utilizado y cuándo se cambian los apósitos. Los cuidados de rutina del sitio y el cambio de apósito no se realizan en los catéteres periféricos, a menos que el vendaje esté sucio o no conserve su integridad (INS, 2011). No obstante, los cambios de apósito pueden ser necesarios con mayor frecuencia, según la evaluación y el criterio de enfermería. Todo apósito del sitio de acceso que esté húmedo, suelto o sucio debe cambiarse inmediatamente. Siempre que se cambien los apósitos, es importante observar una técnica aséptica meticulosa para minimizar la posibilidad de contaminación.

CONSIDERACIONES AL DELEGAR

El cambio de vendaje de un acceso venoso periférico no se delega al personal de apoyo de enfermería (PAE) o al personal de apoyo sin licencia (PASL). De acuerdo con la ley estatal de práctica de enfermería y las políticas y procedimientos institucionales, el cambio del vendaje de un acceso venoso periférico puede delegarse al personal de enfermería práctico/vocacional con licencia (PEPL/PEVL). La decisión de delegar debe basarse en el análisis minucioso de las necesidades y circunstancias del paciente, así como en las calificaciones de la persona a quien se delega la tarea. Véanse las *Pautas de delegación* en el Apéndice A.

EQUIPO

- Apósito oclusivo transparente
- Algodones con desinfectante (preferible de clorhexidina, aunque alcohol al 70 %, yodo o yodopovidona también son aceptables)
- Eliminador de adhesivo (opcional)
- Toallitas con alcohol u otros desinfectantes
- Cinta adhesiva

- Paño protector cutáneo (p. ej., SkinPrep®)
- Dispositivo para realizar sujeción/estabilización i.v., según corresponda
- Guantes limpios
- Toalla o protector desechable
- Equipo de protección personal (EPP) adicional, según indicación

VALORACIÓN INICIAL

- Explorar el sitio i.v. El apósito debe estar intacto, adherido a la piel en todos los bordes. Revisar si hay filtraciones o líquido debajo o alrededor del apósito, u otros datos de que el vendaje debe cambiarse.
- Inspeccionar si hay edema, frialdad o palidez en el tejido alrededor del sitio de acceso i.v. Estos son signos de infiltración de líquido en el tejido alrededor del catéter i.v.
- Inspeccionar si hay eritema, hinchazón o calor. Estos síntomas podrían indicar el desarrollo de flebitis o una inflamación de los vasos sanguíneos en el sitio.
- Preguntar al paciente si experimenta algún dolor o malestar relacionado con el acceso i.v. El dolor o malestar puede ser un signo de infiltración, extravasación, flebitis, tromboflebitis y de infecciones relacionadas con la terapia intravenosa.
- Considerar la fecha de inserción y la fecha del último cambio de apósito, si es diferente a la de la fecha de inserción.
- Evaluar la necesidad del paciente de mantener el acceso venoso. Si el paciente no necesita el acceso, discutir la posibilidad de retirarlo con el médico de atención primaria.
- Preguntar al paciente acerca de cualquier alergia.

DIAGNÓSTICO DE ENFERMERÍA

* Riesgo de infección
* Riesgo de lesión
* Riesgo de deterioro de la integridad cutánea

IDENTIFICACIÓN Y PLANIFICACIÓN DE RESULTADOS

* El paciente presenta un sitio de acceso limpio, seco y sin evidencia de signos ni síntomas de infección, infiltración o flebitis.
* El apósito está limpio, seco e intacto.
* El paciente no experimenta daños.

IMPLEMENTACIÓN

ACCIÓN	JUSTIFICACIÓN
1. Determinar la necesidad de un cambio de apósito. Consultar las políticas institucionales. Reunir el equipo y los suministros necesarios.	Las políticas institucionales específicas determinan el tipo de vendaje utilizado y cuándo se cambian los apósitos. Los cambios de apósito pueden ser necesarios con mayor frecuencia según la evaluación y el criterio de enfermería. Cambiar inmediatamente cualquier apósito del sitio de acceso que esté húmedo, suelto o sucio. La preparación favorece el manejo eficiente y permite un abordaje ordenado de la tarea.
2. Realizar higiene de manos y ponerse el EPP, según indicación.	La higiene de manos y el EPP evitan la propagación de microorganismos. El EPP será necesario con base en las precauciones epidemiológicas.
3. Identificar al paciente.	La identificación del paciente asegura que la persona correcta reciba la intervención correcta y ayuda a evitar errores.
4. Cerrar las cortinas alrededor de la cama y la puerta de la habitación, de ser posible. Explicar el procedimiento y su justificación. Preguntar al paciente sobre alergias a antisépticos cutáneos y a la cinta adhesiva.	Esto garantiza la privacidad del paciente. La explicación reduce la ansiedad y facilita la cooperación. Existen alergias relacionadas con la cinta adhesiva o los antisépticos.

ACCIÓN	JUSTIFICACIÓN
5. Ponerse guantes. Colocar la manta de baño o protector disponible debajo del brazo con el acceso venoso. Si se está infundiendo una solución, se detiene temporalmente. Mantener el catéter en su lugar con la mano no dominante y **quitar con cuidado el apósito viejo o el dispositivo de sujeción/ estabilización.** Usar eliminador de adhesivo según la necesidad. Desechar el apósito.	El uso de guantes evita el contacto con la sangre y los líquidos corporales. El protector cubre la superficie subyacente. El retiro adecuado del apósito previene la transmisión de microorganismos.
6. **Inspeccionar si hay presencia de flebitis (inflamación), infección o infiltración en el sitio i.v.** Suspender y reubicar si se observa.	La inflamación (flebitis), infección o infiltración causan traumatismo a los tejidos y requieren el retiro del dispositivo de acceso venoso.
7. **Limpiar el área con una solución antiséptica, por ejemplo clorhexidina, o según la política institucional. Presionar el aplicador contra la piel y poner la clorhexidina con un movimiento suave hacia atrás y hacia adelante. No limpiar ni secar. Dejar que seque completamente.**	La limpieza cutánea es necesaria porque los microorganismos en la piel pueden introducirse en los tejidos o la sangre con el acceso venoso. La clorhexidina es el antiséptico recomendado, pero el yodo, la yodopovidona y el alcohol al 70 % se consideran alternativas aceptables (INS, 2011). El movimiento de frotamiento crea fricción y permite que la solución penetre de manera más eficaz en las capas dérmicas (Hadaway, 2006).
8. Abrir el paño con protector cutáneo. Se aplica en el sitio, asegurándose de cubrir como mínimo el área del apósito. Dejar que seque. Colocar un apósito transparente estéril o un dispositivo de sujeción/estabilización del catéter en el sitio de venopunción.	El protector cutáneo ayuda a la adherencia del apósito y disminuye el riesgo de traumatismo de la piel cuando se quita el vendaje. El apósito transparente permite la fácil visualización y protege el sitio. Los dispositivos de sujeción/estabilización preservan la integridad del dispositivo de acceso, minimizan el movimiento del catéter en el centro y evitan su desprendimiento y la pérdida del acceso (INS, 2011, p. S46). Algunos dispositivos de estabilización también actúan como apósito del sitio.

ACCIÓN	JUSTIFICACIÓN
9. Etiquetar el apósito con la fecha, la hora de cambio y las iniciales. Enrollar el catéter cerca de la entrada y anclar con la cinta (hipoalergénica) cerca del sitio. Reanudar la infusión del líquido, según indicación. Comprobar que el flujo i.v. sea correcto y que el sistema sea permeable.	Otras personas que trabajen con la infusión podrán saber qué tipo de dispositivo se está utilizando, el sitio donde se insertó y cuándo se llevó a cabo. Los sitios de inserción de catéter venoso periférico se cambian cada 72-96 h para un adulto (O'Grady *et al.*, 2011).
10. Aplicar el dispositivo de sujeción/estabilización i.v. si aún no se encuentra en su lugar como parte del vendaje, según la indicación y la política institucional. Explicar al paciente el propósito del dispositivo y la importancia de salvaguardar el sitio cuando se utiliza la extremidad.	Estos sistemas son recomendados para su uso en todos los sitios de acceso venoso, particularmente los centrales, a fin de preservar la integridad del dispositivo de acceso, minimizar el movimiento del catéter en el centro y evitar su desprendimiento y la pérdida del acceso (INS, 2011, p. S46). Algunos dispositivos también actúan como apósito de sitio y es posible que ya estén en su lugar.
11. Retirar el equipo. Procurar la comodidad del paciente. Retirarse los guantes. Bajar la cama si no se encuentra ya en su posición más baja.	Favorece la seguridad y comodidad del paciente. Retirarse los guantes correctamente reduce el riesgo de transmisión de infecciones y la contaminación de otros objetos.
12. Retirarse el EPP adicional, si se utilizó. Realizar higiene de manos.	La eliminación correcta del EPP reduce el riesgo de transmitir infecciones y de contaminar otros objetos. La higiene de manos evita la propagación de microorganismos.

EVALUACIÓN

- El paciente permanece libre de signos y síntomas de infección, flebitis o infiltración en el sitio de acceso venoso.
- El sitio de acceso está limpio, seco e intacto.
- El paciente no ha experimentado lesiones.

REGISTRO

- Documentar la localización del acceso venoso y el estado del sitio. Se debe incluir la presencia o ausencia de signos de eritema, hinchazón o drenaje. Registrar los criterios clínicos de complicaciones del sitio. Consignar en el registro los comentarios subjetivos del paciente con respecto a la ausencia o presencia de dolor en el sitio, y su reacción ante el procedimiento y la capacitación pertinente ofrecida (p. ej., alertar al personal de enfermería si experimenta cualquier dolor por el acceso intravenoso o nota alguna hinchazón en el sitio).

COMPETENCIA 179

Los *hidrocoloides* son apósitos a manera de oblea que vienen en muchas formas, tamaños y espesores. Su forro adhesivo proporciona adherencia a la herida y la piel circundante. Absorben el drenaje, mantienen una superficie húmeda y disminuyen el riesgo de infección cubriendo la superficie de la herida. Muchos apósitos y productos de cuidado de heridas preparados comercialmente se aplican de manera similar. Es muy importante para el personal de enfermería ser consciente de los productos disponibles en un establecimiento específico y estar familiarizado con las indicaciones y el uso correcto de cada tipo de apósito y producto de cuidado de heridas.

CONSIDERACIONES AL DELEGAR

El cuidado de heridas y los procedimientos que requieren el uso de un campo estéril y otros artículos estériles no se delegan al personal de apoyo de enfermería (PAE) o al personal de apoyo sin licencia (PASL). En algunos ámbitos, como los cuidados de largo plazo, la aplicación del apósito con la técnica de limpieza de heridas crónicas puede delegarse al PAE/PASL. Sin embargo, la evaluación de la herida es realizada por el personal de enfermería titulado. De acuerdo con la ley estatal de práctica de enfermería y las políticas y procedimientos institucionales, estos procedimientos pueden delegarse al personal de enfermería práctico/vocacional con licencia (PEPL/PEVL). La decisión de delegar debe basarse en un análisis minucioso de las necesidades y circunstancias del paciente, así como en las calificaciones de la persona a quien se delega la tarea. Véanse las *Pautas de delegación* en el Apéndice A.

EQUIPO

- Apósito hidrocoloide
- Guantes limpios y desechables
- Guantes estériles, según indicación
- Equipo de protección personal (EPP) adicional, según indicación
- Instrumental para vendaje estéril o sutura (tijeras y pinzas)
- Solución de limpieza estéril (por lo general, solución salina normal al 0.9%)
- Toallitas protectoras para la piel

- Suministros adicionales necesarios para la limpieza de la herida
- Aplicadores con punta de algodón estériles
- Protector impermeable
- Manta de baño
- Cinta métrica u otros materiales, como aplicador flexible estéril, para evaluar las medidas de la herida, según indicación

VALORACIÓN INICIAL

- Evaluar la situación para determinar la necesidad de un cambio de apósito. Verificar la fecha cuando fue colocado el apósito actual (si existe).
- Confirmar las órdenes médicas pertinentes para el cuidado de heridas y cualquier cuidado incluido en el plan de atención de enfermería.
- Valorar el nivel de comodidad del paciente y la necesidad de administrar analgésicos antes del cuidado de la herida. Indagar si el paciente experimentó algún dolor relacionado con cambios previos de apósitos y la eficacia de las intervenciones para reducir el dolor.

- Valorar el vendaje actual. Determinar si hay presencia de sangrado, exceso de exudado o saturación del vendaje.
- Evaluar la situación, el aspecto de la herida, la etapa (si procede), la presencia de exudado y los tipos de tejidos presentes en la herida. Medir la herida. Considerar la etapa de cicatrización y las características del exudado. También evaluar color, temperatura, edema, equimosis o maceración de la piel circundante.

DIAGNÓSTICO DE ENFERMERÍA

- Deterioro de la integridad cutánea
- Dolor crónico
- Deterioro de la integridad tisular

IDENTIFICACIÓN Y PLANIFICACIÓN DE RESULTADOS

- El procedimiento se realiza sin contaminar el área ni causar lesiones a la herida, ni dolor o malestar para el paciente.
- Se mantiene una técnica aséptica (si procede) y se favorece la cicatrización de heridas.
- La piel circundante no muestra signos de irritación, infección ni maceración, y la herida continúa presentando señales de avance hacia la curación.

IMPLEMENTACIÓN

ACCIÓN	JUSTIFICACIÓN
1. Revisar las órdenes médicas para el cuidado de la herida o el plan de atención de enfermería en relación con el cuidado de heridas. Reunir los suministros necesarios.	Revisar el plan de atención y la orden valida que se trata del procedimiento y el paciente correctos. La preparación favorece el manejo eficiente y un abordaje ordenado de la tarea.
2. Realizar higiene de manos y ponerse el EPP, según indicación.	La higiene de manos y el EPP evitan la propagación de microorganismos. El EPP será necesario según las precauciones epidemiológicas.
3. Identificar al paciente.	La identificación del paciente asegura que la persona correcta reciba la intervención correcta y ayuda a evitar errores.
4. Reunir el equipo sobre una mesa puente de fácil alcance.	La organización facilita el desempeño de la tarea.
5. Cerrar las cortinas alrededor de la cama y la puerta de la habitación, de ser posible. Explicar el procedimiento y su justificación.	Esto garantiza la privacidad del paciente. La explicación reduce la ansiedad y facilita la cooperación.

ACCIÓN	JUSTIFICACIÓN
6. Revisar al paciente para determinar la necesidad de aplicar intervenciones no farmacológicas para reducir el dolor o de medicamentos analgésicos antes de cambiar el apósito. Administrar la analgesia apropiada según prescripción. Permitir que transcurra tiempo suficiente para que el analgésico logre su efecto antes de comenzar el procedimiento.	El dolor es una experiencia subjetiva influenciada por vivencias pasadas. El cuidado de las heridas y los cambios de apósito pueden causar dolor en algunos pacientes.
7. Colocar un recipiente para residuos o una bolsa en un lugar que resulte práctico para su uso durante el procedimiento.	Tener un recipiente para desechos permite eliminar el apósito sucio, sin la propagación de microorganismos.
8. Ajustar la cama a una altura de trabajo cómoda, por lo general a la altura del codo del profesional de la salud (VISN 8, 2009).	Tener la cama a la altura adecuada previene la fatiga dorsal y muscular.
9. Ayudar al paciente a colocarse en una posición cómoda que proporcione acceso fácil al área de la herida. Colocar al paciente de forma que la solución de limpieza o lavado fluya desde el extremo más limpio hacia el más contaminado de la herida, si se utiliza (véase la Competencia 181 para la limpieza de la herida y la Competencia 77 para técnicas de lavado). Usar la manta de baño para cubrir toda área expuesta que no sea la herida. Colocar un protector impermeable bajo el sitio de la herida.	La correcta posición del paciente y el uso de una manta de baño le proporcionan comodidad y abrigo. La fuerza de gravedad dirige el flujo del líquido del área menos contaminada a la más contaminada. El protector impermeable protege las superficies subyacentes.
10. Ponerse guantes limpios. Retirar con cuidado los apósitos sucios. En caso de resistencia, utilizar un eliminador de adhesivo basado en silicona para ayudar a retirar la cinta. Si cualquier parte del vendaje se pega a la piel subyacente, utilizar pequeñas cantidades de solución salina estéril para ayudar a aflojarlo y eliminarlo.	Los guantes protegen durante el manejo de apósitos contaminados. El retiro cuidadoso del vendaje es más cómodo para el paciente y asegura que no se desconecte algún drenaje presente. El eliminador de adhesivo permite un retiro fácil, rápido, indoloro y sin problemas de abrasión de la piel (Denyer, 2011; Benbow, 2011). La solución salina estéril humedece el apósito para su fácil retiro y minimiza el daño y el dolor.

ACCIÓN	JUSTIFICACIÓN
11. Después de retirar el apósito, se observa posible presencia, cantidad, tipo, color y olor de todo exudado en los apósitos. Colocar los apósitos sucios en el recipiente para residuos adecuado.	La presencia de exudado se debe documentar. Desechar los apósitos adecuadamente evita la propagación de microorganismos.
12. Evaluar aspecto, etapa y presencia de tejido necrótico, tejido de granulación, epitelización, socavación, tunelización, necrosis, trayecto fistuloso o exudado de la herida. Evaluar la apariencia de los tejidos circundantes. Medir la herida.	Esta información provee evidencia sobre el proceso curativo o la presencia de infección en la herida.
13. Retirarse los guantes y desecharlos en el recipiente.	El desecho de los guantes evita la propagación de microorganismos.
14. Preparar un campo estéril, según indicación, y los productos de limpieza de la herida. Ponerse guantes estériles. Como alternativa, pueden utilizarse guantes limpios (técnica limpia) para la curación de una herida crónica o úlcera por presión.	Los guantes estériles mantienen la asepsia quirúrgica. La técnica limpia es apropiada para la limpieza de las heridas crónicas o las úlceras por presión.
15. Limpiar la herida. Consultar la Competencia 181. Como alternativa, lavar la herida, según indicación o necesidad (véase Competencia 77).	Limpiar la herida elimina el drenaje y los detritos de la herida.
16. Secar la piel circundante con apósitos de gasa.	La humedad proporciona un medio para el crecimiento de microorganismos. El exceso de humedad puede contribuir a la irritación de la piel y la erosión.
17. Aplicar un protector cutáneo a la piel circundante.	El protector cutáneo previene la irritación de la piel y la erosión.
18. Cortar el apósito a la medida según indicación, utilizando tijeras estériles. Considerar un tamaño de apósito generoso, dejando al menos un margen de 2.5 cm de piel sana alrededor de la herida para cubrir con el apósito.	Estas acciones aseguran la adherencia adecuada, la cobertura de la herida y el uso del vendaje.

ACCIÓN	JUSTIFICACIÓN
19. Retirar el papel desde el lado adherente del apósito y aplicarlo a la herida sin estirar. Alisar las arrugas al aplicar el apósito (fig. 1).	La aplicación correcta del apósito evita la fuerza de cizallamiento sobre la herida y reduce la irritación.

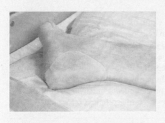

FIGURA 1 Apósito hidrocoloide en su lugar

ACCIÓN	JUSTIFICACIÓN
20. Según necesidad, fijar los bordes del apósito con cinta adhesiva. Aplicar una barrera cutánea adicional a las áreas que deberán ser cubiertas con cinta, si se requiere. Los bordes de los apósitos que están cerca del ano deberán fijarse con cinta. Aplicar una barrera cutánea adicional a las áreas que serán cubiertas con cinta, de ser necesario.	Poner la cinta ayuda a mantener el apósito intacto. El protector cutáneo evita la erosión y la irritación de la piel circundante. La cinta adhesiva en los bordes de los apósitos cerca del ano previene la contaminación de la herida con materia fecal.
21. Después de fijar el apósito, etiquetar con fecha y hora. Retirar todo el equipo restante; colocar al paciente en una posición cómoda, con los barandales laterales arriba y la cama en la posición más baja.	Registrar la hora y la fecha ofrece información y muestra que se cumple con el plan de atención. La colocación correcta del paciente y de la cama favorece su seguridad y comodidad.
22. Retirar el EPP, si se utilizó. Realizar higiene de manos.	El retiro adecuado del EPP reduce el riesgo de transmisión de infecciones y de contaminación de otros objetos. La higiene de manos evita la propagación de microorganismos.
23. Revisar todos los vendajes en cada turno. Se necesitarán controles más frecuentes si la herida es más compleja o los apósitos se saturan rápidamente.	Revisar los apósitos garantiza la evaluación de los cambios en el estado del paciente y la intervención oportuna para evitar complicaciones.

EVALUACIÓN

- El procedimiento se realiza sin contaminar el área ni causar lesiones a la herida, y sin dolor o malestar para el paciente.
- Se mantiene una técnica aséptica (si procede).
- Se favorece la cicatrización de las heridas.
- La piel circundante no muestra irritación, infección ni maceración, y la herida sigue presentando señales de avance hacia la curación.

REGISTRO

- Documentar la ubicación de la herida y que fue retirado el apósito. Registrar la exploración de la herida, incluyendo evidencia de tejido de granulación, presencia de tejido necrótico, etapa (si procede) y características del exudado. Incluir el aspecto de la piel circundante. Consignar la limpieza o el lavado de la herida y la solución utilizada. Registrar el tipo de apósito hidrocoloide aplicado. Tomar nota de la capacitación pertinente ofrecida al paciente y a la familia, así como sus reacciones al procedimiento, incluyendo el nivel de dolor y la eficacia de las intervenciones no farmacológicas o los analgésicos administrados.

COMPETENCIA 180

VENDAJES Y CURACIONES: APLICACIÓN DE VENDAJES HUMEDECIDOS CON SOLUCIÓN SALINA

La gasa y otros materiales de curación pueden humedecerse con solución salina para mantener húmeda la superficie de las heridas abiertas. Los apósitos humedecidos en solución salina favorecen la cicatrización de la herida húmeda y la protegen de contaminación y lesiones. Una superficie húmeda de la herida aumenta la migración celular necesaria para la reparación de los tejidos y la curación. Es importante que el material del apósito esté húmedo, no mojado, cuando se coloca en heridas abiertas. Los materiales primero se empapan en solución salina normal y luego se exprimen para quitar el exceso de líquido a fin de que el apósito sólo esté ligeramente húmedo. El apósito puede apoyarse libremente sobre el lecho de la herida, si es apropiado, y después se cubre con un apósito secundario para absorber el exudado. Además, también hay muchos productos de curación preparados comercialmente para mantener un ambiente húmedo de la herida. Estos productos se aplican de manera similar. Es muy importante para el personal de enfermería estar al tanto de los productos disponibles en cada establecimiento específico y familiarizados con las indicaciones para el uso correcto de cada tipo de producto de vendaje y curación.

CONSIDERACIONES AL DELEGAR

El cuidado de las heridas y los procedimientos que requieren el uso de un campo estéril y otros artículos estériles no se delegan al personal de apoyo de enfermería (PAE) o al personal de apoyo sin licencia (PASL). De acuerdo con la ley estatal de práctica de enfermería y las políticas y procedimientos institucionales, estos procedimientos pueden delegarse al personal de enfermería práctico/vocacional con licencia (PEPL/PEVL). La decisión de delegar debe basarse en el análisis minucioso de las necesidades y circunstancias del paciente, así como en las calificaciones de la persona a quien se delega la tarea. Véanse las *Pautas de delegación* en el Apéndice A.

EQUIPO

- Guantes limpios y desechables
- Guantes estériles, según indicación
- Equipo de protección personal (EPP) adicional, según indicación
- Apósito estéril o equipo de sutura (tijeras y pinzas estériles)
- Apósito estéril de gasa de malla fina para empaquetar, según prescripción
- Apósitos de gasa estéril
- Protectores quirúrgicos o abdominales
- Toallitas protectoras de la piel
- Bandeja estéril

- Solución de limpieza estéril (por lo general solución salina normal al 0.9 %)
- Solución salina estéril
- Cinta o lazos
- Bolsa de plástico u otro recipiente para residuos adecuado para apósitos sucios
- Aplicadores estériles con punta de algodón
- Suministros para la limpieza de la herida o el lavado, según necesidad
- Protector impermeable y manta de baño

VALORACIÓN INICIAL

- Evaluar la situación para determinar la necesidad de un cambio de apósito. Confirmar las órdenes médicas pertinentes y cualquier cuidado de heridas incluido en el plan de atención de enfermería.
- Determinar el nivel de comodidad del paciente y la necesidad de administrar analgésicos antes del cuidado de la herida. Indagar si el paciente experimentó dolor relacionado con el cambio de apósito anterior y la eficacia de las intervenciones para minimizar el dolor.
- Valorar el apósito actual. Determinar si hay presencia de sangrado, exceso de drenaje o saturación del vendaje.
- Evaluar situación, aspecto y etapa de la herida (si procede), así como drenaje y tipos de tejidos presentes en la herida. Medir la herida. Considerar la etapa de la cicatrización y las características de todo exudado. También evaluar color, temperatura, edema, equimosis o maceración de la piel circundante.

DIAGNÓSTICO DE ENFERMERÍA

- Trastorno de la imagen corporal
- Deterioro de la integridad cutánea
- Dolor crónico
- Deterioro de la integridad tisular

IDENTIFICACIÓN Y PLANIFICACIÓN DE RESULTADOS

- El procedimiento se realiza sin contaminar el área ni causar lesiones a la herida, dolor o malestar para el paciente.
- Se favorece la cicatrización de la herida.
- La piel circundante no muestra signos de irritación, infección ni maceración.
- La herida continúa mostrando signos de progresión hacia la curación.

IMPLEMENTACIÓN

ACCIÓN	JUSTIFICACIÓN

1. Revisar las órdenes médicas para el cuidado de la herida o el plan de atención de enfermería relacionado con el cuidado de heridas. Reunir los suministros necesarios.

Revisar el plan de atención y la orden valida que se trata del procedimiento y el paciente correctos. La preparación favorece el manejo eficiente y un abordaje ordenado de la tarea.

2. Realizar higiene de manos y ponerse el EPP, según indicación.

La higiene de manos y el EPP evitan la propagación de microorganismos. El EPP será necesario con base en las precauciones epidemiológicas.

3. Identificar al paciente.

La identificación del paciente asegura que la persona correcta reciba la intervención correcta y ayuda a evitar errores.

4. Reunir el equipo y los suministros al alcance de la mano, en una mesa puente.

La organización facilita el desempeño de la tarea.

5. Cerrar las cortinas alrededor de la cama y la puerta de la habitación, de ser posible. Explicar el procedimiento y su justificación.

Esto garantiza la privacidad del paciente. La explicación reduce la ansiedad y facilita la cooperación.

6. Valorar al paciente para determinar la posible necesidad de intervenciones no farmacológicas para reducir el dolor o de administrar analgésicos antes del cambio de apósito de la herida. Administrar la analgesia apropiada según prescripción. Permitir que transcurra tiempo suficiente para que el analgésico logre su efecto.

El dolor es una experiencia subjetiva influenciada por experiencias pasadas. El cuidado de las heridas y los cambios de apósito pueden causar dolor en algunos pacientes.

7. Colocar un recipiente o bolsa para residuos en un lugar que resulte práctico para su uso durante el procedimiento.

Tener un recipiente para residuos permite eliminar el apósito sucio, sin propagación de microorganismos.

8. Ajustar la cama a una altura de trabajo cómoda, por lo general a la altura del codo del profesional de la salud (VISN 8, 2009).

Tener la cama a la altura adecuada previene la fatiga dorsal y muscular.

ACCIÓN	JUSTIFICACIÓN
9. Ayudar al paciente a colocarse en una posición cómoda que permita acceso fácil al área de la herida. Colocar al paciente de forma que la solución de limpieza o lavado fluya desde el extremo más limpio hacia el extremo más contaminado de la herida, si se utiliza (véase la Competencia 181 para la limpieza de la herida y la Competencia 77 para técnicas de lavado). Usar la manta de baño para cubrir cualquier área expuesta que no sea la herida. Colocar un protector impermeable bajo el sitio de la herida.	La correcta posición del paciente y cubrirlo con una manta de baño le proporcionan comodidad y abrigo. La fuerza de gravedad dirige el flujo del líquido del área menos contaminada a la más contaminada. El protector impermeable protege las superficies subyacentes.
10. Ponerse guantes limpios. Retirar con cuidado los apósitos sucios. En caso de resistencia, utilizar un eliminador de adhesivo basado en silicona para ayudar a retirar la cinta. Si cualquier parte del vendaje se pega a la piel subyacente, utilizar pequeñas cantidades de solución salina estéril para ayudar a aflojarlo y eliminarlo.	Los guantes protegen al personal de enfermería del manejo de apósitos contaminados. El retiro cuidadoso del vendaje es más cómodo para el paciente y asegura que no se quite ningún drenaje presente. El eliminador de adhesivo permite el retiro fácil, rápido, indoloro y sin problemas de abrasión a la piel (Denyer, 2011; Benbow, 2011). La solución salina estéril humedece el apósito para el retiro fácil y minimiza el daño y el dolor.
11. Después de retirar el apósito, se observa presencia, cantidad, tipo, color y olor de todo exudado en los apósitos. Colocar los apósitos sucios en el recipiente para residuos adecuado.	La presencia de exudado debe ser documentada. Descartar los apósitos adecuadamente evita la propagación de microorganismos.
12. Evaluar aspecto, etapa, presencia de escara, tejido de granulación, epitelización, socavación, tunelización, necrosis, trayecto fistuloso y exudado de la herida. Evaluar la apariencia de los tejidos circundantes. Medir la herida.	Esta información provee evidencia sobre el proceso curativo o la presencia de infección en la herida.
13. Retirarse los guantes y desecharlos en el recipiente.	Desechar los guantes evita la propagación de microorganismos.

ACCIÓN	JUSTIFICACIÓN
14. Con técnica estéril, abrir los suministros y apósitos. Colocar la gasa de malla fina en la bandeja y verter la solución indicada sobre la malla hasta saturarla.	La gasa que está en contacto con la superficie de la herida debe ser humedecida para aumentar la capacidad de absorción y promover la curación.
15. Ponerse guantes estériles. Como alternativa, usar guantes limpios (técnica limpia) cuando se cure una herida crónica o una úlcera por presión.	Los guantes estériles mantienen la asepsia quirúrgica. La técnica limpia es apropiada para la limpieza de heridas crónicas o úlceras por presión.
16. Limpiar la herida. Consultar la Competencia 181. Como alternativa, lavar la herida, según indicación o necesidad (véase Competencia 77).	Limpiar la herida elimina el exudado y los detritos de la herida.
17. Secar la piel circundante con apósitos de gasa estéril.	La humedad proporciona un medio para el crecimiento de microorganismos.
18. Aplicar un protector cutáneo a la piel circundante, según necesidad.	El protector cutáneo previene la irritación y erosión de la piel.
19. Si no se ha hecho, ponerse los guantes estériles. Exprimir el exceso de líquido de la gasa. Desdoblar y eliminar la pelusa del apósito.	Los guantes estériles evitan la contaminación del material de curación. La gasa proporciona una capa delgada y húmeda en contacto con todas las superficies de la herida.
20. Presionar suavemente para alojar libremente la gasa húmeda en la herida. Según necesidad, usar las pinzas o el aplicador con punta de algodón para presionar la gasa en todas las superficies de la herida.	El apósito proporciona un ambiente húmedo para todas las superficies de la herida. Evitar sobrellenar con la gasa; alojar la gasa sin apretar para evitar ejercer demasiada presión en el lecho de la herida, lo que impediría la cicatrización.
21. Aplicar varias gasas secas y estériles sobre la gasa húmeda.	Una gasa seca absorbe el drenaje y el exceso de humedad.
22. Colocar el protector abdominal sobre la gasa.	El protector abdominal evita la contaminación.
23. Retirar y desechar los guantes. Aplicar cinta, fajas de Montgomery o rollos de gasa para fijar los apósitos. Como alternativa,	El retiro adecuado de los guantes evita la propagación de microorganismos. La cinta y otros productos de fijación resultan más fáciles de

ACCIÓN	JUSTIFICACIÓN
muchos de los productos comerciales de curación son autoadhesivos y no requieren cinta adicional.	aplicar después de que se han retirado los guantes.
24. Después de fijar el vendaje, etiquetarlo con fecha y hora. Retirar todo el equipo restante; colocar al paciente en una posición que le resulte cómoda, con los barandales laterales arriba y la cama en la posición más baja.	Registrar la hora y la fecha ofrece información y muestra cumplimiento del plan de atención. La colocación correcta del paciente y de la cama favorece la seguridad y la comodidad.
25. Retirar el EPP, si se utilizó. Realizar higiene de manos.	El retiro adecuado del EPP reduce el riesgo de transmisión de infecciones, así como la contaminación de otros objetos. Realizar la higiene de manos evita la propagación de microorganismos.
26. Revisar todos los vendajes en cada turno. Se necesitarán controles más frecuentes si la herida es más compleja o si los apósitos se saturan de manera rápida.	Revisar los apósitos garantiza la evaluación de los cambios en el estado del paciente y la intervención oportuna para evitar complicaciones.

EVALUACIÓN

• El resultado esperado al aplicar un apósito humedecido en solución salina se cumple cuando el procedimiento se realiza sin contaminar el área ni causar lesiones a la herida, sin dolor o malestar para el paciente. Otros resultados se cumplen cuando se mantiene una técnica aséptica (si procede); se favorece la cicatrización de heridas; la piel circundante no muestra irritación, infección ni maceración, y la herida continúa presentando señales de avance hacia la curación.

REGISTRO

• Documentar la ubicación de la herida y que fue retirado el vendaje. Registrar la exploración de la herida, incluyendo evidencia de tejido de granulación, presencia de tejido necrótico, etapa (si procede) y características del exudado. Se debe incluir el aspecto de la piel circundante. Documentar la limpieza o el lavado y la solución utilizada. Registrar el tipo de apósito que se vuelve a aplicar. Tomar nota de la capacitación pertinente ofrecida al paciente y a la familia y de sus reacciones al procedimiento, incluyendo el nivel de dolor y la eficacia de las intervenciones no farmacológicas o los analgésicos que se administraron.

El objetivo del cuidado de la herida es promover la reparación y regeneración de los tejidos para restaurar la integridad de la piel. A menudo, el cuidado de la herida incluye la limpieza y el uso de un apósito como protección para cubrirla. La limpieza de la herida se realiza para retirar los residuos, contaminantes y exudados en exceso. La solución de limpieza recomendada es la solución salina normal estéril o un limpiador preparado comercialmente. No hay estándar de la frecuencia con la que deben cambiarse los apósitos; depende de la cantidad de exudado, la preferencia del médico primario, la naturaleza de la herida y el producto de cuidado particular de heridas que sea utilizado. Es habitual que el cirujano u otro especialista realicen el primer cambio de apósito en una herida quirúrgica, por lo general en las 24-48 h que siguen a la cirugía.

CONSIDERACIONES AL DELEGAR

El cuidado de heridas y los procedimientos que requieren el uso de un campo estéril y otros artículos estériles no son delegados al personal de apoyo de enfermería (PAE) o al personal de apoyo sin licencia (PASL). De acuerdo con la ley estatal de práctica de enfermería y las políticas y procedimientos institucionales, estos procedimientos pueden delegarse al personal de enfermería práctico/vocacional con licencia (PEPL/PEVL). La decisión de delegar debe basarse en el análisis minucioso de las necesidades y circunstancias del paciente, así como en las calificaciones de la persona a quien se delega la tarea. Véanse las *Pautas de delegación* en el Apéndice A.

EQUIPO

- Guantes estériles
- Guantes limpios y desechables
- Equipo de protección personal (EPP) adicional, según indicación
- Apósitos de gasa
- Protectores quirúrgicos o abdominales
- Apósito estéril o equipo de sutura (tijeras y pinzas estériles)
- Solución estéril de limpieza según prescripción (por lo general una solución salina normal al 0.9 %, o un desinfectante preparado comercialmente)
- Bandeja estéril (que puede ser opcional)
- Paño estéril (puede ser opcional)
- Bolsa de plástico u otro recipiente para residuos adecuado para apósitos sucios
- Protector impermeable y manta de baño
- Cinta o lazos
- Manta de baño u otras telas para cubrir al paciente
- Apósitos adicionales y suministros necesarios según la prescripción del médico de atención primaria

VALORACIÓN INICIAL

- Evaluar la situación para determinar si es necesario limpiar la herida y cambiar el apósito. Confirmar las órdenes médicas pertinentes para cuidado de heridas y cualquier cuidado incluido en el plan de atención de enfermería.

- Evaluar el nivel de comodidad del paciente y la necesidad de administrar analgésicos antes del cuidado de la herida. Indagar si el paciente experimentó algún dolor relacionado con cambios previos de apósito y la eficacia de las intervenciones para reducir el dolor.
- Valorar el apósito actual. Determinar si hay presencia de sangrado o exceso de exudado o saturación del vendaje.
- Revisar la herida y el tejido circundante. Explorar la apariencia de la incisión mediante la aproximación de los bordes y el color de la herida, el área circundante y signos de dehiscencia. Evaluar la presencia de suturas, grapas o tiras de cierre adhesivo. Considerar la etapa de la cicatrización y las características de cualquier exudado. También evaluar color, temperatura, edema, equimosis o maceración de la piel circundante.

DIAGNÓSTICO DE ENFERMERÍA

- Riesgo de infección
- Trastorno de la imagen corporal
- Dolor agudo
- Deterioro de la integridad cutánea
- Retraso en la recuperación quirúrgica

IDENTIFICACIÓN Y PLANIFICACIÓN DE RESULTADOS

- La herida se limpia y se protege con un apósito sin contaminar el área, producir lastimaduras ni causar dolor ni malestar al paciente.
- La herida continúa mostrando signos de progresión hacia la curación.
- El paciente comprende la necesidad del cuidado de la herida y del cambio de apósito.

IMPLEMENTACIÓN

ACCIÓN	JUSTIFICACIÓN
1. Revisar la orden médica para el cuidado de la herida o el plan de atención de enfermería en cuanto al cuidado de las heridas. Reunir los suministros necesarios.	Revisar el plan de atención y la orden valida que se trata del procedimiento y el paciente correctos. La preparación favorece el manejo eficiente y un abordaje ordenado la tarea.
2. Realizar higiene de manos y ponerse el EPP, según indicación.	La higiene de manos y el EPP evitan la propagación de microorganismos. El EPP será necesario según las precauciones epidemiológicas.
3. Identificar al paciente.	La identificación del paciente asegura que la persona correcta reciba la intervención correcta y ayuda a evitar errores.
4. Reunir el equipo y los suministros al alcance de la mano, en una mesa puente.	La organización facilita el desempeño de la tarea.

ACCIÓN	JUSTIFICACIÓN
5. Cerrar las cortinas alrededor de la cama y la puerta de la habitación, de ser posible. Explicar el procedimiento y su justificación.	Esto garantiza la privacidad del paciente. La explicación reduce la ansiedad y facilita la cooperación.
6. Valorar la posible necesidad de intervenciones no farmacológicas para reducir el dolor, o de fármacos analgésicos, antes del cambio de apósito y cuidado de la herida. Administrar la analgesia apropiada según prescripción. Permitir que transcurra tiempo suficiente para que el analgésico surta efecto.	El dolor es una experiencia subjetiva influenciada por vivencias pasadas. El cuidado de las heridas y los cambios de apósito pueden causar dolor en algunos pacientes.
7. Colocar un recipiente para residuos o una bolsa en un lugar que resulte práctico para su uso durante el procedimiento.	Tener un recipiente para residuos permite eliminar el apósito sucio sin la propagación de microorganismos.
8. Ajustar la cama a una altura de trabajo cómoda, por lo general a la altura del codo del profesional de la salud (VISN 8, 2009).	Tener la cama a la altura adecuada previene fatiga dorsal y muscular.
9. Ayudar al paciente a colocarse en una posición cómoda que proporcione acceso fácil al área de la herida. Usar la manta de baño para cubrir cualquier área expuesta que no sea la herida. Colocar un protector impermeable bajo el sitio de la herida.	La correcta posición del paciente y el uso de una manta de baño le proporcionan comodidad y abrigo. El protector impermeable protege las superficies subyacentes.
10. Verificar la posición de los drenajes, tubos u otros complementos antes de retirar el apósito. Ponerse guantes limpios y desechables, y aflojar la cinta de los apósitos usados. Según necesidad, utilizar un eliminador de adhesivo para ayudar a retirar la cinta.	La verificación asegura que un drenaje no se retire accidentalmente si está presente. Los guantes protegen al personal de enfermería de apósitos contaminados y evitan la propagación de microorganismos. El eliminador de adhesivo ayuda a reducir el malestar del paciente durante el retiro del apósito.
11. Retirar con cuidado los apósitos sucios. En caso de resistencia, utilizar un eliminador de adhesivo basado en silicona para ayudar a retirar la cinta. Si cualquier parte del vendaje se pega a la piel	El retiro cuidadoso del apósito es más cómodo para el paciente y asegura que no se desconecte ningún drenaje presente. El eliminador de adhesivo permite el retiro fácil, rápido, indoloro y sin problemas de abrasión cutánea

ACCIÓN	JUSTIFICACIÓN
subyacente, usar pequeñas cantidades de solución salina estéril para ayudar a aflojarlo y eliminarlo.	(Denyer, 2011; Benbow, 2011). La solución salina estéril humedece el apósito para un retiro fácil y minimiza el daño y el dolor.
12. Después de retirar el apósito, se observa presencia, cantidad, tipo, color y olor de cualquier exudado en los apósitos. Colocar los apósitos sucios en el recipiente para desechos adecuado. Retirarse los guantes y disponer de ellos en un recipiente para desechos apropiado.	Se debe documentar la presencia de exudado. El retiro adecuado de los apósitos sucios y guantes usados evita la propagación de microorganismos.
13. Inspeccionar el sitio de la herida observando tamaño, aspecto y drenaje. Evaluar si hay dolor. Comprobar el estado de suturas, tiras adhesivas, grapas y drenajes o tubos, si están presentes. Considerar cualquier problema para incluir en el registro.	Debe documentarse la curación de heridas o la presencia de irritación o infección.
14. **Con técnica estéril, preparar un área de trabajo estéril y abrir los suministros necesarios.**	Los insumos están al alcance de la mano y se mantiene la esterilidad.
15. Abrir la solución estéril. Dependiendo de la cantidad de limpieza necesaria, la solución se puede verter directamente en esponjas de gasa sobre un recipiente para pequeños trabajos de limpieza, o en un lavabo para procedimientos más complejos o más grandes.	Se mantiene la esterilidad de la solución y los apósitos.
16. Ponerse guantes estériles. Como alternativa, usar guantes limpios (técnica limpia) cuando se realice la limpieza de una herida crónica o una úlcera por presión.	El uso de guantes estériles mantiene la asepsia quirúrgica y la técnica estéril y reduce el riesgo de propagación de microorganismos. La técnica limpia es apropiada para la limpieza de las heridas crónicas o úlceras por presión.
17. Limpiar la herida. **La limpieza se hace de arriba hacia abajo y del centro hacia el exterior.** Siguiendo este patrón, utilizar una gasa nueva para cada paso, y colocar la gasa usada en el	La limpieza de arriba hacia abajo y del centro al exterior asegura que la maniobra vaya del área menos contaminada a la más contaminada y que un área previamente limpia no se contamine otra vez.

ACCIÓN	JUSTIFICACIÓN
recipiente para residuos. Como alternativa, rociar la herida de arriba abajo con un desinfectante de preparación comercial.	Utilizar una sola gasa por cada limpieza asegura que un área previamente limpia no se contamine otra vez.
18. Una vez que se limpia la herida, secar el área con una esponja de gasa de la misma manera. Aplicar ungüento o realizar otros tratamientos, según prescripción.	La humedad proporciona un medio para el crecimiento de microorganismos. Se puede inhibir el crecimiento de microorganismos y el proceso de curación mejora con el uso de ungüentos prescritos u otras aplicaciones.
19. Si hay un drenaje en uso en el lugar de la herida, se limpia alrededor. Véanse las Competencias 49 a 52.	Limpiar el sitio de inserción ayuda a evitar la infección.
20. Aplicar una capa de vendaje seco y estéril sobre la herida. Pueden utilizarse pinzas para aplicar el apósito.	El apósito primario sirve como una vía para el drenaje. Usar pinzas ayuda a mantener una técnica estéril.
21. Colocar una segunda capa de gasa sobre el sitio de la herida, según necesidad.	La segunda capa ofrece mayor absorción del drenaje.
22. Aplicar un protector quirúrgico o abdominal sobre la gasa en el sitio como la capa más externa del apósito, cuando sea necesario.	El apósito actúa como protección adicional para la herida contra microorganismos en el medio ambiente y mayor absorción de drenaje.
23. Retirar los guantes y desecharlos. Aplicar cinta, fajas de Montgomery o rollos de gasa para fijar los apósitos. Como alternativa, muchos productos comerciales para heridas son autoadhesivos y no requieren cinta adicional.	El retiro adecuado de los guantes evita la propagación de microorganismos. La cinta y otros productos de seguridad son más fáciles de aplicar después de que se han retirado los guantes.
24. Después de fijar el vendaje, etiquetar con fecha y hora. Retirar todo el equipo restante; colocar al paciente en una posición cómoda, con los barandales laterales arriba y la cama en la posición más baja.	Registrar la hora y la fecha ofrece información y muestra que el plan de atención se cumple. La colocación correcta del paciente y de la cama favorece la seguridad y la comodidad.
25. Retirar el EPP, si se utilizó. Realizar higiene de manos.	El retiro adecuado del EPP reduce el riesgo de transmisión de infecciones y de contaminación de otros objetos. La higiene de manos evita la propagación de microorganismos.

ACCIÓN	JUSTIFICACIÓN
26. Revisar todos los apósitos en cada turno. Se necesitarán controles más frecuentes si la herida es más compleja o los apósitos se saturan rápidamente.	Revisar los apósitos garantiza la evaluación de los cambios en el estado del paciente y la intervención oportuna para evitar complicaciones.

EVALUACIÓN

- El paciente presenta una herida limpia e intacta con un apósito limpio.
- La herida no sufre contaminación ni lesiones.
- El paciente informa mínimo o ningún dolor o malestar durante el cuidado.
- El individuo muestra signos y síntomas de cicatrización progresiva.

REGISTRO

- Documentar la ubicación de la herida y que fue retirado el apósito. Registrar la exploración de la herida, incluyendo la aproximación de los bordes, la presencia de suturas, grapas o tiras adhesivas, y el estado de la piel circundante. Tomar nota si se observa eritema, edema o exudado. Consignar la limpieza de la incisión con solución salina normal y cualquier aplicación de ungüento antibiótico, según prescripción. Incluir el tipo de apósito que se aplicó nuevamente. Tomar nota de la capacitación pertinente que se proporcionó al paciente y a la familia, y sus reacciones al procedimiento, incluyendo el nivel de dolor y la eficacia de las intervenciones no farmacológicas o los analgésicos administrados.

COMPETENCIA 182

CUIDADOS DEL PACIENTE CON VENTRICULOSTOMÍA EXTERNA (SISTEMA CERRADO LLENO DE LÍQUIDO)

La presión intracraneal (PIC) es producto de la circulación de la sangre y el líquido cefalorraquídeo (LCR) en los ventrículos y el espacio subaracnoideo, además de los tejidos (Moreda *et al.*, 2009). Se recurre a la vigilancia de la PIC para valorar la perfusión cerebral. Cuando la PIC aumenta como resultado de ciertos trastornos, como tumores, hemorragias intracraneales, presencia de líquido alrededor del encéfalo o edema cerebral, las consecuencias neurológicas pueden variar de menores a graves, incluyendo la muerte (Hill *et al.*, 2012). La PIC normal es menor de 15 mm Hg. El aumento de la PIC, o *hipertensión intracraneal*, corresponde a una cifra sostenida de 20 mm Hg o más (Schimpf, 2012; Barker, 2008).

La *ventriculostomía externa* es un método usado para vigilar la PIC. Es parte de un sistema que incluye un drenaje externo y un transductor. Este dispositivo se introduce en un ventrículo cerebral, con mayor frecuencia en el ventrículo lateral no dominante, a través de un orificio en el cráneo. La sonda se conecta mediante un sistema lleno de líquido a un transductor que registra la presión en forma de impulso eléctrico (Hinkle & Cheever, 2014). Se puede usar para determinar la PIC, drenar LCR (como cuando se retira su exceso vinculado con la hidrocefalia), disminuir el volumen en la bóveda craneana, reduciendo así la PIC, y para inyectar medicamentos. Las determinaciones de PIC y presión arterial se utilizan para calcular la *presión de perfusión cerebral* (PCC), la presión necesaria para irrigar el cerebro en contra de la fuerza de gravedad (Barker, 2008). La vigilancia de la PIC también aporta información acerca de la distensibilidad intracraneal, la capacidad del cerebro de tolerar la estimulación o incrementar el volumen intracraneal sin aumento de la presión, por valoración de la forma de onda de la irrigación sanguínea (AANN, 2011; Barker, 2008; Hinkle & Cheever, 2014).

CONSIDERACIONES AL DELEGAR

La atención de un paciente con ventriculostomía externa no puede delegarse al personal de apoyo de enfermería (PAE) o al personal de apoyo sin licencia (PASL). Dependiendo de la ley estatal de práctica de enfermería y las políticas y procedimientos institucionales, el cuidado de estos pacientes se puede delegar al personal de enfermería práctico/vocacional con licencia (PEPL/PEVL). La decisión de delegar debe basarse en el análisis cuidadoso de las necesidades y circunstancias del paciente, así como en las calificaciones de la persona a quien se delega la tarea. Véanse las *Pautas de delegación* en el Apéndice A.

EQUIPO

- Equipo de ventriculostomía
- Nivel de carpintería, nivel con línea de burbuja o nivel láser, según la política institucional
- Equipo de protección personal, según indicación

VALORACIÓN INICIAL

- Valorar el color del líquido que drena de la ventriculostomía. El LCR normal es transparente o de color ámbar claro. Un LCR nebuloso puede sugerir una infección. Cuando se observe rojo o rosado, puede indicar una hemorragia.
- Evaluar las constantes vitales, pues sus cambios pueden reflejar un problema neurológico.
- Valorar el grado de dolor del paciente. Puede estar experimentándolo en el sitio de inserción de la sonda de ventriculostomía.
- Hacer una valoración neurológica.
- Evaluar el grado de alerta del paciente. Si está despierto, valorar su orientación en persona, lugar y tiempo. Si está disminuido, indagar su capacidad de responder y de despertar.
- Revisar el tamaño de la pupila y su respuesta a la luz. Las pupilas deberán ser simétricas y redondas, con reacción bilateral a la luz. Cualquier cambio en el nivel de consciencia o la respuesta pupilar puede sugerir un problema neurológico.
- Si el paciente puede mover las extremidades, valorar la fortaleza de manos y pies. Un cambio en la fuerza muscular o una diferencia en un lado en comparación con el otro puede indicar un problema neurológico.

DIAGNÓSTICO DE ENFERMERÍA

- Riesgo de lesión
- Riesgo de perfusión tisular cerebral ineficaz

- Dolor (agudo o crónico)
- Riesgo de infección

IDENTIFICACIÓN Y PLANIFICACIÓN DE RESULTADOS

- El paciente mantiene una presión intracraneal menor de 15 mm Hg y una presión de perfusión cerebral de 60-90 mm Hg (Hickey, 2014).
- El sujeto no presenta infección.
- La persona no refiere dolor.
- El individuo o sus parientes cercanos comprenden la necesidad de realizar una ventriculostomía.

IMPLEMENTACIÓN

ACCIÓN	JUSTIFICACIÓN
1. Revisar las órdenes médicas en relación con la información específica sobre los parámetros de la ventriculostomía.	Es necesario que el personal de enfermería conozca la orden más reciente para la altura de la ventriculostomía. Por ejemplo, si el médico ordenó una ventriculostomía a 10 cm, esto significa que la PIC del paciente debe aumentar por arriba de 10 cm antes de que la ventriculostomía drene LCR.
2. Reunir los suministros necesarios.	La preparación promueve una administración eficaz del tiempo y un abordaje ordenado de la tarea.
3. Realizar la higiene de manos y colocarse el EPP, según indicación.	La higiene de manos y el EPP previenen la propagación de microorganismos. El EPP será necesario con base en las precauciones epidemiológicas.
4. Identificar al paciente.	La identificación del paciente asegura que el individuo correcto reciba la intervención correcta y ayuda a prevenir errores.
5. Cerrar las cortinas alrededor de la cama y la puerta de la habitación, de ser posible. Explicar el procedimiento y su justificación.	Esto asegura la privacidad del paciente. La explicación reduce la ansiedad y facilita la cooperación.
6. Reunir el equipo sobre una mesa puente de fácil alcance.	Contar con los artículos al alcance de la mano resulta práctico, ahorra tiempo y evita estiramientos y torsiones musculares innecesarios del personal de enfermería.
7. Valorar al paciente en cuanto a cambios del estado neurológico.	Los pacientes con ventriculostomía están en riesgo de tener problemas del sistema neurológico.

8. Establecer el nivel de referencia cero. **Precisar la altura del sistema de ventriculostomía para asegurarse de que la llave de tres vías esté en el punto de referencia apropiado: el trago del oído, el canto externo del ojo o el conducto auditivo externo del paciente (AANN, 2011; Moreda *et al.*, 2009), con uso de un nivel de carpintería, uno de línea de burbuja o uno láser, según la política institucional.** Ajustar la altura del sistema según la necesidad.

Para que las mediciones sean precisas, la llave de tres vías debe estar en un punto de referencia cercano a la punta de la sonda, a nivel del orificio de Monro. El uso del mismo punto de referencia para todas las lecturas es crítico para garantizar la precisión (Moreda *et al.*, 2009). El empleo de un nivel de carpintería, uno de burbuja en línea o uno láser garantiza la exactitud (Moreda *et al.*, 2009). Si se usa la ventriculostomía sólo para medir la PIC y no para drenar el LCR, la llave de tres vías se cierra en la cámara de goteo.

9. Establecer el grado de presión con base en la prescripción. Mover la cámara de goteo a la altura ordenada. Precisar la cantidad de LCR en la cámara de goteo si se está drenando la ventriculostomía.

Cuando la PIC es mayor que el nivel prescrito, el LCR drena en la cámara de goteo. Si la ventriculostomía es para drenar LCR, el personal de enfermería debe cerrar la rama de la llave de tres vías dirigida a la cámara de goteo para obtener una medición de la PIC. Después de tomar la cifra de PIC, se debe cerrar la rama dirigida al transductor, de manera que se permita el drenaje del LCR.

10. **Ajustar en cero el transductor.** Cerrar la rama de la llave de tres vías en dirección al paciente. Retirar la tapa del transductor con cuidado de no tocar su extremo. Presionar y sostener el botón de calibración en la pantalla hasta que emita un pitido. Regresar la tapa al transductor. **Apagar la rama de la llave de tres vías que se dirige a la cámara de goteo para obtener una lectura de la PIC y el trazo de la forma de onda. Después de obtener una lectura, cerrar la rama de la llave de tres vías que se dirige al transductor.**

Las lecturas no se considerarían precisas si el transductor no se hubiese ajustado a cero. Si no se cierra la rama de la llave de tres vías en dirección al paciente, al exponerse al aire del ambiente, el LCR saldrá de la llave de tres vías. El extremo de la tapa debe mantenerse estéril para prevenir una infección. La llave de tres vías debe estar cerrada en cuanto a la rama de la cámara de goteo (abierta al transductor) para obtener la PIC. Si la ventriculostomía es para drenar LCR, el personal de enfermería debe cerrar la rama que se dirige a la cámara de goteo. Después de obtener el valor de la PIC, es necesario recordar que se debe regresar la rama de la llave de tres vías fuera del transductor, de manera que permita drenar el LCR hacia la cámara de goteo.

ACCIÓN	JUSTIFICACIÓN
11. **Ajustar la altura de la ventriculostomía para prevenir demasiado drenaje, un drenaje muy escaso o una lectura imprecisa de la PIC.**	Si la cabeza del paciente está por debajo de la ventriculostomía, el drenaje de LCR es lento o se detiene; ocurre lo contrario si la cabeza del paciente está más alta que la ventriculostomía. Toda lectura de PIC tomada cuando la ventriculostomía no está al nivel del canto externo del ojo será imprecisa.
12. Cuidar el sitio de inserción de acuerdo con las políticas de la institución. Mantener el sistema utilizando técnica estéril estricta. Valorar el sitio en cuanto a algún signo de infección, como secreción purulenta, eritema o aumento de temperatura. Verificar que la sonda esté fija en el sitio, según la política institucional. Si el catéter se fija mediante sutura al cuero cabelludo, valorar su integridad.	Los cuidados del sitio varían, posiblemente desde dejarlo expuesto al aire hasta la aplicación de un ungüento antibiótico y una gasa. La técnica estéril ayuda a prevenir infecciones (Barker, 2008). Asegurar las sondas después de la inserción previene su desalojo y la rotura del dispositivo.
13. Calcular la PCC, según necesidad. Estimar la diferencia entre la presión arterial sistémica media (PASM) y la PIC.	La PCC corresponde a un cálculo de la adecuación de la irrigación sanguínea cerebral.
14. Retirar el EPP, si se utilizó. Realizar higiene de manos.	El retiro adecuado del EPP disminuye el riesgo de transmisión de infecciones y de contaminación de otros objetos. La higiene de manos previene la propagación de microorganismos.
15. Valorar PIC, PASM y PCC al menos cada hora. Anotar la cantidad de exudado, el color y la transparencia del líquido. Si hay un aumento de la PIC, deberá obtenerse la cifra con mayor frecuencia, hasta cada 15 min (AANN, 2011).	La valoración frecuente provee índices valiosos para identificar tendencias sutiles que pueden sugerir la aparición de problemas.
16. Valorar el sistema de drenaje respecto de la PIC al menos cada 4 h, con verificación del sitio de inserción, todas las vías del sistema de drenaje y sus partes, en cuanto a fracturas o escurrimiento del sitio de inserción u otra parte del sistema.	La vigilancia frecuente permite una identificación temprana de los problemas y la intervención rápida. Un etiquetado claro evita su uso accidental como de acceso intravenoso (AANN, 2011).

ACCIÓN	JUSTIFICACIÓN
Etiquetar claramente el tubo de ventriculostomía externa y los puertos de acceso.	

EVALUACIÓN
- El paciente muestra una PCC y una PIC dentro de los parámetros identificados.
- El individuo se mantiene sin infección.
- La persona comprende la necesidad de la ventriculostomía.
- El paciente manifiesta poco o ningún dolor.

REGISTRO
- Registrar la siguiente información: cantidad y color de LCR, PIC y PCC; estado de las pupilas; fuerza motora bilateral; orientación en tiempo, persona y lugar; nivel de consciencia; constantes vitales; dolor; aspecto del sitio de inserción, y altura de la ventriculostomía.

COMPETENCIA 183 — INSERCIÓN DE VÍA AÉREA/ CÁNULA BUCOFARÍNGEA

Una *vía aérea* o *cánula bucofaríngea* es una sonda semicircular de plástico introducida en la parte posterior de la faringe por la boca en un paciente que respira espontáneamente; puede ayudar a proteger las vías respiratorias de un paciente inconsciente al evitar que la lengua retroceda hasta la faringe posterior y la bloquee. Una vez que el paciente vuelve a estar consciente, se extrae el aparato. No se utiliza cinta para mantener el equipo en su lugar, porque el paciente debe ser capaz de expulsarlo cuando esté alerta. El personal de enfermería puede introducir este dispositivo a pie de cama sin causar traumatismo o provocar muy poco al paciente inconsciente. También puede usarse para ayudar en la ventilación durante un caso de reanimación y facilitar la aspiración de un paciente inconsciente o semiconsciente. Como alternativa, la vía aérea bucofaríngea puede ayudarse con una vía aérea o cánula nasofaríngea (véase Competencia 184).

CONSIDERACIONES AL DELEGAR
La introducción de una vía aérea o cánula bucofaríngea no se delega al personal de apoyo de enfermería (PAE) o al personal de apoyo sin licencia (PASL). Dependiendo de la ley estatal de práctica de enfermería y las políticas y procedimientos institucionales, la introducción del aparato puede delegarse al personal de enfermería práctico/vocacional con licencia (PEPL/PEVL). La decisión de delegar debe basarse en un análisis minucioso de las necesidades y circunstancias del paciente, así como en las calificaciones de la persona a quien se delega la tarea. Véanse las *Pautas de delegación* en el Apéndice A.

EQUIPO

- Vía aérea o cánula bucofaríngea de tamaño adecuado
- Gafas de seguridad y máscara o protector facial (opcional)
- Equipo de aspiración
- Guantes desechables
- Linterna (opcional)
- Equipo de protección personal (EPP) adicional, según indicación

VALORACIÓN INICIAL

- Evaluar el nivel de consciencia del paciente y su capacidad para proteger la vía aérea.
- Valorar la cantidad y consistencia de las secreciones bucales.
- Auscultar los ruidos pulmonares. Si la lengua está ocluyendo la vía aérea, los ruidos pulmonares pueden disminuir.
- Determinar si hay dientes sueltos o una cirugía bucal reciente, que pueden contraindicar el uso de una vía aérea bucofaríngea.

DIAGNÓSTICO DE ENFERMERÍA

- Riesgo de aspiración
- Limpieza ineficaz de las vías aéreas
- Riesgo de lesión

IDENTIFICACIÓN Y PLANIFICACIÓN DE RESULTADOS

- El paciente mantiene una vía aérea permeable y tiene una saturación de oxígeno dentro de los parámetros aceptables o superiores al 95 %.
- El paciente se mantiene sin riesgo de aspiración ni lesiones.

IMPLEMENTACIÓN

ACCIÓN	JUSTIFICACIÓN
1. Reunir el equipo necesario en la mesa puente o junto a la cama.	Dejar todo cerca de la cama ahorra tiempo y esfuerzo. Tener los materiales a la mano resulta práctico, ahorra tiempo y evita estiramientos y torsiones innecesarias de los músculos por parte del personal de enfermería.
2. Realizar higiene de manos y ponerse el EPP, según indicación.	La higiene de manos y el EPP evitan la propagación de microorganismos. El EPP será necesario según las precauciones epidemiológicas.
3. Identificar al paciente.	La identificación del paciente garantiza que el individuo correcto reciba la intervención correcta y ayuda a evitar errores.

ACCIÓN	JUSTIFICACIÓN
4. Cerrar las cortinas alrededor de la cama y la puerta de la habitación, de ser posible.	Esto asegura la privacidad del paciente.
5. Explicar el procedimiento y su justificación, aunque el paciente no parezca estar alerta.	La explicación reduce la ansiedad y facilita la cooperación. Aunque un paciente parezca estar inconsciente, el personal de enfermería debe explicarle lo que está ocurriendo.
6. Ponerse guantes desechables, gafas de seguridad y máscara o protector facial, según indicación.	Los guantes y el EPP adicional evitan el contacto con contaminantes y líquidos corporales.
7. Medir la vía aérea o cánula bucofaríngea para saber el tamaño correcto; para hacerlo, se sujeta del lado de la cara del paciente. Debe extenderse desde la apertura de la boca hasta el ángulo posterior de la mandíbula.	Un tamaño adecuado garantiza una correcta inserción y ajuste, lo que permite la conformación de la vía aérea en la curvatura del paladar.
8. **Revisar la boca en busca de dientes sueltos, dentaduras postizas u otro material extraño. Sacar la dentadura postiza o el material si están presentes.**	Evitar la broncoaspiración o deglución de objetos. Durante la introducción, el dispositivo puede llevar objetos extraños en la boca hacia la parte posterior de la garganta.
9. Colocar al paciente en una posición de semi-Fowler.	Esta posición facilita la introducción del dispositivo y ayuda a impedir que la lengua se mueva desde la parte de atrás contra la faringe posterior.
10. Realizar aspiración en el paciente, según necesidad.	Esto elimina el exceso de secreciones y ayuda a mantener la vía aérea permeable.
11. Abrir la boca del paciente con los dedos pulgar e índice para separar suavemente los dientes. **Introducir el dispositivo con la punta curvada hacia el paladar (fig. 1).**	Esto se hace para avanzar la punta del dispositivo sobre la lengua, hacia la parte posterior de la garganta.

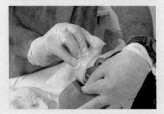

FIGURA 1 Introducción de la vía aérea o cánula

ACCIÓN	JUSTIFICACIÓN
12. Deslizar el dispositivo por la lengua hacia la parte posterior de la boca. Girarlo 180° a medida que pasa por la úvula. La punta debe dirigirse hacia abajo y la curvatura debe seguir el contorno del paladar. Se puede utilizar una linterna para confirmar la posición del aparato con la curva que encaja sobre la lengua.	Esto se realiza para mover la lengua en dirección anterior, lo cual permite que el paciente respire a través del dispositivo y alrededor de éste.
13. Garantizar la colocación precisa y ventilación adecuada auscultando los ruidos pulmonares.	Si el dispositivo se coloca correctamente, los ruidos pulmonares deberán escucharse y ser idénticos en todos los lóbulos.
14. Colocar al paciente de lado cuando el dispositivo esté en su lugar.	Esta posición ayuda a mantener la lengua fuera de la zona de la faringe posterior, así como a evitar la broncoaspiración si el paciente inconsciente vomita.
15. Retirarse los guantes y el EPP adicional si se utilizó. Realizar higiene de manos.	El retiro adecuado del EPP reduce el riesgo de transmisión de infecciones y la contaminación de otros objetos. La higiene de manos evita la propagación de microorganismos.
16. Extraer el dispositivo por un período breve cada 4 h o según la política institucional. Explorar la boca, brindar atención bucal y limpiar el aparato según la política institucional antes de volver a introducirlo.	Puede presentarse irritación y úlcera en los tejidos por el uso prolongado del dispositivo. El cuidado bucal permite que haya humedad en las membranas mucosas y ayuda a mantener la integridad de los tejidos.

EVALUACIÓN

- El paciente presenta una vía aérea permeable con una saturación de oxígeno dentro de parámetros aceptables o superiores a 95 %.
- El paciente se mantiene sin riesgo de broncoaspiración ni lesiones.

REGISTRO

- Documentar colocación y tamaño de la vía aérea o cánula, extracción y limpieza, exploración antes y después de la intervención, así como el nivel de saturación de oxígeno.

La *vía área* o *cánula nasofaríngea* es una sonda curvada, sin mango y de plástico blando que se introduce en la parte posterior de la faringe a través de la nariz, en pacientes que respiran espontáneamente. La cánula permite crear una vía desde las fosas nasales hasta la faringe para ayudar a mantener una vía aérea permeable. Este aparato puede estar indicado si los dientes están apretados o si la lengua está dilatada, o si el paciente necesita una aspiración nasofaríngea frecuente. El rango de tamaño adecuado de una cánula nasofaríngea para adolescentes y adultos es de 24-36F.

CONSIDERACIONES AL DELEGAR

La inserción de una vía aérea nasofaríngea no se delega al personal de apoyo de enfermería (PAE) o al personal de apoyo sin licencia (PASL). En función de la ley estatal de práctica de enfermería y las políticas y procedimientos institucionales, la inserción de una vía aérea nasofaríngea puede delegarse al personal de enfermería práctico/vocacional con licencia (PEPL/PEVL). La decisión de delegar debe basarse en un análisis minucioso de las necesidades y circunstancias del paciente, así como en las calificaciones de la persona a quien se delega la tarea. Véanse las *Pautas de delegación* en el Apéndice A.

EQUIPO

- Vía aérea o cánula nasofaríngea de tamaño adecuado
- Equipo de aspiración
- Gafas de seguridad y máscara o protector facial (opcional)
- Guantes desechables
- Linterna (opcional)
- Equipo de protección personal (EPP) adicional, según indicación

VALORACIÓN INICIAL

- Evaluar los ruidos pulmonares del paciente. Si se encuentran disminuidos, es posible que necesite una vía aérea nasofaríngea para mantener su permeabilidad. Si los ruidos pulmonares son estridentes o sibilantes, es posible que el paciente necesite la vía aérea nasofaríngea para ayudarse a llevar a cabo la aspiración.
- Valorar la frecuencia y esfuerzo respiratorios del paciente. Si no está recibiendo suficiente aire o si es necesario que reciba aspiración, la frecuencia respiratoria por lo general aumentará y pueden presentarse tiraje, aleteo nasal y gruñidos.
- Evaluar el nivel de saturación de oxígeno. Si el paciente no está recibiendo suficiente aire o si es necesario que reciba aspiración, el nivel de saturación de oxígeno por lo general disminuirá.
- Explorar la presencia de alteraciones nasales, como tabique desviado o cirugía nasal o bucal reciente, y aumento en el riesgo de hemorragia, como tratamiento anticoagulante, que pudieran contraindicar el uso de una vía aérea nasofaríngea.

DIAGNÓSTICO DE ENFERMERÍA

- Riesgo de aspiración
- Limpieza ineficaz de las vías aéreas
- Riesgo de lesión

IDENTIFICACIÓN Y PLANIFICACIÓN DE RESULTADOS

- El individuo mantiene una vía aérea permeable.
- El paciente presenta una frecuencia respiratoria y profundidad dentro de límites normales, así como ruidos pulmonares idénticos y claros a nivel bilateral.

IMPLEMENTACIÓN

ACCIÓN	JUSTIFICACIÓN
1. Reunir el equipo necesario.	Reunir el equipo permite un abordaje ordenado de la tarea.
2. Realizar higiene de manos y ponerse el EPP, según indicación.	La higiene de manos y el EPP evitan la propagación de microorganismos. El EPP será necesario según las precauciones epidemiológicas.
3. Identificar al paciente.	La identificación del paciente garantiza que el individuo correcto reciba la intervención correcta y ayuda a evitar errores.
4. Cerrar las cortinas alrededor de la cama, así como la puerta de la habitación, de ser posible.	Esto asegura la privacidad del paciente.
5. Explicar el procedimiento y su justificación, aunque el paciente no parezca estar alerta.	La explicación reduce la ansiedad y facilita la cooperación. Aunque un paciente parezca estar inconsciente, el personal de enfermería debe explicarle lo que está ocurriendo.
6. Colocarse guantes desechables, gafas de seguridad y máscara o protector facial, según indicación.	Los guantes y otros EPP evitan el contacto con contaminantes y líquidos corporales.
7. Medir la vía aérea nasofaríngea para saber el tamaño correcto, para lo cual se sujeta del lado de la cara del paciente. La vía aérea deberá abarcar desde el trago del oído hasta la fosa nasal más 2.5 cm. El diámetro debe ser ligeramente menor que el de la fosa nasal.	Un tamaño adecuado garantiza una correcta inserción y ajuste, lo cual permite la conformación de la vía aérea en la curvatura del paladar.

ACCIÓN	JUSTIFICACIÓN

8. Ajustar la cama a una posición de trabajo cómoda, por lo general a la altura del codo del cuidador (VISN 8 Patient Safety Center, 2009). Bajar el barandal más cercano. **Si el paciente está despierto y alerta, colocarlo en la posición de semi-Fowler. De lo contrario, colocarlo en decúbito lateral.**

Tener la cama a la altura correcta evita la fatiga dorsal y muscular. Al elevar la cabecera de la cama o colocar al paciente acostado de lado, el personal de enfermería ayuda a proteger la vía aérea si el paciente vomita durante la colocación de la cánula nasofaríngea.

9. Realizar aspiración en el paciente si es necesario.

Elimina el exceso de secreción y ayuda a mantener permeable a la vía aérea.

10. Lubricar abundantemente la vía aérea nasofaríngea con lubricante hidrosoluble y cubrirla desde la punta hasta el borde protector.

El lubricante ayuda a prevenir lesiones en la mucosa cuando se introduce la vía aérea.

11. Insertar con cuidado la vía aérea en la fosa nasal. Primero, el extremo estrecho, hasta que el borde entre en contacto con la fosa. En caso de resistencia, detenerse e intentar con la otra fosa.

Para evitar lesiones, la vía aérea no debe forzarse en la fosa nasal.

12. Verificar la colocación cerrando la boca del paciente y poniendo los dedos en la parte delantera de la abertura de la sonda para comprobar si hay aire en movimiento. Explorar la faringe para visualizar la punta de la vía aérea por detrás de la úvula. Explorar la nariz para ver si la piel está palidecida o estirada.

Esto asegura que la colocación sea correcta y evita lesiones. La piel no debe estar pálida o parecer estirada a causa de la vía aérea nasofaríngea. Si esto ocurre, es necesaria una cánula más pequeña.

13. Quitarse los guantes y levantar el barandal. Colocar la cama en la posición más baja. Retirarse el EPP adicional, si se utilizó. Realizar higiene de manos.

El retiro adecuado del EPP reduce el riesgo de transmisión de infecciones y la contaminación de otros objetos. La higiene de manos evita la propagación de microorganismos. Levantar el barandal y una cama a la altura correcta permiten que el paciente esté más cómodo y seguro.

14. Extraer la vía aérea, limpiarla con agua tibia y un poco de jabón, y colocarla en la otra fosa al menos cada 8 h o según la política institucional. Si el paciente tose o

La vía aérea nasofaríngea puede causar traumatismo en los tejidos y rotura de la piel si se deja en su lugar por mucho tiempo.

ACCIÓN	JUSTIFICACIÓN
tiene náuseas durante la inserción, es posible que la cánula nasofaríngea sea demasiado larga. Explorar la faringe. Debe poder visualizarse la punta de la vía aérea por detrás de la úvula.	Las secreciones pueden acumularse en la superficie y contribuir a irritación y traumatismo en los tejidos.

EVALUACIÓN

- El paciente mantiene una vía aérea permeable con secreciones ausentes o mínimas.
- El paciente presenta una saturación de oxígeno dentro de parámetros aceptables o superior al 95 %, así como una frecuencia respiratoria dentro del intervalo normal.

REGISTRO

- Documentar la colocación y el tamaño de la vía aérea, la narina utilizada, el retiro/limpieza, la instrucción antes y después de la intervención, y el nivel de saturación de oxígeno.

COMPETENCIA 185

ASISTENCIA PARA VOLTEAR O GIRAR AL PACIENTE EN LA CAMA

Las personas forzadas a la inactividad por lesión o enfermedad tienen un riesgo alto de presentar graves complicaciones sanitarias. Una de las destrezas más frecuentes que puede utilizar el personal de enfermería implica ayudar a los pacientes que no pueden girar por su cuenta en la cama. Se requiere conocer la alineación correcta del cuerpo y los dispositivos de asistencia para girar al paciente en la cama. La figura 1, algoritmo 4, del "Manejo seguro del paciente" puede ayudar a tomar decisiones en cuanto al manejo y la movilización seguras de los individuos. El dominio y uso de estas técnicas ayudan a mantener un horario de volteo para prevenir las complicaciones de un sujeto inmóvil. Si se requiere hacerlo girar a manera de tronco, véase la Competencia 113, "Movilización en bloque o rotación (*logrolling*) del paciente". Durante cualquier tarea de manejo de un paciente, si se requiere que un profesional de la salud levante más de 16 kg del peso de un individuo, éste es totalmente dependiente y necesita utilizar dispositivos de asistencia (Waters, 2007).

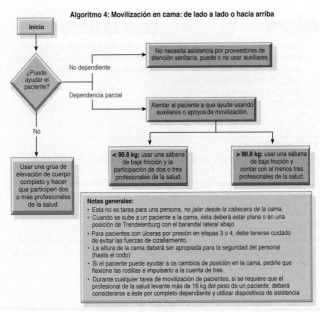

Algoritmo 4: Movilización en cama: de lado a lado o hacia arriba

FIGURA 1 Procedimiento, paso a paso, o algoritmo usado para delinear la técnica segura de movilización de un paciente en cama. El primer punto de decisión es si el paciente puede ayudar. (Tomado de VISN 8 Patient Safety Center. (2009). Safe patient handling and movement algorithms. Tampa, FL: Autor. Disponible en http://www.visn8.va.gov/visn8/patientsafetycenter/ safePtHandling/default.asp)

CONSIDERACIONES AL DELEGAR

La ayuda a un paciente para cambiar de posición en la cama puede delegarse al personal de apoyo de enfermería (PAE) o al personal de apoyo sin licencia (PASL), así como al personal de enfermería práctico/vocacional con licencia (PEPL/PEVL). La decisión de delegar debe basarse en el análisis minucioso de las necesidades y circunstancias del paciente, así como en las calificaciones de la persona a quien se delega la tarea. Véanse las *Pautas de delegación* en el Apéndice A.

EQUIPO

- Sábanas de baja fricción o de traslado
- Superficie de la cama que se infla para ayudar al giro
- Almohadas u otros apoyos para ayudar al paciente a mantener la posición deseada después del giro y a conservar la alineación correcta del cuerpo

- Profesionales de la salud adicionales o equipo de manejo seguro para ayudar, de acuerdo con la valoración
- Guantes no estériles, si está indicado; otro equipo de protección personal (EPP), según indicación

VALORACIÓN INICIAL

- Antes de movilizar a un paciente, revisar el expediente médico en cuanto a circunstancias u órdenes que limiten su movilidad.
- Realizar una valoración del paciente antes de la hora en la que hará la actividad. Si el paciente manifiesta dolor, administrar el medicamento prescrito con tiempo suficiente para que produzca un efecto completo.
- Valorar la capacidad del paciente de ayudar a la movilización, así como la necesidad de dispositivos de asistencia y la de una segunda o tercera persona para ayudar a la actividad.
- Determinar la necesidad de utilizar equipo bariátrico.
- Valorar la piel del paciente en cuanto a signos de irritación, eritema, edema o blanqueo.

DIAGNÓSTICO DE ENFERMERÍA

- Intolerancia a la actividad
- Deterioro de la movilidad en la cama
- Dolor agudo

IDENTIFICACIÓN Y PLANIFICACIÓN DE RESULTADOS

- La actividad se realiza sin lesionar al paciente o al personal de enfermería.
- El paciente se encuentra cómodo y con una alineación corporal apropiada.

IMPLEMENTACIÓN

ACCIÓN	JUSTIFICACIÓN
1. Revisar las órdenes médicas y el plan de atención de enfermería en cuanto a la actividad del paciente. Identificar cualquier limitación del movimiento y la capacidad del paciente de ayudar con el giro. **Consultar el algoritmo de manejo de pacientes, si está disponible, para planear el abordaje apropiado de movilización.**	La revisión de las órdenes médicas y el plan de atención de enfermería valida que se trata del procedimiento y el paciente correctos. La identificación de las limitaciones y la capacidad junto con el uso de un algoritmo ayudan a prevenir lesiones y a determinar el mejor plan de movilización.
2. Buscar cualquier auxiliar o respaldo para la movilización, si se requieren.	Contar con auxiliares fácilmente disponibles promueve un manejo eficaz del tiempo.
3. Realizar higiene de manos. Colocarse el EPP, según indicación.	La higiene de manos y el EPP evitan la propagación de microorganismos. El EPP será necesario con base en las precauciones epidemiológicas.

ACCIÓN	JUSTIFICACIÓN
4. Identificar al paciente. Explicar el procedimiento y su justificación.	La identificación del paciente asegura que el individuo correcto reciba la intervención correcta. La explicación reduce la ansiedad y facilita la cooperación.
5. Cerrar las cortinas alrededor de la cama y la puerta de la habitación, de ser posible. Ubicar al menos a un miembro del personal de enfermería a cada lado de la cama. Colocar al alcance almohadas, cojinetes, cuñas o cualquier respaldo para la movilización. Ajustar la cama a una altura apropiada y cómoda de trabajo, por lo general la altura del codo del profesional de la salud (VISN 8 Patient Safety Center, 2009). Bajar ambos barandales laterales.	Cerrar la puerta o la cortina provee privacidad. Una altura apropiada de la cama disminuye la fatiga dorsal mientras se realiza el procedimiento. La posición apropiada y el descenso de los barandales laterales facilitan movilizar al paciente y disminuyen al mínimo la tensión en el personal de enfermería.
6. Si aún no está colocada, poner una sábana de baja fricción debajo del paciente.	Las sábanas de baja fricción ayudan a prevenir el cizallamiento y a disminuir el roce y la fuerza requerida para mover al paciente.
7. Usar la sábana de baja fricción para llevar al paciente al borde de la cama en ubicación opuesta al lado al que se hará girar. Subir los barandales de la cama.	Con su colocación, el paciente estará en el centro de la cama después de que concluya el giro. Subir los barandales laterales garantiza la seguridad del paciente.
8. Si el paciente es capaz de hacerlo, pedirle que sujete el barandal del lado de la cama hacia el que se va a girar. Como alternativa, colocar los brazos del paciente cruzados sobre el tórax y su pierna distal sobre aquélla hacia donde se va a girar.	Esto alienta al paciente para ayudar tanto como sea posible con el movimiento, lo que facilita el giro y protege los brazos mientras se realiza.
9. Si está disponible, activar el mecanismo de giro de la cama para inflar el lado posterior a la espalda del paciente.	La activación del mecanismo de giro infla el lado de la cama durante casi 10 seg, lo que ayuda a impulsar al paciente para girar y disminuye el trabajo requerido por el personal de enfermería. Esto ayuda a evitar las tensiones dorsales bajas del personal.

ACCIÓN	JUSTIFICACIÓN

10. El profesional de la salud ubicado del lado de la cama hacia donde se gira el paciente, debe pararse frente a su centro de gravedad con sus pies separados hasta la altura de los hombros y un pie adelante del otro, contraer los músculos glúteos y abdominales y flexionar las rodillas. Debe utilizar los músculos de las piernas para el impulso. El otro miembro del personal deberá colocar sus manos sobre el hombro y la cadera del paciente, para ayudar a girarlo hacia el lado que se desea. Indicar al paciente que sujete el barandal de la cama al mismo tiempo. Utilizar una sábana de baja fricción para jalar con suavidad al paciente sobre su costado (fig. 2).

Cada miembro del personal de enfermería se encuentra en una posición estable, con buena alineación corporal y preparado para usar una fuerza muscular considerable en el giro del paciente. Estas maniobras dan respaldo al cuerpo del paciente y utilizan el peso del personal para ayudar a realizarlo.

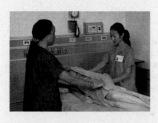

FIGURA 2 Uso de la sábana de baja fricción para jalar al paciente sobre un costado (*Fotografía por B. Proud*)

11. Usar una almohada u otro respaldo detrás del dorso del paciente. Jalar el omóplato hacia adelante de forma ascendente.

La almohada proveerá soporte y ayudará al paciente a mantener la posición deseada. La ubicación del omóplato disminuye la presión de esa prominencia ósea.

12. Hacer que el paciente esté cómodo y en alineación correcta utilizando almohadas u otro respaldo bajo la pierna y el brazo, según se requiera. Reajustar la almohada bajo la cabeza del paciente. Elevar la cabecera de la cama, según necesidad, para comodidad del paciente.

El posicionamiento en alineación apropiada con los respaldos asegura que el paciente pueda mantener la posición deseada y esté cómodo.

ACCIÓN	JUSTIFICACIÓN
13. Colocar la cama en la posición más baja con los barandales arriba, según indicación. Verificar que el timbre de llamado y otros artículos necesarios estén a la mano.	Ajustar la altura de la cama garantiza la seguridad del paciente. Contar con el timbre y los artículos esenciales a la mano ayuda a promover la seguridad.
14. Limpiar los auxiliares de traslado, 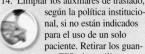 según la política institucional, si no están indicados para el uso de un solo paciente. Retirar los guantes y otros EPP, si se utilizaron. Realizar higiene de manos.	La limpieza apropiada del equipo entre los usos por pacientes diferentes previene la propagación de microorganismos. El retiro adecuado del EPP disminuye el riesgo de transmisión de infecciones y de contaminación de otros objetos. La higiene de manos evita la propagación de microorganismos.

EVALUACIÓN

- Se hace girar al paciente y se cambia su posición sin lesionarlo a él o al personal de enfermería.
- El paciente muestra una alineación apropiada del cuerpo y expresa sentirse cómodo.

REGISTRO

- En muchas instituciones se proveen áreas para guardar diagramas de flujo al lado de la cama a fin de documentar el cambio de posición. Asegurarse de anotar la hora a la que se cambió la posición del paciente, el uso de respaldos y cualquier observación pertinente, incluida la valoración de la piel. Notificar la tolerancia del paciente al cambio de posición. Registrar el uso de recursos auxiliares para facilitar el movimiento.

Apéndice A

Pautas de delegación

Delegar implica transferir la responsabilidad del desempeño de una actividad a otro individuo, manteniendo la responsabilidad por los resultados. Cuando se realiza de manera adecuada, delegar puede conducir a una atención de enfermería segura y eficaz. Delegar también puede darle tiempo al personal de enfermería titulado para centrarse en la evaluación y desarrollo o revisión del plan de atención de enfermería (Trossman, 2012). Asimismo, le permite atender necesidades de cuidado del paciente más complejas, desarrollar las competencias del personal de apoyo y promover el control de costos en el centro de salud. El personal de enfermería determina el procedimiento adecuado aplicando sus conocimientos, juicio profesional y autoridad legal para poner en práctica la enfermería (American Nurses Association [ANA], 2007).

Al delegar, el personal de enfermería debe garantizar una adecuada valoración, planificación, implementación y evaluación. La toma de decisiones sobre el acto de delegar representa un proceso continuo. Estas guías constituyen una referencia rápida sobre la información para tomar decisiones sobre delegar para cada competencia.

CRITERIOS PARA DELEGAR

Existen tres criterios que debe considerar el personal de enfermería al decidir si delega actividades de atención (National Council of State Boards of Nursing [NCSBN], 2005):

1. La *State Nursing Practice Act* (Ley estatal de prácticas de enfermería) debe permitir la delegación de actividades y señalar las tareas que se pueden delegar, o autorizar que el personal de enfermería titulado decida sobre el acto de delegar.
2. La persona que delega está calificada para hacerlo: cuenta con capacitación, competencias y experiencia adecuadas, así como competencia actual.
3. La persona que recibe el encargo debe estar calificada para hacerlo: cuenta con capacitación, competencias y experiencia adecuadas, así como evidencia de competencia actual.

Además, según la ANA y el NCSBN (2006), las tareas delegadas no deben requerir la aplicación de criterios o juicios profesionales.

PROCESO DE DELEGACIÓN

El acto de delegar es un proceso continuo de múltiples pasos.

1. El personal de enfermería titulado (RN, de *registered nurse*) debe evaluar la situación, identificar las necesidades del paciente y considerar las circunstancias y el entorno, así como las competencias de la persona a quien se va a delegar la tarea.

El personal de enfermería puede proceder a delegar si las necesidades y circunstancias del paciente y los recursos disponibles indican que se pueden mantener las condiciones de seguridad del paciente si se delega la atención.

2. El personal de enfermería titulado planea y comunica claramente las tareas específicas que piensa delegar; podrá proceder a delegar si la naturaleza de la tarea, la competencia de la persona que recibe el encargo, y las implicaciones del paciente indican que la seguridad de este último se mantendrá si se delega la atención.

3. El personal de enfermería titulado garantiza que habrá una rendición de cuentas adecuada; se podrá proceder a delegar si el personal de enfermería y la persona que recibe el encargo aceptan la responsabilidad por sus respectivos roles al delegar la atención del paciente.

4. El personal de enfermería titulado supervisa el desempeño de las tareas delegadas, ofreciendo instrucciones y una clara expectativa sobre cómo se deben llevar a cabo. Asimismo, vigila el desempeño, interviene en caso necesario y garantiza un registro adecuado del proceso.

5. El personal de enfermería titulado debe valorar todo el proceso de delegación, evaluando al paciente y las tareas realizadas y obteniendo y ofreciendo retroalimentación.

6. El personal de enfermería titulado debe reevaluar y ajustar el plan general de atención según sea necesario.

CINCO DERECHOS DEL ACTO DE DELEGAR

Los *Cinco derechos del acto de delegar* ofrecen un recurso que permite facilitar las decisiones sobre el proceso de delegación. El NCSBN (1995) identifica los siguientes derechos:

- **Tarea correcta:** la que se puede delegar para un paciente en específico.
- **Circunstancias correctas:** entorno del paciente adecuado, recursos disponibles y otros factores relevantes.
- **Persona correcta:** la persona correcta delega la tarea correcta a la persona correcta para ser realizada en la persona correcta.
- **Instrucción/comunicación correcta:** descripción clara y concisa sobre la tarea, incluyendo sus objetivos, límites y expectativas.
- **Supervisión correcta:** vigilancia, evaluación e intervención adecuadas, según sea necesario, así como retroalimentación.

CUIDADOS QUE NO PUEDEN SER DELEGADOS

Los cuidados o tareas que nunca pueden ser delegados salvo a otro miembro del personal de enfermería titulado incluyen:

- Las valoraciones de enfermería inicial y de seguimiento del paciente, así como sus necesidades de atención de enfermería.
- La determinación del diagnóstico de enfermería, el plan de atención de enfermería, la evaluación del avance del paciente en relación con el plan de atención, y la valoración de la atención de enfermería ofrecida al paciente.
- La supervisión y capacitación del personal de enfermería; la capacitación del paciente que requiere un juicio por parte de éste, así como de sus necesidades de capacitación.
- Cualquier otra intervención que requiera conocimientos, juicios o competencias profesionales de enfermería.

ÁRBOL DE DECISIONES DEL ACTO DE DELEGAR

Mediante el uso de competencias, conocimientos y juicios profesionales, el personal de enfermería titulado determina las prácticas de enfermería adecuadas con base en su ley estatal de prácticas y su experiencia profesional, los estándares y códigos de ética, y las políticas y procedimientos institucionales relativos al acto de delegar (ANA y NCSBN, 2006).

El *Árbol de decisiones del acto de delegar del personal de enfermería titulado*, distribuido por la ANA y el NCSBN, puede ayudar al personal de enfermería con las decisiones sobre el proceso de delegación. Se encuentra disponible en https://www.ncsbn.org/Delegation_joint_statement_NCSBN-ANA.pdf.

RECURSOS DE LA SUITE DE TAYLOR

Explorar los siguientes recursos adicionales si requiere mayor información sobre el acto de delegar:

- thePoint online resource, *http://thepoint.lww.com/espanol-Lynn4e*
- *Fundamentals of Nursing:* capítulo 14, *Implementing,* y capítulo 22, *Nurse Leader, Manager, and Care Coordinator*

REFERENCIAS Y RECURSOS

American Nurses Association (ANA). (2012). Principles for delegation by registered nurses to unlicensed assistive personnel. Silver Spring, MD: Author.

American Nurses Association (ANA). (2007). Unlicensed assistive personnel. Position statement. Tomado de http://www.nursingworld.org/MainMenuCategories/Policy-Advocacy/Positions-and-Resolutions/ANAPositionStatements/Position-Statements-Alphabetically/Registered-Nurses-Utilization-of-Nursing-Assistive-Personnel-in-All-Settings.html.

American Nurses Association (ANA) and National Council of State Boards of Nursing (NCSBN). (2006) Joint statement on delegation. Disponible en: https://www.ncsbn.org/Delegation_joint_statement_NCSBN-ANA.pdf.

Ayers, D. M., & Montgomery, M. (2008). Hospital Nursing. Delegating the "right" way: Learn five tips for delegating effectively and safely. *Nursing, 38*(4), 56hn1-2.

Daley, K. (2013). Helping nurses strengthen their delegation skills. *American Nurse Today, 8*(3), 18.

National Council of State Boards of Nursing (NCSBN). (2005). Working with others: a position paper. Disponible en: https://www.ncsbn.org/Working_with_Others.pdf

Trossman, S. (2012). Is it OK to delegate?: Revised principles, resources aim to help RNs answer the question. *The American Nurse, 44*(6), 1, 6.

Weydt, A. (2010). Developing delegation skills. *Online Journal of Issues in Nursing, 15*(2), Manuscript 1.

Bibliografía

Adams, D. (2012). Needlestick and sharps injuries: practice update. *Nursing Standard, 26*(37), 49–57.

Ağaç, E., & Gűnes, Ú.Y. (2010). Effect on pain of changing the needle prior to administering medicine intramuscularly: a randomized controlled trial. *Journal of Advanced Nursing, 67*(3), 563–568.

Altschuler, V., & Diaz, L. (2006). Bladder ultrasound. *MEDSURG Nursing, 15*(5), 317–318.

American Association for Clinical Chemistry (AACC). (2013). *Lab tests online. Fecal occult blood test and fecal immunochemical test.* Disponible en: http://labtestsonline.org/understanding/analytes/fecal-occult-blood/tab/glance.

American Association of Critical Care Nurses (AACN). (2011). Lynn-McHale Wiegand, D.J. (Ed.): *AACN procedure manual for critical care* (6th ed.). Philadelphia: Elsevier Saunders.

American Association of Critical Care Nurses. (2010). *Venous Thromboembolism prevention.* Disponible en: http://www.aacn.org/WD/Practice/Docs/PracticeAlerts/VTE%20Prevention%202004–2010%20final.pdf.

American Association of Critical-Care Nurses (AACN). (2010). *Practice Alert: Oral care in the critically ill.* Disponible en: http://aacn.org/WD/Practice/Content/practicealerts.content?menu=Practice.

American Association of Critical-Care Nurses (AACN). (2010b). *Practice alert: Verification of feeding tube placement.* Disponible en: http://aacn.org/WD/Practice/Docs/PracticeAlerts/Verification_of_Feeding_Tube_Placement_05–2005.pdf.

American Association of Critical Care Nurses (AACN). (2010c). *Family presence during resuscitation and invasive procedures.* Disponible en: http://www.aacn.org/wd/practice/docs/practicealerts/family%20presence%202004–2010%20final.pdf.

American Association of Diabetes Educators. (2008). *Insulin pump therapy: Guidelines for successful outcomes.* Disponible en: http://www.diabeteseducator.org/export/sites/aade/_resources/pdf/Insulin_Pump_White_Paper.pdf.

American Association of Neuroscience Nurses (AANN). (2012). *Cervical spine surgery. A guide to preoperative and postoperative patient care.* Glenview, IL: Author.

American Association of Neuroscience Nurses (AANN). (2011). *Care of the patient undergoing intracranial pressure monitoring/external ventricular drainage or lumbar drainage.* Glenview, IL: Author.

American Diabetes Association. (2013). Standards of medical care in diabetes—2013. *Diabetes Care, 36*(Suppl. 1): S11–S66.

American Dietetic Association (ADA). (2008). Position of the American Dietetic Association: Ethical and legal issues in nutrition, hydration, and feeding. *Journal of the American Dietetic Association, 108*(5), 873–882.

American Geriatrics Society (AGS). (2012). *Aging & health A to Z.* Disponible en: http://www.healthinaging.org/aging-and-health-a-to-z/topic:falls/.

American Geriatrics Society and British Geriatrics Society. (2010). *AGS/BGS Clinical practice guideline: Prevention of falls in older persons.* Disponible en: http://www.medcats.com/FALLS/frameset.htm.

American Heart Association (AHA). (2011). *BLS for healthcare providers. Student manual. Professional.* Author.

American Heart Association (AHA). (2012). *CPR & ECC. Two steps to staying alive with Hands-only CPR.* Disponible en: http://www.heart.org/HEARTORG/CPRAndECC/HandsOnlyCPR/Hands-Only-CPR_UCM_440559_SubHomePage.jsp.

American Society for Parenteral and Enteral Nutrition (A.S.P.E.N.). (2011). *Guidelines: Access for administration of nutrition support.* Disponible en: http://www.

nutritioncare.org/Professional_Resources/Guidelines_and_Standards/Guidelines/ Access_for_Administration_of_Nutrition_Support/.

Ames, N.J., Sulima, P., Yates, J.M., McCullagh, L., Gollins, S.L., Soeken, K., & Wallen, G.R. (2011). Effects of systematic oral care in critically ill patients: A multicenter study. *American Journal of Critical Care, 20*(5), e103-e113. Disponible en: http:// ajcc.aacnjournals.org/content/20/5/e103.full.pdf+html.

Apold, J., & Rydrych, D. (2012). Preventing device-related pressure ulcers. *Journal of Nursing Care Quality, 27*(1), 28–34.

Arbique, J., & Arbique, D. (2007). I.V. rounds. Reducing the risk of nerve injuries. *Nursing, 37*(11), 20–21.

Arroyo-Novoa, C., Figueroa-Ramos, M., Puntillo, K., et al. (2008). Pain related to tracheal suctioning in awake acutely and critically ill adults: A descriptive study. *Intensive & Critical Care Nursing, 24*(1), 20–27.

Association of Perioperative Registered Nurses (AORN). (2012). *Perioperative standards and recommended practices*. Denver, CO: AORN, Inc.

Association for Professionals in Infection Control and Epidemiology (APIC). (2005). *Hand hygiene for healthcare workers*. Disponible en: http://www.apic.org/Resource_/ EducationalBrochureForm/370c41f0-380f-4d4d-aa33-67ca4407f3ef/File/ Hand-Hygiene-Healthcare-Workers-Brochure.pdf.

Azubike, N., Bullard, D., Chrisman, J., et al. (2012). Navigating the nasopharyngeal culture. *Nursing Made Incredibly Easy, 10*(6), 9–12.

Baird Holmes, S., & Brown, S. (2005). National Association of Orthopaedic Nurses. Guidelines for orthopaedic nursing: Skeletal pin site care. *Orthopaedic Nursing, 24*(2), 99–107.

Ball, A., & Smith, K. (2008). Optimizing transdermal drug therapy. *American Journal of Health-System Pharmacy, 65*(14), 1337–1346.

Baranoski, S., & Ayello, E.A. (2012). *Wound care essentials. Practice Principles* (3rd ed.). Philadelphia: Wolters Kluwer Health/Lippincott Williams & Wilkins.

Barker, E. (2008). *Neuroscience nursing. A spectrum of care* (3rd ed.). St. Louis: Mosby Elsevier.

Bauman, M., & Handley, C. (2011). Chest-tube care: The more you know, the easier it gets. *American Nurse Today, 6*(9), 27–32. Disponible en: http://www.americannursetoday. com/Article.aspx?id=8256&fid=8172.

Beckman Coulter. (2009a). *Hemoccult®. Product instructions*. Disponible en: https:// www.beckmancoulter.com/wsrportal/bibliography?docname=HOII%20-%20 462478.EA%20.pdf.

Beckman Coulter. (2009b). *Developing and interpreting Hemoccult® ICT Tests*. Available https://www.beckmancoulter.com/wsrportal/bibliography?docname= IB-17781A+Laminated+Hemoccult+ICT+Test+Procedure.pdf.

Beckman Coulter. (2009c). *Hemoccult® ICT. Patient instructions*. Available https:// www.beckmancoulter.com/wsrportal/ajax/downloadDocument/395087AD.pdf?autonomyId=TP_DOC_118305&documentName=395087AD.pdf.

Benbow, M. (2011). Addressing pain in wound care and dressing removal. *Nursing & Residential Care, 13*(10), 474, 476, 478.

Berg, M.D., Schexnayder, S.M., Chameides, L., et al. 2010 American Heart Association guidelines for cardiopulmonary resuscitation and emergency cardiovascular care. Part 13: Pediatric basic life support. *Circulation, 122*(18 Suppl. 3), S862–S875.

Bernard, M.S., Hunter, K.F., & Moore, K.N. (2012). Decrease the duration of indwelling urethral catheters and potentially reduce the incidence of catheter-associated urinary tract infections. *Urologic Nursing, 32*(1), 29–37.

Bernardini, J., Bender, F., Florio, T., et al. (2005). Randomized, double-blind trial of antibiotic exit site cream for prevention of exit site infection in peritoneal dialysis patients. *Journal of the American Society of Nephrology, 16*(2), 539–545.

Best, C. (2005). Caring for the patient with a nasogastric tube. *Nursing Standard, 20*(3), 59–65.

Bourgault, A., Ipe, L., Weaver, J., et al. (2007). Development of evidence-based guidelines and critical care nurses' knowledge of enteral feeding. *Critical Care Nurse, 27*(4), 17–29.

Brennan, M. (2008). Review: Routine NG decompression after abdominal surgery delays return of bowel function and increases pulmonary complications. *Evidence-Based Nursing, 11*(2), 55.

Bucher, L., Buruschkink R., Kenyon, D.M., et al. (2012). Improving outcomes with therapeutic hypothermia. *Nursing2012CriticalCare, 7*(5), 22–27.

Bullman, S. (2011). Ins and outs of suprapubic catheters—a clinician's experience. *Urologic Nursing, 31*(5), 259–264.

Burn Foundation. (2012). Burn prevention. Safety facts on scald burns. Disponible en: http://www.burnfoundation.org/programs/resource.cfm?c=1&a=3.

Capezuti, E., Brush, B., Won, R., et al. (2008). Least restrictive or least understood? Waist restraints, provider practices, and risk of harm. *Journal of Aging & Social Policy, 20*(3), 305–322.

Capnography: New standard of care for sedation? (2012). *OR Manager, 28*(3), 17–20.

Carlson, J., Mayrose, J., Krause, R., et al. (2007). Extubation force: Tape versus endotracheal tube holders. *Annals of Emergency Medicine, 50*(6), 686–691.

Castle, N. (2007). Resuscitation of patients during pregnancy. *Emergency Nurse, 15*(2), 20–22.

Cecil, S., Chen, P.M., Callaway, S.E., et al. (2011). Traumatic brain injury: Advance multimodal neuromonitoring from theory to clinical practice. *Critical Care Nurse, 31*(2), 25–37.

Centers for Disease Control and Prevention (CDC). (2012). *The pink book: Appendices. Epidemiology and prevention of vaccine preventable diseases* (11th ed.). Appendix D. Vaccine administration. Vaccine administration guidelines. Disponible en: www.cdc.gov/vaccines/pubs/pinkbook/pink-appendx.htm#appd.

Centers for Disease Control and Prevention (CDC). (2012b). *Tuberculosis (TB). Core curriculum on tuberculosis: What the clinician should know. Chapter 4. Diagnosis of tuberculosis disease.* Disponible en: http://www.cdc.gov/tb/education/corecurr/index.htm.

Centers for Disease Control and Prevention (CDC). (2011a). *Chronic disease prevention and health promotion. Oral health.* Disponible en: http://www.cdc.gov/chronicdisease/resources/publications/AAG/doh.htm.

Centers for Disease Control and Prevention (CDC). (2011b). *Injection safety. Safe injection practices to prevent transmission of infections to patients.* Disponible en: http://www.cdc.gov/injectionsafety/IP07_standardPrecaution.html.

Centers for Disease Control and Prevention (CDC). (2011c). *Healthcare-associated infections (HAIs). Staphylococcus aureus in healthcare settings.* Disponible en: http://www.cdc.gov/HAI/organisms/staph.html.

Centers for Disease Control and Prevention (CDC). (2011d). *Pertussis (whooping cough). Specimen collection. Pertussis testing video: Collecting a nasopharyngeal swab clinical specimen.* Disponible en: http://www.cdc.gov/pertussis/clinical/diagnostic-testing/specimen-collection.html.

Centers for Disease Control and Prevention (CDC). (2011e). *Epilepsy. First aid for seizures.* Disponible en: http://www.cdc.gov/epilepsy/basics/first_aid.htm.

Centers for Disease Control and Prevention. (2010). (Updated 2011). *Healthcare-associated infections (HAIs). Tools for protecting healthcare personnel. Sequence for donning and removing personal protective equipment (PPE).* Poster. Disponible en: http://www.cdc.gov/HAI/prevent/ppe.html.

Centers for Disease Control and Prevention. (2004). *Guidance for the selection and use of personal protective equipment (PPE) in healthcare settings.* (Slide presentation). Disponible en: http://www.cdc.gov/HAI/pdfs/ppe/PPEslides6–29–04.pdf.

Centers for Disease Control and Prevention. (2002). Guidelines for hand hygiene in health-care settings. *Morbidity and Mortality Weekly Report, 51*(RR16), 1–45.

Centers for Medicare & Medicaid Services (CMS). (2006). Department of Health and Human Services. Federal Register. 42 CFR Part 482. Conditions of Participation: Patients' Rights. Final Rule. Disponible en: http://www.cms.gov/Regulations-and-Guidance/Legislation/CFCsAndCoPs/downloads/finalpatientrightsrule.pdf.

Charous, S. (2008). Use of the ON-Q pain pump management system in the head and neck Preliminary report. *Otolaryngology-Head and Neck Surgery, 138*(1), 110–112.

Collins, C., & Anderson, C. (2007). Deceptive simpoicity: systemic oxygen delivery and pulse oximetry. *Journal of Paediartics & Child Health, 43*(7–8), 510–512.

Cranwell-Bruce, L.A. (2009). PCA delivery systems. *MEDSURGNursing, 18*(2), 127–129, 133.

Crawford, J., & Doherty, L. (2010). Ten steps to recording a standard 12-lead ECG. *Practice Nurse, 21*(12), 622–630.

Crawford, C.L., & Johnson, J.A. (2012). To aspirate or not: An integrative review of the evidence. *Nursing, 42*(3), 20–25.

Crawford, D. (2011). Care and nursing management of a child with a chest drain. *Nursing Children and Young People, 23*(10), 27–33.

D'Arcy, Y. (2011b). New thinking about postoperative pain management. *OR Nurse, 5*(6), 28–36.

D'Arcy, Y. (2012). Treating acute pain in the hospitalized patient. *The Nurse Practitioner, 37*(8), 22–30.

D'Arcy, Y. (2008). Keep your patient safe during PCA. *Nursing, 38*(1), 50–55.

D'Arcy, Y. (2007a). New pain management options: Delivery systems and techniques. *Nursing, 37*(2), 26–27.

D'Arcy, Y. (2007b). Eyeing capnography to improve PCA safety. *Nursing, 37*(9), 18–19.

Degelau, J., Belz, M., Bungum, L., et al. (2012). Institute for Clinical Systems Improvement (ICSI). Prevention of falls (acute care). Health care protocol. Bloomington (MN): Institute for Clinical Systems Improvement (ICSI). Agency for Healthcare Research and Quality (AHRQ). Disponible en: http://guideline.gov/content.aspx?id=36906#Section420.

Del Monte, L. (2009). *Noninvasive pacing: What you should know.* Educational Series. Redmond, WA: Physio-Control, Inc.

DeMeulenaere, S. (2007). Pulse oximetry: uses and limitations. *Journal for Nurse Practitioners, 3*(5), 312–317.

Denyer, J. (2011). Reducing pain during the removal of adhesive and adherent products. *British Journal of Nursing, 20*(15) (Tissue Viability Supplement), S28–35.

Domiano, K.L., Hinck, S.M., Savinske, D.L., et al. (2008). Comparison of upper arm and forearm blood pressure. *Clinical Nursing Research, 17*(4), 241–250.

Dondelinger, R.M. (2010). The fundamentals of…Infant warmers. *Biomedical Instrumentation & Technology, 44*(6), 485–487.

Durand, C., Alhammad, A., & Willett, K.C. (2012). Practical considerations for optimal transdermal drug delivery. *American Journal of Health-System Pharmacy, 69*(2), 116–124.

Durgude, Y., & Cocks, N. (2011). Nurse's knowledge of the provision of oral care for patients with dysphagia. *British Journal of Community Nursing, 16*(12), 604–610.

Emergency Nurses Association (ENA). Agency for Healthcare Research and Quality. National Guideline Clearinghouse. (2009). *Family presence during invasive procedures and resuscitation in the emergency department.* Disponible en: http://www.guideline.gov/content.aspx?id=32594.

Ertuğ, N., & Ülker, S. (2011). The effect of cold application on pain due to chest tube removal. *Journal of Clinical Nursing, 21*(5/6), 784–790.

Exergen. (2007). *Temporal scanner reference manual.* Watertown, MA: Author. Disponible en: www.exergen.com/medical/TAT/TAT5000Manual5.pdf.

Feil, M. (2012). Pennsylvania Patient Safety Authority. *Pennsylvania patient safety advisory. Reducing risk if air embolism associated with central venous access devices.* Disponible en: http://patientsafetyauthority.org/ADVISORIES/AdvisoryLibrary/2012/Jun;9(2)/Pages/58.aspx.

Ferguson, A. (2005). Blood glucose monitoring. *Nursing Times, 101*(38), 28–29.

Fernandez, M., Burns, K., Calhoun, B., et al. (2007). Evaluation of a new pulse oximeter sensor. *American Journal of Critical Care, 16*(2), 146–152.

Fischbach, F., & Dunning, M. (2009). *A manual of laboratory and diagnostic tests* (8th ed.). Philadelphia: Wolters Kluwer/Lippincott Williams & Wilkins.

Frese, E.M., Fick, A., & Sadowsky, H.S. (2011). Blood pressure measurement guidelines for physical therapists. *Cardiopulmonary Physical Therapy Journal, 22*(2), 5–12.

Gannon, R. (2007). Current strategies for preventing or ameliorating postoperative ileus: A multimodal approach. *American Journal of Health-System Pharmacy, 64*(20), S8–S12.

Gilbert, R.T., & Burns, S.M. (2012). Increasing the safety of blind gastric tube placement in pediatric patients: The design and testing of a procedure using a carbon dioxide detection device. *Journal of Pediatric Nursing, 27*(5), 528–532.

Gevirtz, C. (2010). Getting current with iontophoretic fentanyl. *Nursing, 40*(2), 65.

Goulette, C. (2008). Follow your heart. Wireless telemetry

Gray-Micelli, D. (2012). Hartford Institute for Geriatric Nursing. FALLS. Nursing standard of practice protocol: Fall Prevention. Disponible en: www.consultgerirn.org/topics/falls/want_to_know_more.

Hadaway, L. (2006). 5 steps to preventing catheter-related bloodstream infections. *LPN2009, 2*(5), 50–55.

Hahn, M. (2010). 10 considerations for endotracheal suctioning. *The Journal for Respiratory Care Practitioners, 23*(7), 32–33.

Hain, D.J., & Chan, J. (2013). Best available evidence for peritoneal dialysis catheter exit-site care. *Nephrology Nursing Journal, 40*(1), 63–69.

Hendrich, A. (2007). Predicting patient falls. *American Journal of Nursing, 107*(11), 50–58.

Herter, R., & Wallace Kazer, M. (2010). Best practices in urinary catheter. *Home Healthcare Nurse, 28*(6), 342–349.

Hess, C. (2013). *Clinical guide to skin & wound care* (7th ed.). Philadelphia: Wolters Kluwer Health/Lippincott Williams & Wilkins.

Hess, D.R., MacIntyre, N.R., Mishoe, S.C., et al. (2012). *Respiratory Care. Principles and Practice* (2nd ed.). Sudbury, MA: Jones & Bartlett Learning.

Hickey, J. (2014). *The clinical practice of neurological and neurosurgical nursing* (7th ed.). Philadelphia: Wolters Kluwer Health/Lippincott Williams & Wilkins.

Hicks, R.W., Hernandez, J., & Wanzer, L.J. (2012). Perioperative pharmacology: Patient-controlled analgesia. *AORN Journal, 95*(2), 255–262.

Higgins, D. (2008). Specimen collection. Part 4: Obtaining a nasal swab. *Nursing Times, 104*(20), 26–27.

Hill, M., Baker, G., Carter, D., et al. (2012). A multidisciplinary approach to end external ventricular drain infections in the neurocritical care unit. *Journal of Neuroscience Nursing, 44*(4), 188–193.

Hinkle, J.L. & Cheever, K.H., (2014). *Brunner & Suddarth's textbook of medical-surgical nursing* (13th ed.). Philadelphia: Wolters Kluwer Health/Lippincott Williams & Wilkins.

Hogan-Quigley, B., Palm, M.L., & Bickley, L. (2012). *Bates' Nursing Guide to Physical Examination and History Taking*. Philadelphia: Wolters Kluwer Health/Lippincott Williams & Wilkins.

Holman, C., Roberts, S., & Nicol, M. (2005). Practice update: Clinical skills with older people. Promoting oral hygiene. *Nursing Older People, 16*(10), 37–38.

Hooton, T.M., Bradley, S.F., Cardenas, D.D., et al. (2010). Diagnosis, prevention, and treatment of catheter-associated urinary tract infection in adults: 2009 international clinical practice guidelines from the Infectious Diseases Society of America. *Clinical Infectious Diseases, 50*(5), 625–663. Disponible en: http://www.idsociety.org/uploadedFiles/IDSA/Guidelines-Patient_Care/PDF_Library/Comp%20UTI.pdf.

Houston, P.A. (2013). Obtaining vascular access in the obese patient population. *Journal of Infusion Nursing, 36*(1), 52–56.

Hunter, J. (2008). Subcutaneous injection technique. *Nursing Standard, 22*(21), 41–44.

I-Flow Corporation. (2012). On-Q pain relief system. Patient guidelines. Disponible en: http://www.iflo.com/pdf/products/1307136A.pdf.

I-Flow Corporation. (2010). *On-Q PainBuster postoperative pain relief system. Floor nurse guide*. Disponible en: http://www.iflo.com/prod_onq_classic.php.

Infusion Nurses Society (INS). (2011). Infusion nursing standards of practice. *Journal of Infusion Nursing, 34*(Suppl: 1S).

Ingram, P., & Lavery, I. (2005). Peripheral intravenous therapy: key risks and implications for practice. *Nursing Standard, 19*(46), 55–64.

Institute for Healthcare Improvement (IHI). (2011). *How-to guide: Improving hand hygiene*. Disponible en: http://www.IHI.org.

Ireton, J. (2007). Tracheostomy suction: a protocol for practice. *Paediatric Nursing, 19*(10), 14–18.

I.V. Rounds. Comparing short peripheral canula insertion sites. (2008). *Nursing, 38*(5), 60.

Jablonski, R.A., Therrien, B., & Kolanowski, A. (2011). No more fighting and biting during mouth care: Applying the theoretical constructs of threat perception to clinical practice. *Research and Theory for Nursing Practice: An International Journal, 25*(3), 163–175.

Jacobson, R.M., Peery, J., Thompson, W.O., et al. (2010). Serum electrolyte shifts following administration of sodium phosphates enema. *Gastroenterology Nursing, 33*(3), 191–201.

Jacobson, T., Tescher, A., Miers, A., et al. (2008). Improving practice: Efforts to reduce occipital pressure ulcers. *Journal of Nursing Care Quality, 23*(3), 283–288.

Jarvis, C. (2012). *Physical examination & health assessment* (6th ed.). St. Louis: Saunders/Elsevier.

Jarzyna, D., Jungquist, C.R., Pasero, C., et al. (2011). American Society for Pain Management nursing guidelines on monitoring for opioid-induced sedation and respiratory depression. *Pain Management Nursing, 12*(3), 118–145.

Jensen, S. (2011.) *Nursing Health Assessment. A best practice approach*. Philadelphia: Wolters Kluwer Health/Lippincott Williams & Wilkins.

Jevon, P. (2010). Procedure for recording a standard 12-lead electrocardiogram. *British Journal of Nursing, 19*(10), 649–651.

The Joanna Briggs Institute. (2004). Clinical effectiveness of different approaches to peritoneal dialysis catheter exit-site care. *BestPractice, 8*(1), 1–7.

Johnson, R.H. (2011). Practical care: creative strategies for bathing. *Nursing & Residential Care, 13*(8), 392–394.

Johnson, C.L., Anderson, M.A., & Hill, P.D. (2012). Comparison of pulse oximetry measures in a healthy population. *MEDSURGNursing, 21*(2), 70–76.

Johnson, A., Schweitzer, D., & Ahrens, T. (2011). Time to throw away your stethoscope? Capnography: Evidence-based patient monitoring technology. *Journal of Radiological Nursing, 30*(1), 25–34.

The Joint Commission (TJC). (2013). *National patient safety goals*. Disponible en: http://www.jointcommission.org/standards_information/npsgs.aspx.

The Joint Commission. (2012). Sentinel event alert issue 49: Safe use of opioids in hospitals. Disponible en: http://www.jointcommission.org/sea_issue_49/.

Jones, T., Springfield, T., Brudwich, M., et al. (2011). Fecal ostomies. Practical management for the home health clinician. *Home Healthcare Nurse, 29*(5), 306–317.

Katsma, D.L., & Katsma, R.P.E. (2000). The myth of the 90°-angle intramuscular injection. *Nurse Educator, 25*(1), 34–37.

Kee, J.L., Hayes, E.R., & McCuistion, L.E. (2012). *Pharmacology. A nursing process approach* (7th ed.). St. Louis: Elsevier/Saunders.

Kelly, T., Timmis, S., & Twelvetree, T. (2010). Review of the evidence to support oral hygiene in stroke patients. *Nursing Standard, 24*(37), 35–38.

Kessler, B., Claude-Gutekunst, M., Donchez, A.M., et al. (2012). The merry-go-round of patient rounding: Assure your patients get the brass ring. *MEDSURGNursing, 21*(4), 240–245.

Khair, J. (2005). Guidelines for testing the placing of nasogastric tubes. *Nursing Times,* *101*(20), 26–27.

Kleinman, M.E., Chameides, L., Schexnayder, S.M., et al. (2010). 2010 American Heart Association guidelines for cardiopulmonary resuscitation and emergency cardiovascular care. Part 14: Pediatric advanced life support. *Circulation, 122*(18 Suppl. 3), S876–S908.

Kligfield, P., Gettes, L.S., Bailey, J.J., et al. (2007). Recommendations for the standardization and interpretation of the electrocardiogram. Part 1: The electrocardiogram and its technology. *Journal of the American College of Cardiology, 49*(10), 1109–1127.

Kwekkeboom, K., Hau, H., Wanta, B., et al. (2008). Patients' perceptions of the effectiveness of guided imagery and progressive muscle relaxation interventions used for cancer pain. *Complementary Therapies in Clinical Practice, 14*(3), 185–194.

Kyle, T., & Carman, S. (2013). *Essentials of pediatric nursing*. (2nd ed.). Philadelphia: Wolters Kluwer Health/Lippincott Williams & Wilkins.

Lagerquist, D., Dabrowski, M., Dock, C., et al. (2012). Clinical evidence review. Care of external fixator pin sites. *American Journal of Critical Care, 21*(4), 288–292.

Larson, T., & Brady, W. (2008). Electrocardiographic monitoring in the hospitalized patient: A diagnostic intervention of uncertain clinical impact. *American Journal of Emergency Medicine, 26*(9), 1047–1055.

Layzell, M. (2008). Current interventions and approaches to postoperative pain management. *British Journal of Nursing, 17*(7), 414–419.

Lee, A., & Park, Y. (2012). Reducing peritoneal dialysis catheter exit site infections by implementing a standardized postoperative dressing protocol. *Renal Society of Australasia Journal, 8*(1), 18–22.

LeFever Kee, J. (2013). *Pearson handbook of laboratory and diagnostic tests with nursing implications* (7th ed.). Upper Saddle River, NJ: Pearson.

Link, M.S., Atkins, D.L., Passman, R.S., et al. (2010). 2010 American Heart Association guidelines for cardiopulmonary resuscitation and emergency cardiovascular care. Part 6: Electrical therapies: automated external defibrillators, defibrillation, cardioversion, and pacing. *Circulation, 122*(18 Suppl. 3), S706–S719.

Lyman, T.P., & Vlahovic, T.C. (2010). Foot care from A to Z. *Dermatology Nursing, 22*(5), 2–8.

Mahoney, M., Baxter, K., Burgess, J., et al. (2013). Procedure for obtaining a urine sample from a urostomy, ileal conduit, and colon conduit. A best practice guideline for clinicians. *Journal of Wound, Ostomy & continence Nursing, 40*(3), 277–279.

Maiocco, G., & Coole, C. (2012). Use of ultrasound guidance for peripheral intravenous placement in difficult-to-access patients. Advancing practice with evidence. *Journal of Nursing Care Quality, 27*(1), 51–55.

Malarkey, L.M., & McMorrow, M.E. (2012). *Saunders nursing guide to laboratory and diagnostic tests* (2nd ed.). St. Louis: Elsevier Saunders.

Malkin, B., & Berridge, P. (2009). Guidance on maintaining personal hygiene in nail care. *Nursing Standard, 23*(41), 35–38.

Malli, S. (2005). Device safety. Keep a close eye on vacuum-assisted wound closure. *Nursing, 35*(7), 25.

Martindell, D. (2012). Safety monitor. The safe use of negative-pressure wound therapy. *American Journal of Nursing, 112*(6), 59–63.

Mayo Clinic. (2011). *How to choose and use a walker*. Disponible en: http://www.mayoclinic.com/health/walker/HA00060.

Mayo Foundation for Medical Education and Research (MFMER). (2012). *Peripheral artery disease (PAD). Lifestyle and home remedies*. Disponible en: http://www.mayoclinic.com/health/peripheral-arterial-disease/DS00537/DSECTION=lifestyle-and-home-remedies.

Mayo Foundation for Medical Education and Research (MFMER). (2011a). *Amputation and diabetes: How to protect your feet*. Disponible en: http://www.mayoclinic.com/health/amputation-and-diabetes/DA00140.

Mayo Foundation for Medical Education and Research (MFMER). (2011c). *Finger-nails: Do's and don'ts for healthy nails*. Disponible en: http://www.mayoclinic.com/health/nails/WO00020.

Mayo Foundation for Medical Education and Research (MFMER). (2011d). *Oral health: Brush up on dental care basics*. Disponible en: http://www.mayoclinic.org/healthy-living/adult-health/in-depth/dental/art-20045536.

McNett, M.M., & Olson, D.M. (2013). Executive summary. Evidence to guide nursing interventions for critically ill neurologically impaired patients with ICP monitoring. *Journal of Neuroscience Nursing, 45*(3), 120–123.

Meade, C., Bursell, A., & Ketelsen, L. (2006). Effects of nursing rounds on patients' call light use, satisfaction and safety. *American Journal of Nursing, 106*(9), 58–71.

MedlinePlus. (2012). *Penis care (uncircumcised)*. Disponible en: http://www.nlm.nih.gov/medlineplus/ency/article/001917.htm.

Metheny, N. (2008). Residual volume measurement should be retained in enteral feeding protocols. *American Journal of Critical Care, 17*(1), 62–4.

Moreda, M.V., Wyatt, A.H., & Olson, D.M. (2009). Keeping the balance. Understanding intracranial pressure monitoring. *Nursing2009Critical Care, 4*(6), 42–47.

Morrison, L.J., Kierzek, G., Diekema, D.S., et al. (2010). 2010 American Heart Association guidelines for cardiopulmonary resuscitation and emergency cardiovascular care. Part 3: Ethics. *Circulation, 122*(18 Suppl. 3), S665–S675.

Morton, P.G., & Fontaine, D.K. (2013). *Essentials of critical care nursing. A holistic approach*. Philadelphia: Wolters Kluwer Health/Lippincott Williams & Wilkins.

Munera-Seeley, V., Ochoa, J., Brown, N., et al. (2008). Use of a colorimetric carbon dioxide sensor for nasoenteric feeding tube placement in critical care patients compared with clinical methods and radiography. *Nutrition in Clinical Practice, 23*(3), 318–321.

Myers III, F.E., & Reyes, C. (2011). Combating infection. Blood cultures: 5 steps to doing it right. *Nursing, 41*(3), 62–63.

National Cancer Institute (NCI). (2012). *Gastrointestinal complications (PDQ®). Constipation*. Disponible en: http://www.cancer.gov/cancertopics/pdq/supportivecare/gastrointestinalcomplications/HealthProfessional/page2#top.

National Diabetes Information Clearinghouse (NDIC). (2012). *Continuous glucose monitoring*. Disponible en: http://diabetes.niddk.nih.gov/dm/pubs/glucosemonitor/index.aspx#continue.

National Heart, Lung, and Blood Institute (NHLBI). National Institutes of Health (NIH). (2005). *The fourth report on the diagnosis, evaluation, and treatment of high blood pressure in children and adolescents*. (NIH Publication No. 05–5267). Washington, D.C.: U.S. Department of Health and Human Services.

National Institute on Aging (NIA). (2012). *Age page. Foot Care*. Disponible en: http://www.nia.nih.gov/health/publication/foot-care.

National Kidney and Urologic Diseases Information Clearinghouse (NKUDIC). (2012). *Urodynamic testing*. NIH publication No. 12–5106. Disponible en: http://kidney.niddk.nih.gov/KUDiseases/pubs/urodynamic/index.aspx.

Nelson, R., Edwards, S., & Tse, B. (2007). Prophylactic nasogastric decompression after abdominal surgery. *Cochrane Database Systematic Review*, Issue 3. Art. No.: DOI: 10.1002/14651858.CD004929.pub3.

Ness, W., Hibberts, F., & Miles, S. (2012). Royal College of Nursing. Management of lower bowel dysfunction, including DRE and DRF. RCN guidance for nurses. London, U.K.: Royal College of Nursing.

Neumar, R.W., Otto, C.W., Link, M.S., et al. (2010). 2010 American Heart Association guidelines for cardiopulmonary resuscitation and emergency cardiovascular care. Part 8: Adult advanced cardiovascular life support. *Circulation, 122*(18 Suppl. 3), S729–S767.

Newman, D. (2008). Internal and external urinary catheters: A primer for clinical practice. *Ostomy Wound Management, 54*(12), 18–20, 22–26, 28–38.

Nicoll, L., & Hesby, A. (2002). Intramuscular injection: An integrative research review and guideline for evidence-based practice. *Applied Nursing Research, 16*(2), 149–162.

Obokhare, I. (2012). Fecal impaction: A cause for concern? *Clinics in Colon and Rectal Surgery, 25*(1), 53–57.

Ogedegbe, G., & Pickering, T. (2010). Principles and techniques of blood pressure measurement. *Cardiology Clinics, 28*(4), 571–586.

O'Grady, N.P., Alexander, M., Burns, L.A., et al. (2011). Guidelines for the prevention of intravascular catheter-related infections. *American Journal of Infection Control, 39*(4 Supplement), S1–S34.

Olrich, T., Kalman, M., & Nigolian, C. (2012). Hourly rounding: A replication study. *MEDSURGNursing, 21*(1), 23–36.

O'Neil, B.J., Hoekstra, J., Pride, Y.B., et al. (2010). Incremental benefit of 80-lead electrocardiogram body surface mapping over the 12-lead electrocardiogram in the detection of acute coronary syndromes in patients without ST-elevation myocardial infarction: Results from the optimal cardiovascular diagnostic evaluation enabling faster treatment of myocardial infarction (OCCULT MI) trial. *Academic Emergency Medicine, 17*(9), 932–939.

Palatini, P., & Parati, G. (2011). Blood pressure measurement in very obese patients: A challenging problem. *Journal of Hypertension, 29*(3), 425–429.

Pankop, R., Chang, K., Thorlton, J., et al. (2013). Implemented family presence protocols. An integrative review. *Journal of Nursing Care Quality, 28*(3), 281–288.

Pasero, C. & McCaffery, M. (2011). *Pain assessment and pharmacological management*. St. Louis: Mosby Elsevier.

Pasero, C., & McCaffery, M. (2005). Authorized and unauthorized use of PCA pumps: Clarifying the use of patient-controlled analgesia, in light of recent alerts. *American Journal of Nursing, 105*(7), 30–32.

Patchen, S.J., Timyam, L., & Atherton, S. (2010). Jerome Medical. *Your life in a halo made easier. Patient information manual*. Available http://assets.ossur.com/lisalib/getfile.aspx?itemid=7127

Pate, M. (2004). Placement of endotracheal and tracheostomy tubes. *Critical Care Nurse, 24*(3), 13.

Pate, M. & Zapata, T. (2002). Ask the experts: How deeply should I go when I suction an endotracheal or tracheostomy tube? *Critical Care Nurse, 22*(2), 130–131.

Patraca, K. (2005). Measure bladder volume without catheterization. *Nursing, 35*(4), 46–47.

Perry, S.E., Hockenberry, M.J., Lowdermilk, D.L., et al. (2010). *Maternal child nursing care* (4th ed.). Maryland Heights, MO: Mosby/Elsevier.

Pickering, T., Hall, J., Appel, L., et al. (2004). American Heart Association Scientific Statement. Recommendations for blood pressure measurement in humans and experimental animals. Part 1: Blood pressure measurement in humans: A statement for professionals from the subcommittee of professional and public education of the American Heart Association Council on High Blood Pressure Research. Disponible en: http://hyper.ahajournals.org/cgi/content/full/45/1/142.

Polovich, M., White, J., & Kelleher, L. (Eds). (2009). *Chemotherapy and biotherapy guidelines and recommendations for practice* (3rd ed.). Pittsburgh, PA: Oncology Nursing Society.

Preston, G. (2008). An overview of topical negative pressure therapy in wound care. *Nursing Standard, 23*(7), 62–8.

Puck, A.L., Oakeson, A.M., Morales-Clark, A., et al. (2012). Obstetric life support. *Journal of Perinatal & Neonatal Nursing, 26*(2), 126–135.

Pullen, R.L. (2010). Using pulse oximetry accurately. *Nursing, 40*(4), 63.

Rew, M., & Smith, R. (2011). Reducing infection through the use of suprapubic catheters. *British Journal of Neuroscience Nursing, 7*(5), S13–S16.

Ritz, J., Pashnik, B., Padula, C., et al. (2012). Effectiveness of 2 methods of chlorhexidine bathing. *Journal of Nursing Care Quality, 27*(2), 171–175.

Roman, M., & Cabaj, T. (2005). Epidural analgesia. *MEDSURG Nursing, 14*(4), 257–259.

Rubin, B.K. (2010). Air and soul: the science and application of aerosol therapy. *Respiratory Care, 55*(7), 911–921.

Rudoni, C. (2008). A service evaluation of the use of silicone-based adhesive remover. *British Journal of Nursing, Stoma Care Supplement, 17*(2), S4, S6, S8–S9.

Sarro, A., Anthony, T., Magtoto, R., et al. (2010). Developing a standard of care for halo vest and pin site care including patient and family education: A collaborative approach among three greater Toronto area teaching hospitals. *Journal of Neuroscience Nursing, 42*(3), 169–173.

Satryb, S.A., Wilson, T.J., & Patterson, J.M. (2011). Casting: All wrapped up. *Orthopaedic Nursing, 30*(1), 37–43.

Sawhney, M. (2012). Epidural analgesia: What nurses need to know. *Nursing, 42*(8), 36–42.

Scales, K. (2008). A practical guide to venepuncture and blood sampling. *Nursing Standard, 22*(29), 29–36.

Schimpf, M.M. (2012). Diagnosing increased intracranial pressure. *Journal of Trauma Nursing, 19*(3), 160–167.

Self, W., Mattu, A., Jartin, M., et al. (2006). Body surface mapping in the ED evaluation of the patient with chest pain: Use of the 80-lead electrocardiogram system. *American Journal of Emergency Medicine, 24*(1), 87–112.

Shimizu, T., Mizutani, T., Yamahita, S., et al. (2011). Endotracheal tube extubation force: Adhesive tape versus endotracheal tube holder. *Respiratory Care, 56*(11), 1825–1829.

Shippee-Rice, R.V., Fetzer, S.J., & Long, J.V. (2012). *Gerioperative nursing care.* New York: Springer.

Sievert, D., Armola, R., & Halm, M.A. (2011). Chlorhexidine gluconate bathing: Does it decrease hospital-acquired infections? *American Journal of Critical Care, 20*(2), 166–170.

Society for Cardiological Science & Technology (SCST). (2010). *Clinical guidelines by consensus. Recording a standard 12-lead electrocardiogram.* Disponible en: http://www.scst.org.uk/pages/page_box_contents.asp?pageid=808.

Society of Urologic Nurses and Associates (SUNA). (2010). *Prevention & control of catheter-associated urinary tract infection (CAUTI). Clinical practice guideline.* Disponible en: https://www.suna.org/sites/default/files/download/cautiGuideline.pdf.

Society of Urologic Nurses and Associates. (2005c). *Male urethral catheterization: Clinical practice guideline.* Disponible en: http://suna.org/resources/maleCatheterization.pdf.

Sole, M.L., Penoyer, D.A., Bennett, M., et al. (2011). Oropharyngeal secretion volume in intubated patients: The importance of oral suctioning. *American Journal of Critical Care, 20*(6), e141–e145.

Stephen-Haynes, J. (2008). Skin integrity and silicone: APPEEL "no-sting" medical adhesive remover. *British Journal of Nursing, 17*(12), 792–795.

Sullivan, B. (2008). Nursing management of patients with a chest drain. *British Journal of Nursing, 17*(6), 388–393.

Sultan, P., Carvalho, B., Rose, B.O., et al. (2011). Endotracheal tube cuff pressure monitoring: A review of the evidence. *Journal of Perioperative Practice, 21*(11), 379–386.

Tada, A., & Miura, H. (2012). Prevention of aspiration pneumonia with oral care. *Archives of Gerontology & Geriatrics, 55*(1), 16–21.

Taylor, C., Lillis, C., & Lynn, P. (2015). *Fundamentals of nursing: The art and science of person-centered nursing care.* (8th ed.). Philadelphia: Wolters Kluwer Health/Lippincott Williams & Wilkins.

Thompson, G. (2008). An overview of negative pressure wound therapy (NPWT). *Wound Care, 13*(6), Wound Care: S23–4, S26, S28–30.

Timms, A., & Hugh, P. (2012). Pin site care: guidance and key recommendations. *Nursing Standard, 27*(1), 50–55.

Titler, M.G., Shever, L.L., Kanak, M.F., et al. (2011). Factors associated with falls during hospitalization in an older adult population. *Research and Theory for Nursing Practice: An International Journal, 25*(2), 127–152.

Tracey, D., & Patterson, G. (2006). Care of the gastrostomy tube in the home. *Home Healthcare Nurse, 24*(6), 381–386.

U.S. Food and Drug Administration (FDA). (2013). *Medical devices. Blood glucose monitoring devices.* Disponible en: http://www.fda.gov/%20medicaldevices/productsandmedicalprocedures/invitrodiagnostics/glucosetestingdevices/default.htm.

University of Iowa Hospitals and Clinics. (2008). *Using crutches safely.* Iowa City, Iowa: Author. Disponible en: www.uihealthcare.com/topics/bonesjointsmuscles/bone3458.html.

Usichenko, T., Pavlovic, D., Foellner, S., et al. (2004). Reducing venipuncture pain by a cough trick: A randomized crossover volunteer study. *Anesthesia & Analgesia, 98*(2), 343–345.

Vanden Hoek, T.L., Morrison, L.J., Shuster, M., et al. (2010). 2010 American Heart Association guidelines for cardiopulmonary resuscitation and emergency cardiovascular care. Part 12: Cardiac arrest in special situations. *Circulation, 122*(18 Suppl. 3), S829–S861.

Van Leeuwen, A.M., Poelhuis-Leth, D., & Bladh, M.L. (2011). *Davis's comprehensive handbook of laboratory & diagnostic tests with nursing implications* (4th ed.). Philadelphia: F.A. Davis.

VISN 8 Patient Safety Center. (2012). *Safe patient handling and movement algorithms.* Tampa, FL: Author. Disponible en: http://www.visn8.va.gov/visn8/patientsafetycenter/safePtHandling/default.asp.

Viswanathan, P., & Kidd, M. (2010). Effect of continuous passive motion following total knee arthroplasty on knee range of motion and function: a systematic review. *New Zealand Journal of Physiotherapy, 38*(1), 14–22.

Voegeli, D. (2012). Moisture-associated skin damage: aetiology, prevention and treatment. *British Journal of Nursing, 21*(9), 517–521.

Walker, J. (2012). Pin site infection in orthopaedic external fixation devices. *British Journal of Nursing, 21*(3), 148–151.

Walker, L., & Lamont, S. (2008). Graduated compression stockings to prevent deep vein thrombosis. *Nursing Standard, 22*(40), 35–38.

Waters, T., Collins, J., Galinsky, T., et al. (2006). NIOSH research efforts to prevent musculoskeletal disorders in the healthcare industry. *Orthopaedic Nursing, 25*(6), 380–389.

Weisgram, B., & Raymond, S. (2008). Using evidence-based nursing rounds to improve patient outcomes. *MEDSURG Nursing, 17*(6), 429–430.

White, A., Lopez, F., & Stone, P. (2010). Developing and sustaining an ultrasound-guided peripheral intravenous access program for emergency nurses. *Advanced Emergency Nursing Journal, 32*(2), 173–188.

Williams, J. (2012). Stoma care: obtaining a urine specimen from a urostomy. *Gastrointestinal Nursing, 10*(5), 11–12.

Wound, Ostomy and Continence Nurses Society (WOCN). (2012). Clean vs. sterile dressing techniques for management of chronic wounds. A fact sheet. *Journal of Wound, Ostomy and Continence Nursing, 39*(2S) (Supplement), S30–S34.

Wuhrman, E., Cooney, M., Dunwoody, C., et al. (2007). Authorized and unauthorized ("PCA by proxy") dosing of analgesic infusion pumps: Position statement with clinical practice recommendations. *Pain Management Nursing, 8*(1), 4–11.

Wyatt, A.H., Moreda, M.V., & Olson, D.M. (2009). Keeping the balance. Understanding intracranial pressure. *Nursing2009CriticalCare, 4*(5), 18–23.

Zed, P.J., Agu-Laban, R.B., Shuster, M., Green, R.S., Slavik, R.S., & Travers, A.H. (2008). Update on cardiopulmonary resuscitation and emergency cardiovascular care guidelines. *American Journal of Health-System Pharmacy, 65*(24), 2337-2346.

Zimmerman, P.G. (2010). Revisiting IM injections. *American Journal of Nursing, 110*(2), 60–61.